Molecular Testing in Cancer

癌症分子检测

〔加〕 乔治·M.尤素福 主 编
塞尔日·乔西

侯英勇 纪 元 周宇红 主 译
侯 君 徐 晨 许建芳 陆维祺 副主译
樊 嘉 主 审

U0390664

天津出版传媒集团

天津科技翻译出版有限公司

著作权合同登记号:图字:02-2015-213

图书在版编目(CIP)数据

癌症分子检测/(加)乔治·M.尤素福
(George M. Yousef),(加)塞尔日·乔西
(Serge Jothy)主编;侯英勇等译. —天津:天津科
技翻译出版有限公司,2017.9
 书名原文:Molecular Testing in Cancer
 ISBN 978-7-5433-3606-3

Ⅰ.①癌… Ⅱ.①乔… ②塞… ③侯… Ⅲ.①癌-医
学检验 Ⅳ.①R73

中国版本图书馆 CIP 数据核字(2016)第 108303 号

Translation from the English language edition:
Molecular Testing in Cancer
edited by George M. Yousef and Serge Jothy
Cpyright©Springer Science + Business Media New York
2014
Springer is part of Springer Science + Business Media
All Rights Reserved

授权单位:Springer-Verlag GmbH
出　　版:天津科技翻译出版有限公司
出 版 人:刘 庆
地　　址:天津市南开区白堤路 244 号
邮政编码:300192
电　　话:(022)87894896
传　　真:(022)87895650
网　　址:www.tsttpc.com
印　　刷:山东鸿君杰文化发展有限公司
发　　行:全国新华书店
版本记录:889×1194　16 开本　22.5 印张　700 千字
　　　　　2017 年 9 月第 1 版　2017 年 9 月第 1 次印刷
　　　　　印数:1200 册
　　　　　定价:198.00 元

(如发现印装问题,可与出版社调换)

主译简介

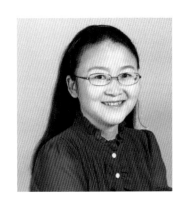

侯英勇,博士,教授,博士生导师,现任复旦大学附属中山医院病理科主任,病理基地主任,病理专科基地主任。全国卫生产业企业管理协会实验医学专家委员会病理专业委员会主任委员。中华医学会病理学分会消化系统疾病学组(筹)委员,中国抗癌协会肿瘤病理专业委员会胃癌中青年协作(学组)组委员。《临床与实验病理学杂志》第六届编委、*BMC Cancer* 编委、《中华病理学杂志》专家。

长期从事临床病理诊断、分子病理诊断和相关研究工作,建立 12 项指标的胃肠道间质瘤良恶性、分期分级方法并推广;首次提出胃癌 HER2 免疫组化双蜡块以及全蜡块检测的临床意义并推广;建立符合规范的分子病理实验室,成为卫计委病理质控中心首批分子病理示范实验室等。发表文章 100 余篇,其中第一作者和通讯作者 SCI 收录 40 余篇,主编《胃肠道间质瘤》专著一部。获国家自然基金 1 项、上海市浦江人才计划以及上海市科委基金 7 项。获得 2010 年明治乳业生命科学奖,2010 年上海市医学科技奖三等奖,2011 年上海市发明奖铜奖,2011 年华夏奖三等奖,2013 年上海市科技进步奖三等奖,2015 年上海市抗癌协会科技奖三等奖,2015 年中国抗癌协会科技奖二等奖,被评为 2014 年复旦大学三八红旗手,2015 年复旦大学巾帼奖。

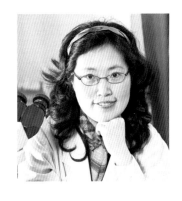

纪元,病理学博士,主任医师,硕士研究生导师。复旦大学附属中山医院病理科副主任、肝胆胰专科主任、上海市肝病中心病理平台主任。现任中国医师协会胰腺病专业委员会第一届委员,抗癌协会肝癌专业委员会病理学组副组长。《肝脏》杂志编委、《中华胰腺病杂志》编委,国家自然科学基金通讯评审专家。主编《肝胆胰肿瘤——病理、影像与临床》,该书获得国家及上海市科技出版基金资助,并获得华东地区优秀科技出版一等奖。

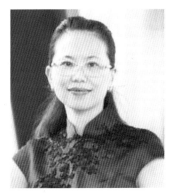

周宇红,博士,主任医师,复旦大学附属中山医院肿瘤内科副主任,肿瘤内科骨与软组织肿瘤亚专科主任。1992 年毕业于上海医科大学临床医学系,曾在 MD Anderson 癌症中心访问学习。担任中国抗癌协会肉瘤专业委员会委员、上海医学会肿瘤学分会委员等。

长期从事实体肿瘤的临床一线工作,尤其是对实体肿瘤的分子诊断、精准治疗具有较为前沿的理念和临床实践经验。主译出版了《软组织肉瘤诊疗学》《骨组织肉瘤诊疗学》,参与及主持多项国家自然科学基金及省部级课题。以第一或通讯作者发表论文 30 余篇。

译者名单

主　译　侯英勇　纪　元　周宇红

副主译　侯　君　徐　晨　许建芳　陆维祺

主　审　樊　嘉

翻译组秘书　刘文帅

译　者　(按姓氏汉语拼音排序)

陈　岗　陈伶俐　葛晓雯　韩　晶　侯　君　侯英勇

胡　沁　黄　洁　纪　元　蒋冬先　李晓静　刘亚岚

卢韶华　陆维祺　栾丽娟　罗荣奎　石　园　宋　琦

田　丰　汪星星　王海星　吴　洁　徐　晨　徐一凡

许建芳　姚家美　于　娟　张　欣　周宇红　朱　娜

编者名单

Nathanael G. Bailey, M.D. Department of Pathology, University of Michigan Medical School, Ann Arbor, MI, USA

Jyotsna Batra, Ph.D. Translational Research Institute, Queensland University of Technology, Woolloongabba, QLD, Australia

Amir Behdad, M.D. Department of Pathology, University of Michigan Medical School, Ann Arbor, MI, USA

Diana Bell, M.D. Department of Pathology, The University of Texas MD Anderson Cancer Center, Houston, TX, USA

Bryan L. Betz, Ph.D. Department of Pathology, University of Michigan Medical School, Ann Arbor, MI, USA

Paul C. Boutros, Ph.D. Ontario Institute for Cancer Research, Toronto, ON, Canada

Department of Medical Biophysics, University of Toronto, Toronto, ON, Canada

Department Pharmacology and Toxicology, University of Toronto, Toronto, ON, Canada

Judith Clements, Ph.D. Translational Research Institute, Queensland University of Technology, Woolloongabba, QLD, Australia

Kevin P. Conlon, B.Sc. Department of Pathology, University of Michigan Medical School, Ann Arbor, MI, USA

Elisabeth Dequeker, Ph.D. Department of Public Health, Research Unit, University of Leuven, Leuven, Belgium

Brendan C. Dickson, M.D. Department of Pathology and Laboratory Medicine, Mount Sinai Hospital, University of Toronto, Toronto, ON, Canada

Department of Laboratory Medicine and Pathobiology, University of Toronto, Toronto, ON, Canada

Michelle Dolan, M.D. Department of Laboratory Medicine and Pathology, University of Minnesota, Minneapolis, MN, USA

Louis Dubeau, M.D., Ph.D. USC/Norris Comprehensive Cancer Center, Keck School of Medicine of University of Southern California, Los Angeles, CA, USA

Kojo S. J. Elenitoba-Johnson, M.D. Department of Pathology, University of Michigan Medical School, Ann Arbor, MI, USA

Debora Fumagalli, M.D. Institut Jules Bordet, Université Libre de Bruxelles, Brussels, Belgium

Manal Y. Gabril, M.D. Department of Pathology and Laboratory Medicine, University Hospital, London, ON, Canada

Andrea Grin, M.D. Department of Laboratory Medicine, St. Michael's Hospital, University of Toronto, Toronto, ON, Canada

Department of Laboratory Medicine and Pathobiology, University of Toronto, Toronto, ON, Canada

Syed Haider, M.D. Ontario Institute for Cancer Research, Toronto, ON, Canada

Ehab Y. Hanna, M.D. Department of Head and Neck Surgery, The University of Texas MD Anderson Cancer Center, Houston, TX, USA

Carlo Hojilla, M.D., Ph.D. Department of Laboratory Medicine and Pathobiology, University of Toronto, Toronto, ON, Canada

Roland Hubaux, Ph.D. Department of Integrative Oncology, BC Cancer Agency, University of British Columbia, Vancouver, BC, Canada

Department of Pathology and Laboratory Medicine, University of British Columbia, Vancouver, BC, Canada

David M. Hwang, M.D., Ph.D. Department of Pathology, University Health Network, Toronto General Hospital, University of Toronto, Toronto, ON, Canada

Department of Laboratory Medicine and Pathobiology, University of Toronto, Toronto, ON, Canada

Serge Jothy, M.D., Ph.D. Department of Laboratory Medicine, St. Michael's Hospital, University of Toronto, Toronto, ON, Canada

Department of Laboratory Medicine and Pathobiology, University of Toronto, Toronto, ON, Canada

Rita A. Kandel, M.D. Department of Pathology and Laboratory Medicine, Mount Sinai Hospital, University of Toronto, Toronto, ON, Canada

Department of Laboratory Medicine and Pathobiology, University of Toronto, Toronto, ON, Canada

Jason Karamchandani, M.D. Department of Laboratory Medicine, St. Michael's Hospital, University of Toronto, Toronto, ON, Canada

Department of Laboratory Medicine and Pathobiology, University of Toronto, Toronto, ON, Canada

Shirin Karimi, M.D. Department of Pathology, University Health Network, Toronto General Hospital, University of Toronto, Toronto, ON, Canada

Department of Laboratory Medicine and Pathobiology, University of Toronto, Toronto, ON, Canada

Leon van Kempen, Ph.D. Department of Pathology, McGill University, Montreal, QC, Canada

Lady Davis Institute, Jewish General Hospital, Montreal, QC, Canada

Wan L. Lam, Ph.D. Department of Integrative Oncology, BC Cancer Agency, University of British Columbia, Vancouver, BC, Canada

Department of Pathology and Laboratory Medicine, University of British Columbia, Vancouver, BC, Canada

Philippe Lambin, M.D., Ph.D. Department of Radiation Oncology, Maastricht University Medical Center, Maastricht, The Netherlands

Evi S. Lianidou, Ph.D. Laboratory of Analytical Chemistry, Department of Chemistry, University of Athens, Athens, Greece

Megan S. Lim, M.D., Ph.D. Department of Pathology, University of Michigan Medical School, Ann Arbor, MI, USA

Victor D. Martinez, Ph.D. Department of Integrative Oncology, BC Cancer Agency, University of British Columbia, Vancouver, BC, Canada

Department of Pathology and Laboratory Medicine, University of British Columbia, Vancouver, BC, Canada

John D. McPherson, Ph.D. Ontario Institute for Cancer Research, Toronto, ON, Canada

Matthew T. Olson, M.D. Department of Pathology, Johns Hopkins University School of Medicine, Baltimore, MD, USA

Maria Pasic, Ph.D. Department of Laboratory Medicine and Pathobiology, University of Toronto, Toronto, ON, Canada

Jason D. Prescott, M.D., Ph.D. Department of Surgery, Johns Hopkins University School of Medicine, Baltimore, MD, USA

Margaret Redpath, M.D. Department of Pathology, McGill University, Montreal, QC, Canada

Caroline Robert, M.D. Dermatology Unit, Gustave Roussy Institute, Villejuif, France

Delphine Rolland, Ph.D. Department of Pathology, University of Michigan Medical School, Ann Arbor, MI, USA

Etienne Rouleau, Ph.D. Department of Genetics, Institut Curie, Paris, France

David Rowbotham, B.Sc. Department of Integrative Oncology, BC Cancer Agency, University of British Columbia, Vancouver, BC, Canada

Department of Pathology and Laboratory Medicine, University of British Columbia, Vancouver, BC, Canada

Soya S. Sam, Ph.D. Dartmouth Hitchcock Medical Center, Lebanon, NH, USA

Iris Schrijver, M.D. Department of Pathology, Stanford University School of Medicine, Stanford, CA, USA

Simon Patton, Ph.D. European Molecular Genetics Quality Network (EMQN) Genetic Medicine, St. Mary's Hospital, Manchester, UK

Gino R. Somers, M.D., Ph.D. Department of Paediatric Laboratory Medicine, Hospital for Sick Children, University of Toronto, Toronto, ON, Canada

Department of Laboratory Medicine and Pathobiology, University of Toronto, Toronto, ON, Canada

Christos Sotiriou, M.D., Ph.D. Institut Jules Bordet, Université Libre de Bruxelles, Brussels, Belgium

Alan Spatz, M.D. Departments of Pathology and Oncology, McGill University, Montreal, QC, Canada

Lady Davis Institute, Jewish General Hospital, Montreal, QC, Canada

Srilakshmi Srinivasan, Ph.D. Translational Research Institute, Queensland University of Technology, Woolloongabba, QLD, Australia

Maud H. W. Starmans, Ph.D. Informatics and Biocomputing Program, Ontario Institute for Cancer Research, Toronto, ON, Canada

Department of Radiation Oncology, Maastricht University Medical Center, Maastricht, The Netherlands

Sylviane Olschwang, Ph.D. UMR_S910, INSERM, Marseille, France

Department of Gastroenterology, Ambroise Paré Hospital, Marseille, France

Jeffrey J. Tanguay, M.D. Department of Pathology, University Health Network, Toronto General Hospital, University of Toronto, Toronto, ON, Canada

Department of Laboratory Medicine and Pathobiology, University of Toronto, Toronto, ON, Canada

Paul S. Thorner, M.D., Ph.D. Department of Paediatric Laboratory Medicine, Hospital for Sick Children, University of Toronto, Toronto, ON, Canada

Department of Laboratory Medicine and Pathobiology, University of Toronto, Toronto, ON, Canada

Ming-Sound Tsao, M.D. Department of Pathology, University Health Network, Toronto General Hospital, University of Toronto, Toronto, ON, Canada

Department of Laboratory Medicine and Pathobiology, University of Toronto, Toronto, ON, Canada

Gregory J. Tsongalis, Ph.D. Department of Pathology, Geisel School of Medicine at Dartmouth, Lebanon, NH, USA

Dartmouth Hitchcock Medical Center, One Medical Center Drive, Lebanon, NH, USA

Pamela M. Ward, Ph.D. USC/Norris Comprehensive Cancer Center, Keck School of Medicine of University of Southern California, Los Angeles, CA, USA

Kitchener D. Wilson, M.D., Ph.D. Department of Pathology, Stanford University School of Medicine, Stanford, CA, USA

Cindy Yao, M.Sc. Informatics and Biocomputing Program, Ontario Institute for Cancer Research, University of Toronto, Toronto, ON, Canada

Department of Medical Biophysics, University of Toronto, Toronto, ON, Canada

George M. Yousef, M.D., Ph.D. Department of Laboratory Medicine, St. Michael's Hospital, University of Toronto, Toronto, ON, Canada

Department of Laboratory Medicine and Pathobiology, University of Toronto, Toronto, ON, Canada

Dimitrios Zardavas, M.D. Institut Jules Bordet, Université Libre de Bruxelles, Brussels, Belgium

Martha A. Zeiger, M.D. Department of Surgery, Johns Hopkins University School of Medicine, Baltimore, MD, USA

中文版序一

病理学是在人类探索和认识自身疾病的过程中应运而生的。病理学的发展离不开病理技术的进步,病理学的发展史就是一部新技术的革命史,从器官病理学、细胞病理学、超微病理学、免疫病理学、分子病理学、远程病理学到当今的计算机网络信息病理学,每一个发展阶段都是病理学与新技术的融合。正如病理学前辈们所说:技术是病理学之母。

19 世纪中叶,德国病理学家 Virchow 在显微镜的帮助下,首创了细胞病理学,不仅对病理学,而且对整个医学的发展做出了具有历史意义的、划时代的贡献。由此形成的传统病理学技术,如甲醛固定、石蜡切片、HE 染色,成为病理学的基本技术,已被广泛应用于基础和临床病理学实践。近半个世纪以来,尤其是近 20 多年来,一系列新方法新技术的相继建立和细胞生物学、分子生物学、现代免疫学、现代遗传学等新兴学科及其分支的迅速兴起和发展,也对病理学的发展产生了深刻的影响,带来了新的动力。病理学对疾病的认识更加深入,从大体、细胞、超微结构向分子基因水平推进,逐步阐明了许多长期以来未被认识的疾病的病因、发病机制及其本质,这些进展和发现,为许多疾病的防治开辟了新的前景。

21 世纪是分子病理学的时代,随着肿瘤发病率的增加以及分子靶向治疗在很多肿瘤治疗中取得的成功,分子检测手段日新月异,肿瘤分子诊断成为当今极为活跃的领域。方法学的发展、技术的进步,促使广大工作人员必须不断地学习,只有学习和接纳新技术,病理学科的发展才能呈现良性态势,跟上世界病理学发展的步伐。

目前,我国还没有系统介绍癌症分子检测的专著,复旦大学附属中山医院病理科侯英勇团队组织翻译了由 8 个国家的分子病理学专家联合编写的《癌症分子检测》一书,为大家提供了系统学习分子检测方法和分子病理知识的蓝本,有助于从事相关领域的读者参考,对我国病理学,特别是分子病理学做出了贡献。

刘彤华

中文版序二

　　复旦大学附属中山医院病理科成立于1992年，经过多年的发展，目前年外检量已超过100 000例。应临床诊断和治疗的需要，也率先开展了分子病理检测工作，建有合乎资质的规范化PCR实验室，分子检测项目以及组合项目逾60项，2015年获得国家卫生和计划生育委员会病理质量评价中心"PQCC示范实验室"称号。

　　分子病理领域发展迅速，目前国内还非常缺乏相关专著，为了从理论水平上获得更高的提升，了解和学习国外同行的实践经验是不可或缺的，而我们有幸获得了《癌症分子检测》一书的翻译权。该书由多个国家的分子病理团队撰写，提供了在这一领域积累的长期经验，先系统介绍了方法学，包括传统细胞遗传学、比较基因组杂交、聚合酶链式反应、单核苷酸多态性、二代测序技术、微阵列研究、蛋白组学和循环肿瘤细胞等，然后进一步深入地分14类疾病进行介绍和讨论，包括蛋白表达、基因突变、miRNA变化和相关分子靶点以及靶向治疗，不仅列举已成功应用于临床的非常有实用价值的生物标记物，而且也介绍了更多有前景的生物标记物组合，尤其还涉及了分子检测的质量、资质和监管问题，这也是分子检测快速发展阶段最不可忽视的内容。本书之所以由多国专家团队撰写，是因为癌症分子检测领域任何一个团队的经验摸索和积累都需要长期的付出和努力，包括平台的搭建完善、人员的培训成长以及学科的健康发展、成功经验和失败教训的总结。因此，获得该书的翻译权，我们如获至宝，希望通过本书的翻译，能让我国更多从事分子检测的医务人员从中获益。

　　这次，我们组织了复旦大学附属中山医院病理科团队参与本书的翻译，希望通过我们的努力，给大家带来一份学术上的盛宴。但由于时间紧迫，翻译中难免存在疏漏和不足，还望同仁们予以指正！

樊 嘉

中文版前言

第一眼读到《癌症分子检测》原著一书，就萌生了翻译的冲动，我们立刻组织了翻译团队，经过大家辛苦的努力，译著终于正式出版！

众所周知，随着分子靶向药物在临床获得巨大的成功，新一代测序技术的迅猛推进，精准医疗概念的深入人心，伴随临床治疗和诊断的分子病理技术得到了前所未有的广泛应用。分子病理学成为病理学的发展方向和最具活力的领域，是临床病理崭新的重要组成部分。

老一辈病理工作者就非常重视病理诊断和技术的更新，积极努力地建设分子病理这一充满前景的领域。近年，各种分子病理培训班方兴未艾，对分子病理工作起到极大的推动作用。全国各地也涌现了许多分子病理骨干，在分子病理领域渐入佳境，甚至已将某些分子病理技术发挥得淋漓尽致，尤其将其与传统形态学、免疫组织化学和原位杂交手段相互整合，使病理诊断的内容更为丰富多彩和意义明确。

然而，大数据时代已经来临，正如书中所述，技术的巨大进步带来的问题是，各个专业紧跟时代步伐的速度和资源参差不齐，潜在的问题有待解决。《癌症分子检测》一书由来自美国、加拿大、澳大利亚、法国、英国、荷兰、比利时、希腊等国的分子病理团队担纲撰写，介绍多种多样的方法学，并以不同疾病为抓手，非常系统地阐述了这一快速发展的领域，不仅涵盖大量专业知识，也涉及了行业资质、规范、质量控制和监管的问题，具有普遍意义，这些正是我们所学、所思、所想。有机会翻译这本书，是我们团队一次系统学习和提高的过程，不仅提高了我们的常规和分子诊断水平，也激发了投入分子领域的热情和信心。希望我们的这本译著能够成为广大分子病理工作者和临床医师以及相关领域人员共同学习的专著。

由于时间和水平所限，难免有不当和错误之处，期待读者对我们提出宝贵意见，在此感谢大家对本书的支持和鼓励。

侯英勇

目　录

第 **1** 部分

分子学方法和技术

第 1 章

诊断分子病理学转向基因组时代：癌症体细胞突变检测组合

Kitchener D. Wilson, Iris Schrijver

引言

随着分子遗传学信息越来越多地用于指导疾病治疗决策，癌症的治疗方案正在快速演变。传统的癌症诊断依据组织学、解剖起源、细胞遗传以及基于蛋白的检测技术，如免疫组化、更近期出现的高维细胞表面标记流式细胞术。临床肿瘤学家仍部分依赖于这些指标以及肿瘤播散的程度来选择最合适的治疗方案。然而，分子检测与这些传统方法的整合已经将临床肿瘤学引入了"精准"医学时代[1]。这一新的方向得益于过去几十年积累的海量数据，其揭示了许多既往未知的遗传学异常，其中很多有可能是癌症的关键驱动基因。尽管我们对这些分子改变中的大多数仍然知之甚少，但其中一小部分可见于多种肿瘤类型中，其可能是肿瘤发生和进展的关键基因。这些基因正在转化为临床癌症诊治的分子靶点。

这些常见分子缺陷的数量不断增加，其直接结果是能够针对特异性致癌信号通路靶点开发治疗药物[2]。治疗决策越来越多地依赖遗传学生物标记物，最终导致分子靶向治疗权重增加，或最终甚至完全取代以往已建立起来的化学治疗。这些成功使得很多人从基因组视角看待癌症，在癌症发生和进展中存在的大量遗传学事件，可以用于对患者分层进行靶向治疗。对于临床分子实验室，二代测序技术（next-generation sequencing，NGS）显然是肿瘤基因谱分析最有前景的关

键技术。相信在接下来的数十年，NGS设备将会在临床实验室中普及。这项强大的技术能够进行全基因组、外显子组、转录子组测序，其速度远快于传统的以Sanger为基础的方法，其价格也更为便宜，这一技术已经革新了基础研究领域。为利用NGS了解多种多样的肿瘤在基因组和表观组水平的变化，多个国家已经联合启动了一些大型的研究项目，包括癌症基因组图谱（the Cancer Genome Atlas，TCGA）和国际癌症基因联合（the International Cancer Genome Consortium，ICGC）项目[3]。希望这些分子数据能够引发学术界和企业界开展重要的研究，最终获得新的药物靶点和有临床价值的分子标记物[4]。对于临床肿瘤学，使用NGS检测每种癌症的基因谱，寻找临床可行的分子靶点，体现了最终达到癌症精准医疗的目标[5]。

尽管NGS在临床肿瘤领域显现出很好的前景，但其花费较高以及需要专业人士和计算设备处理复杂的数据，导致目前在多数临床实验室不能实现NGS检测。幸运的是，从长远看来，全基因组测序的费用还会下降，直至降到临床能够很经济地开展，尽管这个时间还难以预测。即便全基因组测序的检测费用降至"千美元"级，真正阻碍NGS用于肿瘤分型的也并非费用本身，而是后期复杂的数据分析。不过也有一些好消息：目前已经开发了一些技术以减少NGS数据的复杂性，即在测序之前，仅富集DNA外显子区域（"外显子测序"），从而避开巨大的知之甚少的基因内部和内含子区域。此外，DNA条码和样本池的进展也可以在增加通量的同时降低费用[5]。而且，显然学术界和企业界也正在致力于生物信息数据分析的流水线操作，这样不具备数据分析能力的实验室人员可以通过将测序读数与人类基因组对比，进而获得基因突变信息。

尽管有这些技术上的进步，但在NGS技术足够成熟

K.D. Wilson, M.D., Ph.D. • I. Schrijver, M.D. (✉)
Department of Pathology, Stanford University School
of Medicine, 300 Pasteur Drive, Stanford,
CA 94305, USA
e-mail: ischrijver@stanfordmed.org

并获得验证、计算设备的费用能够负担，并在临床癌症诊断中广泛应用之前，还需要几年的时间。此外，尽管NGS技术可以揭示患者与疾病进展或药物反应相关的生物标记物，但这些信息并不足以保证它们是肿瘤表型的根本机制或通路，并能作为治疗靶点[6]。因此，需要更为先进的技术和分析方法以明确、富集与癌症进展和治疗反应直接相关的突变。在不久的将来，仍存在着难以克服的阻碍NGS常规应用于临床癌症检测的挑战。

尽管有这些局限性，但常规癌症基因分型分析方法的成功[如细胞基因组学、FISH(荧光原位杂交技术)、PCR(聚合酶链式反应)、Sanger测序、片段分析]，已经迫使肿瘤学家和病理学家重新审视其依赖解剖起源和临床进展诊断肿瘤亚型而不考虑肿瘤内在基因改变的做法[5]。虽然这些方法已经建立得很完善，但它们通常是费力的，而且在临床样本上提供的癌症基因组信息也很有限。为了弥合传统方法和正在到来的NGS时代之间的障碍，应用现有的分子技术开发了相对简单的多重诊断方法，从而高效率、高性价比地提供了大量的分子信息。这些较新方法在检测突变上具有高敏感性和特异性，可以检测大量的(数以百计)癌基因和抑癌基因，对新鲜组织与石蜡包埋组织均具有很强的DNA突变检测能力。重要的是，这些检测技术使得分子病理实验室能为临床医师提供高通量的肿瘤分子检测，而且不像二代测序那样需要大量的资源投入。

SNaPshot就是其中的一个范例，这是一种首先由美国麻省总医院开发的强大的、高敏感性的肿瘤基因分型技术[2]。这项高通量基因谱平台需求的主要设备是一台毛细管电泳–自动DNA测序仪，可以多通路检测数百个独立、已知、临床中发挥作用的核苷酸常见改变位置。更重要的是，SNaPshot法快速、敏感、特异、性价比高，具有足以在组合中继续增加分子靶点的灵活性。当与其他方法，如Sanger测序和片段长度分析相结合，就可以保证临床分子实验室在现有资源耗费和技术基础上，获得全面的癌症检测方案。自2011年起，斯坦福大学实验室开发并提供了一项使用该方法的检测，其用于高通量癌症基因谱检测。在诊断分子病理学转向基因组的时代，本章将以我们现有的高通量临床基因检测方法作为示例进行介绍。

SNaPshot 法检测多重基因突变

SNaPshot法(图1.1)由多重PCR和一个单碱基延伸测序反应组成，后者中等位基因特异性探针由双脱氧核苷酸(ddNTP)荧光标记，用以检测基因组中感兴趣

的位点(图1.2)。每个探针上不同延伸长度的引物通过电泳和自动DNA测序进行分辨。一旦片段大小确定下来，就可以通过探针的分子量和ddNTP荧光标记的颜色判别每个位置特定的核苷酸。总体而言，对于现今的分子病理学实验室，这一相对简单的方法有几个明显的优势：①大多数现代临床实验室已经拥有所需的专业知识和基础设施，无需再投入成千上万美元购置高科技仪器；②该方法是高度敏感的；③可以很好地用FFPE组织中提取的核酸完成实验；④由于SNaPshot技术的多重性特征，组织要求以及成本都很低；⑤这个系统是模块化的，可以纳入更多的反应分子预测物。

在当前的配置中，斯坦福大学分子病理学实验室的基因分型平台"癌症体细胞突变组合"(cancer somatic mutation panel，CSMP)由SNaPshot、片段大小检测和Sanger测序组成，检测16个关键癌症基因中超过140个常见突变位点(表1.1)。CSMP包括9个SNaPshot组合，每个都具有6~8个多重检测以测定单核苷酸改变。由于SNaPshot技术的一个缺点是只能检测单核苷酸变化而不能检测更大的基因组插入/缺失，因此增加了一个单独的毛细管电泳片段分析以检测EGFR和ERRB2/HER2中多种常见长度的突变。SNaPshot技术的第二个缺陷是当靶基因中含有大量临床相关的核酸改变时，在常规癌症诊断中就不能采用SNaPshot单碱基延伸靶向测序。这样的一个例子是RNA剪接亚基SF3B1基因[7]，其在15号外显子具有多个热突变位点。因此，我们开发出了一种Sanger DNA测序靶向测定15号外显子，并且作为CSMP的一部分，应用于所有的样本。

最初，斯坦福实验室的CSMP涵盖了FDA批准的临床治疗靶点或临床实验正在进行的治疗靶点。但是，我们利用该平台的灵活性，把医学文献报道的、经临床证实后的新基因突变在几个月内添加到组合中。MYD88基因就是这样一个例子[8]。重要的是，虽然CSMP中包含的突变可用于指导临床决策，但这些突变的完整临床意义仍在不断扩展中。因此，与经治医师讨论癌症基因谱检测中的多种靶点及其临床中的意义，是一个实验室长期应有的责任。

虽然生物标记物的发现和临床分子检测的发展将继续推进癌症治疗的个体化，但各个医学亚专业接受分子信息的步伐并不一致。我们CSMP的检测经验很清楚地显示一些临床部门(例如，胸部肿瘤科、血液/肿瘤科)能够很快接受高通量检测，而其他临床部门接受这种检测要慢得多。通过与临床医师交流，我们发现犹豫不决的原因是需要针对结果做出更复杂的解释，以及大型突变检测组合的价值问题。即便如此，显

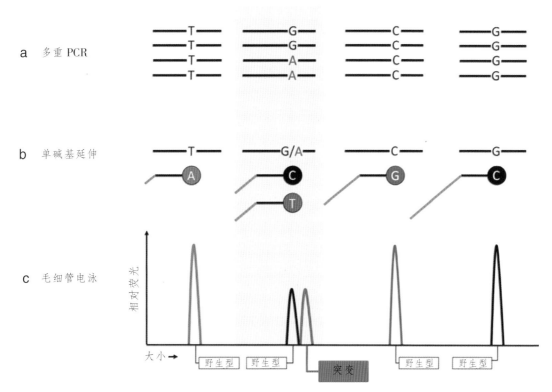

图1.1　SNaPshot法图解。从肿瘤样本中抽提基因组DNA后,SNaPshot方法包括三个基本步骤。(a)基因组DNA发生多重PCR。(b)等位基因特异性探针在靶位点退火,进行单碱基延伸反应。用双脱氧核苷酸链终止法将每个探针标记荧光。靶向每个位点的四种探针(A、G、T、C)用不同长度的延伸引物(橘色标记)作为条形码,以便在第三步分辨片段大小。(c)毛细管中电泳探针靶向捕获的产物。依据探针大小、颜色、荧光标记ddNTP的分子量,在每一个靶位点,可以显示核苷酸的丰度。例如,图中标注出一靶位点G>A突变。由于标记的荧光染料不同,红峰(突变)较黑峰(野生型)偏向右侧。

而易见,高通量检测改变了"一种疾病,一个标记"的传统模式,正在到来的临床NGS狂潮将在复杂分子数据解读上带来更多挑战。让临床医师和临床实验师熟悉高通量靶向基因分型方法如CSMP,无疑会减少这些挑战,并为理解这一新的基于基因组的现实铺平道路。

选择临床可行的分子靶点

把握癌症生物标记物这一快节奏领域的最新进展, 对任何一个临床分子实验室都是一项持续的挑战。本章不打算对其他地方可以查到的癌症生物标记物进行全面综述[4-6,9]。然而,了解并选择可行的分子靶点用于临床肿瘤基因分型在最大限度地发挥分子靶点对临床医师的帮助方面至关重要,因此,具备癌症突变领域的知识是必不可少的。临床基因表型检测中最常见的问题之一是"应该检测哪个靶点?"。就实用性而言,检测尽量多的突变并不总是最佳选择,得到的数据会过于复杂。然而,尽管分析这种高维数据是困难的,但理论上,全面的基因分型检测应该能为每个肿瘤患者提供更多的信息,并因此更有效地指导靶

向治疗。必须在提供尽可能多的癌症突变与临床实验室有限的技术和资金之间有策略地寻找平衡点。当然,找到这个正确的平衡点未必是一帆风顺的。

癌症突变,有时也被称为生物标记物,是极其多样的,可能是预后的、预测的、药物动力学的或诊断的标记物[6]。预后标记物提供关于癌症的总生存的信息,与治疗无关,而预测标记物提供干预性治疗措施的潜在疗效信息。药物动力学标记物提示药物和靶点之间相互作用的结果,诊断标记物用于确定某一特定疾病[6]。突变包括单碱基的变化、缺失和扩增、可变剪切变异和易位。日积月累,这些分子畸变可在癌细胞中高度富集[10,11],尽管大多数仅仅是癌症高突变率带来的"乘客"基因[12]。一小部分是"驱动"分子,它们主宰了癌症的发生和发展,并可能因此具有重要的治疗意义[4]。区分"乘客"基因和"驱动"基因是很大的挑战,治疗导致的肿瘤内、肿瘤间、患者不同亚群间的选择性压力使之更加困难[4,13]。很显然,发现和证实临床可行的在大部分癌症中都存在的生物标记物,需要很多的努力和专业知识。

然而, 由于癌症相关的突变和变异多种多样,使得临床分析极为困难,有些情况下,数据显示这些突

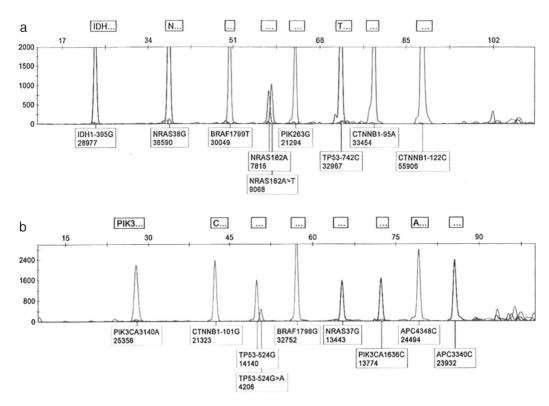

图1.2　多重SNaPshot组合举例。(a)具有*NRAS* c.182A>T(p.Q61L)突变的阳性对照细胞系。每个波峰上方的灰色方框标记出了预计出现野生型和突变型波峰的位置。注意每个组合中存在低水平荧光背景信号,提示了在每次反应中加入阳性、阴性和无模板对照的重要性。(b)来自一例非小细胞肺癌患者的标本显示*TP53* c.524G>A(p.R175H)突变。靶点基因组区域间荧光峰值强度可能是不同的,因此每个实验室应当通过效度研究建立自己的阈值标准,从而决定判断阳性和阴性的标准。

变非常明显,那么就可以很快地开发临床检测项目。例如,近期有研究将全基因组测序技术应用于巨球蛋白血症——一种无法治愈的淋巴浆细胞性淋巴瘤,从而发现了一个新的突变c.794T>C(p.L.265P),其位于*MYD88*基因第5外显子上[8]。因为*MYD88*基因作为一种诊断性生物标记物能立即用于临床,所以在该基因的原始研究文章发表的6个月内,检测该基因的SNaPshot方法就整合到CSMP组合中。与此类似,另一项研究对骨髓异常增殖综合征(MDS)——一种造血细胞癌前病变的患者进行了外显子测序,并在MDS的一种亚型——难治性贫血伴环形铁粒幼红细胞增多(MDS-RARS)的患者中,发现65%存在*SF3B1*的多种突变[7]。随后不久,就将对热点突变区域15号外显子的Sanger测序分析纳入CSMP中。这些经验证明,该法对癌症基因分型具有较好的灵活性,同时也能与癌症分子标记物的最新发现保持同步。

就一些预测性分子标记物而言,在一些靶向药物上观察到的临床获益鼓舞人心,但如何经济有效地筛选癌症患者临床可行的分子靶点仍然具有挑战性。例如,非小细胞肺癌(NSCLC)中酪氨酸激酶抑制剂吉非替尼与埃罗替尼的敏感性与*EGFR*一些激酶结构域的突变有关[2,14]。然而,由于仅有少数的NSCLC肿瘤具有*EGFR*突变,而且基因分析价格昂贵并且耗时,因此并不适用于常规实验室检测(译者注:西方肺腺癌的*EGFR*突变率不足10%,而亚裔人群的*EGFR*突变率为40%~60%,因此,该结论不适合于亚裔肺癌患者)。其他的例子还有*BRAF*和*KRAS*基因突变,这些基因突变能够预测结直肠癌对帕尼单抗和西妥昔单抗的耐药性[2,4,6,15],并且*KRAS*基因突变还能够预测肺癌对吉非替尼和埃罗替尼治疗的耐药性[16]。总之,目前庞大的抗癌药物开支更突显了利用诸如SNaPshot这种高通量、低花费的基因分析方法,以及选择适当治疗方案的优势。指导靶向治疗的廉价基因分型能够减少不必要的治疗及相关花费,同时降低众所周知的标准化疗毒性作用导致的死亡。

全面基因分型对比肿瘤特异性基因分型

常见信号通路失调是导致人类癌症发生的主要原因之一。然而,目前临床癌症分子检测中对于是需

表 1.1　斯坦福实验室肿瘤体细胞突变检测组合(2013 年 3 月)

基因	每个靶向位点的已知体细胞突变
APC	外显子 16: c.3340C>T (p.R1114X),c.4012C>T (p.Q1338X),c.4348C>T (p.R1450X),c.4660– 4667insA (p.T1556fs)
BRAF	外显子 11,15: c.1406G>C (p.G469A),c.1798G>A (p.V600M),c.1799T>C (p.V600A),c.1799T>A (p.V600E), c.1799T>G (p.V600G)
CTNNB1	外显子 3: c.95 A>C (p.D32A),c.95A>G (p.D32G),c.95 A>T (p.D32V),c.94G>T (p.D32Y),c.98C>G (p.S33C), c.98C>T (p.S33F),c.98C>A (p.S33Y),c.101G>A (p.G34E),c.101G>T (p.G34V),c.109T>G (p.S37A),c.109T> C (p.S37P),c.109T>A (p.S37T),c.110C>G (p.S37C),c.110C>T (p.S37F),c.110C>A (p.S37Y),c.121A>G (p.T41A), c.121A>C (p.T41P),c.121A>T (p.T41S),c.122C>T (p.T41I),c.122C>G (p.T41S),c.122C>A (p.T41N),c.133T> G (p.S45A),c.133T>C (p.S45P),c.133T>A (p.S45T),c.134C>G (p.S45C),c.134C>T (p.S45F),c.134C>A (p.S45Y)
DNMT3A	外显子 23: c.2644C>T (p.R882C),c.2644C>A (p.R882S),c.2645G>A (p.R882H),c.2645G>C (p.R882P)
EGFR	外显子 18,19,20,21: c.2155G>T (p.G719C),c.2155G>A (p.G719S),c.2156G>C (p.G719A),c.2369C>T (p.T790M), c.2573T>A (p.L858Q),c.2573T>G (p.L858R),c.2582T>A (p.L861Q);以及外显子 19 缺失和外显子 20 插入的片 段长度
ERBB2/HER2	外显子 20 插入的片段长度
IDH1	外显子 4: c.394C>T (p.R132C),c.394C>A (p.R132S),c.394C>G (p.R132G),c.395G>A (p.R132H),c.395G>T (p.R132L),c.395G>C (p.R132P)
IDH2	外显子 4: c.419G>A (p.R140Q),c.419G>T (p.R140L),c.514A>G (p.R172G),c.515G>T (p.R172M),c.515G>A (p.R172K),c.515G>A (p.R172K)
KRAS	外显子 2: c.34G>C (p.G12R),c.34G>A (p.G12S),c.34G>T (p.G12C),c.35G>C (p.G12A),c.35G>A (p.G12D), c.35G>T (p.G12V),c.37G>C (p.G13A),c.37G>A (p.G13S),c.37G>T (p.G13C),c.38G>C (p.G13A),c.38G>A (p.G13D),c.38G>T (p.G13V)
MYD88	外显子 5: c.794T>C (p.L265P)
NOTCH1	外显子 26: c.4724T>C (p.L1575P),c.4802T>C (p.L1601P)
NRAS	外显子 2: c.34G>T (p.G12C),c.34G>A (p.G12S),c.34G>C (p.G12R),c.35G>T (p.G12C),c.35G>A (p.G12D), c.35G>C (p.G12A),c.37G>T (p.G13C),c.37G>C (p.G13R),c.37G>A (p.G13S),c.38G>T (p.G13V),c.38G>C (p.G13A),c.38G>A (p.G13D),c.181C>A (p.Q61K),c.181C>G (p.Q61E),c.183 A>T (p.Q61H),c.183A>G (p.Q61Q),c.183A>C (p.Q61H)
PIK3CA	外显子 10,21: c.263G>A (p.R88Q),c.1624G>A (p.E542K),c.1624G>C (p.E542Q),c.1633G>A (p.E545K), c.1633G>C (p.E545Q),c.1636C>G (p.Q546E),c.1636C>A (p.Q546K),c.1637A>T (p.Q546L),c.1637A>C (p.Q546P),c.1637A>G (p.Q546R),c.3139C>T (p.H1047Y),c.3140A>T (p.H1047L),c.3140A>G (p.H1047R), c.3145G>C (p.G1049R),c.3145G>A (p.G1049S)
PTEN	外显子 5,6,7: c.388C>T (p.R130X),c.388C>G (p.R130G),c.388C>A (p.R130R),c.517C>T (p.R173C),c.697C>T (p.R233X),c.697C>A (p.R233R),c.799delA (p.K267fs*9),c.800delA (p.K267fs*9)
TP53	外显子 7,8: c.524G>A (p.R175H),c.524G>T (p.R175L),c.733G>T (p.G245C),c.733G>C (p.G245R),c.733G>A (p.G245S),c.742C>G (p.R248G),c.742C>T (p.R248W),c.743G>T (p.R248L),c.743G>C (p.R248P),c.743G>A (p.R248Q),c.817C>T (p.R273C),c.818G>A (p.R273H),c.818G>T (p.R273L),c.916C>T (p.R306X)
SF3B1	Sanger 测序外显子 15 下列位点:c.1866G>C (p.E622D),c.1873C>T (p.R625C),c.1874G>T (p.R625L),c.1986C>G (p.H662Q),c.1996A>C (p.K666Q),c.1997A>C (p.K666T),c.1997A>G (p.K666R),c.1998G>T (p.K666N);SNaP- shot 检测 c.2098A>G (p.K700E)

要进行大规模、全面的基因突变检测,还是需要进行癌症类型相关的、有针对性的突变检测仍存在争议。例如, 即使肺癌中 *DNMT3A* 突变以及急性粒细胞白血病(acute myelogenous leukemia,AML)中 *EGFR* 突变非常少见,那么肺癌和 AML 是否也应当进行相同的肿瘤基因型分析? 对肺癌、AML 以及胃肠道肿瘤等进行更

有针对性的检测不是更有效吗? 有人认为,进行疾病或器官特异性的突变检测,便会漏掉那些具有不常见突变的少见肿瘤,而这些肿瘤却可能从不同类型的靶向治疗中获益。与此相反,也有人认为花费时间和资源检测一种肿瘤极为少见的突变是不切实际,甚至是非常浪费的。为有利于患者,正确的选择并非总是"越

多越好"，尤其是更大型的检测由于技术和分析的复杂性增加，检测周期将会延长。

随着肿瘤学与分子诊断的逐渐结合，对于癌症的治疗，许多医生无疑更愿意选用针对已被临床试验证实了的基因标记物的、更为传统的治疗方案。这一癌症基因分型方法的缺点是，如果我们认为癌症的本质是一种基因疾病，当新研发的更多药物是针对特定的基因突变，而小型的基因组分析组合将导致新型治疗的机会受限，那么应当不再强调癌症组织学特征和组织来源。当NGS方法进入肿瘤基因型分析后，这一方面的争论只会增加。未来或许会对每一例样本进行基因组测序，但仅公布感兴趣的基因组区段的数据，而其他区域则由分子病理学医师和肿瘤学医师决定不予显示。这一方案由于简化了复杂性，可能更受欢迎，但并没有发挥NGS的优势，尤其是我们正期待着NGS引领这一未知的、癌症基因组无偏移分析的时代。无论如何，随着我们的认识、信息含量以及突变检测通量的增加，这一争论仍将激烈进行。

样本注意事项

除了选择临床可行分子靶点是一挑战外，处理组织样本本身也需要优化和验证。许多样本为针吸活检组织，组织量相对较少；由于组织学的需要，经过甲醛固定后，交联引起核酸碎裂或降解；样本中可能主要是正常组织，仅含少量癌组织，稀释了感兴趣的突变等位基因[2]。对于具有异质性的样本，石蜡包埋组织能够评估肿瘤细胞丰度并进行巨切割，不过有时由于时间和资源有限不是总能做到。为了保持合理的检测周转时间，最大程度地关心患者，处理这些困难是有必要的。

通常，肿瘤DNA的质量和数量是成功进行肿瘤基因型分析的重要条件，这最终取决于送到实验室的组织样本的质量。尽管每种突变的检测敏感性取决于肿瘤材料的质量以及蜡块的质量，但我们临床实验室的经验表明，CSMP检测需要样本中肿瘤细胞丰度大于10%。与针对性的靶向检测相比，增加基因组覆盖率的检测方法如NGS显然需要更多量的肿瘤DNA。因此，将来高通量NGS检测的成功应用还需要具有从极少量DNA进行基因分型的能力。

对进展期癌症患者而言，是用原发灶还是转移灶进行基因分型，一直以来也存在着争议[4]。由于肿瘤基因组具有不稳定性，肿瘤转移过程中可能产生新突变，并且治疗本身能够选择耐药亚克隆[17,18]，所以仅针对患者的一次活检进行基因分型或许不足以获取癌

症进展中真实的基因组多样性。事实上，同一患者的不同肿瘤部位可能存在不同的突变[19]，有时甚至在同一肿瘤内也是如此[13]。一些研究发现，在结直肠癌中KRAS基因突变在原发灶和转移灶之间的突变差异仅仅是临界的，即使不完全相同，也是类似的[20,21]，然而，其他研究者在乳腺癌中发现，原发灶与转移灶间PIK3CA突变不一致[22]。大多数情况下，选择原发灶还是转移灶活检组织进行基因检测会受到成本、便利性以及医院习惯的影响，而不是循证依据[4]。今后还需要进一步研究，以明确原发灶与转移灶间突变的不同是否会导致临床治疗决策不同，并因而引起患者的预后不同。

SNaPshot技术和癌症体细胞突变检测组合（CSMP）的局限性

SNaPshot技术受反应次数的限制，其可以为多重反应，但每个反应中最佳反应次数在10以下[2]。在小活检样本上可进行的检测数量同样有限。此外，SNaPshot技术基于单个碱基延伸方法，只允许在一次反应中检测少数突变热点。因此，为了扩展突变靶点的检测范围，达到更全面认识癌症基因组的目的，已经结合利用其他方法作为SNaPshot技术的补充，例如Sanger测序和毛细管电泳片段分析，从而改进了临床基因型检测方法。一个相对全面的分子检测方式，比如斯坦福实验室提出的癌症体细胞突变检测组合（CSMP）技术，可以与传统的细胞遗传学检测相结合，肿瘤学家则用来检测基因拷贝数的改变、分析染色体核型和探测大的染色体重排事件。

临床实验室同样也应该考虑肿瘤基因谱检测的总体规模，这是因为结果的复杂性将可能对实验室的人力和资源带来挑战。需要特别注意的是，当将一些新的突变组合加入到癌症基因分型检测中后，应意识到检测复杂性的增加可能会导致检测周期延长，同时为达到最理想的检测结果，所选标记物的重复检测率也增高。由此可见，增加复杂的检测并不总能有效地转变成改善患者医疗体验。因此，检测中所包含的分子标记物数量，受限于实验室在有限的检测周转时间内确保得到准确精密结果的能力。依据实验室的资源与人力，最大靶点检测数目通常在数百个。正如之前所提到的，检测的敏感度同样取决于材料的质量以及蜡块中的肿瘤组织，因此检测成功的概率由于很容易受到不良样品质量的影响而大打折扣。与外科病理学家沟通是非常关键的，这样能够保证用含有较多肿瘤组织、高质量的蜡块进行癌症基因分型。

高通量检测的结果同样可能会给主治医师带来困惑和误解。因此,报告应尽可能反映现有的知识体系,尽可能清楚,并且解读分子诊断检测结果应该基于组织病理学和临床表现。假阴性的结果可能由取样误差、样品处理或者克隆密度低于现有试剂和技术的检测水平导致。基因分型错误同样也可能产生,例如,来自于缺失或者罕见的遗传学变异会妨碍分析,其中包括引物结合位点的多态性阻碍等位基因扩增。在这些情况中,更换检测方法可能有助于发现潜在的原因。总之,高通量检测需要良好的沟通。需要教育医务人员以及患者,使其了解报告中突变基因的临床意义,特别是那些在肿瘤中已被证实的与预后相关的或者有预测价值的肿瘤标记物。医学文献报道的最新知识在临床病理学家、肿瘤学家和患者间有效传播也极为重要。

结论

通过推动肿瘤分子分析和临床诊疗决策相整合,癌症靶向治疗正在使临床肿瘤学发生彻底变革。继续寻找突出的分子标记物并在靶向治疗中运用,正促使肿瘤学从基于组织和疾病的治疗模式,向基于分子靶点的治疗模式转变。将临床分子诊断的内容纳入标准的癌症诊治中,由于癌症标记物能够同时对疾病的治疗和进展监测进行指导,因此可以期待精准治疗快速发展、迈向个体化及定制型医学的未来。此外,针对靶向特定突变的药物,潜在的副作用较小,用于传统化疗失败的癌症患者中对抗癌症更为有效。获取不断增加的分子数据无疑将促进所有这些重要进展。

随着基因组技术的变革,精准医疗的时代不仅定义了肿瘤学在当今如何演进,也预言了其在未来将如何实践。这些难以置信的进步将极大地影响许多已建立的学科,并带来新的重大的挑战。例如,大多数机构仍然还没有准备好相关的基础设施,包括患者知情同意步骤以及重要的实验室信息数据库的硬件和软件设施[5]。培养临床医师以使其能够合理解读这些信息也很重要,关于应用的操作指南也需要建立起来。最后,关于基因诊断的报销问题仍需要更多讨论。面临这些多种多样的挑战,需要多学科临床医师、实验室、遗传学顾问、生物伦理学家、信息技术和信息学专家、基础和转化医学研究者、医疗健康政策专家,以及患者利益团体的密切合作[5]。

尽管自身面临挑战,但诸如CSMP这样的复合检测平台可以作为连接传统癌症基因分型和将要到来的基因组时代的意义重大的桥梁。斯坦福实验室CSMP检测的突变谱都是临床切实可行的,通常包括可用于靶向治疗或还在临床研究之中的信号通路激活突变。再者,由于其固有的模块设计,在新的突变位点被发现后,CSMP可以快速而有效地将其纳入 (在有限范围内)。这是非常重要的,因为临床可行的突变位点还在继续增多。最后,类似于CSMP这种相对直观的高通量癌症基因分型平台,让肿瘤学家和病理学家能够看到在不远的将来精准医疗将会是什么样子。在许多方面,CSMP更像是NGS全面检测前的演练,其给临床实验室以时间来适应正在增加的数据分析的复杂性和逻辑上的挑战,而这点正是临床NGS的特征。

随着肿瘤学分子数据的爆炸式增长,对肿瘤发生学的认识变得越来越复杂,病理学家和肿瘤学家必须紧跟最新的发现。总体说来,现有数据显示一些特定突变常常跨越一系列癌症,只是具有不同的频率而已。因此,有理由探寻在基因组时代癌症治疗本身是否会发生转变。显而易见的问题是,传统肿瘤治疗依据不同的组织学和(或)不同的组织来源来选择不同的方案,那么现在当这些肿瘤具有相同的遗传谱时,是否应当用相同的治疗手段来替代原有的治疗手段。具体说来,如果维罗非尼治疗*BRAF* p.V600E突变的恶性黑色素瘤有效,那么假设维罗非尼用于*BRAF* p.V600E突变的卵巢癌同样有效是否不合理呢[23]? 最近出现的证据至少部分程度上反驳了一个特异性突变在多种肿瘤间都适用的观点。例如,曲妥珠单抗治疗*HER2*阳性的乳腺癌和胃癌患者有效,但在*HER2*阳性的卵巢或子宫内膜癌患者中却疗效不佳[24,25]。然而,如果某种特定突变在不同癌症中对于靶向药物的敏感性都略有相似,那么忽视传统的分类学,在癌症基因组中寻找所有可行的突变位点,将是指导做出治疗决策的理想方法。

尽管现阶段已经存在很多关于癌症遗传信息与临床肿瘤治疗相整合的成功范例,特别是这种已经流行的诸如SNaPshot高通量基因突变检测组合,但是,随着NGS大数据的实施,未来将有可能不那么一帆风顺。不管挑战如何,遗传分析策略对于剖析复杂基因型和表型之间的联系是必不可少的,并且将会在癌症治疗管理决策上发挥日益重要的作用。基础和转化研究快速增加了医疗知识库,CSMP和其他高通量基因分型平台的应用也会更好地使医疗保健人员为新基因组时代的到来做好准备,在新基因组时代,癌症的基因组检测将成为常规的医疗服务。

(徐晨 译　侯英勇 校)

参考文献

1. Toward precision medicine: building a knowledge network for biomedical research and a new taxonomy of disease. National Research Council of the National Academies. 2011.

2. Dias Santagata D, Akhavanfard S, David S, Vernovsky K, Kuhlmann G, Boisvert S, et al. Rapid targeted mutational analysis of human tumours: a clinical platform to guide personalized cancer medicine. EMBO Mol Med. 2010;2:146–58.

3. Hudson TJ, Anderson W, Artez A, Barker A, Bell C, Bernabé R, et al. International network of cancer genome projects. Nature. 2010;464:993–8.

4. Dancey JE, Bedard PL, Onetto N, Hudson TJ. The genetic basis for cancer treatment decisions. Cell. 2012;148:409–20.

5. MacConaill L, Garraway L. Clinical implications of the cancer genome. J Clin Oncol. 2010;28:5219–28.

6. Ong F, Das K, Wang J, Vakil H, Kuo J, Blackwell W-L, et al. Personalized medicine and pharmacogenetic biomarkers: progress in molecular oncology testing. Expert Rev Mol Diagn. 2012;12:593–602.

7. Papaemmanuil E, Cazzola M, Boultwood J, Malcovati L, Vyas P, Bowen D, et al. Somatic SF3B1 mutation in myelodysplasia with ring sideroblasts. N Engl J Med. 2011;365:1384–95.

8. Treon S, Xu L, Yang G, Zhou Y, Liu X, Cao Y, et al. MYD88 L265P somatic mutation in Waldenström's macroglobulinemia. N Engl J Med. 2012;367:826–33.

9. Arteaga CL, Baselga J. Impact of genomics on personalized cancer medicine. Clin Cancer Res. 2012;18:612–8.

10. Stratton MR. Exploring the genomes of cancer cells: progress and promise. Science. 2011;331:1553–8.

11. Wong K, Hudson T, McPherson J. Unraveling the genetics of cancer: genome sequencing and beyond. Annu Rev Genomics Hum Genet. 2011;12:407–30.

12. Pleasance E, Cheetham RK, Stephens P, McBride D, Humphray S, Greenman C, et al. A comprehensive catalogue of somatic mutations from a human cancer genome. Nature. 2010;463:191–6.

13. Gerlinger M, Rowan A, Horswell S, Larkin J, Endesfelder D, Gronroos E, et al. Intratumor heterogeneity and branched evolution revealed by multiregion sequencing. N Engl J Med. 2012;366:883–92.

14. Maemondo M, Inoue A, Kobayashi K, Sugawara S, Oizumi S, Isobe H, et al. Gefitinib or chemotherapy for non-small-cell lung cancer with mutated EGFR. N Engl J Med. 2010;362:2380–8.

15. Di Nicolantonio F, Martini M, Molinari F, Sartore Bianchi A, Arena S, Saletti P, et al. Wild-type BRAF is required for response to panitumumab or cetuximab in metastatic colorectal cancer. J Clin Oncol. 2008; 26:5705–12.

16. Pao W, Wang T, Riely G, Miller V, Pan Q, Ladanyi M, et al. KRAS mutations and primary resistance of lung adenocarcinomas to gefitinib or erlotinib. PLoS Med. 2005;2:e17-e.

17. Campbell P, Yachida S, Mudie L, Stephens P, Pleasance E, Stebbings L, et al. The patterns and dynamics of genomic instability in metastatic pancreatic cancer. Nature. 2010;467:1109–13.

18. Jones S, Laskin J, Li Y, Griffith O, An J, Bilenky M, et al. Evolution of an adenocarcinoma in response to selection by targeted kinase inhibitors. Genome Biol. 2010;11:R82-R.

19. Yachida S, Jones S, Bozic I, Antal T, Leary R, Fu B, et al. Distant metastasis occurs late during the genetic evolution of pancreatic cancer. Nature. 2010;467: 1114–7.

20. Knijn N, Mekenkamp LJM, Klomp M, Vink-Börger ME, Tol J, Teerenstra S, et al. KRAS mutation analysis: a comparison between primary tumours and matched liver metastases in 305 colorectal cancer patients. Br J Cancer. 2011;104:1020–6.

21. Santini D, Loupakis F, Vincenzi B, Floriani I, Stasi I, Canestrari E, et al. High concordance of KRAS status between primary colorectal tumors and related metastatic sites: Implications for clinical practice. Oncologist. 2008;13:1270–5.

22. Jensen JD, Laenkholm A-V, Knoop A, Ewertz M, Bandaru R, Liu W, et al. PIK3CA mutations may be discordant between primary and corresponding metastatic disease in breast cancer. Clin Cancer Res. 2011; 17:667–77.

23. Estep A, Palmer C, McCormick F, Rauen K. Mutation analysis of BRAF, MEK1 and MEK2 in 15 ovarian cancer cell lines: implications for therapy. PLoS One. 2007;2:e1279.

24. Bang Y-J, Van Cutsem E, Feyereislova A, Chung H, Shen L, Sawaki A, et al. Trastuzumab in combination with chemotherapy versus chemotherapy alone for treatment of HER2-positive advanced gastric or gastro-oesophageal junction cancer (ToGA): a phase 3, open-label, randomised controlled trial. Lancet. 2010;376:687–97.

25. Fleming G, Sill M, Darcy K, McMeekin DS, Thigpen JT, Adler L, et al. Phase II trial of trastuzumab in women with advanced or recurrent, HER2-positive endometrial carcinoma: a Gynecologic Oncology Group study. Gynecol Oncol. 2010; 116:15–20.

第 2 章

癌症的传统与分子细胞遗传学

Michelle Dolan

引言

染色体最早发现于 19 世纪中叶,但我们却几乎花费了 75 年才将染色体数目数清楚。直到 1956 年 Tjio 和 Levan[1]才发表了他们极富创造性的观察结果:染色体数量为 46 个,而不是以往所认为的 48 个。这一年的晚些时候,Ford 和 Hamerton[2]得出了同样的结论,从而确认了这一发现。这个偶然的发现(由于实验室人员的操作失误,在细胞收获采集过程中使用了低渗溶液而非等渗溶液,从而促进了染色体的铺展)为细胞遗传学的进一步发展奠定了基础(细胞遗传学的历史回顾[3-7])。细胞培养与收获技术的持续改进使识别染色体数目异常(如 Turner 和 Klinefelter 综合征与 13、18 以及 21 三体)和主要结构异常成为可能。尽管在当时人们仅能通过染色体的大小和着丝粒的位置来识别染色体,但 Peter Nowell 和 David Hungerford 在 1960 年就指出,慢性粒细胞性白血病(chronic myelogenous leukemia,CML)的患者有一个由于缺失所致的、小的近端着丝粒染色体。这一异常染色体由于其所发现的城市而被命名为费城染色体[8,9]。随着显带技术的到来,Janet Rowley 发现费城染色体的产生不是由于缺失而是由于 9 号和 22 号染色体长臂易位[10]。之后分子技术的发展使研究者们进一步发现,9;22 染色体的易位使 9 号染色体长臂 (9q34) 上的 *ABL1* 基因与 22 号染色体(22q11.2)上的 *BCR* 基因重新组合成融合

基因[11-14]。

这些基因的发现推动了细胞遗传学技术领域中下一个重大进步:分子细胞遗传学,特别是荧光原位杂交(fluorescence in situ hybridization,FISH)技术。相较于传统的 G 带染色体分析针对的是全基因组,FISH 针对的是特定基因,因此具有更强的分辨率和灵敏性。尽管在近几年,染色体显带技术和 FISH 在诸如比较基因组杂交芯片技术和二代测序等高度复杂的技术所引发的巨大进步面前已显得不那么重要,然而,这两个可靠技术的临床用途是不可否认的。通过 G 带染色或者 FISH 检测,对特定的染色体异常和基因重组进行检测是众多恶性肿瘤诊断的组成部分,而且这些检测结果通常可以在不到 24 小时就能获得,甚至在某些病例中可以在当天就能获得。

自从费城染色体的发现开创了基因组医学时代以来,我们对于肿瘤遗传学基础的认识也有了非常快速的增长——现在癌症中已报道发现约 63 000 种染色体异常和超过 1500 种融合基因[15]。随着生物技术与生物信息学技术的不断发展,对于细胞遗传学技术领域所产生的海量数据的分析能力也日臻完善,无疑会给细胞基因组研究领域带来如同当年人类发现染色体的数量一样的深刻变化。

传统细胞遗传学

传统细胞遗传学分析方法是通过对(分裂)中期的细胞进行操作,使之提供关于整个染色体组的信息。多种组织类型细胞均可通过培养并收集分裂中期细胞进行分析,包括外周血、绒毛膜绒毛、羊水、骨髓、淋巴结和实体肿瘤。外周血、绒毛膜绒毛及羊水的分析是分析和筛选染色体胚系异常的经典方法(也就是

M. Dolan M.D. (✉)
Department of Laboratory Medicine and Pathology,
University of Minnesota, MMC 609,
420 Delaware St. SE, Minneapolis, MN 55455, USA
e-mail: dolan009@umn.edu

说,这些染色体的异常在出生时就可以表现在每一个细胞上,除了嵌合体)。这些标本种类的细胞培养条件与肿瘤细胞的培养条件不同,故不在本章节讨论。在基本层面上,培养过程都具有同样的目标,换句话说,就是尽可能地优化细胞培养的条件,如培养基、温度、pH值和无菌,以促进细胞进入细胞周期中的有丝分裂阶段(各种培养步骤可见描述[3,16-18])。细胞首先从提供的样本中被分离出来,液体样本可采用离心沉淀法,固体组织样本可采用裂解法,然后将其放入组织培养基内。不同的实验室内根据不同的样本类型会有各自独特的优化培养条件的方法,包括在培养方式的选择(贴壁对悬浮)、培养时间长短的变化、促细胞分裂剂类物质的添加以及纺锤丝抑制剂如秋水仙碱的处理时间上都会有所不同。培养的细胞在通过低渗溶液处理后置入固定液中固定,随后被采集,经典的固定液为甲醇:冰乙酸=3:1(Carnoy固定液)。将获得的细胞悬液用吸管滴到玻璃片上,这一关键性操作步骤受环境条件(如温度和湿度)、样本的细胞性质和技术人员的经验影响。

综上所述,不同的研究(针对体细胞或针对肿瘤)和不同组织来源的细胞遗传学分析,都需要有针对性的处理,从而获得更多处于有丝分裂中期的目的细胞。这在癌症研究中是很关键的,因为恶性肿瘤与胚系基因异常不同,胚系基因异常会出现在身体的每一个细胞中,而恶性肿瘤相关的染色体畸变仅仅存在于病变组织中,甚至在白血病这类肿瘤中,仅仅存在于某一个特定的细胞系中。例如,在成熟细胞来源的淋巴造血系统恶性肿瘤中(如成熟B细胞和浆细胞),这些细胞可能不会活跃地分裂,培养时可能需要加入促细胞分裂剂来刺激这些细胞加速分裂。研究表明,在G显带染色体核型分析中,添加DSP30磷酸胞苷酰寡脱氧苷酸(CpG-ODN),并联合白介素–2(IL-2)可刺激慢性淋巴细胞性白血病细胞,增加异常染色体核型的检出[19,20]。将制备好的玻片标本放入烤箱加热数小时以使其熟化,并使用蛋白水解酶如胰蛋白酶或胰液处理,然后放入Giemsa缓冲染液中染色,最终产生具有一系列明暗相间条纹(G显带)特征的22对常染色体和1对性染色体。

接下来由细胞遗传学技术员对至少20个有丝分裂中期的细胞逐条对比分析,值得注意的是,不可忽略那些染色体形态较差的细胞,因为那些可能恰恰是肿瘤细胞。G显带分析可以评估整个染色体组有无数目(增加或减少)、结构(如易位、缺失及倒位等)上的异常。这些细胞的染色体图像由与显微镜相连的数码照相机输入电脑,技术人员通过特殊的图像分析软件对其进行处理分析。至少需制作两个核型图(将成对染色体依次排列对齐的图像)。G显带分析对染色体异常的诊断提供了关键的信息,并能够评估是否需要做FISH(见下文)。G显带分析还能对患者进行随访,定期检测细胞遗传学的演化情况,甚至检测之后才发现疾病进展的形态学证据。

早在细胞遗传学成立之初,研究人员们就认识到需要建立一个统一的标准命名来对他们的新发现进行准确的描述与交流。1960年,一组细胞遗传学家共同合作建立了一个标准,以求能够简明扼要地描述复杂的染色体数量变化和(或)结构异常。其讨论结果出版成册,就是现在为人熟知的人类细胞遗传学的国际命名体制(the International System for Human Cytogenetic Nomenclature, ISCN)。从首次出版以来,ISCN已经历了数次更新和修订(最近一次是在2013年)[21],并针对新的科技研究成果如FISH、基因组芯片检测等做出增补。ISCN提供了每一个染色体的核型模式图及其在各种分辨率下条带显示的不同表现。这些核型模式图使细胞遗传学家能够检测出染色体的断裂点,以及染色体结构重组中的条带。ISCN可以被当做一本字典或命名标准:首先,ISCN使用各种缩写来描述复杂的染色体异常,并且界定了诸如克隆之类专有名词的基本概念。其次,其提供了描述染色体组型的系统命名规则。下面就是1例CML患者的核型描述示例(图2.1)。

由于G显带分析可适用的样本种类丰富,因此它成为多种肿瘤性疾病中用于检测染色体数量和结构异常的主要手段。由于它可提供这些疾病的全基因组信息,所以对于使用诸如FISH之类的更有针对性的研究方法时可能会漏掉的某些基因异常,它也能识别和研究。尽管在之后的章节中我们也将介绍在染色体疾病和肿瘤性疾病中已被普遍使用的针对全基因组检测的其他方法,如比较基因组杂交芯片等,然而G显带分析已从费城染色体的发现中崭露头角,并将在未来的肿瘤诊断与治疗中发挥重要的作用。

分子细胞遗传学

正如CML疾病诊断与治疗的发展中所显示的那样,传统的G显带往往提供了恶性肿瘤中基因参与的初步线索。但是即使通过G显带染色检测出证据确凿的染色体易位,由于在G显带染色分析中每个条带都至少含有5~10Mb的DNA碱基对,因此仍无法确定是否存在特征性的基因重排。荧光标记探针通常是一段与已知基因序列互补的约几百 kb 长的单链，能够被用来针对某个特殊位点检测其多种结构重组，如易位、倒位等。这些探针还能够检测出一些 G 显带检测中无法检测出的染色体异常，检测不出往往是由于分辨率过低或特征类似的条带互换所导致。虽然 FISH 能够用于检测分裂中期的细胞，然而在肿瘤病例中最常见的情况往往是还检测了分裂间期（非分裂期）的细胞，从而可以快速检测大量的细胞，因此它获得比 G 显带染色分析更高的敏感性和更短的检测周期。分裂间期的细胞可以通过常规 G 显带染色分析中细胞培养后的标本获得，但是由于 FISH 检测不需要分裂期的细胞，因此可用于许多其他类型的标本检测，如外周血和骨髓涂片、印片、细胞学涂片以及经甲醛固定的石蜡包埋组织（formalin-fixed，paraffin-embedded，FFPE）和一些经过细胞富集（如基于表面抗原的流式细胞仪或磁珠分离技术）处理过的标本。有关 FISH 检测各类标本的优缺点见表 2.1。用于与临床疾病相关的基因检测的探针，可以通过商业渠道购买，也可以由自己开发。除了一些已经被美国食品药品监督局（Food and Drug Administration，FDA）批准的探针之外，大部分的探针目前是以特殊分析试剂的名义被售卖的，因此在临床应用之前需要实验室对其试验效果进行确认和验证。质控（验证流程）的指南见参考文献（已出版）[22-24]。

　　相比 G 显带分析，FISH 检测需要的时间与劳动力的消耗更少，同时伴随着其对样本要求的改进（可用于悬液、涂片、印片及石蜡组织），FISH 检测几乎可

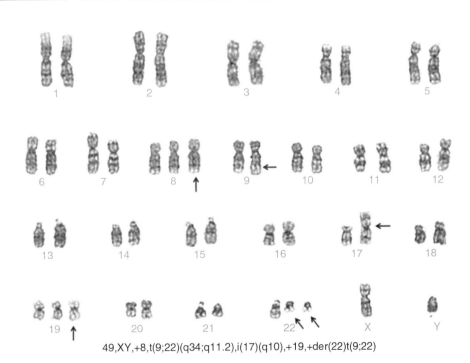

46,XY,t(9;22)(q34;q11.2)[3/20]/48,sl,+8,+19[5/20]/49,sdl1,i(17)(q10),+der(22)t(9;22)[2/20]//46,XX[10/20]

| 克隆 1（干系，sl）：15% 的分裂中期细胞为男性核型，其中发生断点部位在 9q34 和 22q11.2 的 9;22 染色体相互易位 | 克隆 2（副系[sdl]1）：除了在克隆 1（干系）中发现的 t(9;22) 之外，25% 的分裂中期细胞的 8 号染色体和 19 号染色体获得一个额外的拷贝 | 克隆 3（副系[sdl]2）：除了在克隆 2（副系 1）发现的异常之外，10% 的分裂中期细胞有 17 号染色体长臂形成的等臂染色体和获得第二个费城染色体 | 这个标本显示了接受者（XY）和捐助者（XX）细胞的嵌合现象；50% 的分裂中期细胞来自于正常女性供体细胞（列在 "//" 之后） |

49,XY,+8,t(9;22)(q34;q11.2),i(17)(q10),+19,+der(22)t(9;22)

图 2.1　一位慢性粒细胞性白血病患者的细胞染色体组型。除了 9 号和 22 号染色体易位 t(9;22) 导致费城染色体的形成（衍生染色体 22）之外，同时 8 号染色体和 19 号染色体均产生了一个额外的拷贝，还有一个由 17 号染色体长臂镜影图像形成的等臂染色体（该染色体是由 17 号染色体短臂完全缺失和长臂完全获得构成的），另外还获得了一个额外的费城染色体拷贝。

表 2.1 各类样本用于 FISH 检测的适用性

样本	优点	缺点
培养后的细胞悬液	● 能与 G 显带染色的发现联系起来 ● 通常会与核型分析产生相符的结果	● 单核细胞谱系的细胞无法容易地被鉴别 ● 需要等到细胞培养后获得细胞,耗时较长
涂片(血、骨髓)	● 现成的样本 ● 可在 1 天内开始检测(不需要细胞培养)	● 红细胞可能有时会掩盖信号
印片	● 容易制备和储存 ● 能够在 1 天之内开始 FISH 检测 ● 少量标本可产生强烈的信号,伪影很少	● 无法保留组织架构 ● 如果太厚,细胞重叠将影响观测
石蜡组织	● 现成的标本 ● 组织结构保存良好 ● 样本能够被归档	● 信号强度会受到多种因素的影响(如固定时间、固定剂的类型、脱钙) ● 玻片制备过程中需要切破细胞而使细胞核被截断,从而造成人为的信号缺失 ● 需要更长的准备时间,1 天之内无法完成周转
分选、分离出的细胞群	● 细胞浓缩可增加检测灵敏度	● 分离过程费时费力 ● 可能产生较弱的信号强度

用于所有的标本种类[16,18,25-27]。简单地说,就是将适宜的探针与缓冲液的等比混合液放在待检玻片的限定区域内,而限定区域已被确认拥有合适密度的细胞核。细胞的密度是相当重要的,并且只能对没有核重叠的细胞进行评估。因此,当针对印片标本行 FISH 检测时,轻柔地制片往往会获得更好的 FISH 结果。然后用盖玻片覆盖反应区,并在周边以树胶密封。将探针与样本 DNA 进行加热变性,这通常需要在热循环仪之类的自动化仪器内进行。依样本类型的不同,变性 2~5 分钟后,仪器冷却到 37℃孵育约 6~14 小时;这个杂交过程使探针与目标序列结合。通过洗去残留探针以及加入 4′,6-二脒基-2-苯基吲哚 (4′6-diamidino- 2-phenylindole,DAPI)复染后,在荧光显微镜下对待检细胞进行观察。分裂间期细胞的评估应按已在每个实验室验证过的标准,同时参考制造商的建议和已发布的文献标准[22,23]进行。定义正确的正常范围(临界值)以避免假阳性结果是非常重要的。同时实验室工作人员还需要有一个针对在诊断期及随访期分别需要评估多少个细胞的明确标准。这个评估标准的评分主要依据荧光信号的大小、强度、相对位置及数量。这种评分标准要求在单色滤光片(只允许一种颜色的荧光被显示出来,从而使信号更容易被捕捉)下至少对一些信号非常小的细胞也能评估,例如在基因插入突变的情况下,那些小的信号可能出现重叠,而被伙伴基因的信号所掩盖。一些不常见或意外的基因异常形式[如一个基因座(位点)增益代替了其重排]也必须能够被判断出来。

一些常用的探针类型已被列出(见图 2.2)。对于传统细胞遗传学而言,ISCN 命名体制使已检测出的信号模式能够被简洁地表示出来。这些 FISH 检测验证的 ISCN 已命名的异常例子在图 2.2 的文字说明中有解释。

计数探针(图2.2a)

● 针对染色体着丝粒和着丝粒周边区的探针,这些重复序列的探针产生大而明亮的信号。

● 每条染色体上一个信号,用于计数每一个细胞内染色体的拷贝数。

● 临床应用包括检测染色体单体型或三体型,其经常出现在血液恶性肿瘤,如骨髓瘤(7 号染色体单体型、8 号染色体三体型)和慢性淋巴细胞性白血病(12 号染色体三体型)。

局部特异性(特异序列)探针(图2.2b)

● 针对特异性的基因或基因座。

● 每个染色体上一个基因,主要用于评估基因或基因座的增益或缺失。

● 临床应用包括评估基因或基因座的缺失,如慢性淋巴细胞白血病(CLL)中 11q22.3(ATM 基因)和 13q14(RB1 基因)的缺失和髓系肿瘤在 5q 和 7q 基因座上的缺失。

双融合信号探针(图2.2c)

● 参与基因易位中的每个基因都被标记了不同

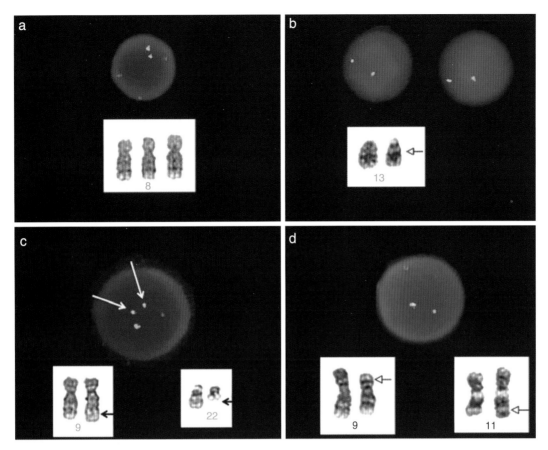

图 2.2 　(a)可见 3 个 D8Z2(8 号染色体着丝点,红色)信号和 2 个 D6Z1(6 号染色体着丝点,绿色)信号。ISCN 命名:nuc ish (D8Z2x3,D6Z1x2)。插图:G 显带染色可见 3 个拷贝的 8 号染色体。(b)左侧的细胞:一个 D13S319(13q14,红色)信号和两个 LAMP1 (13q34,绿色)信号,代表 D13S319 基因发生了单等位基因上的基因缺失。ISCN 名称:nuc ish (D13S319x1,LAMP1x2)。插图:13 号染色体对 G 显带染色,其中一个发生了涉及 13 号染色体 12~14 区(13q12~q14)的中间缺失(箭头所示)。右侧细胞:没有 D13S319 (13q14,红色)信号和两个 LAMP1(13q34,绿色)信号,代表 D13S319 基因出现了等位基因双缺失。ISCN 名称:nuc ish(D13S319x0, LAMP1x2)。(c) ABL1 基因(红色)和 BCR 基因(绿色)各有三个信号,其中两个并列(con)形成黄色融合信号(箭头所示)。ISCN 名称:nuc ish(ABL1 ,BCR)x3(ABL1 con BCRx2)。插图:G 显带染色可见 t(9;22)(q34;q11.2)易位产生的衍生 9 号染色体和衍生 22 号染色体(箭头所示)。(d)可见两个 MLL 信号,其中一个是完整的(黄色融合信号),另一个则分成("sep")5′端(绿色)和 3′端(红色)信号。ISCN 名称:nuc ish(MLLx2)(5′MLL sep 3′MLLx1)。插图:G 显带染色可见 t(9;11)(p22;q23)易位产生衍生的 9 号染色体和衍生的 11 号染色体(箭头所示)。

颜色的荧光。

- 由于易位导致基因的并列,从而导致一个融合的荧光信号出现在衍生染色体上。
- 临床用途包括评估在白血病和淋巴瘤中经常可以见到的基因重排(如慢性粒细胞性白血病 CML 中 BCR-ABL1 基因易位,套细胞淋巴瘤和浆细胞瘤中 IGH-CCND1 基因易位,滤泡型和弥漫型大 B 细胞淋巴瘤中 IGH-BCL2 基因易位,以及伯基特淋巴瘤和"二次打击"淋巴瘤中 IGH-MYC 基因易位)。

分离探针(图2.2d)

- 基因的 5′和 3′端分别被标记上不同颜色的荧光。

- 当本应融合的两个荧光信号被分离成一个红色和一个绿色的荧光信号时,则意味着出现了基因重排。
- 临床可用于检测染色体重排中的混杂基因,如 MLL 基因,其拥有多个伙伴基因或涉及多个基因座(如 CBFB、MECOM),同时涉及易位、倒位等多种染色体重排方式。
- 在石蜡标本中使用融合探针检测容易发生因核重叠造成的假阳性,而使用分离探针则更容易分辨出分离的荧光位点,所以分离探针多被用于检测实体肿瘤如肉瘤等,这些肿瘤可能只能获得 FFPE 样本(如尤文肉瘤中的 EWSR1 基因,滑膜肉瘤中的 SS18 基因)。

着色探针(图2.3)

- 探针杂交在感兴趣的染色体全长上。
- 用于分裂中期细胞,从而进一步显示复杂的染色体重排和一些未知来源的染色体(如标记染色体)。

正是由于 FISH 检测的灵活性,因此其可用于上述各种情况的检测,例如由于 FISH 不需要分离细胞,因此可以针对无培养的细胞进行检测,以诊断细胞有无异常(如急性早幼粒性白血病中 PML-RARA),从而加快检测的周转时间。FISH 还能够用于检测之前已做过 G 显带染色的玻片,从而进一步描述在特殊细胞中通过 G 显带染色发现的异常。尽管这需要一个更长的杂交时间(通常需要 36~48 小时),但从而能使异常分裂中期细胞被定位,并通过荧光显微镜观察荧光信号进行评估。虽然在接下来的具体疾病章节中我们将逐个介绍可用上述 FISH 方法检测相关的多种类型染色体畸变,但是,许多能被 FISH 方法容易检测出来的重要发现,还是值得在此处介绍一下的。

基因扩增情况在许多疾病中都具有非常重要的指导预后和治疗的意义,其中最为熟知的是神经母细胞瘤。尽管在 G 显带检测中我们可以发现可疑的症像,但是基因扩增仍然需要通过特殊位点(单一序列)探针进行证实。神经母细胞瘤在 MYCN 位点的扩增与

较强的侵袭性有关,是该疾病风险分层和治疗方案制订的关键因素[28-31]。尽管 MYCN 基因扩增能够用石蜡样本检测,但印片标本因其易于制备、检测信号强以及检测周期短的特点,而被作为首选的检测样本。正如美国临床肿瘤学会/美国病理学家协会(ASCO/CAP)指南已定义了 HER2 扩增的标准(见下文),国际神经母细胞瘤风险组生物学委员会也发布了 MYCN 扩增的标准[28,29]。MYCN 扩增的病例往往具有非常强的扩增,而不需要准确计数荧光信号(图 2.4a)。这些信号往往分散在整个细胞内,从而表明该基因扩增是以双微体形式存在的。相反,在急性淋巴细胞性白血病病例中,RUNX1 的扩增往往是一种低水平扩增,每个细胞内仅有少量的(如 5~6 个)RUNX1 信号出现。在分裂间期细胞中,这些信号往往聚集成簇,从而显示该扩增发生在异常的第 21 号染色体内(图 2.4b,c)。

基因扩增也被广泛地应用于乳腺癌的检测中。HER2(ERBB2)扩增被发现存在于 10%~30% 浸润性乳腺癌病例中,并被证实与高侵袭性和对特定化疗方案反应相关(见综述[32])。曲妥珠单抗是一种针对表皮生长因子受体 2(HER2)的单克隆抗体,伴有 HER2 扩增的患者也可以从曲妥珠单抗的靶向治疗中获益。尽管在乳腺原位癌中同样可以发现 HER2 扩增,但其预后意义和浸润性乳腺癌相比是有限的。由于评估扩增

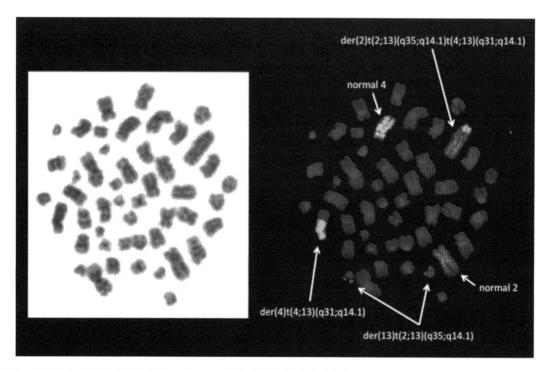

图 2.3 使用 G 显带染色分析后的样本做全序列 FISH 检测,使用全染色体着色探针检测 2 号染色体(红色信号)和 4 号染色体(绿色信号)。通过 FISH 检测验证被 G 显带染色发现的源于 2;13 易位的复杂重组,以及衍生 2 号染色体和 4 号染色体之间产生的继发易位。图中可见衍生 13 号染色体的两个拷贝。

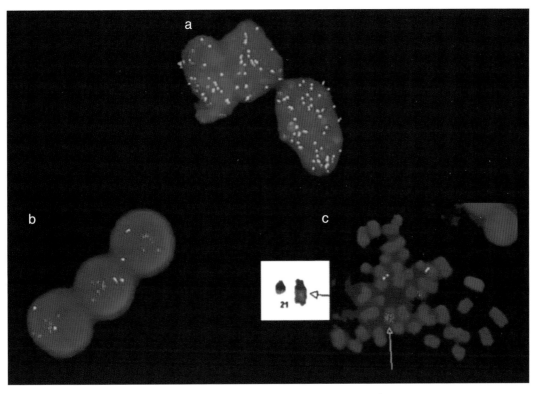

图 2.4　(a)*MYCN* 扩增：多个 *MYCN* 基因信号(绿色)由 3 个 2 号染色体的着丝粒信号(红色)确定在细胞内。(b)*RUNX1* 细胞间期扩增：多个 *RUNX1*(21q22,红色)信号簇；两个正常 *ETV6*(12 p13,绿色)信号。(c)*RUNX1* 分裂中期扩增：多个 *RUNX1* 信号簇(红色)沿着 21 号染色体的一个拷贝长轴排列(箭头所示)，在 FISH 检测和 G 显带染色检测中都可以发现(见插图)。

的关键针对的是浸润性乳腺癌，因此要求此项 FISH 检测必须针对的是保存组织结构的石蜡标本。在检测前，由一位病理学家在一张 HE 染色的切片上标记出浸润性癌的区域，再由技术员根据标记玻片在 FISH 玻片上确认浸润性乳腺癌的相应区域。

正是由于基因扩增情况有重要的临床意义，也是许多临床实验的入组标准，因此按照统一标准操作、分析和解读 *HER2* 扩增病例是非常关键的。为确保各实验室进行 *HER2* 检测的准确性和一致性，ASCO/CAP 指南[33]和随后的更新版[34]定义了分析前、分析中、分析后的具体标准，各实验室在进行 *HER2* 检测操作时必须遵守。*HER2* 扩增检测使用的是一套双色探针(分别针对 *HER2* 基因和 17 号染色体的着丝粒)，每个细胞内 *HER2*/17 号染色体的拷贝数之比值 ≥2.0 或者每个细胞内 *HER2* 基因拷贝数 ≥6.0 被定义为 *HER2* 扩增阳性。指南也定义了临界值标准(每个细胞内 *HER2*/17 号染色体的拷贝数比值<2.0，同时每个细胞内 *HER2* 基因拷贝数 ≥4.0 且<6.0)。这些评分标准是专门针对乳腺癌而言的；在其他组织类型(如食管或胃组织)上进行 *HER2* 扩增检测，则需使用稍有不同的评分标准[35,36]。肿瘤异质性对于评估 *HER2* 以及在 FFPE

上进行 FISH 检测是尽人皆知的挑战，在首次出版的 ASCO/CAP 指南的更新中，一个专家组针对肿瘤内异质性的病例评估方式颁布了指南[37]。除 FISH 以外的原位杂交技术，也被用于 FISH 扩增的检测[38-40]。

许多疾病过程会出现几个常见的基因单独或同时发生异常。因为探针可以很容易地复合使用，所以多种 FISH 探针的混合物(探针试剂盒)往往被用于一次实验分析中检测好几个基因异常。检测尿液脱落细胞[41,42]和慢性淋巴细胞性白血病[43]中最常见基因异常的 FISH 探针试剂盒，已可通过商业途径获得(如美国雅培公司，Abbott Park，IL，USA；英国 Cytocell 公司，Cambridge，UK)。这些探针试剂盒也可以用于其他临床需要。例如，膀胱癌探针试剂盒(美国雅培公司，Abbott Park，IL，USA)也被用于从胆道刷检中获得的细胞学标本[42]。FISH 检测在疾病治疗中同样起着重要的作用。由于基因异常的文档在确定对治疗方案的响应性方面变得越来越重要，因此一些指南要求使用 FISH 对某些基因异常进行检测(如在肺癌中检测 *ALK* 重排)[44-47]。

虽然大多数实验室都使用商用探针检测常见的基因异常，但由于基因序列数据唾手可得，因此自己设计和标记 FISH 探针同样可行。这样做的原因往往是由于在自己感兴趣的领域没有可用的商业探针，或是需要更小的探针来检测非常小的基因异常，但并不仅限于这些情况。例如 *TP53* 基因大约只有 20kb 大小，而商用探针可能是其几倍。由于在信号大小上，非常小的差异无法在显微镜下被分辨出来，所以仅有该基因或伴有少量附近区域的缺失将无法被检测到。此外，在使用诸如比较基因组杂交芯片等其他方法进行疾病监测的过程中，若检测到基因拷贝数目异常则可以通过 FISH 方法进行验证。

结论

一些新的基因技术，如比较基因组杂交芯片和二代测序，正在广泛地应用于临床，并且对研究人员阐明先天和后天疾病的遗传基础做出了重大贡献。然而，可靠且更简单的方法，比如 G 显带染色和 FISH 技术在诊断、预后和许多疾病的治疗中仍然发挥着重要的作用。它们不仅能够协同全基因组视图提供针对特定位点的检测，还能够检测其他技术可能错过的某些低水平镶嵌性和平衡性重排。鉴于临床与实验室正在经历非常迅速的发展，因此临床医生和病理学家相互学习和协作，将这些进展纳入常规实践中，并确定对诊断、治疗和监测患者最有价值的组合测试方法，将是当务之急。

（胡沁 译　侯英勇 纪元 校）

参考文献

1. Tjio JH, Levan A. The chromosome number of man. Hereditas. 1956;42:1–6.
2. Ford CE, Hamerton JL. The chromosomes of man. Nature. 1956;178:1020–3.
3. Gersen SL, Keagle MB, editors. The principles of clinical cytogenetics. 3rd ed. New York: Springer Science+Business Media; 2013.
4. Harper PS. First years of human chromosomes. Bloxham: Scion Publishing Ltd; 2006.
5. Smeets DF. Historical prospective of human cytogenetics: from microscope to microarray. Clin Biochem. 2004;37:439–46.
6. Sumner AT. Chromosome banding. London: Unwin Hyman; 1990.
7. Trask BJ. Human cytogenetics: 46 chromosomes, 46 years and counting. Nat Rev Genet. 2002;3:769–78.
8. Nowell PC, Hungerford DA. A minute chromosome in human chronic granulocytic leukemia. Science. 1960;132:1497.
9. Chandra HS, Heisterkamp NC, Hungerford A, Morrissette JJ, Nowell PC, Rowley JD, et al. Philadelphia Chromosome Symposium: commemora-
tion of the 50th anniversary of the discovery of the Ph chromosome. Cancer Genet. 2011;204:171–9.
10. Rowley JD. A new consistent chromosomal abnormality in chronic myelogenous leukaemia identified by quinacrine fluorescence and Giemsa staining. Nature. 1973;243:290–3.
11. de Klein A, van Kessel AG, Grosveld G, Bartram CR, Hagemeijer A, Bootsma D, et al. A cellular oncogene is translocated to the Philadelphia chromosome in chronic myelocytic leukaemia. Nature. 1982;300:765–7.
12. Groffen J, Stephenson JR, Heisterkamp N, de Klein A, Bartram CR, Grosveld G. Philadelphia chromosomal breakpoints are clustered with a limited region, bcr, on chromosome 22. Cell. 1984;36:93–9.
13. Heisterkamp N, Stephenson JR, Groffen J, Hansen PF, de Klein A, Bartram CR, et al. Localization of the c-abl oncogene adjacent to a translocation break point in chronic myelocytic leukaemia. Nature. 1983;306:239–42.
14. Heisterkamp N, Stam K, Groffen J, de Klein A, Grosveld G. Structural organization of the bcr gene and its role in the Ph' translocation. Nature. 1985;315:758–61.
15. Mitelman F, Johansson B, Mertens F, editors. Mitelman database of chromosome aberrations and gene fusions in cancer. 2013. http://cgap.nci.nih.gov/Chromosomes/Mitelman
16. Barch MJ, Knutsen T, Spurbeck JL, editors. The AGT cytogenetics laboratory manual. 3rd ed. Philadelphia: Lippincott-Raven; 1997.
17. Swansbury J, editor. Cancer cytogenetics—methods and protocols. Totowa: Humana Press; 2003.
18. Wegner R-D, editor. Diagnostic cytogenetics. Berlin: Springer; 1999.
19. Heerema NA, Byrd JC, Cin PSD, Dell' Aquila ML, Koduru PRK, Aviram A, et al. Stimulation of chronic lymphocytic leukemia cells with CpG oligodeoxynucleotide gives consistent karyotypic results among laboratories: a CLL Research Consortium (CRC) Study. Cancer Genet Cytogenet. 2010;203:134–40.
20. Dicker F, Schnittger S, Haferlach T, Kern W, Schoch C. Immunostimulatory oligonucleotide-induced metaphase cytogenetics detect chromosomal aberrations in 80% of CLL patients: a study of 132 CLL cases with correlation to FISH, IgVH status, and CD38 expression. Blood. 2006;108:3152–60.
21. Shaffer LG, McGowan-Jordan J, Schmid M, editors. ISCN (2013): an international system for human cytogenetic nomenclature. Basel: S. Karger; 2013.
22. Mascarello JT, Hirsch B, Kearney HM, Ketterling RP, Olson SB, Quigley DI, et al. Section E9 of the American College of Medical Genetics technical standards and guidelines: fluorescence in situ hybridization. Genet Med. 2011;13:667–75.
23. Wolff DJ, Bagg A, Cooley LD, Dewald GW, Hirsch BA, Jacky PB, et al. Guidance for fluorescence in situ hybridization testing in hematologic disorders. J Mol Diagn. 2007;9:134–43.
24. Wiktor AE, van Dyke DL, Stupca PJ, Ketterling RP, Thorland EC, Shearer BM, et al. Preclinical validation of fluorescence in situ hybridization assays for clinical practice. Genet Med. 2006;8:16–23.
25. Liehr T, editor. Fluorescence in situ hybridization (FISH). Berlin: Springer; 2009.
26. Bridger JM, Volpi EV, editors. Fluorescence in situ hybridization (FISH)—protocols and applications. New York: Springer Science+Business Media; 2010.
27. Al-Mulla F, editor. Formalin-fixed paraffin-embedded

tissues—methods and protocols. New York: Springer Science+Business Media; 2011.

28. Ambros PF, Ambros IM, Brodeur GM, Haber M, Khan J, Nakagawara A, et al. International consensus for neuroblastoma molecular diagnostics: report from the International Neuroblastoma Risk Group (INRG) Biology Committee. Br J Cancer. 2009;100:1471–82.

29. Cohn SL, Pearson ADJ, London WB, Monclair T, Ambros PF, Brodeur GM, et al. The International Neuroblastoma Risk Group (INRG) classification system: an INRG task force report. J Clin Oncol. 2009;27:289–97.

30. Schneiderman J, London WB, Brodeur GM, Castleberry RP, Look AT, Cohn SL. Clinical significance of MYCN amplification and ploidy in favorable-stage neuroblastoma: a report from the Children's Oncology Group. J Clin Oncol. 2008;26:913–8.

31. Mueller S, Matthay KK. Neuroblastoma: biology and staging. Curr Oncol Rep. 2009;11:431–8.

32. Ross JS, Slodkowska EA, Symmans WF, Pusztai L, Ravdin PM, Hortobagyi GN. The HER-2 receptor and breast cancer: ten years of targeted anti-HER-2 therapy and personalized medicine. Oncologist. 2009;14:320–68.

33. Wolff AC, Hammond MEH, Schwartz JN, Hagerty KL, Allred DC, Cote RJ, et al. American Society of Clinical Oncology/College of American Pathologists guideline recommendations for human epidermal growth factor receptor 2 testing in breast cancer. J Clin Oncol. 2006;25:118–45.

34. Wolff AC, Hammond MEH, Hicks DG, Dowsett M, McShane LM, Allison KH, et al. Recommendations for human epidermal growth factor receptor 2 testing in breast cancer. American Society of Clinical Oncology/College of American Pathologists clinical practice guideline update. Arch Pathol Lab Med. doi: 10.5858/arpa.2013-0953-SA.

35. Bang Y-J, Van Cutsem E, Feyereislova A, Chung HC, Shen L, Sawaki A, et al. Trastuzumab in combination with chemotherapy versus chemotherapy alone for treatment of HER2-positiveadvanced gastric or gastro-oesophageal junction cancer(ToGA): a phase 3, open-label, randomised controlled trial. Lancet. 2010;376:687–97.

36. Yoon HH, Shi Q, Sukov WR, Wiktor AE, Khan M, Sattler CA, et al. Association of HER2/ErbB2 expression and gene amplification with pathologic features and prognosis in esophageal adenocarcinomas. Clin Cancer Res. 2012;18:546–54.

37. Vance GH, Barry TS, Bloom KJ, Fitzgibbons PL, Hicks DG, Jenkins RB, et al. Genetic heterogeneity in HER2 testing. Arch Pathol Lab Med. 2009;133:

611–2.

38. Laudadio J, Quigley DI, Tubbs R, Wolff DJ. HER2 testing: a review of detection methodologies and their clinical performance. Expert Rev Mol Diagn. 2007; 7:53–62.

39. Gruver AM, Peerwani Z, Tubbs RR. Out of the darkness and into the light: bright field in situ hybridisation for delineation of ERBB2 (HER2) status in breast carcinoma. J Clin Pathol. 2010;63:210–9.

40. Mansfield AS, Sukov WR, Eckel-Passow JE, Sakai Y, Walsh FJ, Lonzo M, et al. Comparison of fluorescence in situ hybridization (FISH) and dual-ISH (DISH) in the determination of HER2 status in breast cancer. Am J Clin Pathol. 2013;139:144–50.

41. Sokolova IA, Halling KC, Jenkins RB, Burkhardt HM, Meyer RG, Seelig SA, et al. The development of a multitarget, multicolor fluorescence in situ hybridization assay for the detection of urothelial carcinoma in urine. J Mol Diagn. 2010;2:116–23.

42. Halling KC, Kipp BR. Fluorescence in situ hybridization in diagnostic cytology. Hum Pathol. 2007;38: 1137–44.

43. Haferlach C, Dicker F, Schnittger S, Kern W, Haferlach T. Comprehensive genetic characterization of CLL: a study on 506 cases analysed with chromosome banding analysis, interphase FISH, IgVH status and immunophenotyping. Leukemia. 2007;21: 2442–51.

44. Lindeman NI, Cagle PT, Beasley MB, Chitale DA, Dacic S, Giaccone G, et al. Molecular testing guideline for selection of lung cancer patients for EGFR and ALK tyrosine kinase inhibitors: guideline from the College of American Pathologists, International Association for the Study of Lung Cancer, and Association for Molecular Pathology. Arch Pathol Lab Med. 2013;137:828–60.

45. Yi ES, Chung J-H, Kulig K, Kerr KM. Detection of anaplastic lymphoma kinase (ALK) gene rearrangement in non-small cell lung cancer and related issues in ALK inhibitor therapy. Mol Diagn Ther. 2012;16: 143–50.

46. Camidge DR, Theodoro M, Maxson DA, Skokan M, O'Brien T, Lu X, et al. Correlations between the percentage of tumor cells showing an anaplastic lymphoma kinase (ALK) gene rearrangement, ALK signal copy number, and response to crizotinib therapy in ALK fluorescence in situ hybridization-positive nonsmall cell lung cancer. Cancer. 2012;118:4486–94.

47. Gerber DE, Minna JD. ALK inhibition for non-small cell lung cancer: from discovery to therapy in record time. Cancer Cell. 2010;18:548–51.

第 3 章

比较基因组杂交和基于比较基因组杂交的芯片在癌症中的应用

Roland Hubaux*, Victor D. Martinez*, David Rowbotham, Wan L. Lam

染色体重排与癌症

基因组不稳定性是癌症的一个标志[1]。肿瘤的发生发展过程中伴随着基因变异的逐步积累,同时基因组不稳定性是预后不良的一个指标[2]。染色体不稳定(CIN)是基因组不稳定的一种常见形式,涉及整条或局部染色体的缺失及复制,这种改变被称为剂量改变[2-4]。肿瘤细胞基因组中常常能检测到小至 10kb DNA 片段的微小插入或缺失所致的灶性 DNA 剂量改变[5-7]。

导致遗传物质增加或丢失的体细胞 DNA 剂量改变和重排被称为不平衡改变。相反,在平衡改变中,如平衡易位,并不会导致遗传物质的增加或丢失(图 3.1)。在许多种类的癌症中常常发现增加或扩增的 DNA 片段包含癌基因,如 *HER-2/neu*、*MYC*;或丢失的染色体片段包含抑癌基因,如 *TP53*。许多基因改变是某些肿瘤类型或亚型的特征性变化[8-11]。比较基因组杂交芯片(array comparative genomic hybridization, aCGH)是一种用于检测肿瘤基因组中 DNA 剂量改变的分子细胞遗传学技术,其常应用于科研和临床实验室中。

aCGH技术的原理

在比较基因组杂交技术发明之前,染色体核型分

析和荧光原位杂交(FISH)技术常分别用于检测染色体及局部特异性位点的改变。核型分析是对分裂中期染色体进行吉姆萨染色,通过观察染色体 G 显带特征来分析染色体重排[12]。FISH 法是利用局部特异性探针来识别特定 DNA 片段的缺失、扩增和易位[13]。染色体涂染技术和光谱核型分析技术拓展了 FISH 方法,从而可同时检测多条染色体或多个染色体片段[14-16](表 3.1)。

aCGH 技术是一种"反向荧光原位杂交",其探针置于载体上而样本被标记。同时,它也是一种"竞争杂交",肿瘤样本 DNA 与被不同标记的参考二倍体基因组 DNA 竞争着与探针结合[17-19](图 3.2)。在基因芯片发明之前,比较基因组杂交以平铺于玻片上的正常细胞分裂中期染色体作为竞争性杂交的靶点[20]。

aCGH技术的发展

第一代全基因组 aCGH 技术平台将 DNA 克隆片段固定于芯片的微阵列上来研究基因组中特定的靶序列[18,19]。例如,Pollack 及其同事报道了以 3360 个 cDNA 制作的 CGH 芯片[21]。Snijders 等应用含有 0.1Mb 人类 DNA 片段的细菌人工染色体(BAC)及其他克隆,研究 2460 个位点的拷贝数变化[22]。

基于人类基因组物理图谱发展起来的嵌合芯片可覆盖整个基因组。2004 年发明的分辨率小于兆碱基的嵌合芯片(SMRT)首次涵盖了人类的全基因组,由 32 433 个 BAC 克隆构成,每个靶点重复点样 3 次[23]。BAC 克隆的重叠式排列使得检测标记克隆之间的序列改变的操作不需再做。SMRT 芯片技术可检测>80kb 的 DNA 拷贝数变化(图 3.3)[23]。

高密度芯片的应用增加了 CGH 芯片的分辨率[24]。寡核苷酸探针是一类含有 25~80 个核苷酸的序列,将

*Author contributed equally with all other contributors.

R. Hubaux, Ph.D. • V.D. Martinez, Ph.D. (✉)
D. Rowbotham, B.SC. • W.L. Lam, Ph.D.
Department of Integrative Oncology, BC Cancer
Agency and Department of Pathology and Laboratory
Medicine, University of British Columbia,
Vancouver, BC, Canada
e-mail: vmartinez@bccrc.ca

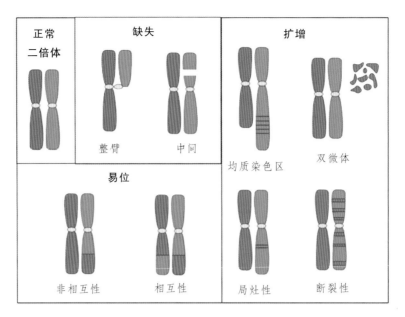

图 3.1 染色体重排。正常二倍体携带着 2n DNA 的剂量。异常的染色体数量(染色体非整倍体)或异常的染色体片段数量(染色体片段非整倍体)是肿瘤发生过程中的常见事件,并对疾病的预后影响显著。染色体缺失将导致遗传物质的丢失。缺失可以涉及整条染色体臂或特异性片段(中间缺失,不影响染色体末端)。易位:相互易位不会导致遗传物质的数量改变,而非相互易位会导致遗传物质的增多或丢失。扩增:均质染色区(HSR)是指复制或扩增的染色体片段仍然位于同一染色体内而形成的一段染色体结构。双微体是染色体外小片段 DNA 分子的基因扩增形式。局部扩增是指特定 DNA 片段拷贝数的增加,这些 DNA 片段通常包含一个或多个基因,成为选择性生长的克隆。断裂插入是指一条染色体的片段复制后插入到另一条染色体的不同区域。

表 3.1　用于临床检测染色体重排的技术平台及其应用

技术	分辨率	检测范围	检测目标	样本类型	局限性
G 显带	染色体条带	染色体核型	易位、复制、缺失	分裂中期染色体	要求处于分裂期的细胞;分辨率低
FISH	10kb	局部特异性区域	易位、复制、缺失	新鲜或固定的细胞,石蜡包埋组织,细针穿刺样本	检测已知的染色体异常
多色 FISH(SKY、M-FISH、CCK)	10Mb	染色体核型	易位、复制、缺失	从样本中培养的细胞	要求处于分裂期的细胞;分辨率低
染色体比较基因组杂交	2Mb	染色体核型	局部增加或缺失	新鲜或固定的细胞	分辨率低
细菌人工染色体–比较基因组杂交芯片	0.1~1Mb	部分或全基因组	局部增加或缺失	新鲜或固定的细胞,石蜡包埋组织	中等分辨率
SNP 寡核苷酸芯片	<30kb	部分或全基因组	局部增加或缺失、等位基因失衡	新鲜或固定的细胞,石蜡包埋组织	对石蜡包埋组织的应用有局限性

其高密度地排列在芯片上可制备聚集有成千上万到数百万寡核苷酸探针的 aCGH。单核苷酸多态性(SNP)探针芯片可进行等位基因分析,包括拷贝数平衡的杂合性缺失(LOH)以及仅涉及一个位点复制或扩增的等位基因失衡[25]。

现代aCGH技术

随着基因芯片技术的进展,目前的 aCGH 技术平台主要应用高密度芯片, 例如人 Agilent SurePrint G3

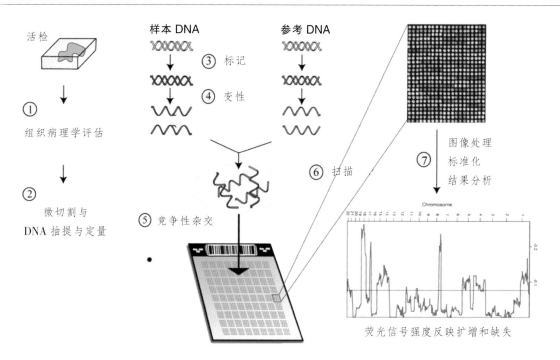

图 3.2 肿瘤样本的 aCGH 分析。(1)根据检测平台的不同,aCGH 可分析来自新鲜冰冻组织或甲醛固定的石蜡包埋组织(FFPE)的样本。(2)对 FFPE 或新鲜冰冻肿瘤组织进行显微镜观察以收集肿瘤细胞。(3)提取肿瘤样本及正常对照样本或参考样本的 DNA 并用不同荧光染料标记。(4)样本 DNA 变性。(5)将肿瘤样本和正常对照(参考)样本沉积至芯片上,二者 DNA 与探针进行竞争性杂交。(6)若肿瘤样本中某一 DNA 片段存在扩增,则优先与探针进行杂交,信号增强;同样,若肿瘤样本中某一 DNA 片段丢失,则正常对照 DNA 片段会优先杂交。(7)扫描仪捕获芯片上的荧光信号比率,用可视化软件及分析软件将输出数据进行标准化处理及记录。

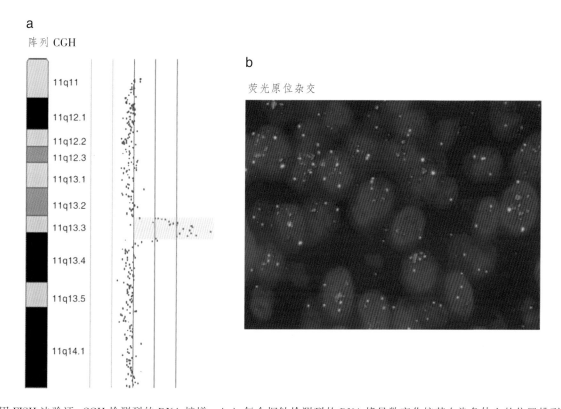

图 3.3 用 FISH 法验证 aCGH 检测到的 DNA 扩增。(a) 每个探针检测到的 DNA 拷贝数变化按其在染色体上的位置排列并通过 SeeGH 软件呈图像显示。aCGH 检测到 11q13 位置上的基因扩增区域呈红色高亮显示,该区域含有 *Cyclin D1* (*CCND1*)的编码基因。(b)验证 aCGH 的检测结果,用 *CCND1* 特异性探针(红)及 11 号染色体探针(绿)进行荧光原位杂交(FISH)。*CCND1* 探针显示出的信号增多证实了该基因的高水平扩增。

aCGH 含有 1 000 000 个探针。为了同时获得拷贝数及等位基因的信息，人全基因组 Affymetrix SNP 6.0 芯片（包含 906 600 个 SNP 标记物及 946 000 个 CGH 标记物）和 Illumina HumanOmni5-Quad BeadChip（每张芯片上含有 430 万个探针，其中包括 230 万个 SNP 探针）目前已实现商品化（表 3.2）。每一种技术平台都拥有其特殊的芯片制作技术：Agilent SurePrint 技术合成 60mer 的寡核苷酸探针，Affymetrix 利用化学及光刻技术合成 25mer 的寡核苷酸探针，而 Illumina BeadChip 技术将寡核苷酸探针固定在微珠表面。最佳寡核苷酸探针的长度视不同的技术平台而定。Affymetrix 的每组探针都由 25mer 的探针对构成，识别待测样本是完全匹配还是碱基错配。Agilent 和 Illumina 平台使用 50~60mer 的寡核苷酸探针以达到最高灵敏度[26,27]。值得注意的是，芯片的分辨率并不是依赖于芯片成分的长度（比如，含 25mer 芯片成分的分辨率并不是 25bp），而是依赖于探针的密度和分布。探针越短越有助于检测到小的基因改变[24]。

应用aCGH检测癌症的基因变异

在血液系统肿瘤中，目前依靠 aCGH 基因检测的高分辨率，人们已经认识到常规细胞遗传学技术无法检测的基因失衡。这些发现证实了疾病机制与疾病预后是相关的。骨髓增生异常综合征(MDS)中发现的基因拷贝数变化说明了这一点[28]。5 号染色体长臂缺失的 MDS 患者拥有更短的总生存率，microRNA 基因缺失有可能通过单倍剂量不足现象介导了 5q 染色体综合征的产生[28-32]。用 aCGH 对慢性淋巴细胞白血病(CLL) 患者进行纵向队列研究，检测其基因改变，结果显示在疾病进展过程及化疗耐药进展过程中瘤细胞显示出复杂的克隆演化[33,34]。同样，用 aCGH 技术可以对同一患者的克隆细胞群进行基因组比对。最近的研究表明，淋巴结内起源于同一克隆的多重亚克隆的出现预示着成人 T 细胞白血病/淋巴瘤发生了克隆演化[35]。在套细胞淋巴瘤中也是如此[36]。

在肉瘤的研究中，DNA 拷贝数及基因突变谱的确立让我们发现了亚型特异性的基因组变异，并有助于治疗靶点的开发[37]。在未分化多形性肉瘤及平滑肌肉瘤中用 aCGH 可检测出预示预后不良的基因组信号[38]。同样，由于基因表达特征与基因组复杂性有关，因此结合 aCGH 及表达谱分析法可预测软组织肉瘤是否会发生转移[39]。

在实体瘤中，aCGH 有助于发现肿瘤特异的基因改变（图 3.4）。在非小细胞癌中，用 aCGH 比较鳞状细胞癌及腺癌的基因组发现了特异性基因变异谱[10,40]。例如，位于 14q13 上的 NK2 同源框 1 基因(NKX2-1)，也被称为甲状腺转录因子 1(TTF-1 或 TITF1)，在腺癌中

表 3.2　现代 aCGH 平台

技术平台	供应商	芯片类型 (探针大小)	标记物数量	中间间距	样本量	石蜡包埋组织
Genome-Wide Human 　SNP Array 6.0	Affymetrix	SNP、CNV (25 mer)	1.8M	<0.7kb	0.5μg	
HumanOmni5-Quad 　BeadChip	Illumina	SNP、CNV (50 mer)	4.3M	0.36kb	0.4μg	
SurePrint G3 Human CGH 　Microarray 1×1M	Agilent	CNV(60 mer)	963 029	2.1kb	1~2μg	
SMRT array v.2	BCCRC	CNV (BAC, 100~150kb)	32 433	嵌合式	0.2μg	可用
Human Genome CGH 244A	Agilent	SNP(60 mer)	~236 000	8.9kb	0.5~1μg	
Illumina HumanExon510s-duo	Illumina	CNV(25 mer)	511 354	3.2kb	0.75μg	
Infinium CytoSNP-850K BeadChip	Illumina	SNP(50 mer)	~850 000	6.2kb	1~2μg	需要 DNA 修复
CGX array	PerkinElmer	寡核苷酸	~164 000			
CytoChip Cancer 4×180K	BlueGnome	寡核苷酸	153 442	20kb		
CytoSure Consortium 　Cancer+SNP	Oxford Gene Technology	寡核苷酸	~180 000			
OncoScan™ FFPE Assay	Affymetrix	寡核苷酸	334 183 (900 个 癌症基因)	9kb	80ng	可用

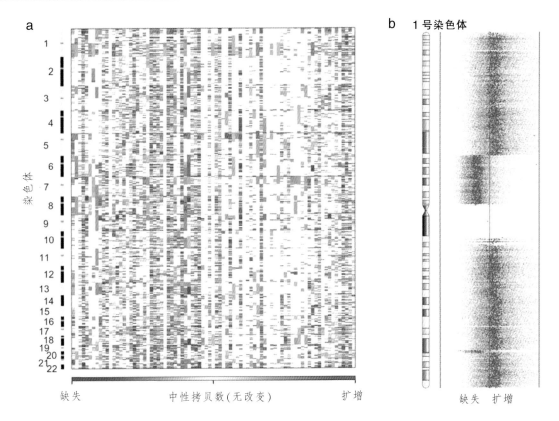

图 3.4　比较基因组杂交芯片的肿瘤基因分析数据。(a)热图显示了 83 例肺腺癌的肿瘤细胞拷贝数变化(纵轴)。数据由 GISTIC 生物信息数据软件包进行分析。图像显示出每条染色体上的 DNA 增加(红)或丢失(蓝)。(b)用 Partek® Genomics Suite™(第 6 版)分析拷贝数变化。数据来源于人全基因组 Affymetrix SNP 6.0 芯片。图中显示的是 1 号染色体的拷贝数状态图谱。中间蓝线表示正常二倍体状态,DNA 拷贝数缺失向左偏,DNA 拷贝数增多向右偏。

会发生扩增;而 3q26.33 上的 *SRY-BOX 2*(*SOX 2*)和 8p11.23 上的 *RNA* 聚合酶Ⅲ起始转录因子 *BRF2* 亚基(*BRF2*)在鳞状细胞癌中可发生原发性扩增。这些是使得细胞系能够存活下来的癌基因的主要范例[40-46]。

　　DNA 拷贝数变异的生物学效应不仅仅局限于单一基因。在一个多成分体系诸如信号通路或蛋白复合物中,其中一个成分的基因变异会影响整个复合物。复合物中单个成分的基因变异或许是一个低频率事件,但不同患者可能发生不同成分的变异,从而使得蛋白复合物发生破坏变得普遍[47]。例如,虽然基因剂量改变是一个低频率事件,但其却是 KEAP1-CUL3-RBX1 复合体成分及其 NF-κB 激活底物 IKBKB 破坏的重要遗传学机制。在近期的非小细胞肺癌研究当中,超过半数的研究结果显示一个或多个复合物成分发生了基因变异[47]。复合物中多个成分的破坏是新发现的关于肺癌中 NF-κB 激活的机制。

　　基因剂量改变同样会影响治疗反应。例如,*HER-2/neu* 基因扩增和 *EGFR*(表皮生长因子受体)拷贝数状态可预测患者对 EGFR 靶向治疗的反应。*EGFR* 扩增的肺癌患者相较于 EGFR 基因水平或蛋白水平正常的患者,其使用吉非替尼(一种 EGFR 抑制剂)的有效率明显增加(译者注:现在的临床数据表明,EGFR 基因突变才是预测吉非替尼疗效的关键因素)[48]。此外,结合 aCGH 及二代测序(NGS)可检测循环肿瘤细胞的复杂基因重排,从而有助于监测肿瘤的进展、治疗及复发情况[49]。

技术思考

　　临床样本的检测常常受到样本 DNA 质量、数量及细胞异质性的局限。冰冻肿瘤组织可提供高质量的基因组 DNA,但医院的档案标本,尤其是有临床结果的历史标本都是经甲醛固定的石蜡包埋组织(FFPE)。甲醛固定会引起 DNA 降解。人们在提高 FFPE 样本 DNA 修复技术方面做了很多努力,从而使得 DNA 提取及扩增技术得到了进一步发展并应用于多种肿瘤的 aCGH 检测[50-55]。对于显微切割样本(微量)和 FFPE 样本(低质量),BAC-aCGH 被认为是一种比较有效的技术平台,原因是其大片段杂交探针(0.1Mb)可从荧光标记样本中捕获足量的信号[19,56]。然而,BAC 芯片的分辨率有限,从而促进了 FFPE 样本标记及杂交技术的进步,使其适用于高密度寡核苷酸芯片（表 3.2）。Agilent 芯片采用了基于 Kreatech 广泛连接系统(ULS™)的技术——一种非酶直接标记方法[57]。Illumina Infinium CytoSNP- 850K BeadChip 技术同样可用于 FFPE 样本,但需要原始样本行 DNA 修复[50]。Affymetrix OncoScan™ 表达芯片利用分子倒置探针 (MIP) DNA 扩增技术,可分析来自 FFPE 样本的 900 个癌症基因位点的拷贝数变化及拷贝数平衡的杂合性缺失[58]。

对样本 DNA 进行扩增虽可明显减少原始样本的需求量,但 DNA 序列的非线性扩增会产生噪音及偏移,从而限制了该技术在微量临床样本如显微切割样本、分类细胞群及癌前病变样本中的使用[59]。当前不同 aCGH 技术平台对原始样本量的要求很不一样。基于 BAC 的 aCGH 要求最低(~200ng),而基于寡核苷酸探针及 SNP 探针的平台的需求量较之略高,在微克范围内(表 3.2)。

应用二代测序检测基因剂量改变

aCGH 的常见缺陷是无法检测序列突变及染色体平衡重排,如平衡易位及倒位。随着全基因组测序成本的降低及 NGS 生物信息能力的进步,NGS 已成为分析肿瘤基因组的一种新兴技术。NGS 法是基于人类基因组序列图谱检测结构变异的。检测到变异的准确性与测序深度(每一个序列被读取的次数)相关[60-62]。序列比对可将变异精确定位,而测序覆盖深度可提供变异大小的信息。NGS 技术被证明用在较难检测的变异中是有效的,如微小插入缺失标记、平衡易位及倒位等[63-65]。最近的基于 NGS 的拷贝数分析方法是在测序后使用靶向断点捕获[66]。总的来说,NGS 是 aCGH 技术的一个补充,可帮助更好地检测肿瘤基因组染色体结构重排。

aCGH:从实验走向临床

目前,aCGH 技术平台已成为临床分子诊断实验室的常用工具。在产前诊断方面,国际标准细胞遗传学芯片(ISCA)协会建议将 aCGH 作为检测个体发育异常或先天性畸形的一线临床诊断实验[67]。在癌症分子细胞遗传学方面,癌细胞遗传学芯片协会(CCMC)

致力于建立中立平台及设计用于诊断的癌症特异性芯片。BlueGnome (Illumina)按照 ISCA 及 CCMC 的标准研发了 *CytoChip Cancer*,其包含 20 000 个疾病特异的寡核苷酸探针,覆盖 670 个癌症基因。

总结

基于芯片的 CGH 技术大大拓展了分子细胞遗传学范畴,使其不局限于染色体核型分析。这项技术在过去的 10 年里飞速进步,在提高芯片分辨率及基因组覆盖度方面不断进展。同时,随着检测方案日益完善,并且厂家对基因组芯片进行规模化生产及质量控制,芯片成本正稳步下降,可重复性也有所增加。健全的样本扩增及标记方法降低了对临床相关标本质量及数量的要求,并且处理和解释 aCGH 数据的生物信息学工具更具操作性及人性化,这些都促使 aCGH 作为癌症研究及临床诊断的分子细胞遗传学工具得到广泛的接受及认可。

(李晓静 译　侯英勇 校)

参考文献

1. Hanahan D, Weinberg RA. Hallmarks of cancer: the next generation. Cell. 2011;144(5):646–74. PubMed PMID: 21376230. Epub 2011/03/08. eng.
2. Pikor L, Thu K, Vucic E, Lam W. The detection and implication of genome instability in cancer. Cancer metastasis reviews. 2013;32(3-4):341-52. Epub 2013/05/02.
3. Aguilera A, Garcia-Muse T. Causes of genome instability. Annual review of genetics. 2013;47:1–32. Epub 2013/08/06.
4. Gordon DJ, Resio B, Pellman D. Causes and consequences of aneuploidy in cancer. Nat Rev Genet. 2012;13(3):189–203. PubMed PMID: 22269907. Epub 2012/01/25. eng.
5. Iskow RC, Gokcumen O, Lee C. Exploring the role of copy number variants in human adaptation. Trends Genet. 2012;28(6):245–57. PubMed PMID: 22483647. Pubmed Central PMCID: 3533238.
6. Quinlan AR, Hall IM. Characterizing complex structural variation in germline and somatic genomes. Trends Genet. 2012;28(1):43–53. PubMed PMID: 22094265. Pubmed Central PMCID: 3249479.
7. Greenman C, Stephens P, Smith R, Dalgliesh GL, Hunter C, Bignell G, et al. Patterns of somatic mutation in human cancer genomes. Nature. 2007;446(7132):153–8. PubMed PMID: 17344846. Pubmed Central PMCID: 2712719. Epub 2007/03/09. eng.
8. Kumar N, Cai H, von Mering C, Baudis M. Specific genomic regions are differentially affected by copy number alterations across distinct cancer types, in aggregated cytogenetic data. PLoS One. 2012;7(8): e43689. PubMed PMID: 22937079. Pubmed Central

PMCID: 3427184. Epub 2012/09/01. eng.

9. Li Y, Zhang L, Ball RL, Liang X, Li J, Lin Z, et al. Comparative analysis of somatic copy-number alterations across different human cancer types reveals two distinct classes of breakpoint hotspots. Hum Mol Genet. 2012;21(22):4957–65. PubMed PMID: 22899649. Pubmed Central PMCID: 3607479. Epub 2012/08/18. eng.

10. Lockwood WW, Wilson IM, Coe BP, Chari R, Pikor LA, Thu KL, et al. Divergent genomic and epigenomic landscapes of lung cancer subtypes underscore the selection of different oncogenic pathways during tumor development. PLoS One. 2012;7(5):e37775. PubMed PMID: 22629454. Pubmed Central PMCID: 3357406.

11. Mitelman F, Johansson B, Mertens F. Mitelman database of chromosome aberrations and gene fusions in cancer. 2013. http://cgap.nci.nih.gov/Chromosomes/ Mitelman.

12. Seabright M. A rapid banding technique for human chromosomes. Lancet. 1971;2(7731):971–2. PubMed PMID: 4107917. Epub 1971/10/30. eng.

13. Van Prooijen-Knegt AC, Van Hoek JF, Bauman JG, Van Duijn P, Wool IG, Van der Ploeg M. In situ hybridization of DNA sequences in human metaphase chromosomes visualized by an indirect fluorescent immunocytochemical procedure. Exp Cell Res. 1982;141(2):397–407. PubMed PMID: 6754395. Epub 1982/10/01. eng.

14. Bayani J, Squire J. Multi-color FISH techniques. Curr Protoc Cell Biol. 2004;Chapter 22:Unit 22.5. PubMed PMID: 18228456.

15. Bayani JM, Squire JA. Applications of SKY in cancer cytogenetics. Cancer Invest. 2002;20(3):373–86. PubMed PMID: 12025233.

16. Schrock E, du Manoir S, Veldman T, Schoell B, Wienberg J, Ferguson-Smith MA, et al. Multicolor spectral karyotyping of human chromosomes. Science. 1996;273(5274):494–7. PubMed PMID: 8662537. Epub 1996/07/26. eng.

17. Albertson DG, Pinkel D. Genomic microarrays in human genetic disease and cancer. Hum Mol Genet. 2003;12 Spec No 2:R145–52. PubMed PMID: 12915456.

18. Pinkel D, Albertson DG. Array comparative genomic hybridization and its applications in cancer. Nat Genet. 2005;37(Suppl):S11–7. PubMed PMID: 15920524.

19. Lockwood WW, Chari R, Chi B, Lam WL. Recent advances in array comparative genomic hybridization technologies and their applications in human genetics. Eur J Hum Genet. 2006;14(2):139–48. PubMed PMID: 16288307.

20. Kallioniemi A, Kallioniemi OP, Sudar D, Rutovitz D, Gray JW, Waldman F, et al. Comparative genomic hybridization for molecular cytogenetic analysis of solid tumors. Science. 1992;258(5083):818–21. PubMed PMID: 1359641.

21. Pollack JR, Perou CM, Alizadeh AA, Eisen MB, Pergamenschikov A, Williams CF, et al. Genome-wide analysis of DNA copy-number changes using cDNA microarrays. Nat Genet. 1999;23(1):41–6. PubMed PMID: 10471496. Epub 1999/09/02. eng.

22. Snijders AM, Nowak N, Segraves R, Blackwood S, Brown N, Conroy J, et al. Assembly of microarrays for genome-wide measurement of DNA copy number. Nat Genet. 2001;29(3):263–4. PubMed PMID: 11687795. Epub 2001/11/01. eng.

23. Ishkanian AS, Malloff CA, Watson SK, DeLeeuw RJ, Chi B, Coe BP, et al. A tiling resolution DNA microarray with complete coverage of the human genome. Nat Genet. 2004;36(3):299–303. PubMed PMID: 14981516. Epub 2004/02/26. eng.

24. Coe BP, Ylstra B, Carvalho B, Meijer GA, Macaulay C, Lam WL. Resolving the resolution of array CGH. Genomics. 2007;89(5):647–53. PubMed PMID: 17276656. Epub 2007/02/06. eng.

25. Corver WE, Middeldorp A, ter Haar NT, Jordanova ES, van Puijenbroek M, van Eijk R, et al. Genome-wide allelic state analysis on flow-sorted tumor fractions provides an accurate measure of chromosomal aberrations. Cancer Res. 2008;68(24):10333–40. PubMed PMID: 19074902. Epub 2008/12/17. eng.

26. Shchepinov MS, Case-Green SC, Southern EM. Steric factors influencing hybridisation of nucleic acids to oligonucleotide arrays. Nucleic Acids Res. 1997;25(6):1155–61. PubMed PMID: 9092624. Pubmed Central PMCID: 146580. Epub 1997/03/15. eng.

27. Hughes TR, Mao M, Jones AR, Burchard J, Marton MJ, Shannon KW, et al. Expression profiling using microarrays fabricated by an ink-jet oligonucleotide synthesizer. Nat Biotechnol. 2001;19(4):342–7. PubMed PMID: 11283592. Epub 2001/04/03. eng.

28. Thiel A, Beier M, Ingenhag D, Servan K, Hein M, Moeller V, et al. Comprehensive array CGH of normal karyotype myelodysplastic syndromes reveals hidden recurrent and individual genomic copy number alterations with prognostic relevance. Leukemia. 2011;25(3):387–99. PubMed PMID: 21274003. Epub 2011/01/29. eng.

29. Starczynowski DT, Vercauteren S, Sung S, Brooks-Wilson A, Lam WL, Karsan A. Copy number alterations at polymorphic loci may be acquired somatically in patients with myelodysplastic syndromes. Leuk Res. 2011;35(4):444–7. PubMed PMID: 20801506. Epub 2010/08/31. eng.

30. Starczynowski DT, Kuchenbauer F, Argiropoulos B, Sung S, Morin R, Muranyi A, et al. Identification of miR-145 and miR-146a as mediators of the 5q- syndrome phenotype. Nat Med. 2010;16(1):49–58. PubMed PMID: 19898489. Epub 2009/11/10. eng.

31. Starczynowski DT, Vercauteren S, Telenius A, Sung S, Tohyama K, Brooks-Wilson A, et al. High-resolution whole genome tiling path array CGH analysis of CD34+ cells from patients with low-risk myelodysplastic syndromes reveals cryptic copy number alterations and predicts overall and leukemia-free survival. Blood. 2008;112(8):3412–24. PubMed PMID: 18663149. Epub 2008/07/30. eng.

32. Evers C, Beier M, Poelitz A, Hildebrandt B, Servan K, Drechsler M, et al. Molecular definition of chromosome arm 5q deletion end points and detection of hidden aberrations in patients with myelodysplastic syndromes and isolated del(5q) using oligonucleotide array CGH. Genes Chromosomes Cancer. 2007;46(12):1119–28. PubMed PMID: 17823930. Epub 2007/09/08. eng.

33. Braggio E, Kay NE, VanWier S, Tschumper RC, Smoley S, Eckel-Passow JE, et al. Longitudinal genome-wide analysis of patients with chronic lymphocytic leukemia reveals complex evolution of clonal architecture at disease progression and at the time of relapse. Leukemia. 2012;26(7):1698–701. PubMed PMID: 22261920. Epub 2012/01/21. eng.

34. Knight SJ, Yau C, Clifford R, Timbs AT, Sadighi

Akha E, Dreau HM, et al. Quantification of subclonal distributions of recurrent genomic aberrations in paired pre-treatment and relapse samples from patients with B-cell chronic lymphocytic leukemia. Leukemia. 2012;26(7):1564–75. PubMed PMID: 22258401. Pubmed Central PMCID: 3505832. Epub 2012/01/20. eng.

35. Umino A, Nakagawa M, Utsunomiya A, Tsukasaki K, Taira N, Katayama N, et al. Clonal evolution of adult T-cell leukemia/lymphoma takes place in the lymph nodes. Blood. 2011;117(20):5473–8. PubMed PMID: 21447829. Epub 2011/03/31. eng.

36. Liu F, Yoshida N, Suguro M, Kato H, Karube K, Arita K, et al. Clonal heterogeneity of mantle cell lymphoma revealed by array comparative genomic hybridization. Eur J Haematol. 2013;90(1):51–8. PubMed PMID: 23110670. Epub 2012/11/01. eng.

37. Barretina J, Taylor BS, Banerji S, Ramos AH, Lagos-Quintana M, Decarolis PL, et al. Subtype-specific genomic alterations define new targets for soft-tissue sarcoma therapy. Nat Genet. 2010;42(8):715–21. PubMed PMID: 20601955. Pubmed Central PMCID: 2911503. Epub 2010/07/06. eng.

38. Silveira SM, Villacis RA, Marchi FA, Barros Filho Mde C, Drigo SA, Neto CS, et al. Genomic signatures predict poor outcome in undifferentiated pleomorphic sarcomas and leiomyosarcomas. PLoS One. 2013;8(6):e67643. PubMed PMID: 23825676. Pubmed Central PMCID: 3692486. Epub 2013/07/05. Eng.

39. Chibon F, Lagarde P, Salas S, Perot G, Brouste V, Tirode F, et al. Validated prediction of clinical outcome in sarcomas and multiple types of cancer on the basis of a gene expression signature related to genome complexity. Nat Med. 2010;16(7):781–7. PubMed PMID: 20581836. Epub 2010/06/29. eng.

40. Kwei KA, Kim YH, Girard L, Kao J, Pacyna-Gengelbach M, Salari K, et al. Genomic profiling identifies TITF1 as a lineage-specific oncogene amplified in lung cancer. Oncogene. 2008;27(25):3635–40. PubMed PMID: 18212743. Pubmed Central PMCID: 2903002.

41. Cabarcas S, Schramm L. RNA polymerase III transcription in cancer: the BRF2 connection. Mol Cancer. 2011;10:47. PubMed PMID: 21518452. Pubmed Central PMCID: 3098206.

42. Winslow MM, Dayton TL, Verhaak RG, Kim-Kiselak C, Snyder EL, Feldser DM, et al. Suppression of lung adenocarcinoma progression by Nkx2-1. Nature. 2011;473(7345):101–4. PubMed PMID: 21471965. Pubmed Central PMCID: 3088778.

43. Wilbertz T, Wagner P, Petersen K, Stiedl AC, Scheble VJ, Maier S, et al. SOX2 gene amplification and protein overexpression are associated with better outcome in squamous cell lung cancer. Mod Pathol. 2011;24(7):944–53. PubMed PMID: 21460799.

44. Bass AJ, Watanabe H, Mermel CH, Yu S, Perner S, Verhaak RG, et al. SOX2 is an amplified lineage-survival oncogene in lung and esophageal squamous cell carcinomas. Nat Genet. 2009;41(11):1238–42. PubMed PMID: 19801978. Pubmed Central PMCID: 2783775.

45. Weir BA, Woo MS, Getz G, Perner S, Ding L, Beroukhim R, et al. Characterizing the cancer genome in lung adenocarcinoma. Nature. 2007;450(7171):893–8. PubMed PMID: 17982442. Pubmed Central PMCID: 2538683.

46. Lockwood WW, Chari R, Coe BP, Thu KL, Garnis C, Malloff CA, et al. Integrative genomic analyses iden-

tify BRF2 as a novel lineage-specific oncogene in lung squamous cell carcinoma. PLoS Med. 2010;7(7):e1000315. PubMed PMID: 20668658. Pubmed Central PMCID: 2910599. Epub 2010/07/30. eng.

47. Thu KL, Pikor LA, Chari R, Wilson IM, Macaulay CE, English JC, et al. Genetic disruption of KEAP1/CUL3 E3 ubiquitin ligase complex components is a key mechanism of NF-kappaB pathway activation in lung cancer. J Thorac Oncol. 2011;6(9):1521–9. PubMed PMID: 21795997. Pubmed Central PMCID: 3164321.

48. Cappuzzo F, Hirsch FR, Rossi E, Bartolini S, Ceresoli GL, Bemis L, et al. Epidermal growth factor receptor gene and protein and gefitinib sensitivity in non-small-cell lung cancer. J Natl Cancer Inst. 2005;97(9):643–55. PubMed PMID: 15870435. Epub 2005/05/05. eng.

49. Heitzer E, Auer M, Gasch C, Pichler M, Ulz P, Hoffmann EM, et al. Complex tumor genomes inferred from single circulating tumor cells by array-CGH and next-generation sequencing. Cancer Res. 2013;73(10):2965–75. PubMed PMID: 23471846. Epub 2013/03/09. eng.

50. Pokholok DK, Le JM, Steemers FJ, Ronaghi M, Gunderson KL. Analysis of restored FFPE samples on high-density SNP arrays. In: Proceedings of the 101st annual meeting of the American Association for cancer research, Apr 17–21. Washington, DC; 2010. Abstract nr LB-34.

51. Salawu A, Ul-Hassan A, Hammond D, Fernando M, Reed M, Sisley K. High quality genomic copy number data from archival formalin-fixed paraffin-embedded leiomyosarcoma: optimisation of universal linkage system labelling. PLoS One. 2012;7(11):e50415. PubMed PMID: 23209738. Pubmed Central PMCID: 3510175.

52. van Essen HF, Ylstra B. High-resolution copy number profiling by array CGH using DNA isolated from formalin-fixed, paraffin-embedded tissues. Methods Mol Biol. 2012;838:329–41. PubMed PMID: 22228020.

53. Krijgsman O, Israeli D, Haan JC, van Essen HF, Smeets SJ, Eijk PP, et al. CGH arrays compared for DNA isolated from formalin-fixed, paraffin-embedded material. Genes Chromosomes Cancer. 2012;51(4):344–52. PubMed PMID: 22162309.

54. Pikor LA, Enfield KS, Cameron H, Lam WL. DNA extraction from paraffin embedded material for genetic and epigenetic analyses. J Vis Exp. 2011;(49). pii: 2763. PubMed PMID: 21490570. Pubmed Central PMCID: 3197328.

55. Hostetter G, Kim SY, Savage S, Gooden GC, Barrett M, Zhang J, et al. Random DNA fragmentation allows detection of single-copy, single-exon alterations of copy number by oligonucleotide array CGH in clinical FFPE samples. Nucleic Acids Res. 2010;38(2):e9. PubMed PMID: 19875416. Pubmed Central PMCID: 2811007.

56. Ylstra B, van den Ijssel P, Carvalho B, Brakenhoff RH, Meijer GA. BAC to the future! or oligonucleotides: a perspective for micro array comparative genomic hybridization (array CGH). Nucleic Acids Res. 2006;34(2):445–50. PubMed PMID: 16439806. Pubmed Central PMCID: 1356528. Epub 2006/01/28. eng.

57. Kreatech. ULS™ (Universal Linkage System) technology. 2013. http://www.kreatech.com/products/universal-linkage-systemtm-labeling-kits/the-ulstm-

labeling-technology.html

58. Wang Y, Cottman M, Schiffman JD. Molecular inversion probes: a novel microarray technology and its application in cancer research. Cancer Genet. 2012;205(7–8):341–55. PubMed PMID: 22867995. Epub 2012/08/08. eng.

59. Gilbert I, Scantland S, Dufort I, Gordynska O, Labbe A, Sirard MA, et al. Real-time monitoring of aRNA production during T7 amplification to prevent the loss of sample representation during microarray hybridization sample preparation. Nucleic Acids Res. 2009;37(8):e65. PubMed PMID: 19336411. Pubmed Central PMCID: 2677895. Epub 2009/04/02. eng.

60. Hormozdiari F, Alkan C, Eichler EE, Sahinalp SC. Combinatorial algorithms for structural variation detection in high-throughput sequenced genomes. Genome Res. 2009;19(7):1270–8. PubMed PMID: 19447966. Pubmed Central PMCID: 2704429. Epub 2009/05/19. eng.

61. Korbel JO, Urban AE, Affourtit JP, Godwin B, Grubert F, Simons JF, et al. Paired-end mapping reveals extensive structural variation in the human genome. Science. 2007;318(5849):420–6. PubMed PMID: 17901297. Pubmed Central PMCID: 2674581. Epub 2007/09/29. eng.

62. Xie C, Tammi MT. CNV-seq, a new method to detect copy number variation using high-throughput sequencing. BMC Bioinformatics. 2009;10:80. PubMed PMID: 19267900. Pubmed Central PMCID: 2667514. Epub 2009/03/10. eng.

63. Grossmann V, Kohlmann A, Klein HU, Schindela S, Schnittger S, Dicker F, et al. Targeted next-generation sequencing detects point mutations, insertions, deletions and balanced chromosomal rearrangements as well as identifies novel leukemia-specific fusion genes in a single procedure. Leukemia. 2011;25(4):671–80. PubMed PMID: 21252984. Epub 2011/01/22. eng.

64. Grimm D, Hagmann J, Koenig D, Weigel D, Borgwardt K. Accurate indel prediction using paired-end short reads. BMC Genomics. 2013;14:132. PubMed PMID: 23442375. Pubmed Central PMCID: 3614465. Epub 2013/02/28. eng.

65. Mills RE, Luttig CT, Larkins CE, Beauchamp A, Tsui C, Pittard WS, et al. An initial map of insertion and deletion (INDEL) variation in the human genome. Genome Res. 2006;16(9):1182–90. PubMed PMID: 16902084. Pubmed Central PMCID: 1557762. Epub 2006/08/12. eng.

66. Sobreira NL, Gnanakkan V, Walsh M, Marosy B, Wohler E, Thomas G, et al. Characterization of complex chromosomal rearrangements by targeted capture and next-generation sequencing. Genome Res. 2011;21(10):1720–7. PubMed PMID: 21890680. Pubmed Central PMCID: 3202288. Epub 2011/09/06. eng.

67. Miller DT, Adam MP, Aradhya S, Biesecker LG, Brothman AR, Carter NP, et al. Consensus statement: chromosomal microarray is a first-tier clinical diagnostic test for individuals with developmental disabilities or congenital anomalies. Am J Hum Genet. 2010;86(5): 749–64. PubMed PMID: 20466091. Pubmed Central PMCID: 2869000. Epub 2010/05/15. eng.

第 4 章

聚合酶链式反应

Maria Pasic, Carlo Hojilla, George M. Yousef

引言

通过聚合酶链式反应 (polymerase chain reaction, PCR)来实现的核酸扩增,是一种用于扩增特定 DNA 片段的分子生物学技术[1,2]。自从 20 世纪 80 年代中期 Mullis 及其同事发明这项技术,并因此获得诺贝尔奖以来,PCR 已经彻底改变了分子生物学领域[3]。它具有相对简单、通用性强、易实现自动化等特点,并广泛应用于微生物学、遗传学和肿瘤学等领域的很多重大研究工作中[4-6]。

在本章节中,我们将讨论 PCR 的技术部分,包括反应条件优化和故障排除,并将详细说明 PCR 的发展和类型。最后,将讨论 PCR 的当前和未来的临床应用。

PCR原理和基本步骤

PCR 的原理已经在大量的文献中被详细描述[7-13]。简单来说,PCR 体系包括 DNA 模板、反应缓冲液、脱氧核苷酸三磷酸混合物 (deoxynucleotide triphosphates, dNTP)、热稳定 DNA 聚合酶、镁离子(Mg^{2+})和特定的 DNA 引物(其侧翼为可被扩增区域,该区域也被称为扩增产物)。一个典型的 PCR 循环可分为三个基本步骤:双链目的 DNA 的热诱导分离(变性),人工合成的寡核苷酸引物与目的 DNA 序列结合 (退火),DNA 模板-引物结合物在 DNA 聚合酶的作用下延伸(图 4.1)。

M. Pasic, Ph.D. • C. Hojilla, M.D., Ph.D.
G.M. Yousef, M.D., Ph.D. (✉)
Department of Laboratory Medicine and Pathobiology,
University of Toronto, Medical Sciences Building,
1 King's College Circle, Toronto, ON M5S 1A8, Canada
e-mail: yousefg@smh.ca

这个循环一般重复 25~40 次。为了防止非特异性的引物二聚体形成,在有的实验中,酶是以无活性的形式加入,这就需要一个额外的初始酶激活步骤(通常为加热)。可以通过很多方法对扩增产物进行分析和(或)定量。在这个基本原理基础上改变一些试剂、步骤和检测方法,已经拓展了 PCR 技术在研究和临床应用上的潜力。

变性步骤

目的双链 DNA(double-stranded DNA, dsDNA)的热变性是反应的第一步。一个失败的反应往往是由于 DNA 变性不充分造成的。dsDNA 只有变性成单链 DNA(single-stranded DNA, ssDNA),才能和单链引物进行杂交。目的 DNA 的初始变性通常设置为 94℃、6~8 分钟,在随后的循环周期中可以减少到 1~2 分钟。在 PCR 过程中,随着 PCR 扩增的产物量增加,基因组 DNA 会相应减少,所以有人建议使用较低的变性温度以减少 Taq 聚合酶的热变性。

退火步骤

引物的退火温度主要由引物的组合成分和其解链温度决定。引物在摩尔浓度上过剩,可通过靶 DNA 的再退火,促进目的 DNA 和引物杂交,因为在溶液中,小分子的引物比大分子的 ssDNA 移动速度要快。

延伸步骤

引物延伸步骤需要调整温度和延伸时间。延伸温度由所使用的 DNA 聚合酶最佳功能温度决定,而延伸时间由目的 DNA 序列的长度决定。例如,使用 Taq DNA 聚合酶,经典的延伸温度是 72℃,延伸时间为 1 分钟时,可得到长达 2kb 的产物。一些实验程序会将

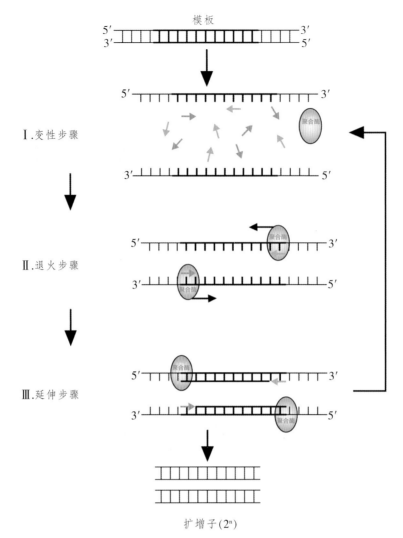

图 4.1　聚合酶链式反应基本步骤简图。一个典型的 PCR 循环包括三个步骤:将双链 DNA 分离为两条单链的变性步骤,发生引物与模板杂交的退火步骤,在聚合酶作用下合成与模板互补链的延伸步骤(红色箭头=上游引物,绿色箭头=下游引物)。理论上,如果开始有两条 DNA 链,经过 n 个循环后 PCR 扩增产物将会达到 2^n。

退火和延伸合并为一个步骤。

循环数

　　PCR 所需要的循环数和起始目的 DNA 拷贝数成反比。例如,起始浓度为 10^5 的模板分子,需要 25 个循环才能在凝胶电泳中经溴化乙锭作用显出条带。拷贝数低的目的 DNA 需要更多的循环数。如果起始时 DNA 拷贝数为 2,鉴于目的 DNA 在每个 PCR 循环后将翻倍,那么理论上在 n 个循环后 PCR 扩增产物将会达到 2^n。然而经过 25 个循环,PCR 扩增产物将进入平台期,这是因为反应成分(大部分为 dNTP)的消耗导致反应速度减慢。此外,热变性导致的 DNA 聚合酶效率稳步下降也是一个原因。

PCR试剂

目标特异性引物

　　因为使用了目标特异性引物,所以,与其他核酸分析方法相比,PCR 的主要优点之一为具有高度特异性。两条单链引物分别结合到所需要的双链目的 DNA 序列的 5′端和 3′端。引物(通常被定义为上游引物和下游引物)与变性的单链 DNA(相应地被定义为正义链和反义链)互补结合。设计引物时要掌握目的 DNA 序列相关的知识。

　　设计理想的引物需注意以下几个原则。第一,引物应具有特异性,其只能与目的 DNA 序列结合,以尽量减少非特异性扩增的机会。第二,引物自身或引物之间不应存在互补序列,以防止引物二聚体形成。引物二聚体可能会影响 PCR 的进行,更糟的是,可能会导致虚假的结果。也应该避免出现超过 3 个或 4 个相同的碱基、二级结构如发夹结构和回文序列。第三,应该加入比目的 DNA 摩尔浓度更多的引物,因为引物在每个循环中都会被消耗。最后,优化退火温度对于特异性来说是很有必要的,因为温度太低容易产生非特异性结合,而温度太高会导致退火失败。退火温度是由引物的解链温度决定的。有一些免费的在线工具可以帮助你设计引物并计算每条引物的退火温度。

DNA模板

PCR 的稳健性来自于它具有扩增不同来源 DNA 的能力,如来源于组织、外周血或其他材料(如头发或指甲标本)。组织可以是新鲜的、冷冻的或是经甲醛固定的。此外,核酸可以是 RNA、基因组 DNA,或者是线粒体 DNA。事实上,PCR 是如此强大,甚至能将来源于甲醛固定的石蜡包埋组织中的片段 DNA 在纳克水平上进行有效地扩增[14]。DNA 的抽提步骤是一个限速步骤。一般来说,新鲜组织用蛋白酶 K 消化可以得到产量最大质量又最高的 DNA。但是,这个过程相当费力,其中涉及多个酚氯仿提取步骤。另一种替代的、更快的提取方法是,将新鲜组织在无菌水中煮沸 15 分钟,但这种方法得到的 DNA 产量和质量均较低。通过上面描述的任何一种方法,均可以从归档样本、染色切片或细胞制剂中成功提取 DNA。在提取 DNA 时,应避免使用含有 EDTA 的缓冲液,因为它会影响 Mg^{2+} 浓度。此外,应避免有机溶剂的污染,因为它会影响其他的 PCR 试剂。

dNTP

dNTP 可以通过冷冻干燥或中和水溶液的方法获得。它们也可以作为标记核苷酸(放射性或荧光标记),以用于后续的杂交和测序(如下面讨论的)反应。目前,它们通常由专门生产 PCR 试剂的制造商以储存液的形式提供,最后的工作液浓度是 $50\sim200\mu M$,足够合成 $6.5\sim25\mu g$ 的 DNA。

PCR缓冲液

大多数 PCR 一般选择浓度为 10mM,pH 值为 8.5 或 9.0,温度在 25°C 的 Tris 缓冲液。Tris 缓冲液的 pH 值与温度相关,比如温度为 25°C 时,缓冲液 pH 值为 8.8,温度为 72°C 时,pH 值为 7.4。这是 Taq 聚合酶的最佳工作温度和 pH 值。50mM 氯化钾和氯化钠会促进引物退火;然而,浓度过大会抑制 Taq 聚合酶的活性。通常不使用磷酸盐,因为它会在 PCR 温度升高时沉淀 Mg^{2+}[15]。反应缓冲液的另一个关键因素是特定浓度的 Mg^{2+},每次扩增反应需根据经验确定其浓度(如在下面优化部分讨论的)。同时,添加剂可用于进一步优化 PCR 扩增。大多数反应缓冲液由制造商以 10×浓度捆绑提供,附带或不带 Mg^{2+} 和添加剂。

DNA聚合酶

彻底改变 PCR 的关键试剂,是在极端环境中生存的微生物中发现的耐热 DNA 聚合酶。大多数蛋白质在 DNA 的变性温度下会变性,而这种聚合酶仍然可以起作用。3 种常用的 DNA 聚合酶是 Pfu(强烈火球菌)、Vent 或 Tli(嗜热高温球菌)和 Taq(栖热水生菌)聚合酶,最后一个是最常见的商品化使用的聚合酶。这些聚合酶功能很强大,只要给出引物模板杂交物,它们就能在很大的温度范围内扩增 DNA。然而这些酶类的最佳工作温度是 70°C,pH 值是 7.0~7.5。Taq 聚合酶活动的半衰期在 92.5°C 时大于 2 小时,在 95°C 时为 40 分钟,在 97.5°C 时为 5 分钟,这也是反应超过 25 个循环时保真度下降和出现平台效应的原因。值得注意的是,Taq 聚合酶缺少 3′–5′ 核酸外切酶的校对活性,这将导致 1/9000 错误率[15]。此外,Taq 聚合酶对于 Mg^{2+} 浓度很敏感。

检测、鉴定和量化PCR产物

在 PCR 扩增完成后,DNA 产物可以被检测、量化并利用各种方法来分析(框 4.1)。最经济并广泛使用的方法是琼脂糖凝胶电泳法,该方法通过溴化乙锭(EtBr)染色来使 PCR 产物可视化。这个过程允许基于大小来分析 PCR 生成的产物。DNA 片段在紫外线照射下可视。用一个已知大小的 DNA 分子量标准品来分析产物的大小。引物二聚体和其他小产物表现为靠近凝胶前缘的弥散带,而凝胶上其他额外的扩散带可能是由单链产物或非特异性引物引起的[16]。

框 4.1 可视化和分析 PCR 产物的不同方法
- 利用溴化乙锭的凝胶电泳法
- 利用探针的 Southern 印迹杂交法
- 比色法(生物素标记引物)
- 限制性片段长度多态性(RFLP)
- 单链构象多态性(SSCP)
- PCR 产物测序法

通过与已知的管家基因密度值对比，来测定 PCR 产物的密度值，可以对凝胶电泳后的 PCR 产物进行半定量分析。多重和模拟 PCR 提供了一个更为准确的定量方法，即把连续稀释的、有竞争力的 DNA 片段（模拟物）添加到恒定数量的互补 DNA（cDNA）中。在 PCR 过程中，针对特定引物的模拟物与模板之间会出现竞争，同时因为添加了已知数量的模拟物，所以可以确定特定 cDNA 和信使 RNA（mRNA）的浓度[15]。在实时定量 PCR（Q-PCR）中，定量是基于测定每一次循环累积的产物，如后所述[17]。

凝胶电泳后可进行 Southern 印迹杂交法，通过探针与固定在薄膜上变性的扩增 DNA 杂交，来确认扩增子。这个方法很费力，并涉及使用放射性标记的探针。Southern 印迹法现在已被测序法或者荧光测定法取代。

PCR的优化

优化对于 PCR 的成功很关键[18]。好几个因素需要优化（框 4.2），下面将讨论更多的细节。PCR 出现阴性结果可以归因于若干因素，除了检测样品缺少目的 DNA 外，还包括缺少优化（框 4.3）。一般来说，PCR 的质控包括阴性对照（通常没有 DNA 模板）、阳性对照（通常是克隆的目的 dsDNA），以及第二个 PCR 质控（其经常是一个在每种组织中都大量表达的管家基因）。

框 4.2　为使 PCR 成功需要优化的因素
- 退火温度
- 引物的选择
- Mg^{2+} 浓度
- 反应缓冲液
- 聚合酶
- 循环数
- 目的 DNA 的质量

框 4.3　PCR 出现阴性结果的原因
- 阴性样本（缺少目的 DNA）
- 目的 DNA 降解
- 存在抑制剂（如肝素）
- 引物的解链温度 T_m 差异巨大
- 酶丧失活性
- 缺乏优化（缓冲液、Mg^{2+}、温度等）

解链和退火温度

解链温度（T_m）是有50%的寡核苷酸引物与它们的互补序列结合，另外50%分离为单链分子时的温度。引物的T_m决定于它们的长度和核苷酸序列构成，特别是鸟嘌呤和胞嘧啶的数量与腺嘌呤和胸苷数量的比值。对于核苷酸数目小于14的序列，公式为：

$$T_m = (wA + xT)\times2 + (yG + zC)\times4$$

其中w、x、y和z分别是序列中基质A、T、G和C的数量。

对于核苷酸数目超过13的序列，用到的公式是：

$$T_m=64.9+41\times(yG +zC-16.4)/$$
$$(wA +xT +yG+ zC)$$

以上两个方程都假设反应在50nM引物、50mM Na^+和pH值7.0的标准条件下发生退火。解链温度作为 PCR 选择退火温度的起始点。最佳退火温度是在实验中通过比较在预估温度范围内的一系列温度来最终确定的。此外，融解曲线分析是一个强大的扩增后分析，在实时 PCR 中，用来确定感兴趣的 DNA 序列中是否存在突变或单核苷酸多态性（single-nucleotide polymorphisms，SNP）（如后讨论）[19,20]。

Mg^{2+}浓度

Mg^{2+}对于 DNA 聚合酶的功能是至关重要的，因为其与 DNA、dNTP 以及聚合酶相关。正因为如此，Mg^{2+} 能够影响引物的 T_m 值，从而影响 PCR 的特异性和 DNA 聚合酶的保真度。作为一个经验法则，反应混合物中的 Mg^{2+} 浓度通常要比 dNTP 的浓度大 0.5～2.5mM。最佳的浓度是特定的，必须通过每一次的反应经验来确定。

反应添加剂

为了进一步优化反应，在某些情况下可以使用有机添加剂来提高 PCR 扩增的特异性和产量。已经描述过几种有机添加剂、非离子去污剂和牛血清白蛋白。每一种添加剂的作用机制可能是多因素的，并且各自不同。例如，二甲亚砜（DMSO）可将解链温度改变为更有利于引物和目的 DNA 结合的温度。另一方面，牛血清白蛋白可能会隔绝 PCR 扩增反应中的蛋白质抑制剂。通常用浓度滴定法来确定这些反应中添加剂的最佳浓度。

热循环仪

虽然各个制造商的模型可能略有不同，但一个好的热循环仪应该具有热均匀性、一个冷却系统、一个加热模块和一个可编程的处理器。不同热循环仪之间的差异包括反应容器的样式和容积的不同（例如，碟型或管型或玻璃滑梯型;48孔或96孔）。一些热循环仪具有更小的独立加热模块，从而允许多重反应同时运行(尤其在优化每个反应的 Mg^{2+} 浓度和退火温度时非常有用)。一些热循环仪使用热盖替代了在反应中加入的矿物质油添加剂。对于实时 PCR,热循环仪能够激发荧光物质和检测发射波长。此外,它们配备了扩增后分析软件,该软件能够分析荧光值,从而可以用来监测 PCR 扩增曲线、优化反应条件、定量 PCR 扩增产物并进行融解曲线分析。

常见的PCR变体和修正

PCR 有不同的类型和变体,如表4.1 中所列。这里会讨论常见变体的更多细节。

反转录PCR

基因表达的研究从基本 PCR 之前的一个修正步骤,即反转录中大大受益[21]。利用反转录酶,mRNA 的序列转录成了 cDNA,并可以作为后续 PCR 的 DNA 模板。大部分的反转录酶是从病毒中分离出来的,例如,鸟类成髓细胞瘤病毒(AMV)、莫罗尼小鼠白血病病毒(MMLV)。AMV 反转录酶的优点是反转录的最佳温度是 42℃,这对于具有高度二级结构的 RNA 模板是有利的[18]。

简单地说,该方法涉及利用反转录酶从 mRNA 到 cDNA 的初始转化。该方法可以由各种策略来实现,包括使用一种针对感兴趣 RNA 的下游反义 PCR 引物、随机六聚体引物,或者以 mRNA 的多聚腺苷酸尾巴为靶点的低聚糖引物。使用反义引物的优势是具有特异性,但是限制了随后的要检测单一产物的 PCR 过程。使用随机六聚体引物和低聚糖引物能得到可以在同一个管子内进行一些独立 PCR 的 cDNA 模板。然而,低聚糖引物因其 mRNA 序列较长，或因具有次级 RNA 结构而存在保真度的问题。反转录产生的单链 cDNA,在标准 PCR 的第一个循环中,即可利用 Taq 聚合酶扩增出双链的 cDNA，双链的 cDNA 在接下来的循环中继续扩增。

实时(定量)PCR

随着定量(实时)分析的引入,PCR 出现了一项革命性的改进[22,23]。实时 PCR 的强大优势是能够以极高的敏感度来定量分析反应中的扩增产物。在实时 PCR 中,扩增和对 PCR 产物的检测分析同时进行,因为 PCR 产物是实时合成而不是等到反应的最后才合成,而到反应的最后才定量分析可能会因反应的平台效应而被误导(图 4.2)。在每个循环的末尾,检测产生的荧光信号强度(其与累积的 PCR 产物量成正比),并对 PCR 循环数绘图。荧光信号强度达到设定阈值所经历的循环数被称为反应的交叉阈值或者循环阈值(Ct)。这个阈值是在 PCR 扩增的对数线性增长阶段的早期设定的,大致与样品中 DNA 模板的起始量相应。

检测和分析一个特定目标的实时 PCR 有无数种应用。实时 PCR 用于定量目的 cDNA 的基因表达水平是最基本的应用。此外,依靠化学法和分析软件,扩增后的实时 PCR 可以用于其他目的,如利用终点分析法来检测单核苷酸多态性,或通过扩增后融解曲线分析

表 4.1　PCR 的类型和变体

类型	描述
反转录 PCR	详细信息参阅正文
多重 PCR	在同一个样本的同一次反应中,使用两对或两对以上的引物,针对不同的 DNA 区域[39]
巢式 PCR	新的一组引物定位于第一组引物结合位点以内,对初始扩增产物进行再扩增,增强敏感性[40]
定量(实时)PCR	详细信息参阅正文
限制性片段长度多态性	进行 PCR 后对产物限制消化。突变会改变由限制消化产生的 DNA 片段大小
单链构象多态性	详细信息参阅正文
冷 PCR 协议	G/T 到 A/G 的突变会降低目的 DNA 的 T_m,从而可以在较低的变性温度下优先扩增那些组分比较小的突变 DNA[41]
甲基化特异性 PCR	这是一种在 CpG 岛上分析 DNA 甲基化模式的方法。DNA 被亚硫酸氢钠修饰,将所有非甲基化的胞嘧啶转化为尿嘧啶,而甲基化的胞嘧啶不变。使用针对甲基化和非甲基化 DNA 的两种引物对分别运行 PCR[42]
原位 PCR	将 PCR 的高度敏感性与原位杂交过程中的组织定位相结合[43]

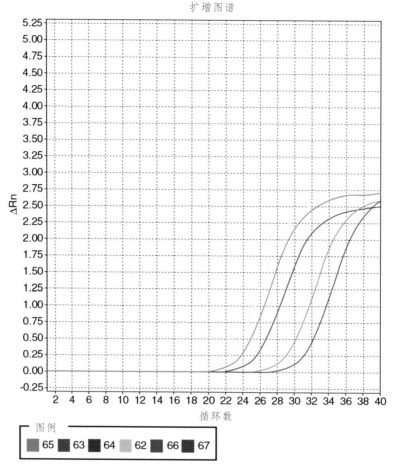

图 4.2　定量 PCR 示意图。横轴是循环数,纵轴是荧光信号。在每个循环的末尾测量荧光信号的强度,荧光信号强度和每个样本的 PCR 产物量成正比。荧光信号强度达到设定阈值所经历的循环数称为反应的交叉阈值或者循环阈值(Ct),它与模板中目的 DNA 的初始浓度成反比。在反应的最后,所有的样品都到达一平台,并且所有样品的 PCR 产物都是相同的。

来分析基因突变。

实时PCR:探针设计

　　有两个广泛应用的荧光策略:非特异性和特异性针对目的 DNA 序列的荧光。非特异性染料是使用嵌入式的、能结合到 dsDNA 凹槽上的染料,如 SYBR green 或溴化乙锭。这是经济且快速的定量扩增的方法,因为每次 PCR 循环后荧光都会累积。然而,因为染料是非特异性的,所以其他双链序列,比如引物二聚体也会被检测到。

　　特异性检测方法应用了用荧光标记的、针对扩增子的寡核苷酸探针。探针与目的 DNA 区域互补,有一个荧光团(带或不带淬灭基团)可以吸收和发射能够被热循环仪探测到的特定波长的光(图 4.3)。在 PCR 扩增的过程中,探针或者在结合到目的 DNA 上时,以特定的方向改变它们的发射波谱,或者产生与扩增子数量成比例的荧光信号。最广泛使用的探针包括杂交

探针、水解或 TagMan®探针、小沟槽键合(MGB)探针和分子信标探针。

杂交探针

　　杂交探针方法用到了两个都被荧光标记的寡核苷酸探针(一个供体和一个报告荧光团)(图 4.3a)。这些探针与目的 DNA 上两个相互接近的区域互补。这种方法依赖于荧光共振能量转移(FRET)的物理性质,当两个荧光团彼此靠近时,供体荧光团受热循环仪的光源刺激,发射出波长在报告荧光团吸收范围内的光。在一个 PCR 循环中,退火阶段结合的两个探针允许荧光共振能量转移发生,报告荧光团吸收供体荧光团发射的光,并发射出可以由实时 PCR 热循环仪检测到的波长的光。每次循环的产物数量与产出的 FRET 荧光成正比。杂交探针对于小型缺失或者插入突变的监测也很有用。

水解和小沟槽键合探针

　　如图4.3b所示,水解或TaqMan™探针方法需要一

a. 基于杂交作用的探针设计

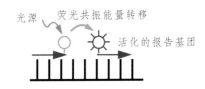

光源　荧光共振能量转移

活化的报告基团

b. 基于水解作用的探针设计

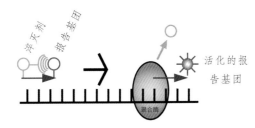

淬灭剂　报告基团

聚合酶

活化的报告基团

c. 基于分子信标的探针设计

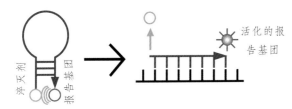

淬灭剂　报告基团

活化的报告基团

图 4.3 最常见的实时(定量)PCR 探针设计策略:(a)基于杂交作用的探针。(b)基于水解作用的探针。(c)基于分子信标的探针。蓝色箭头表示探针。

个寡核苷酸探针,该探针在5′端被报告荧光团标记,在3′端被DNA荧光淬灭剂标记,同时被一个具有5′外切酶活性的DNA聚合酶标记。在PCR开始时,因为淬灭剂染料吸收了报告荧光团发出的光,所以探针并不会发出荧光。在每个循环的退火和延伸阶段,探针结合到PCR产物中,同时具有 5′外切酶活性的 DNA 聚合酶将探针酶切,并使报告荧光基团和淬灭荧光基团分离。游离荧光的量与每个循环累积的 PCR 产物数量成正比。

MGB 探针与水解探针有相似的工作原理,这个方法用到了一种双重标记探针,并且需要有 5′外切酶活性。不同之处是添加了一种可以结合到 dsDNA 小凹槽的共价分子,这可以进一步稳定探针与目的 DNA 的杂交,从而提高反应的解链温度。

水解探针对于识别单核苷酸多态性很有效。针对感兴趣的等位基因设计一个特异性的探针。完美的匹配会使报告基团释放,如有任何的不匹配,直到反应最后也不会有一个报告基团被释放。MGB 探针对较短的探针特别有用,因其具有小凹槽键合的固有稳定性。

分子信标探针

分子信标探针和水解探针有相似的设计,除了该

探针的5′和3′端序列是互补的之外(图 4.3c)。因此,在游离状态时,荧光基团和淬灭基团靠得很近,从而形成了具有一个双链终端茎的环二级结构。在PCR扩增期间,茎部双链解开,与目的DNA互补的环状部分与模板配对。这使荧光基团和淬灭基团分开,并释放出荧光。与水解探针的另一个不同是DNA聚合酶不会切开探针,而只是简单地替换掉它并使它在随后的循环中可以使用。

通过分析PCR终产物的融解曲线,可以检测单核苷酸多态性和基因突变。解链温度是50%的DNA解链的温度。不同双链DNA分子的解链温度不同,这受很多因素包括GC含量,扩增子长度,二、三级结构的影响。突变序列的融解曲线与野生型序列不同(图 4.4)。为了完成融解曲线,PCR终产物处于递增的温度梯度下,与此同时荧光被不断地收集。温度会导致双链DNA变性。可以观察到随着染料的分解,在双链DNA融解为单链DNA的一个点上,荧光强度呈下降趋势。以荧光强度对温度的函数的一级负导数对温度作图,呈现的融解曲线为截然不同的融解峰。

单链构象多态性分析

单链构象多态性分析 (single-stranded conformation polymorphism, SSCP) 是基于单链 DNA 根据自己的序列折叠成二维结构时,迁移率的不同来实现的[24-26]。野生型和突变体的 DNA 通过 PCR 扩增并变性。这些产物通过非变性聚丙烯酰胺凝胶电泳进行分析。基因突变影响二维结构,进而影响通过电子射线或者溴化乙锭染色/紫外线照明可观察的迁移特性。与野生型 ssDNA 相比,突变体 ssDNA 片段会迁移到不同的地方。如果是杂合性突变,那么两种类型的条带都会出现。目前,SSCP 分析也可以应用到 RNA 样品中,因为 RNA 有比单链 DNA 更稳定的构象。这项技术的主要优点是可以简便并且敏感地检测突变体,在少于 200 个碱基对的序列中,检测的灵敏度可以达到 70%~90%[27,28]。

需要指出的是,SSCP 是一个检测工具,它需要序列来确认[15]。SSCP 的另外一个局限性是它对温度、离子环境、pH 值等影响构型的外部环境太敏感。因此,在实验过程中必须严格控制这些参数。SSCP 对 G>C 突变的检测敏感度比较低。过量的引物或非特异性的 PCR 扩增子等污染会结合到单链 DNA 上并改变它的迁移特性。当序列片段长度超过 200 个碱基对时,SSCP 的检测灵敏度就会降低,但是可以通过限制内切酶消化和把不同大小的单链 DNA 片段放到一个泳道里来提高灵敏度(此过程被称为限制性内切酶

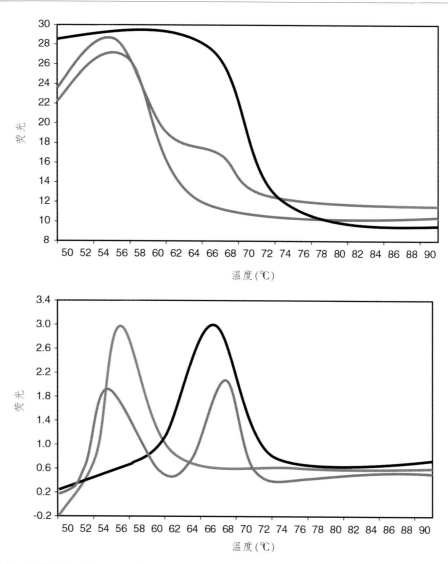

图 4.4 融解曲线分析用来检测扩增的目的区域的 SNP 和突变体。PCR 终产物处于一个温度梯度中,同时荧光信号被不断收集。这会引起双链 DNA 变性。在双链 DNA 融解为单链 DNA 的某个点上,可以观察到随着染料的解离,对应的荧光强度呈下降趋势(上图)。以荧光强度对温度的函数的一级负导数(–dF/dT)对温度作图,融解曲线将转变为与上图截然不同的融解峰(下图)。在这个例子中,我们有三个产物:黑色的样品有野生型的等位基因,解链温度为 68℃;蓝色的样品有突变体的等位基因,解链温度为 56℃;红色的样品是杂合的,既有野生型的等位基因又有突变体的等位基因。

酶解图谱SSCP)[29]。

限制性片段长度多态性分析

限制酶是细菌酶,其具有切断特定 DNA 序列的功能。自然产生的或者人工导入的突变体会产生新的限制酶位点或者破坏限制酶位点。正常序列经过限制酶消化后产生的片段样式和突变体是有差别的,这个过程就是限制酶图谱或者限制性片段长度多态性(restriction fragment length pjolymorphism, RFLP)分析[30,31]。

RFLP 分析可以应用于快速确定 PCR 产物的突变特征[32,33]。已知的 PCR 扩增产物和预测的限制酶图谱

用限制性内切酶消化。消化产物经过凝胶电泳和尺寸对照进行对比分析。RFLP 分析可以应用到检测限制酶位点多态性和与产生或者破坏限制酶位点相关的突变体中。删除一个限制酶位点会产生一个长的 DNA 序列,然而,引入一个限制酶位点则会在凝胶电泳上产生两个短的 DNA 序列。

PCR的临床应用

在过去的几年里,PCR 技术在分子肿瘤学上的应用已经得到了很大的发展,目前的应用范围很广。尽管 PCR 由于诸多优点而应用到分子肿瘤学上,但它也有

一定的局限性,如框 4.4 中所示。PCR 能够检测非常小的,甚至单个核苷酸突变,也能够检测大的突变,例如缺失、重排和易位,从而使它成为一种在疾病监控上经济可行、操作简单、快速的方法[34,35]。PCR 在量化基因组材料上的灵活性也使得它成为预测对癌症治疗的反应的一种理想方法(见应用举例[36,37])。此外,基因测定能为特定的个体筛选合适的治疗方法,这已经逐渐演变为"个体化医学"领域[6]。例如,在乳腺癌中,*p53* 突变预示对他莫西芬反应不敏感[38],而 KRAS 突变则能够提示一个人是否能够从抗癌药物帕尼单抗中受益[37]。PCR 在分子肿瘤学上的应用图谱列于表 4.2 中。

框 4.4　PCR 技术的优势和局限性

优势

- 灵敏度高(极少量的 DNA 样品就能满足需要)
- 快速
- 成本合理
- 能够自动化
- 能被定量

劣势和局限性

- 特异性有限(引物错误会导致结果错误)
- 容易发生污染
- 不适合 DNA 突变的大片段分析
- 检测易位和大片段缺失的能力有限

表 4.2　PCR 在分子肿瘤学中的应用图谱

应用	举例
1.DNA 突变的检测,缺失/插入	乳腺癌、卵巢癌中的 *BRCA1* 和 *BRCA2*[44]
	结肠癌和息肉中的 *MSH2* 和 *MLH1*[45]
	视网膜母细胞瘤的 *Rb1* 基因突变[46]
	软组织肉瘤的 *P53* 基因突变[47]
2.癌基因和抑癌基因的表达	乳腺癌中 *erbB2* 表达增加,与预后不良有关[48]
	肺癌中 *myc* 表达增加,与肿瘤进展和化疗反应差相关[49]
3.单核苷酸多态性分析	微小 RNA *miR-143/145* 的单核苷酸多态性可以预测增加/降低结直肠癌的风险[50]
4.甲基化分析	上皮性卵巢癌中钙黏蛋白启动子甲基化会导致表达降低和异常核定位[51]
5.大规模筛选 mRNA 表达	基于 PCR 的表达阵列
6.miRNA 的表达	miR409-3p、miR-7 和 miR93 组合可用于检测早期结直肠癌[52]
7.基于 PCR 的 miRNA 全球筛选	作为早期癌症检测的生物标记物,识别 miRNA 在非小细胞肺癌中的差异表达[53]
8.体细胞突变的基因分型	骨髓增殖性疾病中的 *JAK2 V617F*[54]
	结肠癌中 *KRAS* 第 12 和第 13 密码子的突变[55]
	黑色素瘤中 *BRAF* V600E 突变[56]
9.残留病检测	格列卫治疗后慢性粒细胞白血病中 *BCR-ABL1* 拷贝数[57]
10.染色体重排检测	T 细胞和 B 细胞非霍奇金淋巴瘤中 T 细胞受体基因和免疫球蛋白重链基因重排[58]
11.扩增微卫星重复	识别林奇综合征中错配修复基因的微卫星不稳定性[59]
12.癌症患者病毒负荷的量化管理	在移植后淋巴组织增生性疾病患者的 EBV 负荷可以预测疾病发展的可能性,并且,适当的抑制量可控制[60]
13 肿瘤共性分析	霍奇金淋巴瘤的单克隆检测[61]
14. 检测染色体易位	间变性大细胞非霍奇金淋巴瘤中的 2;5 易位[62]
	慢性粒细胞白血病中的 9;22 易位[63]
	尤文肉瘤中的 11;22 易位[64]
15. 肿瘤克隆性研究中的杂合性缺失(loss of heterozygosity, LOH)类型	乳腺小叶癌的 16 号染色体上的 LOH[65]
16. 检测导致肿瘤的感染因素(病毒)	人乳头瘤病毒与宫颈癌相关[66]
	EB 病毒与伯基特淋巴瘤相关[67]
	人类疱疹病毒 8 型与卡波西肉瘤相关[68]

(黄洁 译　侯英勇 校)

参考文献

1. Bossler A, van Deerlin V. Conventional and real-time polymerase chain reaction. In: Tubbs RR, Stoler MH, editors. Cell and tissue based molecular pathology. Philadelphia, PA: Churchill Livingstone Elsevier Inc.; 2009. p. 33–49.
2. Rennert H, Leonard DGB. Molecular methods in the diagnostic laboratory. In: Leonard DGB, editor. Diagnostic molecular pathology. Philadelphia: Saunders; 2003. p. 25–52.
3. Mullis K, Faloona F, Scharf S, Saiki R, Horn G, Erlich H. Specific enzymatic amplification of DNA in vitro: the polymerase chain reaction. Cold Spring Harb Symp Quant Biol. 1986;51(Pt 1):263–73.
4. Gazdar AF. Personalized medicine and inhibition of EGFR signaling in lung cancer. N Engl J Med. 2009;361(10):1018–20.
5. Gonzalez-Angulo AM, Hennessy BT, Mills GB. Future of personalized medicine in oncology: a systems biology approach. J Clin Oncol. 2010;28(16):2777–83.
6. Pasic MD, Samaan S, Yousef GM. Genomic medicine: new frontiers and new challenges. Clin Chem. 2013;59(1):158–67.
7. Bej AK, Mahbubani MH, Atlas RM. Amplification of nucleic acids by polymerase chain reaction (PCR) and other methods and their applications. Crit Rev Biochem Mol Biol. 1991;26(3–4):301–34.
8. Coleman WG, Tsongalis GJ. Essential concepts in molecular pathology. San Diego, CA: Elsevier; 2010.
9. Gibbs RA. DNA amplification by the polymerase chain reaction. Anal Chem. 1990;62(13):1202–14.
10. Kubista M, Andrade JM, Bengtsson M, Forootan A, Jonak J, Lind K, et al. The real-time polymerase chain reaction. Mol Aspects Med. 2006;27(2–3):95–125.
11. Lo YM, Chan KC. Setting up a polymerase chain reaction laboratory. Methods Mol Biol. 2006;336:11–8.
12. Remick DG, Kunkel SL, Holbrook EA, Hanson CA. Theory and applications of the polymerase chain reaction. Am J Clin Pathol. 1990;93(4 Suppl 1):S49–54.
13. Templeton NS. The polymerase chain reaction. History, methods, and applications. Diagn Mol Pathol. 1992;1(1):58–72.
14. Mies C. Molecular biological analysis of paraffin-embedded tissues. Hum Pathol. 1994;25(6):555–60.
15. Baumforth KR, Nelson PN, Digby JE, O'Neil JD, Murray PG. Demystified ... the polymerase chain reaction. Mol Pathol. 1999;52(1):1–10.
16. Killeen AA. Principles of molecular pathology. New Jersey: Humana Press; 2004.
17. Crotty PL, Staggs RA, Porter PT, Killeen AA, McGlennen RC. Quantitative analysis in molecular diagnostics. Hum Pathol. 1994;25(6):572–9.
18. Oliver D. Polymerase chain reaction and reverse transcription-polymerase chain reaction. In: Cagle PT, Allen TC, editors. Basic concepts of molecular pathology. New York: Springer; 2009. p. 73–85.
19. Ririe KM, Rasmussen RP, Wittwer CT. Product differentiation by analysis of DNA melting curves during the polymerase chain reaction. Anal Biochem. 1997;245(2):154–60.
20. Wienken CJ, Baaske P, Duhr S, Braun D. Thermophoretic melting curves quantify the conformation and stability of RNA and DNA. Nucleic Acids Res. 2011;39(8):e52.
21. Joyce C. Quantitative RT-PCR. A review of current methodologies. Methods Mol Biol. 2002;193:83–92.
22. Deepak S, Kottapalli K, Rakwal R, Oros G, Rangappa K, Iwahashi H, et al. Real-time PCR: revolutionizing detection and expression analysis of genes. Curr Genomics. 2007;8(4):234–51.
23. Freeman WM, Walker SJ, Vrana KE. Quantitative RT-PCR: pitfalls and potential. Biotechniques. 1999;26(1):112–22, 24–5.
24. Hayashi K. PCR-SSCP: a simple and sensitive method for detection of mutations in the genomic DNA. PCR Methods Appl. 1991;1(1):34–8.
25. Liu Q, Feng J, Buzin C, Wen C, Nozari G, Mengos A, et al. Detection of virtually all mutations-SSCP (DOVAM-S): a rapid method for mutation scanning with virtually 100% sensitivity. Biotechniques. 1999;26(5):932, 6–8, 40–2.
26. Orita M, Iwahana H, Kanazawa H, Hayashi K, Sekiya T. Detection of polymorphisms of human DNA by gel electrophoresis as single-strand conformation polymorphisms. Proc Natl Acad Sci U S A. 1989;86(8):2766–70.
27. Noakes MA, Reimer T, Phillips RB. Genotypic characterization of an MHC class II locus in lake trout (Salvelinus namaycush) from Lake Superior by single-stranded conformational polymorphism analysis and reference strand-mediated conformational analysis. Mar Biotechnol (NY). 2003;5(3):270–8.
28. Pajak B, Stefanska I, Lepek K, Donevski S, Romanowska M, Szeliga M, et al. Rapid differentiation of mixed influenza A/H1N1 virus infections with seasonal and pandemic variants by multitemperature single-stranded conformational polymorphism analysis. J Clin Microbiol. 2011;49(6):2216–21.
29. Liu MS, Rampal S, Hsiang D, Chen FT. Automated DNA mutation analysis by single-strand conformation polymorphism using capillary electrophoresis with laser-induced fluorescence detection. Mol Biotechnol. 2000;15(1):21–7.
30. Farkas DH, Holland CA. Overview of molecular diagnostic techniques and instrumentation. In: Tubbs RR, Stoler MH, editors. Cell and tissue based molecular pathology. Philadelphia, PA: Churchill Livingstone Elsevier Inc; 2009. p. 19–35.
31. Lo YM, Chan KC. Introduction to the polymerase chain reaction. Methods Mol Biol. 2006;336:1–10.
32. Case C, Kandola K, Chui L, Li V, Nix N, Johnson R. Examining DNA fingerprinting as an epidemiology tool in the tuberculosis program in the Northwest Territories, Canada. Int J Circumpolar Health. 2013 May 8;72. doi: 10.3402/ijch.v72i0.20067. Print 2013. PubMed PMID: 23671837; PubMed Central PMCID: PMC3650219.
33. Priyadarshini A, Chakraborti A, Mandal AK, Singh SK. Asp299Gly and Thr399Ile polymorphism of TLR-4 gene in patients with prostate cancer from North India. Indian J Urol. 2013;29(1):37–41.
34. Bernard PS, Wittwer CT. Real-time PCR technology for cancer diagnostics. Clin Chem. 2002;48(8):1178–85.
35. Crocker J. Demystified... Molecular pathology in oncology. Mol Pathol. 2002;55(6):337–47.
36. Darb-Esfahani S, Kronenwett R, von Minckwitz G, Denkert C, Gehrmann M, Rody A, et al. Thymosin beta 15A (TMSB15A) is a predictor of chemotherapy response in triple-negative breast cancer. Br J Cancer. 2012;107(11):1892–900.

37. Kim ST, Sung JS, Jo UH, Park KH, Shin SW, Kim YH. Can mutations of EGFR and KRAS in serum be predictive and prognostic markers in patients with advanced non-small cell lung cancer (NSCLC)? Med Oncol. 2013;30(1):328.

38. Berns EM, Foekens JA, Vossen R, Look MP, Devilee P, Henzen-Logmans SC, et al. Complete sequencing of TP53 predicts poor response to systemic therapy of advanced breast cancer. Cancer Res. 2000;60(8):2155–62.

39. Chamberlain JS, Gibbs RA, Ranier JE, Nguyen PN, Caskey CT. Deletion screening of the Duchenne muscular dystrophy locus via multiplex DNA amplification. Nucleic Acids Res. 1988;16(23):11141–56.

40. Llop P, Bonaterra A, Penalver J, Lopez MM. Development of a highly sensitive nested-PCR procedure using a single closed tube for detection of Erwinia amylovora in asymptomatic plant material. Appl Environ Microbiol. 2000;66(5):2071–8.

41. Milbury CA, Li J, Makrigiorgos GM. PCR-based methods for the enrichment of minority alleles and mutations. Clin Chem. 2009;55(4):632–40.

42. Ku JL, Jeon YK, Park JG. Methylation-specific PCR. Methods Mol Biol. 2011;791:23–32.

43. Komminoth P, Long AA. In-situ polymerase chain reaction. An overview of methods, applications and limitations of a new molecular technique. Virchows Arch B Cell Pathol Incl Mol Pathol. 1993;64(2):67–73.

44. Hernan I, Borras E, de Sousa DM, Gamundi MJ, Mane B, Llort G, et al. Detection of genomic variations in BRCA1 and BRCA2 genes by long-range PCR and next-generation sequencing. J Mol Diagn. 2012;14(3):286–93.

45. Wang Y, Friedl W, Sengteller M, Jungck M, Filges I, Propping P, et al. A modified multiplex PCR assay for detection of large deletions in MSH2 and MLH1. Hum Mutat. 2002;19(3):279–86.

46. Shimizu T, Toguchida J, Kato MV, Kaneko A, Ishizaki K, Sasaki MS. Detection of mutations of the RB1 gene in retinoblastoma patients by using exon-by-exon PCR-SSCP analysis. Am J Hum Genet. 1994;54(5):793–800.

47. Yin L, Liu CX, Nong WX, Chen YZ, Qi Y, Li HA, et al. Mutational analysis of p53 and PTEN in soft tissue sarcoma. Mol Med Rep. 2012;5(2):457–61.

48. O'Malley FP, Saad Z, Kerkvliet N, Doig G, Stitt L, Ainsworth P, et al. The predictive power of semiquantitative immunohistochemical assessment of p53 and c-erb B-2 in lymph node-negative breast cancer. Hum Pathol. 1996;27(9):955–63.

49. Iwakawa R, Kohno T, Kato M, Shiraishi K, Tsuta K, Noguchi M, et al. MYC amplification as a prognostic marker of early-stage lung adenocarcinoma identified by whole genome copy number analysis. Clin Cancer Res. 2011;17(6):1481–9.

50. Li L, Pan X, Li Z, Bai P, Jin H, Wang T, et al. Association between polymorphisms in the promoter region of miR-143/145 and risk of colorectal cancer. Hum Immunol. 2013;74(8):993–7.

51. Makarla PB, Saboorian MH, Ashfaq R, Toyooka KO, Toyooka S, Minna JD, et al. Promoter hypermethylation profile of ovarian epithelial neoplasms. Clin Cancer Res. 2005;11(15):5365–9.

52. Wang S, Xiang J, Li Z, Lu S, Hu J, Gao X, et al. A plasma microRNA panel for early detection of colorectal cancer. Int J Cancer. 2013 Mar 2.

doi:10.1002/ijc.28136. [Epub ahead of print] PubMed PMID: 23456911.

53. Hennessey PT, Sanford T, Choudhary A, Mydlarz WW, Brown D, Adai AT, et al. Serum microRNA biomarkers for detection of non-small cell lung cancer. PLoS One. 2012;7(2):e32307.

54. Olsen RJ, Tang Z, Farkas DH, Bernard DW, Zu Y, Chang CC. Detection of the JAK2(V617F) mutation in myeloproliferative disorders by melting curve analysis using the LightCycler system. Arch Pathol Lab Med. 2006;130(7):997–1003.

55. Ma ES, Wong CL, Law FB, Chan WK, Siu D. Detection of KRAS mutations in colorectal cancer by high-resolution melting analysis. J Clin Pathol. 2009;62(10):886–91.

56. Kumar R, Angelini S, Czene K, Sauroja I, Hahka-Kemppinen M, Pyrhonen S, et al. BRAF mutations in metastatic melanoma: a possible association with clinical outcome. Clin Cancer Res. 2003;9(9):3362–8.

57. Kantarjian HM, Talpaz M, Cortes J, O'Brien S, Faderl S, Thomas D, et al. Quantitative polymerase chain reaction monitoring of BCR-ABL during therapy with imatinib mesylate (STI571; gleevec) in chronic-phase chronic myelogenous leukemia. Clin Cancer Res. 2003;9(1):160–6.

58. Rezuke WN, Abernathy EC, Tsongalis GJ. Molecular diagnosis of B- and T-cell lymphomas: fundamental principles and clinical applications. Clin Chem. 1997;43(10):1814–23.

59. Terdiman JP, Gum Jr JR, Conrad PG, Miller GA, Weinberg V, Crawley SC, et al. Efficient detection of hereditary nonpolyposis colorectal cancer gene carriers by screening for tumor microsatellite instability before germline genetic testing. Gastroenterology. 2001;120(1):21–30.

60. Tsai DE, Nearey M, Hardy CL, Tomaszewski JE, Kotloff RM, Grossman RA, et al. Use of EBV PCR for the diagnosis and monitoring of post-transplant lymphoproliferative disorder in adult solid organ transplant patients. Am J Transplant. 2002;2(10):946–54.

61. Tapia G, Sanz C, Mate JL, Munoz-Marmol AM, Ariza A. Improved clonality detection in Hodgkin lymphoma using the BIOMED-2-based heavy and kappa chain assay: a paraffin-embedded tissue study. Histopathology. 2012;60(5):768–73.

62. Downing JR, Shurtleff SA, Zielenska M, Curcio-Brint AM, Behm FG, Head DR, et al. Molecular detection of the (2;5) translocation of non-Hodgkin's lymphoma by reverse transcriptase-polymerase chain reaction. Blood. 1995;85(12):3416–22.

63. Chasseriau J, Rivet J, Bilan F, Chomel JC, Guilhot F, Bourmeyster N, et al. Characterization of the different BCR-ABL transcripts with a single multiplex RT-PCR. J Mol Diagn. 2004;6(4):343–7.

64. Downing JR, Khandekar A, Shurtleff SA, Head DR, Parham DM, Webber BL, et al. Multiplex RT-PCR assay for the differential diagnosis of alveolar rhabdomyosarcoma and Ewing's sarcoma. Am J Pathol. 1995;146(3):626–34.

65. Cleton-Jansen AM. E-cadherin and loss of heterozygosity at chromosome 16 in breast carcinogenesis: different genetic pathways in ductal and lobular breast cancer? Breast Cancer Res. 2002;4(1):5–8.

66. Schlecht NF, Kulaga S, Robitaille J, Ferreira S, Santos M, Miyamura RA, et al. Persistent human papillomavirus infection as a predictor of cervical intraepithelial neoplasia. JAMA. 2001;286(24):3106–14.

67. Fan H, Gulley ML. Epstein-Barr viral load

measurement as a marker of EBV-related disease. Mol Diagn. 2001;6(4):279–89.

68. Mancuso R, Biffi R, Valli M, Bellinvia M, Tourlaki A, Ferrucci S, et al. HHV8 a subtype is associated with rapidly evolving classic Kaposi's sarcoma. J Med Virol. 2008;80(12):2153–60.

第 5 章

单核苷酸多态性(SNP)

Jyotsna Batra, Srilakshmi Srinivasan, Judith Clements

引言

人类基因组 DNA 的 23 对染色体上包含有 30 亿个脱氧核糖核苷酸碱基(A、C、G 或 T),其排列组合方式和序列在不同个体之间存在差别, 这些差别即称为多态性。据估计,人类基因组中高达 0.1%具有多态性。因此平均每 300 个核苷酸碱基对中存在一个具有多态性的基因。随着 DNA 测序技术(尤其是"二代"测序平台)的进展,测序成本急剧降低,同时有关正常人基因组变异的大规模研究也成为可能。千人基因组计划国际合作测序项目, 预备检测相当数量(N=2500)人群的基因组,以全面提供人类遗传变异及其单倍型的背景[1,2]。与现有单核苷酸多态性(single nucleotide polymorphism, SNP) 数据库人类基因组单体型图(HapMap)[3-5]相比,这个项目目前已发现的新的基因变异占 50%以上, 估计人类基因组中有超过590 万的核苷酸位点变异。人基因组中最常见的改变类型即为 SNP,约占所有变化总数的 90%[6];其他的变化类型有插入、缺失、结构变化(拷贝数变异)和短串联重复序列 (short tandem repeat, STR)。 通常认为,SNP 主要源自遗传物质在复制过程中发生的错误,且该错误可由亲代遗传至子代。SNP 可出现在编码区(基因),但更常出现于非编码区。其中 2/3 的 SNP 涉及胞嘧啶(C)与胸腺嘧啶(T)之间的转换。值得注意的

是, 共有 68 300 个非同义 SNP 是通过千人基因组项目发现的,其中 34 161 个非同义 SNP 为首次发现。这些变异中的一小部分已被发现与多种疾病相关并在该疾病中发挥生物学作用,而另外一些变异被认为是没有作用的沉默变异[2]。

SNP 通常定义为在基因组水平上单个核苷酸位点的变异,且其常见的等位基因在特定人群中出现的频率至少为 1%。然而,一些研究人员将"多态性 SNP"和"普通 SNP"的概念进行了区分,在正常人群中突变频率高于 5%才能被认为是"多态性 SNP"[7-10]。能够遗传的遗传学变异可进一步被分为两类:一类是罕见的高危遗传变异 (突变),另一类是常见的低危遗传变异。其中高危遗传变异的相对风险较大,许多相关研究均以患病家庭为研究单位。

近年来,SNP 一直驱动着许多疾病相关的各项研究, 其可用于检测疾病状况和遗传变异之间的相关性, 以确定造成特异性疾病的候选基因或基因组区域。SNP 也因其大多具有双等位基因特性、较低的基因分型成本、易于基因分型以及许多涉及 SNP 方面的数学和生物信息学技术的发展,而被广泛应用于基因多态性的相关研究[11-15]。本章节主要论述低危遗传变异及其遗传相关研究的临床应用,以及 SNP 的检测手段和基因分型的方法。

SNP和SNP数据库的临床应用

由单个 SNP,更多的是由多个 SNP 组合组成的芯片(array)已被应用于研究,且最近有许多临床应用。

染色体的不稳定性和拷贝数变化 (copy number alteration,CNA),包括重复、扩增和大片段纯合子(long

J. Batra, Ph.D. • S. Srinivasan, Ph.D.
J. Clements, Ph.D. (✉)
Translational Research Institute, Queensland
University of Technology, 37 Kent Street,
Woolloongabba, QLD 4102, Australia
e-mail: j.clements@qut.edu.au

contiguous stretches of homozygosity，LCSH)，在癌症及其他疾病的发生发展过程中发挥着重要生物学作用。杂合性缺失(loss of heterozygosity，LOH)被定义为当正常等位基因的特定区域(由一个有害等位基因和一个正常等位基因杂合而成)发生缺失或突变，从而导致细胞变为半合子(由一个有害等位基因和一个缺失等位基因组成)或由一对有害等位基因组成纯合子的现象[16]。进一步研究证实，包括 LOH 在内的染色体异常与预后差、疾病分型、风险等级和治疗方案的选择密切相关。近期有关 SNP 芯片的研究证实，实体肿瘤，如前列腺癌、卵巢癌、乳腺癌、子宫内膜癌、胃癌和肝癌均可发生 LOH，非实体恶性肿瘤如造血系统恶性肿瘤也同样如此[16-24]。最近，SNP 的应用范围已经扩展到临床，不仅可以用于检测缺失、镶嵌结构(mosaics)、嵌合体(chimerism)以及染色体倍性，也可用于检测拷贝数正常的 LOH(也称为单亲二倍体或基因转换)，即从亲本获得的一个等位基因或整条染色体的缺失。这个复杂的问题导致了从另外一个亲本获取的等位基因发生扩增，这一现象有可能是病理性的。嵌合体结构和染色体数目异常可以被传统的分析方法所发现，然而，低水平的镶嵌结构可能难以通过常规染色体核型分析发现。此外，染色体核型分析时将染色体固定于分裂中期可以修复镶嵌结构水平，从而导致假阴性的发生。例如，运用传统的中期细胞遗传学技术无法发现 40%~50% 的骨髓增生异常综合征患者的核型异常。用于检测基因组 DNA 的芯片平台由于不需要细胞培养，因此可做到更真实准确地反映镶嵌结构水平[25-28]。之前在染色体异常的稀释系列的研究中，用基于芯片的比较基因组杂交(array-based comparative genomic hybridization，aCGH)平台可检出镶嵌结构的下限大约为 20%。而基于 SNP 的芯片，例如，Illumina 公司的基于 Infinium 的基因芯片，可以精确地检测出低至 5% 的镶嵌结构[26,27,29]。Illumina 公司的 SNP 芯片检测嵌合体的灵敏度得以提高的原因是该芯片设计的每个 SNP 探针至少有 50 个碱基对，芯片上每个 SNP 珠子(bead)有至少 15× 的重复，以及是根据经验选择了性能更好的探针。由于 SNP 广泛分布于整个基因组，故这类芯片对单个外显子拷贝数变异(copy number variant，CNV)的检测能力有限。

结合 aCGH 的 SNP 芯片是一种非常有用的技术，其可以同时检测 CNA 和 LOH，包括拷贝数正常的 LOH[30-34]。Bruno 等人基于 5000 个临床样本对 SNP 芯片数据进行了报道，并强调了 SNP 基因分型数据对于智力障碍、发育迟缓、生长异常、自闭症或先天畸形患者的临床应用[35]。在这项研究中，单独的 SNP 基因分型数据揭示了 25 种临床显著异常(aberration)。其数据表明，先前低估了低水平镶嵌结构的发生率，且染色体嵌合状态频繁发生于没有显著临床特征的疾病中；因此，基于 SNP 的芯片的使用可以为疾病提供新的视角。Van 等人最近开发了肿瘤等位基因特异性拷贝数分析(allele-specific copy number analysis of tumour，AS-CAT)工具以分析由于瘤内异质性所造成的复杂的 SNP 芯片数据(http://www.ifi.uio.no/forskning/grupper/bioinf/Projects/ASCAT/)。ASCAT 算法可以确定非变异细胞比例以及肿瘤倍性(DNA 拷贝数的平均值)，并可以计算将拷贝数变异及不变两种状况可视化的 ASCAT 文件[36]。SNP 基因分型也特别适合于分析生物模型的基因纯度，如在实验室中使用的各种小鼠和细胞系[37]。

此外，使用 SNP 的遗传相关性研究已成为查明的大量疾病的新遗传标记物及衡量个体化药物治疗效果(俗称药物基因组学)的最前沿。这些研究已进一步发现了可作为未来潜在药物靶点的新的疾病相关基因和通路。除以家庭(主要是包括患者及其双亲在内的三个样本)为基础和以双胞胎为基础的研究外，用于关联研究最常用的方法是病例对照分析。目前遗传相关研究主要用于候选基因，但已越来越多地被用于并无先前假设的基因组水平的研究(详见下文)。

候选基因相关研究：2007 年以前，候选基因法被作为筛选遗传学低风险突变基因的主要方法。这种方法主要基于与某些感兴趣的疾病表型相关的基因知识，并涉及数量较少的基因变异(1~100 个 SNP)[38]。用这一方法逐渐发现了许多影响多种癌症及免疫疾病发生风险的等位基因[12,39-49]。尽管候选基因相关研究具有诸多优点，但其结果的不可重复性使得这一方法在各个水平上受到了研究者们的普遍批评。由其结果的不可重复性引发的一个重大问题涉及人群分层。如果考虑到使用包括实验组和对照组在内的随机队列研究，那么人群分层的偏移可以很容易地被规避，从而降低相似变异结果发生混合的风险[50]。

大多数候选基因研究的结果是模糊的，这使得目前还不清楚该结果是描绘了常见变异疾病的易感性，还是仅仅是由于在测试样本群或对照样本群之间偶然存在原始差异造成了模糊。此外，许多候选基因相关研究报道并未考虑对多次实验结果进行校正就直接报告了结果。有关多次比较的问题可以使用以下两种方法解决：①通过对基因/SNP/单倍体数量的检测，运用电脑模拟的 Bonferroni 运算来确定其重要性；②用排列置换的方法分析涉及单倍体的等位基因变异。尽管目前候选基因研究在基因组层面的意义在统计学标准方面还存有一些争议,但这样一个保守的门槛似乎过于严格,特别是在未知的主要基因影响疾病的背景下。

　　另一个需要识别非复制和一系列假阳性结果的原因可能涉及系统性基因型错误、由于样本量小所造成的统计功效不足,或是在某些情况下的假阴性结果(Ⅱ类错误)[51,52]。造成假阴性结果的原因可能是对基因-基因相互作用和基因-环境相互作用的低估[51],以及未考虑由于连锁不平衡(linkage disequilibrium,LD)所导致的多态性[53],这对于基因组广泛关联分析(genome-wide association studies, GWAS)同样适用。

　　考虑到包括多个位点的累积效应以及复杂疾病的异质性等方面,强烈建议对未来的候选基因研究方法进行微调[52,53]。

　　基因组广泛关联分析 (GWAS):GWAS 的研究对象为大量 (通常在 300 000~1 500 000 个多态性基因之间)遗传变异类型,且其等位基因或基因型的频率被用于评估组间差异 (例如,疾病组与非疾病组)。GWAS 的优点是,它是对疾病相关遗传变异的一个广泛搜索,而不必指定感兴趣的特定基因。然而,由于所参与的统计学检验方法多种多样,发生 Ⅰ 类错误的风险较大。因此,对多个假设检验进行统计学修正是必要的,$P<10^{-7}$ 为判断 GWAS 结果具有显著差异的统计学指标[54]。正因为如此,GWAS 更需要大样本以确保充分的统计学功效,以便进行 P 值较小的相关性分析。

　　为了降低 GWAS 的成本,并减少采集到的冗余信息,GWAS 的基因型分析纳入了一个富含大量 SNP 信息的子集, 又称标签 SNP。标签 SNP 的选择利用了 SNP 之间的关联结构,又称连锁不平衡(LD)。不同位点的等位基因非随机关联分析被称为配子相不平衡或更为简单的 LD。LD 中被最广泛认可的措施为 r^2,其中 r 是具有等位基因的两个不同位点(A、a、B、b)的相关系数[55]。将 PA、Pa、PB、Pb 分别作为两个位点等位基因的频率值,那么 $r^2=D^2/(pApBpapb)$,其中一个度量 LD 幅度的指标为 D=PAB−PAPB。 D 是 LD 的测量指标,表示一对等位基因分离后,随机分布于两个单倍体基座的频率[56]。当 $0.8<r^2<1$ 时,LD 更强。国际人类基因组计划 (http://hapmap.ncbi.nlm.nih.gov/)开创性地进行了世界范围内人群的基因分型项目,以计划开展全人类单倍型图谱,并加速单倍型和标签 SNP 的搜索,尤其是将搜索范围缩减到统计学差异显著的既往研究发现的疾病相关位点,同时了解人类遗传分布的

图谱[5];并为将来 GWAS 结果的精炼和分析提供数据。至于最近的千人基因组计划(http://www.1000genomes.org/),其目的是采用"新一代"测序技术在大型和不同种族的人群集合定义常见和低频变异,其将为 SNP 的筛选提供更好的基因图谱[57]。

　　GWAS 的固有设计是这样的: 显著相关的 SNP 是少见的,其仅偶尔与表型发生因果联系,并代替 LD 成为一个功能上重要的变体。发现这些偶然变体对于了解疾病发病的分子机制是重要的。接下来,需要更多深入的研究补充 GWAS,如细化和插补研究,来识别致病等位基因。这些涉及在 GWAS 已发现的 SNP 附近的已知常见序列,而这些 SNP 与感兴趣的疾病相关。适当共同序列变体可以通过访问千人基因组的 SNP 数据库,或者通过对感兴趣区域的重新测序来发现。细化 GWAS 信号并识别偶发 SNP 的另一种方法是进行插补。基因型的插补是对在个体样本中不直接测定的已知变体进行预测(或估算)基因型的过程。这些非基因型变体随后可以用于与性状关联的测试。插补研究涉及将相对大量的遗传标记(100 000~1 000 000 SNP)的基因型研究样本与来自大量个体的所有感兴趣标记的基因型的单倍型参照组比较[58]。迄今为止,HapMap 数据库通常作为参照组, 该项目的第二阶段包括了超过 310 万个 SNP,其研究个体按照基因分型分为 4 个小组[10],但其他参照组,如千人基因组项目同样也可以用(http://www.1000genomes.org/)。

　　由于采用 GWAS 技术,在超过 230 例疾病和性状中已成功识别出有高度统计学显著性和强大相关性的单核苷酸多态性[59]。美国国家人类基因组研究所(NHGRI)已发表 GWAS 目录,可在 http://www.genome.gov/gwastudies/中访问。截至 2013 年 1 月 8 日,该目录已包括 1664 个出版物和 11 039 个 SNP(图 5.1)。

　　现在许多 SNP 已经成为用来预测和症状前监测许多疾病/性状相关的多组学平台的一部分, 包括某些癌症和药物基因组学检测,以及眼科、心脏、肾脏和神经障碍。一些商业公司已经开始为消费者提供临床基因分型服务, 如来自 23andMe 公司的个人基因组服务(https://www.23andme.com/)、信号通路基因组学(https://www.pathway.com/)和 Navigenics 公司(https://www.navigenics.com/)等。尽管这些基于 SNP 的测试易于实施,并且在临床环境中容易使用,但输出的结果仅提示可能性而不是肯定性。例如,单独一个常见的 SNP 可以预测患有疾病高达 1.5 倍的个体风险。然而,联合分析多个 SNP,在高风险组(例如有家族史的个体)的分析中

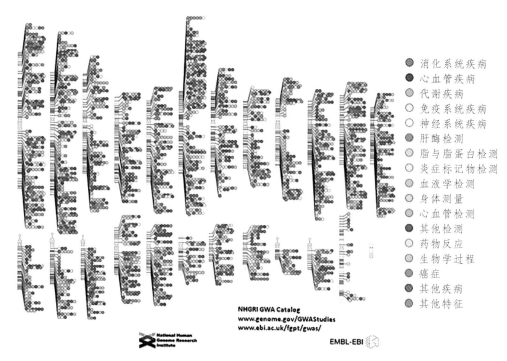

图例：
- 消化系统疾病
- 心血管疾病
- 代谢疾病
- 免疫系统疾病
- 神经系统疾病
- 肝酶检测
- 脂与脂蛋白检测
- 炎症标记物检测
- 血液学检测
- 身体测量
- 心血管检测
- 其他检测
- 药物反应
- 生物学过程
- 癌症
- 其他疾病
- 其他特征

NHGRI GWA Catalog
www.genome.gov/GWAStudies
www.ebi.ac.uk/fgpt/gwas

National Human Genome Research Institute

EMBL-EBI

图 5.1　2012 年 12 月,全基因组协会发布的由 $P \leqslant 5 \times 10^8$ 筛选出的 17 性状类别[Hindorff LA、MacArthur J(欧洲生物信息研究所)、Morales J(欧洲生物信息研究所)、Junkins HA、Hall PN、Klemm AK 和 Manolio TA 等向全基因组研究协会分享了产品目录,网址:http://www.genome.gov/gwastudies,具体访问日期为 2013 年 8 月 15 日]。

尤为有效。随着人类基因组学研究过渡到新一代,我们识别与复杂性状相关的遗传变异和疾病的能力将大幅提升, 这在很大程度上是由于基因分型阵列技术预期的改善和测序成本降低所致。

SNP检测和分型:多种平台

SNP 最初是通过对来自多个克隆的携带基因组 DNA 的克隆序列重叠比较而得到的。鸟枪测序法和 Sanger 测序法随即成为检测更大人群 SNP, 以确定其等位基因频率的常用方法(表 5.1)。随着新一代测序(NGS)时代的到来,人类大部分的 SNP 已通过测序,并且对来自不同人群的基因组 DNA 进行校准被检测了出来,并提交给各种数据库。这些 SNP 可进一步对不同人群或疾病情况进行基因分型,从而回答某一个具体的研究问题。对 SNP 分析的长度和数量决定了基因分型的方法及其下游的统计学分析。SNP 的分型方法可以根据每个反应和样品所能检测到的 SNP 数量分为低、中、高通量技术。这些方法的组合已进一步成功应用于分析大规模的 SNP。

低通量测序方法

单一的 SNP 基因分型分析是一种具有悠久历史

的经典分析方法。其分析方法有许多种,如基于聚合酶链式反应(PCR)的方法、基于酶催化的方法和其他方法。尽管这些技术被认为是传统的方法而较少使用,但对于小实验室进行低通量分型,它们仍然是有价值的,因为他们不需要复杂而昂贵的设备。以下是其中的一些分析方法。

限制性片段长度多态性(RFLP):多个不同等位基因状况下限制性位点的改变最早被用来分析人类基因组多态性[60]。该技术利用不同类别的酶并通过识别特殊序列和结构来切割 DNA。DNA 样品被限制性内切酶消化后分离,并转移到尼龙膜上。然后用一个标记的 DNA 探针来探测,以确定酶切后片段长度,这一方法称为 Southern 印迹。或者可以将核酸内切酶酶切后的片段通过 DNA 凝胶电泳进行分离后嵌入染料染色,并用 PCR 对感兴趣的片段进行扩增。识别特定的 SNP 需要特定核酸内切酶, 并且凝胶分析耗时较久,所以在做高通量分型时 RFLP 不是一个好的选择。

焦磷酸测序(PSQ):PSQ 是一种可靠的定量测序合成方法,可以用于确定一个 SNP 基因型,也可以用于筛选突变、甲基化分析和病毒/细菌 DNA 分型[61]。相对于其他 SNP 基因分型方法, 只要模板的质量好,PSQ 还可以对 SNP 附近的 50~100 个碱基序列进行测序并评估其他的突变, 如 2、3 和 4 个等位基因的

表 5.1　SNP 基因分型和检测方法总结

方法	优势	劣势	参考文献	说明
低通量技术				
限制性片段长度多态性(RFLP)	功能强大，但操作繁琐	通量较小，仅用于少量 SNP 的检测	[102]	传统方法
T-ARMS-PCR	单管 PCR 即可分析，无需其他处理	由于对 PCR 产物识别能力的限制，使得其对 PCR 引物的设计要求较高	[44]	耗时和所需费用均较低
侵入性分析	具有极高的信号放大效应，不需要 PCR 即可直接对 10^{-21}mol 基因组 DNA 的 SNP 进行分析	检测每个 SNP 需要单独的样品和反应体系，且不能用于大通量的基因组计划	[48]	常用瓣状核酸内切酶
聚合酶链式反应－单链构象多态性分析(PCR-SSCP)	能同时对多个位置大小的 SNP 进行分析，还可用于检测未知的 SNP	不能确定 SNP 的位置	[52]	基于 DNA 构象的检测方法
异源双链分析(HA)	根据 DNA 双链进行基因分型	对不同碱基的敏感性不同	[54]	与 SSCP 相似
变性高效液相色谱分析(DHPLC)	一种自动化测序技术，其对同源和异源染色体的区分有较高灵敏度	不能用于检测多态性高的物种，不同位点的最佳检测温度不同，需设定	[55]	无需提前得知 SNP 的确切位置
焦磷酸测序	最多分析 50 个碱基对	费用昂贵，难以复用	[38]	需要专用设备
脱氧核苷酸杂交探针——分子信标	靶点特异性高	探针合成和设计均较为昂贵，且需要费用较高的脱氧核苷酸	[103]	特异性的茎环结构
脱氧核苷酸连接测定法(OLA)——滚环扩增方法	可将闭环式探针扩增到检测单拷贝序列所需的量	空间位阻对固相合成有阻碍	[59]	在一个微小的反应板上进行同质等温分析
5′-核酸酶测定法——TaqMan®分析	仅通过探针与目的片段杂交的结果进行多态性分析，与酶活性无关	荧光分子和淬灭基团的组合有限	[104]	复用率低
中-高通量技术				
iPLEX Sequenom	无需标记	仪器昂贵	[105]	与适度复用分析相似
SNaPshot	可复用	需进行大小分离的步骤	[69]	与毛细管 DNA 测序仪兼容
Fluidigm 分析	高度可靠的微流控分析	使用纳米级样品	[68]	分析方法简单且准确度高
Illumina GoldenGate 分析	引物结合微珠阵列技术具有较高特异性	灵活性低	[79]	中至大通量 SNP
Illumina Infinium 分析	杂交检测	需分析几个样品才能找到相关性	[107]	小通量和大通量均可
基于简化基因组深度测序技术	可用于探索新的 SNP，成本低，精确度高	尚缺	[5]	双条码系统，可对大量样品进行同时基因分型
Affymetrix™ 分析	基因组覆盖度高	产生大量数据，分析时算法较为复杂	[93]	全基因组测序

（待续）

表 5.1(续表)

方法	优势	劣势	参考文献	说明
SNP 检测方法				
454 测序	读长长,运算时间较快	可因对聚合物的错误分析而造成错误(连续序列,如 AAA 和 GGG)	[92]	首个二代测序技术
Illumina (Solexa) 基因组分析	广泛应用,读长较短	可由 DNA 聚合酶导致错误的 dNTP 插入	[106]	复用率低
ABI SOLiD 系统	与运用两个碱基编码的 Illumina 二代测序仪相比,错误率较低	运行时间长,分析方法复杂	[74]	两个碱基的测序方法
Heliscope™ 测序	无偏倚的 DNA 测序	高 NTP 掺入错误率	[108]	单分子测序
Ion Torrent 测序	第一个成本低且灵活的基于四色光谱的分析平台,并被应用于其他 NGS 平台	低并行率,短链测序较为专业	[98]	无需对 dNTP 进行修饰

SNP、插入/缺失和点突变。一个反应中可以分析 4~5 个位置接近的 SNP,1 小时内一个板最多可以分析 96 个 SNP。该测定法是通过检测 PCR 反应互补链合成过程中实时焦磷酸(PPi)的释放而进行分析[62]。用于 PCR 合成的三个引物由 PSQ™ 检测设计软件设计,可以扩增 SNP 附近一个 100~200bp 的 DNA 序列。其中一条引物的 5′末端被生物素化,以便将 PCR 产物的一条单链作为 PSQ 反应的模板。测序引物与 PSQ 模板互补,退火后其 3′末端位于 SNP 旁或者 SNP 上游几个碱基。将此测序引物与生物素标记的单链 DNA(ssD-NA)模板杂交,并与 DNA 聚合酶、ATP 硫酸化酶、荧光素酶和三磷酸腺苷双磷酸酶混合。这 4 种 dNTP 分别循环反复地轮流加入反应体系。最开始进行的是聚合反应,即掺入核苷酸并释放出与掺入的核苷酸等摩尔的 PPi。释放出的 PPi 在 ATP 硫酸化酶的作用下与腺苷 5′磷酸(APS)反应产生 ATP。ATP 进一步驱动荧光素酶介导的荧光素氧化反应,同时产生与 ATP 量成比例的荧光(图 5.2)。

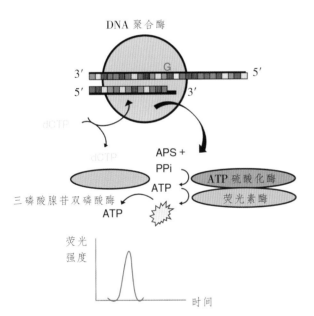

图 5.2 焦磷酸测序原理。测序引物杂交到扩增的单链 DNA 模板,并与 DNA 聚合酶、ATP 硫酸化酶、荧光素酶和三磷酸腺苷双磷酸酶混合孵育。4 种 dNTP 分别循环加入反应体系。DNA 聚合酶催化与 DNA 模板互补的核苷酸的掺入(C)。核苷酸掺入的同时释放出与掺入的核苷酸等摩尔的 PPi。释放出的 PPi 在 ATP 硫酸化酶的作用下与腺苷 5′磷酸 (APS) 反应而转变为 ATP。ATP 进一步驱动荧光素酶介导的荧光素氧化反应,同时产生与 ATP 量成比例的荧光。荧光强度由照相机拍摄并测量。每一个荧光峰值的高度都与掺入的核苷酸相对应。三磷酸腺苷双磷酸酶是一种核苷酸降解酶,能降解 ATP 并使核苷酸解聚,从而使荧光熄灭,之后再加入另一种 dNTP。

用电荷耦合器件(CCD)照相机或光电倍增管拍摄荧光,并由专用软件自动分析将 pyrogram™ 转换成核苷酸序列。然而如果 DNA 浓度很低,则会产生近似噪声水平的荧光峰值信号。由于 pyrogram™ 是从多扩增子样品(MAS——一个有多个目标扩增子的样品)中汇集信号但又无法区分某些特异的扩增子信号,因此这会导致不正确的核苷酸分析结果。MAS 信号通常需要同时使用多种引物进行复合焦磷酸测序鉴定。这会产生重叠的引物特异性焦磷酸测序信号,所以最近开发出来一些软件以帮助研究人员分析复合焦磷酸测序结果,如 mPSQed、MultiPSQ assays[63,64]和 virtual pyrogram generator (Pyromaker)[65]。这些技术具有一些缺点,如它们需要一个内置的公式,而这一公式只适合特异性突变而并不适合所有的 SNP。因此,使用少量测量将低信号进行重建即单扩增子样品(SAS)的方法被开发出来,这一方法被称为 AdvISERPYRO。与焦磷酸测序相比,这一技术能将 SAS 测序信号转换成正确的单链序列,也能将 MAS 信号转换成与焦磷酸测序软件相应的正确序列。AdvISERPYRO 可以通过软件包安装,并且广泛运用于对临床异源肿瘤细胞样品的分析[66]。这一测序方法并不能满足标准测序的需求,因为它检测 SNP 时读取的长度很短。

ARMS-PCR 法:等位基因特异性 PCR 提供了一种廉价、灵活的测序方法,并且拥有合适的通量。在众多 PCR 方法中,四引物突变扩增系统 PCR(T-ARMS-PCR) 在一个 PCR 过程中整合了两种等位基因特异性内引物并进行产物电泳分离[67]。两个等位基因特异性引物都覆盖 SNP 位点,但是每一对引物都只与 SNP 的一个突变序列完全匹配。所以只有当特异的 SNP 序列存在时才会产生相应的产物。不同 PCR 产物的长度差别很大,不难用凝胶电泳区分。通过 T-ARMS-PCR 检测一个反应中 6 个 SNP 的技术最近被开发出来并且已经用于临床。其对乳腺癌和宫颈癌患者的 186 个样本进行基因测序,测序结果与直接测序的结果 100%吻合,从而证明 T-ARMS-PCR 能很好地用于检出多种 SNP[68]。对基于 PCR 的基因测序方法的改进包括以嵌合引物为基础的多重 PCR,这一技术在序列特异性引物上增加了通用的 5′标记,以用于识别一个反应中的多个产物,从而提高 PCR 的通量和效率[69]。然而,对大通量 SNP 分型技术的改进因受限于凝胶电泳分离这一步骤而无法实现。

侵入性分析(Invader Assay):侵入性分析采用热稳定瓣状核酸内切酶(FEN),其是从古生菌中提取的酶,能特异识别错配碱基,因此可以非常灵敏地检测 SNP。这一技术用寡核苷酸探针杂交到含有多态位点的目的 DNA 片段,包括等位基因特异引物探针和 In-vader®探针。Invader®寡核苷酸与目标序列 3′多态位点互补但末端不匹配,从而产生覆盖 SNP 的核苷酸。等位基因特异探针与 SNP 序列互补,一直延伸至多态位点 5′末端。一旦两个核苷酸被退火到目的 DNA,一个三维结构便在 SNP 位点上形成并且能够由切割酶(FEN)识别。FEN 切去探针的与 SNP 互补的 3′端。如果探针被设计成荧光共振能量转移(FRET)分子,并在 5′端含有内部淬灭剂,那么酶切反应将荧光基团和淬灭剂分离并产生荧光信号(图 5.3),借助于数据分析工具可以进行高效的自动化测序[70]。如果探针与 SNP 等位基因不匹配,那么便不能产生 FEN 可识别的三维结构,从而酶切反应无法进行。这一信号放大技术也能用来量化靶基因,如 PCR 产物、基因组 DNA 以及对 mRNA 表达进行监测[71]。Invader®分析的改进版本是双向 SISAR(连续侵入信号放大反应)的 Invader®分析,这一技术减少了温育时间 (3~4 小时) 以及测序所需基因组 DNA 的量。双向 SISAR 与 Invader®分析的初期反应类似,但最后会产生两个 SNP 等位基因各自的荧光信号。

虽然这些技术允许高度特异性的 SNP 基因分型,但它需要大量靶分子以产生可探测的荧光信号,并且需要对目标序列进行连续 PCR 扩增。此外,该测定需要标记有荧光团和淬灭基团的两个单独的等位基因特异性探针。因此,试验被认为过于昂贵,不适用于大规模基因分型[72]。

单链构象多态性(SSCP):SSCP 作为一种快速、简单检测 SNP 的方法而引人注目,它通过单链构象的改变检测 SNP。目的基因通过 PCR 扩增,然后加热并加入甲酰胺,从而使产物变性以产生单链 DNA[73]。该片段通过变性电泳使 ssDNA 折叠成一个核苷酸序列依赖性的构象,这一构象决定了 ssDNA 在凝胶中的移动能力从而把它们区分开[74]。这一技术最近被用来识别胃癌患者[75]SOD1 和 SOD2 基因多态性。该技术也存在缺陷,PCR 产物的大小显著影响测定的灵敏度,并且可能产生假阳性结果。因此,该测定的条件需要根据经验优化,因为 SSCP 分析的预期电泳图谱无法预测[76]。

异源双链分析(HA):HA 依赖于在非变性凝胶中双链 DNA 的构象。将 PCR 扩增的 DNA 链与携带单碱基对的链错配可形成异源双链[77],电泳期间其移动性与同源双链[73]有差异。然而异源双链与同源双链的差别随着核苷酸碱基的变化而变化。例如,G:G / C:C 错配比 A:A / T:T 错配更容易被识别[78]。异源双链分析的检测率与 SSCP 类似,并且需要根据经验优化。在许多情况下 SSCP 和 HA 组合运用可以提高检测灵敏度。

变性高效液相色谱法(DHPLC):变性高效液相色谱法通过分析野生型和聚合酶反应产生的 DNA 链之间形成的异源双链来识别单核苷酸多态性。SSCP 和 HA 采用单链 DNA,而 DHPLC 利用双链 DNA。异源双链和同源双链通过解链特性不同而被区分,利用反相液相色谱法分析 DNA 双链局部热变性后与吸附材料

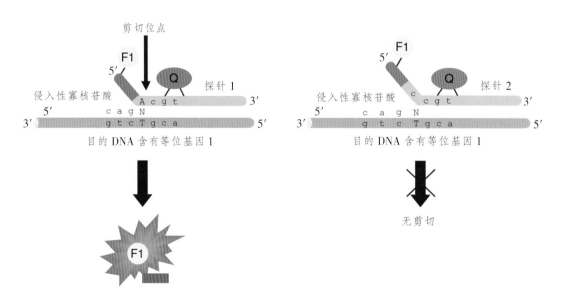

图 5.3 侵入性分析中由 FEN 催化的等位基因特异性酶切。侵入性寡核苷酸和探针杂交到互补寡核苷酸上(左图示),从而在 SNP 位点上产生能被裂解酶(一种 FEN)识别的三维结构。FEN 切去与 SNP 互补的探针 3′端。 如果探针被设计成荧光共振能量转移(FRET)分子,并在 5′端含有内部淬灭剂,那么酶切反应将荧光基团和淬灭剂分离并产生荧光信号,从而通过数据分析工具可以进行高效的自动化基因分型。如果探针与 SNP 等位基因不匹配(右图示),便不能产生 FEN 识别的三维结构,从而酶切反应无法进行。(图片由 Olivier 等人提供[72])

吸附情况的变化[79]。在热变性条件下，异源双链与吸附柱的吸附力小于同源双链，因此更易被洗脱。DHPLC比常规 DNA 测序方法更有效，因为对 DHPLC 产生数据的解释更客观并且不需要太多人力。此外，用 DH-PLC 检测 SNP 之后再进行 DNA 测序分析更符合成本效益。DHPLC 的灵敏度为 100%，并且每日最多可分析 200 个样本[80]。

　　寡核苷酸连接测定法(OLA)：该测定是基于两个相邻寡核苷酸探针(捕获探针和报告探针)与目的基因的结合，并利用连接酶将他们退火而连接到与之互补的含有 SNP 的 PCR 产物中。捕获探针可以以基因型特异性方式进行标记(如生物素、荧光或者放射性标记)，因此，对于每一个等位基因存在两个捕获探针。这些探针的不同之处仅在于 3′端的最后一个碱基。未标记的报告探针是一种常见的与紧邻 SNP 位点下游(3′)的目的 DNA 序列互补的探针，并且在 5′末端携带磷酸盐。等位基因鉴别是基于基因序列和与之完全匹配探针特异性连接的原理进行的；在捕获探针的3′端错配便不会发生酶链反应。然后该连接和未连接的产品可以通过凝胶电泳、基质辅助激光解吸/电离飞行时间质谱(MALDI-TOF MS)分析和毛细管电泳来检测。以前是用利用酶联免疫吸附测定(ELISA)原理的微量滴定板来对两个不同连接反应中的野生型和变异等位基因进行比色。由于微孔板检测的样品通量较小，所以它更适合于较小的样本。采用能检测微球的流式细胞仪可以增加检测的通量。共同探针的 3′末端

用荧光素标记，并具有独特的 5′末端尾巴，则可以杂交到捕获探针。捕获探针可以单独通过荧光来识别，因此可用于等位基因的检测[81]。在共价连有等位基因特异探针的生物传感器芯片上进行酶联反应可使 OLA分析的通量增加到一个更高的水平[82]，从而可以在一个芯片上同时检测几百个 SNP。当带有染料(5′-羧基荧光)的供体寡核苷酸探针与另一个带有染料(罗丹明染料——ROX 和 TAMARA)的受体探针靠近时就能检测到荧光共振能量转移(FRET)。滚环扩增方法也利用了FRET，其中只有一个探针(其一端含有等位基因特异序列，另一端含有未标记的常见序列)可用来检测每一个等位基因。探针设计有 80 个核苷酸，所以当它们与目的序列杂交结合时，5′和 3′端能够互相靠近而形成一个闭合的环状或者锁式探针结构。退火而连到这个环上的引物(图 5.4)在链置换 DNA 聚合酶的作用下延伸，所以当初始链完成滚环复制并放大之后，它会不断置换，产生一个长连环，便容易用荧光方法检测到[83]。

　　用寡核苷酸杂交探针检测 SNP：利用聚合酶链式反应进行的同源基因分析可以通过杂交探针来完成，如分子信标。分子信标是单链的核酸探针，其具有一个特别的发卡结构(茎-环结构)，当它与目的片段结合后会发生重构[84]。它的环状结构与目标序列互补，而茎状结构由两端核酸序列互补配对形成。分子信标的一端标记有荧光基团，另一端标记有淬灭基团。茎状结构的存在使两个基团紧紧靠近，但不会产生荧光。淬灭基团对多种发射光谱不同的荧光基团都有很好的淬灭

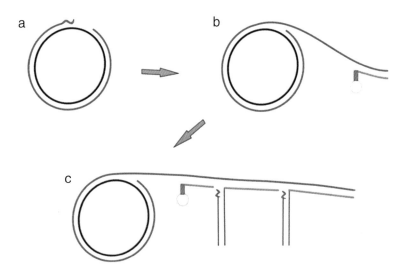

图 5.4　滚环扩增和 FRET。连接反应中形成的一个圆形探针作为放大反应的底物。(a)第一个引物(橙色螺旋形~)杂交到环化探针中启动扩增。(b)在链置换活性 DNA 聚合酶伸长引物的同时，形成单链多联体连接探针。第二个引物，具有小发卡结构并含有与扩增产物互补的序列和发夹结构，其两端有荧光基团，能杂交到原始探针的各串联重复序列。(c)当该发夹结构存在时，由于两个荧光基团的接近而使 FRET 能被检测到。然而，随着第二个引物的延伸，一个新的第一引物识别位点被暴露出来。随着这个引物被拉长，发夹环被打开，并且只有供体能产生荧光并被检测到。

作用,研究人员可以选择多种可用的荧光基团。在特定温度下完全匹配的杂交片段会发出比错配片段更强的荧光。由于发夹结构的存在,分子信标相比于线性探针(如 TaqMan 探针)具有更好的特异性[84]。通过多达 4 种颜色标记的分子信标可以对多种来源的模板进行基因表达谱分型[85]。由于它们的高特异性,这些寡核苷酸杂交探针应用非常广泛,除了被用于 SNP 检测如 RNA 转录定量之外,也被用于基因芯片探针[86]。

5′-核酸酶测定法:上面描述的基于 PCR 的 SNP 分析涉及了使用 PCR 的突变体或多态性等位基因的特异性扩增(ARMS),或利用因存在特定等位基因而造成的报告分子的荧光改变(侵入性分析)。这些测定的灵敏度有限,多个步骤耗时较长,并且不适合用于

对大片段样品进行快速分析。随着荧光技术的迅速发展,更大通量和更精确的荧光标记 5′ 核酸进行 PCR 已经出现(如 TaqMan®检测)。寡核苷酸探针由在 5′ 末端的报告染料标记和 3′ 末端的非荧光淬灭剂标记。在探针完整的情况下,淬灭剂能抑制报告染料的荧光。在 PCR 期间,探针退火到其特定互补序列。裂解酶释放报告染料,从而导致每个 PCR 循环荧光量增加,并且只有探针与互补序列结合时才能释放荧光。对于双等位基因系统的等位基因分析,不同等位基因配有不同荧光标记的探针(如 FAM、VIC),并都被添加进 PCR 反应循环中[87]。低荧光量说明探针与目的片段结合的效率低下或者发生错配,只有杂合子才能观察到高亮度荧光(图 5.5)。因此带标记的探针被设计为

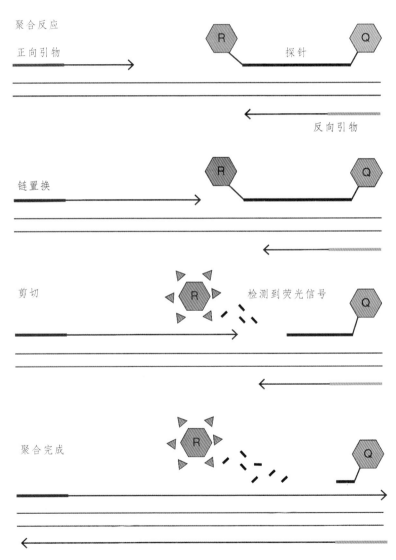

图 5.5 5′-核酸酶检测。两个探针用于 SNP 鉴定。每个探针用两种染料标记,一个是等位基因特异的荧光报告基团(R),另一个是荧光淬灭基团(Q)。当荧光报告基团和探针结合时,其由于荧光淬灭基团的存在而不发出荧光。在聚合反应过程中,匹配的探针与目标序列杂交,并且在延伸过程中 DNA 聚合酶将荧光报告基团酶切下来。不匹配的探针无法结合,从而无法进行酶切反应。酶切反应之后荧光报告基团产生荧光以帮助辨别 SNP 等位基因。

与特定的 SNP 等位基因杂交,并用不同颜色的 5′荧光基团标记不同的等位基因。因此,扩增期间不管出现一种荧光还是两种荧光,特定 SNP 的基因型都能被轻松地确定。因此,TaqMan 分析是一个单独的复杂反应,也称为"一管,一个 SNP 反应",虽然它每个反应可以用多种颜色区分三或四重 SNP。TaqMan 分析已被广泛用于 GWAS 后 SNP 的验证。例如,对先前 GWAS 得到的 31 个 SNP 的小组 2230 个德裔血统前列腺癌病例进行 TaqMan 分析,识别出 4 个 SNP 与前列腺癌的恶性相关[88]。

中–高通量基因分型技术

引物延伸/单碱基延伸(SBE):引物延伸技术是将探针与紧邻 SNP 核苷酸序列上游的碱基杂交,随后进行一个迷你测序,其中 DNA 聚合酶通过在 SNP 位点添加单核苷酸来延伸杂交引物。引物延伸产物分析方法有许多种,大多数是检测起始试剂和引物延伸产物之间物理性质的差别。引物延伸分析可以用通用引物检测几个等位基因或者用各个特异引物分别检测每个等位基因。现在主要是用前一种方法:比如通用引

物(CPE)反应,其中一个引物与邻近 SNP 位点的 3′端结合而退火,并在 DNA 聚合酶作用下延伸。延伸的核苷酸的性状通过荧光或质量来确定,以此进行 SNP 的基因分型。许多商业系统,如 MassEXTEND™ 和 Pin-Point 分析利用通用引物方法,即用 MALDI-TOF MS 对等位基因进行鉴定。

与之类似,Sequenom 公司的 iPLEX SNP 基因分型方法使用 MassARRAY 质谱分析对一个位点特异性 PCR 进行分析,之后位点特异性引物在 iPLEX 酶的作用下进行单碱基延伸反应(iPLEX 分析)。在第一个步骤中,引物在分析的多态位点的上游退火结合,之后在 iPLEX 分析中,引物和扩增的目的 DNA 与质量修饰的核苷酸一起孵育(不同核苷酸至少存在 12Da 的质量差)。MALDI-TOF MS 确定延伸的引物质量。引物的质量反映了基因序列,因此,等位基因出现在多态位点上。Sequenom 公司的软件(SpectroTYPER)能自动将检测到的每个反应引物的质量转为序列信息(图 5.6)。一个典型的 iPLEX Gold 分析可以进行 36 重反应,其是(第一重)GWAS 分析后第二重验证反应的最佳选择。这是由于大样本分析的阵列芯片价格过于昂贵,

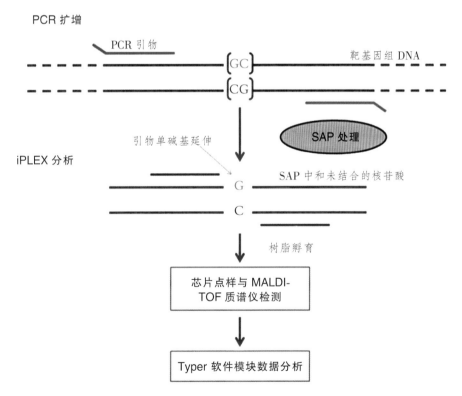

图 5.6 iPLEX 分析概述。PCR 引物设计为在感兴趣的 SNP 周围约 100bp 的区域内扩增,设计好的引物与目的基因组 DNA 结合退火,并在第一个 PCR 步骤中扩增。未掺入的核苷酸被虾碱性磷酸酶(SAP)从 5′末端切割磷酸基团而脱磷酸化。延伸引物结合位点紧邻 SNP,并在 iPLEX 分析中正好被一个质量修饰的核苷酸延伸。树脂孵育有助于脱盐处理,其会导致背景噪音。将样品点样到 Spectro CHIP 上,并放入质谱仪,每个点由 MALDI 方法在真空条件下进行激光采样。MALDI-TOF 质谱分析法有助于确定延伸引物的质量,而引物的质量反映了掺入的核苷酸。

而单重分析如 TaqMan 用于大样本分析又过于繁琐。

CPE 方法采用基于荧光的检测,包括使用荧光标记的双脱氧核苷酸(ddNTP)进行单碱基延伸(SBE)。其延伸产物带有荧光标记,可以进行毛细管电泳检测和基因型检测[89]。另一种方法是先将带有不同标记的引物进行均相反应,之后利用带有互补标记的阵列芯片在固体支持物上捕获延伸产物。芯片清洗后检测荧光信号,从而对每个 SNP 进行基因分型。SNPstream™ 测定法就是使用在 384 孔板的每个孔中加入 12 个标记引物的 SBE 获得基因分型的通量[90]。特异性引物延伸(SPE)采用了两个等位基因特异性引物,这两个引物除了 3′端不匹配之外其他都相同。这些引物只有在 3′末端互补于 SNP 的情况下才能进行延伸,借此可以区分不同的等位基因。等位基因特异性引物延伸(ASPE)利用等位基因特异性引物和 PCR 扩增模板进行延伸,并对延伸产物进行荧光分析,以确定 SNP 基因型[91]。

利用该引物延伸原理的另一个重要技术是快照(SNaPshot)基因分型(Applied Biosystems 公司)技术。快照基因分型技术可对约 10 个 SNP 位点进行多重 PCR,每个 DNA 样品都进行 PCR 扩增,反应中每个引物直接在 SNP 位点的上游或者下游与目的 DNA 结合退火。之后在 DNA 聚合酶的作用下延伸一个双脱氧核苷酸,并用荧光标记(四种核苷酸带有四种不同的荧光标记,发出不同波长的荧光)[92]。延伸产物(即初始的探针加上一个荧光标记的碱基) 通过凝胶电泳分析,并通过发出荧光峰的位置和颜色确定基因型。运用 ABI GeneScan™ 或 GeneMapper™ 软件 (加州福斯特市 Applied Biosystems 公司)对荧光峰值进行验证(图 5.7)。基因分型的精度取决于引物的设计、DNA 模板清除程度和未反应的 ddNTP 所导致的外来荧光量。与标准测序相比,快照基因分型技术的灵敏度更高(约 10%),每个试管中的单碱基对差异都能被检测出来。一项比较 SNaPshot 和 Sequenom 分析的研究发现, 在非小细胞肺癌患者中,SNaPshot 平台分析能比 Sequenom 分析更好地筛选出高比例的遗传异常[93]。

在 2004 年,一项基于单碱基延伸,并利用双光子激发荧光来鉴定 SNP 的技术被开发出来, 称为 ArcDia™TPX 技术。该技术中引物被固定在微粒上进行单碱基延伸反应。根据模版 DNA 的不同,引物延伸反应生成一个被标记或者不被标记的核苷酸。之后通过单个微粒的双光子激发荧光进行基因分型。该技术的可靠性和灵敏度使用统计学工具 "Z 因子" 进行评价,"Z 因子" 是考虑了筛选方法的信号区间和变异的一种简单的无量纲的统计学特征性参数,评价结果表明 ArcDia™TPX 技术能与 SNaPshot™ 技术媲美[94]。这

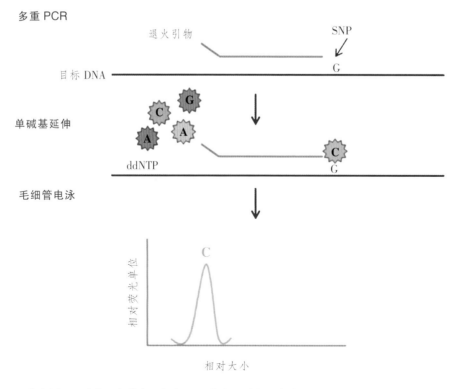

图 5.7 快照(SNaPshot)技术原理。引物退火结合于紧邻 SNP 位点上游的目标序列,由于 4 种荧光标记 ddNTP 的存在,只能延伸一个碱基(C)。每一种荧光标记 ddNTP 发出一种不同波长的荧光,并被转换为对应特定碱基的不同颜色。

项技术用于低至中通量±0.5~150bp 测序长度,测序具有高灵敏度、无需分离和高性价比的优点。缺点是样品需要预扩增,并且每一个样品的检测时间较长。

快照基因分型技术和 Sequenom 分型系统都被癌症研究机构广泛使用并且有希望用于临床[95]。值得注意的是,这些基因组测试仅能检测已知变体和癌基因的表达,并不能发现新的或额外的药物靶点[93]。

纳米级流控技术:纳米级流控技术的进展是利用集成流体通路(IFC)进行高通量实时 PCR[96]。纳升规模的样品和试剂被引导到数以千计的纳升规模的腔室,并进行不同的实时 PCR。近日,Fluidigm 公司(加利福尼亚州,南旧金山)开发出了纳米级流控芯片,这是一种动态阵列芯片, 能与现有的荧光定量基因分型分析设备兼容[92]。Fluidigm 公司创建之初的主要业务为实时定量 PCR 和低通量 SNP 基因分型,但最近 Access Array 特定基因区段捕获系统的发布允许检索 PCR 产物以用于有针对性的测序。该存取阵列系统可以对并行的 24~96 个 PCR 样本进行 24~96 个单重分析,耗时短而且试剂用量小,但精度高。为证明这一技术的可行性,研究人员对已拥有筛选试验结果及细胞系的 HapMap 数据[92]的前列腺癌、肺癌、结肠癌、卵巢癌(the prostate, lung, colon and ovarian,PLCO) 的 DNA 基因分型样品进行了分析[92]。这种动态阵列基因分型系统的准确率高达99.5%, 比 iPLEX 和 Illumina 公司的 GoldenGate 分析更精确。一项临床实验表明, 该系统与 TaqMan 实时 PCR 及 Fluidigm 平台的分析结果具有 99%~100% 的一致性[97]。

基于磁珠芯片的基因分型:遗传相关性研究意味着通过数百到数千个样本对每个个体进行几十万个 SNP 的基因分型, 并通过逻辑数据分析构建因果关系。磁珠芯片相关技术的发展使在单个阵列实验中对成千上万个 SNP 进行有效的基因分型成为可能,多重分析能够在一个 DNA 样品中检测多达 1536 个 SNP。Illumina 公司给我们提供了目前市面上最高密度的芯片分析平台。其中一个便是 GoldenGate 基因分型分析,该技术使单个反应中的延伸和扩增步骤的位点特异性复用程度很高。这一分析技术的最有趣特点是它直接对目的基因组 DNA 进行分析, 不需要提前进行PCR 扩增。DNA 样品被结合的顺磁性颗粒活化,这一步骤最少需要 250ng 的样品。测定的寡核苷酸、杂交缓冲液和顺磁性颗粒在杂交步骤与经活化的 DNA 相互结合。每个 SNP 基因位点设计 3 个寡核苷酸。两个寡核苷酸与 SNP 位点的 1 个等位基因特异结合,称为等位基因特异性寡核苷酸(ASO)。第三个寡核苷酸杂

交在 ASO 位点下游的 1~20 个碱基之间, 称为位点特异性寡核苷酸(LSO)。这 1~20 个碱基对距离使探针的设计更灵活, 以避免 SNP 侧翼或与 SNP 相邻的非特异性序列。这 3 个寡核苷酸都包括互补性引物位点和通用引物位点;位点特异性寡核苷酸包含唯一一段与一特定磁珠芯片互补的序列。在杂交过程中,分析的核苷酸与绑定了顺磁性颗粒的基因组 DNA 相结合。由于引物杂交在扩增反应之后进行, 这就有效避免了扩增反应给测序带来的偏倚。杂交之后聚合酶延伸与SNP 位点互补的等位基因特异性寡核苷酸,由于使用的聚合酶缺乏链置换或外切酶活性,因此其刚好填满ASO 和 LSO 之间的间隙。随着延伸反应的进行, 当产物到达位点特异性寡核苷酸位置时, 聚合酶将 DNA 剪切下来, 并在 DNA 连接酶的作用下 ASO 和 LSO 之间的切口被密封起来,从而形成可与普通 PCR 引物反应的模板。延伸的 ASO 连接到 LSO 上,并把 SNP 位点基因信息加入 LSO 位点的序列。这些结合产物由 3 种荧光标记的通用引物 P1,P2 和 P3 进行扩增。P1 和 P2 都标有不同的细胞色素染料。GoldenGate 检测得到的带标记单链 DNA 产物经过热循环和热处理而通过其地址序列杂交到与自己完美互补的芯片上。DNA 产物与 Sentrix 芯片的杂交使得 SNP 基因型能被读出来,同时 BeadArray 探测仪能分析在 Array 芯片或者 Bead-Chip 上的荧光信号。Sentrix Array Matrix 对 96 个杂交产物的扫描能够得到 450 万离散珠提供的数据。此分析方法在所有基于微陈列的基因分析扫描平台中获得分辨率最高之荣誉[98]。

最近 Illumina 公司推出了 Infinium™ 测定法,这是一种高通量全基因组基因分型 (whole-genome geno-typing, WGG)方法,它允许对每个样品的数千个 SNP 进行分析。该方法包括 4 个组件:①单管扩增步骤;②一种基于芯片的杂交捕获步骤, 使用 50-mer 探针;③酶促 ASPE 步骤; ④一个信号检测修正步骤 [99]。In-finium 检测具有传统 GoldenGate 基因分型分析的精细定位功能,又具有单管样品无需预先进行 PCR 便能检测的特征。样品处理过程中可能发生的错误更少, 所需人力更少, 并且酶学鉴定提供高检出率和精确度。这为研究人员提供了一种无限复用和自由选择SNP 的全基因测序方法。读出 SNP 的数量仅受芯片上微珠类型数目的影响。这对分析自定义 SNP 尤为重要,包括单倍型标记 SNP[5]、编码 SNP 和高价值的 SNP。自主选择感兴趣的 SNP 的能力提高了与随机 SNP 相关的研究手段的水平,特别是关于基因以及保守区标记的研究[100]。这种全基因组基因分型方法允许对几乎所

有的 SNP 进行分析，已有研究利用该方法检测带有 1~4 个 X 染色体的细胞系，以探究低变异水平下染色体拷贝数的单拷贝变化。这项研究也证明该技术用于研究肿瘤组织样品基因杂合性丢失同样有效，分辨率小于 100kb[101]。WGG 所得到的数据检出率、重复性和精确性与 GoldenGate 分析不相上下[102]。

SNP 基因芯片：在高密度寡核苷酸 SNP 分析中，一个芯片上有成千上万个探针被分析。这些针对基因变异分析的高密度基因芯片，如 Affymetrix Genome-Wide SNP 芯片，使得对于一些常见疾病的研究成为可能，如糖尿病、心脏病和癌症。十几年前，Affymetrix 是首家商业化生产 SNP 基因芯片的公司。HuSNP 分析设计之初只能对单个芯片上少于 1500 个 SNP 进行基因分型，而最新的 Genome-Wide Human SNP Array 6.0 可测 SNP 的数量已经增加到 946 000 个，不仅具有 SNP 探针，同时还带有拷贝数变化探针。不同于 Infinium 测序，Genome-Wide Human SNP Array 6.0 测序对每个 SNP 检测（每个 SNP 检测两个等位基因）的探针是 25-mer 而不是 50-mer。这两个等位基因通常被称为等位基因 A 和 B。探针被分别设计成与等位基因 A 和 B 完美匹配(分别被称为 PM_A 和 PM_B)。两个与等位基因 A 和 B 不匹配的探针(MM_A 和 MM_B)被合成来检测非特异性结合。这 4 者(PM_A、MM_A、PM_B、MM_B)是基因分型的基础，计算的目标是把这 8~10 个探针的四重态强度测量原始数据转变成干扰的分型——AA、AB 或者 BB。随着制造商开发出新算法的新版本，芯片的设计也受到影响。所以，我们需要选择算法最佳的测序方法。比如 10K 版本[103]，选择的是基于 PAM 的算法[104]。目前的 Genome-Wide Human SNP Array 6.0 只有 6 个或者 8 个完全匹配的探针，所以每个等位基因需要使用 3 个或 4 个一模一样的重复探针 [105]。因此，为了得到更可靠的数据，每个 SNP 都要进行两套重复的测量。一项对于某重要药物基因覆盖率的研究比较了 Affymetrix 测序和 Illumina 测序的性能表现范围，结果发现 Affymetrix 6.0 测序的覆盖率最高。这些结果有助于了解这些测序方法在检测已知的功能变异与药物临床反应之间关联方面的局限性[106]。

特定位点片段扩增测序(SLAF-seq)：大量人口的全基因组测序(下一节介绍)成本仍然过高，并且高人口规模极大地影响了相关研究的准确性。因此，低成本而高效的高通量 SNP 基因测序技术大受推广，比如 SLAF-seq[107]。此技术不像其他 NGS 技术一样需要复杂的高质量参照基因组文库，而是使用精简表示库(RRL)。因此，该方法不需要参照基因组序列和多态性信息，而使用条形码多重测序同时对多个基因位点进行基因分型。它将基因位置特异性扩增和高通量测序相结合，用于从头检测 SNP。这种技术使用的一个生物信息统计学模型提高了随后基于测序数据对特定位点进行扩增时选择 DNA 片段的效率。这些 DNA 片段包含随机测序的细菌人工染色体序列和序列基因组草图。双条码系统能对约 10 000 个样品进行分别标记。一项使用水稻和大豆基因组对 SLAF-seq 测试效率的研究证实它的测序结果非常精确，并且得到的遗传图谱的密度比现阶段任何其他测序方法都高。同样的研究只使用了 55 个双条码系统就完成了 211 个鲤鱼样本的测序。该研究还发现，与 Affymetrix 测序和 GoldenGate 测序相比，SLAF-seq 测序高效、准确并且减少了重复。因此，SLAF-seq 测序是一项低成本、大规模的基因分型技术，在基因相关研究领域中有重要作用。

SNP检测：二代测序技术

自 1977 年 Sanger 测序法问世以来，直到 20 世纪 90 年代初，DNA 测序一直依赖这项技术。该技术执行包括模板变性、引物退火和引物延伸在内的"循环测序反应"，其对目的片段进行简单放大。每一轮引物的延伸均由带有荧光标记的 ddNTP 识别扩展核苷酸后终止。经过 30 年的工艺改进，Sanger 测序法的读长已可达 1000 个碱基对，精确度高达 99.99%，而且每 kb 成本降至 \$0.50。NGS 技术的发展使得对基因组的分析变得生产成本更低、价格低廉，并且得以普遍应用，从而大大促进了相关生物医学和生物学的研究。其中的一些 NGS 技术介绍见下文。这些平台由各种各样对生物化学和芯片的测序所产生，但它们的工作流程在概念上是相似的。文库构建通常是通过对 DNA 的随机剪切，随后连接共同适配器所制成。

(a)合成测序技术：市售的第一代 NGS 平台正是利用该技术的罗氏 454 GS20，随后被 454GS FLX 钛测序所替代[108]。454 测序技术，即微型焦磷酸测序技术，它允许直接掺入天然核苷酸，而不是重复的掺入、检测和剪切循环。修剪后的 DNA 模板链连接到衔接子后，与捕获亲链霉素的磁珠芯片结合，并通过微小油包水 PCR 法实现扩增[109]。在油包水体系中每个珠子即为一个独立的扩增反应器，可产生约 10^7 个独特的 DNA 模板克隆拷贝。单个小珠与 DNA 聚合酶、引物和反应所需其他酶一起被转移到铬尖晶石板的一个孔里以进行焦磷酸测序[108]。在这个焦磷酸测序过程中对释放的焦磷酸盐通过 pyrogram™ 或酶发光技术的焦磷酸检测法

(ELLIDA)被跟踪,该检测法与正确的核苷酸顺序相对应(图 5.8)[110]。由于化学发光信号的强度正比于释放的焦磷酸量,因此均聚序列延伸长度的错误估计容易导致掺入的碱基数目及焦磷酸测序方法出错[111]。一种隐秘的马尔可夫模型(HMM)的提出可以对此类错误进行明确辨识和统计学分析,该分析方法被称为 PyroHMMsnp。PyroHMMsnp 是基于贝叶斯方法,并根据误差模型重新对读取的序列进行测序从而推断潜在基因型的 SNP 调用程序[112]。目前最先进的由罗氏应用科学部与 GS FLX 钛系统销售的 454 平台能够在 23 小时的运行周期内生成 700 个碱基对读长的共计高达 700Mb 的碱基序列,其过滤后的精度可达 99.9%。2009 年底时,罗氏曾将一个叫 GS Junior 的台式系统联合应用于 454 测序系统,并将其单次反应所输出数据的数量级提升至 14Gb 个碱基 [113]。

尽管理论上认为测序数据的读取与掺入的碱基数量成正比,但事实上产生的信号多种多样,从而产生诸如过度调用和调用不足的错误翻译。这些过度调用和调用不足往往表现为插入和缺失的错误[114],从而导致测序结果的误差。

二代测序技术是由 Illumina 公司将单个 DNA 分子的克隆扩增与循环合成测序方法相结合开发的。Illumina 公司推动了从台式 MiSeq 测序仪到高通量 HiSeq 2500 测序仪的许多测序仪器的商业化。第一个测序仪是继 2006 年罗氏 454 上市之后 Solexa 于 2007 年推出的 Illumina (Solexa) Genome Analyzer (GA),目前在测序技术市场上占据主导地位[115]。由固定的适配器库变性到单链并转移到流动池,接着扩增以产生 1 亿~2 亿空间分离模板簇。这些自由端模板可以杂交相邻的通用测序引物(等温扩增桥),以形成集

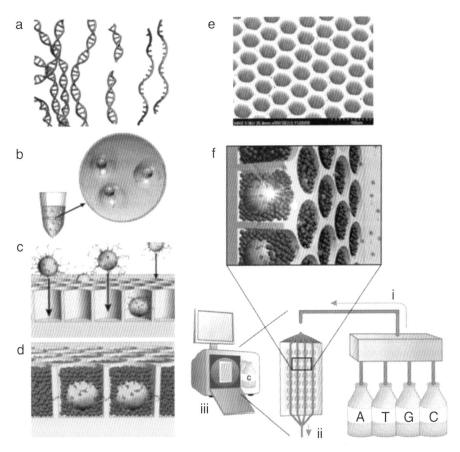

图 5.8 454 测序技术。(a)基因组 DNA 被分离、破碎,并连接到受体片段上变性成单链。(b)DNA 片段结合到链霉包被的磁珠上,而每个珠子仅带有一个片段;珠子相互分离并组合在油包水混合 PCR 液滴内,每个液滴内都发生 PCR 扩增。(c)油包水相被破坏,DNA 链变性、携带单链 DNA 模板的珠子被富集(图中未显示),并落入含有光纤孔的芯片中。(d)固相焦磷酸测序反应所需的酶由小珠子携带,并进入各个反应池。(e)含有光纤孔芯片的扫描电子显微照片,显示出光纤孔的覆盖及珠子掉落前的孔。(f)454 测序仪由以下 3 个主要子设备组成:一个流体组件(物体 i);一个包含光纤孔芯片的流动单元(物体 ii);一个基于 CCD 照相机并由自身光束所组成的成像组件(物体 iii 的一部分)以及一个可提供必要的用户界面和仪器控制功能的计算机(物体 iii 的又一部分)。(图片由 Rothberg 等人提供并授权[84])

群,并启动 NGS 反应。测序之前,文库在裂解酶的帮助下变性成单链。从配有不同切割荧光染料和终止子抑制基的 4 个核苷酸 (ddATP、ddGTP、ddCTP、ddTTP) 中,DNA 聚合酶结合到引物的模板增加了一个只有荧光标记的核苷酸,它表示与模板碱基的互补[10]。未结合的核苷酸被冲走,然后成像,以确定掺入的核苷酸的身份。

第一台设备,即 Solexa GA,单次运行的数据输出量为 1G,其测序所需的酶、缓冲液和流动池的条件均得到改进,目前升级的 Genome AnalyzerIIxs 系列运算工具单次运算数据量高达 85G。最新的 HiSeq 2500/2000 采用了与基因组分析仪相同的测序技术,并在 2~11 天的周期内可输出 600G 的数据量,但其读长仅为 200bp,而 454 测序仪读长为 700bp。其数据过滤后的错误率平均仅 2%[113]。目前,HiSeq 2000 测序仪所需测序成本最低,百万个碱基对仅需 $0.02,它需要 HiSeq 控制软件对其程序进行控制,需要实时分析软件用于基本提示,需要 CASAVA 进行二次分析。对于 GC 含量较高的 DNA,其测序效率一直较低,而 HiSeq 2000 测序仪非常适合于此类 DNA 模板。将短读长数据有效匹配到参考基因组上的这一过程非常具有挑战性,最近许多比对算法的出现可以促进研究人员充分利用 NGS 技术。这些比对算法能够有效地对准百万序列,并能够检测出真正的基因组多态性[116]。传统算法,例如 BLAST[117] 和 BLAT[118],既耗时又费用昂贵。最近,癌症基因组图谱计划(TCGA)比较了很多算法,对 Illumina 公司的 Genome Analyzer II 所产生的数据读长的效果进行了比对,发现 BWA 和 Bowtie 这两种算法相对更为高效[119]。

(b)寡核苷酸连接和检测测序法:采用这种方法的 ABI SOLiD 系统来源于由 Jay Shendure 及其同事在 2005 年所描述的系统,并于 2006 年在美国应用生物系统公司开始内部使用[120]。测序者们利用捆绑测序技术进行了双碱基测序。文库的构建可以通过任何方法,目的是制备短的、衔接子侧翼片段的混合物。这些连接寡核苷酸街接子的 DNA 片段带有直径 1μm 的顺磁珠并与补体寡核苷酸相连,DNA 片段利用油包水 PCR 对每个磁珠-DNA 复合物进行扩增。测序模板是通过油包水 PCR 产生并被顺磁珠捕获的扩增子。在固体流动池,双链反应同时进行,其中一条链被扩增,另一条链被用于成像。通用引物互补的接头序列需与扩增珠芯片进行杂交。每个测序周期起始阶段的通用引物都需要退火,从而与固体流动池内的文库片段结合。驱动合成测序的酶是 DNA 连接酶而不是聚合酶。需加

入与受体互补的八聚体寡核苷酸,并与 DNA 片段 3' 末端相连。荧光读值可根据循环数显示八聚体相应的第 2 或第 5 位置。化学裂解步骤通过攻击第 5 和第 6 碱基,去除荧光基团,而使随后的第 6 至第 8 碱基发生解离,从而引发新一轮的配对连接。先进的八聚体连接技术使得一次测序可以读取 5 个碱基。经过多次循环后,延伸的引物会发生变性,从而需重置系统。

TCGA 项目对数据比对软件的性能进行了对比,与 ZOOM、SeqMap 和 RMAP 相比,NovoalignC 显示出了最佳性能[119]。

(c)HeliScope:Helicos Heliscope™ 测序技术也被称为单分子测序系统。该平台包括两个流动池,可在其表面捕捉数十亿个 DNA 分子。由随机片段和 poly-A 尾制备的 DNA 模板被杂交至反应池表面的 poly-T 引物所捕获,从而产生一个单分子测序模板芯片。加入荧光标记的单种 dNTP 和 DNA 聚合酶,从而使得杂交模板链以模板依赖的方式延长。未结合的 dNTP 会被洗脱,随后会进行成像,去除荧光基团,之后是延伸和成像循环。几百个单一碱基延伸循环过后,可实现平均读长≥25bp[121]。该系统的显著特征包括其与 454 平台测序相似的以序列依赖方式进行的非同步测序方法(即一些模板由于未能结合,可导致其提前或错后,尽管在下一个位置即有其合适的配对碱基)。因此,标记的核苷酸没有末端部分,并且同聚体运行的问题可以通过限制结合的速率来解决。此外,标记的核苷酸上均聚物连续结合可产生荧光淬灭反应,从而导致一些碱基序列很难被鉴别(例如 A、AA 与 AAA)[121]。

(d)半导体芯片技术:通过检测在合成过程中掺入的核苷酸释放的质子,离子激流系统可控制半导体技术的力量。该技术区别于其他测序技术的一个特点为,它是通过测量 pH 值,而不是通过感光来检测聚合的。其文库制备过程类似于 454 测序系统[122]。零散的 DNA 片段被链接到特定的接头序列,并且一个单一 DNA 模板被固定到珠子(离子球体粒子)上,并通过使用油包水 PCR 方法克隆扩增。磁珠被装载到芯片上,含有 dNTP 的溶液以预定的顺序流过这些珠子表面,在每次流动过程中没有或者有多个 dNTP 与磁珠结合。然而 454 测序系统可以顺序引入 4 个核苷酸,而离子激流技术可以引入 32 个核苷酸。这个被称为桑巴的复杂的流动周期提高了克隆模板在珠子上的同步性,但并未对读长进行优化。单个核苷酸的质子释放会降低周围溶液的 pH 值,从而可以通过离子传感器来测得并转换成流量值。Base-caller 可纠正这些流量值和信号损失,并将关键码标准化,同时对每个反

应池中的每次流动产生正确的碱基需求,从而生成测序读值。每个读值均需在两个信号依赖的过滤器之间顺序通过,从而去除欠准确的读值。每个碱基的质量由 Phred 法[123]进行预测,从而对相位模型预测与观察信号之间的相似性进行量化。

结论

近来,高通量的实验技术,如大规模基因表达谱的全基因组测序技术、GWAS 以及新一代 DNA 测序技术的发展,为探索疾病相关基因,尤其是目前研究并未提供合理假说或可疑位点的基因研究提供了非常有利的条件[124]。而且 GWAS 已使得发现基因组中的许多不同区域之间的复杂相互作用成为可能[125]。基于 SNP 的研究方法现已被应用于临床,以确定各种结构异常,包括 LOH 和嵌合。未来在 SNP 的发现和基因分型平台方面还会有进一步的改善,它势必会在阐释复杂疾病的发生机制方面、在改善患者的诊断和预后方面获得有效的成果及丰厚的回报。

(田丰 译　纪元 校)

参考文献

1. Siva N. 1000 Genomes project. Nat Biotechnol. 2008;26(3):256.
2. Pennisi E. Genomics. 1000 Genomes Project gives new map of genetic diversity. Science. 2010;330(6004):574–5.
3. Montpetit A, Chagnon F. The Haplotype Map of the human genome: a revolution in the genetics of complex diseases. Med Sci (Paris). 2006;22(12):1061–7.
4. International HapMap Consortium. A haplotype map of the human genome. Nature. 2005;437(7063):1299–320.
5. International HapMap Consortium. The International HapMap Project. Nature. 2003;426(6968):789–96.
6. Collins FS, Brooks LD, Chakravarti A. A DNA polymorphism discovery resource for research on human genetic variation. Genome Res. 1998;8(12):1229–31.
7. Brookes AJ. The essence of SNPs. Gene. 1999;234(2):177–86.
8. Kruglyak L, Nickerson DA. Variation is the spice of life. Nat Genet. 2001;27(3):234–6.
9. Ladiges W, et al. Human gene variation: from SNPs to phenotypes. Mutat Res. 2004;545(1–2):131–9.
10. Frazer KA, et al. A second generation human haplotype map of over 3.1 million SNPs. Nature. 2007;449(7164):851–61.
11. Hegele RA. SNP judgments and freedom of association. Arterioscler Thromb Vasc Biol. 2002;22(7):1058–61.
12. Stram DO. Tag SNP selection for association studies. Genet Epidemiol. 2004;27(4):365–74.
13. Gu CC, Rao DC. Designing an optimum genetic association study using dense SNP markers and family-based sample. Front Biosci. 2003;8:s68–80.
14. Martino A, Mancuso T, Rossi AM. Application of high-resolution melting to large-scale, high-throughput SNP genotyping: a comparison with the TaqMan method. J Biomol Screen. 2010;15(6):623–9.
15. Mendisco F, et al. Application of the iPLEX Gold SNP genotyping method for the analysis of Amerindian ancient DNA samples: benefits for ancient population studies. Electrophoresis. 2011;32(3–4):386–93.
16. Li X, et al. Direct inference of SNP heterozygosity rates and resolution of LOH detection. PLoS Comput Biol. 2007;3(11):e244.
17. Arzimanoglou II, et al. Frequent LOH at hMLH1, a highly variable SNP in hMSH3, and negligible coding instability in ovarian cancer. Anticancer Res. 2002;22(2A):969–75.
18. Dumur CI, et al. Genome-wide detection of LOH in prostate cancer using human SNP microarray technology. Genomics. 2003;81(3):260–9.
19. Goransson H, et al. Quantification of normal cell fraction and copy number neutral LOH in clinical lung cancer samples using SNP array data. PLoS One. 2009;4(6):e6057.
20. Huggins R, et al. Nonparametric estimation of LOH using Affymetrix SNP genotyping arrays for unpaired samples. J Hum Genet. 2008;53(11–12):983–90.
21. Huijsmans CJ, et al. Single nucleotide polymorphism (SNP)-based loss of heterozygosity (LOH) testing by real time PCR in patients suspect of myeloproliferative disease. PLoS One. 2012;7(7):e38362.
22. Pfeifer D, et al. Genome-wide analysis of DNA copy number changes and LOH in CLL using high-density SNP arrays. Blood. 2007;109(3):1202–10.
23. Pfeiffer J, et al. LOH-profiling by SNP-mapping in a case of multifocal head and neck cancer. World J Clin Oncol. 2012;3(2):24–8.
24. Zhou X, et al. Concurrent analysis of loss of heterozygosity (LOH) and copy number abnormality (CNA) for oral premalignancy progression using the Affymetrix 10K SNP mapping array. Hum Genet. 2004;115(4):327–30.
25. Izumi K, et al. Mosaic maternal uniparental disomy of chromosome 15 in Prader-Willi syndrome: utility of genome-wide SNP array. Am J Med Genet A. 2013;161A(1):166–71.
26. Conlin LK, et al. Utility of SNP arrays in detecting, quantifying, and determining meiotic origin of tetrasomy 12p in blood from individuals with Pallister-Killian syndrome. Am J Med Genet A. 2012;158A(12):3046–53.
27. Zhang L, et al. Clonal diversity analysis using SNP microarray: a new prognostic tool for chronic lymphocytic leukemia. Cancer Genet. 2011;204(12):654–65.
28. Cross J, et al. Resolution of trisomic mosaicism in prenatal diagnosis: estimated performance of a 50K SNP microarray. Prenat Diagn. 2007;27(13):1197–204.
29. Kearney HM, Kearney JB, Conlin LK. Diagnostic implications of excessive homozygosity detected by SNP-based microarrays: consanguinity, uniparental disomy, and recessive single-gene mutations. Clin Lab Med. 2011;31(4):595–613. ix.

30. Konecny M, et al. Identification of rare complete BRCA1 gene deletion using a combination of SNP haplotype analysis, MLPA and array-CGH techniques. Breast Cancer Res Treat. 2008;109(3):581–3.

31. Lai Y, Zhao H. A statistical method to detect chromosomal regions with DNA copy number alterations using SNP-array-based CGH data. Comput Biol Chem. 2005;29(1):47–54.

32. Mackinnon RN, et al. CGH and SNP array using DNA extracted from fixed cytogenetic preparations and long-term refrigerated bone marrow specimens. Mol Cytogenet. 2012;5:10.

33. Siggberg L, et al. High-resolution SNP array analysis of patients with developmental disorder and normal array CGH results. BMC Med Genet. 2012;13:84.

34. Wiszniewska J, et al. Combined array CGH plus SNP genome analyses in a single assay for optimized clinical testing. Eur J Hum Genet. 2013; 22(1):79–87.

35. Bruno DL, et al. Pathogenic aberrations revealed exclusively by single nucleotide polymorphism (SNP) genotyping data in 5000 samples tested by molecular karyotyping. J Med Genet. 2011;48(12): 831–9.

36. Van Loo P, et al. Analyzing cancer samples with SNP arrays. Methods Mol Biol. 2012;802:57–72.

37. Cui SF, Zhou Q, Qu XH. SNP genotyping for the genetic monitoring of laboratory mice by using a microarray-based method with dualcolour fluorescence hybridisation. Altern Lab Anim. 2012;40(3): 155–63.

38. Savage SA. Cancer genetic association studies in the genome-wide age. Per Med. 2008;5(6):589–97.

39. Anaya JM, et al. Evaluation of genetic association between an ITGAM non-synonymous SNP (rs1143679) and multiple autoimmune diseases. Autoimmun Rev. 2012;11(4):276–80.

40. Batra J, et al. Association between prostinogen (KLK15) genetic variants and prostate cancer risk and aggressiveness in Australia and a meta-analysis of GWAS data. PLoS One. 2011;6(11):e26527.

41. Batra J, et al. A Kallikrein 15 (KLK15) single nucleotide polymorphism located close to a novel exon shows evidence of association with poor ovarian cancer survival. BMC Cancer. 2011;11:119.

42. Batra J, et al. Kallikrein-related peptidase 10 (KLK10) expression and single nucleotide polymorphisms in ovarian cancer survival. Int J Gynecol Cancer. 2010;20(4):529–36.

43. Dhillon PK, et al. Common polymorphisms in the adiponectin and its receptor genes, adiponectin levels and the risk of prostate cancer. Cancer Epidemiol Biomarkers Prev. 2011;20(12):2618–27.

44. FitzGerald LM, et al. Association of FGFR4 genetic polymorphisms with prostate cancer risk and prognosis. Prostate Cancer Prostatic Dis. 2009;12(2): 192–7.

45. Iida R, et al. Multiplex single base extension method for simultaneous genotyping of non-synonymous SNP in the three human SOD genes. Electrophoresis. 2008;29(23):4788–94.

46. Lose F, et al. Common variation in Kallikrein genes KLK5, KLK6, KLK12, and KLK13 and risk of prostate cancer and tumor aggressiveness. Urol Oncol. 2013;31(5):635–43.

47. Shui IM, et al. Genetic variation in the toll-like receptor 4 and prostate cancer incidence and mortality. Prostate. 2012;72(2):209–16.

48. Stevens VL, et al. Genetic variation in the toll-like receptor gene cluster (TLR10-TLR1-TLR6) and prostate cancer risk. Int J Cancer. 2008;123(11):2644–50.

49. Yu Z, et al. Analysis of GABRB2 association with schizophrenia in German population with DNA sequencing and one-label extension method for SNP genotyping. Clin Biochem. 2006;39(3):210–8.

50. Burdick KE, et al. Genetic variation in the MET proto-oncogene is associated with schizophrenia and general cognitive ability. Am J Psychiatry. 2010; 167(4):436–43.

51. Pharoah PDP, et al. Association studies for finding cancer-susceptibility genetic variants. Nat Rev Cancer. 2004;4(11):850–60.

52. Braem MGM, et al. Genetic susceptibility to sporadic ovarian cancer: a systematic review. Biochim Biophys Acta. 2011;1816(2):132–46.

53. Tabor HK, Risch NJ, Myers RM. Candidate-gene approaches for studying complex genetic traits: practical considerations. Nat Rev Genet. 2002;3(5): 391–7.

54. Thomas DC, Haile RW, Duggan D. Recent developments in genomewide association scans: a workshop summary and review. Am J Hum Genet. 2005; 77(3):337–45.

55. Weiss KM, Clark AG. Linkage disequilibrium and the mapping of complex human traits. Trends Genet. 2002;18(1):19–24.

56. Ardlie KG, Kruglyak L, Seielstad M. Patterns of linkage disequilibrium in the human genome. Nat Rev Genet. 2002;3(4):299–309.

57. 1000 Genomes Project Consortium, Abecasis GR, Altshuler D, Auton A, Brooks LD, Durbin RM, Gibbs RA. A map of human genome variation from population-scale sequencing. Nature. 2010; 467(7319):1061–73.

58. Browning SR. Missing data imputation and haplotype phase inference for genome-wide association studies. Hum Genet. 2008;124(5):439–50.

59. Welter D et al. The NHGRI GWAS Catalog, a curated resource of SNP-trait associations. Nucleic Acids Res. 2013 Dec 6. [Epub ahead of print].

60. Botstein D, et al. Construction of a genetic linkage map in man using restriction fragment length polymorphisms. Am J Hum Genet. 1980;32(3):314–31.

61. Fakhrai-Rad H, Pourmand N, Ronaghi M. Pyrosequencing: an accurate detection platform for single nucleotide polymorphisms. Hum Mutat. 2002;19(5):479–85.

62. Alderborn A, Kristofferson A, Hammerling U. Determination of single-nucleotide polymorphisms by real-time pyrophosphate DNA sequencing. Genome Res. 2000;10(8):1249–58.

63. Dabrowski PW, Nitsche A. MPSQed: a software for the design of multiplex pyrosequencing assays. PLoS One. 2012;7(6):e38140.

64. Dabrowski PW, Schroder K, Nitsche A. MultiPSQ: a software solution for the analysis of diagnostic n-plexed pyrosequencing reactions. PLoS One. 2013;8(3):e60055.

65. Chen G, et al. A virtual pyrogram generator to resolve complex pyrosequencing results. J Mol Diagn. 2012;14(2):149–59.

66. Ambroise J, et al. AdvISER-PYRO: amplicon identification using SparsE representation of PYROsequencing signal. Bioinformatics. 2013; 29(16):1963–9.

67. Ye S, Humphries S, Green F. Allele specific amplifi-

cation by tetra-primer PCR. Nucleic Acids Res. 1992;20(5):1152.

68. Zhang C, et al. A novel multiplex tetra-primer ARMS-PCR for the simultaneous genotyping of six single nucleotide polymorphisms associated with female cancers. PLoS One. 2013;8(4):e62126.

69. Shuber AP, Grondin VJ, Klinger KW. A simplified procedure for developing multiplex PCRs. Genome Res. 1995;5(5):488–93.

70. Olivier M, et al. High-throughput genotyping of single nucleotide polymorphisms using new biplex invader technology. Nucleic Acids Res. 2002;30(12):e53.

71. de Arruda M, et al. Invader technology for DNA and RNA analysis: principles and applications. Expert Rev Mol Diagn. 2002;2(5):487–96.

72. Olivier M. The Invader assay for SNP genotyping. Mutat Res. 2005;573(1–2):103–10.

73. Nataraj AJ, et al. Single-strand conformation polymorphism and heteroduplex analysis for gel-based mutation detection. Electrophoresis. 1999;20(6):1177–85.

74. Humphries SE, et al. Single-strand conformation polymorphism analysis with high throughput modifications, and its use in mutation detection in familial hypercholesterolemia. International Federation of Clinical Chemistry Scientific Division: Committee on Molecular Biology Techniques. Clin Chem. 1997;43(3):427–35.

75. Han L, et al. Association of SOD1 and SOD2 single nucleotide polymorphisms with susceptibility to gastric cancer in a Korean population. APMIS. 2013;121(3):246–56.

76. Balogh K, et al. Genetic screening methods for the detection of mutations responsible for multiple endocrine neoplasia type 1. Mol Genet Metab. 2004;83(1–2):74–81.

77. Nagamine CM, Chan K, Lau YF. A PCR artifact: generation of heteroduplexes. Am J Hum Genet. 1989;45(2):337–9.

78. Highsmith Jr WE, et al. Use of a DNA toolbox for the characterization of mutation scanning methods. I: construction of the toolbox and evaluation of heteroduplex analysis. Electrophoresis. 1999;20(6):1186–94.

79. O'Donovan MC, et al. Blind analysis of denaturing high-performance liquid chromatography as a tool for mutation detection. Genomics. 1998;52(1):44–9.

80. Kurzawski G, et al. Mutation analysis of MLH1 and MSH2 genes performed by denaturing high-performance liquid chromatography. J Biochem Biophys Methods. 2002;51(1):89–100.

81. Iannone MA, et al. Multiplexed single nucleotide polymorphism genotyping by oligonucleotide ligation and flow cytometry. Cytometry. 2000;39(2):131–40.

82. Zhong XB, et al. Single-nucleotide polymorphism genotyping on optical thin-film biosensor chips. Proc Natl Acad Sci U S A. 2003;100(20):11559–64.

83. Lizardi PM, et al. Mutation detection and single-molecule counting using isothermal rolling-circle amplification. Nat Genet. 1998;19(3):225–32.

84. Tyagi S, Bratu DP, Kramer FR. Multicolor molecular beacons for allele discrimination. Nat Biotechnol. 1998;16(1):49–53.

85. Marras SA, Kramer FR, Tyagi S. Multiplex detection of single-nucleotide variations using molecular beacons. Genet Anal. 1999;14(5–6):151–6.

86. Mhlanga MM, Malmberg L. Using molecular beacons to detect single-nucleotide polymorphisms with real-time PCR. Methods. 2001;25(4):463–71.

87. Lee LG, Connell CR, Bloch W. Allelic discrimination by nick-translation PCR with fluorogenic probes. Nucleic Acids Res. 1993;21(16):3761–6.

88. Agalliu I, et al. Characterization of SNPs associated with prostate cancer in men of Ashkenazic descent from the set of GWAS identified SNPs: impact of cancer family history and cumulative SNP risk prediction. PLoS One. 2013;8(4):e60083.

89. Le Hellard S, et al. SNP genotyping on pooled DNAs: comparison of genotyping technologies and a semi automated method for data storage and analysis. Nucleic Acids Res. 2002;30(15):e74.

90. Bell PA, et al. SNPstream UHT: ultra-high throughput SNP genotyping for pharmacogenomics and drug discovery. BioTechniques 2002;Suppl:70–2, 74, 76–7.

91. Ugozzoli L, et al. Detection of specific alleles by using allele-specific primer extension followed by capture on solid support. Genet Anal Tech Appl. 1992;9(4):107–12.

92. Wang J, et al. High-throughput single nucleotide polymorphism genotyping using nanofluidic dynamic arrays. BMC Genomics. 2009;10:561.

93. Li T, et al. Genotyping and genomic profiling of non-small-cell lung cancer: implications for current and future therapies. J Clin Oncol. 2013;31(8):1039–49.

94. Vaarno J, et al. New separation-free assay technique for SNPs using two-photon excitation fluorometry. Nucleic Acids Res. 2004;32(13):e108.

95. MacConaill LE, et al. Profiling critical cancer gene mutations in clinical tumor samples. PLoS One. 2009;4(11):e7887.

96. Spurgeon SL, Jones RC, Ramakrishnan R. High throughput gene expression measurement with real time PCR in a microfluidic dynamic array. PLoS One. 2008;3(2):e1662.

97. Chan M, et al. Evaluation of nanofluidics technology for high-throughput SNP genotyping in a clinical setting. J Mol Diagn. 2011;13(3):305–12.

98. Shen R, et al. High-throughput SNP genotyping on universal bead arrays. Mutat Res. 2005;573(1–2):70–82.

99. Steemers FJ, et al. Whole-genome genotyping with the single-base extension assay. Nat Methods. 2006;3(1):31–3.

100. Simpson CL, et al. MaGIC: a program to generate targeted marker sets for genome-wide association studies. Biotechniques. 2004;37(6):996–9.

101. Peiffer DA, et al. High-resolution genomic profiling of chromosomal aberrations using Infinium whole-genome genotyping. Genome Res. 2006;16(9):1136–48.

102. Fan JB, et al. Highly parallel SNP genotyping. In: Cold Spring Harbor symposia on quantitative biology, vol 68; 2003. p. 69–78.

103. Matsuzaki H, et al. Parallel genotyping of over 10,000 SNPs using a one-primer assay on a high-density oligonucleotide array. Genome Res. 2004;14(3):414–25.

104. Liu WM, et al. Algorithms for large-scale genotyping microarrays. Bioinformatics. 2003;19(18):2397–403.

105. McCarroll SA, et al. Integrated detection and population-genetic analysis of SNPs and copy number variation. Nat Genet. 2008;40(10):1166–74.

106. Peters EJ, McLeod HL. Ability of whole-genome SNP arrays to capture 'must have' pharmacogenomic variants. Pharmacogenomics. 2008;9(11):1573–7.

107. Sun X, et al. SLAF-seq: an efficient method of large-scale de novo SNP discovery and genotyping using high-throughput sequencing. PLoS One. 2013;8(3): e58700.

108. Margulies M, et al. Genome sequencing in microfabricated high-density picolitre reactors. Nature. 2005;437(7057):376–80.

109. Dressman D, et al. Transforming single DNA molecules into fluorescent magnetic particles for detection Methods. 2008;5(2):179–81.

115. Metzker ML. Sequencing technologies—the next generation. Nat Rev Genet. 2010;11(1):31–46.

116. Mardis ER. The impact of next-generation sequencing technology on genetics. Trends Genet. 2008;24(3): 133–41.

117. Altschul SF, et al. Basic local alignment search tool. J Mol Biol. 1990;215(3):403–10.

118. Kent WJ. BLAT—the BLAST-like alignment tool. Genome Res. 2002;12(4):656–64.

119. Cox DG, et al. Common variants of the BRCA1 wild-type allele modify the risk of breast cancer in BRCA1 mutation carriers. Hum Mol Genet. 2011;20(23):4732–47.

120. Shendure J, et al. Accurate multiplex polony sequencing of an evolved bacterial genome. Science. 2005;309(5741):1728–32.

121. Harris TD, et al. Single-molecule DNA sequencing of a viral genome. Science. 2008;320(5872):106–9.

122. Rothberg JM, et al. An integrated semiconductor device enabling non-optical genome sequencing. Nature. 2011;475(7356):348–52.

123. Ewing B, Green P. Base-calling of automated sequencer traces using phred. II. Error probabilities. Genome Res. 1998;8(3):186–94.

124. The Wellcome Trust Case Control Consortium. Genome-wide association study of 14,000 cases of seven common diseases and 3,000 shared controls. Nature. 2007;447(7145):661–78.

125. Manolio TA. Genomewide association studies and assessment of the risk of disease. N Engl J Med. 2010;363(2):166–76.

第 6 章

DNA 测序的临床应用：
Sanger 测序和二代测序平台

John D. McPherson

癌症是一种基因疾病，并且所有癌症的发生都是由于 DNA 的改变引起。一个起始核苷酸的改变，不是天生的(胚系突变)就是在细胞复制中出现的(体细胞突变)，它是进一步导致核苷酸序列发生改变的基础，并最终使变化的细胞获得生长优势[1]。这些改变允许细胞打破对调控生长和分化至关重要的制约与平衡[2]。临床对癌症的处理通常是依据肿瘤组织来源和病理学特征进行的。此外，许多基因组的变化导致蛋白表达的改变，其可用免疫组化方法检测从而提供诊断和预后价值(比如，曲妥珠单抗用于 HER-2 过表达的乳腺癌[3,4])。越来越多的情况下，直接检测潜在的核苷酸改变可以提供特定的治疗方案(例如，威罗菲尼用于 *BRAF* 突变的恶性黑色素瘤[7])。确定 DNA 发生改变的临床标准方法是用 Sanger 测序法[5]检测包含感兴趣位点的 PCR 产物[6]来测定特定突变。这是一种高度稳定和准确的靶核苷酸序列检测方法。然而，Sanger 测序法仅能够检测一个 DNA 样品中大于 20% 的突变——这个重要的局限性将在下文讨论。

10 年前，Sanger 化学测序法和以毛细管为基础的测序技术产生了高度精确的第一条人类基因组参考序列[7]。测定第一条人类基因组花费了数千人的努力、13 年的时间和将近 10 亿美元的经费。虽然 Sanger 法很适合分析少量的关键位点，并用于指导治疗决策，但 Sanger 法/毛细管技术不能及时大规模检测分析很多兴趣位点或者快速地进行全基因组分析。幸运的是，最近的 8 年时间里，DNA 和 RNA 测序方法和设备飞速进展，使用现在的仪器只需要非常少的技术人员和

数天时间就可测得整个人类基因组。这些二代测序(next-generation sequencing，NGS)平台持续进展，均具有同时产生海量数据的能力。一些优秀的关于二代测序进展基本化学技术及实施策略的文章已经发表[8-10]。常见 NGS 平台的技术细节可以在本书第 5 节中找到。相比传统 Sanger 法/毛细管电泳法，新的 NGS 平台的特点是单个序列读长短，但是数据没有明显差距。此外，单个序列读出的错误率高于以前的平台。尽管如此，由于二代测序可产生海量精准的序列，从而预示着癌症基因组的研究进入了新纪元，这使得检测一个肿瘤全部基因变化成为可能。类似这样的项目，如癌症基因组图谱(TCGA；cancergenome.nih.gov)项目和国际癌症基因组联合(ICGC；http://www.icgc.org[11])项目，正在进行数百个肿瘤全基因组测序，覆盖了多种不同的肿瘤类型，并且将结果提交至可从因特网调阅的公共资源库。这些丰富的数据将揭示癌症具有潜在的治疗价值的新机制。近期有研究从 30 个不同的肿瘤类型，在超过 7000 例原发肿瘤中发现了近 500 万个突变[12]。从配对的正常组织 DNA 确定了这些突变都是体细胞性的。在这些样本中，每百万基因组碱基含突变体细胞 0.001~400 个不等，而大部分肿瘤每百万碱基携带 0.5~100 个突变体细胞。与长期暴露于诱变剂中有关的癌症，例如肺癌患者(吸烟)或者黑色素瘤患者(紫外线照射)，其突变频率最高。该研究鉴定了 21 种基因突变特征，其可能与导致肿瘤发生的不同潜在突变过程有关。这些突变特征如何帮助指导治疗仍需要进一步研究。从这些大范围研究中已经清楚地看到，不同解剖部位的肿瘤有类似的基因和信号通路的改变，而不同个体的相同类型肿瘤又具有显著不同的基因突变。已推荐可以将肿瘤个体基因通路改变作为更精确靶点的治疗方案，替代单纯依据肿瘤

J.D. McPherson, Ph.D. (✉)
Ontario Institute for Cancer Research, 101 College Street, Suite 800, Toronto, ON, Canada M5G 0A3
e-mail: john.mcpherson@oicr.on.ca

组织起源进行治疗的方案。根据 DNA 分析而获得肿瘤体细胞突变分子图谱,对患者个体化选择特异的靶向药物治疗的研究已经开展,但非常有限[13-16]。通过对潜在的特异基因改变驱动肿瘤恶性生长的认识,部署针对异常基因通路的治疗,这种个体化医学给患者带来了希望。这些分析意味着要加强组织病理和免疫组化的分析,而不是替代它们。如通常在黑色素瘤中使用针对 BRAF 基因 V600E 突变的靶向治疗药物,然而在有相同突变的结直肠癌中如果没有另外抑制 EGFR 信号通路, 那么使用该药物则是无效的, 因为 EGFR 信号通路在结直肠癌中有了 BRAF 抑制剂的旁路,但在黑色素瘤中没有[17]。

基因组测序是要确定新生突变或孟德尔式异常的根本原因, 其中突变的等位基因存在于通常从血液中提取的 50% 的 DNA 样本中[18,19],然而肿瘤测序不同于基因组测序,它面临许多挑战。实体瘤少见仅由一致的癌细胞群组成, 而更多的是携带突变细胞和基因型正常细胞(包括免疫细胞、纤维母细胞和内皮细胞)的混合成分[20]。肿瘤细胞的密度和所占的比例可以有很大的变化。例如,胰腺导管腺癌的突变细胞通常少于 20%[21]。这种情况下, 大块处理这些肿瘤组织以用于 DNA 测序, 将会导致肿瘤细胞中只有 10% 的突变位点序列可被读出。这远远低于 Sanger 法/毛细管测序的可靠检测阈值,从而会导致假阴性或者模棱两可的结果。NGS 平台充分的测序覆盖深度(200~500 倍),可实现低至几个百分点的较低检测阈值。

对于肿瘤测序分析,更令人困惑的是肿瘤内部异质性的程度。近期单个研究或大范围 TCGA 和 ICGC 数据库描述了一个清楚的情况,即肿瘤极少是单克隆种群, 而是复杂的混合细胞,这些混合的细胞要么独自进化,要么从一个原始前体突变细胞演变而来[1]。这一种群经过早期起始突变时间主导的生长优势的选择,但是随着多种突变的衍生,增殖形成新的克隆种群,这种种群还可以继续演变。最终导致突变谱在相同肿瘤不同区域之间不一样,甚至一些区域携带的体细胞突变在同一肿瘤的其他区域不存在[22]。后一特性提示在一些肿瘤中用 NGS 分析单个活检组织可能不够充分,这有可能使诊断的负担加重。不幸的是,肿瘤的异质性也意味着针对单一突变的治疗,其疗效往往是一过性的,因此会频繁复发。此外,在经初始治疗的复发肿瘤中,往往携带有不同的突变,而这些突变在原发肿瘤内本身就有低频的表达[23,24]。

最后一点,目前临床提供的样本通常不适合做 NGS 分析。甲醛固定石蜡包埋 (formalin-fixed paraf-fin-embedded,FFPE)样本是常规的临床样本,我们常常从这些质量和含量均低的样本中提取 DNA 和 RNA。核酸片段化及核苷酸的损坏将妨碍测序步骤,限制测序量,并增加错误率[25]。存放时间久远的 FFPE 样本可能根本没有足够的分析量,但随着采用标准操作程序、限制固定时间并使用中性缓冲甲醛,这种情况已经出现巨大的改善。新鲜冰冻样本更适宜做 NGS,但是不适合做病理学分析。样本采集操作也应该标准化, 以减少缺血时间并保证在提取 DNA 和 RNA 过程中去除坏死组织。

对于分子检测来说,所检测基因组占多大比例(一组基因;所有基因——外显子或者全基因组)也是一个要考虑的重要问题。对于科研来说,全基因组测序可以提供最全面的数据,从而有利于探索发现,但对于临床应用就不是这么考虑了。如果为了进行精确的靶向治疗,那么感兴趣的基因就被限制在那些拥有治疗价值的基因上。这并不是说仅限定在有治疗药物的那几个基因上, 而是应包含与治疗节点相关的通路上的其他基因。这些基因也可以提供预后价值。依据这种实用性,癌症基因列表中的基因有可能不超过 300 个。如前所述,检测体细胞突变的理想覆盖深度是 200~500 倍, 因此这个有限的基因检测列表是有用的,因为随着测序数量的增加,费用也会增加。在当前的合理费用上,全基因组测序的覆盖范围限制在 50 倍左右。无论是选择一个有限的基因套餐还是检测全部的基因,都要求这些位点能从较大的基因组中分离出来。最稳定的方法是使用长互补寡核苷酸捕获目的基因[26-28]。目标基因捕获的特异性是通过设计寡核苷酸互补序列实现的,这种设计针对目标区域,同时去除重复序列。剪切基因组 DNA,并加上连接物, 是建立一个全基因组文库的第一步。准备好的 DNA 在溶液中与一个长寡核苷酸引物池杂交, 捕获到的片段利用生物素-亲和素捕获模式被分离[27]。通过洗脱捕获片段而去除不需要的 DNA, 然后洗脱靶 DNA,接着扩增,并用于测序。另一可选的方法是多重 PCR,即成千对 PCR 引物在一个单独的反应管中进行反应。这个领域是一个活跃的发展领域,新方法和更稳定的方法正在有规律地进入市场。

从技术观点来看,全基因组测序方法是最简单的,因为它避免了上述的分离目标区域这一步骤。这种更加简单的工作流程可能仅需要较少的起始 DNA。但如之前提到的,由于测序靶点更大,测序费用确实增加,但它也可为癌症诊断带来一个潜在的结果。对于肿瘤科医师来说,更多的基因组没有临床价值,而癌症基因列表虽切实可用,但稍微有点局限性。扩大测序的范围就会牺牲测序的深度，而前者对治疗的帮助不大。另外，基因组分析也可能发现对患者或患者亲属有意义的基因改变，然而这超出了当前快速癌症诊断的需要。美国医学遗传学和基因组学学院最近发布指南，推荐明确的偶然发现应该在不断增加的基因列表里有报道，这些基因改变可能具有已知或预期的致病作用[29]。

产生 DNA 测序数据只是使用 NGS 进行分子检测的一部分内容。导出体细胞突变图谱的数据分析是非常复杂的，有关这些概念和挑战，最近已有综述进行阐述[30]。复杂的数据分析是 NGS 推广至临床常规应用的一个障碍。NGS 平台销售商和其他独立的公司正在积极提供数据分析的流水线，但数据增长迅速，要全面分析肿瘤基因组，仍缺少必需的工具。甚至校准一个参考基因组的测序读长，并确定单核苷酸的差别这种基础分析也是非常复杂的，其复杂性来源于人类基因组多个区域具有高度的相似性。一旦确定是体细胞突变，那么接下来的工作便是研究突变的功能影响。许多检测到的突变超出了既往有注释的突变范围，这些已注释的突变有明确的功能影响，如某种激酶的激活。突变附近可能没有受到影响，甚至是失活表型。在一个肿瘤样本中观察到任何高频突变，都有可能提示它对这种疾病的重要性，但如果没有功能研究的支持，这只是一个间接的推论。

至此讨论的还是局限于单个核苷酸突变及小片段的插入和缺失（不超过一个测序读长）。实际上，NGS 数据中也能获得拷贝数的改变[31,32]和结构重排[33-35]的信息。但后者结果尚不稳定，还需要做大量的工作，并将大片段插入和缺失的检测作为常规分析项目。肿瘤 DNA 的表观遗传学变化也能够通过 NGS 确定，但是方法还不适用于临床应用。所有这些改变类型在癌症基因组诊断上都是重要的，将成为 NGS 平台癌症分子检测的一部分。

最后，基因表达谱检测是 NGS 的一个强有力的方法（RNA 测序）[36]。通常，与可行的基因列表类似，基因表达特征涉及数量有限的基因，并最好能够通过其他方法进行检测，如用 MammaPrint 和 Oncotype DX 预后生物标记物检测浸润性乳腺癌[37,38]。目前 RNA 测序是一种强大的科研工具，能够对差异表达和剪切，对 RNA 编辑和等位基因特异性表达等进行深入研究，这些发现可能在未来提供更多的分子检测靶点。

总结

随着 NGS 技术继续发展，检测费用将下降，读长和精确度将提高，分析方法将得到改进。这将使全基因组测序和 RNA 测序成为更主流的检测方法，从而提供综合癌症基因组分析数据。这将促进对偶然发现的报道，并提高诊断和预后的能力，从而为个体化治疗添砖加瓦。

（徐一凡　王海星　译　侯英勇　校）

参考文献

1. Stratton MR, Campbell PJ, Futreal PA. The cancer genome. Nature. 2009;458:719–24.
2. Hanahan D, Weinberg RA. Hallmarks of cancer: the next generation. Cell. 2011;144:646–74.
3. Slamon DJ, et al. Use of chemotherapy plus a monoclonal antibody against HER2 for metastatic breast cancer that overexpresses HER2. N Engl J Med. 2001;344:783–92.
4. Slamon D, et al. Adjuvant trastuzumab in HER2-positive breast cancer. N Engl J Med. 2011;365:1273–83.
5. Sanger F, Nicklen S, Coulson AR. DNA sequencing with chain-terminating inhibitors. Proc Natl Acad Sci U S A. 1977;74:5463–7.
6. Saiki RK, et al. Primer-directed enzymatic amplification of DNA with a thermostable DNA polymerase. Science. 1988;239:487–91.
7. Lander ES, et al. Initial sequencing and analysis of the human genome. Nature. 2001;409:860–921.
8. Metzker ML. Sequencing technologies—the next generation. Nat Rev Genet. 2010;11:31–46.
9. Mardis ER. A decade's perspective on DNA sequencing technology. Nature. 2011;470:198–203.
10. Mardis ER. Genome sequencing and cancer. Curr Opin Genet Dev. 2012;22:245–50.
11. International Cancer Genome Consortium, et al. International network of cancer genome projects. Nature. 2010;464:993–8.
12. Alexandrov LB, et al. Signatures of mutational processes in human cancer. Nature. 2013;500:415–21.
13. von Hoff DD, et al. Pilot study using molecular profiling of patients' tumors to find potential targets and select treatments for their refractory cancers. J Clin Oncol. 2010;28:4877–83.
14. Roychowdhury S, et al. Personalized oncology through integrative high-throughput sequencing: a pilot study. Sci Transl Med. 2011;3:111ra121.
15. Welch JS, et al. Use of whole-genome sequencing to diagnose a cryptic fusion oncogene. JAMA. 2011;305:1577–84.
16. Tran B, et al. Feasibility of real time next generation sequencing of cancer genes linked to drug response: results from a clinical trial. Int J Cancer. 2013;132:1547–55.
17. Prahallad A, et al. Unresponsiveness of colon cancer to BRAF(V600E) inhibition through feedback activation of EGFR. Nature. 2012;483:100–3.
18. Ng SB, et al. Exome sequencing identifies MLL2 mutations as a cause of Kabuki syndrome. Nat Genet. 2010;42:790–3.
19. Bainbridge MN, et al. Whole-genome sequencing for optimized patient management. Sci Transl Med. 2011;3:87re3.

20. Bremnes RM, et al. The role of tumor-infiltrating immune cells and chronic inflammation at the tumor site on cancer development, progression, and prognosis: emphasis on non-small cell lung cancer. J Thorac Oncol. 2011;6:824–33.

21. Biankin AV, et al. Pancreatic cancer genomes reveal aberrations in axon guidance pathway genes. Nature. 2012;491:399–405.

22. Gerlinger M, et al. Intratumor heterogeneity and branched evolution revealed by multiregion sequencing. N Engl J Med. 2012;366:883–92.

23. Ding L, et al. Clonal evolution in relapsed acute myeloid leukaemia revealed by whole-genome sequencing. Nature. 2012;481:506–10.

24. Walter MJ, et al. Clonal architecture of secondary acute myeloid leukemia. N Engl J Med. 2012;366: 1090–8.

25. Hadd AG, et al. Targeted, high-depth, next-generation sequencing of cancer genes in formalin-fixed. Paraffin-embedded and fine-needle aspiration tumor specimens. J Mol Diagn. 2013;15:234–47.

26. Albert TJ, et al. Direct selection of human genomic loci by microarray hybridization. Nat Methods. 2007;4:903–5.

27. Gnirke A, et al. Solution hybrid selection with ultra-long oligonucleotides for massively parallel targeted sequencing. Nat Biotechnol. 2009;27:182–9.

28. Hodges E, et al. Hybrid selection of discrete genomic intervals on custom-designed microarrays for massively parallel sequencing. Nat Protoc. 2009;4:960–74.

29. Green RC, et al. ACMG recommendations for reporting of incidental findings in clinical exome and genome sequencing. Genet Med. 2013;15:565–74.

30. International Cancer Genome Consortium Mutation Pathways and Consequences Subgroup of the Bioinformatics Analyses Working Group, et al. Computational approaches to identify functional genetic variants in cancer genomes. Nat Methods. 2013;10:723–9.

31. Xie C, Tammi MT. CNV-seq, a new method to detect copy number variation using high-throughput sequencing. BMC Bioinformatics. 2009;10:80.

32. Krumm N, et al. Copy number variation detection and genotyping from exome sequence data. Genome Res. 2012;22:1525–32.

33. Chen K, et al. BreakDancer: an algorithm for high-resolution mapping of genomic structural variation. Nat Methods. 2009;6:677–81.

34. Wang J, et al. CREST maps somatic structural variation in cancer genomes with base-pair resolution. Nat Methods. 2011;8:652–4.

35. Ye K, Schulz MH, Long Q, Apweiler R, Ning Z. Pindel: a pattern growth approach to detect break points of large deletions and medium sized insertions from paired-end short reads. Bioinformatics. 2009;25:2865–71.

36. Wang Z, Gerstein M, Snyder M. RNA-Seq: a revolutionary tool for transcriptomics. Nat Rev Genet. 2009;10:57–63.

37. Galanina N, Bossuyt V, Harris LN. Molecular predictors of response to therapy for breast cancer. Cancer J. 2011;17:96–103.

38. O'Toole SA, et al. Molecular assays in breast cancer pathology. Pathology. 2011;43:116–1127.

第 7 章

癌症中基于微阵列的研究

Maud H.W. Starmans, Syed Haider, Cindy Yao, Philippe Lambin, Paul C. Boutros

引言

从 20 世纪 90 年代开始,大量研究方法的出现使得微阵列技术应用到肿瘤的研究中[1-4]。尽管存在几种不同的平台,但所有微阵列技术的基本原理是相同的:它由一个固定于固相载体的大量探针组成(载玻片或芯片)。每一个探针都被设计成专一识别单个目标分子的结构,这使同时识别大量目标靶分子成为可能。被标记的靶物质杂交于微阵列芯片,与特异性的探针相结合。因为每一种探针的位置都有特定的标识,所以扫描每一种标识的信号强度就能得出靶点分子的平行检测数据。目标信号的强度与被检测样本的量在一定范围内是成比例的,这个范围为高于检测下限与低于饱和度上限的范围之间(也就是在系统的动态范围内)。这项技术有其固有的灵活性,改变排布于微阵列上的探针类型就能够检测不同分子种类。例如,用抗体作为探针的微阵列能够用于蛋白质组学分析[5]。然而,最广泛应用的微阵列类型是 DNA 微阵列,它是使用 DNA 探针来定量 DNA 或 RNA(通常是通过 cDNA)。DNA 微阵列技术应用广泛,例如以阵列为基础的比较基因组杂交(aCGH)[6],以阵列为基础的基因分型[7]、表观遗传学图谱(例如 DNA 的甲基化)[8]、选择性交叉转录体亚型特征描述[9]。但最重要的是,DNA 微阵列仍然是转录组分析最标准的方法。鉴于微阵列的广泛性和灵活性应用,这一章节主要探讨 DNA 微阵列。

微阵列的类型

现已有大量的 DNA 微阵列,它们在结构、设计以及所应用的分析技术上有所不同。有 3 种普遍的分类方法,从中可以显现其主要的不同点。DNA 微阵列的分类主要基于 3 点:①制作微阵列的方法;②应用于微阵列的探针类型;③微阵列芯片杂交的样本数量。我

*Author contributed equally with all other contributors.

M.H.W. Starmans, Ph.D.
Informatics and Biocomputing Program,
Ontario Institute for Cancer Research, 101 College
Street, Suite 800, Toronto, ON, Canada M5G 0A3

Department of Radiation Oncology (Maastro),
Maastricht University Medical Center, Maastricht,
The Netherlands

S. Haider, M.D.
Ontario Institute for Cancer Research, 101 College
Street, Suite 800, Toronto, ON, Canada M5G 0A3

C. Yao, M.Sc.
Informatics and Biocomputing Program,
Ontario Institute for Cancer Research, 101 College
Street, Suite 800, Toronto, ON, Canada M5G 0A3

Department of Medical Biophysics, University
of Toronto, Toronto, ON, Canada

P. Lambin, M.D., Ph.D.
Department of Radiation Oncology (Maastro),
Maastricht University Medical Center, Maastricht,
The Netherlands

P.C. Boutros, Ph.D. (⊠)
Ontario Institute for Cancer Research, 101 College
Street, Suite 800, Toronto, ON, Canada M5G 0A3

Department of Medical Biophysics,
University of Toronto, Toronto, ON, Canada

Department of Pharmacology & Toxicology,
University of Toronto, Toronto, ON, Canada
e-mail: Paul.Boutros@oicr.on.ca

们首先依次介绍每一种，然后介绍标准研究和软件/数据库，其在过去的 10 多年里使微阵列数据资料分析变得容易。

微阵列的结构

大批技术用于开发微阵列，其最大的不同点在于芯片中探针的存放方式。它包含两种主要的方法：点样和原位合成(图 7.1)。对于第一种技术，探针预先合成，然后点样于薄片上。合成的探针或者用一种针[2]使其沉积在薄片上，或者用一种特定的类似喷墨打印的设备使其印在薄片上[10]。第二种方法，用光刻合成方法[4]将探针直接合成于薄片上。原位合成微阵列中应用最广泛的是美国昂飞公司(Affymetrix)的基因芯片，其他公司包括罗氏公司(Roche NimbleGen)。

总之，因为点的大小相对不同，所以点样的微阵列密度要比原位合成的低。制作点样微阵列的技术不需要特定的仪器设备或者复杂的化学合成，这就使其在实验室内制作成为可能，多个学院已经建立了核心设备去做这项工作[11]。而原位合成微阵列技术，其过程更加复杂，这使其基本上只用于商业性生产。这些不同导致不一样的结果：点样微阵列有更好的灵活性，很容易根据用户的需求改变微阵列上探针的种类。然而，原

位合成微阵列由于商业化生产和使用标准化的试剂及设备，可以获得更好的可重复性[12]。

微阵列探针

DNA 微阵列有两种主要类型的探针[13]。其中之一是双链 DNA 探针(dsDNA)，通常是从聚合酶链式反应(PCR)获得。通过 PCR 引物扩增，获得长度在 200~800bp 之间的产物。设计引物可以通过 cDNA 文库、鸟枪法的克隆，或已知基因组序列。这些探针只能应用于点样技术，因为它们在印于微阵列薄片之前已经合成。第二种探针是寡核苷酸探针，是一种较短的化学合成序列。这种探针典型的序列长度范围在 20~100bp 之间[14]。不同于 dsDNA 探针，这种探针类型既可以应用于点样微阵列，也可以应用于原位合成微阵列。

由于 dsDNA 探针的长度长于寡核苷酸探针，所以理论上 dsDNA 探针应该有更好的敏感性和特异性。然而，长的探针更可能存在交叉杂交(例如，基因家族间的交叉反应)，且包含非特异性元件，从而导致特异性降低[15]。为了进一步提高敏感性，寡核苷酸微阵列为相同靶点设计了复合探针。更短片段的应用使提高分辨率成为可能，例如，检测特定外显子或检验基因多态性[16]。

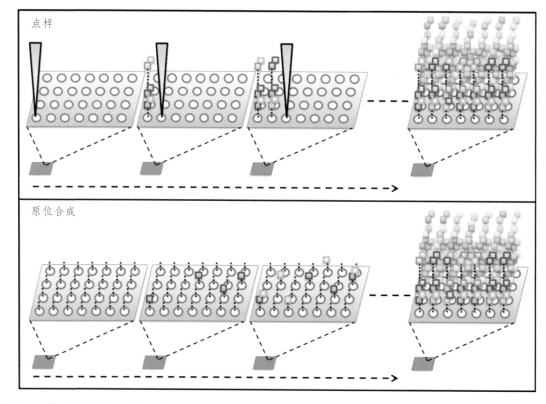

图 7.1　概述 DNA 微阵列制作的两种主要构想：点样法(上图)和原位合成法(下图)。点样制作法，首先合成探针，然后点样于微阵列薄片上，点样这一步要么通过针状沉积方式，要么通过喷墨打印方式完成。相反，原位合成是在薄片上直接合成探针，它是使用光刻法完成的。

微阵列样本杂交

不同微阵列类型的另一个重要差别是杂交于单个微阵列芯片的样本数量。一些微阵列类型能测定单一样本,而另一些微阵列类型就能够同时测定两个样本(图7.2)。在杂交之前,一个样本由一种荧光基团标记,通过检测荧光基团强度就可以测定靶点信号。当一个样本杂交于阵列上,就使用一种荧光基团(单色微阵列)。然而,如果是检测两个样本的微阵列,每一个样本使用不同的荧光基团。两种样本混合后共同杂交于单一的微阵列薄片(双色微阵列),并竞争性地与阵列上的探针杂交。单色微阵列测量荧光强度的绝对值,而双色微阵列测得的是荧光强度的比值。显而易见,由于探针间杂交亲和力的不同,因此没有任何一种方法能有效地测定 RNA/DNA 的绝对丰度[17,18]。一篇重要文献描述了设计多色微阵列实验的最佳方法[19]。

微阵列的进展:标准化研究

自从 DNA 微阵列技术出现后,已经有了实质性的进展。最初的微阵列只能够检测几百种目标分子,而现在的微阵列能够检测百万级别的分子特性。除探针的密度增加外,技术的进步还表现在微阵列设计和生产能力的提升, 以及 DNA 或 RNA 扩增方法的改进,从而使得所需起始量显著降低[20],甚至于单个细胞水平都可能实现[21]。

从最初的 DNA 微阵列出现开始, 对人类基因组和转录组的认识已经有了显著提高。在 DNA 微阵列技术发展和认识初期,测定完整基因组的人类基因组计划也正式启动。2001 年人类基因组测序的草图发布,这大约占最终形成基因序列的 1/4[22,23]。基因组信息显示以往大部分探针的设计是错误的[24,25]。相应地,在实验平台和物种之间, 更新探针标识和绘制微阵列探针的相应方法得以发展[26,27],这使不同的实验平台之间获得的数据有了更好的重复性和可比性[28,29]。

为提高 DNA 微阵列数据的重复性和可靠性,其他努力也在进行中。微阵列质量控制研究 Ⅰ 期[30]和 Ⅱ 期[31]的结果显示,依据恰当的数据分析,可能得出较一致的结果。微阵列数据的专业分析技术、生产的标准化[32]、样本的准备、杂交[33]及其分析方法[34]的改进,已能够进一步提高数据的可重复性和可靠性。

软件和数据库

随着对数据质量和可重复性的复杂性、多面性认识的加强, 对有关数据和计算方法采用简单易懂的报告形式的需求变得日益明显[35,36]。面对成倍发表的数据,数据分享很重要,尤其是 DNA 微阵列数据的分

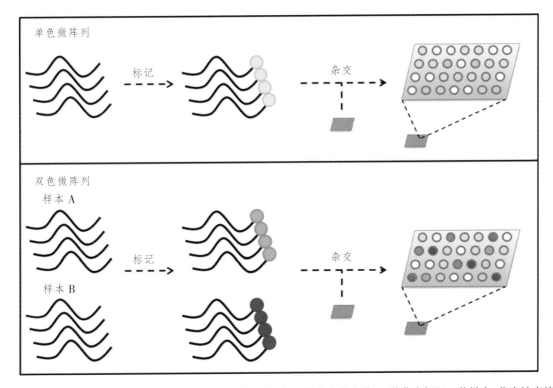

图 7.2　概述单色微阵列(上图)和双色微阵列(下图)。单色微阵列,在样本杂交之前,一种荧光标记一种样本,荧光被直接检测。双色微阵列,两种样本被不同的荧光标记,二者混合在一起,然后在一块微阵列薄片上杂交,检测的是两种荧光强度的比值。

享更重要。首先,其他人要能够重复结果;其次,数据要能够被其他人进一步研究并得出更多的见解。此外,患者的资料提供了荟萃分析的机会,并提高了潜在研究的能力,例如生物标记物的研究。公共数据库,例如基因表达综合数据库(Gene Expression Omnibus,GEO)[37]和 ArrayExpress[38]已经建立,以满足这些需要。公共数据库的概况见表7.1。更进一步,也有介绍微阵列实验标准的,即有关微阵列实验的最小信息库(Minimum Information About a Microarray Experiment,MIAME)[39]。MIAME 描述的微阵列实验信息应该是专业的,然而这仅仅是关于内容的建议而非技术形式的建议。因此,尽管采用 MIAME,但在获取数据或重复结果方面还常常使人感到困难[40,41]。作为 MIAME 的标准之一,获得高通量的数据通常是发表成果或者获得经费支持的一个基本条件[42]。

针对微阵列数据处理和分析,已经以商业模式和一种开放的资源开发了综合软件包。例如,开放资源软件 Bioconductor 提供了多种阵列工具以用于复杂的微阵列数据分析,并提供给研究人员探索其他方法的机会,以便使这些方法能被其他人更便捷地获取[43]。表7.2 概括了 DNA 微阵列分析的工具。

微阵列的应用

测定RNA丰度

几种不同类型的 RNA 分子能够使用微阵列进行分析,其中包括但不限于信使 RNA(mRNA)、小 RNA(miRNA)和干扰 RNA(RNAi)。对于转录本的研究,尽管 RNA 分子能够被直接标记,但还是要先将 mRNA 反转录成 cDNA,然后杂交于单色或双色阵列(见本章前述的"微阵列样本杂交"一节)[44]。相类似,miRNA 首先被反转录,然后被不同的荧光分子标记[44,45],并杂交于预先点样的阵列[46-48]。通常,对于单通道 mRNA 表达数据,先用粗略的多阵列平均算法(RMA)进行预处理[45,49]。RMA 包括 3 个关键步骤:背景的校正、

表7.1 公共微阵列数据库一览

数据库	网络链接
Gene Expression Omnibus (GEO)	http://www.ncbi.nlm.nih.gov/geo/
ArrayExpress	http://www.ebi.ac.uk/arrayexpress/
caArray	https://array.nci.nih.gov/caarray
Stanford Microarray Database (SMD)	http://smd.stanford.edu/
Princeton University MicroArray database (PUMAdb, 将取代 SMD)	http://puma.princeton.edu/

表7.2 微阵列分析工具一览

软件	收费	开放获取	网站
Affymetrix Power Tools (APT)	是	是	http://www.affymetrix.com/partners_programs/programs/developer/tools/powertools.affx
Aroma.affymetrix	是	是	http://www.aroma-project.org/
ArrayStar	否	否	http://www.dnastar.com/
Babelomics	是	否	http://babelomics.bioinfo.cipf.es/
BioArray Software Environment (BASE)	是	是	http://base.thep.lu.se/
Bioconductor	是	是	http://www.bioconductor.org/
BRB Array Tools	是	是	http://linus.nci.nih.gov/BRB-ArrayTools.html
DNA Chip Analyzer (dChip)	是	是	http://www.hsph.harvard.edu/cli/complab/dchip/
GeneSifter	否	否	https://login.genesifter.net/
GeneSpring GX	否	否	http://genespring-support.com/
ImaGene	否	否	http://www.biodiscovery.com/software/imagene/
Partek Genomics Suite	否	否	http://www.partek.com/partekgs
Spotfire	否	否	http://spotfire.tibco.com/
TM4	是	是	http://www.tm4.org/
WebArray	是	是	http://www.webarray.org/

分位数矫正（使来自不同阵列的强度值有相同的分布）和中位数平滑概括。相反，对于双色 mRNA 阵列来说，没有普遍一致的标准方法。可以采用不同的算法[50-56]（例如，经典贝叶斯方法模型[54]、Limma[56]、变异-稳态模型[53]），方法的选择很大程度上依赖于数据资料。相类似，多重标准化方法可以用于 miRNA 资料的分析，包括中位数中心化、分位数矫正、变异-稳态正常化，这使得内在的样本变异被校准而非依赖于平均强度[57,58]。最后，以微阵列为基础的方法还被应用于短发夹 RNA(shRNA)，shRNA 分子被广泛应用于评估基因突变所导致的功能获得或缺失。一种被命名为基因调整阵列平台的方法被设计用来同时研究全基因组中基因数量大于 248 000 的独特 shRNA[59]。细胞被慢病毒 shRNA 载体感染，制备基因组 DNA 并杂交于 GMAP 阵列。通过非特异性结合探针的 GC 背景校正以及应用 Cyclic Loess 实现标准化，可以降低复制产物内部的差异。

RNA其他方面的测定

测定不同种类 RNA 的丰度是微阵列技术中最常见的应用，除此以外，微阵列技术还能应用于 RNA 分子的其他方面。例如，核糖核蛋白复合物(RNP)是一种有趣的组合物，它由 RNA 和蛋白质组成，在 mRNA 的翻译和成熟中起重要作用[60]。RNP 用 RNA 免疫沉淀法(RIP)获取。RIP 开始于交叉耦合过程，这保存了 RNA 与蛋白质之间的相互作用[61]，接下来与抗体进行孵育。提取的 RNA 反转录成 cDNA 并杂交于微阵列[62-64]（定义为 RIP-Chip）。分析 RIP-Chip 数据可采用不同的分析方法[62,64-67]。其中一种方法是通过阵列的平均探针强度区分每一种探针的强度，然后使用滑动窗方法计算落入设定窗口的所有探针强度的总和[66]。在预设的校正 P 值以下的那些探针被认为是有意义的。

mRNA 的循环率研究同样可以使用微阵列技术，且是一个很重要的研究领域，因为 mRNA 在调节基因表达方面起着很重要的作用。mRNA 的时间序列实验结合微阵列技术可以说明 mRNA 衰退的共同特征[68]。应激诱导后，在不同的时间点收集细胞[68,69]，然后用蛋氨酸、脉冲追踪和免疫沉淀法进行代谢标记[70,71]。分离的 mRNA 杂交于微阵列中以用于全球研究。RNA 的强度用内部对照进行标准化，用非线性模型来计算每一种 mRNA 的衰变率常数和半衰期[72]。

相类似，mRNA 翻译也可以用全基因组学方法[78-82]进行研究，其对细胞生长、细胞周期和药物耐受[73-77]都有重要作用。在 mRNA 翻译中，多个核糖体附着于 RNA 上，这种结构叫做多核糖体。mRNA 的翻译开始于捕捉到这些多核糖体结构。过程起始于首次使核糖体运动静止。用蔗糖梯度离心法分离复合体使其成为组分[82]。使每一个组分的纯化 RNA 进行反转录，然后用不同染料标记，以杂交于微阵列。标准化的制订是相对于标准化内参的集合而制订的，这样就会使所有标准化内参的强度信号对每一个阵列都是相同的[78]。获得最高平均值的部分被定义为峰值，峰值的不同显示 RNA 分子是正处于活跃转录还是非活跃转录状态[78,82]。

DNA 序列和结构的分析

微阵列能够分析 DNA 结构的几个方面，包括是否存在特定碱基对序列变异（也称为重新排序或基因型）以及基因组不同区域的拷贝数状态。

单核苷酸多态性(SNP)是 DNA 序列中单个核苷酸水平的变异，其发生于部分人群中。随着技术的进步，单核苷酸的变化能够通过高通量阵列如微阵列识别。几种以分馏为基础的 SNP 富集方法已被应用[68,69,83-85]。简言之，就是将 DNA 在限制性内切酶的混合物中孵育，这样就可以在 DNA 片段的末端得到短的凸起。引物识别这些短凸起，随后与 DNA 片段结合，并以衔接子介导的 PCR 进行扩增[86]。有时，在 PCR 扩增之前对 DNA 片段的大小进行筛检，以降低样本的复杂性。扩增的 DNA 在片段化后，标记上荧光，并杂交于 SNP 阵列。昂飞公司提供了各种不同类型的阵列，包括 10k、100k 和 500k 阵列，以解决不同的需求[87]。SNP 阵列需要进行预处理，然后才能分型为 AA、AB 或 BB 基因型。SNP 阵列有各种不同的预处理方法[88-91]。在标准化之前，一些方法可以校正探针序列和片段长度。阵列的强度被分位数标准化，从而保证了所有的样本有相同的分布[88-91]。通常使用中位数平滑分析概括与同一 SNP 中相同等位基因结合的探针[88-90]。有多种基因型算法可以被用，用得比较成功的算法包括对已知基因型的初始分析（例如 BRLMM[88]、CRLMM-1[87]、BRLMM-P[89]、Birdseed[91]和 CRLMM-2[90]）。除了基因型分析，拷贝数量也能通过 SNP 阵列获得，方法为使用分层聚类方法或 P 值阈值选择[91,97-101]的隐马尔科夫模型(HMM)[92-96]和非隐马尔科夫模型。

对于基因拷贝数量的变异分析，使用频率更多的方法通常是比较基因组杂交，其能同时测定 400 万个单核苷酸。来自一个样本(例如肿瘤)和另一个样本(例如正常组织)的基因组 DNA 用不同的荧光标记(分别用 Cy5 和 Cy3)。来自这两个样本的 DNA 都杂交于 cDNA 微阵列[6](图 7.3)。Cy5/Cy3 荧光强度比值显示基因拷贝数的状态。红色(Cy5)代表肿瘤样本中基因拷

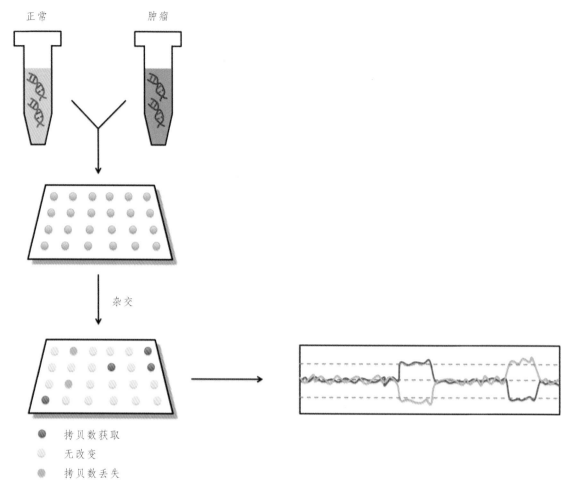

正常　　　　肿瘤

杂交

● 拷贝数获取
○ 无改变
◐ 拷贝数丢失

图 7.3　aCGH 概述。来自两个样本的基因组 DNA(例如，肿瘤和正常)，用不同的荧光标记，然后杂交于 cDNA 微阵列。通过 Cy5/Cy3 荧光的比值得出基因拷贝数状态：红色代表肿瘤样本拷贝数的获取，绿色代表肿瘤样本拷贝数的丢失，黄色代表正常样本和肿瘤样本间拷贝数量没有差异。

贝数的获取，绿色(Cy3)代表肿瘤组织中基因拷贝数的丢失，黄色代表与正常组织相比 DNA 拷贝数没有变化。多重分割元方法使数据资料分割成相等拷贝数的单元，一些方法包括 HMM 法(HMM)[102]、循环二进制分割法(CBS)[103]和高斯模型法(GLAD)[99]。

表观遗传学方面的应用

除了直接测定 RNA 和 DNA 分子，微阵列技术还应用于观察蛋白和 DNA 之间的关系。染色体免疫沉淀(ChIP)能够检测转录因子结合位点，通过甲醛固定和超声处理使 DNA 和蛋白质进行交联，并降解掉未结合的 DNA 片段。感兴趣的蛋白被各自的抗体标记以完成免疫沉淀过程。结合于这些蛋白的 DNA 被释放，然后使用微阵列(ChIP-Chip)分析[6]。有多种方法分析 ChIP-Chip 数据[59,104-108]。平铺阵列的分析模型通过参照 GC 含量探针序列和探针拷贝数量来标准化探针[106]。一些方法使用隐马尔科夫模型，而另一些则使用基于

滑窗的方法(sliding window-based approach)来判定 ChIP 的富集区[104-108]。直接使用每一种探针的强度值作为潜在的 DNA-蛋白的相互作用点可能会导致很高的假阳性，因而滑窗方法通常会被建议用来分析 ChIP-Chip 数据资料，这时固定的窗口沿着基因组移动然后分析概括落入窗内的所有探针。任何从概括窗口方法得到的峰值都将被认为是结合位点。

类似的，微阵列能够研究表观遗传学的变化和具体的 DNA 甲基化。甲基化的 DNA 片段能通过各种方法得以富集(表 7.3)。富含甲基化的 DNA 片段杂交于微阵列以行全面的检测。获得数据资料后，探针强度需要标准化。各种方法可以用来标准化甲基化数据，包括 RMA(如前所述)，其常常用来分析 mRNA 表达资料[45,90]；MAT 和 Potter，其将信号强度、序列及所有探针的拷贝数量纳入标准化模型[106,109]。相似于 ChIP-Chip 分析，滑窗方法通过基因组区域来概括探针水平值(表 7.4)。滑窗方法的选择依赖于信息资源、生物学

表 7.3　富集甲基化 DNA 片段的不同方法

富集方法	描述
亚硫酸氢盐处理	亚硫酸氢盐处理基因组 DNA 将使非甲基化胞嘧啶转化为尿嘧啶,而甲基化胞嘧啶则不变。这些可以通过基于芯片或基于 NGS 的方法识别为 SNP
甲基化敏感性限制性酶富集(MSRE)	限制性酶可以靶向甲基化或非甲基化 DNA,从而通过 PCR 扩增分别富集非甲基化或甲基化片段
甲基化 DNA 免疫层析(MeDIP)	5-甲基胞嘧啶-特异性抗体靶向及免疫层析甲基化 DNA

问题和被求证的资料类型。

微阵列的优点和缺点

应用于RNA

　　RNA 微阵列的出现描述了过去 20 年所完成的很多实验研究, 相对于以前的技术, 例如反转录 PCR (RT-PCR)、表达序列标签(EST)分析、基因表达的连续分析(SAGE)[110-113],RNA 微阵列是更加有效及高通量的全基因组分析。然而,RNA 微阵列的根本缺陷在于它只能测定排布于阵列上的探针的丰度。因此,它无法获得特异同种型的表达、新转录因子的发现、非编码元件谱系、RNA 序列变异的鉴定等相关数据。其中,特异同种型表达和非编码元件谱系能够通过比较少用的剪接/接合阵列和平铺序列相结合的方法获得,但是,由于存在潜在的交叉情况,其准确性还不是很清楚[114-116]。随着二代测序技术的出现,RNA 测序(RNA-seq)已经克服了这些问题,其可以同时测得 DNA 的所有转录本序列。被测序的 RNA 分子被命名为 "读取序列"(长度依赖于测序技术,通常 30~400bp)。读取序列或者通过后期处理来获得新创建的转录体集合[117-119],或者通过与参考基因组比对来评估已知转录元件的数量[120-124]。全基因组转录组的精确覆盖提供了核酸水平的视野,因此,有助于确定所有 RNA 成分的结构和功能,其超出了已经注释的基因。相比于微阵列,RNA 序列理所当然提供了转录组更宽泛的视角和更复杂的转录本。然而,它要求使用更先进的生物信息学工具来处理和解释大量读取的资料。进一步研究稀有转录组的拼接和 RNA 的变异型则要求更大的基因信息范围, 这就导致更高的花费和分析成本。总而言之, 对于已知的基因, 微阵列是一种更好的、更经济的解决办法, 它具有很稳定的生物信息通道, 然而最终决定选择何种方法则取决于生物学问题。而且, 当研究的样本呈现出异质性时,要获得更多的临床相关资料,可以通过对大样本运行微阵列,而如果预算不变,RNA 测序只要分析小样本就能获取。

应用于DNA

　　微阵列被广泛地应用于高通量基因组研究的多个方面,例如拷贝数量的分析、基因突变和多态性的分析。对于 RNA 分析,DNA 微阵列分析从根本上受到了限制,因为它仅能测定阵列上的基因,并且在很多应用方面,DNA 微阵列的设计需要预先了解基因组的知识。例如,如果要检测一种新型的 DNA 突变,它就会受限于一种特定的基因或基因组区域,或不得不使用多重微阵列,这会使花费昂贵。二代测序技术(NGS)引进后,改变了这种状态。1000 基因组计划报道的潜在功能性 DNA 突变的量为既往研究中确定的量的两倍多[125]。微阵列研究并不能发现所有类型的基因突变。它甚至可能检测不到特定的结构突变(SV),如易位和插入/缺失。相反,二代测序技术就能很容易地检测得到[126]。不同于微阵列,NGS 提供了分析单个核苷酸的能力,从而使发现碱基对水平的断点成为可能[127]。NGS 在 DNA 的另一种应用是鉴别新插入的序列 (例如病毒整合)[128],这在微阵列中是不可能实现的。总之,随着 NGS 技术的引入, 不仅使大规模探索已知的变化成为可能,也

表 7.4　滑窗法的选择

作者	方法描述
Cawley 等(2004)	使用 Mann-Whitney U 检验在 1000 碱基对滑窗内排序探针信号[104]
Li 等(2005)	使用双隐藏 HMM 在每个探针位点估计富集的可能性[108]
Keles 等(2004)	使用均数 Welch t 统计学指标滑窗法识别富集区域[107]
Ji 和 Wong(2005)	使用经验贝叶斯收缩评估探针方差和合并方差[105]
Johnson 等(2006)	计算 600 碱基对窗内的所有 t 值的截尾均值(去除顶部和底部 10% 的数据)[106]

为在全基因组水平发现新的基因变异提供了平台。

应用于表观遗传学

除了 RNA 和 DNA 的研究，由于高通量检测技术的进步，表观基因组的研究也得到了普遍的应用。微阵列已经被传统地应用于表观遗传学变化的探究，鉴于检测费用负担得了，以及已建立了成熟的生物信息分析路径，使其显得尤其有吸引力[129]。目前发展了多种甲基化检测方法，包括亚硫酸氢盐转化、甲基化敏感的限制性酶切消化和亲和层析方法等[130]。亚硫酸氢盐转化方法是通过用亚硫酸氢钠处理基因组 DNA，使非甲基化的胞嘧啶转化为尿嘧啶，而甲基化的胞嘧啶不会变化。然后，PCR 扩增则用胸腺嘧啶替换尿嘧啶，继而扩增的 DNA 就能够用焦磷酸测序法[131]、Sanger 测序法[132]或者 Illumina 珠阵列进行分析[133,134]。为研究甲基化的多态性，基因组 DNA 要先经亚硫酸氢盐处理，然后杂交于 Illumina 珠阵列。亚硫酸氢盐处理过的 DNA 用 Illumina 珠阵列标记上两对引物（分别被不同荧光标签标记），一条引物标记非甲基化片段，另外一条标记甲基化的片段[130]。这种方法用于研究大样本中已知甲基化位点的甲基化多态性是最好的。它提供了胞嘧啶甲基化的定量测定[130]。然而，相比于其他阵列技术，它覆盖范围比较小，并且在评估和设计不同的标记引物方面，问题更复杂，需要的知识更专业。所以，若从整个基因组层面获取信息，则二代测序技术可以用来研究小的或大的基因组。NGS 的一个优点就是可以直接测序，因此可以减轻劳动强度且避免易出现差错的 PCR 扩增和 DNA 标记[130]。读取数可以用于甲基化序列含量的测定。不同于以阵列为基础的技术，NGS 技术不需要预知的信息，而且在 NGS 数据中也不大可能会出现杂交引起的偏倚[130]。研究 DNA 甲基化的另一种技术为甲基化敏感的限制性内切酶富集(MSRE)[135-140]。样本首先用一系列的限制性内切酶进行消化，这些酶可以剪切甲基化片段或非甲基化片段，因此，在 PCR 扩增之后，富集了还没有被限制性内切酶剪切的 DNA 片段。这些被富集的片段可以使用阵列或者 NGS 方法分析。甲基化的 DNA 序列也可以通过亲和层析方法进行富集。有一种方法叫甲基化 DNA 免疫沉淀法(MeDIP)，这种方法是用 5-甲基胞嘧啶特异的抗体标记并免疫沉淀甲基化的 DNA[141-146]。与 MSRE 类似，MeDIP 富集的 DNA 可以用微阵列和 NGS 方法分析。美国昂飞公司提供了含有 25bp 长度探针的短的寡核苷酸平铺阵列[130,138]。这些阵列都是单通道阵列，并且来自一个样本的 DNA 杂交于一个阵列。这种类型的阵列有很高的特异性，但敏感性低且噪音高[130,141]。每一个样本杂交于一个阵列，标准化后可以在不同的阵列之间进行比较。相反，NimbleGen 和 Agilent 方法提供了长的寡核苷酸阵列，探针长度为 60mer。NimbleGen 阵列用一种自适应光刻方法，能够容纳 200 万个核酸，而 Agilent 阵列使用喷墨技术能够容纳至少 240 000 个核酸[130,147]。Agilent 阵列和 NimbleGen 阵列是双通道阵列，两个样本可以由不同的荧光染料标记，并杂交于相同的阵列。与短的寡核苷酸阵列相比，这些使用长探针的阵列具有更高的敏感性，但特异性和探针密度都降低[148]。这些都是研究者在选择用哪种阵列时需要考虑的因素。

病例研究：乳腺癌

细胞系谱系

细胞系模型对理解肿瘤的行为、类型/亚型及对治疗的反应等都至关重要。然而，一些研究者对细胞系模型能否代表原发组织有争议，理由是细胞在培养过程中可能会有特异性的突变累积[149-151]，尽管如此，细胞系模型仍然以可承受的价格，为肿瘤生物学行为方面的研究提供地道的见解[152-154]。大范围乳腺癌细胞系基因组和转录组特性的微阵列谱系研究结果，让科学家了解了细胞系与原代肿瘤组织之间的相似性与差异[153,154]。使用 DNA 微阵列，研究 51 种乳腺癌细胞系，揭示了大量的基因组变异，这在原代乳腺癌组织中也同样存在。与此类似，相同的 51 种细胞系的 RNA 微阵列也显示了明显的表达簇。这些表达簇与以前已知的人类乳腺癌分子亚型[155]具有很大的相似性，如 HER2 阳性亚型。作者进一步分析了 HER2 扩增细胞系对赫赛汀的治疗反应，发现了不同的敏感性，这与 HER2 阳性患者对赫赛汀的不同反应是一致的[156]。这种在基因组和转录组水平的微阵列分析结果，强调了利用细胞系研究生物学和临床相关分子特征方面，仍然是很有希望的。例如，代表特异性疾病亚型的细胞系，能够用来检测新型治疗的有效性、新靶点的预后和预测价值。此外，细胞系便于操作，价格能够承受，又与微阵列谱系研究手段相结合，使其仍然是生物学现象和新假说研究的理想选择。

原发肿瘤谱

基于微阵列的表达谱分析建立了 5 种熟知的乳腺癌分子亚型：基底样型、HER2 过表达型、腔面 A 型、腔面 B 型和正常乳腺样型[155]。这些亚型与它们对治疗的反应和预后的不同相关(图 7.4)。图 7.4 显示,与腔面 A 型、腔面 B 型以及正常乳腺样型相比,基底样型和 HER2 过表达型的 5 年生存率更短。从这项发现开始,大量的研究集中在用基因型将患者分为这些亚型[157-159]。这些特征由 50~500 个基因组成,5 种亚型中每个基因具有其特征性表现。这些表现可代表各亚型的特征,可用来评估与一个新患者表达谱的关系,由此确定患者的分子亚型。经过仔细交叉对比分型的不同实验方法,结果显示,除基底样亚型外,不同实验方法的不一致性在临床上难以接受[160]。例如,HER2 蛋白过表达(通过免疫组化方法分析)的患者可能受益于赫赛汀的靶向药物治疗。但是,如果用微阵列法对患者进行了错误的分类,那么这些患者将没有机会从最恰当的治疗中获益。尽管亚型分类下的基因显示了不同的活性和与关键肿瘤通路的相关性,但在指导治疗决策上还未获得成功。

迄今为止,在乳腺癌预后上,有两种基于基因表达谱的生物标记物获得临床认可:Oncotype DX[161]和 MammaPrint[162]。Oncotype DX 检测基于 RT-PCR 方法,而 MammaPrint 仅仅基于基因表达谱的微阵列,可应用于乳腺癌。MammaPrint 是 70 个基因的信号集,以评估早期乳腺癌患者的复发风险。这些基因从 117 名原发乳腺癌患者(探索组)中筛查出来,这些患者没有淋巴结转移。之后在 295 名患者中得到验证(NKI 组)。其中,151 名患者无淋巴结转移(包括来自探索组的 61 名患者),144 名发生淋巴结转移[162,163]。这 70 个基因集能够精确地鉴定具有高复发风险的患者 (图 7.5a,b;预后差组)。Kaplan-Meier 生存分析提示这些患者可能会获益于积极的治疗(预后差组)。另一方面,预后好的一组里包括那些可能避免过度治疗的患者。MammaPrint 进一步的前瞻性临床实验的验证正在进行,例如 ISPY-I/II 和 MINDACT 临床实验[164,165]。在分子水平,两个预后组显示了独特的基因表达模式 (图 7.5c)。热图显示,具有高复发风险的患者聚集在一起,并同时具有某些基因的过表达和低表达的特征,反之亦然。根据功能性解释,最近的研究显示这 70 种基因受肿瘤发生相关

的关键基因调节,包括 *CDKN2A*、*JUN*、*MYC*、*RB1* 和 *TP53*[166]。这受益于微阵列的高通量特性,它能够使研究者将已知基因-基因相互作用的活性与肿瘤相关基因整合起来以表征信号基因的特征。总之,基于微阵列的基因表达谱反映了以往已知的预后,还超出发现生物标记物这一功能,开拓了另外两个重要功能:①它能够深入挖掘不同预后和(或)对治疗有不同反应的患者的内在分子机制;②信号基因以及与其有作用的伙伴基因或许可以作为癌症药物开发的潜在靶点。

从临床角度来看,MammaPrint 检测能够被应用于满足诊断标准的乳腺癌患者(侵袭性肿瘤),见表 7.5。如果一个患者满足了这些标准,可以从营销公司 Agendia 订购 MammaPrint 检测试剂盒。说明书包括肿瘤活检标本的提取(新鲜或石蜡包埋组织),然后提交给 Agendia 公司,他们进行 70 个基因的微阵列分析。检测到的这 70 个基因表达谱与已建立的预后谱系比对分析。依据与预后谱系基因的相似程度,就可确定患者的危险分组。这个二级分类系统提示,如果某位患者被标记为低危,则在没有激素治疗和化疗的情况下,患者 10 年内的复发率为 10%。然而,如果一个患者被划分为高风险组,那么在没有内分泌治疗和化疗的情况下,患者 10 年内的复发率为 29%。这种风险分类方法,再结合其他风险因素,能够指导肿瘤医师选择最佳的治疗方案。例如,分类为高风险组的患者,是积极化疗的候选人群,以降低转移的风险。

微阵列的前景

基于测序的研究方法继续在研究院所内发挥作用,微阵列技术很可能还将被应用很多年。它的低价位、高产出,以及良好的生物信息通道使其成为质量控制和临床诊断的理想选择。确实,它在质量控制[167-169]和帮助监测细胞异质性[170,171]方面,依然是二代测序研究,包括 DNA 阵列及整个基因组序列研究的标准。

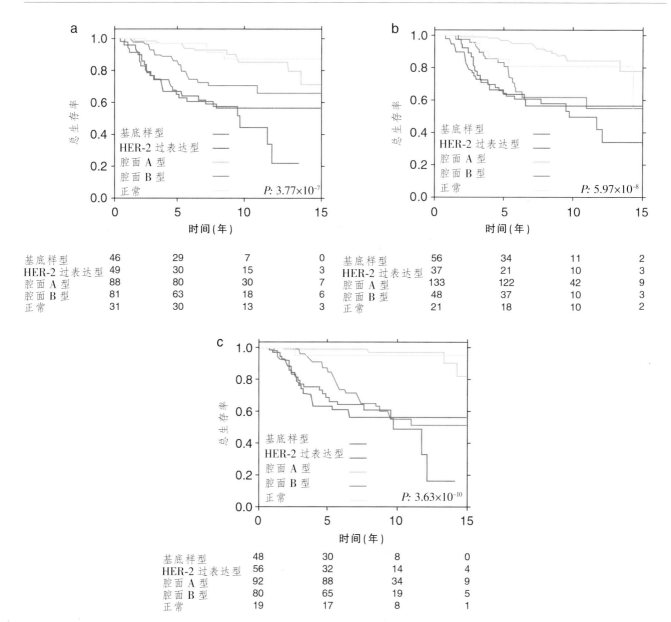

基底样型	46	29	7	0
HER-2 过表达型	49	30	15	3
腔面 A 型	88	80	30	7
腔面 B 型	81	63	18	6
正常	31	30	13	3

基底样型	56	34	11	2
HER-2 过表达型	37	21	10	3
腔面 A 型	133	122	42	9
腔面 B 型	48	37	10	3
正常	21	18	10	2

基底样型	48	30	8	0
HER-2 过表达型	56	32	14	4
腔面 A 型	92	88	34	9
腔面 B 型	80	65	19	5
正常	19	17	8	1

图 7.4 乳腺癌患者的 Kaplan-Meier 生存分析,用 NKI 分别区分为不同的亚型(n=295)。(a,b,c)分别利用研究者 Sorlie 等、Hu 等和 Parker 等提供的基因特征进行分型预测。各组间通过 log-rank 检测相比较。这些分型的数据来自 Weigelt 等研究者并重新使用。

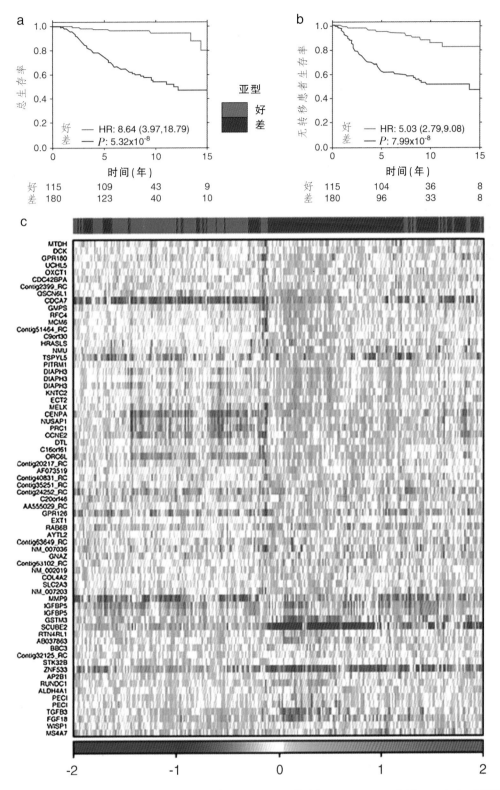

图 7.5　(a, b)依据 NKI 分组(*n*=295),患者分为低风险和高风险预后组,并进行 Kaplan-Meier 分析。(a)和(b)分别代表全部患者和未发生转移患者的生存率。组间使用 log-rank 检测比较。(c)70 个基因集在 NKI 分组热图表达谱。横轴代表基因(HGNC 基因符号和没有基因符号的探针名称)。纵轴代表患者 70 个基因集的表达水平。Ward 的分层聚集使用 Pearson 相关分析行和列的数据。顶部的协变量横条代表预后好(蓝色)和预后差组(红色)。重新注释的 NKI 数据组来自于 Weigelt B 等研究者。

表 7.5　浸润性乳腺癌 MammaPrint 检测标准

地区	肿瘤分期	肿瘤大小(cm)	淋巴结	雌激素受体
美国	1,2	<5	阴性	阴性,阳性
国际	1,2	<5	阴性,阳性(≤3 个淋巴结)	阴性,阳性

（栾丽娟　译　侯英勇　纪元　徐晨　校）

参考文献

1. Fodor SP, et al. Light-directed, spatially addressable parallel chemical synthesis. Science. 1991;251:767–73.
2. Schena M, Shalon D, Davis RW, Brown PO. Quantitative monitoring of gene expression patterns with a complementary DNA microarray. Science. 1995;270:467–70.
3. Shalon D, Smith SJ, Brown PO. A DNA microarray system for analyzing complex DNA samples using two-color fluorescent probe hybridization. Genome Res. 1996;6:639–45.
4. Lockhart DJ, et al. Expression monitoring by hybridization to high-density oligonucleotide arrays. Nat Biotechnol. 1996;14:1675–80.
5. MacBeath G. Protein microarrays and proteomics. Nat Genet. 2002;32(Suppl):526–32.
6. Pollack JR, et al. Genome-wide analysis of DNA copy-number changes using cDNA microarrays. Nat Genet. 1999;23:41–6.
7. Heinrichs S, Look AT. Identification of structural aberrations in cancer by SNP array analysis. Genome Biol. 2007;8:219.
8. Laird PW. Principles and challenges of genome-wide DNA methylation analysis. Nat Rev Genet. 2010;11:191–203.
9. Shoemaker DD, et al. Experimental annotation of the human genome using microarray technology. Nature. 2001;409:922–7.
10. Hughes TR, et al. Expression profiling using microarrays fabricated by an ink-jet oligonucleotide synthesizer. Nat Biotechnol. 2001;19:342–7.
11. Searles RP. Arrays for the masses-setting up a microarray facility. In: Blalock E, editor. A beginner's guide to microarrays. Boston: Kluwer; 2003. p. 123–49.
12. Dalma-Weiszhausz DD, Warrington J, Tanimoto EY, Miyada CG. The Affymetrix GeneChip platform: an overview. Methods Enzymol. 2006;410:3–28.
13. Tomiuk S, Hofmann K. Microarray probe selection strategies. Brief Bioinform. 2001;2:329–40.
14. Chou CC, Chen CH, Lee TT, Peck K. Optimization of probe length and the number of probes per gene for optimal microarray analysis of gene expression. Nucleic Acids Res. 2004;32:e99.
15. Mah N, et al. A comparison of oligonucleotide and cDNA-based microarray systems. Physiol Genomics. 2004;16:361–70.
16. Miller MB, Tang YW. Basic concepts of microarrays and potential applications in clinical microbiology. Clin Microbiol Rev. 2009;22:611–33.
17. Hekstra D, Taussig AR, Magnasco M, Naef F. Absolute mRNA concentrations from sequence-specific calibration of oligonucleotide arrays. Nucleic Acids Res. 2003;31:1962–8.
18. Held GA, Grinstein G, Tu Y. Modeling of DNA microarray data by using physical properties of hybridization. Proc Natl Acad Sci U S A. 2003;100:7575–80.
19. Yang YH, Speed T. Design issues for cDNA microarray experiments. Nat Rev Genet. 2002;3:579–88.
20. Nygaard V, Hovig E. Options available for profiling small samples: a review of sample amplification technology when combined with microarray profiling. Nucleic Acids Res. 2006;34:996–1014.
21. Kurimoto K, Saitou M. Single-cell cDNA microarray profiling of complex biological processes of differentiation. Curr Opin Genet Dev. 2010;20:470–7.
22. The International Human Genome Sequencing Consortium. Help in accessing human genome information. Science. 2000;289:1471b.
23. Lander ES, et al. Initial sequencing and analysis of the human genome. Nature. 2001;409:860–921.
24. Halgren RG, Fielden MR, Fong CJ, Zacharewski TR. Assessment of clone identity and sequence fidelity for 1189 IMAGE cDNA clones. Nucleic Acids Res. 2001;29:582–8.
25. Knight J. When the chips are down. Nature. 2001;410:860–1.
26. Dai M, et al. Evolving gene/transcript definitions significantly alter the interpretation of GeneChip data. Nucleic Acids Res. 2005;33:e175.
27. Tsai J, et al. RESOURCERER: a database for annotating and linking microarray resources within and across species. Genome Biol. 2001;2: SOFTWARE0002.
28. Elo LL, et al. Integrating probe-level expression changes across generations of Affymetrix arrays. Nucleic Acids Res. 2005;33:e193.
29. Carter SL, Eklund AC, Mecham BH, Kohane IS, Szallasi Z. Redefinition of Affymetrix probe sets by sequence overlap with cDNA microarray probes reduces cross-platform inconsistencies in cancer-associated gene expression measurements. BMC Bioinformatics. 2005;6:107.
30. Consortium M, et al. The MicroArray Quality Control (MAQC) project shows inter- and intraplatform reproducibility of gene expression measurements. Nat Biotechnol. 2006;24:1151–61.
31. Shi L, et al. The MicroArray Quality Control (MAQC)-II study of common practices for the development and validation of microarray-based predictive models. Nat Biotechnol. 2010;28: 827–38.
32. Tan PK, et al. Evaluation of gene expression measurements from commercial microarray platforms. Nucleic Acids Res. 2003;31:5676–84.
33. Tumor Analysis Best Practices Working Group. Expression profiling—best practices for data genera-

tion and interpretation in clinical trials. Nat Rev Genet. 2004;5:229–37.

34. Starmans MH, et al. Exploiting the noise: improving biomarkers with ensembles of data analysis methodologies. Genome Med. 2012;4:84.

35. Dupuy A, Simon RM. Critical review of published microarray studies for cancer outcome and guidelines on statistical analysis and reporting. J Natl Cancer Inst. 2007;99:147–57.

36. Coombes KR, Wang J, Baggerly KA. Microarrays: retracing steps. Nat Med. 2007;13:1276–7. author reply 1277–1278.

37. Edgar R, Domrachev M, Lash AE. Gene Expression Omnibus: NCBI gene expression and hybridization array data repository. Nucleic Acids Res. 2002;30:207–10.

38. Brazma A, et al. ArrayExpress—a public repository for microarray gene expression data at the EBI. Nucleic Acids Res. 2003;31:68–71.

39. Brazma A, et al. Minimum information about a microarray experiment (MIAME)-toward standards for microarray data. Nat Genet. 2001;29:365–71.

40. Piwowar HA, Day RS, Fridsma DB. Sharing detailed research data is associated with increased citation rate. PLoS One. 2007;2:e308.

41. Ioannidis JP, et al. Repeatability of published microarray gene expression analyses. Nat Genet. 2009;41:149–55.

42. Goodman L. Unlimited access—limitless success. Genome Res. 2001;11:637–8.

43. Gentleman RC, et al. Bioconductor: open software development for computational biology and bioinformatics. Genome Biol. 2004;5:R80.

44. Gupta V, et al. Directly labeled mRNA produces highly precise and unbiased differential gene expression data. Nucleic Acids Res. 2003;31:e13.

45. Irizarry RA, et al. Summaries of Affymetrix GeneChip probe level data. Nucleic Acids Res. 2003;31:e15.

46. Babak T, Zhang W, Morris Q, Blencowe BJ, Hughes TR. Probing microRNAs with microarrays: tissue specificity and functional inference. RNA. 2004;10:1813–9.

47. Liu C-G, et al. An oligonucleotide microchip for genome-wide microRNA profiling in human and mouse tissues. Proc Natl Acad Sci U S A. 2004;101:9740–4.

48. Schmittgen TD, Jiang J, Liu Q, Yang L. A high-throughput method to monitor the expression of microRNA precursors. Nucleic Acids Res. 2004;32:e43.

49. Irizarry RA, et al. Exploration, normalization, and summaries of high density oligonucleotide array probe level data. Biostatistics. 2003;4:249–64.

50. Durbin BP, Rocke DM. Variance-stabilizing transformations for two-color microarrays. Bioinformatics. 2004;20:660–7.

51. Edwards D. Non-linear normalization and background correction in one-channel cDNA microarray studies. Bioinformatics. 2003;19:825–33.

52. Gilad Y, Oshlack A, Smyth GK, Speed TP, White KP. Expression profiling in primates reveals a rapid evolution of human transcription factors. Nature. 2006;440:242–5.

53. Huber W, von Heydebreck A, Sultmann H, Poustka A, Vingron M. Variance stabilization applied to microarray data calibration and to the quantification of differential expression. Bioinformatics. 2002;18:S96–104.

54. Kooperberg C, Fazzio TG, Delrow JJ, Tsukiyama T. Improved background correction for spotted DNA microarrays. J Comput Biol. 2002;9:55–66.

55. Peart MJ, et al. Identification and functional significance of genes regulated by structurally different histone deacetylase inhibitors. Proc Natl Acad Sci U S A. 2005;102:3697–702.

56. Smyth GK. Limma: linear models for microarray data. In: Gentleman R, Carey V, Dudoit S, Irizarry R, Huber W, editors. Bioinformatics and computational biology solutions using R and Bioconductor. New York: Springer; 2005. p. 397–420.

57. Sarkar D, et al. Quality assessment and data analysis for microRNA expression arrays. Nucleic Acids Res. 2009;37:e17.

58. Meyer SU, Pfaffl MW, Ulbrich SE. Normalization strategies for microRNA profiling experiments: a 'normal' way to a hidden layer of complexity? Biotechnol Lett. 2010;32:1777–88.

59. Ketela T, et al. A comprehensive platform for highly multiplexed mammalian functional genetic screens. BMC Genomics. 2011;12:213.

60. Oeffinger M, et al. Comprehensive analysis of diverse ribonucleoprotein complexes. Nat Methods. 2007;4:951–6.

61. Niranjanakumari S, Lasda E, Brazas R, Garcia-Blanco MA. Reversible cross-linking combined with immunoprecipitation to study RNA-protein interactions in vivo. Methods. 2002;26:182–90.

62. Khalil AM, et al. Many human large intergenic non-coding RNAs associate with chromatin-modifying complexes and affect gene expression. Proc Natl Acad Sci U S A. 2009;106:11667–72.

63. Rinn JL, et al. Functional demarcation of active and silent chromatin domains in human HOX loci by noncoding RNAs. Cell. 2007;129:1311–23.

64. Tenenbaum SA, Carson CC, Lager PJ, Keene JD. Identifying mRNA subsets in messenger ribonucleoprotein complexes by using cDNA arrays. Proc Natl Acad Sci U S A. 2000;97:14085–90.

65. Gerber AP, Luschnig S, Krasnow MA, Brown PO, Herschlag D. Genome-wide identification of mRNAs associated with the translational regulator PUMILIO in Drosophila melanogaster. Proc Natl Acad Sci U S A. 2006;103:4487–92.

66. Guttman M, et al. Chromatin signature reveals over a thousand highly conserved large non-coding RNAs in mammals. Nature. 2009;458:223–7.

67. López de Silanes I, Zhan M, Lal A, Yang X, Gorospe M. Identification of a target RNA motif for RNA-binding protein HuR. Proc Natl Acad Sci U S A. 2004;101:2987–92.

68. Dong S, et al. Flexible use of high-density oligonucleotide arrays for single-nucleotide polymorphism discovery and validation. Genome Res. 2001;11:1418–24.

69. Lisitsyn N, Wigler M. Cloning the differences between two complex genomes. Science. 1993;259:946–51.

70. Huang LE, Gu J, Schau M, Bunn HF. Regulation of hypoxia-inducible factor 1 is mediated by an O2-dependent degradation domain via the ubiquitin-proteasome pathway. Proc Natl Acad Sci. 1998;95:7987–92.

71. Gu J, Parthasarathi S, Varela-Echavarría A, Ron Y, Dougherty JP. Mutations of conserved cysteine residues in the CWLC motif of the oncoretrovirus SU protein affect maturation and translocation. Virology. 1995;206:885–93.

72. Wang Y, et al. Precision and functional specificity in mRNA decay. Proc Natl Acad Sci U S A. 2002;99: 5860–5.

73. Chu E, Allegra CJ. The role of thymidylate synthase as an RNA binding protein. Bioessays. 1996;18: 191–8.

74. Chu E, et al. Identification of in vivo target RNA sequences bound by thymidylate synthase. Nucleic Acids Res. 1996;24:3222–8.

75. Derrigo M, Cestelli A, Savettieri G, Di Liegro I. RNA-protein interactions in the control of stability and localization of messenger RNA (review). Int J Mol Med. 2000;5:111–23.

76. Mikulits W, et al. Isolation of translationally controlled mRNAs by differential screening. FASEB J. 2000;14:1641–52.

77. Sheikh MS, Fornace AJ. Regulation of translation initiation following stress. Oncogene. 1999;18: 6121–8.

78. Arava Y, et al. Genome-wide analysis of mRNA translation profiles in Saccharomyces cerevisiae. Proc Natl Acad Sci U S A. 2003;100:3889–94.

79. Ju J, et al. Simultaneous gene expression analysis of steady-state and actively translated mRNA populations from osteosarcoma MG-63 cells in response to IL-1alpha via an open expression analysis platform. Nucleic Acids Res. 2003;31:5157–66.

80. Kudo K, et al. Translational control analysis by translationally active RNA capture/microarray analysis (TrIP-Chip). Nucleic Acids Res. 2010;38:e104.

81. Morris DR. Growth control of translation in mammalian cells. Prog Nucleic Acid Res Mol Biol. 1995;51:339–63.

82. Zong Q, Schummer M, Hood L, Morris DR. Messenger RNA translation state: the second dimension of high-throughput expression screening. Proc Natl Acad Sci U S A. 1999;96:10632–6.

83. Altshuler D, et al. An SNP map of the human genome generated by reduced representation shotgun sequencing. Nature. 2000;407:513–6.

84. Lucito R, et al. Genetic analysis using genomic representations. Proc Natl Acad Sci U S A. 1998;95: 4487–92.

85. Vos P, et al. AFLP: a new technique for DNA fingerprinting. Nucleic Acids Res. 1995;23:4407–14.

86. Kennedy GC, et al. Large-scale genotyping of complex DNA. Nat Biotechnol. 2003;21:1233–7.

87. Carvalho B, Bengtsson H, Speed TP, Irizarry RA. Exploration, normalization, and genotype calls of high-density oligonucleotide SNP array data. Biostatistics. 2007;8:485–99.

88. Affymetrix. BRLMM: an Improved Genotype Calling Method for the GeneChip® Human Mapping 500K Array Set. 2006.

89. Affymetrix. BRLMM-P: a Genotype Calling Method for the SNP 5.0 Array. 2007.

90. Carvalho BS, Louis TA, Irizarry RA. Quantifying uncertainty in genotype calls. Bioinformatics. 2010; 26:242–9.

91. Korn JM, et al. Integrated genotype calling and association analysis of SNPs, common copy number polymorphisms and rare CNVs. Nat Genet. 2008;40: 1253–60.

92. Dugad R, Desai UB. A tutorial on hidden Markov models. Research memorandum, Department of Electrical Engineering, Indian Institute of Technology, Bombay Technical Report No. SPANN-96.1; 1996.

93. Colella S, et al. QuantiSNP: an objective Bayes hidden-Markov model to detect and accurately map copy number variation using SNP genotyping data. Nucleic Acids Res. 2007;35:2013–25.

94. Nannya Y, et al. A robust algorithm for copy number detection using high-density oligonucleotide single nucleotide polymorphism genotyping arrays. Cancer Res. 2005;65:6071–9.

95. Wang K, et al. PennCNV: an integrated hidden Markov model designed for high-resolution copy number variation detection in whole-genome SNP genotyping data. Genome Res. 2007;17:1665–74.

96. Zhao X, et al. An integrated view of copy number and allelic alterations in the cancer genome using single nucleotide polymorphism arrays. Cancer Res. 2004;64:3060–71.

97. Bengtsson H, Irizarry R, Carvalho B, Speed TP. Estimation and assessment of raw copy numbers at the single locus level. Bioinformatics. 2008;24: 759–67.

98. Bengtsson H, Wirapati P, Speed TP. A single-array preprocessing method for estimating full-resolution raw copy numbers from all Affymetrix genotyping arrays including GenomeWideSNP 5 & 6. Bioinformatics. 2009;25:2149–56.

99. Hupé P, Stransky N, Thiery J-P, Radvanyi F, Barillot E. Analysis of array CGH data: from signal ratio to gain and loss of DNA regions. Bioinformatics. 2004;20:3413–22.

100. LaFramboise T, Winckler W, Thomas RK. A flexible rank-based framework for detecting copy number aberrations from array data. Bioinformatics. 2009;25: 722–8.

101. Yavaş G, Koyutürk M, Ozsoyoğlu M, Gould MP, Laframboise T. COKGEN: a software for the identification of rare copy number variation from SNP microarrays. Pac Symp Biocomput. 2010;371–82. ISBN: 978-981-4299-47-3.

102. Fridlyand J, Snijders AM, Pinkel D, Albertson DG, Jain AN. Hidden Markov models approach to the analysis of array CGH data. J Multivariate Anal. 2004;90:132–53.

103. Olshen AB, Venkatraman ES, Lucito R, Wigler M. Circular binary segmentation for the analysis of array-based DNA copy number data. Biostatistics. 2004;5:557–72.

104. Cawley S, et al. Unbiased mapping of transcription factor binding sites along human chromosomes 21 and 22 points to widespread regulation of noncoding RNAs. Cell. 2004;116:499–509.

105. Ji H, Wong WH. TileMap: create chromosomal map of tiling array hybridizations. Bioinformatics. 2005;21:3629–36.

106. Johnson WE, et al. Model-based analysis of tiling-arrays for ChIP-chip. Proc Natl Acad Sci U S A. 2006;103:12457–62.

107. Keleş S, van der Laan MJ, Dudoit S, Cawley SE. Multiple testing methods for ChIP-chip high density oligonucleotide array data. J Comput Biol. 2006;13: 579–613.

108. Li W, Meyer CA, Liu XS. A hidden Markov model for analyzing ChIP-chip experiments on genome tiling arrays and its application to p53 binding sequences. Bioinformatics. 2005;21 Suppl 1:i274–82.

109. Potter DP, Yan P, Huang THM, Lin S. Probe signal correction for differential methylation hybridization experiments. BMC Bioinformatics. 2008;9:453.

110. VanGuilder HD, Vrana KE, Freeman WM. Twenty-

five years of quantitative PCR for gene expression analysis. Biotechniques. 2008;44:619–26.

111. Adams MD, et al. Complementary DNA sequencing: expressed sequence tags and human genome project. Science. 1991;252:1651–6.

112. Velculescu VE, Zhang L, Vogelstein B, Kinzler KW. Serial analysis of gene expression. Science. 1995;270:484–7.

113. Schulze A, Downward J. Navigating gene expression using microarrays—a technology review. Nat Cell Biol. 2001;3:E190–5.

114. Draghici S, Khatri P, Eklund AC, Szallasi Z. Reliability and reproducibility issues in DNA microarray measurements. Trends Genet. 2006;22: 101–9.

115. Vartanian K, et al. Gene expression profiling of whole blood: comparison of target preparation methods for accurate and reproducible microarray analysis. BMC Genomics. 2009;10:2.

116. Wren JD, Kulkarni A, Joslin J, Butow RA, Garner HR. Cross-hybridization on PCR-spotted microarrays. IEEE Eng Med Biol Mag. 2002;21:71–5.

117. Grabherr MG, et al. Full-length transcriptome assembly from RNA-Seq data without a reference genome. Nat Biotechnol. 2011;29:644–52.

118. Zerbino DR, Birney E. Velvet: algorithms for de novo short read assembly using de Bruijn graphs. Genome Res. 2008;18:821–9.

119. Trapnell C, et al. Transcript assembly and quantification by RNA-Seq reveals unannotated transcripts and isoform switching during cell differentiation. Nat Biotechnol. 2010;28:511–5.

120. Langmead B, Trapnell C, Pop M, Salzberg SL. Ultrafast and memory-efficient alignment of short DNA sequences to the human genome. Genome Biol. 2009;10:R25.

121. Clement NL, et al. The GNUMAP algorithm: unbiased probabilistic mapping of oligonucleotides from next-generation sequencing. Bioinformatics. 2010;26: 38–45.

122. Li H, Ruan J, Durbin R. Mapping short DNA sequencing reads and calling variants using mapping quality scores. Genome Res. 2008;18:1851–8.

123. David M, Dzamba M, Lister D, Ilie L, Brudno M. SHRiMP2: sensitive yet practical SHort Read Mapping. Bioinformatics. 2011;27:1011–2.

124. Ozols RF, et al. Phase III trial of carboplatin and paclitaxel compared with cisplatin and paclitaxel in patients with optimally resected stage III ovarian cancer: a gynecologic oncology group study. J Clin Oncol. 2003;21:3194–200.

125. Abecasis GR, et al. A map of human genome variation from population-scale sequencing. Nature. 2010;467:1061–73.

126. Xi R, Kim TM, Park PJ. Detecting structural variations in the human genome using next generation sequencing. Brief Funct Genomics. 2010;9:405–15.

127. Sobreira NL, et al. Characterization of complex chromosomal rearrangements by targeted capture and next-generation sequencing. Genome Res. 2011;21:1720–7.

128. Naeem R, Rashid M, Pain A. READSCAN: a fast and scalable pathogen discovery program with accurate genome relative abundance estimation. Bioinformatics. 2013;29:391–2.

129. Hurd PJ, Nelson CJ. Advantages of next-generation sequencing versus the microarray in epigenetic research. Brief Funct Genomic Proteomic.

2009;8:174–83.

130. Zilberman D, Henikoff S. Genome-wide analysis of DNA methylation patterns. Development. 2007;134: 3959–65.

131. Tost J, Gut IG. Analysis of gene-specific DNA methylation patterns by pyrosequencing technology. Methods Mol Biol. 2007;373:89–102.

132. Eckhardt F, et al. DNA methylation profiling of human chromosomes 6, 20 and 22. Nat Genet. 2006; 38:1378–85.

133. Bibikova M, et al. High-throughput DNA methylation profiling using universal bead arrays. Genome Res. 2006;16:383–93.

134. Fan J-B, et al. Illumina universal bead arrays. Methods Enzymol. 2006;410:57–73.

135. Khulan B, et al. Comparative isoschizomer profiling of cytosine methylation: the HELP assay. Genome Res. 2006;16:1046–55.

136. Lippman Z, Gendrel A-V, Colot V, Martienssen R. Profiling DNA methylation patterns using genomic tiling microarrays. Nat Methods. 2005;2:219–24.

137. Rollins RA, et al. Large-scale structure of genomic methylation patterns. Genome Res. 2006;16: 157–63.

138. Schumacher A, et al. Microarray-based DNA methylation profiling: technology and applications. Nucleic Acids Res. 2006;34:528–42.

139. Tompa R, et al. Genome-wide profiling of DNA methylation reveals transposon targets of CHROMOMETHYLASE3. Curr Biol. 2002;12: 65–8.

140. Yuan E, et al. A single nucleotide polymorphism chip-based method for combined genetic and epigenetic profiling: validation in decitabine therapy and tumor/normal comparisons. Cancer Res. 2006;66: 3443–51.

141. Keshet I, et al. Evidence for an instructive mechanism of de novo methylation in cancer cells. Nat Genet. 2006;38:149–53.

142. Reynaud C, et al. Monitoring of urinary excretion of modified nucleosides in cancer patients using a set of six monoclonal antibodies. Cancer Lett. 1992;61: 255–62.

143. Weber M, et al. Chromosome-wide and promoter-specific analyses identify sites of differential DNA methylation in normal and transformed human cells. Nat Genet. 2005;37:853–62.

144. Weber M, et al. Distribution, silencing potential and evolutionary impact of promoter DNA methylation in the human genome. Nat Genet. 2007;39:457–66.

145. Zhang X, et al. Genome-wide high-resolution mapping and functional analysis of DNA methylation in arabidopsis. Cell. 2006;126:1189–201.

146. Zilberman D, Gehring M, Tran RK, Ballinger T, Henikoff S. Genome-wide analysis of Arabidopsis thaliana DNA methylation uncovers an interdependence between methylation and transcription. Nat Genet. 2007;39:61–9.

147. Wolber PK, Collins PJ, Lucas AB, De Witte A, Shannon KW. The Agilent in situ-synthesized microarray platform. Methods Enzymol. 2006;410:28–57.

148. Kreil DP, Russell RR, Russell S. Microarray oligonucleotide probes. Methods Enzymol. 2006;410: 73–98.

149. Mehta JP, O'Driscoll L, Barron N, Clynes M, Doolan P. A microarray approach to translational medicine in breast cancer: how representative are cell line models of clinical conditions? Anticancer Res.

2007;27:1295–300.

150. Gillet JP, Varma S, Gottesman MM. The clinical relevance of cancer cell lines. J Natl Cancer Inst. 2013;105:452–8.

151. Gillet JP, et al. Redefining the relevance of established cancer cell lines to the study of mechanisms of clinical anti-cancer drug resistance. Proc Natl Acad Sci U S A. 2011;108:18708–13.

152. Bignell GR, et al. Signatures of mutation and selection in the cancer genome. Nature. 2010;463:893–8.

153. Chin K, et al. Genomic and transcriptional aberrations linked to breast cancer pathophysiologies. Cancer Cell. 2006;10:529–41.

154. Neve RM, et al. A collection of breast cancer cell lines for the study of functionally distinct cancer subtypes. Cancer Cell. 2006;10:515–27.

155. Sorlie T, et al. Gene expression patterns of breast carcinomas distinguish tumor subclasses with clinical implications. Proc Natl Acad Sci U S A. 2001;98:10869–74.

156. Montemurro F, et al. Outcome of patients with HER2-positive advanced breast cancer progressing during trastuzumab-based therapy. Oncologist. 2006;11:318–24.

157. Hu Z, et al. The molecular portraits of breast tumors are conserved across microarray platforms. BMC Genomics. 2006;7:96.

158. Parker JS, et al. Supervised risk predictor of breast cancer based on intrinsic subtypes. J Clin Oncol. 2009;27:1160–7.

159. Sorlie T, et al. Repeated observation of breast tumor subtypes in independent gene expression data sets. Proc Natl Acad Sci U S A. 2003;100:8418–23.

160. Weigelt B, et al. Breast cancer molecular profiling with single sample predictors: a retrospective analysis. Lancet Oncol. 2010;11:339–49.

161. Paik S, et al. A multigene assay to predict recurrence of tamoxifen-treated, node-negative breast cancer. N Engl J Med. 2004;351:2817–26.

162. van de Vijver MJ, et al. A gene-expression signature as a predictor of survival in breast cancer. N Engl J Med. 2002;347:1999–2009.

163. van 't Veer LJ, et al. Gene expression profiling predicts clinical outcome of breast cancer. Nature. 2002;415:530–6.

164. Cardoso F, et al. Clinical application of the 70-gene profile: the MINDACT trial. J Clin Oncol. 2008;26:729–35.

165. Cardoso F, Piccart-Gebhart M, Van't Veer L, Rutgers E, Consortium T. The MINDACT trial: the first prospective clinical validation of a genomic tool. Mol Oncol. 2007;1:246–51.

166. Tian S, et al. Biological functions of the genes in the mammaprint breast cancer profile reflect the hallmarks of cancer. Biomark Insights. 2010;5:129–38.

167. The Cancer Genome Atlas Research Network. Comprehensive molecular characterization of human colon and rectal cancer. Nature. 2012;487:330–7.

168. Baca SC, et al. Punctuated evolution of prostate cancer genomes. Cell. 2013;153:666–77.

169. Network TCGA. Comprehensive molecular portraits of human breast tumours. Nature. 2012;490:61–70.

170. Carter SL, et al. Absolute quantification of somatic DNA alterations in human cancer. Nat Biotechnol. 2012;30:413–21.

171. Quon G, et al. Computational purification of individual tumor gene expression profiles leads to significant improvements in prognostic prediction. Genome Med. 2013;5:29.

第 8 章

癌症诊断中的蛋白组学

Kevin P. Conlon，Delphine Rolland，Kojo S.J. Elenitoba-Johnson

总论

蛋白组学这一术语用于描述细胞、组织或者有机体中大量蛋白质的检测。蛋白组学为阐述蛋白的表达、定位、相互作用、修饰及功能提供了前所未有的机会。蛋白组学技术对发现疾病状态的蛋白功能及调节异常是有帮助的，同时也为疾病的生物标记物、信号传导中的蛋白-蛋白相互作用、描述药物靶点的特征提供了新的视角。最近，基于质谱的蛋白组学方法已纳入常规临床诊断中。

蛋白芯片

蛋白芯片原理

在 DNA 和 RNA 研究中确立的技术已被用于基于蛋白质的研究中，从而产生了蛋白芯片技术。蛋白芯片通过蛋白质与固相基质上的捕获试剂如抗体等发生相互反应。基于待测样本是在液相中还是固定在固相基质如膜或玻片上，而将蛋白芯片分为正相芯片和反相芯片(图 8.1)。

正相蛋白芯片是在一个样品上同时分析多个指标。它利用固定于固相表面的特征性的捕获试剂如抗体、全长蛋白、蛋白活性结构域等，从生物样品如血清、血浆、细胞裂解液、细胞培养液上清中分离特定的

蛋白成分。芯片上的每一个点都包含一种固定的抗体或诱饵分子。每张芯片与一个样品进行孵育，被检测物或者通过直接标记或者通过标记的二抗进行显色观察。信号检测的方式包括荧光、化学发光和比色法。当前的芯片配置能够在一次实验中检测和筛选多种分析物。二维芯片系统的概念成功实现了小型化，并实施在基于磁珠的系统中。每个磁珠上连接一个特异性的诱饵分子。这种基于磁珠的芯片系统更为灵活、强大、高度扩展性和自动化，是一种有优势的方法。

反相蛋白芯片是将多种样本(组织或细胞裂解液)在固相支持物上进行点样，并排列成规律的行列，芯片上大量的点代表不同样本的蛋白组。每个芯片与一种高度特异的待测分子或抗体孵育，在不同样本上观察并比较待测物的表达情况。这种方法可以在大量的组织或细胞样本中检测一组蛋白。

蛋白芯片的临床应用

正相蛋白芯片主要用于检测不同蛋白质，如细胞因子、化学趋化因子、信号通路分子和(或)癌症生物标记物。多种蛋白芯片在临床中用于传染性疾病或免疫功能障碍疾病的诊断。例如，AtheNA MultiLyte® Test System(宙斯科技)已用于莱姆病伯疏螺旋体(Borrelia burgdorferi)感染的诊断，它是通过多重三明治免疫实验量检测 Vlse-1 特异性 IgG 抗体以及 pepC10 特异性 IgM 抗体。另外一个例子是 BioPlex™ 2200 ANA Screen(Bio-Rad 实验室)，其可以检测血清或血浆中的自身免疫抗体，对系统性疾病的诊断有辅助作用，如系统性红斑狼疮、混合性结缔组织病、未分化结缔组织病、干燥综合征、硬皮病、皮肌炎、多发性肌炎、类风湿性关节炎、肢端硬皮综合征及雷诺病。

K.P. Conlon, B.Sc. • D. Rolland, Ph.D.
K.S.J. Elenitoba-Johnson, M.D. (✉)
Department of Pathology, University of Michigan
Medical School, 2037 BSRB, 109 Zina Pitcher Place,
Ann Arbor, MI 48109, USA
e-mail: kojoelen@umich.edu

a   正相蛋白芯片   b   反相蛋白芯片

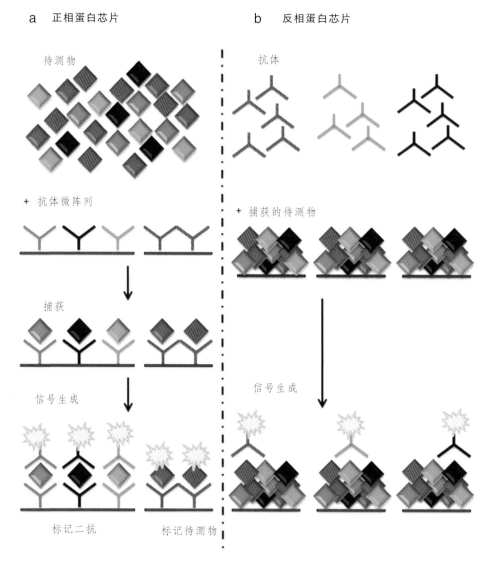

图 8.1　正相蛋白芯片和反相蛋白芯片的区别。(a)正相蛋白芯片:首先将捕获抗体固定在玻片表面。这些固定的抗体用于捕获待检样品中的抗原。(b)反相蛋白芯片:将不同的样品固定在固相玻片上,以作为抗体的检测目标。

基于质谱分析法的蛋白组学分析

质谱分析法介绍

检测仪器

　　质谱仪通常包含 4 个部分,即离子源、离子光学、质量分析器和检测器。样本的离子通过直接离子化或者释放已经形成的离子获得, 离子通过离子源进入质谱仪。离子光学引导带电的检测物从离子源到达质量分析器,此过程中不接触质谱仪内部组分,从而避免离子被中和、丢失。质量分析器依据质量电荷比值(m/z)选择并控制离子。检测器检测质量分析器分选的离子

相对信号强度。

离子源

基质辅助激光解吸电离(MALDI)

　　J.J. Thomson(1897)是在 20 世纪 90 年代早期首次进行质谱实验的研究者。最初基于质谱的应用主要局限于分析化学领域, 随着各项相关技术的发展,质谱已经扩展到包括临床检测在内的诸多领域。20 世纪 80 年代末两项开拓性的"软电离(Soft Ionization)"质谱技术使得基于质谱的技术检测蛋白和多肽检测变得更为容易。第一种是基质辅助激光解吸/电离(matrix-assisted laser desorption/ionization,MALDI)[11,23](图 8.2a)。基于 MALDI 的蛋白组学中,蛋白/多肽样本在合适的固体基质上共结晶。蛋白/多肽样本经过

表面激光脉冲照射蒸发及电离。这种技术使得固相介质表面发射离子至气相中，从而直接进入质量分析器分析、过滤及检测。

电喷雾电离

电喷雾电离（electrospray ionization，ESI）[5]是已开发的另外一种技术，在大气压力下通过去溶剂化使溶液中的离子进入气相中（图8.2b）。当样本溶液在ESI针的压力下流出时，针的尖端被施以高电压，喷出的液体形成泰勒锥（taylor cone），溶液中的离子进入更小的液滴，这些液滴经热毛细管通过质量分析器时，辅以加热或干燥的气体使之去溶剂化。这一过程通常认为是库伦爆炸（coulombic explosion）的结果，在溶剂挥发时同一极性的离子聚集在一起，直到离子浓度超过液滴的表面张力，液滴爆炸，只留下带电离子进入质量分析器中。

离子光学

离子进入质量分析器并被一系列的离子光学引导，这种离子光学利用梯度真空下的RF和DC电压或磁场。调整电压使带有相反电荷的离子到达靶向分析物，中性离子在此过程丢失，而感兴趣的离子被聚成狭窄的光束。

质量分析器

质量分析器基于质量电荷比值（m/z）检测和控制离子，并最终将选取的离子导向电子倍增管并检测它们。质量分析器多种多样，但最常用于蛋白组学分析的有3种：飞行时间质量分析器（time-of-flight，TOF）、离子阱和四极质量分析器。

飞行时间质量分析器

在飞行时间质量分析器（TOF）中，离子被电场加速向下通过飞行管，电场强度是已知的，可以把相同的动能传给场内的所有离子。这样每个离子的速度就依赖其质量电荷比值（m/z），其在运送中产生差异：较轻的离子比较重的离子速度快。测定每个离子到达探

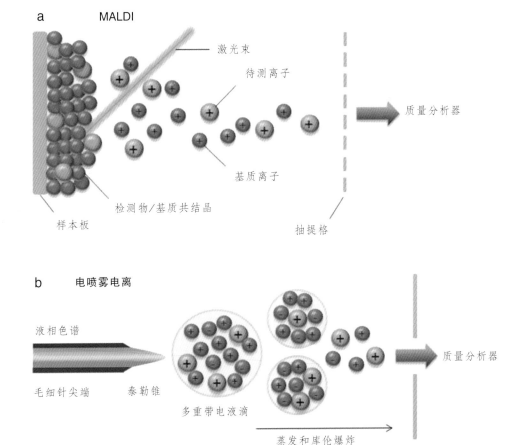

图 8.2　基质辅助激光解吸电离（MALDI）和电喷雾电离（ESI）原理。(a)MALDI：蛋白/多肽样本与基质共结晶，蛋白/多肽样本通过表面激光脉冲照射蒸发和离子化。基质物质大量吸收紫外光线，从而导致最上层基质剥离。这一过程产生的离子通常被加速进入质量分析器进行检测。(b)ESI：含有待检物的液体通过电喷雾分散成细小的气雾。通过蒸发和库伦爆炸，大的带电液滴被随后吹散，从而形成较小的液滴，此过程循序进行，直到达到液滴体积下限，仅剩分离的肽段样本离子进入质量分析器。

测器的时间，根据到达时间以及已知的实验参数,确定每个离子的质量电荷比值。

离子阱

离子阱可以呈现多种结构，但通常依据离子的质量电荷比值(m/z),在氦气的存在下利用变化的电压在稳定的震荡轨迹中捕获离子。变化的电压诱导产生共振激发，致使前驱离子在可控的情况下依次驱向检测器。然后改变电压以给予足够的动能而使前驱离子与氦气发生碰撞，从而产生更小的碎片或产物离子(MS/MS),这些产物随后被导向探测器。更新的变型如Orbitrap可提供更高的质量精确性和更可信的结构数据。

四极质量分析器

四极质量分析器(quadrupole)由一系列4个平行杆组成，通过这些平行杆应用RF电流在大的范围内传播离子。可以利用RF和DC电压的组合依据m/z进行筛选。只有具有特定m/z的离子才能被特定的电压传输，未被选择的离子具有不稳定的轨迹并与杆发生碰撞。三重四极质谱仪由一系列四极构成，其中第一个(Q1)和第三个(Q3)四极作为质量过滤器。而中间的四极作为碰撞单元，使用气体如氩气(Ar),与来自Q1产物片段或产物离子中分选的前驱离子作用，从而产生碰撞导致分离(Collision-Induced Dissociation, CID),然后被传递到Q3进行检测和筛选。

这些质量分析器差异巨大，体现在检测低丰度离子(敏感性)、区别不同m/z比值离子的能力(分辨率),可以确定精确质量的程度(质量准确性),以及最小和最大m/z限度(质量范围)等方面。它们的差异还体现在进行串联质谱分析的能力上，即首先分离出前驱离子，然后将其分解为产物离子以用于进一步分析。多肽片段化以可预测的方式发生，以产生诸如氨基酸序列或转录后蛋白改建等结构方面的信息。混合型设备包含不同类型的质量分析器，例如四极飞行时间质量分析器，其可以综合各自的能力、发挥各自的特点。离子源和质量分析器的选择取决于特定的应用目的。

鉴定策略

基于质谱的蛋白组学通常包括 top-down(自上而下)和 bottom-up(自下而上)两种方式。自上而下蛋白组学检测完整的蛋白或多肽，其不使用蛋白水解酶，并保留了整个分子的完整结构信息。自下而上的蛋白组学更多使用蛋白水解酶，如可剪切精氨酸和赖氨酸残基 C 末端的胰蛋白酶[16],将复杂的蛋白复合物消化为多肽片段。这些肽段随后由液相色谱 (LC)分离，并使用串联质谱(MS/MS)分析。质谱分析获取的前体和

产物与每种多肽理论上的前体和产物进行比对,这些理论上的前体和产物是依据翻译后基因组数据库和蛋白水解酶的特异性剪切位点推导而来(图 8.3)。实验值与数据库中肽段的理论值进行匹配。在蛋白和多肽的检测匹配中有多种算法，并提供可信度。一些被认为用于鉴定每种蛋白和多肽可信度的参数包括匹配准确性、肽序列对应特定蛋白的单一性、重叠的或更长的肽序列以及肽序列在一个样本中被识别到的次数。

基于定量质谱的蛋白组学

全面识别并定量蛋白质以及靶向识别并定量蛋白质的能力是质谱蛋白组学的重要内容。全面定量蛋白质水平可以通过稳定同位素标记的蛋白质/多肽,使用重肽段作为标准，及非标记定量技术来获得。同位素标记可以通过代谢法(即体内标记)、化学法或者酶学法(即体外标记)。

体内定量

细胞培养氨基酸稳定同位素 (stable isotope labeling with amino acids in cell culture,SILAC)是一种体内技术，代谢法标记两种不同细胞群，培养基中缺乏自然状态的氨基酸。细胞在有稳定同位素标记的氨基酸(重精氨酸、赖氨酸、亮氨酸或异亮氨酸)的培养基中培养6~7代。两个细胞群在代谢中分别将 "轻"和"重"的同位素整合到细胞蛋白中,此后将两种细胞以1:1的比例混合，再进行蛋白水解并进行质谱分析。每个样本中相应的肽链通过液相色谱共洗脱，并通过对应配对的肽/蛋白质中"轻"与"重"的同位素比值进行相对定量。这项技术要求活细胞培养6~7代，以致无法用于临床。

体外定量

体外标记方法包括同位素亲和标记(isotope-coded affinity tagging,ICAT)、相对和绝对定量的同重标记(isobaric tags for relative and absolute quantitation,iTRAQ)和串级物标记(tandem mass tag, TMT)。这些方法不需要标记活细胞，因此可以用于临床。在ICAT标记技术中，不同样本中的半胱氨酸残基由"轻"或"重"同位素标记，同时标记生物素，此后，这些样本1:1混合，以胰蛋白酶消化。生物素是用于亲和纯化半胱氨酸衍生的肽段，此后用于质谱分析。通过这种方法，样本的复杂性大大降低，但是，无半胱氨酸的肽段不能得到定量信息，并局限于两两样本的比较。iTRAQ是另外一种体外标记的方法，标记在所有肽段的N末端，最

多标记8个生物样本,并进行同时检测和相对定量。相似的,TMT方法标记不同质量的第一级胺类,并可以同时鉴定和定量多达10种蛋白质。

非标记定量

非标记定量方法不需要额外的样本准备,体内体外均可应用,变得越来越流行,并越来越多地作为基于标记方法的补充。这类方法无需同位素标记,而是利用肽段前体的信号强度或利用片段谱的数量,来直接比较不同质谱循环数的信号强度,以检测给定蛋白质的肽段。

靶向定量

绝对定量(absolute quantification,AQUA)是一种靶向技术,在准备的样本中加入已知浓度的同位素标记的合成肽段作为标准。通过比较合成的肽段与内在对应的肽段之间光谱信号强度、面积或面积比来进行定量。或者,样本中所有的肽段与合成肽段比较,以获取相对蛋白丰度的定量信息。

多重反应监测

多重反应监测(MRM)与选择性反应监测(MSRM)指一种靶向蛋白组质谱技术,二者可相互替代。在此技术中,基于 m/z,利用四极质量分析器对来自复杂样本基质的特定肽离子进行选择–片段化–选择(图 8.4)[13]。样本常规用胰蛋白酶消化,并经 nano-LC 洗脱分离,进入三重四极质谱仪,在仪器中具有预先确定 m/z 比值的前体肽段离子通过第一个四极质量分析器(Q1)。在 Q1 中选择的离子转入第二个四极质量分析器(Q2),在此发生前体离子 CID。特定的撞击能量使进入 Q2 的每个前体离子获得足够的速度,在它们与泵入小室内的氦气和氩气撞击时打断肽键。源自前体片段的离子产物转入第三个四极质量分析器(Q3),在此特异的预先确定的产物离子通过电子倍增器检测以确定目

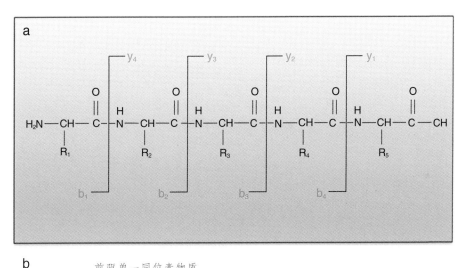

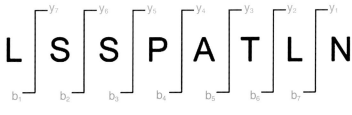

图 8.3 预测的前体离子和产物离子。(a)串联质谱(MS/MS)以低碰撞能量进行,使用了离子阱以及三重四极质谱仪,肽片段具有可预测性。示例中的肽段显示了蛋白骨架上可预测的断裂点,将产生的片段 C 末端命名为 b 离子,N 末端命名为 y 离子。(b)显示胰蛋白酶自裂解肽段 LSSPATLN 的预测的前驱和产物离子(b 和 y)。

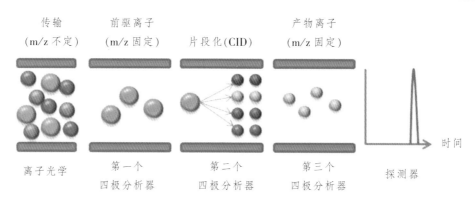

图 8.4　利用三重四级质谱仪的多反应监测(MRM)方法。色谱系统中共洗脱的带电检测物进入质谱仪,并利用离子光学进入第一个四极分析器(Q1)。在第一个四极分析器(Q1)中筛选出具有预先特定设计的质量-电荷比值(m/z)的离子化肽段前体,并转入第二个四极分析器(Q2),在 Q2,碰撞诱导的分离(CID)导致肽片段化。随后在第三个四极分析器(Q3)中通过将符合预先设定条件的产物离子传输至检测器,实现选择性靶检测物的检测和定量。

标检测物阳性。MRM 实验的能力在于能够在复杂的生物背景下选择性地鉴定和定量感兴趣的蛋白。

蛋白质转录后修饰的质谱分析

磷酸化蛋白组学

磷酸化蛋白组学可以大规模地研究来自组织、细胞、有机体、复杂蛋白复合物和单一蛋白质样本的磷酸化状态和特定的修饰位点。丝氨酸、苏氨酸和酪氨酸残基上可逆性的磷酸化代表了关键的、进化中高度保守的蛋白质转录后修饰,调控包括代谢、生长、细胞周期、运动和分化在内的重要细胞过程[10,20]。人类基因组计划鉴定了超过 520 种蛋白激酶和 130 种蛋白磷酸化酶,紧密并可逆地控制着蛋白磷酸化。蛋白磷酸化的降解是多种人类疾病发病机制的基础,包括糖尿病、心血管疾病[27]、免疫失调[15]以及癌症[2]。最近,人们对酪氨酸激酶(TK)的兴趣呈指数级增长,这是由于特异性酪氨酸激酶抑制剂(TKI)引入癌症治疗后获得了引人瞩目的成功。确实,很多 TKI 已经被美国 FDA 批准作为特定人类癌症的常规治疗手段[4]。

由于作为转录后修饰的磷酸化含量很低,因此在质谱检测之前,需要富集磷酸化蛋白以提高磷酸化检出机会。目前已经很好地描述了几种关于磷酸化多肽或磷酸化蛋白富集的方法,如强离子交换色谱(strong cation exchange chromatography,SCX)、固相金属亲和色谱(immobilized metal affinity chromatography,IMAC)、金属氧化物亲和色谱 (metal oxide affinity chromatography,MOAC)[14]、高亲和抗磷酸化酪氨酸抗体的免疫亲和纯化(IAP)[19]。前 3 种方法用于富集全部的磷酸化,可以富集包含酪氨酸、丝氨酸和苏氨酸残基磷酸化的蛋白质。通过对样本中磷酸化肽段的识别和定量,可以得到细胞内信号通路网络,以突显出病理生理机制。总磷酸化蛋白组学可以提供发生在疾病表型起始和维持阶段、细胞生理和病理反应中所涉及通路的深入认识。这些知识已被证明在开发靶向药物处理某些疾病上是非常有价值的。

糖蛋白组学

糖基化是已知的最常见的转录后修饰方式,与大多数细胞表面蛋白一样,酪氨酸激酶(TK)受体也是一种糖基化蛋白,在天冬氨酸 N 末端链接多聚寡糖(N-多糖)。鉴于复杂肽段复合物中糖基化肽段只占一小部分,已经开发了多种策略以降低样本的复杂性与富集糖基化成分。一种糖蛋白富集方法是凝集素亲和色谱。2003 年,Zhang 等提出了一种新的选择性分离 N-糖基化肽段[28]的方法。这种糖蛋白捕获方法利用糖白氧化,将碳水化合物中的顺式二醇成分转变为乙醛。这些乙醛与固定在固相基质上的酰脐基发生衍生,形成共价腙键。胰蛋白酶消化后,利用肽 N-糖基酶(PNGase F)释放 N-糖基肽。N-糖基肽的检测和定量可以确定主要表达于细胞膜的蛋白特征,因此其意义在于作为一个潜在的蛋白标记物。

定性蛋白质谱的临床运用

淀粉样物质谱分型

淀粉样变性是指均匀、无定型、不溶解的蛋白在细胞外间隙的异常沉积。苹果绿双折射刚果红染色观察是传统的检测方法。质谱的出现使得基于质谱的蛋白组学与组织微切割相结合,以用于淀粉样变性的诊断和分型[6,25]。利用这项技术,淀粉样变性的特定临床变型与组织样本淀粉样沉积物中的主要蛋白组分联系起来。利用基于质谱的蛋白组织学,已经确定了多种类型的淀粉样变性,包括 AL 淀粉样变性(lambda/kappa 轻链)、重链淀粉样变性、AA 淀粉样变性、纤维蛋白原-a-淀粉样变性、LECT2 淀粉样变性以及其他类型。作为诊断淀粉样变的一种方法,它的准确性和敏感性使其替代刚果红染色可能是合理的。

质谱成像

　　质谱成像利用 MALDI-TOF 质谱从组织切片中直接描绘和成像蛋白质[22]。这种方法可以从被分析的切片上获得多肽和蛋白质组成、相对含量以及空间分布的特异性原位信息。组织切片上的待检测区域通过空气喷洒均匀一致地覆盖一种基质溶液,溶液与组织结合并且共结晶。利用分离的笛卡尔模式激光射点使共结晶区域受到 MALDI。射点之间的距离是固定的,并且取决于通常在 10~100μm 范围内的选择分辨率。从每个波谱检测到给定 m/z 值的信号强度,并用特定的软件重建一个二维的离子密度图像。当不需要全图,而需要组织内不同靶区域的数据时,可以运用组织学指导的描绘方法。几项研究已经显示出质谱成像在前列腺癌分子谱和生物标记物检测[7,21]、预测乳腺癌对新辅助化疗和放疗反应以及 HER2 状态[1,18]、肺癌的分类和生存预测[9]以及确定肿瘤分子边界[17]中的潜在价值。质谱成像的主要缺点是 90% 能观察的信号 m/z 值在 30 000 以下, 对 m/z 值超过 50 000 的信号分辨率差。

多反应监测质谱的临床应用

　　如前所述,MRM 或 SRM 是在三重四极质谱仪上进行的分析方法,可以对特异性分析物进行选择性分析。前列腺特异性抗原(PSA)是用于前列腺癌诊断和监控的生物标记物。2009 年,Fortin 等发表了一种敏感的 SRM 检测方法,用于检测良性前列腺增生或前列腺癌患者血清 PSA 水平[8]。他们发现,SRM 质谱分析法检测 PSA 肽段 LSEPAELTDAVK 的下限是 1.5ng/mL。SRM 法检测的 PSA 水平也运用 VIDAS TPSA ELISA (biomérieux)进行了验证,两种技术的相关性高达 0.99 (r^2=0.99)。其他几项研究也建立了 SRM 质谱检测方法,以用于检测和定量不同的生物标记物,如 C 反应蛋白(CRP)[12]与中间 α-胰蛋白酶 H4 重链(inter-α-trypsin inhibitor H4, ITIH4)[24]。一项原理循证研究显示 SRM 质谱在检测和定量结直肠癌和胰腺癌 KRAS 高频错义突变中有潜在价值[26]。鉴于嵌合性癌基因融合癌症在癌症发病中频繁发生并被用于诊断,因此 MRM 可能在敏感并特异的鉴定癌症上发挥潜在重要作用。就这一点而言,Conlon 等已经在多种不同的人类癌症中显示出通过 MRM 技术能准确鉴定嵌合性融合蛋白的能力。尤其,在 NPM-ALK- 阳性的间变性大细胞淋巴瘤(ALCL)中,胰蛋白酶融合肽段可以用于 ALCL 患者活检组织的诊断中(图 8.5)。这些研究表明,嵌合的融合蛋白可以作为癌症特异性生物标记物,并且在临床中利用 MRM 质谱检测它们可能是可行的[3]。

结论

　　蛋白组学方法已经做好在常规癌症诊断中发挥重要作用的准备。尖端以及界面友好技术的快速发展,并伴随其高度的特异性及灵敏性,将促进蛋白组学在临床实验室中的应用。

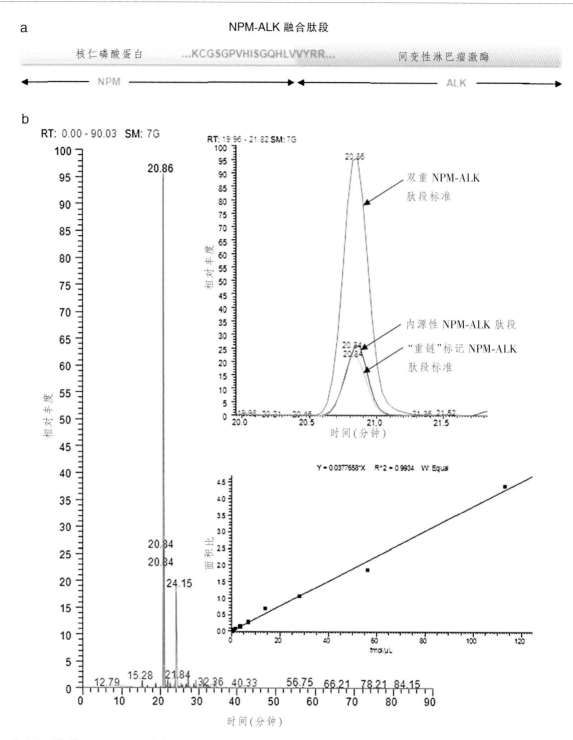

图 8.5　萃取离子色谱显示用 MRM 质谱和稳定同位素标准靶向定量检测 NPM-ALK 融合基肽段。(a)该图显示 NPM-ALK 融合肽段以及二者各自提供的氨基酸序列。(b)该图显示了一个加入了稳定同位素标记的 NPM-ALK 标准肽段的样本单次色谱运行及停留时间,时间标注在峰的顶端。右上角插入图显示的是放大的 NPM-ALK 融合肽段信号。右下角插入图显示了标准曲线,将感兴趣的样本倍比稀释后,在倍比稀释的每个样本中掺入固定浓度的同位素"双重重链"标记 NPM-ALK 融合肽段以及不同浓度的同位素"重链"标记 NPM-ALK 融合肽段,由此产生标准曲线。每次注射的共洗脱内源性肽段信号与标准曲线相比较,从而确定其浓度。

(徐晨　于娟 译　侯英勇 校)

参考文献

1. Bauer JA, Chakravarthy AB, et al. Identification of markers of taxane sensitivity using proteomic and genomic analyses of breast tumors from patients receiving neoadjuvant paclitaxel and radiation. Clin Cancer Res. 2010;16(2):681–90.

2. Blume-Jensen P, Hunter T. Oncogenic kinase signalling. Nature. 2001;411(6835):355–65.

3. Conlon KP, Basrur V, et al. Fusion peptides from oncogenic chimeric proteins as putative specific biomarkers of cancer. Mol Cell Proteomics. 2013.

4. Druker BJ, Guilhot F, et al. Five-year follow-up of patients receiving imatinib for chronic myeloid leukemia. N Engl J Med. 2006;355(23):2408–17.

5. Fenn JB, Mann M, et al. Electrospray ionization for mass spectrometry of large biomolecules. Science. 1989;246(4926):64–71.

6. Figueroa JJ, Peter Bosch E, et al. Amyloid-like IgM deposition neuropathy: a distinct clinico-pathologic and proteomic profiled disorder. J Peripher Nerv Syst. 2012;17(2):182–90.

7. Flatley B, Malone P, et al. MALDI mass spectrometry in prostate cancer biomarker discovery. Biochim Biophys Acta. 2013. pii: S1570-9639(13)00252-5.

8. Fortin T, Salvador A, et al. Clinical quantitation of prostate-specific antigen biomarker in the low nanogram/milliliter range by conventional bore liquid chromatography-tandem mass spectrometry (multiple reaction monitoring) coupling and correlation with ELISA tests. Mol Cell Proteomics. 2009;8(5):1006–15.

9. Groseclose MR, Massion PP, et al. High-throughput proteomic analysis of formalin-fixed paraffin-embedded tissue microarrays using MALDI imaging mass spectrometry. Proteomics. 2008;8(18):3715–24.

10. Hunter T. Signaling—2000 and beyond. Cell. 2000;100(1):113–27.

11. Karas M, Bachamann D, et al. Matrix-assisted ultraviolet laser desorption of non-volatile compounds. Int J Mass Spectrom Ion Proc. 1989;78:53–68.

12. Kuhn E, Wu J, et al. Quantification of C-reactive protein in the serum of patients with rheumatoid arthritis using multiple reaction monitoring mass spectrometry and 13C-labeled peptide standards. Proteomics. 2004;4(4):1175–86.

13. Lange V, Picotti P, et al. Selected reaction monitoring for quantitative proteomics: a tutorial. Mol Syst Biol. 2008;4:222.

14. Larsen MR, Thingholm TE, et al. Highly selective enrichment of phosphorylated peptides from peptide mixtures using titanium dioxide microcolumns. Mol Cell Proteomics. 2005;4(7):873–86.

15. Matsuo K, Arito M, et al. Arthritogenicity of annexin VII revealed by phosphoproteomics of rheumatoid synoviocytes. Ann Rheum Dis. 2011;70(8):1489–95.

16. Olsen JV, Ong SE, et al. Trypsin cleaves exclusively C-terminal to arginine and lysine residues. Mol Cell Proteomics. 2004;3(6):608–14.

17. Oppenheimer SR, Mi D, et al. Molecular analysis of tumor margins by MALDI mass spectrometry in renal carcinoma. J Proteome Res. 2010;9(5):2182–90.

18. Rauser S, Marquardt C, et al. Classification of HER2 receptor status in breast cancer tissues by MALDI imaging mass spectrometry. J Proteome Res. 2010;9(4):1854–63.

19. Rush J, Moritz A, et al. Immunoaffinity profiling of tyrosine phosphorylation in cancer cells. Nat Biotechnol. 2005;23(1):94–101.

20. Schlessinger J. Cell signaling by receptor tyrosine kinases. Cell. 2000;103(2):211–25.

21. Schwamborn K, Krieg RC, et al. Identifying prostate carcinoma by MALDI-Imaging. Int J Mol Med. 2007;20(2):155–9.

22. Stoeckli M, Chaurand P, et al. Imaging mass spectrometry: a new technology for the analysis of protein expression in mammalian tissues. Nat Med. 2001;7(4):493–6.

23. Tanaka K, Waki H, et al. Protein and polymer analysis up to m/z 100 000 by ionization time-flight mass spectrometry. Rapid Commun Mass Spectrom. 1988;2(151–2).

24. van den Broek I, Sparidans RW, et al. Quantitative assay for six potential breast cancer biomarker peptides in human serum by liquid chromatography coupled to tandem mass spectrometry. J Chromatogr B Analyt Technol Biomed Life Sci. 2010;878(5–6):590–602.

25. Vrana JA, Gamez JD, et al. Classification of amyloidosis by laser microdissection and mass spectrometry-based proteomic analysis in clinical biopsy specimens. Blood. 2009;114(24):4957–9.

26. Wang Q, Chaerkady R, et al. Mutant proteins as cancer-specific biomarkers. Proc Natl Acad Sci U S A. 2011;A108(6):2444–9.

27. Zahedi RP, Lewandrowski U, et al. Phosphoproteome of resting human platelets. J Proteome Res. 2008;7(2):526–34.

28. Zhang H, Li XJ, et al. Identification and quantification of N-linked glycoproteins using hydrazide chemistry, stable isotope labeling and mass spectrometry. Nat Biotechnol. 2003;21(6):660–6.

第 9 章

循环肿瘤细胞：癌症的一种无创液体活检

Evi S. Lianidou

引言

1869 年，澳大利亚医师 Thomas Ashworth 首先描述了循环肿瘤细胞（circulating tumor cells, CTC）[1]。1889 年，Steve Paget 在《柳叶刀》杂志上首先提出了"种子和土壤学说"，多年之后 Fidler 再次阐述这一学说[2]。在过去 10 年中，CTC 在癌症转移扩散中起到的重要作用已得到广泛认可[3-5]。多项临床研究表明了 CTC 检测和计数的重要性，并且 CTC 在多种实体癌症中与无进展生存（PFS）和总生存率（OS）相关。

CTC 检测是无创液体活检，可作为原发病灶切除后癌症患者的持续随访检查项目。CTC 是了解肿瘤生物学和肿瘤细胞扩散的独特检测工具，并且 CTC 的分子特征为理解转移生物学和对治疗耐受提供了更好的方法[6,7]。然而，多数情况下 CTC 在外周血循环中的浓度很低，可用于检测的样本数量有限，而且肿瘤细胞有异质性，从而使得 CTC 的分离、检测和分子分型遇到了严峻的检测和技术上的挑战。在这一领域，越来越多的报道反映了人们对 CTC 检测的浓厚兴趣(图 9.1)。

CTC的临床意义

乳腺癌

就在最近，第一篇关于早期和转移性乳腺癌

E.S. Lianidou, Ph.D. (✉)
Laboratory of Analytical Chemistry,
Department of Chemistry, University
of Athens, Athens 15771, Greece
e-mail: lianidou@chem.uoa.gr

（metastatic breast cancer, MBC）患者中 CTC 和预后相关性的全面荟萃分析指出，CTC 检测是一个可靠的预后因素[8]。

转移性乳腺癌

Cristofanilli 和其团队多年前运用 CellSearch 系统（Veridex，美国）在 MBC 患者身上证实 CTC 是无进展生存（progressive free survival, PFS）和总生存（overall survival, OS）的独立预后因素，并且以 5 个 CTC/7.5mL 为阈值，即可高度预测 MBC 临床结果[9]。这篇开创性的论文使美国 FDA 通过了 CellSearch 试剂盒的认证，该试剂盒可用于检测多种癌症的 CTC，其优点是标准化、半自动化以及避免预分析误差。自此，大量的临床研究证明 CTC 计数在 MBC 中的重要性[10-14]。

CTC 可以作为乳腺癌患者潜在的提高生存率的标记吗？在美国 NIH 官网上，用关键词"循环肿瘤细胞"搜索临床研究（2012 年 11 月），可以查到 479 个正在进行中的临床研究，而以"循环肿瘤细胞和乳腺癌"为关键词则可以查到 116 个正在进行中的临床研究。这些试验从不同角度设计，并在不同的人群中进行，但是期待成为揭示 CTC 在乳腺癌患者中常规应用的关键试验[15]。

基于以上原因，2007 年美国临床肿瘤协会（the American Society of Clinical Oncology, ASCO）在其关于肿瘤标记物的建议中首次引用了 CTC 和播散肿瘤细胞（disseminated tumor cells, DTC），但是支持它们作为常规检查的证据尚不充分[16]。近来，美国癌症联合委员会提出了一种新的乳腺癌 TNM 分期的类别：M0（i+），即无远处转移的临床或影像学证据，但在无转移症状或体征的患者血液、骨髓或其他非引流区淋巴组织中以分子生物学或显微镜检的方法找到了肿瘤

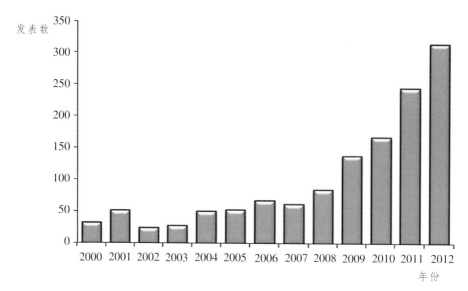

图 9.1 CTC 检测和分析是发展很快的领域,其对癌症患者的诊断、预后,对治疗的反应以及促进肿瘤药物发展都有潜在的价值。

细胞(≤0.2 mm)。

早期乳腺癌

Braun 和其同事早在 2005 年运用大汇总分析证实在初诊乳腺癌患者中检测骨髓 DTC 对预后有意义[17]。DTC 的异质性也在多年前被揭示[18,19]。自此,大量的研究证实 DTC 是乳腺癌患者的预后影响因素[20,21]。根据挪威奥斯陆组的最近报道结果,无论治疗前 DTC 情况如何,新辅助化疗后 DTC 的存在预示疾病复发和死亡的高风险。这些发现支持 DTC 可以作为随访的监测工具,由此选择哪些患者在临床试验过程中适合二次治疗干预[22]。Janni 及其同事近期报道了乳腺癌患者新辅助化疗后 DTC 持续存在可预测复发和死亡的风险增加,并可作为有价值的临床监测工具[23]。然而,骨髓活检是有创的,而且患者不易接受重复检查。外周血 CTC 检查代表了一种无创性且可代替骨髓 DTC 检查的手段。

2002 年,已经有研究者运用 RT-PCR 法揭示外周血 CK-19 mRNA 阳性 CTC 在腋窝淋巴结阴性的乳腺癌患者中的预后价值[24]。之后,运用荧光实时定量 PCR 技术检测 CK-19 RNA 的方法[25,26]来检测化疗前[27]、化疗中[28]和化疗后[29]CTC,从而可作为预示早期乳腺癌无病生存率和 OS 降低的独立指标。在新辅助化疗之前检测到 CK-19 mRNA 阳性 CTC,则提示预后差,尤其是 ER 阴性、三阴性和 HER-2 阳性的早期乳腺癌患者[30]。早期乳腺癌患者新辅助化疗后,检测到外周血 CK-19 mRNA 阳性 CTC,则其是提示化疗耐药病灶残留的独立危险因素[29]。然而,在运用其他方法比较 DTC 和 CTC 在早期乳腺癌中的预后价值时,有研究者发现只有 DTC 高度预示 OS[31]。另有研究者在 II 期临床试验时在新辅助化疗前后前瞻性检测 CTC,发现新辅助化疗之前在 7.5mL 血液中检测到 1 个或更多个 CTC 可准确预估 OS[32]。最近有学者研究了 CTC 在首个 5 年随访中预示晚期复发的价值,并且得出了持续检测到 CK-19 mRNA 阳性 CTC 不仅与术后乳腺癌患者的晚期复发和死亡相关,而且与化疗耐药和激素治疗耐药的残留病灶有关的结论。这项研究对之后决定是否为患者做新辅助全身治疗很有用处[33]。Lucci 等前瞻性地收集了 I ~ III 期未接受化疗但接受手术的乳腺癌患者的 CTC 数据,他们对 CTC 进行计数并且对患者预后进行评估,中位随访期为 35 个月。结果发现,1 个或多个 CTC 提示未接受化疗且无转移的乳腺癌患者可能存在早期复发,且 OS 会降低[34]。

导管原位癌(DCIS)

尽管大家都认为,只有侵袭性癌症的肿瘤细胞才会脱落至血管和入侵淋巴结,但最新研究表明肿瘤细胞的扩散可能发生在间质浸润之前,比如 DCIS。这就说明了为什么这些细胞在乳腺浸润前病变或乳腺浸润前微浸润病变时就已经扩散[35,36]。这些细胞的临床相关性有待进一步研究。

结直肠癌

最近一个系统性回顾和荟萃分析揭示了 CTC 和 DTC 在可切除结直肠癌肝转移或结直肠癌广泛转移(metastatic colorectal carcer,mCRC)患者中的预后价值,12 项研究共纳入 1329 例患者的数据,提示可切除结直肠癌肝转移或结直肠癌广泛转移患者的外周血 CTC 与疾病进展和低生存率有关[37]。

转移性结直肠癌

2008 年,Cohen 与同事首先提出了 mCRC 患者治疗前后 CTC 计数是 PFS 和 OS 的独立预测因子。在这项前瞻性多中心研究中,运用 CellSearch 系统检测了 430 名接受基线治疗、一线治疗、二线治疗或三线治疗的 mCRC 患者的外周血 CTC 计数。这项研究使 FDA 批准了检测 mCRC 的 CellSearch 试剂盒[38]。

化疗联合靶向治疗的进展期结直肠癌患者治疗前后进行 CTC 计数,可独立预测 PFS 和 OS,并且可提供除 CT 之外的额外信息[39]。近期的数据支持 CTC 计数的临床应用,即其可提高临床医生准确评估奥沙利铂化疗疗效的能力以及加快制订个体化有效治疗方案[40]。通过免疫磁珠法富集的 CTC 再行荧光实时定量 PCR 可检测肿瘤相关基因 *KRT19*、*MUC1*、*EPCAM*、*CEACAM5* 和 *BIRC5*,de Albuquerque 及其同事发现治疗过程中的 CTC 检测与每 6 个月 1 次的影像学结果显著相关,而且,CTC 阳性患者的中位 PFS 明显短于 CTC 阴性患者。此项研究显示,对于接受化疗的结直肠癌患者,其 CTC 检测结果与影像学可发现的疾病进展明显相关[41]。

Jiao 和其同事研究发现,手术切除转移灶,而非射频消融,可立刻降低 CTC 水平。在结直肠癌肝转移患者中,CTC 表现为局限在肝(和肺)的大循环。这就解释了为什么肝和肺以外的部位不常见到癌转移[42]。定性和定量检测 CRC 患者中央和肠系膜静脉血液 CTC,阐明肿瘤细胞血行转移的机制。这项研究揭示了 CRC 患者肠系膜静脉血液的 CTC 值更高[43]。

非转移性结直肠癌

目前临床肿瘤学家面临的一个挑战是如何鉴定原发病灶切除术后,CRC 患者的复发风险。CTC 或许可作为无明显远处转移的早期播散标记。然而,无转移结直肠癌出现 CTC 的预后意义不如 mCRC 明确。最近有篇综述研究了无转移结直肠癌(TNM Ⅰ~Ⅲ期)出现 CTC 的临床意义,尤其关注了 CTC 的检测方法和预后价值。依据这篇综述的报道,外周血检查出现 CTC 是提示无转移结直肠癌无病生存率低的潜在标记。无转移结直肠癌患者的 CTC 丰度低,需要敏感和特异的检测方法。将 CTC 纳入临床风险分级的标记之前,在选择检测方法和标记物上,要有国际认可的协商方案[44]。

Gazzaniga 及其同事近来得出结论:运用 FDA 批准的 CellSearch 系统检测 CTC,可能有助于遴选出高风险的 Ⅱ 期 CRC 辅助治疗候选患者。他们在 22% 的患者中检测到 CTC,且 CTC 与区域淋巴结转移和疾病分期显著相关[45]。

前列腺癌

虽然前列腺癌的转移机制尚未完全阐明,但是监测 CTC 和量化肿瘤细胞扩散负荷,可能被用来评估预后和评价疗效[46]。在前列腺癌药物发展和患者管理方面,我们尚无监测疗效和识别治疗靶点的能力。治疗前基线和治疗后 CTC 计数具有预后价值,并且没有临界值效应,而且进入循环的肿瘤细胞保留了肿瘤的内在特性,与疾病程度无关。监测治疗后 CTC 的变化,以作为生存疗效预测生物标记,其目前正在一项大型的 Ⅲ 期临床试验中验证,这项试验的药物是新的抗雄激素药物醋酸阿比特龙和 MDV3100。检测 CTC 的分子特征,可作为潜在的预测肿瘤对治疗方法敏感性的生物学标记[47]。

转移性前列腺癌

2001 年,Moreno 及其同事研究了转移性前列腺癌每天的 CTC 变化情况,发现患者的 CTC 水平可被量化,并且 CTC 数目的变化与疾病进展相关[48]。2007 年,Danila 和同事评估了基线 CTC 数目与转移性前列腺癌患者临床特征的关系,以及与不同的激素和细胞毒性药物治疗的预后关系。基线 CTC 可以预测生存,并且没有阈值效应。不同于进展程度,进入循环的肿瘤细胞代表了肿瘤的固有特征,并且提供了与预后相关的独特信息[49]。

2008 年,de Bono 及其同事运用 CellSearch 平台计数 CTC,对转移性耐去势前列腺癌(CRPC)有预后价值,而且是 OS 的独立预后因素。他们的研究使 FDA 批准了评估 CRPC 的 CellSearch 试剂盒[50]。将 CTC 数值作为连续的变量来分析,可预测 OS 以及提供预示疾病进展的信息;需要评估治疗后 CTC 动力学作为预测随机 Ⅲ 期临床试验中期疗效和用于监控疾病状态的价值[51,52]。

CRPC 患者的 CellSearch CTC 结果与激肽释放酶基因 mRNA 的荧光实时定量 PCR 检测结果高度一致。表达 *KLK2/3*(KLK3 也就是 PSA)的 CTC 在男性 CRPC 和骨转移中常见,但在软组织转移和未转移者中少见[53]。

Resel 和同事分析了转移性激素敏感性前列腺癌患者的 CTC 与 PSA 水平、Gleason 评分、TNM 分期的关系,提示外周血 CTC 计数可准确对前列腺癌进行分期以及评估转移性激素敏感性前列腺癌的预后[54]。

CTC 结合 PSA 增高速度或倍增时间可对进展期前列腺癌进行预后判断及管理[55]。

早期前列腺癌

前列腺癌根治术后 10 年内，高达 30% 患者的 PSA 会升高，需要接受放疗。然而，就目前的技术，区分局部和远处转移前列腺癌是不可能的。这使临床医师难以决定选择全身或局部治疗。目前已经开始了针对前列腺癌 CTC 和 DTC 的检测，这些检测可能成为新的候选技术。前列腺癌 CTC/DTC 的预后意义已在最近的综述中广泛地报道[56]。Lowes 及其同事假设检测 CTC 有助于临床治疗方案的选择，并且在一项试验中研究是否可以运用 CellSearch 系统检测接受根治性放疗的早期前列腺癌患者的 CTC。他们的研究结果阐明了早期前列腺癌中可检测 CTC，并且提示治疗后 CTC 水平下降可能反映了放疗有效[57]。

CTC的分子特征和个体化治疗

CTC 的分子特征对于提高 CTC 试剂盒的诊断特异性、研究治疗靶点和 CTC 下游通路是非常重要的[58]。CTC 的分子特征是目前的研究热点，在多种癌症中有关 CTC 的信息呈指数增长。例如，评估 CTC 突变状态，可能比原发灶更能代表转移灶，并且对改进患者选择是有利的[59]。我们坚信，不久的将来这个信息会对患者的临床管理带来高于期望值的影响。

乳腺癌

CTC的HER2和ER/PR状态

越来越多的数据表明，CTC 的激素受体和 HER2 状态与原发灶不同。越来越多的证据表明，疾病复发或进展的乳腺癌患者的 HER2 状态会发生变化。基于此，在 CTC 上重新评估乳腺癌的 HER2 状态有潜在的临床应用价值。监测 CTC 的 HER2 表达对于抗 HER2 治疗可能有价值。通过检测 CTC 的 ERα 和 HER2 状态，并且将之与原发灶比较，对于选择最佳个体治疗方案很有帮助[60]。

2004 年，有文献报道，运用 FISH 检测到 CTC 有 HER2 基因扩增，鉴于这些 CTC 表达 HER2 受体，这时用曲妥珠单抗治疗可以消除 CTC[61,62]。近来，Georgoulias 等在一个随机临床研究中揭示了用曲妥珠单抗治疗可以消除耐化疗 CK19 mRNA 阳性的 CTC，并减少疾病复发风险及延长 DFS[63]。

乳腺癌中肿瘤干细胞的存在对于治疗有深远的影响。Magnifico 等研究了自 HER2 过表达肿瘤细胞系中分离的肿瘤干细胞对曲妥珠单抗的敏感性，以及验证了曲妥珠单抗可针对 HER2 过表达的肿瘤干细胞，并且对减瘤有效[64]。无论原发灶肿瘤的 HER2 状态如何，在导管原位癌/小叶原位癌或 M0 乳腺癌中都检测到了 HER2 阳性 CTC。然而，女性 HER2 阳性患者的 HER2 阳性 CTC 更为常见[65]。

在一项前瞻性研究中，Fehm 和同事报道在一部分原发肿瘤 HER2 阴性的患者中可检测到 HER2 阳性 CTC[66]。同一研究组还发现大多数 CTC 是三阴性的。由于 CTC 和原发灶的表达谱不同，因此必须评估辅助化疗的疗效[67]。

Rack 等的研究发现，曲妥珠单抗对于消除无复发乳腺癌患者的骨髓 HER2 阳性细胞是有效的。鉴于微小残留病灶的异质性，这些患者可能从联合靶向治疗中获益[60]。

ER 阳性乳腺癌经常在初次确诊的多年后复发，因此理解复发时间的模式有助于确定患者是否需要更多的进一步治疗。对早期治疗失败的可靠预测，也有助于确定患者是否需要辅助化疗来预防早期远处转移。有研究前瞻性检测了 119 位接受他莫昔芬治疗的 ER 和 (或)PR 阳性患者的 CK-19 mRNA 阳性细胞，分析得出他莫昔芬治疗期间出现 CK-19 mRNA 阳性 CTC 与高复发风险相关[28]。利用早期和晚期复发肿瘤细胞的分子差异可以指导这组患者进行有效的新药联合用药。为实现这一目标，Liu 等的近期研究提供了清晰的证据，虽然接受联合他莫昔芬辅助治疗，但早期复发 ER 阳性乳腺癌患者和晚期复发 ER 阳性乳腺癌患者之间存在分子差异，Liu 等还分析了乳腺癌活检标本中的基因表达，然后比较了其与远处转移的关系，发现运用一个包含 91 个基因的基因分类能可靠区分早期复发(确诊后 ≤3 年远处复发)和晚期复发(≥10 年)[68]。

上皮-间质转化和干细胞标记物

乳腺癌患者的 CTC 持续存在很有可能与干细胞样肿瘤细胞有关，后者被认为是原发肿瘤中转移播散细胞的活跃来源[69]。目前的模型表明侵袭相关表型与上皮-间质转化(EMT)有关，EMT 使肿瘤细胞从原发灶脱落以及转移。相反的步骤，间质-上皮转化(MET)可能在 CTC 于远处器官栖居和建立转移灶时起作用。然而，关于 EMT 和 MET 的确切机制以及它们的相互作用知之甚少，它们与癌症患者的相关性尚不清楚。部分 CTC 显示 EMT 和干细胞的特征。多个研究组刚开始将 EMT 相关标记应用于癌症患者的 CTC 研究。最近一篇综述详细讨论了 EMT/MET 以及 CTC 的相关研究[70]。

　　Aktas 等报道转移性乳腺癌患者的大部分 CTC 显示了 EMT 和肿瘤干细胞特征[71]。而且，在转移性和早期乳腺癌患者中发现了共表达 TWIST 和波形蛋白(提示EMT)的 CTC。转移性乳腺癌患者出现这些 CTC 的概率远高于早期乳腺癌患者，这个结果强烈支持 EMT 与 CTC 转移有关的假设[72]。最近的一项研究表明，一组原发乳腺癌患者表现 EMT 和干细胞特征，但是用目前检测 CTC 的方法不能有效识别发生 EMT 的亚组[73]。

活化激酶和血管生成因子

　　免疫荧光显示 CTC 表达受体并且激活 EGFR/HER2/PI3K/Akt 下游信号通路,这些可能作为有效治疗的靶点[74],与 pFAK、HIF-1α、VEGF 和 VEGF2 一样[75]。这些数据解释了这些细胞的转移潜能和可能提供靶向治疗的靶点。

结直肠癌

　　CTC 的分子特征对改善结直肠癌患者的管理有重要意义。对于转移性结直肠癌患者,目前评估原发灶的 KRAS 和 BRAF 突变状态以提高临床决策,因为 KRAS 和 BRAF 突变状态与抗-EGFR 疗效相关。最近研究了结直肠癌患者的原发灶、肝转移灶及 CTC 的 KRAS 和 BRAF 突变状况,有趣的是,转移灶、CTC 和原发灶的突变是不一致的[76]。

　　Gasch 等分离了转移性和非转移性结直肠癌患者的 CTC,并且在单个 CTC 中检测了 CTC 的 EGFR 表达、EGFR 基因扩增和 KRAS、BRAF 以及 PIK3CA 突变。他们发现,在同一患者和不同患者间 CTC 中 EGFR 表达和 EGFR、KRAS 及 PIK3CA 遗传学的变化存在异质性,这可能解释了结直肠癌患者为什么对抑制 EGFR 的治疗反应不同[77]。Barbazán 等运用 EpCAM 免疫磁珠分离 CTC,然后进行全转录组扩增和 cDNA 芯片杂交。他们发现了可代表 CTC 特征的 410 个基因,这些基因与细胞迁移、黏附、凋亡、增殖、信号通路和相互作用有关。在另一独立 mCRC 和对照组中,用 RT-qPCR 研究代表 CTC 特征的、和细胞主要功能有关的基因,结果显示 CTC 基因表达与临床指标和预后有相关性[78]。

　　就在最近,M.Mori 组做了一项有趣的研究,研究发现 Plastin3 (PLS3)是 CTC 发生 EMT 的一个新的标记,而且与结直肠癌预后有关。他们发现 PLS3 在转移性结直肠癌中表达,但在正常血液中不表达。通过荧光免疫细胞化学,他们发现在结直肠癌远处转移患者的外周血中 CTC 诱导 EMT 后表达 PLS3。在 711 名日本结直肠癌患者中,发现大约 1/3 的患者外周血中存在表达 PLS3 的细胞。多因素分子揭示 PLS3 阳性的 CTC 与预后有关,而且 PLS3 阳性的 CTC 与预后的关系在 Duke B 和 Duke C 的患者中更明显[79]。

前列腺癌

　　为了改进今后的药物研发和去势抵抗性前列腺癌患者的临床管理,急需与预后相关的生物学标记。这个领域进展很快,最近的研究整合了 CTC、影像学和相关生物学标记的研究[80]。

　　研究发现配体介导雄激素受体信号通路在去势抵抗性前列腺癌中持续存在。醋酸阿比特龙(abiraterone acetate,AA)是雄激素生物合成抑制剂,其联合化疗,可以延长去势抵抗性前列腺癌患者的生存。AA 治疗可显著降低一部分患者的 PSA,但在其他患者中则无 PSA 下降,这表明肿瘤对药物的敏感性是有分子基础的。在转移性前列腺癌中,初始雄激素剥夺治疗是有效的,并且在去势抵抗性前列腺癌中,抑制再活化雄激素受体(AR)的二线激素治疗试验目前正在进行中。

　　Danila 和同事研究了跨膜丝氨酸蛋白酶 2(transmembrane protease, serine 2,TMPRSS2) 与 v-ets 红细胞增多症病毒 E26 同源 (v-ets erythroblastosis virus E26 cncogene homolog,ERG)基因融合的作用,这是一种雄激素依赖生长因子,被当作 CTC 预测肿瘤对 AA 敏感性的标记物。虽然通过有效的试剂盒检测 CTC 分子谱可以检测出前列腺癌特异的 TMPRSS2-ERG 融合基因,但是并不能预测前列腺癌对 AA 的敏感性。这个结果表明在常规临床工作中可获取 CTC 作为替代检测物[81]。

　　Miyamoto 等在 CTC 中检测了前列腺特异性抗原/前列腺特异性膜抗原 (prostate-specific antigen/prostate-specific membrane antigen,PSA/PSMA)的荧光实时定量值来监测肿瘤内 AR 信号通路。这项研究表明检测 CTC 中的 AR 信号通路可以指导转移性前列腺癌的治疗,并且强调了 CTC 作为液体活检的重要性[82]。

　　CTC 的 FISH 检测已被证明是常规检测肿瘤谱的有价值、非侵入性检测。Leversha 等评估了 FISH 用于进展性转移性 CRPC 患者 CTC 基因拷贝数检测的可行性,结果表明 FISH 分析 CTC 是常规检测肿瘤谱的有价值、非侵入性检测。50%的患者存在 AR 区明显扩增,从而表明雄激素信号通路在晚期前列腺癌中仍然起重要作用[83]。近来 Darshan 等的研究表明,监测去势 CRPC

患者 CTC 的 AR 亚细胞定位，可以预测患者对紫杉醇化疗的反应[84]。

在进展期前列腺癌患者的组织中发现有 AR 基因的编码突变，这可能是 CRPC 发展的内在机制。在富集 CTC 的 CRPC 患者外周血中已发现有 AR 突变。这个发现可能为认识 CTC 和 CRPC 发展和转移的机制开辟新的前景。近来有研究表明，在转移性 CRPC 中大多数 CTC(>80%)共表达上皮性蛋白(比如 EpCAM、细胞角蛋白和 E- 钙黏蛋白)，以及间叶蛋白(包括波形蛋白、N- 钙黏蛋白、O- 钙黏蛋白和干细胞标记 CD133[86]。

在多灶性前列腺癌的 CTC 中，可检测到 BRCA1 等位基因失衡。运用 FISH 检测原发灶和淋巴结以及外周血 CTC，Bednarz 等发现在 133 名受测试患者中，有 14% 的患者在至少一个肿瘤标本中携带单等位 *BRCA1* 基因缺失。*BRCA1* 基因缺失出现在一小部分细胞角蛋白和波形蛋白阳性的 CTC。这一小群 *BRCA1* 基因缺失的前列腺癌细胞可能是引发肿瘤扩散的因素之一，也可能是无病生存期缩短的早期指标[87]。

激素驱动的与 TMPRSS2 融合后的 ERG 癌基因的表达出现在 30%~70% 初次治疗的前列腺癌患者中。Attard 等的多色荧光 FISH 结果表明 CRPC CTC、转移灶和前列腺组织中的 ERG 状态与初次治疗的肿瘤相同，同时报道了初次治疗的肿瘤、CRPC 和 CTC 中 ERG 基因重排，其与 CRPC 患者经 AA 治疗后 PSA 下降幅度显著相关($P=0.007$)[88]。

关于激素敏感型前列腺癌 CTC 计数作用的信息很少。Goodman 等研究了连续的 33 名接受雄激素剥夺治疗患者的 CTC 计数，结果显示最初的 CTC 值预测对激素治疗有反应的持续时间和反应大小。CTC 计数在开始雄激素剥夺治疗之前可以识别 CRPC 的进展风险[89]。

Stott 等发明了基于 PSA 检测的分析前列腺癌 CTC 的定量自动成像系统。PSA 染色的特异性使建立满意的基线图像强度、形态测量和三维微流体设备整合多信号的标准成为可能。从转移癌患者的 CTC 中抽提 RNA 来检测前列腺癌特异性 TMPRSS2-ERG 融合基因以及检测 PSA 和细胞分裂标记 Ki67 以揭示 CTC 中有部分增殖细胞。这项 CTC 分析方法将会促进无创检测在进展期前列腺癌靶向治疗中的应用，并且保证了长期临床研究，如在局部侵犯病例中 CTC 的重要性[90]。

循环内皮细胞、CTC 和组织因子的水平无论单独或联用都能预测接受多西他赛治疗的 CRPC 患者的 OS[91]。Coumans 等评估了上皮细胞黏附分子阳性的循环物质和细胞角蛋白(EpCAM、CK)阳性的循环物质，这些不计数为 CTC，与前列腺癌患者生存率之间的关系，得出每个 EpCAM⁺ CK⁺CD45⁻循环物质与 OS 密切

相关($P<0.001$)。这类物质包括肿瘤微颗粒(S-TMP)，其没有胞核，因此不会转移[92]。

CTC分析的质控

自从 CTC 被视为对实体瘤患者临床管理相当有用的指标以来，已经或正在发展相当多的分离和检测 CTC 的系统，这些方法呈指数增长[93-96]。由于 CTC 的数量极少(10^6~10^7 个白细胞中混有 1 个 CTC)[97]，因此大多数情况下需要 2 个步骤检测：①分离-富集和②检测。详细的介绍不作赘述。

所有近来发明的分离和检测 CTC 的先进技术非常有希望为肿瘤药物研发、监测癌症患者疾病进程和认识癌症进展的生物学提供有价值的检测方法。然而，在同样的样本中，对比检测 CTC 计数和特征的不同检测方法和质控，对于 CTC 分析作为液体活检的临床应用是至关重要的。遵循监管和临床验收程序，对研发中的技术、CTC 检测和特征分析的标准化和方法学进行监管和验收，对于前瞻性临床试验引进 CTC 检测是很重要的。

CTC 标准化检测的关键问题包括：①分析前的标准化，如取样(如样本量、避免表皮细胞的污染，表皮细胞 *CK-19* 在 CTC 检测时会同时被检测到)、样本转移(不同条件下 CTC 的稳定性不同)和储存条件(使用防腐剂或抗凝剂)；②抽取外周血，CTC 分离的标准化；③检测系统的标准化和④同一样本进行室间及室内比对。CTC 计数和特征分析的国际标准制定，对于依赖观察者的成像系统尤为重要[94,95]。

然而，CTC 的表型异质性和低血液浓度，连同分析前样本处理，使不同研究中收集和积累的数据结论不一致[95]。对于 CTC 分离、检测和分子特征分析方法的自动化、标准化、质控和认证还有很多工作要做。

结论:未来发展方向

CTC 分析的主要意义在于：独特的提供微创"液体活检"样本的潜力，较易在疾病过程中的多个时间点获取，为治疗效果的早期评估提供有价值的信息，帮助建立个体化治疗方案，降低癌症患者的治疗成本和副反应。

CTC 分子特征的进一步研究为鉴别治疗靶点和理解耐药提供有用的信息。CTC 和 DTC 在单一细胞水平的分子特征是非常有前景的，尤其与二代测序技术结合后[98-101]。即使离应用于常规临床检测还很遥远，但仍有很大希望将 CTC 应用于未来癌症患者的临

床管理。

使用不同分析系统检测 CTC 的检出率大相径庭，并且需要一个 CTC 计数的外部质控系统和所有参与实验室对同一样本检测结果的验证。显微镜检测系统检测 CTC 细胞形态高度依赖检测人员，所以用此方法检测 CTC 计数和特征的国际标准制定是极其重要的。运用相同的或不同的检测和计数平台，在不同的实验室中进行交叉验证也是迫切需要的。特别是现代强大的技术应用，如二代测序在 CTC 分析中的应用，能阐明 CTC 分子通路以及设计出专门针对 CTC 的新的分子治疗方法。

目前关于 CTC 的主要临床问题之一是评估 CTC 检测是否可以改变癌症患者的管理或改善临床转归。这些都未被完全证明。因此，目前有一些临床试验正在评估 CTC 是否可作为新的肿瘤生物标记物。总之，临床上使用 CTC 作为"液体活检"来选择患者和实时监测治疗结果，其在个体化治疗中的意义深远。

（石园 译　侯英勇 徐晨 校）

参考文献

1. Ashworth TR. A case of cancer in which cells similar to those in the tumours were seen in the blood after death. Med J Aust. 1869;14:146–7.
2. Fidler IJ. The pathogenesis of cancer metastasis: the 'seed and soil' hypothesis revisited. Nat Rev Cancer. 2003;3:453–8.
3. Alix-Panabieres C, Pantel K. Circulating tumor cells: liquid biopsy of cancer. Clin Chem. 2013;59:110–8.
4. Lianidou ES, Markou A. Circulating tumor cells as emerging tumor biomarkers in breast cancer. Clin Chem Lab Med. 2011;49:1579–90.
5. Pantel K, Alix-Panabieres C, Riethdorf S. Cancer micrometastases. Nat Rev Clin Oncol. 2009;6:339–51.
6. Aguirre-Ghiso JA, Bragado P, Sosa MS. Metastasis awakening: targeting dormant cancer. Nat Med. 2013;19:276–7.
7. Polzer B, Klein CA. Metastasis awakening: the challenges of targeting minimal residual cancer. Nat Med. 2013;19:274–5.
8. Zhang L, Riethdorf S, Wu G, Wang T, Yang K, Peng G, et al. Meta-analysis of the prognostic value of circulating tumor cells in breast cancer. Clin Cancer Res. 2012;18:5701–10.
9. Cristofanilli M, Budd GT, Ellis MJ, Stopeck A, Matera J, Miller MC, et al. Circulating tumor cells, disease progression, and survival in metastatic breast cancer. N Engl J Med. 2004;351:781–91.
10. Pierga JY, Hajage D, Bachelot T, Delaloge S, Brain E, Campone M, et al. High independent prognostic and predictive value of circulating tumor cells compared with serum tumor markers in a large prospective trial in first-line chemotherapy for metastatic breast cancer patients. Ann Oncol. 2012;23:618–24.
11. Giordano A, Egleston BL, Hajage D, Bland J, Hortobagyi GN, Reuben JM, et al. Establishment and validation of circulating tumor cell-based prognostic nomograms in first-line metastatic breast cancer patients. Clin Cancer Res. 2013;19:1596–602.
12. Giordano A, Cristofanilli M. CTCs in metastatic breast cancer. Recent Results Cancer Res. 2012;195:193–201.
13. Muller V, Riethdorf S, Rack B, Janni W, Fasching PA, Solomayer E, et al. Prognostic impact of circulating tumor cells assessed with the Cell Search System and AdnaTest Breast in metastatic breast cancer patients: the DETECT study. Breast Cancer Res. 2012;14:R118.
14. Wallwiener M, Hartkopf AD, Baccelli I, Riethdorf S, Schott S, Pantel K, et al. The prognostic impact of circulating tumor cells in subtypes of metastatic breast cancer. Breast Cancer Res Treat. 2013;137:503–10.
15. Bidard FC, Fehm T, Ignatiadis M, Smerage JB, Alix-Panabieres C, Janni W, et al. Clinical application of circulating tumor cells in breast cancer: overview of the current interventional trials. Cancer Metastasis Rev. 2013;32(1–2):179–88.
16. Harris L, Fritsche H, Mennel R, Norton L, Ravdin P, Taube S, et al. American Society of Clinical Oncology 2007 update of recommendations for the use of tumor markers in breast cancer. J Clin Oncol. 2007;25:5287–312.
17. Braun S, Vogl FD, Naume B, Janni W, Osborne MP, Coombes RC, et al. A pooled analysis of bone marrow micrometastasis in breast cancer. N Engl J Med. 2005;353:793–802.
18. Braun S, Hepp F, Sommer HL, Pantel K. Tumor-antigen heterogeneity of disseminated breast cancer cells: implications for immunotherapy of minimal residual disease. Int J Cancer. 1999;84:1–5.
19. Klein CA, Schmidt-Kittler O, Schardt JA, Pantel K, Speicher MR, Riethmuller G. Comparative genomic hybridization, loss of heterozygosity, and DNA sequence analysis of single cells. Proc Natl Acad Sci U S A. 1999;96:4494–9.
20. Synnestvedt M, Borgen E, Wist E, Wiedswang G, Weyde K, Risberg T, et al. Disseminated tumor cells as selection marker and monitoring tool for secondary adjuvant treatment in early breast cancer. Descriptive results from an intervention study. BMC Cancer. 2012;12:616.
21. Synnestvedt M, Borgen E, Schlichting E, Schirmer CB, Renolen A, Giercksky KE, et al. Disseminated tumour cells in the bone marrow in early breast cancer: morphological categories of immunocytochemically positive cells have different impact on clinical outcome. Breast Cancer Res Treat. 2013;138:485–97.
22. Mathiesen RR, Borgen E, Renolen A, Lokkevik E, Nesland JM, Anker G, et al. Persistence of disseminated tumor cells after neoadjuvant treatment for locally advanced breast cancer predicts poor survival. Breast Cancer Res. 2012;14:R117.
23. Janni W, Vogl FD, Wiedswang G, Synnestvedt M, Fehm T, Juckstock J, et al. Persistence of disseminated tumor cells in the bone marrow of breast cancer patients predicts increased risk for relapse—a European pooled analysis. Clin Cancer Res. 2011;17:2967–76.
24. Stathopoulou A, Vlachonikolis I, Mavroudis D, Perraki M, Kouroussis C, Apostolaki S, et al. Molecular detection of cytokeratin-19-positive cells in the peripheral blood of patients with operable

breast cancer: evaluation of their prognostic significance. J Clin Oncol. 2002;20:3404–12.

25. Stathopoulou A, Gizi A, Perraki M, Apostolaki S, Malamos N, Mavroudis D, et al. Real-time quantification of CK-19 mRNA-positive cells in peripheral blood of breast cancer patients using the lightcycler system. Clin Cancer Res. 2003;9:5145–51.

26. Stathopoulou A, Ntoulia M, Perraki M, Apostolaki S, Mavroudis D, Malamos N, et al. A highly specific real-time RT-PCR method for the quantitative determination of CK-19 mRNA positive cells in peripheral blood of patients with operable breast cancer. Int J Cancer. 2006;119:1654–9.

27. Xenidis N, Perraki M, Kafousi M, Apostolaki S, Bolonaki I, Stathopoulou A, et al. Predictive and prognostic value of peripheral blood cytokeratin-19 mRNA-positive cells detected by real-time polymerase chain reaction in node-negative breast cancer patients. J Clin Oncol. 2006;24:3756–62.

28. Xenidis N, Markos V, Apostolaki S, Perraki M, Pallis A, Sfakiotaki G, et al. Clinical relevance of circulating CK-19 mRNA-positive cells detected during the adjuvant tamoxifen treatment in patients with early breast cancer. Ann Oncol. 2007;18: 1623–31.

29. Xenidis N, Ignatiadis M, Apostolaki S, Perraki M, Kalbakis K, Agelaki S, et al. Cytokeratin-19 mRNA-positive circulating tumor cells after adjuvant chemotherapy in patients with early breast cancer. J Clin Oncol. 2009;27:2177–84.

30. Ignatiadis M, Xenidis N, Perraki M, Apostolaki S, Politaki E, Kafousi M, et al. Different prognostic value of cytokeratin-19 mRNA positive circulating tumor cells according to estrogen receptor and HER2 status in early-stage breast cancer. J Clin Oncol. 2007;25:5194–202.

31. Benoy IH, Elst H, Philips M, Wuyts H, Van DP, Scharpe S, et al. Real-time RT-PCR detection of disseminated tumour cells in bone marrow has superior prognostic significance in comparison with circulating tumour cells in patients with breast cancer. Br J Cancer. 2006;94:672–80.

32. Pierga JY, Bidard FC, Mathiot C, Brain E, Delaloge S, Giachetti S, et al. Circulating tumor cell detection predicts early metastatic relapse after neoadjuvant chemotherapy in large operable and locally advanced breast cancer in a phase II randomized trial. Clin Cancer Res. 2008;14:7004–10.

33. Saloustros E, Perraki M, Apostolaki S, Kallergi G, Xyrafas A, Kalbakis K, et al. Cytokeratin-19 mRNA-positive circulating tumor cells during follow-up of patients with operable breast cancer: prognostic relevance for late relapse. Breast Cancer Res. 2011;13:R60.

34. Lucci A, Hall CS, Lodhi AK, Bhattacharyya A, Anderson AE, Xiao L, et al. Circulating tumour cells in non-metastatic breast cancer: a prospective study. Lancet Oncol. 2012;13:688–95.

35. Banys M, Gruber I, Krawczyk N, Becker S, Kurth R, Wallwiener D, et al. Hematogenous and lymphatic tumor cell dissemination may be detected in patients diagnosed with ductal carcinoma in situ of the breast. Breast Cancer Res Treat. 2012;131:801–8.

36. Sanger N, Effenberger KE, Riethdorf S, Van Haasteren V, Gauwerky J, Wiegratz I, et al. Disseminated tumor cells in the bone marrow of patients with ductal carcinoma in situ. Int J Cancer. 2011;129:2522–6.

37. Groot KB, Rahbari NN, Buchler MW, Koch M, Weitz J. Circulating tumor cells and prognosis of patients with resectable colorectal liver metastases or widespread metastatic colorectal cancer: a meta-analysis. Ann Surg Oncol. 2013;20(7):2156–65.

38. Cohen SJ, Punt CJ, Iannotti N, Saidman BH, Sabbath KD, Gabrail NY, et al. Relationship of circulating tumor cells to tumor response, progression-free survival, and overall survival in patients with metastatic colorectal cancer. J Clin Oncol. 2008;26:3213–21.

39. Tol J, Koopman M, Miller MC, Tibbe A, Cats A, Creemers GJ, et al. Circulating tumour cells early predict progression-free and overall survival in advanced colorectal cancer patients treated with chemotherapy and targeted agents. Ann Oncol. 2010;21:1006–12.

40. Matsusaka S, Suenaga M, Mishima Y, Kuniyoshi R, Takagi K, Terui Y, et al. Circulating tumor cells as a surrogate marker for determining response to chemotherapy in Japanese patients with metastatic colorectal cancer. Cancer Sci. 2011;102:1188–92.

41. de Albuquerque A, Kubisch I, Stolzel U, Ernst D, Boese-Landgraf J, Breier G, et al. Prognostic and predictive value of circulating tumor cell analysis in colorectal cancer patients. J Transl Med. 2012;10:222.

42. Jiao LR, Apostolopoulos C, Jacob J, Szydlo R, Johnson N, Tsim N, et al. Unique localization of circulating tumor cells in patients with hepatic metastases. J Clin Oncol. 2009;27:6160–5.

43. Rahbari NN, Bork U, Kircher A, Nimitz T, Scholch S, Kahlert C, et al. Compartmental differences of circulating tumor cells in colorectal cancer. Ann Surg Oncol. 2012;19:2195–202.

44. Thorsteinsson M, Jess P. The clinical significance of circulating tumor cells in non-metastatic colorectal cancer—a review. Eur J Surg Oncol. 2011;37: 459–65.

45. Gazzaniga P, Gianni W, Raimondi C, Gradilone A, Lo Russo G, Longo F, et al. Circulating tumor cells in high-risk nonmetastatic colorectal cancer. Tumour Biol. 2013;34(5):2507–9.

46. Schilling D, Todenhofer T, Hennenlotter J, Schwentner C, Fehm T, Stenzl A. Isolated, disseminated and circulating tumour cells in prostate cancer. Nature Reviews Urology 9, 448–463 (August 2012).

47. Danila DC, Fleisher M, Scher HI. Circulating tumor cells as biomarkers in prostate cancer. Clin Cancer Res. 2011;17:3903–12.

48. Moreno JG, O'Hara SM, Gross S, Doyle G, Fritsche H, Gomella LG, et al. Changes in circulating carcinoma cells in patients with metastatic prostate cancer correlate with disease status. Urology. 2001;58: 386–92.

49. Danila DC, Heller G, Gignac GA, Gonzalez-Espinoza R, Anand A, Tanaka E, et al. Circulating tumor cell number and prognosis in progressive castration-resistant prostate cancer. Clin Cancer Res. 2007;13:7053–8.

50. de Bono JS, Scher HI, Montgomery RB, Parker C, Miller MC, Tissing H, et al. Circulating tumor cells predict survival benefit from treatment in metastatic castration-resistant prostate cancer. Clin Cancer Res. 2008;14:6302–9.

51. Scher HI, Jia X, de Bono JS, Fleisher M, Pienta KJ, Raghavan D, et al. Circulating tumour cells as prognostic markers in progressive, castration-resistant prostate cancer: a reanalysis of IMMC38 trial data. Lancet Oncol. 2009;10:233–9.

52. Olmos D, Arkenau HT, Ang JE, Ledaki I, Attard G, Carden CP, et al. Circulating tumour cell (CTC) counts as intermediate end points in castration-

resistant prostate cancer (CRPC): a single-centre experience. Ann Oncol. 2009;20:27–33.

53. Helo P, Cronin AM, Danila DC, Wenske S, Gonzalez-Espinoza R, Anand A, et al. Circulating prostate tumor cells detected by reverse transcription-PCR in men with localized or castration-refractory prostate cancer: concordance with Cell Search assay and association with bone metastases and with survival. Clin Chem. 2009;55:765–73.

54. Resel FL, San Jose ML, Galante RI, Moreno SJ, Olivier GC. Prognostic significance of circulating tumor cell count in patients with metastatic hormone-sensitive prostate cancer. Urology. 2012;80:1328–32.

55. Saad F, Pantel K. The current role of circulating tumor cells in the diagnosis and management of bone metastases in advanced prostate cancer. Future Oncol. 2012;8:321–31.

56. Doyen J, Alix-Panabieres C, Hofman P, Parks SK, Chamorey E, Naman H, et al. Circulating tumor cells in prostate cancer: a potential surrogate marker of survival. Crit Rev Oncol Hematol. 2012;81:241–56.

57. Lowes LE, Lock M, Rodrigues G, D'Souza D, Bauman G, Ahmad B, et al. Circulating tumour cells in prostate cancer patients receiving salvage radiotherapy. Clin Transl Oncol. 2012;14:150–6.

58. Lianidou ES, Markou A, Strati A. Molecular characterization of circulating tumor cells in breast cancer: challenges and promises for individualized cancer treatment. Cancer Metastasis Rev. 2012;31:663–71.

59. Maheswaran S, Sequist LV, Nagrath S, Ulkus L, Brannigan B, Collura CV, et al. Detection of mutations in EGFR in circulating lung-cancer cells. N Engl J Med. 2008;359:366–77.

60. Rack B, Juckstock J, Gunthner-Biller M, Andergassen U, Neugebauer J, Hepp P, et al. Trastuzumab clears HER2/neu-positive isolated tumor cells from bone marrow in primary breast cancer patients. Arch Gynecol Obstet. 2012;285:485–92.

61. Bozionellou V, Mavroudis D, Perraki M, Papadopoulos S, Apostolaki S, Stathopoulos E, et al. Trastuzumab administration can effectively target chemotherapy-resistant cytokeratin-19 messenger RNA-positive tumor cells in the peripheral blood and bone marrow of patients with breast cancer. Clin Cancer Res. 2004;10:8185–94.

62. Meng S, Tripathy D, Shete S, Ashfaq R, Haley B, Perkins S, et al. HER-2 gene amplification can be acquired as breast cancer progresses. Proc Natl Acad Sci U S A. 2004;101:9393–8.

63. Georgoulias V, Bozionelou V, Agelaki S, Perraki M, Apostolaki S, Kallergi G, et al. Trastuzumab decreases the incidence of clinical relapses in patients with early breast cancer presenting chemotherapy-resistant CK-19mRNA-positive circulating tumor cells: results of a randomized phase II study. Ann Oncol. 2012;23:1744–50.

64. Magnifico A, Albano L, Campaner S, Delia D, Castiglioni F, Gasparini P, et al. Tumor-initiating cells of HER2-positive carcinoma cell lines express the highest oncoprotein levels and are sensitive to trastuzumab. Clin Cancer Res. 2009;15:2010–21.

65. Ignatiadis M, Rothe F, Chaboteaux C, Durbecq V, Rouas G, Criscitiello C, et al. HER2-positive circulating tumor cells in breast cancer. PLoS One. 2011;6:e15624.

66. Fehm T, Muller V, Aktas B, Janni W, Schneeweiss A, Stickeler E, et al. HER2 status of circulating tumor cells in patients with metastatic breast cancer: a prospective, multicenter trial. Breast Cancer Res Treat. 2010;124:403–12.

67. Fehm T, Hoffmann O, Aktas B, Becker S, Solomayer EF, Wallwiener D, et al. Detection and characterization of circulating tumor cells in blood of primary breast cancer patients by RT-PCR and comparison to status of bone marrow disseminated cells. Breast Cancer Res. 2009;11:R59.

68. Liu M, Dixon J, Xuan J. Molecular signaling distinguishes early ER-positive breast cancer recurrences despite adjuvant tamoxifen. San Antonio Breast Cancer Symposium; 2011:Abstract S1–8.

69. Wicha MS, Hayes DF. Circulating tumor cells: not all detected cells are bad and not all bad cells are detected. J Clin Oncol. 2011;29:1508–11.

70. Thiery JP, Lim CT. Tumor dissemination: an EMT affair. Cancer Cell. 2013;23:272–3.

71. Aktas B, Tewes M, Fehm T, Hauch S, Kimmig R, Kasimir-Bauer S. Stem cell and epithelial-mesenchymal transition markers are frequently overexpressed in circulating tumor cells of metastatic breast cancer patients. Breast Cancer Res. 2009;11:R46.

72. Kallergi G, Papadaki MA, Politaki E, Mavroudis D, Georgoulias V, Agelaki S. Epithelial to mesenchymal transition markers expressed in circulating tumour cells of early and metastatic breast cancer patients. Breast Cancer Res. 2011;13:R59.

73. Kasimir-Bauer S, Hoffmann O, Wallwiener D, Kimmig R, Fehm T. Expression of stem cell and epithelial-mesenchymal transition markers in primary breast cancer patients with circulating tumor cells. Breast Cancer Res. 2012;14:R15.

74. Kallergi G, Agelaki S, Kalykaki A, Stournaras C, Mavroudis D, Georgoulias V. Phosphorylated EGFR and PI3K/Akt signaling kinases are expressed in circulating tumor cells of breast cancer patients. Breast Cancer Res. 2008;10:R80.

75. Kallergi G, Markomanolaki H, Giannoukaraki V, Papadaki MA, Strati A, Lianidou ES, et al. Hypoxia-inducible factor-1alpha and vascular endothelial growth factor expression in circulating tumor cells of breast cancer patients. Breast Cancer Res. 2009;11:R84.

76. Mostert B, Jiang Y, Sieuwerts AM, Wang H, Bolt-de VJ, Biermann K, et al. KRAS and BRAF mutation status in circulating colorectal tumor cells and their correlation with primary and metastatic tumor tissue. Int J Cancer. 2013;133:130–41.

77. Gasch C, Bauernhofer T, Pichler M, Langer-Freitag S, Reeh M, Seifert AM, et al. Heterogeneity of epidermal growth factor receptor status and mutations of KRAS/PIK3CA in circulating tumor cells of patients with colorectal cancer. Clin Chem. 2013;59:252–60.

78. Barbazan J, Alonso-Alconada L, Muinelo-Romay L, Vieito M, Abalo A, Alonso-Nocelo M, et al. Molecular characterization of circulating tumor cells in human metastatic colorectal cancer. PLoS One. 2012;7:e40476.

79. Yokobori T, Iinuma H, Shimamura T, Imoto S, Sugimachi K, Ishii H, et al. Plastin3 is a novel marker for circulating tumor cells undergoing the epithelial-mesenchymal transition and is associated with colorectal cancer prognosis. Cancer Res. 2013;73:2059–69.

80. Scher HI, Morris MJ, Larson S, Heller G. Validation and clinical utility of prostate cancer biomarkers. Nat Rev Clin Oncol. 2013;10:225–34.

81. Danila DC, Anand A, Sung CC, Heller G, Leversha MA, Cao L, et al. TMPRSS2-ERG status in circulating tumor cells as a predictive biomarker of sensitivity in castration-resistant prostate cancer patients treated with abiraterone acetate. Eur Urol. 2011;60:897–904.

82. Miyamoto DT, Lee RJ, Stott SL, Ting DT, Wittner BS, Ulman M, et al. Androgen receptor signaling in circulating tumor cells as a marker of hormonally responsive prostate cancer. Cancer Discov. 2012;2: 995–1003.

83. Leversha MA, Han J, Asgari Z, Danila DC, Lin O, Gonzalez-Espinoza R, et al. Fluorescence in situ hybridization analysis of circulating tumor cells in metastatic prostate cancer. Clin Cancer Res. 2009;15: 2091–7.

84. Darshan MS, Loftus MS, Thadani-Mulero M, Levy BP, Escuin D, Zhou XK, et al. Taxane-induced blockade to nuclear accumulation of the androgen receptor predicts clinical responses in metastatic prostate cancer. Cancer Res. 2011;71:6019–29.

85. Jiang Y, Palma JF, Agus DB, Wang Y, Gross ME. Detection of androgen receptor mutations in circulating tumor cells in castration-resistant prostate cancer. Clin Chem. 2010;56:1492–5.

86. Armstrong AJ, Marengo MS, Oltean S, Kemeny G, Bitting RL, Turnbull JD, et al. Circulating tumor cells from patients with advanced prostate and breast cancer display both epithelial and mesenchymal markers. Mol Cancer Res. 2011;9:997–1007.

87. Bednarz N, Eltze E, Semjonow A, Rink M, Andreas A, Mulder L, et al. BRCA1 loss preexisting in small subpopulations of prostate cancer is associated with advanced disease and metastatic spread to lymph nodes and peripheral blood. Clin Cancer Res. 2010;16: 3340–8.

88. Attard G, Swennenhuis JF, Olmos D, Reid AH, Vickers E, A'Hern R, et al. Characterization of ERG, AR and PTEN gene status in circulating tumor cells from patients with castration-resistant prostate cancer. Cancer Res. 2009;69:2912–8.

89. Goodman Jr OB, Symanowski JT, Loudyi A, Fink LM, Ward DC, Vogelzang NJ. Circulating tumor cells as a predictive biomarker in patients with hormone-sensitive prostate cancer. Clin Genitourin Cancer. 2011;9:31–8.

90. Stott SL, Lee RJ, Nagrath S, Yu M, Miyamoto DT, Ulkus L, et al. Isolation and characterization of circulating tumor cells from patients with localized and metastatic prostate cancer. Sci Transl Med. 2010;2: 25ra23.

91. Strijbos MH, Gratama JW, Schmitz PI, Rao C, Onstenk W, Doyle GV, et al. Circulating endothelial cells, circulating tumour cells, tissue factor, endothelin-1 and overall survival in prostate cancer patients treated with docetaxel. Eur J Cancer. 2010;46: 2027–35.

92. Coumans FA, Doggen CJ, Attard G, de Bono JS, Terstappen LW. All circulating EpCAM+CK+CD45- objects predict overall survival in castration-resistant prostate cancer. Ann Oncol. 2010;21:1851–7.

93. Pantel K, Alix-Panabieres C. Detection methods of circulating tumor cells. J Thorac Dis. 2012;4:446–7.

94. Lianidou ES, Markou A. Circulating tumor cells in breast cancer: detection systems, molecular characterization, and future challenges. Clin Chem. 2011;57: 1242–55.

95. Parkinson DR, Dracopoli N, Petty BG, Compton C, Cristofanilli M, Deisseroth A, et al. Considerations in the development of circulating tumor cell technology for clinical use. J Transl Med. 2012;10:138.

96. Yu M, Stott S, Toner M, Maheswaran S, Haber DA. Circulating tumor cells: approaches to isolation and characterization. J Cell Biol. 2011;192:373–82.

97. Tibbe AG, Miller MC, Terstappen LW. Statistical considerations for enumeration of circulating tumor cells. Cytometry A. 2007;71:154–62.

98. Klein CA, Seidl S, Petat-Dutter K, Offner S, Geigl JB, Schmidt-Kittler O, et al. Combined transcriptome and genome analysis of single micrometastatic cells. Nat Biotechnol. 2002;20:387–92.

99. Stoecklein NH, Klein CA. Genetic disparity between primary tumours, disseminated tumour cells, and manifest metastasis. Int J Cancer. 2010;126:589–98.

100. Fuhrmann C, Schmidt-Kittler O, Stoecklein NH, Petat-Dutter K, Vay C, Bockler K, et al. High-resolution array comparative genomic hybridization of single micrometastatic tumor cells. Nucleic Acids Res. 2008;36:e39.

101. Heitzer E, Auer M, Gasch C, Pichler M, Ulz P, Hoffmann EM, et al. Complex tumor genomes inferred from single circulating tumor cells by array-CGH and next-generation sequencing. Cancer Res. 2013;73(10):2965–75.

第 2 部分

多种恶性肿瘤的分子应用

第 10 章

血液系统恶性肿瘤的分子检测

Amir Behdad, Bryan L. Betz, Megan S. Lim, Nathanael G. Bailey

缩写

ALK+ALCL	ALK 阳性的间变性大细胞淋巴瘤
ALL/LBL	淋巴母细胞性白血病/淋巴瘤
AML	急性髓细胞样白血病
APL	急性早幼粒细胞性白血病
ATRA	全反式维甲酸
BL	伯基特淋巴瘤
bZIP	碱式水杨酸铋
CLL	慢性淋巴细胞性白血病
CM	皮肤肥大细胞增生症
CML	慢性髓细胞性白血病
D	Ig/TCR 多变区基因
DHL	双打击淋巴瘤
DLBCL	弥漫性大 B 细胞淋巴瘤
DSB	双链断裂
ET	特发性血小板增多症
FISH	荧光原位杂交
FL	滤泡性淋巴瘤
HCL	毛细胞性白血病

Ig	免疫球蛋白
IS	国际刻度
ITD	内部串联重复
J	Ig/TCR 连接区基因
LPL	淋巴浆细胞性淋巴瘤
MALT	黏膜相关淋巴样组织
M-bcr	*BCR* 的主要断裂点区
m-bcr	*BCR* 的次要断裂点区
μ-bcr	*BCR* 的微断裂点区
MCL	套细胞淋巴瘤
MDS	骨髓增生异常综合征
MMR	主要分子反应
MPN	骨髓增殖性肿瘤
MRD	微小残留病灶
NPM1c+	NPM1 蛋白的胞质定位
PCM	浆细胞性骨髓瘤
PCR	聚合酶链式反应
Ph+	费城染色体阳性
PMF	原发性骨髓纤维化
PV	真性红细胞增多症
RT-PCR	反转录聚合酶链式反应
SM	全身性肥大细胞增多症
SNP-A	单核苷酸多态性芯片
TCR	T 细胞受体
TKD	酪氨酸激酶结构域
TKI	酪氨酸激酶抑制剂
V	Ig/TCR 可变区基因
WHO	世界卫生组织

A. Behdad, M.D. • B.L. Betz, Ph.D.
M.S. Lim, M.D., Ph.D. • N.G. Bailey, M.D. (✉)
Department of Pathology, University of Michigan
Medical School, M5242 Medical Science I,
1301 Catherine St, Ann Arbor, MI 48109, USA
e-mail: abehdad@med.umich.edu;
bbetz@med.umich.edu; meganlim@med.umich.edu;
ngbailey@med.umich.edu

髓系肿瘤

髓系肿瘤是一组异质性的疾病，其涉及粒细胞、单核细胞、红细胞和血小板的前体细胞。髓系肿瘤可能表现为异常高数量的循环成熟细胞，可能会出现无效造血和血细胞减少，或以未成熟细胞增殖为特征。髓系肿瘤的基因检测是非常重要的，因为许多肿瘤是由它们包含的基因畸变所确定，并且治疗可能会由于基因检测结果的不同而大为改变。表 10.1 给出的是通常被用来评估髓系肿瘤的基因检测的概览。这些检测将在后续章节中详细讨论。

骨髓增殖性肿瘤

慢性髓细胞性白血病

慢性髓细胞性白血病（CML）是由 BCR-ABL1 基因融合所引起及定义的，这一改变通过 9 和 22 号染色体易位所形成。BCR 和 ABL1 的融合导致 ABL1 酪氨酸激酶的组成性活化[1]，从而导致全髓增生，尤以粒细胞及其前体的增殖为特征。虽然所有的 CML 病例都有 BCR-ABL1 融合，但需要注意的是这种融合不是慢性髓细胞性白血病所独有，因为它也存在于相当多的（20%~30%）B 淋巴母细胞白血病/淋巴瘤（B-ALL/LBL）中[2]。

CML 是有明确的、靶向性治疗的肿瘤范例。伊马替尼（STI571）和其他抑制 BCR-ABL1 活性的酪氨酸激酶抑制剂（TKI）的研发，彻底改变了 CML 的治疗[3,4]。治疗的效率可以通过评估患者 BCR-ABL1 转录本的水平来监测[5]。随着时间的推移，TKI 疗法产生了耐药性，经常是由于 ABL1 激酶的突变引起。有些突变对某些 TKI 耐药而对于另一些 TKI 则敏感，因此识别患者的特定突变可以个性化地选择有针对性的 TKI[6]。在 CML 中，分子检测是治疗各个阶段的关键，从建立诊断直到监测以及预测疗效。

BCR-ABL1 融合转录本有一些变体[7,8]（图 10.1）。ABL1 的断裂点几乎总是发生在上游的第二外显子，从而导致 2 号外显子（a2）与几个可能的 BCR 外显子之一融合。几个 BCR 的断裂点区是常见的。在 CML 中最常见的区域称为 BCR 的主要断裂点区（M-bcr），其导致 13 号外显子（e13 或 b2）或 14 号外显子（e14 或 b3）与 a2 的融合，从而产生 e13a2 或 e14a2 转录本和一个 210 kDa 的融合蛋白（p210）。B-ALL/LBL 病例往往有一个结构不同的 BCR-ABL1 融合，包含 BCR 的次要断裂点区（m-bcr），为 BCR1 号外显子（e1）与 a2（e1a2）的融合。这种 e1a2 产生的 p190 融合蛋白在 CML 中是少见的。第三种更为少见的融合涉及 BCR 的微断裂点区

表 10.1   髓系肿瘤评估已确立的分子检测

分子标记物	肿瘤	标本类型	分子检测	临床应用
BCR-ABL1	CML、B-ALL	血液或骨髓	RT-PCR[a]、FISH	诊断、MRD、治疗
BCR-ABL1 激酶突变	CML、B-ALL	血液或骨髓	测序	治疗
JAK2 V617F	PV、PMF、ET	血液或骨髓	PCR	诊断
JAK2 12 号外显子	PV	血液或骨髓	PCR/测序	诊断
MPL	PMF、ET	血液或骨髓	PCR/测序	诊断
KIT D816V	肥大细胞增生症	骨髓	PCR	诊断
PDGFRA、PDGFRB	M/L NE	血液或骨髓	FISH	诊断、治疗
FGFR1	M/L NE	血液或骨髓	FISH	诊断
PML-RARA	AML	血液或骨髓	RT-PCR[a]、FISH	诊断、MRD、治疗
MLL 重排	AML	血液或骨髓	FISH	诊断
RUNX1-RUNX1T1、CBFB-MYH11	AML	血液或骨髓	FISH、RT-PCR	诊断
FLT3-ITD	AML	血液或骨髓	PCR	诊断
NPM1	AML	血液或骨髓	PCR	诊断、+/−MRD
CEBPA	AML	血液或骨髓	测序	诊断

CML：慢性髓细胞性白血病；ALL：急性淋巴细胞性白血病；PCR：聚合酶链式反应；RT-PCR：反转录聚合酶链式反应；FISH：荧光原位杂交；MRD：微小残留病灶；PV：真性红细胞增多症；PMF：原发性骨髓纤维化；ET：特发性血小板增多症；M/L NE：伴有嗜酸性粒细胞增多的髓系/淋巴系肿瘤。

[a] 这些检测一般是定量的；其他所列的 PCR 检测都是典型的定性的。

(μ-bcr)，导致 19 号外显子与 a2 融合，并产生蛋白质产物 p230。p230 与一个"慢性中性粒细胞白血病"的表型相关联[9]，但世界卫生组织（WHO）认为其是一种 CML 的变体[10]。其他极为罕见的变体也被发现，但这些在临床实践中都是极为罕见的[11]。

虽然 BCR-ABL1 融合通常形成费城染色体，但这在细胞遗传学有丝分裂中期也容易检测到，约 5%的 BCR-ABL1 融合体是细胞遗传学难以检测的[10]。因此，必须需要更敏感的技术以完全排除 CML 疑似病例（图 10.2）。荧光原位杂交（FISH）能识别基本上所有的 BCR-ABL1 融合的变体，并且双色、双融合检测在诊断上具有极好的灵敏度和特异性[12]。FISH 在后续随访中的应用是有限的，但反转录聚合酶链式反应（RT-PCR）检测是疾病监测的主要方法。RT-PCR 技术能同时检测 M-bcr 及 m-bcr 重排，这两种几乎涵盖了所有的 BCR-ABL1 融合事件[11]。一旦 CML 的诊断建立，则 TKI 治疗即开始，并且每 3 个月需要定量 RT-PCR 监测 BCR-ABL1 转录本[13]。TKI 的治疗目标是诱导完全细胞遗传学缓解，理想的是，达到主要分子反应（MMR），这是通过量化评估 BCR-ABL1 转录水平实现的。一个 MMR 定义为在国际刻度（IS），一个比标准化基线大于 3log 的 BCR-ABL1 mRNA 的减少。该 IS 本身是从干扰素和 STI571（IRIS）试验的国际随机研究患者中得出的[5]。通过定义，一个 MMR 存在于<0.1%的 IS 数值。实验室为个人的定量 BCR-ABL1 建立一个转换因子，以便将测定结果翻译为 IS 值，这可以使患者在不同的实验室和机构间进行监测。

如果在 TKI 治疗的 3 个月内没有获得初始治疗反应，如果治疗后 BCR-ABL1 转录本仍在增加（log 倍的变化），或者如果有疾病进展的其他证据，这时就要考虑 ABL1 激酶结构域突变检测[14]。TKI 耐药是多因素造成的；1/2~3/4 的患者因 ABL1 激酶突变而导致耐药[15]。已经报道了多种 ABL1 激酶结构域的继发突变[6]，因此，Sanger 测序可以用来无偏倚地检测所有可能的突变[6]，个别 ABL1 突变可能导致对一些 TKI 耐药，但对另一些 TKI 敏感。其中最有名的突变涉及异亮氨酸替换 315 位的苏氨酸（T315I），此突变对伊马替尼、达沙替尼、尼罗替尼均耐药[13]。近日，针对 T315I 突变，已开发出新的酪氨酸激酶抑制剂，并显示出治疗希望[16]。ABL1 突变的检测有助于选择适当的、患者特异性的 TKI 进行治疗，从而避免特殊的耐药突变，并且帮助选择患者进行造血干细胞移植治疗。

BCR-ABL1–阴性骨髓增殖性和骨髓增生异常/骨髓增殖性肿瘤

依据定义，这些疾病是非 CML 的骨髓增生性肿瘤（MPN），缺乏 BCR-ABL1 融合。最常见的 BCR-ABL1 阴性 MPN 是真性红细胞增多症（PV）、原发性骨髓纤维化（PMF）和特发性血小板增多症（ET），其共同的特征为一系或多系造血细胞失控性增殖。PV 导致红细胞明显增生，特征性的 Janus 激酶 2（Janus kinase 2，JAK2）突变，JAK2 是一种细胞因子信号转导非常重要的酪氨酸激酶。JAK2 V617F 是 PV 最常见的突变，存在于大约 95%的病例[17-19]。其余 5%的病例通常具有 JAK2 的其他突变，最常见于 12 号外显子[20]。尽管以比 PV 低得多的频率（40%~50%），但 PMF 和 ET 也可具有 JAK2 V617F 突变[17-19,21]。PMF 和 ET 没有 JAK2 12 号外显子突变；然而，骨髓增生性白血病病毒癌基因（myeloproliferative leukemia virus oncogene，MPL），其编码血小板生成素受体，并在 PMF 和 ET 中偶尔突变（约 5%的患者）[22]。

虽然 JAK 抑制剂现已可得到，但 JAK2 和 MPL 检测的主要临床应用是诊断。有许多原因可致血小板和红细胞增多，并且确定 JAK2 或 MPL 突变有利于帮助诊断 MPN 的存在[10]。JAK 抑制作用与 BCR-ABL1–靶向治疗并不相似。无论患者有无 JAK2 基因突变，都可能从 JAK 抑制剂中获益，且目前可用的 JAK 抑制剂对突变克隆的大小影响不大，不会出现 JAK2–突变病例的"分子缓解"情况[23]。因此，系列定量评估 JAK2 V617F 不是目前用于监视治疗的方法[24]。

骨髓增生异常/骨髓增殖性肿瘤（MDS/MPN）是克隆性骨髓异常同时表现出增殖和不良造血。依据定义，这些疾病缺乏 BCR-ABL1 融合，因此，检测该易位是确定 MDS/MPNS 的必要组成部分。在这类疾病中，历史上认识最清楚的典型疾病是单核细胞增生：慢性粒单细胞白血病（CMML）和幼年粒单细胞白血病（JMML）。除了排除 BCR-ABL1，分子检测一直不是 CMML 例行评估的一部分。CMML 具有遗传异质性，常见的突变涉及 TET2、KRAS、NRAS、CBL、SRSF2 和 ASXL1[25-28]。研究表明 ASXL1 突变检测可预测预后分级[29]。在 JMML 中，大多数病例涉及 RAS 信号传导途径的基因突变。JMML 常见的突变基因包括 NF1、PTPN11、NRAS、KRAS 和 CBL[30]。目前 WHO 的诊断标准不能完全特异性的诊断 JMML，因为一些病毒性疾病可以表现出类似的特

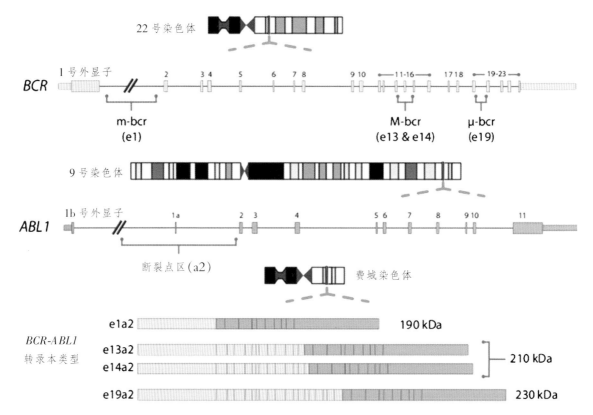

图 10.1　(9;22)(q34;q11)易位及 BCR-ABL1 融合相关的产物。9 和 22 号染色体易位导致 BCR 和 ABL1 基因的融合,其被细胞遗传学识别为费城(Ph)染色体。一个 ABL1 2 号外显子上游的大断裂点区与 BCR 断裂点区之一融合。在 CML 中,M-bcr(主要)断裂点区是最常见的(98%病例)并导致 BCR 的 13 号外显子或 14 号外显子与 ABL1 2 号外显子融合,从而产生 e13a2 或 e14a2 转录本和一个 210 kDa 的 BCR-ABL1 融合蛋白(p210)。这种转录本在 B-ALL/ LBL 中也发现了。m-bcr 与 ABL1 2 号外显子的融合产生了 e1a2 转录本和 190 kDa 的蛋白(p190)。这种转录本与 B-ALL/ LBL 相关,并很少发生在 CML 中。μ-bcr 是罕见的,并且是 BCR1 9 号外显子与 ABL1 2 号外显子的融合,从而生成 e19a2 转录本和 230 kDa 的蛋白(p230)。

征。因此,修订后的 JMML 诊断标准结合了这些基因的分子检测[31]。非典型 CML(BCR-ABL1 阴性)(aCML)是一种 MDS/MPN,大约 25%的病例中包含了 SETBP1 突变[32]。最近,aCML 这种疾病和慢性中性粒细胞白血病(CNL),一种罕见的 MPN,已经因具有激活的 CSF3R 突变而得到统一,两种疾病组合中,在 59%的患者中可以检测到 CSF3R 的突变[33]。CSF3R 突变似乎在 CNL 中特别普遍,9 例中有 8 例存在[33]。由于鉴别 CNL 及中性粒细胞反应性增生具有挑战性,因此识别体细胞突变对诊断有帮助,并且对提示针对此变化的靶向治疗有帮助[33]。

肥大细胞增生症

肥大细胞增生症是以肥大细胞肿瘤性增生为特征的 MPN。肥大细胞增生症存在许多临床亚型,大致分为皮肤肥大细胞增生症(CM)和系统性肥大细胞增生症(SM)[10]。一种受体酪氨酸激酶,KIT 的激活性点突变,常在肿瘤细胞中检测到。对于成人系统性肥大细胞增生症,约 95%的病例有一个单一的 816 位置突变,从而导致天冬氨酸被缬氨酸取代(D816V)[10,34],检测 KIT D816V 突变是诊断 SM 的次要标准[10]。检测 KIT D816V 突变而使用的方法需要具有非常低的下限,如等位基因–聚合酶链式反应(PCR),因为 SM 患者的骨髓抽吸标本中肿瘤性肥大细胞数量低。SM 存在其他较少的 KIT 基因突变,并且在儿童 CM 患者中,其比 D816V 更频繁出现[35,36]。然而,对非 D816V KIT 突变的分析不是常规进行的,因为其在 SM 中罕见,而且是惰性的。

伴嗜酸性粒细胞和PDGFRA、PDGFRB及FGFR1重排的髓系/淋巴系肿瘤

髓系肿瘤的一个亚群,淋巴系肿瘤中更少见的,与嗜酸粒细胞有关的肿瘤,涉及 PDGFRA、PDGFRB 或 FGFR1 重排[10]。识别带有 PDGFRA 和 PDGFRB 重排的肿瘤是特别重要的,因为它们对伊马替尼有显著的反应[37,38],临床未检查嗜酸性粒细胞增多的后果可能是严重的。这些基因融合可以(并且 PDGFRA 必须)被

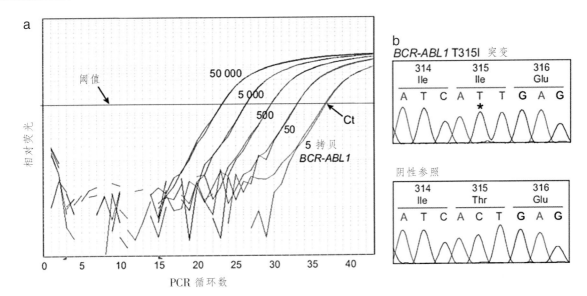

图 10.2 *BCR-ABL1* 的分子检测。(a)定量 *BCR-ABL1* 检测。实时反转录 PCR(RT-PCR)是一个敏感的检测和量化 *BCR-ABL1* 转录本的方法,其能检测 4~6 log 范围的 *BCR-ABL1* 水平。利用特异性的荧光探针在每个 PCR 循环过程中能检测到放大的产物。累计的荧光的 log(10)值根据 PCR 循环数绘制。对于给定的样品,当荧光指数增加并且超过阈值时,进行测量 PCR 循环数。这一点被称作可定量或阈值循环数(Ct),其与样本中的 PCR 靶标量成反比(即较低的 Ct 值表明越大的目标量)。利用已知量的标准品制作标准曲线计算测试样品中目标产物的含量。图中显示的是 *BCR-ABL1* 定量的实时 RT-PCR 的校准标准点。需要注意的是,PCR 增加扩增产物的量在每个 PCR 循环都乘以 2。因此,标本产生的 1 个周期下的 Ct 值被预计两倍高于目标浓度。即不同的目标浓度乘以 10(如图所示)预计为 3.3 个周期间距($2^{3.3}$= 10)。注意,校准样品有 500 和 50 份 *BCR-ABL1* 产物的 Ct 值分别是 29.7 和 33.0。(b)*ABL1* 激酶突变检测。各种 *BCR-ABL1* 的 ABL1 激酶结构域之内的替代突变可导致对 TKI 治疗的耐药差异。在 *BCR-ABL1*,该区域的 Sanger 测序是检测各种突变的优选方法。图中显示的是 C 到 T 核苷酸转换导致一个苏氨酸(Thr)变为异亮氨酸(Ile),从而置换了氨基酸 315(T315I)。一个野生型也被纳入跟踪以供参考。

FISH 或其他分子技术检测。一个细胞遗传学隐匿的 4 号染色体中间片段缺失导致 *PDGFRA* 与附近的基因如 *FIP1L1* 融合。这导致了中间部分的缺失,包括基因 *CHIC2*。常见为易位设计的 FISH(双色融合、分离)不是最佳的方法,因为这种罕见重排的融合基因十分接近。因此,典型的 FISH 策略检测 *FIP1L1-PDGFRA* 由检测 *CHIC2* 基因的缺失而实现[39]。*PDGFRB* 有多个易位的伙伴基因,所以 FISH 分离探针可以用于检测这种重排。*FGFR1* 重排通常与一个不成熟的淋巴肿瘤相关联,其经常是侵袭性的临床过程[40]。伊马替尼对 *FGFR1* 重排没有靶向性,但新的 TKI 治疗可能对其有效[41]。

骨髓增生异常综合征

　　骨髓增生异常综合征(MDS)是克隆性的髓系肿瘤,其特点是无效的造血和外周血细胞减少,并常继发骨髓衰竭或急性白血病转化。约 45% 的病例由中期细胞遗传学检测到细胞遗传学异常[42],且以大片段染色体获得或缺失为特征。这些可以识别的核型异常被列入 MDS 的风险分级,并整合入算法当中,广泛应用

于临床,以对患者确定适当的治疗[43-45]。FISH 检测法常用于识别许多更常见遗传变异[del(5q)/-5、del(7q)/-7、del(20q)、+8)]及鉴别克隆异常,其对形态学诊断上有困难的病例很有帮助。然而,在适当的细胞遗传学分析结果正常的情况下,增加 FISH 技术也检测不到显著数量的隐蔽性的异常[46]。因此,不常规使用 FISH 检测 MDS;FISH 分析应用在标本不能够培养以进行细胞遗传学分析的情况下,或者形态学提示 MDS 伴有孤立的 del (5q)(有或无血小板增多的贫血、<5% 的原始细胞、无 Auer 小体、单核巨核细胞增多)和正常核型[10]。

　　与 FISH 相比,无偏倚的全基因组分析技术如单核苷酸多态性微阵列技术(SNP-A)可显著提高 MDS 的克隆检测[47-49]。SNP-A 具有比中期细胞遗传学高得多的分辨率,并可识别沉默的核型畸变,如复制中性的杂合性丢失(获得单亲二倍体),其在功能上相当于缺失[48]。尽管临床上能够获得相关的预后信息,但适当整合这些技术到临床实践应用仍然是一个挑战[47]。MDS 中除了已经明确的拷贝数改变,单个基因突变对预后和治疗的意义正在探讨中。其中一项大的研究表明,*TP53*、*EZH2*、*ETV6*、*RUNX1* 或 *ASXL1* 突变与

预后较差相关，而与细胞遗传学风险类别无关[50]。MDS 中多剪接基因突变的发现[27]进一步增加了我们对疾病的理解，并提供更多可能与将来风险分级相关的基因[51,52]。

急性髓细胞样白血病

急性髓细胞样白血病（AML）是最常见的成人急性白血病。更好地了解这一组异质性疾病的分子发病机制，需要考察细胞遗传学的异常与单基因突变，并与形态学结合，以更好地为 AML 分类[10]。

AML重现性细胞遗传学异常

治疗前染色体异常是最重要的预后指标，超过 1/2 的成年 AML 中能检测到[10,53-59]。2008 年 WHO 分类识别不同的 AML 就是基于这些重现性细胞遗传学异常。表 10.2 总结了这些亚群和对它们预后的预测。对任何可疑的 AML 病例，治疗前细胞遗传学分析是诊断中的一个强制性部分。对中期细胞的 FISH 检测可以帮助确定核型分析发现的细胞遗传学异常。就像在 MDS 一样，在常规细胞遗传学分析获得成功的情况下，不必要常规用 FISH 检测重现性遗传学异常[60,61]。然而，在细胞遗传学分析失败或质量很差时，或在形态学疑似某种特殊的未检测出细胞遗传学异常的情况下，间期 FISH 对检测这些异常，如 *RUNX1-RUNX1T1*、*CBFB-MYH11* 以及 *MLL* 基因重排是有帮助的[61]。已经开发了 RT-PCR 技术以检测重现性融合基因[62]。然而，对于 *PML-RARA*，这是一个明显的例外，这些技术都不用于常规诊断或监测。

急性早幼粒细胞性白血病

AML 中最常见的重现性细胞遗传学异常之一为 t(15;17)、*PML-RARA*，占 AML 的 10%~12%。这种重排使骨髓转录因子 *RARA*（视黄酸受体、阿尔法）基因与 *PML*（早幼粒细胞性白血病）基因融合，通常形成两个新的融合基因 *PML-RARA* 和 *RARA-PML*。PML-RARA 嵌合蛋白质导致髓样分化障碍，是急性早幼粒细胞性白血病（acute promyelocytic leukemia，APL）的标志，并且是其发病的关键机制，也是其治疗的依据[63,64]。全反式维甲酸（all-trans retinoic acid，ATRA），一种维生素 A 的衍生物，其通过促进 PML-RARA 融合蛋白降解而疏导和促进髓系细胞终末分化[65,66]。

鉴于可以获得十分有效的靶向治疗，以及疾病早期就可能频发灾难性的出血事件，准确和快速诊断 APL 是非常重要的。一旦形态或临床特征提示 APL，就应该凭经验开始全反式维甲酸的治疗[67]。然而，确诊需要证明 *PML-RARA* 融合基因存在。传统的细胞遗传学方法能检测 70%~90%的病例，而敏感性的 FISH 和 RT-PCR 技术据认为能检测接近 100%的易位[68,69]。除了较高的灵敏度，FISH 和 RT-PCR 可以迅速进行，这在 APL 尤为重要。罕见病例隐含的 *PML-RARA*，FISH 结果为阴性，但 RT-PCR 方法能检测得到[70]。因此，在疑似病例中，应进行多种方式的检测。

APL 的治疗目标是分子缓解，目前的定义是，在巩固治疗的末期，PCR 定性为阴性[71]。在诱导期后的早期，对 *PML-RARA* 转录本的检测结果不包含在其中。患者在巩固治疗后，如果连续两次 *PML-RARA* 转录本检测阳性则提示会复发，在此种情况下，需要治疗干预[67]。目前一些实验室报道用实时定量 RT-PCR 方法对转录本进行定量，并在一些临床试验中用于检测微小残留病灶（minimal residual disease，MRD）[72]。

一小部分 APL 亚型缺乏经典的 t(15;17)，其可能由 RARA 与其他核蛋白的融合引起，包括 *ZBTB16*（*PLZF*，定位于 11q23）、*NUMA1*（定位于 11q13）、*NPM1*（定位于 5q35），以及 *STAT5B*（定位于 17q11.2）[73,74]。*NUMA1* 和 *NPM1* 亚型对含 ATRA 的治疗有反应，而 *ZBTB16-RARA* 和 *STAT5B-RARA* 亚型与较差预后以及对含类视黄醇的治疗无反应有关[75]。传统的染色体核型分型在检测这些转位和更复杂的超过两个染色体的重排中有重要的作用。

核心结合因子AML

另外两组有重现性细胞遗传学异常的 AML，t(8;21)与 inv(16)/t(16;16)，组成了核心结合因子（core binding factor，CBF）AML，占 AML 的 10%~15%。CBF 是重要的造血转录因子，是一个由 *RUNX1*（*CBFA2*、

表 10.2 细胞遗传学异常足以诊断世界卫生组织分类的"具有重现性遗传学异常的急性髓细胞样白血病"[10]

异常	预后
t(8;21)(q22;q22)；*RUNX1-RUNX1T1*	良好
inv(16)(p13.1q22) 或 t(16;16)(p13.1; q22)；*CBFB-MYH11*	良好
t(15;17)(q22;q12)；*PML-RARA*	良好
t(9;11)(p22;q23)；*MLLT3-MLL*	中间
t(6;9)(p23;q34)；*DEK-NUP214*	不佳
inv(3)(q21q26.2) 或 t(3;3)(q21;q26.2)；*RPN1-MECOM(EVI1)*	不佳
t(1;22)(p13;q13)；*RBM15-MKL1*	没有不同

AML1)编码的 DNA 结合蛋白和 *CBFB* 编码的非 DNA 结合蛋白组成的异二聚体。t(8;21)(q22; q22)和 inv (16)(p13.1q22)/t (16;16)(p13.1;q22) 分别产生 *RUNX1-RUNX1T1*(*AML1-ETO*)和 CBFB-MYH11 融合基因,从而破坏 CBF 的功能,并导致分化受损[76]。这两个罕见重排提示预后好,并能使用常规的细胞遗传学或 FISH 技术进行检测。Inv(16)有些特殊,它可以是细胞遗传学隐匿的,因此,在形态学可疑(即粒单核细胞分化和异常嗜酸性粒细胞)和正常细胞遗传学结果的情况下,可以考虑替代检测(FISH)策略[61]。

MLL 基因(11q23)重排可出现在 AML 中,且常在单核分化时。在 AML 中,虽然有众多的 *MLL* 融合伙伴基因存在,但 *MLL* 最常见的伙伴基因是 *MLLT3* (*AF9*)。在一般情况下,*MLL* 基因重排与预后差相关,然而,t(9;11)与 *MLLT3-MLL* 融合比其他融合的预后稍好[10]。常规细胞遗传学不能检测所有 *MLL* 易位,而在一些选择性的病例中,FISH 检测可能是必要的[77]。

除了检测重现性细胞遗传学异常,核型分析可以鉴定 MDS 样细胞遗传学异常。这些细胞遗传学异常总结在表 10.3 中,并且即使在没有形态学异常的证据时,也能满足伴 MDS 相关的 AML 的诊断[10]。这些

表 10.3 细胞遗传学异常足以诊断世界卫生组织分类的"骨髓增生异常相关的急性髓细胞样白血病"[10]

复杂核型(定义为 3 个或以上不相关的异常,均不是"伴有重现性遗传学异常的 AML"所具有的易位)

不平衡异常
- 7 或 del(7q)
- 5 或 del(5q)
i(17q)或 t(17p)
- 13 或 del(13q)
del(11q)
del(12p)或 t(12p)
del(9q)
idic(X)(q13)

平衡异常
t(11;16)(q23;p13.3)a
t(3;21)(q26.2;q22.1)a
t(1;3)(p36.3;q21.1)
t(2;11)(p21;q23)a
t(5;12)(q33;p12)
t(5;7)(q33;q11.2)
t(5;17)(q33;p13)
t(5;10)(q33;q21)
t(3;5)(q25;q34)

细胞遗传学变化预示预后不良,并通常与标准治疗耐药相关[78-80]。细胞遗传学异常在诊断伴 MDS 相关的 AML 时不是必要的。然而,研究表明细胞遗传学异常的存在比单纯形态不良更有预后意义[81]。

AML的基因突变

除了染色体结构异常,单个基因突变在 AML 发病中也发挥重要作用,它们的检测对很大一部分无重现性细胞遗传学异常的 AML 患者在预后和治疗上都是重要的。在这些突变中,FMS 相关酪氨酸激酶 3 (fms-related tyrosine kinase 3,*FLT3*)的突变,核磷蛋白 (nucleophosmin,*NPM1*)和 CCAAT /增强子结合蛋白 α (enhancer-binding protein alpha,*CEBPA*)的突变是临床上最明确的,并且是分子实验室常规进行的检测项目(图 10.3)。

FLT3 基因位于 13 号染色体长臂,编码受体酪氨酸激酶,突变造成的组成性激活在大约 1/3 的 AML 患者中可见。*FLT3* 突变的患者可以是实验性 TKI 治疗的候选人[82]。然而,当前 FLT3 的重要性体现在其是预后标记物。已鉴定两种重要的功能性 *FLT3* 突变:①一种内部串联重复(ITD),发生于外显子 14 和 15 之间的近膜结构域编码序列[83];②一个错义点突变,存在于外显子 20 的酪氨酸激酶结构域(TKD),在 835(D835)位点天冬氨酸残基改变[84]。该 *FLT3*-ITD 和 D835 突变分别发生在大约 30% 和 7% 的 AML 患者中。*FLT3*-ITD 提示预后更差[84-86],特别是在高等位基因突变负荷下[87,88],并且它可能是临床上最重要的 AML 单基因突变。另一方面,关于 *FLT3* TKD 突变的重要性,目前尚不完全清楚,并且在其对预后影响上的报道结论不一[89-92]。

FLT3-ITD 可以利用基于 PCR 的片段分析来检测,该分析可以检测出 6 到几百个碱基的片段的插入。在 D835 野生型序列中含有一个 EcoRV 限制性酶切位点,这在突变是不存在的。这两种方法可以结合起来,先进行多重 PCR,之后用限制性内切酶消化 PCR 产物,然后用毛细管电泳分析结果[93]。图 10.3 显示了一个 *FLT3*-ITD 阳性的 AML 的例子。

伴有 *NPM1* 或 *CEBPA* 突变的 AML 在 2008 世界卫生组织分类中是暂定类型[10]。这两种突变与预后好相关。但是,如果同时存在 *FLT3* 突变,那么预后好的结果即消失。NPM1 是伴侣蛋白,负责装配和在细胞核与胞质之间转运蛋白质,并且主要表达于核仁[94,95]。*NPM1* 突变首次发现于正常核型 AML 的亚组中,NPM1 蛋白在胞质内定位异常(NPM1c+)[96]。分子检测发现这些病例几乎都存在 *NPM1* 基因突变。*NPM1* 突

变的最常见突变类型(A 型)占 NPM1c+的 70%~80%,是第 12 外显子 956~959 位点插入四核苷酸序列。这一突变导致蛋白 C 末端移码,消除了核仁定位信号,并产生一个新的出核信号,从而使得蛋白质在胞质定位[97]。其他突变包括类似 A 型的突变,此位置插入不同的四核苷酸序列,或更少的情况下,在第 9 和第 11 外显子插入突变。NPM1 突变导致白血病的机制被认为是肿瘤抑制蛋白 ARF 的错位,ARF 是一种 p53 依赖的细胞周期停滞关键调节因子[98]。在临床实验室,多数 NPM1 突变可使用 PCR 扩增第 12 外显子,然后进行片段分析来检测(见图 10.3)。这些突变总是杂合性的,通常都与其他细胞遗传学异常互相排斥[99]。

CEBPA 是位于染色体 19q13.1 上的单外显子基因,其编码碱性亮氨酸拉链(bZIP)转录因子,并在髓细胞分化中起重要作用。CEBPA 包含位于相同开放阅读框架下的不同起始密码子,从而产生两种异构体:p42,促进髓系分化;p30,促进增殖[100]。典型的 CEBPA 突变或者发生在 N-末端,或者在 C-末端。N-末端突变经常是移码突变,从而消除 p42 产生的可能性,只能形成过量的 P30 异构体。C-末端的突变常是框内插入和缺失,从而造成 DNA 结合结构域 bZIP 的损害[101,102]。这两种类型的突变经常共现于不同的等位基因上,从而消除了正常 CEBPA 基因 p42 蛋白的功能[100]。在其他病例,CEBPA 只有单一的突变。然而,CEBPA 突变预后好的情况局限在双等位基因突变的病例中[103]。多重 PCR 技术或 PCR 产物的直接测序用于检测这些突变。虽然多重 PCR 法可以具有更高的分析灵敏度,但它可能会漏检一部分突变,如多个碱基替换或点突变[104]。由于在诊断 AML 时,灵敏度一般不是问题,因此,通常使用直接测序法检测 CEBPA 基因突变(图 10.3)。CEBPA 和 NPM1 突变被认为是相互排斥的[99],而 FLT3-ITD 和 CEBPA 等位基因突变在少数情况下可以同时发生在一个肿瘤中。在这种情况下,预后与 FLT3-ITD 类似[103]。

KIT 突变常见于 CBF AML[105-109]。大多数这些突变集中发生在外显子 8 和 17,而发生于外显子 17 残基 D816 的突变,即 SM 的典型突变,也是 CBF AML 的高频突变之一[106,107,109]。在具有 t(8;21)的 CBF AML 患者中,KIT 突变的存在显然与预后较差有关,虽然尚未被证实,一些研究提示了 inv(16) AML 的负面影响[105-109]。

在 AML 中,通过细胞遗传学和分子分析的整合,明确定义的预后风险组已经被建立(表 10.4)[54,56,59,105,110,111]。这些风险组指导治疗决策,因为如果患者具有有利的遗传风险相关因素,则一般在第一个完全缓解时不进

行移植。而早期的造血干细胞移植经常用于有较差预后风险的患者[60]。虽然 FLT3、NPM1 和 CEBPA 是 AML 最常用的检测基因,但它们绝不是参与 AML 发病机制仅有的基因。许多其他基因在 AML 发病时突变并且与预后相关。随着近期高通量测序技术的发展,使对影响 AML 预后的一个基因组合的靶向重新测序成为可能。将这种新产生的多基因信息转化为有意义的信息仍然是一个重大的挑战。然而,在不久的将来可以预测将在诊断时例行分析基因组合,从而使更准确的评估和个性化的治疗选择成为可能[105]。

淋巴组织恶性疾病

淋巴母细胞性白血病/淋巴瘤

淋巴母细胞性白血病/淋巴瘤(ALL/LBL)是来源于前体 B 和 T 细胞的一组异质性的恶性肿瘤,是遗传改变而引起淋巴组织分化阻滞、过度的增殖及增强的细胞生存的结果。ALL/LBL 在儿童比成人常见,占儿童恶性肿瘤的 25%,且治愈率接近 80%[112]。以前,这些肿瘤仅仅根据其形态和免疫表型特征被归类。然而,在过去的 20 年中,我们对这些肿瘤的潜在遗传基础的理解已经进步,发现了预后和治疗的重要亚组。根据其重现性遗传学异常,2008 年世界卫生组织分类认识到不同 B-ALL/LBL 的类别[10]。表 10.5 总结了 2008 年世界卫生组织鉴别的不同细胞遗传学异常,它们具有不同的年龄和预后特征。常规中期细胞遗传学和 FISH 通常用来识别这些染色体数值和结构异常。值得注意的是,t(12;21)导致 ETV6-RUNX1 融合,这是儿童 B-ALL/LBL 具有良好预后的提示,是细胞遗传学隐匿并因此需要 FISH 或 RT-PCR 检测[113]。

最常见和重要与治疗相关的 B-ALL/LBL 的成人遗传学亚组由 BCR-ABL1 决定。BCR-ABL1 发生在 20%~30%的成人 ALL/LBL[114]中,但在儿童人群中它是很不常见的(2%~4%)[115]。在所有任何年龄组,存在 BCR-ABL1 或费城染色体(PH+),与不良预后和生存期缩短有关[115-118]。除了它的预后影响,BCR-ABL1 的重排具有指导治疗的重要性。第一代和第二代酪氨酸激酶抑制剂被开发为以 BCR-ABL1 融合蛋白为目标,并经常用于治疗 PH+ 的 ALL[119]。如同慢性髓细胞性白血病一样,耐药的发生已经被注意到。

在所描述的 BCR 基因区的三个断裂点集群中,有 2 个是出现在 B-ALL:M-bcr 和 m-bcr。如前所述,在 BCR 的这两个断裂点产生两种大小不同的融合蛋白。

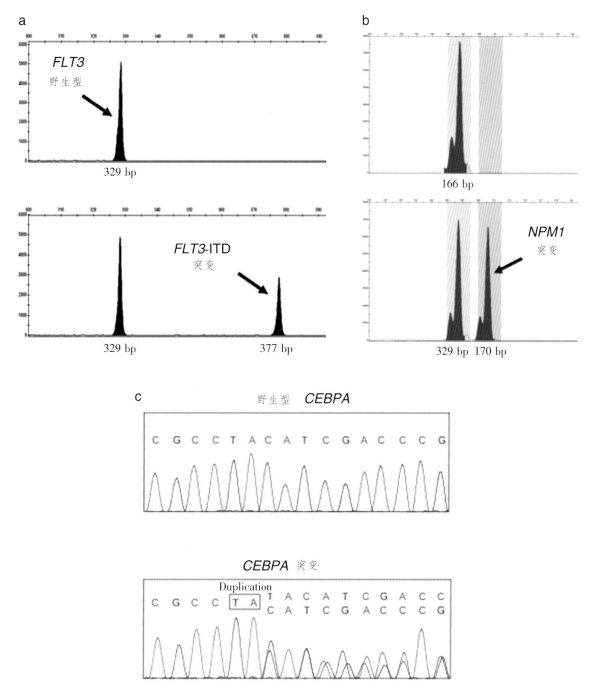

图 10.3 AML 预后分子检测。图中显示突变阳性(底部)和阴性(顶部)的情况。(a)*FLT3* 内部串联重复(*FLT3*-ITD)的突变可以通过 PCR 扩增产物的片段大小利用毛细管电泳来检测。在该检测中,野生型 *FLT3* PCR 的片段长度是 329 碱基对(bp)。注意底部的第二个 PCR 片段较大,这与存在 48 个碱基的 ITD 插入突变一致。(b)*NPM1* 突变也可通过 PCR 扩增产物的大小进行检测。这些突变导致插入 4 个碱基,可通过 PCR 片段比野生型大 4 个碱基来显示。(c)*CEBPA* 突变检测需要像 Sanger 测序这种技术,可以检测跨越整个基因的各种突变。在 DNA 序列色谱中的重叠峰表示突变的存在。在这种情况下,它是 2 个核苷酸(TA)的重叠而导致 *CEBPA* 蛋白 N 末端区域的移码突变。第二种突变在 C 末端区域(未示出),在这种情况下,这与双(双等位基因)CEBPA 突变一致。

p190 异构体在大多数儿童患者和约 1/2 的成年 Ph+ B-ALL 中可以见到[120,121],而常见于慢性髓细胞性白血病的 p210,也见于约 1/2 成年 Ph+B-ALL 中。分子技术检测 *BCR-ABL1* 重排、MRD 和 TKI 耐药已在 CML 部分进行了讨论。

除了染色体异常,全基因组分析还可以发现参与发育、细胞周期调节及 B 细胞分化的基因拷贝数异常(CNA)[122,123]。*IKZF1* 编码 Ikaros 转录因子,其在 B 细胞发育中起着重要作用。*IKZF1* 缺失存在于 80% 以上的 Ph+B-ALL,被认为与不良预后有关[124-126]。*PAX5* 突变在

表 10.4 急性髓细胞样白血病的细胞遗传学和分子风险组 [54,56,59,105,110,111]

风险等级	细胞遗传学和分子特征
良好	t(8;21) 不伴 KIT 突变
	t(15;17)
	inv(16)/t(16;16)
	不伴有 FLT3-ITD，伴有 NPM1 或 CEBPA 双等位突变的中间风险细胞遗传学
中间	(8;21) 伴 KIT 突变
	t(9;11)
	其他细胞遗传学，包括正常核型
差	inv(3)/t(3;3)
	t(6;9)
	11q23 异常，除 t(9;11) 外
	t(9;22)
	−5,del(5q)
	−7,del(7q)
	−17,17p 异常
	复杂细胞遗传学 (>3 种异常)

表 10.5 细胞遗传学异常足以诊断世界卫生组织分类的"具有重现性遗传学异常的 B-ALL/LBL"[10]

异常	年龄组	预后 [a]
t(9;22); BCR-ABL1	成人>儿童	不佳
t(v;11q23); MLL 重排	婴儿>成人	不佳
t(12;21); ETV6-RUNX1 (TEL-AML1)	儿童	良好
超二倍性 [b]	儿童	良好
亚二倍性 [c]	成人、儿童 [d]	不佳
t(5;14); IL3-IGH	成人、儿童	没有不同
t(1;19); TCF3-PBX1	儿童>成人	?没有不同

ALL：淋巴母细胞白血病；LBL：淋巴母细胞淋巴瘤。

[a] 预后与 B-ALL/LBL 相比，非特指。

[b] 含>50 及<66 条染色体，无其他结构变化。

[c] 包含<46 条染色体，无其他结构变化。

[d] 近单倍体仅限于儿童并具有最差预后。

[e] 早期的研究表明预后不良，但没有用新的密集疗法。

小儿 B-ALL 中是最常见的体细胞突变，大约在 1/3 的患者中可以遇到[122]，但不认为是独立预后因素[127]。其他涉及 B-ALL 发病机制的基因改变还包括 IKZF3 (Aiolos)、LEF1、EBF1、RB1、TCF3、CDKN2A/CDKN2B、PTEN 和 BTG1[122,128]。在常规临床实践中是否测试任何这些基因的改变还有待观察。

T-ALL/LBL 占 15% 儿童和 25% 成人淋巴细胞性白血病[129]。另一方面，80%~90% 的淋巴母细胞性淋巴瘤是 T 细胞谱系。超过 50% 的 T-ALL/LBL 存在细胞遗传学异常，从常规细胞遗传学可检测到的复发性易位到只能通过 FISH 检测到的隐藏的缺失均有[130]。T-ALL/LBL 的易位往往涉及位于 14q11 (TRA 和 TRD) 和 7q34 (TRB) 的 T 细胞受体 (TCR) 的断裂，从而使转录因子如 TAL1、TLX1 (HOX11)、TLX3、LMO2 和 LYL1 处于 TCR 的增强子区的控制下[130-135]。最常见的隐匿缺失是 9p21 和 1p32 缺失，其可与其他基因异常同时发生[130]。

NOTCH1 活化与 T-ALL/LBL 发病有关[136]。NOTCH 蛋白质是跨膜受体，发挥细胞调节和 T 细胞发育等重要作用。在少有的 t(7;9) 中，NOTCH1 可与 TRB 融合，但大多数 NOTCH1 的改变是激活突变，这在一半以上的 T-ALL/LBL 中可见到[137]。鉴于这些突变的高发生率，可以假设它们是 T-ALL/LBL 发展的早期事件之一并且可能是未来的重要治疗靶点，因为 Notch 信号通路可以通过 γ 分泌酶抑制剂等策略抑制[138]。

识别免疫球蛋白及T细胞受体重排

B 细胞和 T 细胞是独特的，因为它们含有可在正常生理条件下发生体细胞重组的基因[免疫球蛋白(Ig)基因在 B 细胞，TCR 基因在 T 细胞]。每个免疫球蛋白基因和每个 TCR 基因包含多个可变(V)和连接(J)的基因片段。免疫球蛋白重链基因座(IGH)、TCRβ 基因座(TRB)和 TCRdelta 基因座(TRD)另外在 V 和 J 基因之间含有多样性(D)的基因片段。在 B 细胞和 T 细胞发育的早期，通过一种重组活化基因蛋白 (RAG1 和 RAG2) 介导的过程[139]，Ig 或 TCR 基因经过 V-(D)J 重排，其中随机排列的 V、D 和 J 基因片段由切除插入的 V、D 或 J 基因片段和非编码 DNA 形成(图 10.4)。在编码接头处 V、D 和 J 基因被排列在一起，附加的多样性由核苷酸缺失和随机没有模板的核苷酸通过末端脱氧核糖核苷转移酶(TdT)的掺入所产生。通过这一过程，免疫球蛋白和 TCR 多样性形成，其产生广泛的组分以识别抗原并发挥有效的免疫力。在 T 细胞依赖的 B 细胞识别抗原的过程中，它们历经生发中心一系列反应。在生发中心，亲和力成熟形成，其通过活化诱导的胞嘧啶脱氨酶(AID)依赖的体细胞超突变，产生一个附加的免疫球蛋白多样[140]。这些过程的结果为产生一群活化的、多克隆的 B 细胞或 T 细胞，其包含无数的由不同长度和碱基组成的唯一 V-(D)J 重排链。

可以容易地利用淋巴组织活化群体这个属性以确定一个克隆性的淋巴细胞增殖。由于淋巴瘤从单个细胞派生，因此淋巴瘤肿瘤克隆扩增将有共同的 V-(D)J 重

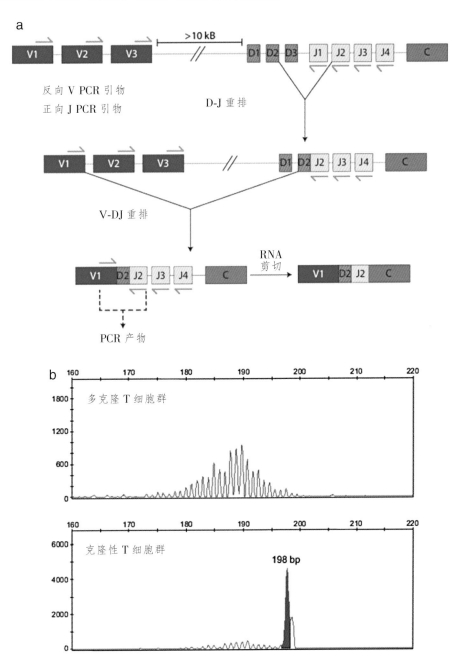

图 10.4　淋巴细胞克隆性检测。(a)理想图显示一个免疫球蛋白/ T 细胞受体(Ig/TCR)位点。正向和反向引物分别结合可变(V)基因片段和连接(J)基因片段。在种系(即非淋巴)组态,由于 PCR 引物之间的距离大而无 PCR 产物产生。一个 J 基因片段和多样性(D)基因片段首先结合在一起。插入中未使用的 D 和 J 基因片段被切除。类似的过程之后发生在 V 基因片段和 DJ 重排序列之间。这种最终的重排使 V 和 J 正向和反向引物彼此邻近并产生 PCR 产物。因为不同的 V、D 和 J 基因片段在每个淋巴细胞进行重组,所以 Ig/TCR 多样性是在该过程中产生的。Ig/ TCR 额外的连接多样性由 D-J 和 V-DJ 连接处的随机核苷酸的加入和删除产生(未在示意图中展示)。由于 B 细胞和 T 细胞发育过程中组合和连接的多样性,活性淋巴细胞将产生不同大小的多种 PCR 产物。(b)通过 PCR 分析的多克隆和单克隆 T 细胞克隆举例。当通过毛细管电泳分析时,如在第一个图中所示,多克隆产物形成伪高斯分布峰图。没有任何单一的峰值显得比其他高,而这是具有众多 T 细胞小克隆的反应性群落的预期结果。第二张图描绘了克隆性的 T 细胞群落,从而在 PCR 检测中产生一个主峰。请注意,某些多克隆 T 细胞也存在于该样本中(存在于克隆主峰左侧的小峰)。

排。因此，检测优势 V-(D)J 重排可以代替检测淋巴细胞的克隆群体。从历史上看，V-(D)J 重排通过 Southern 印迹杂交可以检测到[141,142]。这种方法受到其实验室特点的限制，即分析时间长，需要大量(5μg)的高品质的 DNA，且甲醛固定、石蜡包埋组织不能检测。Southern blot 分析已经在很大程度上被临床病理实验室用基于 PCR 的免疫球蛋白和 TCR 基因座分析所取代。

据报道，众多的多重 PCR 引物已经能够检测大部分的 Ig 和 TCR 重排[143-151]。由于结构相对简单，TCRgamma 基因座(*TRG*)在疑似 T 细胞淋巴组织增生时被最频繁的分析。因为在 T 细胞个体发育时，*TRD* 和 *TRG* 重排早于 *TRB* 和 TCRα(*TRA*)发生，因此 TCRαβ-和 TCRγδ-表达 T 细胞都应有重新排列的 *TRG*[152]。许多 *TRG* 重排是没有产物的，且双等位基因重排经常被检测到[153]。*TRB* 通过 PCR 检测已成为可能，其更复杂的基因组结构有利于减少"假克隆"的结果。然而，罕见的 γδT 细胞淋巴瘤可能缺乏 *TRB* 重排，所以灵敏度可能与 *TRG* 检测不一样。*TRD* 位于 *TRA* 内并且两个拷贝在大多数 αβ T 细胞淋巴瘤中被删除，从而严重地限制了其在诊断中的应用[153]。*TRA* 是高度复杂的，从而排除了多重 PCR 检测在这一区域的设计。

因为所有成熟 B 细胞都表达功能性的 IGH 蛋白质，所以 *IGH* 是最常用的被检测的免疫球蛋白基因。与 TCR 测定相比，免疫球蛋白测定可受体细胞超突变影响。如果引物结合位点经历了突变，那么可能没有产物而将出现假阴性。这个问题在生发中心来源的淋巴瘤中很多见，如滤泡性淋巴瘤(FL)和一些弥漫性大 B 细胞淋巴瘤(DLBCL)，其中体细胞突变是持续存在的[154]。这可以通过使用多个引物而被一定程度的改善，这些引物需要避开互补决定区 3(complementarity determining region 3,CDR3)附近的区域，其是 *IGH* 超突变的主要位点(即检查框架 1 和 2 及框架 3)。另外，检测轻链的克隆性可能使重排检测更敏感。*IGK* 和 *IGL* 适合于 PCR 克隆检测[144]。基本上每一个成熟的 B 细胞都有 *IGK* 重排。因此，研究它的重排是有用的，可以检测因为检测 *IGH* 重排而错过的重排[154]。鉴于所有表达 λ 轻链的淋巴瘤也包括了 *IGH* 和 *IGK* 重排（较为常见的表达 κ 轻链的淋巴瘤通常缺乏 *IGL* 重排），因此检查 *IGL* 对重排检测不是特别有用[154]。

克隆形成检测一般通过毛细管电泳检测 PCR 产物大小实现(图 10.4)。这种方法区分产物仅仅基于大小：不同的克隆具有不同的序列，但相同数目的核苷酸则不能鉴别。一个多克隆群体的淋巴细胞将展示伪

高斯分布，最丰富的山峰位于"种系"重排大小的周围（即没有显著的损失或非模板的核苷酸增加）。克隆峰可以是单独的或超过多克隆背景的优势峰。"阳性"结果的标准解释已经发表[145,155-157]，但不存在共识。在临床上这峰的意义可以相差很大：对于含有很少 T 细胞的皮肤活检的 TCR 检测，一个"克隆"峰可以是完全无意义，而类似的从一块含有明显淋巴瘤的组织得到的峰可能代表一个真正的克隆重排结果。要认识到在临床标本含有极少量淋巴细胞时，一个"累积"的现象可能会随机出现，其由在 PCR 过程的早期 Ig 或 TCR 重排的过分放大造成，这导致了虚假的"假克隆"的出现。重复的克隆检测是一个必要的步骤以帮助减少这些造成单克隆群体的假象[158]。即使缺乏对克隆性结果的人为解释，至关重要的是要记住，克隆性不等同于恶性肿瘤，而且所有免疫球蛋白和 TCR 克隆性重排结果最终应结合患者的其他临床和组织学特征来解释。同等重要的是，Ig 或 TCR 重排阳性不能武断地用于判断肿瘤的谱系：T 细胞淋巴细胞白血病可能含有免疫球蛋白重排[159]，B-ALL 经常有 TCR 重排[160]，并且二者都可以见于 AML 中[161]。

淋巴瘤中的易位

鉴于产生生理的 Ig 和 TCR 重排需要 DNA 双链断裂(DSB)和随后的修复，因此在这个过程中发生错误也许并不奇怪。在实验模型中，诱导 *IGH* 的 DNA 双链断裂会导致成千上万位点的基因融合[162,163]。如果这些不正常基因融合中的一个发挥选择优势，淋巴瘤可能会最终形成并跟随额外的突变。几种 B 细胞淋巴瘤与异常免疫球蛋白基因融合强烈相关，包括滤泡性淋巴瘤的 *BCL2*[164]、套细胞淋巴瘤(MCL)的 *CCND1*[165,166]和伯基特淋巴瘤(BL)的 *MYC*[167,168]。在一般情况下，免疫球蛋白融合与大多数基因融合不同，如急性白血病会产生异常新蛋白质。免疫球蛋白融合使一定量的正常基因发生了易位，并使其位于免疫球蛋白增强子区域之后，从而导致正常蛋白质产物上调。本特性限制了免疫球蛋白相关重排的 PCR 检测的应用，因为断点可能经常改变。

*BCL2*易位

BCL2 编码抗细胞凋亡蛋白质，易位于 14 号染色体 *IGH* 增强子之后，并常异常上调表达。上调的结果是细胞生存增强[169]。*IGH-BCL2* 融合发生于大约 90% 的 FL[170,171]和约 20% 的 DLBCL，主要是那些生发中心来源的 DLBCL[171-173]。从实际的观点来看，FL 的诊断从

淋巴结活检可以得出，而 *BCL2* 重排的检测在大多数情况下不需要。然而，在非淋巴结部位或在非典型形态或免疫表型的情况下，检测 *IGH-BCL2* 可能是一个有用的辅助诊断法。虽然 *IGH* 的断裂点通常是靠近 *IGHJ* 基因区段，但是多个断裂点区域存在于 BCL2，主要在三个区域进行：主要断点区（MBR），次要集群区域（MCR）和 MBR 的 3′ 端[174-177]。分裂间期的 FISH 分析采用双色、双融合探针检测 *IGH-BCL2* 重排，可以检测到绝大多数的 *IGH-BCL2* 融合[178]。多重 PCR 检测已经被用于检测大部分的 *IGH-BCL2* 重排[144]。然而，鉴于分子水平上的异质性，即使测定所有三个断点区域，其与 FISH 相比仍然缺乏敏感性，在 FISH 检测阳性的病例中仅检测出 60%~80% 的重排[179,180]。与 FISH 相比，PCR 的优势在于它具有低得多的检测限制。当患者具有 PCR 能检测出的 *IGH-BCL2* 重排时，则 PCR 阳性可作为判断 MRD 存在及需要化疗的标记。然而，由于 MRD 检测在 FL 预后中的重要性，目前研究的结论是混杂的[181,182]，并且 MRD 的评估不建议脱离临床试验[183]。

在某些临床设定中，缺乏 *BCL2* 易位的淋巴瘤在形态上与 FL 一致。一个较年轻的患者如具有 FL 的形态学特征和特定的疾病阶段，那么缺乏可检测的 *BCL2* 易位将支持"儿童型"FL 的诊断，其有一种惰性的临床过程[184,185]。同样，低级别结外 FL，如那些原发在睾丸[186,187]、卵巢[188]和唾液腺[189]的通常是 *BCL2* 重排阴性并均有较好的预后。尽管所报道的重排频率是可变的，但原发皮肤滤泡中心淋巴瘤（PCFCL）往往缺乏 *BCL2* 重排，仅出现在 0~40% 的病例中[190-192]。如果 *IGH-BCL2* 融合是发现于一个皮肤生发中心来源的 B 细胞淋巴瘤中，那么全身 FL 的继发性皮肤受累必须排除。

CCND1 易位

绝大多数 MCL（>95%）[193-196]具有 *IGH-CCND1* 融合，从而导致 cyclin D1 表达增加和随之的细胞周期进展[197]。许多 *CCND1* 断裂发生在主要易位基因簇（Major Translocation Cluster, MTC）[198]，但这个区域仅包含所有断裂点的 40%。其余的断裂点广泛分布，这严重限制了基于 PCR 的对 *IGH-CCND1* 检测的灵敏度[154]。与此相反，FISH 对 *CCND1* 易位是高度敏感的[193,196]并且是检测 *CCND1* 易位的首选技术（除了 cyclinD1 蛋白过度表达）。由于 MCL 及 CLL 的免疫表型类似，因此 FISH 检测 *CCND1* 常作为"慢性淋巴细胞性白血病（CLL）的 FISH 检测"的一部分以排除 MCL。如果肿瘤具有典型的 MCL 形态和免疫表型特征，则缺乏 cyclin D1 的过表达或 *IGH-CCND1* 融合检测结果为阴性并不排除"cyclin D1 阴性"MCL 的诊断[194]，并且许多这些肿瘤涉及 *CCND2* 的重排[199]。在日常的临床实践中判断这些情况有挑战性。

MYC 易位

BL 的特征在于 *MYC* 易位到 *IG* 基因[10]，其是一种侵袭性的肿瘤并经常好发于儿童和青少年。*MYC* 最常易位到 *IGH* 基因座，但与 *IGK* 和 *IGL* 的重排也会发生[167,168]。所有的易位具有共同的使 *MYC* 异常上调的作用，从而导致细胞增殖增加和许多其他细胞过程的失调[200]。*MYC* 和 *IG* 断点都有异质性[201-203]并且在不同的 BL 临床亚型间改变（即地方性与散发性与免疫缺陷相关性）[204]。因此，*MYC* 重排的 PCR 检测在临床上是不可行的。一个应用分离探针的 FISH 检测将识别绝大多数的 *MYC* 易位并被广泛应用于临床[205,206]。然而，用这种方法检测罕见的变异断裂点可能仍然会得到正常结果[205]。分离探针的 FISH 检测不能检测其易位伙伴，而检测易位伙伴在 BL 可能是重要的。对 *MYC* 在 BL 有特征性的 *IG* 基因易位伙伴现在已经很清楚，而在 DLBCL *MYC* 易位常发生于非 *IG* 基因[207]。在没有中期的细胞遗传学检测时，融合 FISH 探针集合可以特别地用于识别其易位伙伴。正如上面提示的，虽然在 BL 中是特征性的，但 *MYC* 易位的识别并不总是特异的，因为它们只存在于 5%~10% 的 DLBCL 中[207-209]。反过来，鉴于 FISH 检测的局限性和 *MYC* 异常的替代机制的存在[210]，那么在某些情况下缺乏 *MYC* 基因易位并不排除真正 BL 的诊断[10]。

双打击侵袭性B细胞淋巴瘤

大 B 细胞淋巴瘤的一个子集包含一个 *MYC* 易位而另一个重现性易位，最常见的是 *IGH-BCL2*，但有时是 *BCL6*。这些淋巴瘤通常被称为双打击淋巴瘤（DHL），其有侵袭性的临床过程及对典型的 DLBCL 化疗方案（R-CHOP）反应欠佳[211-213]（图 10.5）。具有 *IGH-BCL2* 和 *MYC* 易位的 DHL 淋巴瘤是最具特征的亚型；具有 *BCL6* 和 *MYC* 易位的 DHL 似乎有类似的不良预后[214]，并且偶尔也会遇到"三重打击"淋巴瘤即具有所有三个基因的重排[211]。因为识别 DHL 有重要的预后和治疗含义，所以选择适当形态的 DLBCL 以进一步进行 FISH 检测是至关重要的。增殖指数如 Ki-67 的评估在此缺乏足够的敏感性和特异性[212,215,216]。MYC 和 BCL2 蛋白过表达可以帮助更好地选择合适的患者以进行随后的 FISH 检测，并可能在检测 DHL 时甚至取代 FISH 检测，虽然这需要进一步的研究[215,217-219]。

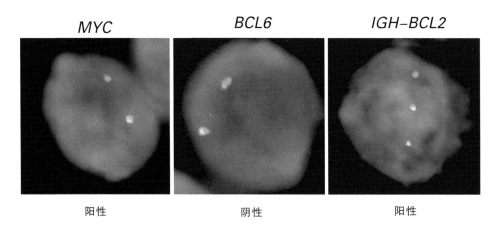

MYC	BCL6	IGH–BCL2
阳性	阴性	阳性

图 10.5　FISH 检测识别双打击淋巴瘤。*MYC* 重排可能涉及多种易位伙伴,包括 *IGH*、*IGK*、*IGL* 和其他非 *IG* 基因。因此,一个 FISH 分离探针策略将检测出任何 *MYC* 重排,而不管其伙伴基因是什么。荧光标记的红色和绿色探针分别标记 *MYC* 基因断裂点的相对两侧。利用这一设计,一个正常的 *MYC* 基因可以观察到重叠或邻近的红色和绿色荧光信号,而重排的 *MYC* 基因可以观察到拆分的红色和绿色信号。 *BCL6* 重排也涉及各种基因伙伴,并用类似的方法检测。*IGH-BCL2* 易位在 B 细胞淋巴瘤中是保守的,并通常采用双融合探针的策略检测。这种设计利用绿色探针标记 *IGH* 并用红色探针标记 *BCL2* 基因,每一个探针都跨越断裂点区域。绿色和红色信号表明缺乏易位。绿色和红色信号共定位提示一个 *IGH-BCL2* 易位存在。这个病例同时有 *MYC* 重排和 *IGH-BCL2* 易位。*BCL6* 重排没有观察到。

*MALT1*易位

发生在胃和肺的黏膜相关淋巴样组织的结外边缘区淋巴瘤(MALT 淋巴瘤)经常伴有 t(11;18)、*BIRC3* (*API2*)-*MALT1* 融合[220,221]。嵌合 BIRC3-MALT1 蛋白激活 NF-κB 信号传导,并导致细胞生存能力增加[222]。在胃部,MALT 淋巴瘤与感染幽门螺旋杆菌高度关联,并且幽门螺杆菌的杀灭通常是胃 MALT 淋巴瘤的初始治疗步骤,因为许多病例在用抗生素治疗后消退了[223]。但是,存在 *BIRC3-MALT1* 融合常提示对幽门螺杆菌根治治疗缺乏反应[224-226],因此,在胃 MALT 淋巴瘤应用 FISH 或分子技术检测 *BIRC3-MALT1* 融合是推荐的,这样可以提示其他的替代疗法[223]。

*ALK*易位

ALK 阳性的间变性大细胞淋巴瘤(ALK+ ALCL)是一种成熟的 T 细胞淋巴瘤,其特点是 CD30 的表达和 *ALK* 易位以及增加的 ALK 蛋白表达[10]。儿童期和青春期的发病率是最高的[227]。在 ALK+ ALCL 中,常因 ALK 易位于 *NPM1* 而使 *ALK* 编码的酪氨酸激酶受体功能失调及活化[228],它发生在大约 80% 的患者中[229]。在其他情况下,ALK 易位与大量的其他易位伙伴相关,所有这些都导致 *ALK* 的组成性活化[230]。 ALK+ ALCL 的诊断往往简单地通过免疫组化检测 ALK 蛋白的表达来实现,因为 ALK 的过表达基本上没有在出生后的正常组织中见到[231]。然而,在特定的情况下 ALK 可能需要通过 FISH 分离探针检测其重排。

*TCL1*易位

T 细胞幼淋巴细胞白血病(T-PLL)是一个侵袭性的成熟 T 细胞淋巴瘤,其特点是淋巴细胞增生和器官肿大[10]。组织病理学和免疫特征可能会与其他具有白血病表现的成熟 T 细胞肿瘤重叠, 例如成人 T 细胞白血病/淋巴瘤和 Sézary 综合征。通过 inv (14) 或 t(14;14),T-PLL 经常有 *TRA* 与 *TCL1A/TCL1B* 的重排[232,233]。在其他情况下,*TRA* 易位涉及 *TCL1A* 的同源基因 *MTCP1*,它位于 Xq28[234]。这些重排通过 FISH 分析很容易确定,常通过分离探针标记 *TCL1* 或 *TRA*,从而明确对 T-PLL 的诊断。

单基因突变

毛细胞性白血病(HCL)和淋巴浆细胞性淋巴瘤(LPL),两个低级别成熟 B 细胞肿瘤,均具有高重现性点突变,分别为 *BRAF* V600E 和 *MYD88* L265P[235,236]。事实上,它们都发生在一个单一的密码子,从而使他们高度适合于在分子诊断实验室检测。 HCL 通常可以很容易地通过形态和免疫分析诊断[10]。然而,*BRAF* V600E 的存在(发生在>95%的 HCL 病例中)基本上排除了其他模拟 HCL 的淋巴瘤,如 HCL–变异型[237],并确定其对治疗那些对标准治疗耐药的患者有帮助,因为 BRAF 抑制剂已经被批准用于非血液系统恶性肿瘤并且无对照研究报道其对 HCL 有效[238]。LPL 与其他伴浆细胞分化的低度恶性 B 细胞淋巴瘤有广泛的形态重叠，并且常认为其是"排除性诊断"[10]。*MYD88* L265P 存在于 70%~90% 的 LPL 中[235,239,240]，而同时不是完全特异的，它的存在在适当时高度提示 LPL。淋巴瘤诊断上的重要遗传异常总结于表 10.6。

虽然没有这些例子这么普遍，但是最近在淋巴瘤中已发现许多其他基因存在相当频率的重现性突变。大约 25% 的脾边缘区淋巴瘤(SMZL)有 *NOTCH2* 重现性突变[241,242]，从而增强了 NOTCH 信号通路。该发现表明抑制 NOTCH 通路是可能的 SMZL 治疗方法。参与表观遗传调控的基因如 *EZH2*、*MLL2*、*CREBBP* 和 *EP300* 经常在生发中心源性的肿瘤如 FL 和一些 DLBCL 中突变[243-246]。非生发中心源性的 DLBCL 经常有畸变的基因导致 NF-κB 活化，如 *CARD11*、*CD79A*、*CD79B*、*MYD88* 和 *TNFAIP3*[247-251]。对于很多这些异常基因的全面检测在不久后将是可行的，并且可能会导致更加合理的、有针对性的治疗。

CLL预后

CLL 是一个典型地具有一个白血病(血液和骨髓受累)表现的成熟的淋巴瘤。临床过程具有多样性：部分患者有多年稳定病情，而另一些有相对更侵袭性的过程。FISH 分析揭示在大多数 CLL 中存在细胞遗传学异常，并可对患者据此进行危险度分级[252]。13q14 缺失是最明确的异常，其可以单独地提示良好的预后。

伴 12 三体异常的 CLL 有中等的预后，而 11q23 和 17p(针对 *ATM* 和 *TP53*)的缺失[253]则提示更侵袭性的行为[252]。因为明确患者是否有 11q23 和 17p 可能有重要的治疗提示作用，所以推荐 CLL 的 FISH 检测在治疗开始前进行[254-256]。在未来，CLL 的风险分级可进一步通过其他基因的突变分析进行(例如，*NOTCH1*、*SF3B1*、*MYD88*、*BIRC3*、*TP53*)[257]。然而，目前这种分析超出大多数实验室能够提供的检测能力范围。

除了 FISH 检测的应用，分析 *IGHV* 区也提示 CLL 的预后。具有未突变(定义为 ≥98% 的种系序列同源性)[258,259] *IGHV* 患者的预后比那些具有超突变患者的差。类似的发现在 MCL 中也有报道。虽然一般认为 MCL 是一种来源于幼稚 B 细胞的肿瘤，但一些 MCL 有超突变的免疫球蛋白基因。这些罕见的超突变 MCL 频繁地有血液及脾脏受累，没有显著的淋巴结肿大，并可能比未突变 *IGHV* 有一个更惰性的临床过程[260]。

浆细胞性骨髓瘤

浆细胞性骨髓瘤(PCM)被发现存在许多遗传变异，在诊断时常规需要检测细胞中期遗传学和进行 FISH 检测。PCM 的两个主要遗传类别已经被描述：具有超二倍体基因组并有大量三体奇数染色体的肿瘤具有一个相对良好的预后；具有非超二倍体并有 IGH 易位的肿瘤具有较差的预后[261]。在 PCM 中，一个细胞遗传学隐匿的 t(4;14)(p16,q32)易位使 *FGFR3* 和 *WHSC1*(*MMSET*)通过与 *IGH* 增强子并列而发生异常[262]。这种易位常与 13 号染色体单倍体/13q 缺失[261] 有关，并且具有侵袭性的临床过程[263]。除了在 MCL 中存在，有不同断裂点的 IGH-CCND1 易位在 PCM 中也频繁出现，并有较好至中等的预后、淋巴浆细胞样形态和异常 CD20 的表达[261]。t(14;16)导致 *IGH-MAF* 融合，比涉及 *CCND1* 或 *FGFR3/WHSC1* 的重排更不常见[10]。*IGH-MAF* 已被报道与一个不良预后相关[263]，虽然这是有争议的[264]。第二个与预后有关的遗传事件包括 17p(*TP53*)缺失和 1 号染色体的改变(导致 1p 缺失和 1q 的增加)[261]。*TP53* 缺失与不良预后相关联[263,265]。PCM 中 1 号染色体异常的影响不清楚：一些研究表明，它们是较差预后的指标[266-268]，而当 1q 增加被 FISH 检测证实时，另一些研究不能证实其较差的预后[265,269]。

表 10.6　与淋巴瘤相关的遗传异常

异常	淋巴瘤	检测方法
IGH-BCL2	FL、DLBCL 亚群	FISH、PCR
IGH-CCND1	MCL、PCM 亚群	FISH
MYC 重排	BL、DLBCL 亚群	FISH
BIRC3(*API2*)-*MALT1*	胃/肺 MALT	FISH
ALK 重排	ALCL	IHC、FISH
TRA-TCL1	T-PLL	FISH
BRAF V600E	HCL	PCR
MYD88 L265P	LPL、DLBCL 亚群	PCR

FISH：荧光原位杂交；PCR：聚合酶链式反应；IHC：免疫组织化学；FL：滤泡性淋巴瘤；DLBCL：弥漫性大 B 细胞淋巴瘤；MCL：套细胞淋巴瘤；PCM：浆细胞性骨髓瘤；BL：伯基特淋巴瘤；MALT：黏膜相关淋巴样组织的结外边缘区淋巴瘤；ALCL：间变性大细胞淋巴瘤；T-PLL：T 细胞幼淋巴细胞白血病；HCL：毛细胞白血病；LPL：淋巴浆细胞性淋巴瘤。

结论

血液系统恶性肿瘤检测技术的快速进步和科学

见解为分子诊断实验室带来了显著的机会。多重分子检测方式的扩展包括 FISH、PCR、靶向测序、全外显子组测序和芯片对分子检测的临床意义有很大的影响。同样的,考虑到多种检测模式的可用性和它们各自的样品要求和周转时间,关于检测的适用性和检测算法的充分沟通变得越来越重要。此外,那些产生高通量数据的全外显子组测序、SNP 芯片或其他"组学"平台就必须为分子诊断实验室发展生物信息学部门开发适当的资源。涉及 microRNA、长链非编码 RNA 和表观遗传学的新兴技术和遗传学改变将会继续为分子诊断实验室提供机会以不断适应快速发展的技术环境。最终,分子检测将继续在检测血液恶性肿瘤遗传基础中发挥关键作用并允许个性化的治疗选择/患者的精准医疗。

(葛晓雯 译 侯英勇 校)

参考文献

1. Ren R. Mechanisms of BCR-ABL in the pathogenesis of chronic myelogenous leukaemia. Nat Rev Cancer. 2005;5:172–83.
2. Faderl S, Kantarjian HM, Talpaz M, Estrov Z. Clinical significance of cytogenetic abnormalities in adult acute lymphoblastic leukemia. Blood. 1998;91:3995–4019.
3. Druker BJ, Tamura S, Buchdunger E, Ohno S, Segal GM, Fanning S, et al. Effects of a selective inhibitor of the Abl tyrosine kinase on the growth of Bcr-Abl positive cells. Nat Med. 1996;2:561–6.
4. Deininger M, Buchdunger E, Druker BJ. The development of imatinib as a therapeutic agent for chronic myeloid leukemia. Blood. 2005;105:2640–53.
5. Hughes TP, Kaeda J, Branford S, Rudzki Z, Hochhaus A, Hensley ML, et al. Frequency of major molecular responses to imatinib or interferon alfa plus cytarabine in newly diagnosed chronic myeloid leukemia. N Engl J Med. 2003;349:1423–32.
6. Soverini S, Hochhaus A, Nicolini FE, Gruber F, Lange T, Saglio G, et al. BCR-ABL kinase domain mutation analysis in chronic myeloid leukemia patients treated with tyrosine kinase inhibitors: recommendations from an expert panel on behalf of European LeukemiaNet. Blood. 2011;118:1208–15.
7. Deininger MWN, Goldman JM, Melo JV. The molecular biology of chronic myeloid leukemia. Blood. 2000;96:3343–56.
8. Kurzrock R, Gutterman JU, Talpaz M. The molecular genetics of Philadelphia chromosome–positive leukemias. N Engl J Med. 1988;319:990–8.
9. Pane F, Frigeri F, Sindona M, Luciano L, Ferrara F, Cimino R, et al. Neutrophilic-chronic myeloid leukemia: a distinct disease with a specific molecular marker (BCR/ABL with C3/A2 junction). Blood. 1996;88:2410–4.
10. Swerdlow SH, International Agency for Research on Cancer, World Health Organization. WHO classification of tumours of haematopoietic and lymphoid tissues. 4th ed. Lyon, France: International Agency for Research on Cancer; 2008.
11. Barnes DJ, Melo JV. Cytogenetic and molecular genetic aspects of chronic myeloid leukaemia. Acta Haematol. 2002;108:180–202.
12. Primo D, Tabernero MD, Rasillo A, Sayagues JM, Espinosa AB, Chillon MC, et al. Patterns of BCR//ABL gene rearrangements by interphase fluorescence in situ hybridization (FISH) in BCR//ABL+ leukemias: incidence and underlying genetic abnormalities. Leukemia. 2003;17:1124–9.
13. Baccarani M, Pileri S, Steegmann J-L, Muller M, Soverini S, Dreyling M, et al. Chronic myeloid leukemia: ESMO Clinical Practice Guidelines for diagnosis, treatment and follow-up. Ann Oncol. 2012;23:vii72–7.
14. Saglio G, Fava C. Practical monitoring of chronic myelogenous leukemia: when to change treatment. J Natl Compr Cancer Netw. 2012;10:121–9.
15. Milojkovic D, Apperley J. Mechanisms of resistance to imatinib and second-generation tyrosine inhibitors in chronic myeloid leukemia. Clin Cancer Res. 2009;15:7519–27.
16. Cortes JE, Kantarjian H, Shah NP, Bixby D, Mauro MJ, Flinn I, et al. Ponatinib in refractory Philadelphia chromosome–positive leukemias. N Engl J Med. 2012;367:2075–88.
17. Baxter EJ, Scott LM, Campbell PJ, East C, Fourouclas N, Swanton S, et al. Acquired mutation of the tyrosine kinase JAK2 in human myeloproliferative disorders. Lancet. 2005;365:1054–61.
18. Levine RL, Wadleigh M, Cools J, Ebert BL, Wernig G, Huntly BJP, et al. Activating mutation in the tyrosine kinase JAK2 in polycythemia vera, essential thrombocythemia, and myeloid metaplasia with myelofibrosis. Cancer Cell. 2005;7:387–97.
19. Kralovics R, Passamonti F, Buser AS, Teo S-S, Tiedt R, Passweg JR, et al. A gain-of-function mutation of JAK2 in myeloproliferative disorders. N Engl J Med. 2005;352:1779–90.
20. Scott LM, Tong W, Levine RL, Scott MA, Beer PA, Stratton MR, et al. JAK2 Exon 12 mutations in polycythemia vera and idiopathic erythrocytosis. N Engl J Med. 2007;356:459–68.
21. Jones AV, Kreil S, Zoi K, Waghorn K, Curtis C, Zhang L, et al. Widespread occurrence of the JAK2 V617F mutation in chronic myeloproliferative disorders. Blood. 2005;106:2162–8.
22. Pardanani AD, Levine RL, Lasho T, Pikman Y, Mesa RA, Wadleigh M, et al. MPL515 mutations in myeloproliferative and other myeloid disorders: a study of 1182 patients. Blood. 2006;108:3472–6.
23. Tefferi A. JAK inhibitors for myeloproliferative neoplasms: clarifying facts from myths. Blood. 2012;119:2721–30.
24. Barosi G, Mesa R, Finazzi G, Harrison C, Kiladjian J-J, Lengfelder E, et al. Revised response criteria for polycythemia vera and essential thrombocythemia: a ELN and IWG-MRT consensus project. Blood. 2013;121:4778–81.
25. Abdel-Wahab O, Mullally A, Hedvat C, Garcia-Manero G, Patel J, Wadleigh M, et al. Genetic characterization of TET1, TET2, and TET3 alterations in myeloid malignancies. Blood. 2009;114:144–7.
26. Kohlmann A, Grossmann V, Klein H-U, Schindela S, Weiss T, Kazak B, et al. Next-generation sequencing technology reveals a characteristic pattern of molecular mutations in 72.8% of chronic myelomonocytic leukemia by detecting frequent altera-

tions in TET2, CBL, RAS, and RUNX1. J Clin Oncol. 2010;28:3858–65.

27. Yoshida K, Sanada M, Shiraishi Y, Nowak D, Nagata Y, Yamamoto R, et al. Frequent pathway mutations of splicing machinery in myelodysplasia. Nature. 2011;478:64–9.

28. Gelsi-Boyer V, Trouplin V, Adélaïde J, Bonansea J, Cervera N, Carbuccia N, et al. Mutations of polycomb-associated gene ASXL1 in myelodysplastic syndromes and chronic myelomonocytic leukaemia. Br J Haematol. 2009;145:788–800.

29. Itzykson R, Kosmider O, Renneville A, Gelsi-Boyer V, Meggendorfer M, Morabito M, et al. Prognostic score including gene mutations in chronic myelomonocytic leukemia. J Clin Oncol. 2013;31:2428–36.

30. Loh ML, Sakai DS, Flotho C, Kang M, Fliegauf M, Archambeault S, et al. Mutations in CBL occur frequently in juvenile myelomonocytic leukemia. Blood. 2009;114:1859–63.

31. Chan RJ, Cooper T, Kratz CP, Weiss B, Loh ML. Juvenile myelomonocytic leukemia: a report from the 2nd international JMML symposium. Leuk Res. 2009;33:355–62.

32. Piazza R, Valletta S, Winkelmann N, Redaelli S, Spinelli R, Pirola A, et al. Recurrent SETBP1 mutations in atypical chronic myeloid leukemia. Nat Genet. 2013;45:18–24.

33. Maxson JE, Gotlib J, Pollyea DA, Fleischman AG, Agarwal A, Eide CA, et al. Oncogenic CSF3R mutations in chronic neutrophilic leukemia and atypical CML. N Engl J Med. 2013;368:1781–90.

34. Longley BJ, Tyrrell L, Lu SZ, Ma YS, Langley K, Ding TG, et al. Somatic c-KIT activating mutation in urticaria pigmentosa and aggressive mastocytosis: establishment of clonality in a human mast cell neoplasm. Nat Genet. 1996;12:312–4.

35. Bodemer C, Hermine O, Palmerini F, Yang Y, Grandpeix-Guyodo C, Leventhal PS, et al. Pediatric mastocytosis is a clonal disease associated with D816V and other activating c-KIT mutations. J Invest Dermatol. 2010;130:804–15.

36. Longley Jr BJ, Metcalfe DD, Tharp M, Wang X, Tyrrell L, Lu SZ, et al. Activating and dominant inactivating c-KIT catalytic domain mutations in distinct clinical forms of human mastocytosis. Proc Natl Acad Sci U S A. 1999;96:1609–14.

37. Baccarani M, Cilloni D, Rondoni M, Ottaviani E, Messa F, Merante S, et al. The efficacy of imatinib mesylate in patients with FIP1L1-PDGFRalpha-positive hypereosinophilic syndrome. Results of a multicenter prospective study. Haematologica. 2007;92:1173–9.

38. Apperley JF, Gardembas M, Melo JV, Russell-Jones R, Bain BJ, Baxter EJ, et al. Response to imatinib mesylate in patients with chronic myeloproliferative diseases with rearrangements of the platelet-derived growth factor receptor beta. N Engl J Med. 2002;347:481–7.

39. Fink SR, Belongie KJ, Paternoster SF, Smoley SA, Pardanani AD, Tefferi A, et al. Validation of a new three-color fluorescence in situ hybridization (FISH) method to detect CHIC2 deletion, FIP1L1/PDGFRA fusion and PDGFRA translocations. Leuk Res. 2009;33:843–6.

40. Macdonald D, Reiter A, Cross NC. The 8p11 myeloproliferative syndrome: a distinct clinical entity caused by constitutive activation of FGFR1. Acta Haematol. 2002;107:101–7.

41. Chen J, DeAngelo DJ, Kutok JL, Williams IR, Lee BH, Wadleigh M, et al. PKC412 inhibits the zinc finger 198-fibroblast growth factor receptor 1 fusion tyrosine kinase and is active in treatment of stem cell myeloproliferative disorder. Proc Natl Acad Sci U S A. 2004;101:14479–84.

42. Schanz J, Tüchler H, Solé F, Mallo M, Luño E, Cervera J, et al. New comprehensive cytogenetic scoring system for primary myelodysplastic syndromes (MDS) and oligoblastic acute myeloid leukemia after mds derived from an international database merge. J Clin Oncol. 2012;30:820–9.

43. Greenberg P, Cox C, LeBeau MM, Fenaux P, Morel P, Sanz G, et al. International scoring system for evaluating prognosis in myelodysplastic syndromes. Blood. 1997;89:2079–88.

44. Malcovati L, Germing U, Kuendgen A, Della Porta MG, Pascutto C, Invernizzi R, et al. Time-dependent prognostic scoring system for predicting survival and leukemic evolution in myelodysplastic syndromes. J Clin Oncol. 2007;25:3503–10.

45. Greenberg PL, Tuechler H, Schanz J, Sanz G, Garcia-Manero G, Solé F, et al. Revised international prognostic scoring system for myelodysplastic syndromes. Blood. 2012;120:2454–65.

46. Coleman JF, Theil KS, Tubbs RR, Cook JR. Diagnostic yield of bone marrow and peripheral blood FISH panel testing in clinically suspected myelodysplastic syndromes and/or acute myeloid leukemia: a prospective analysis of 433 cases. Am J Clin Pathol. 2011;135:915–20.

47. Tiu RV, Gondek LP, O'Keefe CL, Elson P, Huh J, Mohamedali A, et al. Prognostic impact of SNP array karyotyping in myelodysplastic syndromes and related myeloid malignancies. Blood. 2011;117: 4552–60.

48. Gondek LP, Tiu R, O'Keefe CL, Sekeres MA, Theil KS, Maciejewski JP. Chromosomal lesions and uniparental disomy detected by SNP arrays in MDS, MDS/MPD, and MDS-derived AML. Blood. 2008;111:1534–42.

49. Mohamedali A, Gäken J, Twine NA, Ingram W, Westwood N, Lea NC, et al. Prevalence and prognostic significance of allelic imbalance by single-nucleotide polymorphism analysis in low-risk myelodysplastic syndromes. Blood. 2007;110:3365–73.

50. Bejar R, Stevenson K, Abdel-Wahab O, Galili N, Nilsson B, Garcia-Manero G, et al. Clinical effect of point mutations in myelodysplastic syndromes. N Engl J Med. 2011;364:2496–506.

51. Papaemmanuil E, Cazzola M, Boultwood J, Malcovati L, Vyas P, Bowen D, et al. Somatic SF3B1 mutation in myelodysplasia with ring sideroblasts. N Engl J Med. 2011;365:1384–95.

52. Thol F, Kade S, Schlarmann C, Löffeld P, Morgan M, Krauter J, et al. Frequency and prognostic impact of mutations in SRSF2, U2AF1, and ZRSR2 in patients with myelodysplastic syndromes. Blood. 2012;119:3578–84.

53. Byrd JC, Mrozek K, Dodge RK, Carroll AJ, Edwards CG, Arthur DC, et al. Pretreatment cytogenetic abnormalities are predictive of induction success, cumulative incidence of relapse, and overall survival in adult patients with de novo acute myeloid leukemia: results from Cancer and Leukemia Group B (CALGB 8461). Blood. 2002;100:4325–36.

54. Grimwade D, Walker H, Oliver F, Wheatley K, Harrison C, Harrison G, et al. The importance of

diagnostic cytogenetics on outcome in AML: analysis of 1,612 patients entered into the MRC AML 10 trial. The Medical Research Council Adult and Children's Leukaemia Working Parties. Blood. 1998;92:2322–33.

55. Keating MJ, Smith TL, Kantarjian H, Cork A, Walters R, Trujillo JM, et al. Cytogenetic pattern in acute myelogenous leukemia: a major reproducible determinant of outcome. Leukemia. 1988;2:403–12.

56. Slovak ML, Kopecky KJ, Cassileth PA, Harrington DH, Theil KS, Mohamed A, et al. Karyotypic analysis predicts outcome of preremission and postremission therapy in adult acute myeloid leukemia: a Southwest Oncology Group/Eastern Cooperative Oncology Group Study. Blood. 2000;96:4075–83.

57. Yunis JJ, Brunning RD, Howe RB, Lobell M. High-resolution chromosomes as an independent prognostic indicator in adult acute nonlymphocytic leukemia. N Engl J Med. 1984;311:812–8.

58. Mrozek K, Heerema NA, Bloomfield CD. Cytogenetics in acute leukemia. Blood Rev. 2004;18: 115–36.

59. Grimwade D, Hills RK, Moorman AV, Walker H, Chatters S, Goldstone AH, et al. Refinement of cytogenetic classification in acute myeloid leukemia: determination of prognostic significance of rare recurring chromosomal abnormalities among 5876 younger adult patients treated in the United Kingdom Medical Research Council trials. Blood. 2010;116: 354–65.

60. Döhner H, Estey EH, Amadori S, Appelbaum FR, Büchner T, Burnett AK, et al. Diagnosis and management of acute myeloid leukemia in adults: recommendations from an international expert panel, on behalf of the European LeukemiaNet. Blood. 2010;115:453–74.

61. Fröhling S, Skelin S, Liebisch C, Scholl C, Schlenk RF, Döhner H, et al. Comparison of cytogenetic and molecular cytogenetic detection of chromosome abnormalities in 240 consecutive adult patients with acute myeloid leukemia. J Clin Oncol. 2002;20: 2480–5.

62. van Dongen JJ, Macintyre EA, Gabert JA, Delabesse E, Rossi V, Saglio G, et al. Standardized RT-PCR analysis of fusion gene transcripts from chromosome aberrations in acute leukemia for detection of minimal residual disease. Report of the BIOMED-1 Concerted Action: investigation of minimal residual disease in acute leukemia. Leukemia. 1999;13:1901–28.

63. Grignani F, Ferrucci PF, Testa U, Talamo G, Fagioli M, Alcalay M, et al. The acute promyelocytic leukemia-specific PML-RAR alpha fusion protein inhibits differentiation and promotes survival of myeloid precursor cells. Cell. 1993;74:423–31.

64. Lengfelder E, Saussele S, Weisser A, Buchner T, Hehlmann R. Treatment concepts of acute promyelocytic leukemia. Crit Rev Oncol Hematol. 2005;56: 261–74.

65. Warrell Jr RP, Frankel SR, Miller Jr WH, Scheinberg DA, Itri LM, Hittelman WN, et al. Differentiation therapy of acute promyelocytic leukemia with tretinoin (all-trans-retinoic acid). N Engl J Med. 1991; 324:1385–93.

66. de Thé H, Chen Z. Acute promyelocytic leukaemia: novel insights into the mechanisms of cure. Nat Rev Cancer. 2010;10:775–83.

67. Sanz MA, Grimwade D, Tallman MS, Lowenberg B, Fenaux P, Estey EH, et al. Management of acute promyelocytic leukemia: recommendations from an expert panel on behalf of the European LeukemiaNet. Blood. 2009;113:1875–91.

68. Berger R, Le Coniat M, Derre J, Vecchione D, Jonveaux P. Cytogenetic studies in acute promyelocytic leukemia: a survey of secondary chromosomal abnormalities. Genes Chromosom Cancer. 1991;3: 332–7.

69. Brockman SR, Paternoster SF, Ketterling RP, Dewald GW. New highly sensitive fluorescence in situ hybridization method to detect PML/RARA fusion in acute promyelocytic leukemia. Cancer Genet Cytogenet. 2003;145:144–51.

70. Kim MJ, Cho SY, Kim MH, Lee JJ, Kang SY, Cho EH, et al. FISH-negative cryptic PML-RARA rearrangement detected by long-distance polymerase chain reaction and sequencing analyses: a case study and review of the literature. Cancer Genet Cytogenet. 2010;203:278–83.

71. Lo-Coco F, Ammatuna E. Front line clinical trials and minimal residual disease monitoring in acute promyelocytic leukemia. Curr Top Microbiol Immunol. 2007;313:145–56.

72. Grimwade D, Jovanovic JV, Hills RK, Nugent EA, Patel Y, Flora R, et al. Prospective minimal residual disease monitoring to predict relapse of acute promyelocytic leukemia and to direct pre-emptive arsenic trioxide therapy. J Clin Oncol. 2009;27:3650–8.

73. Grimwade D, Biondi A, Mozziconacci MJ, Hagemeijer A, Berger R, Neat M, et al. Characterization of acute promyelocytic leukemia cases lacking the classic t(15;17): results of the European Working Party. Groupe Francais de Cytogenetique Hematologique, Groupe de Francais d'Hematologie Cellulaire, UK Cancer Cytogenetics Group and BIOMED 1 European Community-Concerted Action "Molecular Cytogenetic Diagnosis in Haematological Malignancies". Blood. 2000;96:1297–308.

74. Zelent A, Guidez F, Melnick A, Waxman S, Licht JD. Translocations of the RARalpha gene in acute promyelocytic leukemia. Oncogene. 2001;20:7186–203.

75. Grimwade D, Mrozek K. Diagnostic and prognostic value of cytogenetics in acute myeloid leukemia. Hematol Oncol Clin North Am. 2011;25:1135 –61, vii.

76. Speck NA, Gilliland DG. Core-binding factors in haematopoiesis and leukaemia. Nat Rev Cancer. 2002;2:502–13.

77. Shih LY, Liang DC, Fu JF, Wu JH, Wang PN, Lin TL, et al. Characterization of fusion partner genes in 114 patients with de novo acute myeloid leukemia and MLL rearrangement. Leukemia. 2006;20: 218–23.

78. Arber DA, Stein AS, Carter NH, Ikle D, Forman SJ, Slovak ML. Prognostic impact of acute myeloid leukemia classification. Importance of detection of recurring cytogenetic abnormalities and multilineage dysplasia on survival. Am J Clin Pathol. 2003;119: 672–80.

79. Gahn B, Haase D, Unterhalt M, Drescher M, Schoch C, Fonatsch C, et al. De novo AML with dysplastic hematopoiesis: cytogenetic and prognostic significance. Leukemia. 1996;10:946–51.

80. Miyazaki Y, Kuriyama K, Miyawaki S, Ohtake S, Sakamaki H, Matsuo T, et al. Cytogenetic heterogeneity of acute myeloid leukaemia (AML) with trilin-

eage dysplasia: Japan Adult Leukaemia Study Group-AML 92 study. Br J Haematol. 2003;120: 56–62.

81. Miesner M, Haferlach C, Bacher U, Weiss T, Macijewski K, Kohlmann A, et al. Multilineage dysplasia (MLD) in acute myeloid leukemia (AML) correlates with MDS-related cytogenetic abnormalities and a prior history of MDS or MDS/MPN but has no independent prognostic relevance: a comparison of 408 cases classified as "AML not otherwise specified" (AML-NOS) or "AML with myelodysplasia-related changes" (AML-MRC). Blood. 2010;116: 2742–51.

82. Zauli G, Voltan R, Tisato V, Secchiero P. State of the art of the therapeutic perspective of sorafenib against hematological malignancies. Curr Med Chem. 2012;19:4875–84.

83. Nakao M, Yokota S, Iwai T, Kaneko H, Horiike S, Kashima K, et al. Internal tandem duplication of the flt3 gene found in acute myeloid leukemia. Leukemia. 1996;10:1911–8.

84. Yamamoto Y, Kiyoi H, Nakano Y, Suzuki R, Kodera Y, Miyawaki S, et al. Activating mutation of D835 within the activation loop of FLT3 in human hematologic malignancies. Blood. 2001;97:2434–9.

85. Kottaridis PD, Gale RE, Frew ME, Harrison G, Langabeer SE, Belton AA, et al. The presence of a FLT3 internal tandem duplication in patients with acute myeloid leukemia (AML) adds important prognostic information to cytogenetic risk group and response to the first cycle of chemotherapy: analysis of 854 patients from the United Kingdom Medical Research Council AML 10 and 12 trials. Blood. 2001;98:1752–9.

86. Thiede C, Steudel C, Mohr B, Schaich M, Schakel U, Platzbecker U, et al. Analysis of FLT3-activating mutations in 979 patients with acute myelogenous leukemia: association with FAB subtypes and identification of subgroups with poor prognosis. Blood. 2002;99:4326–35.

87. Whitman SP, Archer KJ, Feng L, Baldus C, Becknell B, Carlson BD, et al. Absence of the wild-type allele predicts poor prognosis in adult de novo acute myeloid leukemia with normal cytogenetics and the internal tandem duplication of FLT3: a cancer and leukemia group B study. Cancer Res. 2001;61: 7233–9.

88. Gale RE, Green C, Allen C, Mead AJ, Burnett AK, Hills RK, et al. The impact of FLT3 internal tandem duplication mutant level, number, size, and interaction with NPM1 mutations in a large cohort of young adult patients with acute myeloid leukemia. Blood. 2008;111:2776–84.

89. Bacher U, Haferlach C, Kern W, Haferlach T, Schnittger S. Prognostic relevance of FLT3-TKD mutations in AML: the combination matters—an analysis of 3082 patients. Blood. 2008;111: 2527–37.

90. Yanada M, Matsuo K, Suzuki T, Kiyoi H, Naoe T. Prognostic significance of FLT3 internal tandem duplictation and tyrosine kinase domain mutations for acute myeloid leukemia: a meta-analysis. Leukemia. 2005;19:1345–9.

91. Mead AJ, Linch DC, Hills RK, Wheatley K, Burnett AK, Gale RE. FLT3 tyrosine kinase domain mutations are biologically distinct from and have a significantly more favorable prognosis than FLT3 internal tandem duplications in patients with acute myeloid leukemia. Blood. 2007;110:1262–70.

92. Whitman SP, Ruppert AS, Radmacher MD, Mrózek K, Paschka P, Langer C, et al. FLT3 D835/I836 mutations are associated with poor disease-free survival and a distinct gene-expression signature among younger adults with de novo cytogenetically normal acute myeloid leukemia lacking FLT3 internal tandem duplications. Blood. 2008;111:1552–9.

93. Murphy KM, Levis M, Hafez MJ, Geiger T, Cooper LC, Smith BD, et al. Detection of FLT3 internal tandem duplication and D835 mutations by a multiplex polymerase chain reaction and capillary electrophoresis assay. J Mol Diagn. 2003;5:96–102.

94. Cordell JL, Pulford KA, Bigerna B, Roncador G, Banham A, Colombo E, et al. Detection of normal and chimeric nucleophosmin in human cells. Blood. 1999;93:632–42.

95. Borer RA, Lehner CF, Eppenberger HM, Nigg EA. Major nucleolar proteins shuttle between nucleus and cytoplasm. Cell. 1989;56:379–90.

96. Falini B, Mecucci C, Tiacci E, Alcalay M, Rosati R, Pasqualucci L, et al. Cytoplasmic nucleophosmin in acute myelogenous leukemia with a normal karyotype. N Engl J Med. 2005;352:254–66.

97. Falini B, Nicoletti I, Martelli MF, Mecucci C. Acute myeloid leukemia carrying cytoplasmic/mutated nucleophosmin (NPMc+ AML): biologic and clinical features. Blood. 2007;109:874–85.

98. Colombo E, Martinelli P, Zamponi R, Shing DC, Bonetti P, Luzi L, et al. Delocalization and destabilization of the Arf tumor suppressor by the leukemia-associated NPM mutant. Cancer Res. 2006;66: 3044–50.

99. Falini B, Martelli MP, Bolli N, Sportoletti P, Liso A, Tiacci E, et al. Acute myeloid leukemia with mutated nucleophosmin (NPM1): is it a distinct entity? Blood. 2011;117:1109–20.

100. Nerlov C. C/EBP alpha mutations in acute myeloid leukaemias. Nat Rev Cancer. 2004;4:394–400.

101. Pabst T, Mueller BU, Zhang P, Radomska HS, Narravula S, Schnittger S, et al. Dominant-negative mutations of CEBPA, encoding CCAAT/enhancer binding protein-alpha (C/EBP alpha), in acute myeloid leukemia. Nat Genet. 2001;27:263–70.

102. Gombart AF, Hofmann WK, Kawano S, Takeuchi S, Krug U, Kwok SH, et al. Mutations in the gene encoding the transcription factor CCAAT/enhancer binding protein alpha in myelodysplastic syndromes and acute myeloid leukemias. Blood. 2002;99: 1332–40.

103. Dufour A, Schneider F, Metzeler KH, Hoster E, Schneider S, Zellmeier E, et al. Acute myeloid leukemia with biallelic CEBPA gene mutations and normal karyotype represents a distinct genetic entity associated with a favorable clinical outcome. J Clin Oncol. 2010;28:570–7.

104. Ahn JY, Seo K, Weinberg O, Boyd SD, Arber DA. A comparison of two methods for screening CEBPA mutations in patients with acute myeloid leukemia. J Mol Diagn. 2009;11:319–23.

105. Patel JP, Gönen M, Figueroa ME, Fernandez H, Sun Z, Racevskis J, et al. Prognostic relevance of integrated genetic profiling in acute myeloid leukemia. N Engl J Med. 2012;366:1079–89.

106. Paschka P, Marcucci G, Ruppert AS, Mrózek K, Chen H, Kittles RA, et al. Adverse prognostic significance of KIT mutations in adult acute myeloid leukemia with inv(16) and t(8;21): a cancer and leu-

kemia group B study. J Clin Oncol. 2006;24: 3904–11.

107. Cairoli R, Beghini A, Grillo G, Nadali G, Elice F, Ripamonti CB, et al. Prognostic impact of c-KIT mutations in core binding factor leukemias: an Italian retrospective study. Blood. 2006;107:3463–8.

108. Schnittger S, Kohl TM, Haferlach T, Kern W, Hiddemann W, Spiekermann K, et al. KIT-D816 mutations in AML1-ETO-positive AML are associated with impaired event-free and overall survival. Blood. 2006;107:1791–9.

109. Care RS, Valk PJM, Goodeve AC, Abu-Duhier FM, Geertsma-Kleinekoort WMC, Wilson GA, et al. Incidence and prognosis of c-KIT and FLT3 mutations in core binding factor (CBF) acute myeloid leukaemias. Br J Haematol. 2003;121:775–7.

110. Mrózek K, Marcucci G, Nicolet D, Maharry KS, Becker H, Whitman SP, et al. Prognostic significance of the European LeukemiaNet standardized system for reporting cytogenetic and molecular alterations in adults with acute myeloid leukemia. J Clin Oncol. 2012;30:4515–23.

111. Schlenk RF, Döhner K, Krauter J, Fröhling S, Corbacioglu A, Bullinger L, et al. Mutations and treatment outcome in cytogenetically normal acute myeloid leukemia. N Engl J Med. 2008;358: 1909–18.

112. Pui CH, Sandlund JT, Pei D, Campana D, Rivera GK, Ribeiro RC, et al. Improved outcome for children with acute lymphoblastic leukemia: results of Total Therapy Study XIIIB at St Jude Children's Research Hospital. Blood. 2004;104:2690–6.

113. Romana SP, Coniat ML, Berger R. t(12;21): a new recurrent translocation in acute lymphoblastic leukemia. Genes Chromosom Cancer. 1994;9:186–91.

114. Moorman AV, Harrison CJ, Buck GA, Richards SM, Secker-Walker LM, Martineau M, et al. Karyotype is an independent prognostic factor in adult acute lymphoblastic leukemia (ALL): analysis of cytogenetic data from patients treated on the Medical Research Council (MRC) UKALLXII/Eastern Cooperative Oncology Group (ECOG) 2993 trial. Blood. 2007;109:3189–97.

115. Pui CH, Crist WM, Look AT. Biology and clinical significance of cytogenetic abnormalities in childhood acute lymphoblastic leukemia. Blood. 1990;76: 1449–63.

116. Secker-Walker LM, Craig JM, Hawkins JM, Hoffbrand AV. Philadelphia positive acute lymphoblastic leukemia in adults: age distribution, BCR breakpoint and prognostic significance. Leukemia. 1991;5:196–9.

117. Secker-Walker LM, Prentice HG, Durrant J, Richards S, Hall E, Harrison G. Cytogenetics adds independent prognostic information in adults with acute lymphoblastic leukaemia on MRC trial UKALL XA. MRC Adult Leukaemia Working Party. Br J Haematol. 1997;96:601–10.

118. Faderl S, Kantarjian HM, Thomas DA, Cortes J, Giles F, Pierce S, et al. Outcome of Philadelphia chromosome-positive adult acute lymphoblastic leukemia. Leuk Lymphoma. 2000;36:263–73.

119. Hunger SP. Tyrosine kinase inhibitor use in pediatric Philadelphia chromosome-positive acute lymphoblastic anemia. Hematol Am Soc Hematol Educ Program. 2011;2011:361–5.

120. Gleissner B, Gokbuget N, Bartram CR, Janssen B, Rieder H, Janssen JW, et al. Leading prognostic relevance of the BCR-ABL translocation in adult acute B-lineage lymphoblastic leukemia: a prospective study of the German Multicenter Trial Group and confirmed polymerase chain reaction analysis. Blood. 2002;99:1536–43.

121. Cazzaniga G, Lanciotti M, Rossi V, Di Martino D, Arico M, Valsecchi MG, et al. Prospective molecular monitoring of BCR/ABL transcript in children with Ph+ acute lymphoblastic leukaemia unravels differences in treatment response. Br J Haematol. 2002; 119:445–53.

122. Mullighan CG, Goorha S, Radtke I, Miller CB, Coustan-Smith E, Dalton JD, et al. Genome-wide analysis of genetic alterations in acute lymphoblastic leukaemia. Nature. 2007;446:758–64.

123. Strefford JC, Worley H, Barber K, Wright S, Stewart AR, Robinson HM, et al. Genome complexity in acute lymphoblastic leukemia is revealed by array-based comparative genomic hybridization. Oncogene. 2007;26:4306–18.

124. Mullighan CG, Miller CB, Radtke I, Phillips LA, Dalton J, Ma J, et al. BCR-ABL1 lymphoblastic leukaemia is characterized by the deletion of Ikaros. Nature. 2008;453:110–4.

125. Mullighan CG, Su X, Zhang J, Radtke I, Phillips LA, Miller CB, et al. Deletion of IKZF1 and prognosis in acute lymphoblastic leukaemia. N Engl J Med. 2009;360:470–80.

126. Yang YL, Hung CC, Chen JS, Lin KH, Jou ST, Hsiao CC, et al. IKZF1 deletions predict a poor prognosis in children with B-cell progenitor acute lymphoblastic leukaemia: a multicenter analysis in Taiwan. Cancer Sci. 2011;102:1874–81.

127. Iacobucci I, Lonetti A, Paoloni F, Papayannidis C, Ferrari A, Storlazzi CT, et al. The PAX5 gene is frequently rearranged in BCR-ABL1-positive acute lymphoblastic leukemia but is not associated with outcome. A report on behalf of the GIMEMA Acute Leukemia Working Party. Haematologica. 2010;95: 1683–90.

128. Iacobucci I, Papayannidis C, Lonetti A, Ferrari A, Baccarani M, Martinelli G. Cytogenetic and molecular predictors of outcome in acute lymphocytic leukemia: recent developments. Curr Hematol Malig Rep. 2012;7:133–43.

129. Pui CH, Relling MV, Downing JR. Acute lymphoblastic leukemia. N Engl J Med. 2004;350: 1535–48.

130. Graux C, Cools J, Michaux L, Vandenberghe P, Hagemeijer A. Cytogenetics and molecular genetics of T-cell acute lymphoblastic leukemia: from thymocyte to lymphoblast. Leukemia. 2006;20:1496–510.

131. Bernard OA, Busson-LeConiat M, Ballerini P, Mauchauffe M, Della Valle V, Monni R, et al. A new recurrent and specific cryptic translocation, t(5;14) (q35;q32), is associated with expression of the Hox11L2 gene in T acute lymphoblastic leukemia. Leukemia. 2001;15:1495–504.

132. Finger LR, Kagan J, Christopher G, Kurtzberg J, Hershfield MS, Nowell PC, et al. Involvement of the TCL5 gene on human chromosome 1 in T-cell leukemia and melanoma. Proc Natl Acad Sci U S A. 1989;86:5039–43.

133. Hatano M, Roberts CW, Minden M, Crist WM, Korsmeyer SJ. Deregulation of a homeobox gene, HOX11, by the t(10;14) in T cell leukemia. Science. 1991;253:79–82.

134. Mellentin JD, Smith SD, Cleary ML. lyl-1, a novel gene altered by chromosomal translocation in T cell

leukemia, codes for a protein with a helix-loop-helix DNA binding motif. Cell. 1989;58:77–83.

135. Royer-Pokora B, Loos U, Ludwig WD. TTG-2, a new gene encoding a cysteine-rich protein with the LIM motif, is overexpressed in acute T-cell leukaemia with the t(11;14)(p13;q11). Oncogene. 1991;6: 1887–93.

136. Aster JC, Pear WS, Blacklow SC. Notch signaling in leukemia. Annu Rev Pathol. 2008;3:587–613.

137. Weng AP, Ferrando AA, Lee W, Morris JPT, Silverman LB, Sanchez-Irizarry C, et al. Activating mutations of NOTCH1 in human T cell acute lymphoblastic leukemia. Science. 2004;306:269–71.

138. Real PJ, Tosello V, Palomero T, Castillo M, Hernando E, de Stanchina E, et al. Gamma-secretase inhibitors reverse glucocorticoid resistance in T cell acute lymphoblastic leukemia. Nat Med. 2009;15: 50–8.

139. Oettinger MA, Schatz DG, Gorka C, Baltimore D. RAG-1 and RAG-2, adjacent genes that synergistically activate V(D)J recombination. Science. 1990;248: 1517–23.

140. Muramatsu M, Kinoshita K, Fagarasan S, Yamada S, Shinkai Y, Honjo T. Class switch recombination and hypermutation require activation-induced cytidine deaminase (AID), a potential RNA editing enzyme. Cell. 2000;102:553–63.

141. Arnold A, Cossman J, Bakhshi A, Jaffe ES, Waldmann TA, Korsmeyer SJ. Immunoglobulin-gene rearrangements as unique clonal markers in human lymphoid neoplasms. N Engl J Med. 1983; 309:1593–9.

142. Cleary ML, Chao J, Warnke R, Sklar J. Immunoglobulin gene rearrangement as a diagnostic criterion of B-cell lymphoma. Proc Natl Acad Sci U S A. 1984;81:593–7.

143. Davis MM, Chien YH, Gascoigne NR, Hedrick SM. A murine T cell receptor gene complex: isolation, structure and rearrangement. Immunol Rev. 1984;81: 235–58.

144. van Dongen JJ, Langerak AW, Bruggemann M, Evans PA, Hummel M, Lavender FL, et al. Design and standardization of PCR primers and protocols for detection of clonal immunoglobulin and T-cell receptor gene recombinations in suspect lymphoproliferations: report of the BIOMED-2 Concerted Action BMH4-CT98-3936. Leukemia. 2003;17: 2257–317.

145. Greiner TC, Rubocki RJ. Effectiveness of capillary electrophoresis using fluorescent-labeled primers in detecting T-cell receptor gamma gene rearrangements. J Mol Diagn. 2002;4:137–43.

146. Vega F, Medeiros LJ, Jones D, Abruzzo LV, Lai R, Manning J, et al. A novel four-color PCR assay to assess T-cell receptor gamma gene rearrangements in lymphoproliferative lesions. Am J Clin Pathol. 2001;116:17–24.

147. Luo V, Lessin SR, Wilson RB, Rennert H, Tozer C, Benoit B, et al. Detection of clonal T-cell receptor gamma gene rearrangements using fluorescent-based PCR and automated high-resolution capillary electrophoresis. Mol Diagn. 2001;6:169–79.

148. Cushman-Vokoun AM, Connealy S, Greiner TC. Assay design affects the interpretation of T-cell receptor gamma gene rearrangements: comparison of the performance of a one-tube assay with the BIOMED-2-based TCRG gene clonality assay. J Mol Diagn. 2010;12:787–96.

149. Bottaro M, Berti E, Biondi A, Migone N, Crosti L. Heteroduplex analysis of T-cell receptor gamma gene rearrangements for diagnosis and monitoring of cutaneous T-cell lymphomas. Blood. 1994;83: 3271–8.

150. Brisco MJ, Tan LW, Orsborn AM, Morley AA. Development of a highly sensitive assay, based on the polymerase chain reaction, for rare B-lymphocyte clones in a polyclonal population. Br J Haematol. 1990;75:163–7.

151. Aubin J, Davi F, Nguyen-Salomon F, Leboeuf D, Debert C, Taher M, et al. Description of a novel FR1 IgH PCR strategy and its comparison with three other strategies for the detection of clonality in B cell malignancies. Leukemia. 1995;9:471–9.

152. Blom B, Verschuren MC, Heemskerk MH, Bakker AQ, van Gastel-Mol EJ, Wolvers-Tettero IL, et al. TCR gene rearrangements and expression of the pre-T cell receptor complex during human T-cell differentiation. Blood. 1999;93:3033–43.

153. Bruggemann M, White H, Gaulard P, Garcia-Sanz R, Gameiro P, Oeschger S, et al. Powerful strategy for polymerase chain reaction-based clonality assessment in T-cell malignancies Report of the BIOMED-2 Concerted Action BHM4 CT98-3936. Leukemia. 2007;21:215–21.

154. Evans PA, Pott C, Groenen PJ, Salles G, Davi F, Berger F, et al. Significantly improved PCR-based clonality testing in B-cell malignancies by use of multiple immunoglobulin gene targets. Report of the BIOMED-2 Concerted Action BHM4-CT98-3936. Leukemia. 2007;21:207–14.

155. Kuo FC, Hall D, Longtine JA. A novel method for interpretation of T-cell receptor γ gene rearrangement assay by capillary Gel electrophoresis based on normal distribution. J Mol Diag. 2007;9:12–9.

156. Lee S-C, Berg KD, Racke FK, Griffin CA, Eshleman JR. Pseudo-spikes are common in histologically benign lymphoid tissues. J Mol Diag. 2000;2: 145–52.

157. Langerak AW, Groenen PJTA, Bruggemann M, Beldjord K, Bellan C, Bonello L, et al. EuroClonality/BIOMED-2 guidelines for interpretation and reporting of Ig/TCR clonality testing in suspected lymphoproliferations. Leukemia. 2012;26:2159–71.

158. Elenitoba-Johnson KSJ, Bohling SD, Mitchell RS, Brown MS, Robetorye RS. PCR analysis of the immunoglobulin heavy chain gene in polyclonal processes can yield pseudoclonal bands as an artifact of low B cell number. J Mol Diag. 2000;2:92–6.

159. Szczepański T, Pongers-Willemse MJ, Langerak AW, Harts WA, Wijkhuijs AJM, van Wering ER, et al. Ig heavy chain gene rearrangements in T-cell acute lymphoblastic leukemia exhibit predominant Dh6-19 and Dh7-27 gene usage, can result in complete V-D-J rearrangements, and are rare in T-cell receptor β lineage. Blood. 1999;93:4079–85.

160. Szczepański T, Beishuizen A, Pongers-Willemse MJ, Hählen K, Van Wering ER, Wijkhuijs AJ, et al. Cross-lineage T cell receptor gene rearrangements occur in more than ninety percent of childhood precursor-B acute lymphoblastic leukemias: alternative PCR targets for detection of minimal residual disease. Leukemia. 1999;13:196–205.

161. Boeckx N, Willemse MJ, Szczepański T, van der Velden VH, Langerak AW, Vandekerckhove P, et al. Fusion gene transcripts and Ig/TCR gene rearrangements are complementary but infrequent targets for PCR-based detection of minimal residual disease in acute myeloid leukemia. Leukemia. 2002;16:368–75.

162. Chiarle R, Zhang Y, Frock RL, Lewis SM, Molinie B, Ho YJ, et al. Genome-wide translocation sequencing reveals mechanisms of chromosome breaks and rearrangements in B cells. Cell. 2011;147:107–19.

163. Klein IA, Resch W, Jankovic M, Oliveira T, Yamane A, Nakahashi H, et al. Translocation-capture sequencing reveals the extent and nature of chromosomal rearrangements in B lymphocytes. Cell. 2011;147:95–106.

164. Tsujimoto Y, Cossman J, Jaffe E, Croce CM. Involvement of the bcl-2 gene in human follicular lymphoma. Science. 1985;228:1440–3.

165. Motokura T, Bloom T, Kim HG, Juppner H, Ruderman JV, Kronenberg HM, et al. A novel cyclin encoded by a bcl1-linked candidate oncogene. Nature. 1991;350:512–5.

166. Tsujimoto Y, Yunis J, Onorato-Showe L, Erikson J, Nowell PC, Croce CM. Molecular cloning of the chromosomal breakpoint of B-cell lymphomas and leukemias with the t(11;14) chromosome translocation. Science. 1984;224:1403–6.

167. Dalla-Favera R, Bregni M, Erikson J, Patterson D, Gallo RC, Croce CM. Human c-myc onc gene is located on the region of chromosome 8 that is translocated in Burkitt lymphoma cells. Proc Natl Acad Sci U S A. 1982;79:7824–7.

168. Taub R, Kirsch I, Morton C, Lenoir G, Swan D, Tronick S, et al. Translocation of the c-myc gene into the immunoglobulin heavy chain locus in human Burkitt lymphoma and murine plasmacytoma cells. Proc Natl Acad Sci U S A. 1982;79:7837–41.

169. Nuñez G, London L, Hockenbery D, Alexander M, McKearn JP, Korsmeyer SJ. Deregulated Bcl-2 gene expression selectively prolongs survival of growth factor-deprived hematopoietic cell lines. J Immunol. 1990;144:3602–10.

170. Horsman DE, Gascoyne RD, Coupland RW, Coldman AJ, Adomat SA. Comparison of cytogenetic analysis, southern analysis, and polymerase chain reaction for the detection of t(14; 18) in follicular lymphoma. Am J Clin Pathol. 1995;103: 472–8.

171. Weiss LM, Warnke RA, Sklar J, Cleary ML. Molecular analysis of the t(14;18) chromosomal translocation in malignant lymphomas. N Engl J Med. 1987;317:1185–9.

172. Huang JZ, Sanger WG, Greiner TC, Staudt LM, Weisenburger DD, Pickering DL, et al. The t(14;18) defines a unique subset of diffuse large B-cell lymphoma with a germinal center B-cell gene expression profile. Blood. 2002;99:2285–90.

173. Iqbal J, Sanger WG, Horsman DE, Rosenwald A, Pickering DL, Dave B, et al. BCL2 translocation defines a unique tumor subset within the germinal center B-cell-like diffuse large B-cell lymphoma. Am J Pathol. 2004;165:159–66.

174. Bakhshi A, Jensen JP, Goldman P, Wright JJ, McBride OW, Epstein AL, et al. Cloning the chromosomal breakpoint of t(14;18) human lymphomas: clustering around JH on chromosome 14 and near a transcriptional unit on 18. Cell. 1985;41:899–906.

175. Buchonnet G, Lenain P, Ruminy P, Lepretre S, Stamatoullas A, Parmentier F, et al. Characterisation of BCL2-JH rearrangements in follicular lymphoma: PCR detection of 3′ BCL2 breakpoints and evidence of a new cluster. Leukemia. 2000;14:1563–9.

176. Cleary ML, Galili N, Sklar J. Detection of a second t(14;18) breakpoint cluster region in human follicular lymphomas. J Exp Med. 1986;164:315–20.

177. Cleary ML, Smith SD, Sklar J. Cloning and structural analysis of cDNAs for bcl-2 and a hybrid bcl-2/immunoglobulin transcript resulting from the t(14;18) translocation. Cell. 1986;47:19–28.

178. Frater JL, Tsiftsakis EK, Hsi ED, Pettay J, Tubbs RR. Use of novel t(11;14) and t(14;18) dual-fusion fluorescence in situ hybridization probes in the differential diagnosis of lymphomas of small lymphocytes. Diagn Mol Pathol. 2001;10:214–22.

179. Belaud-Rotureau MA, Parrens M, Carrere N, Turmo M, Ferrer J, de Mascarel A, et al. Interphase fluorescence in situ hybridization is more sensitive than BIOMED-2 polymerase chain reaction protocol in detecting IGH-BCL2 rearrangement in both fixed and frozen lymph node with follicular lymphoma. Hum Pathol. 2007;38:365–72.

180. Espinet B, Bellosillo B, Melero C, Vela MC, Pedro C, Salido M, et al. FISH is better than BIOMED-2 PCR to detect IgH/BCL2 translocation in follicular lymphoma at diagnosis using paraffin-embedded tissue sections. Leuk Res. 2008;32:737–42.

181. Rambaldi A, Carlotti E, Oldani E, Della Starza I, Baccarani M, Cortelazzo S, et al. Quantitative PCR of bone marrow BCL2/IgH+ cells at diagnosis predicts treatment response and long-term outcome in follicular non-Hodgkin lymphoma. Blood. 2005;105:3428–33.

182. van Oers MH, Tonnissen E, Van Glabbeke M, Giurgea L, Jansen JH, Klasa R, et al. BCL-2/IgH polymerase chain reaction status at the end of induction treatment is not predictive for progression-free survival in relapsed/resistant follicular lymphoma: results of a prospective randomized EORTC 20981 phase III intergroup study. J Clin Oncol. 2010;28: 2246–52.

183. Dreyling M, Ghielmini M, Marcus R, Salles G, Vitolo U. Newly diagnosed and relapsed follicular lymphoma: ESMO Clinical Practice Guidelines for diagnosis, treatment and follow-up. Ann Oncol. 2011;22 Suppl 6:vi59–63.

184. Liu Q, Salaverria I, Pittaluga S, Jegalian AG, Xi L, Siebert R, et al. Follicular lymphomas in children and young adults: a comparison of the pediatric variant with usual follicular lymphoma. Am J Surg Pathol. 2013;37:333–43.

185. Louissaint Jr A, Ackerman AM, Dias-Santagata D, Ferry JA, Hochberg EP, Huang MS, et al. Pediatric-type nodal follicular lymphoma: an indolent clonal proliferation in children and adults with high proliferation index and no BCL2 rearrangement. Blood. 2012;120:2395–404.

186. Bacon CM, Ye H, Diss TC, McNamara C, Kueck B, Hasserjian RP, et al. Primary follicular lymphoma of the testis and epididymis in adults. Am J Surg Pathol. 2007;31:1050–8.

187. Finn LS, Viswanatha DS, Belasco JB, Snyder H, Huebner D, Sorbara L, et al. Primary follicular lymphoma of the testis in childhood. Cancer. 1999;85: 1626–35.

188. Ozsan N, Bedke BJ, Law ME, Inwards DJ, Ketterling RP, Knudson RA, et al. Clinicopathologic and genetic characterization of follicular lymphomas presenting in the ovary reveals 2 distinct subgroups. Am J Surg Pathol. 2011;35:1691–9.

189. Kojima M, Nakamura S, Ichimura K, Shimizu K, Itoh H, Masawa N. Follicular lymphoma of the salivary gland: a clinicopathological and molecular study of six cases. Int J Surg Pathol. 2001;9:287–93.

190. Kim BK, Surti U, Pandya A, Cohen J, Rabkin MS,

Swerdlow SH. Clinicopathologic, immunopheno-typic, and molecular cytogenetic fluorescence in situ hybridization analysis of primary and secondary cutaneous follicular lymphomas. Am J Surg Pathol. 2005;29:69–82.

191. Streubel B, Scheucher B, Valencak J, Huber D, Petzelbauer P, Trautinger F, et al. Molecular cytoge-netic evidence of t(14;18)(IGH;BCL2) in a substan-tial proportion of primary cutaneous follicle center lymphomas. Am J Surg Pathol. 2006;30:529–36.

192. Vergier B, Belaud-Rotureau MA, Benassy MN, Beylot-Barry M, Dubus P, Delaunay M, et al. Neoplastic cells do not carry bcl2-JH rearrange-ments detected in a subset of primary cutaneous fol-licle center B-cell lymphomas. Am J Surg Pathol. 2004;28:748–55.

193. Li J-Y, Gaillard F, Moreau A, Harousseau J-L, Laboisse C, Milpied N, et al. Detection of translocat-ion t(11;14)(q13;q32) in mantle cell lymphoma by fluorescence in situ hybridization. Am J Pathol. 1999;154:1449–52.

194. Rosenwald A, Wright G, Wiestner A, Chan WC, Connors JM, Campo E, et al. The proliferation gene expression signature is a quantitative integrator of oncogenic events that predicts survival in mantle cell lymphoma. Cancer Cell. 2003;3:185–97.

195. Royo C, Salaverria I, Hartmann EM, Rosenwald A, Campo E, Beà S. The complex landscape of genetic alterations in mantle cell lymphoma. Semin Cancer Biol. 2011;21:322–34.

196. Vaandrager JW, Schuuring E, Zwikstra E, de Boer CJ, Kleiverda KK, van Krieken JH, et al. Direct visu-alization of dispersed 11q13 chromosomal translo-cations in mantle cell lymphoma by multicolor DNA fiber fluorescence in situ hybridization. Blood. 1996;88:1177–82.

197. Musgrove EA, Caldon CE, Barraclough J, Stone A, Sutherland RL. Cyclin D as a therapeutic target in cancer. Nat Rev Cancer. 2011;11:558–72.

198. de Boer CJ, Loyson S, Kluin PM, Kluin-Nelemans HC, Schuuring E, van Krieken JH. Multiple break-points within the BCL-1 locus in B-cell lymphoma: rearrangements of the cyclin D1 gene. Cancer Res. 1993;53:4148–52.

199. Salaverria I, Royo C, Carvajal-Cuenca A, Clot G, Navarro A, Valera A, et al. CCND2 rearrangements are the most frequent genetic events in cyclin D1-mantle cell lymphoma. Blood. 2013;121:1394–402.

200. Meyer N, Penn LZ. Reflecting on 25 years with MYC. Nat Rev Cancer. 2008;8:976–90.

201. Joos S, Falk MH, Lichter P, Haluska FG, Henglein B, Lenoir GM, et al. Variable breakpoints in Burkitt lymphoma cells with chromosomal t(8;14) translo-cation separate c-myc and the IgH locus up to sev-eral hundred kb. Hum Mol Genet. 1992;1:625–32.

202. Joos S, Haluska FG, Falk MH, Henglein B, Hameister H, Croce CM, et al. Mapping chromo-somal breakpoints of Burkitt's t(8;14) translocations far upstream of c-myc. Cancer Res. 1992;52:6547–52.

203. Zeidler R, Joos S, Delecluse HJ, Klobeck G, Vuillaume M, Lenoir GM, et al. Breakpoints of Burkitt's lymphoma t(8;22) translocations map within a distance of 300 kb downstream of MYC. Genes Chromosom Cancer. 1994;9:282–7.

204. Neri A, Barriga F, Knowles DM, Magrath IT, Dalla-Favera R. Different regions of the immunoglobulin heavy-chain locus are involved in chromosomal translocations in distinct pathogenetic forms of Burkitt lymphoma. Proc Natl Acad Sci U S A. 1988;85:2748–52.

205. Haralambieva E, Schuuring E, Rosati S, van Noesel C, Jansen P, Appel I, et al. Interphase fluorescence in situ hybridization for detection of 8q24/MYC break-points on routine histologic sections: validation in Burkitt lymphomas from three geographic regions. Genes Chromosom Cancer. 2004;40:10–8.

206. Ventura RA, Martin-Subero JI, Jones M, McParland J, Gesk S, Mason DY, et al. FISH analysis for the detection of lymphoma-associated chromosomal abnormalities in routine paraffin-embedded tissue. J Mol Diagn. 2006;8:141–51.

207. Hummel M, Bentink S, Berger H, Klapper W, Wessendorf S, Barth TF, et al. A biologic definition of Burkitt's lymphoma from transcriptional and genomic profiling. N Engl J Med. 2006;354:2419–30.

208. Dave SS, Fu K, Wright GW, Lam LT, Kluin P, Boerma EJ, et al. Molecular diagnosis of Burkitt's lymphoma. N Engl J Med. 2006;354:2431–42.

209. Kramer MH, Hermans J, Wijburg E, Philippo K, Geelen E, van Krieken JH, et al. Clinical relevance of BCL2, BCL6, and MYC rearrangements in dif-fuse large B-cell lymphoma. Blood. 1998;92:3152–62.

210. Leucci E, Cocco M, Onnis A, De Falco G, van Cleef P, Bellan C, et al. MYC translocation-negative clas-sical Burkitt lymphoma cases: an alternative patho-genetic mechanism involving miRNA deregulation. J Pathol. 2008;216:440–50.

211. Aukema SM, Siebert R, Schuuring E, van Imhoff GW, Kluin-Nelemans HC, Boerma EJ, et al. Double-hit B-cell lymphomas. Blood. 2011;117:2319–31.

212. Snuderl M, Kolman OK, Chen YB, Hsu JJ, Ackerman AM, Dal Cin P, et al. B-cell lymphomas with concurrent IGH-BCL2 and MYC rearrange-ments are aggressive neoplasms with clinical and pathologic features distinct from Burkitt lymphoma and diffuse large B-cell lymphoma. Am J Surg Pathol. 2010;34:327–40.

213. Tomita N, Tokunaka M, Nakamura N, Takeuchi K, Koike J, Motomura S, et al. Clinicopathological fea-tures of lymphoma/leukemia patients carrying both BCL2 and MYC translocations. Haematologica. 2009;94:935–43.

214. Pillai RK, Sathanoori M, Van Oss SB, Swerdlow SH. Double-hit B-cell lymphomas with BCL6 and MYC translocations are aggressive, frequently extranodal lymphomas distinct from BCL2 double-hit B-cell lymphomas. Am J Surg Pathol. 2013;37:323–32.

215. Johnson NA, Slack GW, Savage KJ, Connors JM, Ben-Neriah S, Rogic S, et al. Concurrent expression of MYC and BCL2 in diffuse large B-cell lymphoma treated with rituximab plus cyclophosphamide, doxorubicin, vincristine, and prednisone. J Clin Oncol. 2012;30:3452–9.

216. Kluk MJ, Chapuy B, Sinha P, Roy A, Dal Cin P, Neuberg DS, et al. Immunohistochemical detection of MYC-driven diffuse large B-cell lymphomas. PLoS One. 2012;7:e33813.

217. Green TM, Young KH, Visco C, Xu-Monette ZY, Orazi A, Go RS, et al. Immunohistochemical double-hit score is a strong predictor of outcome in patients with diffuse large B-cell lymphoma treated with rituximab plus cyclophosphamide, doxorubicin, vin-cristine, and prednisone. J Clin Oncol. 2012;30:3460–7.

218. Horn H, Ziepert M, Becher C, Barth TF, Bernd HW, Feller AC, et al. MYC status in concert with BCL2 and BCL6 expression predicts outcome in diffuse large B-cell lymphoma. Blood. 2013;121:2253–63.

219. Hu S, Xu-Monette ZY, Tzankov A, Green T, Wu L, Balasubramanyam A, et al. MYC/BCL2 protein co-expression contributes to the inferior survival of activated B-cell subtype of diffuse large B-cell lymphoma and demonstrates high-risk gene expression signatures: a report from The International DLBCL Rituximab-CHOP Consortium Program Study. Blood. 2013;121:4021–31.

220. Ye H, Liu H, Attygalle A, Wotherspoon AC, Nicholson AG, Charlotte F, et al. Variable frequencies of t(11;18)(q21;q21) in MALT lymphomas of different sites: significant association with CagA strains of H pylori in gastric MALT lymphoma. Blood. 2003;102:1012–8.

221. Streubel B, Simonitsch-Klupp I, Mullauer L, Lamprecht A, Huber D, Siebert R, et al. Variable frequencies of MALT lymphoma-associated genetic aberrations in MALT lymphomas of different sites. Leukemia. 2004;18:1722–6.

222. Rosebeck S, Madden L, Jin X, Gu S, Apel IJ, Appert A, et al. Cleavage of NIK by the API2-MALT1 fusion oncoprotein leads to noncanonical NF-κB activation. Science. 2011;331:468–72.

223. Ruskone-Fourmestraux A, Fischbach W, Aleman BM, Boot H, Du MQ, Megraud F, et al. EGILS consensus report. Gastric extranodal marginal zone B-cell lymphoma of MALT. Gut. 2011;60:747–58.

224. Nakamura S, Sugiyama T, Matsumoto T, Iijima K, Ono S, Tajika M, et al. Long-term clinical outcome of gastric MALT lymphoma after eradication of Helicobacter pylori: a multicentre cohort follow-up study of 420 patients in Japan. Gut. 2012;61: 507–13.

225. Liu H, Ye H, Ruskone-Fourmestraux A, De Jong D, Pileri S, Thiede C, et al. T(11;18) is a marker for all stage gastric MALT lymphomas that will not respond to H. pylori eradication. Gastroenterology. 2002;122:1286–94.

226. Wündisch T, Thiede C, Morgner A, Dempfle A, Gunther A, Liu H, et al. Long-term follow-up of gastric MALT lymphoma after Helicobacter pylori eradication. J Clin Oncol. 2005;23:8018–24.

227. Stein H, Foss HD, Durkop H, Marafioti T, Delsol G, Pulford K, et al. CD30(+) anaplastic large cell lymphoma: a review of its histopathologic, genetic, and clinical features. Blood. 2000;96:3681–95.

228. Morris SW, Kirstein MN, Valentine MB, Dittmer KG, Shapiro DN, Saltman DL, et al. Fusion of a kinase gene, ALK, to a nucleolar protein gene, NPM, in non-Hodgkin's lymphoma. Science. 1994; 263:1281–4.

229. Falini B, Bigerna B, Fizzotti M, Pulford K, Pileri SA, Delsol G, et al. ALK expression defines a distinct group of T/null lymphomas ("ALK lymphomas") with a wide morphological spectrum. Am J Pathol. 1998;153:875–86.

230. Amin HM, Lai R. Pathobiology of ALK+ anaplastic large-cell lymphoma. Blood. 2007;110:2259–67.

231. Pulford K, Lamant L, Morris SW, Butler LH, Wood KM, Stroud D, et al. Detection of anaplastic lymphoma kinase (ALK) and nucleolar protein nucleophosmin (NPM)-ALK proteins in normal and neoplastic cells with the monoclonal antibody ALK1. Blood. 1997;89:1394–404.

232. Russo G, Isobe M, Gatti R, Finan J, Batuman O,

Huebner K, et al. Molecular analysis of a t(14;14) translocation in leukemic T-cells of an ataxia telangiectasia patient. Proc Natl Acad Sci U S A. 1989;86: 602–6.

233. Pekarsky Y, Hallas C, Isobe M, Russo G, Croce CM. Abnormalities at 14q32.1 in T cell malignancies involve two oncogenes. Proc Natl Acad Sci U S A. 1999;96:2949–51.

234. Stern MH, Soulier J, Rosenzwajg M, Nakahara K, Canki-Klain N, Aurias A, et al. MTCP-1: a novel gene on the human chromosome Xq28 translocated to the T cell receptor alpha/delta locus in mature T cell proliferations. Oncogene. 1993;8:2475–83.

235. Treon SP, Xu L, Yang G, Zhou Y, Liu X, Cao Y, et al. MYD88 L265P somatic mutation in Waldenstrom's macroglobulinemia. N Engl J Med. 2012;367: 826–33.

236. Tiacci E, Trifonov V, Schiavoni G, Holmes A, Kern W, Martelli MP, et al. BRAF mutations in hairy-cell leukemia. N Engl J Med. 2011;364:2305–15.

237. Xi L, Arons E, Navarro W, Calvo KR, Stetler-Stevenson M, Raffeld M, et al. Both variant and IGHV4-34-expressing hairy cell leukemia lack the BRAF V600E mutation. Blood. 2012;119:3330–2.

238. Dietrich S, Glimm H, Andrulis M, von Kalle C, Ho AD, Zenz T. BRAF inhibition in refractory hairy-cell leukemia. N Engl J Med. 2012;366:2038–40.

239. Jimenez C, Sebastian E, del Carmen Chillon M, Giraldo P, Mariano Hernandez J, Escalante F, et al. MYD88 L265P is a marker highly characteristic of, but not restricted to, Waldenstrom's macroglobulinemia. Leukemia. 2013;27:1722–8.

240. Xu L, Hunter ZR, Yang G, Zhou Y, Cao Y, Liu X, et al. MYD88 L265P in Waldenstrom macroglobulinemia, immunoglobulin M monoclonal gammopathy, and other B-cell lymphoproliferative disorders using conventional and quantitative allele-specific polymerase chain reaction. Blood. 2013;121: 2051–8.

241. Kiel MJ, Velusamy T, Betz BL, Zhao L, Weigelin HG, Chiang MY, et al. Whole-genome sequencing identifies recurrent somatic NOTCH2 mutations in splenic marginal zone lymphoma. J Exp Med. 2012;209:1553–65.

242. Rossi D, Trifonov V, Fangazio M, Bruscaggin A, Rasi S, Spina V, et al. The coding genome of splenic marginal zone lymphoma: activation of NOTCH2 and other pathways regulating marginal zone development. J Exp Med. 2012;209:1537–51.

243. Morin RD, Johnson NA, Severson TM, Mungall AJ, An J, Goya R, et al. Somatic mutations altering EZH2 (Tyr641) in follicular and diffuse large B-cell lymphomas of germinal-center origin. Nat Genet. 2010;42:181–5.

244. Morin RD, Mendez-Lago M, Mungall AJ, Goya R, Mungall KL, Corbett RD, et al. Frequent mutation of histone-modifying genes in non-Hodgkin lymphoma. Nature. 2011;476:298–303.

245. Pasqualucci L, Trifonov V, Fabbri G, Ma J, Rossi D, Chiarenza A, et al. Analysis of the coding genome of diffuse large B-cell lymphoma. Nat Genet. 2011;43:830–7.

246. Pasqualucci L, Dominguez-Sola D, Chiarenza A, Fabbri G, Grunn A, Trifonov V, et al. Inactivating mutations of acetyltransferase genes in B-cell lymphoma. Nature. 2011;471:189–95.

247. Davis RE, Ngo VN, Lenz G, Tolar P, Young RM, Romesser PB, et al. Chronic active B-cell-receptor

signalling in diffuse large B-cell lymphoma. Nature. 2010;463:88–92.

248. Lenz G, Davis RE, Ngo VN, Lam L, George TC, Wright GW, et al. Oncogenic CARD11 mutations in human diffuse large B cell lymphoma. Science. 2008;319:1676–9.

249. Compagno M, Lim WK, Grunn A, Nandula SV, Brahmachary M, Shen Q, et al. Mutations of multiple genes cause deregulation of NF-kappaB in diffuse large B-cell lymphoma. Nature. 2009;459: 717–21.

250. Kato M, Sanada M, Kato I, Sato Y, Takita J, Takeuchi K, et al. Frequent inactivation of A20 in B-cell lymphomas. Nature. 2009;459:712–6.

251. Ngo VN, Young RM, Schmitz R, Jhavar S, Xiao W, Lim KH, et al. Oncogenically active MYD88 mutations in human lymphoma. Nature. 2011;470: 115–9.

252. Döhner H, Stilgenbauer S, Benner A, Leupolt E, Kröber A, Bullinger L, et al. Genomic aberrations and survival in chronic lymphocytic leukemia. N Engl J Med. 2000;343:1910–6.

253. Edelmann J, Holzmann K, Miller F, Winkler D, Bühler A, Zenz T, et al. High-resolution genomic profiling of chronic lymphocytic leukemia reveals new recurrent genomic alterations. Blood. 2012;120: 4783–94.

254. Eichhorst B, Dreyling M, Robak T, Montserrat E, Hallek M, Group ObotEGW. Chronic lymphocytic leukemia: ESMO Clinical Practice Guidelines for diagnosis, treatment and follow-up. Ann Oncol. 2011;22:vi50–4.

255. Ghielmini M, Vitolo U, Kimby E, Montoto S, Walewski J, Pfreundschuh M, et al. ESMO Guidelines consensus conference on malignant lymphoma 2011 part 1: diffuse large B-cell lymphoma (DLBCL), follicular lymphoma (FL) and chronic lymphocytic leukemia (CLL). Ann Oncol. 2013;24:561–76.

256. Hallek M, Cheson BD, Catovsky D, Caligaris-Cappio F, Dighiero G, Döhner H, et al. Guidelines for the diagnosis and treatment of chronic lymphocytic leukemia: a report from the International Workshop on Chronic Lymphocytic Leukemia updating the National Cancer Institute–Working Group 1996 guidelines. Blood. 2008;111:5446–56.

257. Rossi D, Rasi S, Spina V, Bruscaggin A, Monti S, Ciardullo C, et al. Integrated mutational and cytogenetic analysis identifies new prognostic subgroups in chronic lymphocytic leukemia. Blood. 2013;121: 1403–12.

258. Damle RN, Wasil T, Fais F, Ghiotto F, Valetto A, Allen SL, et al. Ig V gene mutation status and CD38 expression as novel prognostic indicators in chronic lymphocytic leukemia: presented in part at the 40th annual meeting of the American society of hematology, held in Miami beach, FL, December 4-8, 1998.

Blood. 1999;94:1840–7.

259. Hamblin TJ, Davis Z, Gardiner A, Oscier DG, Stevenson FK. Unmutated Ig VH genes are associated with a more aggressive form of chronic lymphocytic leukemia. Blood. 1999;94:1848–54.

260. Navarro A, Clot G, Royo C, Jares P, Hadzidimitriou A, Agathangelidis A, et al. Molecular subsets of mantle cell lymphoma defined by the IGHV mutational status and SOX11 expression have distinct biologic and clinical features. Cancer Res. 2012;72:5307–16.

261. Fonseca R, Bergsagel PL, Drach J, Shaughnessy J, Gutierrez N, Stewart AK, et al. International Myeloma Working Group molecular classification of multiple myeloma: spotlight review. Leukemia. 2009;23:2210–21.

262. Chesi M, Nardini E, Lim RS, Smith KD, Kuehl WM, Bergsagel PL. The t(4;14) translocation in myeloma dysregulates both FGFR3 and a novel gene, MMSET, resulting in IgH/MMSET hybrid transcripts. Blood. 1998;92:3025–34.

263. Fonseca R, Blood E, Rue M, Harrington D, Oken MM, Kyle RA, et al. Clinical and biologic implications of recurrent genomic aberrations in myeloma. Blood. 2003;101:4569–75.

264. Avet-Loiseau H, Malard F, Campion L, Magrangeas F, Sebban C, Lioure B, et al. Translocation t(14;16) and multiple myeloma: is it really an independent prognostic factor? Blood. 2011;117:2009–11.

265. Avet-Loiseau H, Attal M, Moreau P, Charbonnel C, Garban F, Hulin C, et al. Genetic abnormalities and survival in multiple myeloma: the experience of the Intergroupe Francophone du Myelome. Blood. 2007;109:3489–95.

266. Hanamura I, Stewart JP, Huang Y, Zhan F, Santra M, Sawyer JR, et al. Frequent gain of chromosome band 1q21 in plasma-cell dyscrasias detected by fluorescence in situ hybridization: incidence increases from MGUS to relapsed myeloma and is related to prognosis and disease progression following tandem stem-cell transplantation. Blood. 2006;108: 1724–32.

267. Shaughnessy Jr JD, Zhan F, Burington BE, Huang Y, Colla S, Hanamura I, et al. A validated gene expression model of high-risk multiple myeloma is defined by deregulated expression of genes mapping to chromosome 1. Blood. 2007;109:2276–84.

268. Rosinol L, Carrio A, Blade J, Queralt R, Aymerich M, Cibeira MT, et al. Comparative genomic hybridisation identifies two variants of smoldering multiple myeloma. Br J Haematol. 2005;130:729–32.

269. Fonseca R, Wier SAV, Chng WJ, Ketterling R, Lacy MQ, Dispenzieri A, et al. Prognostic value of chromosome 1q21 gain by fluorescent in situ hybridization and increase CKS1B expression in myeloma. Leukemia. 2006;20:2034–40.

第 11 章

乳腺癌分子检测

Dimitrios Zardavas, Debora Fumagalli, Christos Sotiriou

引言

芯片技术的出现使我们能够在一次实验中了解数以千计的基因的表达水平,从而开启重新修订乳腺癌分子特征及分类的大门[1]。最初的研究用芯片确认了 4 种主要的内在亚型[2-5]:腔面 A 型,是 ER 和(或) PR 阳性,低增殖和低级别;腔面 B 型,是 ER 和(或) PR 阳性, 高增殖和高级别;HER2 高表达型, 显示 HER2 基因的扩增以及相同扩增子的其他基因的扩增;基底细胞样亚型,与 ER/PR/HER2 阴性型(三阴性亚型)有较大程度上的重叠,并且显示基底细胞起源的特征,比如基底型角蛋白阳性。随后的研究确定了另外的亚型,主要是在基底细胞样亚型的异质性群体中。实例包括①低紧密连接蛋白的肿瘤,其特征在于通过类似于乳腺干细胞的基因表达谱(免疫应答基因,间充质特征,并富于上皮-间质转化标记)[6];②分泌型肿瘤,其特征在于雄激素受体(AR)阳性和随后激活的AR-信号通路[7]。

在乳腺癌领域,识别疾病的不同分子亚型有重大突破,因为这些表型背后的不同分子特性已被发现(表11.1)。实际上,结合基因组拷贝数和基因表达分析的研究表明, 不同乳腺癌亚型之间的重现性 DNA 拷贝异常(CNA)是不同的[8,9]。这些发现提高了我们对疾病的病理生理学的了解,而且它们表明乳腺癌的分子分型发展沿着不同的遗传途径。此外,临床相关信息可以被溯源,因

为这些 CNA 中的一些已显示要么是预后相关, 要么是包括可能的治疗靶基因[8,9]。近期大规模的乳腺癌基因组二代测序(NGS)的研究突出了这个疾病的大量分子异质性。它们还将分子亚型和不同的突变分析联系起来,这反过来又可能提供新的治疗靶点[10-15]。

前面提到的固有的分子亚型是通过 DNA 芯片平台鉴定的,这是其临床实施的障碍。为克服这个障碍,已推荐用免疫组织化学(IHC)方法筛查(表 11.2)。然而,这些方法和芯片结果的一致性方面表明欠佳,最重要的不确定性因素如下:①区别腔面 A 和 B 型。因为增殖相关的基因是定义它们的关键因素, 所以 Ki67 是一个连续变量, 而不是一个二元的, 而且最近,IHC 标记的 PR 表达水平已被推荐用来区分这两种亚型[16,17];②免疫组化和芯片平台 HER2 阳性缺乏一致性的病例,芯片方法 HER2 高表达的病例只有 70%的 IHC 有 HER2 过表达;③基底样亚型和三阴性表型之间缺乏一致性[18]。

近年来,乳腺癌领域出现了越来越多的分子生物学数据,另外改善所谓"个体化癌症医疗"的各个领域充满期望,也就是,更好的特征描述、改善的预后预测、准确预测治疗效果和敏感的监测疾病[19]。在以下各小节,我们提供在临床实践中已经实施的用于乳腺癌患者不同分子检测的全面概述(表 11.3),以及有前途的新兴分子检测方法的信息。

临床实践中的乳腺癌分子检测

雌激素和孕激素受体

大部分乳腺癌(高达 80%)的生长取决于雌激素和(或)孕激素,人们已经知道这个事实超过 40 年,这种

D. Zardavas, M.D. • D. Fumagalli, M.D.
C. Sotiriou, M.D., Ph.D. (✉)
Institut Jules Bordet, Université Libre de Bruxelles,
Brussels, Belgium
e-mail: christos.sotiriou@bordet.be

表 11.1　不同分子亚型乳腺癌的分子改变模式

分子亚型	拷贝数改变	突变(%)
腔面 A 型	拷贝数增加:1q 和 16p 拷贝数减少:16q 高水平扩增:8p11~12、11q13~14、12q13~14、17q11~12、17q21~24 和 20q13	PIK3CA(45%)、GATA3(14%)、MAP3K1(13%)、TP53(12%)、CDH1(9%)、MLL3(8%)、MAP2K4(7%)、NCOR1(5%)、RUNX1(4%)、PTEN(4%)、CTCF(4%)、TBX3(3%)、SF3B1(3%)、CBFB(2%)、FOXA1(2%)、NF1(2%)、PTPRD(2%)、CDKN1B(1%)、AFF2(1%)、PIK3R1(0.4%)、RB1(0.4%)、PTPN22(0.4%)
腔面 B 型	拷贝数增加:1q、8q、17q、20q 拷贝数减少:1p、8p、13q、16q、17p、22q 高水平扩增:8p11~12、8q、11q13~14	TP53(29%)、PIK3CA(29%)、GATA3(15%)、MLL3(6%)、MAP3K1(5%)、CDH1(5%)、PTEN(4%)、TBX3(4%)、NF1(4%)、PTPRD(4%)、RB1(3%)、MAP2K4(2%)、PIK3R1(2%)、AKT1(2%)、RUNX1(2%)、CBFB(2%)、NCOR1(2%)、CTCF(2%)、FOXA1(2%)、AFF2(2%)、PTPN22(2%)、CDKN1B(1%)
HER2 扩增型	拷贝数增加:1q、7p、8q、16p、20q 拷贝数减少:1p、8p、13q、18q 高水平扩增:17q	TP53(72%)、PIK3CA(39%)、MLL3(7%)、AFF2(5%)、PTPN22(5%)、CDH1(5%)、MAP3K1(4%)、PIK3R1(4%)、RUNX1(4%)、SF3B1(4%)、PTPRD(4%)、MAP2K4(2%)、GATA3(2%)、PTEN(2%)、AKT1(2%)、CBFB(2%)、CTCF(2%)、FOXA1(2%)、CDKN1B(2%)
基底细胞亚型	拷贝数增加:3q、8q、10p 拷贝数减少:3p、4p、4q、5q、12q、13q、14q、15q 高水平扩增:罕见	TP53(80%)、PIK3CA(9%)、MLL3(5%)、RB1(4%)、AFF2(4%)、GATA3(2%)、NCOR1(2%)、NF1(2%)、PTEN(1%)、TBX3(1%)、CTCF(1%)、SF3B1(1%)、PTPRD(1%)

AFF2:AF4/FMR2 家族成员 2;AKT1:V-Akt 小鼠同源胸腺瘤病毒癌基因 1;CBFB:核心结合因子 β 亚基;CDH1:钙黏蛋白 1,1 型、E-钙黏蛋白(上皮);CDKN1B:细胞周期蛋白依赖性激酶抑制剂 1B(p27Kip1);CTCF:CCCTC 结合因子(锌指蛋白);FOXA1:叉头框 A1;GATA3:GATA 结合蛋白 3;MAP3K1:分裂原活化蛋白激酶激酶激酶 1;E3:泛素连接酶蛋白;MAP2K4:分裂原活化蛋白激酶激酶 4;MLL3:髓/淋巴或混合谱系白血病 3;NCOR1:核受体辅阻遏物 1;NF1:神经纤维瘤 1;PIK3CA:磷脂酰肌醇-4,5-二磷酸肌醇-3-激酶,催化亚单位 α;PIK3R1:磷酸肌醇 3 激酶,调节亚基 1(α);PTEN:磷酸酶同源;PTPN22:蛋白酪氨酸磷酸酶,非受体型 22(淋巴);PTPRD:蛋白酪氨酸磷酸酶,受体 D 型;RB1:视网膜母细胞瘤 1;RUNX1:侏儒相关转录因子 1;SF3B1:剪接因子 3b,亚基 1,155 kDa;TBX3:T-box 3;TP53:肿瘤蛋白 P53。

表 11.2　乳腺癌分子亚型和免疫组织化学(IHC)

分子亚型	IHC
腔面 A 型	ER(+)和(或)PR(+)、HER2(-)、Ki67<14%(St Gallen)或 ER(+)、PR≤20%、HER2(-)、Ki67<14%(Prat A 等)或 ER(+)和(或)PR(+)、HER2(-)(Blows FM 等)
腔面 B 型	ER(+)和(或)PR(+)、HER2(-)、Ki67≥14%(St Gallen)或 ER(+)、PR>20%、HER2(-)、Ki67≥14%(Prat A 等)或 ER(+)和(或)PR(+)、HER2(+)(Blows FM 等)
HER2	ER(+/-)、PR(+/-)、HER2(+)(St Gallen)或 ER(-)、PR(-)、HER2(+)(Blows FM 等)
基底细胞亚型	ER(-)、PR(-)、HER2(-)(St Gallen)或 ER(-)、PR(-)、HER2(-)、CK5/6(+)和(或)EGFR(+)(Blows FM 等)

CK:细胞角蛋白;EGFR:表皮生长因子受体;ER:雌激素受体;HER2:人类表皮受体 2;Ki67:抗原;KI-67;PR:孕激素受体。

作用是通过相应的受体 ER 和 PR 介导的[20]。到目前为止,ER 的两种同源异构体已经确定:ER-α 和 ER-β[21]。它们都是结合雌二醇的转录因子,并介导雌激素的作用,但他们的转录特性不同[22,23]。ER-β 的功能知之甚少,这里大量可用的临床数据和提出的指导方针只局限于 ER-α。孕激素受体也存在两个同源异构体:A 和

B。但是,对它们的生物学和临床意义知之甚少[24]。

起初,ER 和 PR 通过配体结合试验(LBA)进行定量,即基于放射性标记的类固醇配体与受体的竞争性结合试验[25]。从 20 世纪 90 年代初开始,LBA 已经被免疫组织化学(IHC)取代了(图 11.1)。IHC 可以同时提供阳性细胞百分比和染色强度的信息,并具有超过

表 11.3 临床实践中已实施的乳腺癌分子检测及其提供的信息

分子检测	分类	预后价值		预测价值	
		早期阶段	转移阶段	早期阶段	转移阶段
激素受体状态(ER/PR IHC)	是	是	是	是(内分泌治疗)	是(内分泌治疗)
HER2 状态[IHC 和(或)FISH、CISH]	是	是	是	是(HER2 封锁)	是(HER2 封锁)
Ki67 (IHC)	是	是	NA	一般化疗敏感性	NA
Oncotype DX	否	是	NA	一般化疗敏感性	NA
MammaPrint	否	是	NA	一般化疗敏感性	NA
基因组分级指数(GGI)	是	是	NA	一般化疗敏感性	NA
EndoPredict	否	是	NA	NA	NA
PAM50/ROR	是	是	NA	一般化疗敏感性	NA
CellSearch	否	是	是	在研究中	在研究中
BRCA1/2 突变分析	是	在研究中	NA	在研究中(铂类化合物)	可能是
					(PARP 抑制剂/铂类化合物)

BRCA1/2:乳腺癌 1/2 早发性;CISH:显色原位杂交;ER:雌激素受体;FISH:荧光原位杂交;HER2:人类表皮受体 2;IHC:免疫组化;NA:不可用;PR:孕激素受体。

LBA 的几个优点,如它的简单和更广泛的适用性。然而,一些报道表明,ER 和 PR 测定结果在不同实验室之间存在变化,这与很多因素有关,如标本处理、组织固定、抗原修复和抗体类型等[26-28]。

为提高 ER 和 PR 检测的准确性,美国临床肿瘤学会(ASCO)和美国病理医师协会(CAP)已颁布有关乳腺癌 ER 和 PR 检测和报告的建议[29]。根据这些指南,乳腺癌中 ER 和(或)PR 有>1%的细胞染色阳性就应被视为 ER 和(或)PR 阳性。通过反转录聚合酶链式反应(RT-PCR)的 ER 和(或)PR mRNA 定量,本身或作为多基因测定法(见下文)的一部分,成为了另一个测量选项,但目前不建议替代 IHC[30]。

激素受体表达的预后意义不明确。许多证据表明,对于手术后没有接受系统治疗的 Ⅰ 期 ER 阳性乳腺癌患者,其 5 年复发的可能性比 ER 阴性患者低 5%~10%[31-33]。然而,随着时间的推移,雌激素受体阳性的复发和死亡风险优势减少了,可能是由于激素受体阴性患者在辅助化疗中获益的影响[34-36]。孕激素受体表达的独立预后影响已经被评价。临床证据表明,ER/PR 均阳性的乳腺癌患者的预后比 ER 阳性而 PR 阴性患者的预后好,ER 阳性而 PR 阴性的患者又比 ER/PR 均阴性患者的预后好[37,38]。

在乳腺癌,ER 是内分泌治疗效果预测的最重要预测生物标记。他莫昔芬,选择性雌激素受体调节剂,代表着一个已制订的辅助内分泌治疗。在 ER 阳性乳腺癌患者中,他莫昔芬辅助治疗已显示降低了 39%的复发率和 31%的年死亡率,这与患者的年龄、淋巴结受累、绝经状态,以及化疗的使用无关[39]。对于绝经后的妇女,一些研究已经表明,相比长期他莫昔芬治疗,使用第三代芳香酶抑制剂(AI)作为初始辅助治疗、序贯治疗或延长治疗时,可以降低同侧、对侧和远处复发的风险[40-51]。对于绝经前妇女,他莫昔芬仍然是标准治疗,并且卵巢抑制的作用正在观察中[52-54]。

除了 ER 表达的情况,有证据表明,ER 的表达量可以预测内分泌治疗的受益程度[55,56]。在罕见的 ER 阴性和 PR 阳性乳腺癌中,已经报道了他莫昔芬受益有限,但无论如何,激素治疗仍被广泛推荐[57]。

已经投入大量研究来确定哪些 ER 阳性的早期乳腺癌患者可能受益于额外的辅助化疗。这已经催生了一系列多基因分型的研究来帮助制订治疗决策,如下文所述[58]。通过 ER 表达状态来预测新辅助化疗效果的假设已被临床证据所支持,特别是,ER 阴性的乳腺癌患者比 ER 阳性的乳腺癌患者在化疗后似乎更容易达到病理完全缓解(pCR)[59,60]。

有转移的并且表达激素受体的乳腺癌患者是初始内分泌治疗的人选。近年,AI 已成为绝经后乳腺癌标准的一线治疗,这基于几个随机试验结果显示其疗效强于他莫昔芬[61-65]。有趣的是,数据显示,有转移的且同时表达 ER 和 PR 的患者比 ER 阳性且 PR 阴性患者的抗雌激素治疗反应好[66]。

基于以上所讨论的数据,目前的指南建议对所有新诊断的乳腺癌进行 ER 和 PR 检测,对任何局部或远处复发的病例同样要检测。此外,激素受体阳性的患者应接受激素治疗,除非另有禁忌[67]。

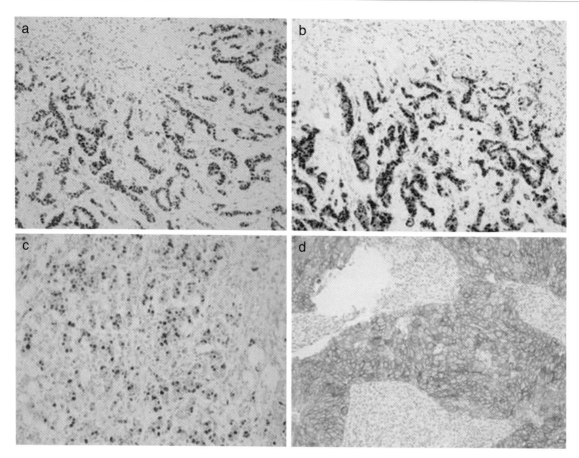

图 11.1 在典型乳腺浸润性导管癌中,IHC 评估的显微照片:ER(a)、PR(b)、Ki67(c)和 HER2(d)(放大倍数×20)。

人类表皮生长因子受体2

人类表皮生长因子受体 2(HER2)是属于表皮生长因子受体(ErbB)家族的一种跨膜糖蛋白,其在细胞生长、分化、黏附和运动方面发挥作用[68,69]。HER2在各种正常上皮以低水平表达,包括乳腺导管上皮,但高达 30% 的原发性乳腺癌存在该基因的扩增和伴随的蛋白质过度表达[70]。

HER2 测试已经成为所有原发性乳腺癌和那些新复发转移的患者诊断检查的一个组成部分。通常情况下,HER2 首先通过免疫组化评估(图 11.1)。 在蛋白表达水平不确定的情况下,*HER2* 基因拷贝数是用荧光原位杂交(FISH)或显色原位杂交(CISH)来评价。目前不推荐使用 mRNA 测定来定义 *HER2* 基因状态。

HER2 IHC 的检测带来了一些挑战,因为准确和半定量评估都是至关重要的。尽管 *HER2* 基因扩增和蛋白过度表达之间存在紧密联系[71],但是一些报告显示,IHC识别 *HER2* 扩增的肿瘤能力是易变的,如果 HER2 检测在工作量少的当地实验室进行,那么不一致率可以高达20%[72-75]。为了克服这些问题,ASCO 和 CAP 发布了用于乳腺癌 HER2 检测的指南。值得注意的是,该指南要求

在开始检测前,实验室要进行 HER2 检测的验证[76]。

对于 HER2 作为预后标志的价值是有争议的。现有证据表明,对于没有接受辅助系统治疗的 HER2 过度表达的乳腺癌患者,淋巴结阴性和淋巴结阳性的病例都与不良预后相关[70,77-80]。然而,这些研究大多是在曲妥珠单抗被批准用于 HER2 阳性乳腺癌高危患者辅助治疗之前开展的(见下文)。为此原因,一个 ASCO 专家小组建议不要单独使用 HER2 扩增和(或)过表达来判断早期乳腺癌的预后[81]。

HER2 扩增和(或)过表达主要是作为化疗、靶向治疗和内分泌治疗的预测指标。回顾性分析证明,与没有以蒽环类药物为基础的辅助治疗方案相比,HER2 阳性乳腺癌对以蒽环类药物为基础的辅助治疗方案更为敏感[82-85],阿霉素的剂量在确定治疗的疗效方面可能是重要的[82,86]。已经有关于拓扑异构酶 Ⅱα 和17 号染色体多倍体提示敏感性作用的研究[87,88]。HER2阳性乳腺癌似乎从紫杉醇的治疗中获益[89],而它们似乎对以环磷酰胺为基础的方案相对耐药[90-92]。

HER2 状态作为曲妥珠单抗治疗反应的预测因子,曲妥珠单抗是针对 HER2 受体胞外域的人源化单克隆抗体。最初显示,曲妥珠单抗无论是单独使用还

是与化疗联合都可以提高 HER2 阳性转移性乳腺癌的反应率、疾病进展时间和总生存[93-95]。关键的随机临床试验结果还表明,在辅助治疗中,不论 ER 状态、肿瘤大小,或淋巴结状态,曲妥珠单抗显著降低 HER2 阳性早期乳腺癌患者复发的风险和死亡率[96-101]。因此,曲妥珠单抗已成为最成功的靶向药物之一。

新辅助化疗加入曲妥珠单抗的方案已经显示可以提高 pCR 率[102,103]。此外,在最近的两个独立的、多中心的新辅助临床试验中,双重抗 HER2 治疗观察到显著更高的 pCR 率(即曲妥珠单抗和酪氨酸激酶抑制剂拉帕替尼或单克隆抗体帕妥珠单抗),从而证实了新辅助 HER2 靶向治疗和 HER2 阳性乳腺癌之间的相关性[104,105]。

针对 HER2 过表达的乳腺癌,几种不同作用机制的 HER2 阻断剂正在临床开发中,并有望改善这种乳腺癌亚型的管理[106,107]。有意思的是,部分药物在 HER2 受体(p95HER2)呈点状表达的患者中有效,而他们对曲妥珠单抗耐药[108]。

也有证据表明,HER2 阳性可以预测某些内分泌治疗的耐药。然而,该数据是有争议的,HER2 的过表达目前不被认为是排除激素受体阳性乳腺癌患者使用内分泌治疗的标准[67]。

值得一提的是,因为有数据表明检测 HER2 阴性的患者,曲妥珠单抗治疗有显著获益,所以,最近关于目前使用的定义 HER2 阳性阈值的不确定性被提出[109-111]。几个关于循环 HER2 蛋白细胞外结构域水平是否可以预测对靶向 HER2 的治疗反应的研究,其结果是有争议的[112],直到有更多的信息可用,否则不推荐改变标准做法。

Ki67

Ki67 抗原是 30 年前最初被发现的[113],其是评估乳腺癌常用的一个生物标志,并影响内分泌治疗和原发肿瘤化疗的治疗决策。有证据支持这种蛋白参与聚合酶 I 依赖的 rRNA 合成,到目前为止,关于它功能的重要性还没有一个完全清晰的认识[114,115]。免疫组织化学(IHC)方法通过几种抗体(MM-1、Ki-S5、SP-6)评估 Ki67,日常实践主要是以 MIB-1 为主(图 11.1)。总体而言,结果判读是基于乳腺癌细胞中抗体染色在细胞核的百分比来评估的,其判读困难和重复性差。为克服这些障碍,自动化的读取器被开发出来,它同样适用于肿瘤活检和细针抽吸标本[116,117]。

有证据支持 Ki67 评估的临床价值,这种生物标记物可以通过 IHC 估计乳腺癌的分子亚型,并可以作为预后和预测标记物,是一种有价值的工具。已经证实该 Ki67 的标记指数可以区分腔面 A 型和 B 型,并且 14%

的 Ki67 指数是最佳的临界值[16]。多项研究报告表明,Ki67 是早期乳腺癌的预后因素。荟萃分析也已开展,并表明 Ki67 阳性是无病生存率(DFS)和总生存率(OS)方面的负性预后因子[118,119]。

尽管结果并不总是一致的,但已经有数据支持 Ki67 在化疗、新辅助化疗以及转移方面的预后作用。在辅助化疗方面,随机试验评估 Ki67 预测作用的结果可以归纳如下:①Ki67 阳性可能预示来曲唑化疗比他莫昔芬化疗有效,正如乳腺国际组织的 BIG 1~98 项试验显示的,该实验随机入组 4922 位接受他莫昔芬或来曲唑的患者并分为 4 组[116],采用 11% 作为 Ki67 的临界值,在 Ki67 高表达的亚组来曲唑治疗获益比他莫昔芬更高[HR(来曲唑:他莫昔芬) = 0.53;95% CI, 0.39~0.72],在 Ki67 低表达的亚组[HR(来曲唑:他莫昔芬)=0.81;95%CI, 0.57~1.15],Ki67 和治疗效果的 P 值为 0.09;②Ki67 阳性可能预测紫杉烷化疗获益,正如乳腺癌国际研究小组 BCIRG001 和 PACS01 试验所示[120,121]。BCIRG001 将随机抽取的患者分成 4 个亚型组,并接受多柔比星和环磷酰胺,并伴氟尿嘧啶(FAC)或多西他赛(TAC)治疗。对于腔面 B 型乳腺癌患者的亚组 [定义为激素受体阳性,HER2 阳性,和(或)Ki67>11%],含有紫杉醇的治疗方案比没有紫杉醇的方案好。TAC 联合化疗的 3 年 DFS 是 85.2%,FAC 联合化疗的 3 年 DFS 是 79.0%(HR=0.66;95% CI,0.46~0.95,P=0.025)[120]。PACS01 随机抽取患者并接受氟尿嘧啶、盐酸表柔比星和环磷酰胺(FEC)6 个周期,或 FEC 3 个周期之后,再用多西他赛 3 个周期的方案。使用 20% 或更高的 Ki67 临界值来提示 Ki67 阳性,与 ER 阳性/ Ki67-阴性患者(HR=1.03;95%CI,0.69~1.55)相比,含多西他赛的方案使 ER 阳性/ Ki67-阳性组 (HR= 0.51;95%CI,0.26~1.01)复发的 HR 降低[121];③正如国际乳腺癌研究组(IBCSG)试验Ⅷ和Ⅳ所示,高的 Ki67 不能预测单用激素和单用化疗治疗的疗效[122]。

在新辅助化疗中,一些研究已经显示 Ki67 与化疗反应相关,包括临床反应或病理反应。然而,这些结果并不一致,有两个新辅助化疗研究未能显示 Ki67 水平和治疗敏感性相关[123,124]。重要的是,没有数据支持用 Ki67 的表达水平来预测对特定的化疗方案的反应。在 Ki67 作为新辅助内分泌治疗的预测生物标记物方面,两项分别使用他莫昔芬(n=54)和来曲唑(n=63)单药治疗的研究,其结果都是阴性(分别是 P=0.08,尚未报道)[125,126]。

Ki67 在转移方面的潜在预测作用较少被研究。两项研究,在单因素分析中,无论是内分泌治疗缓解率(P=0.024)[127]还是内分泌治疗失败时间(P=0.047)[128]都和 Ki67 的表达状态相关，在第二项研究的多因素分析中,Ki67 的预测作用缺乏证据(P=0.16)。在另一项HER2 阳性转移性乳腺癌患者(n=74)采用曲妥珠单抗加或不加化疗的研究中,单因素和多因素分析都没有显示出 Ki67 随时间和治疗失败间的相关性[129]。

基因预后标记

已经有尝试通过评估早期乳腺癌患者的标准临床病理参数而证实提高预测的基因表达谱研究。这些研究的基因标记目前已经商业化,这将在本节进行说明。有趣的是,其中一些基因标记被回顾性评价为潜在预测生物标记物,而且它们已经显示出通用化学敏感性。这种敏感性评价主要源于其量化乳腺癌细胞增殖状态的能力[1]。

Oncotype DX®

这是一个 21 基因,其是以定量反转录聚合酶链式反应(qRT-PCR)为基础的分析,最初用来评估淋巴结阴性、ER 阳性、他莫昔芬治疗的乳腺癌患者的复发风险[130]。这个基因标记的开发是在现有生物学知识的基础上,从 250 个候选列表中选出基因,即所谓"候选基因"的方式。Oncotype DX®检测提供"复发评分(RS)",它是一个连续的变量,其根据 10 年复发风险将患者分成 3 个不同的风险群体:低风险、中风险和高风险,10年远处复发率分别为 7%、14%、30%,这种分层是基于"国家外科乳腺化疗和胃肠项目试验 B-14"[130]中的一组患者队列研究的发现。随后的研究在使用瑞宁得、三苯氧胺、单独或联合(ATAC)试验的患者中评估 Oncotype DX®,并且淋巴结阴性(P<0.001)和淋巴结阳性(P=0.002)组的预后都显示有统计学意义[131]。

已经有其他研究确认 RS 是三苯氧胺治疗淋巴结阳性乳腺癌患者的预测指标[132]。回顾性分析 RS与临床结果的相关性表明,它是独立于标准临床病理因素以外的预测指标[133]。重要的是,一项随机Ⅲ期临床试验 TAILORx(设定治疗的个体化选择试验)(NCT00310180)前瞻性评估了 Oncotype DX®的临床应用。淋巴结阴性、激素受体阳性并显示中风险 RS 的乳腺癌患者已经随机接受单独内分泌治疗或内分泌治疗加化疗。最初的研究问题是,中风险 RS 患者是否可以安全地幸免术后辅助化疗。

MammaPrint®

这是一个基于 70 基因芯片平台/qRT-PCR 的试验,

最初是由来自荷兰癌症研究所的科学家建立的,他们回顾性调查了 78 例未行辅助治疗的肿瘤直径<5cm 的淋巴结阴性乳腺癌患者[134]。MammaPrint®采用"自上而下"的方法,因为它是在未做先验生物假设的情况下,直接对比在具有不同临床结果的患者群体间全基因表达数据而得到的。这些多基因预后标记的预测能力由两个独立的回顾性研究随后验证[135,136]。

随机Ⅲ期临床试验 MINDACT (用芯片研究淋巴结阴性和 0~3 淋巴结阳性的病例可能避免化疗的试验)(NCT00433589)也前瞻性地评估了 MammaPrint®的临床应用价值。淋巴结阴性或至多三个淋巴结转移的任何激素受体状态的乳腺癌患者,通过 MammaPrint®和 Adjuvant Online 评估不一致的危险分层,随机接受分别基于基因组和临床风险的治疗。主要研究的问题是,基因低风险而临床高风险的患者是否能够安全地避免辅助化疗。

MapQuant Dx™

Sotiriou 等采用"自下而上"策略,并通过一个特征性的基因表达谱而获得组织学分级[137]。97 个基因标记已经产生,所谓基因型分级指数(GGI),包括增殖和细胞周期基因。在 570 例早期乳腺癌患者中,GGI 一贯的可以从高级别乳腺肿瘤中区分出低级别乳腺肿瘤。重要的是,GGI 能够将Ⅱ级的肿瘤分为 2 个独立的组,即低级别基因型和高级别基因型,并且这 2 组的临床结果显示有显著的统计学意义(P<0.001)。以下研究结果与临床相关:因为观察者间较高的差异而导致Ⅱ级患者的临床决策有不确定性,而 GGI 有为Ⅱ级肿瘤提供准确预后的能力。值得注意的是,GGI 预后的价值最近在 166 例浸润性小叶乳腺癌队列中被证实:在多变量分析中,GGI 与浸润性 DFS(P<0.001)和 OS(P=0.01)有关,并胜过组织学分级,而且相比标准临床病理学变量,提供了额外的预测,包括淋巴结状态[138]。

EndoPredict®

这是一个基于 qRT-PCR 的 11 基因试验,其在石蜡包埋的肿瘤组织中评估 8 个癌症相关和 3 个标准化基因,并提供最终 EndoPredict(EP)评分,范围从 0~15。该 EP 评分是结合淋巴结状态、肿瘤大小为一体的综合临床–基因型评分。EPclin 的预测能力已经在奥地利乳腺癌和直肠癌研究组(ABCSG)-6 和 ABCSG-8 试验中评估[139]。在 10 年远处复发率方面(两项试验均 P<0.001),EPclin 识别出不同临床结果的 2 个预后组。重要的是,一项关于 1702 例 ER 阳性/HER2 阴性并仅通

过内分泌治疗的绝经后乳腺癌患者的回顾性分析,其结果显示,在预测能力方面,EPclin优于国家综合癌症中心网、German S3和圣加仑指南[140]。最后,在34例激素受体阳性乳腺癌患者中进行了EndoPredict®和Oncotype DX®之间的比较:报告了显著但中度的一致性(76%)和中度的相关性(相关系数0.65,P<0.01)[141]。

PAM50/ROR

这是一个50个基因对内在亚型的预测,是在189例淋巴结阴性和淋巴结阳性乳腺癌病例中使用芯片分析和qRT-PCR数据发展而来[142]。该预测提供了复发评分(ROR)风险,考虑到PAM50预测的内在亚型、肿瘤大小和组织学分级。对于准确预测,在淋巴结阴性、未做辅助治疗的一组患者中,这种结合临床–基因组分析的分类胜过以临床病理及亚型为基础的预后分类。ROR评分显示在ER阳性、三苯氧胺治疗的早期乳腺癌患者中潜在的准确预测能力[143]。在另一项研究中,在一组参加了NCIC CTG MA.12研究的患者中,将PAM50预测和IHC预测进行了比较[144],以评估绝经前乳腺癌患者的三苯氧胺与安慰剂。发现基于PAM50的固有亚型分类可以对DFS(P=0.0003)和总生存率(OS;P=0.0002)进行预后预测,而基于IHC的分类则不能。

IHC4

IHC4(AQUA®技术)是一种复发风险标记,其使用已确定的四种预后标记物的蛋白表达,即由中心进行免疫组化以评估 ER、PR、HER2和Ki67。在来自ATAC试验的1125例ER阳性乳腺癌患者中对比IHC4和Oncotype DX®的预测能力,则两个测试提供类似的预后信息[145]。在同样的研究中,786例ER阳性乳腺癌患者的第二个研究组进一步验证了IHC4,正是这个研究,发现IHC4是值得注目的预后标记。

特殊通路激活状态的基因标记

已经在人类癌症中观察到多种多样的致癌分子改变,其中一些集中在相同的信号传导途径中。通过影响PI3K信号传导通路的不同分子成分改变是最好的例证,比如PTEN丢失、PIK3CA和(或)Akt1的突变[146]。这些改变影响相应信号通路的功能输出,可以通过基因转录分析或特定的磷酸化抗体反应评估下游分子来体现。这就描画了评估致癌通路的活化状态作为靶向治疗反应的潜在预测生物标记物的前景。一个最近的例子是PI3K/mTOR信号通路基因标记(PIK3CA-GS)的发展,从而表明该通路的低功能输出[147]。近期的临床数据已表明PIK3CA-GS可作为在雌激素受体阳性乳腺癌中对依维莫司、mTOR抑制剂反应的预测生物标记物[148]。

检测和计算循环肿瘤细胞

循环肿瘤细胞(CTC)计数是临床上用于转移性乳腺癌的另一分子检测。在几种CTC检测方法中,到目前为止,CellSearch®(美国)是唯一一个已经获得美国食品和药物管理局(FDA)批准的方法,并用于监控转移性乳腺癌患者[149]。这是一个用来分离和计算CTC的自动富集和免疫染色系统,使用抗体包被的磁珠来分离来自全血中表达上皮细胞黏附分子(EpCAM)的上皮细胞。在第一步富集后,三色荧光染色包括:核酸染料(4′,6-二脒基-2-苯基吲哚或DAPI)染细胞核,特异性针对细胞角蛋白8、18和19(CK广)以明确上皮细胞的抗体,以及CD45识别白细胞。根据该方法,CTC被定义为DAPI和CK广染色阳性而CD45阴性的细胞[150]。

在多个研究中,检测到的转移性乳腺癌患者的CTC数已被证明是临床结果的独立预后因素。在一项177例可测量转移性肿瘤负担的患者的前瞻性、多中心研究中评估了CTC潜在的预后相关性[149]。使用≥5 CTC/7.5mL血液作为临界值,CTC是无进展生存期(PFS)和OS的一个独立预后指标。在这项研究中,与传统影像学比较,138例的CTC计数在转移方面评估更具优势[151]。回顾性分析115例转移性乳腺癌患者,用CTC计数和[(18)F]-氟脱氧葡萄糖(FDG)正电子发射断层扫描(PET)/计算机断层扫描(CT)在开始治疗和治疗9~12周后评估治疗反应,结果显示在多因素分析中,前者是唯一显著的预后因素(P=0.004)[152]。最后,一项利用CellSearch®进行CTC检测的前瞻性研究,研究了267例一线治疗的转移性乳腺患者,证实CTC分离和计数与预后相关。在多因素分析中,CTC≥5/7.5mL血液是PFS和OS统计学上显著的预后因素(P=0.03)。值得注意的是,第七版美国联合委员会癌症分期手册(2010)定义了一个新的M0(i+)疾病分期,承认微转移病灶的临床意义,其被定义为在分子或显微镜下检测到癌细胞,CTC是其中的一部分[153]。

BRCA1/2突变检测

BRCA1/2(乳腺癌1/2、早发性)代表两个研究最广泛的乳腺癌易感基因,它们突变状态的遗传评估目前在临床实践中应用。BRCA1基因胚系突变者一生发生浸润性乳腺癌的风险为50%~70%,而BRCA2基因突变者相应的风险达到40%~60%。在选择患者进行

BRCA 1/2 突变分析方面已经制定若干指南,包括家族史和乳腺癌疾病的某些临床病理特征两方面。关于 *BRCA 1/2* 突变状态评估的方法,全长基因测序是一种选择。然而,在某些族裔的人群中特定的突变占主导地位(例如,在德系犹太人中的 185delAG 和 5382insC *BRCA 1* 基因突变和 6174delT *BRCA 2* 基因突变),从而提供了一个更简单和更便宜的靶基因测序形式[154]。

越来越多的证据表明,*BRCA 1/2* 突变状态可以影响乳腺癌患者的临床结果。对于 *BRCA 1/2* 胚系突变的预后影响,目前尚不清楚,大多数但不是所有的研究报道不利影响。一项针对 11 个研究的荟萃分析报道,相比于 *BRCA 1* 基因野生型患者,*BRCA 1* 基因胚系突变的新诊断的乳腺癌患者在短期和长期生存率方面的预后更差[相应的 HR=1.92(95%CI=1.45~2.53);1.33(1.12~1.58)][155]。在相同的研究中,*BRCA 2* 与预后无关。对于 *BRCA 1/2* 突变状态对预后影响的问题,将由 POSH 研究 (前瞻性研究散发性与遗传性乳腺癌的结果)来解决,这是一项前瞻性的诊断并随访 3000 例新诊断的早发性(即<40 岁)乳腺癌患者的研究[156]。

BRCA 1/2 突变状态可以影响局部治疗决策。事实上,*BRCA* 相关乳腺癌与同侧乳腺癌的复发率增加相关,更多的是对侧乳腺癌的复发率增加。预防性对侧乳房切除术已经显示显著减少了对侧乳腺癌的风险并提高 DFS,其对总存活率的影响数据仍缺乏。就局部放射治疗而言,没有证据支持为 *BRCA* 基因胚系突变患者量身定制的方法。

BRCA 1/2 突变状态可能影响乳腺癌全身治疗的选择。临床前证据支持这类肿瘤对 DNA 损伤剂的敏感性,例如铂类化合物[157],同时,在新辅助治疗中有了初步的临床数据证实[158]。在转移和新辅助治疗方面,初步临床数据表明 *BRCA* 相关的乳腺癌对紫杉烷类存在潜在的原发性耐药[159,160]。目前,有一个正在进行的 II 期临床试验(NCT00321633)随机选择携带 *BRCA 1* 和(或) *BRCA 2* 突变的转移性乳腺癌患者接受卡铂或多西他赛化疗(HER2 过表达的病例加入曲妥珠单抗)。

最后,了解患者的 *BRCA 1/2* 突变状态可以打开新的治疗途径,利用合成致死的概念,即两种不同的基因缺陷导致细胞死亡,但它们中的任一个单独缺陷时则不能。聚(腺苷二磷酸核糖)聚合酶(PARP)是单链 DNA 修复途径的重要介质。BRCA1/2 是同源重组(HR)的重要介质,而 HR 是双链 DNA 断裂修复的主要机制。用药物抑制 PARP,在 DNA 复制过程中形成多个双链 DNA 断裂,BRCA1/2 依赖的 DNA 修复不能正常进行,在 *BRCA* 胚系突变携带者的情况下,细胞很容易发生凋亡。这个理由支持 PARP 抑制剂用于 BRCA 相关乳腺癌的治疗,同时有多个已经或目前正在进行的临床试验。

新兴乳腺癌分子检测

二代基因测序

NGS 技术的出现,实现在一次实验中多个基因的详细测序,正在重塑我们对乳腺癌生物学的理解(表 11.4)[11,13-15,161,162]。通过阐明乳腺癌突变谱,可以使我们能够在空间和时间方面仔细分析这一常见肿瘤内部的异质性和克隆演变,并且 NGS 有望提高个体化乳腺癌药物治疗的多个方面。在临床开发方面,包括发现新的分子治疗靶点和为分子靶向药物发现预测生物标记物。值得注意的是,NGS 技术不仅应用于肿瘤样品,也可以应用于血浆样品,这可能引起基于血浆的预后和(或)预测性生物标记物的发展。因为能够前所未有地精确评估微残余的肿瘤负荷,所以 NGS 用于血浆所产生的令人兴奋的前景是精确的疾病监测。在转移病例中,通过 NGS 技术检测循环肿瘤细胞游离 DNA 最近被证明与治疗反应和临床结果相关联[163]。在辅助治疗方面,这些应用会更加令人激动,但临床数据仍缺乏[164]。

总结

乳腺癌是一种异质性疾病,涵盖不同的亚型,具有不同分子背景,不同的敏感性指标,以及不同的治疗方法和不同的临床结果。目前,有限的分子测试方法常规地应用于这些乳腺癌患者的临床诊治,主要提及 ER、PR 和 HER2 检测,以及较少用于 Ki67 的评估。该疾病的几个多基因预后标记组合已经商品化,从而可以提高预后,但其临床应用仍有待证明。*BRCA 1/2* 突变分析被限制在一个小的亚群的患者中,并且 CTC 是主要的转移相关指标,但后者作为常规检测仍相距较远。然而,随着新兴技术的积极发展,这些分子测试的临床研究正在进行。未来,NGS 对个性化的

表 11.4　二代测序和其提供的基因组信息

种类	改变
核苷酸序列	DNA 突变(全基因组/外显子组)
	RNA 突变
结构重排	染色体内的结构重排
	染色体间的结构重排
	融合基因
	剪接变异体
其他	单细胞的基因组/转录组测序

乳腺癌药物可以产生巨大影响,但是它仍被认为是实验阶段。在新的分子检测(图 11.2)可以临床应用于乳腺癌之前,仍需要积累坚实的临床证据。

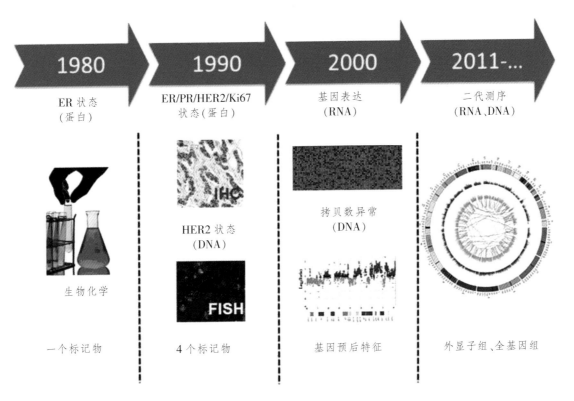

图 11.2 乳腺癌分子检测的发展。

(姚家美 译 纪元 校)

参考文献

1. Sotiriou C, Pusztai L. Gene-expression signatures in breast cancer. N Engl J Med. 2009;360(8):790–800.
2. Perou CM, Sørlie T, Eisen MB, van de Rijn M, Jeffrey SS, Rees CA, et al. Molecular portraits of human breast tumours. Nature. 2000;406(6797): 747–52.
3. Sørlie T, Perou CM, Tibshirani R, Aas T, Geisler S, Johnsen H, et al. Gene expression patterns of breast carcinomas distinguish tumor subclasses with clinical implications. Proc Natl Acad Sci USA. 2001;98(19):10869–74.
4. Sorlie T, Tibshirani R, Parker J, Hastie T, Marron JS, Nobel A, et al. Repeated observation of breast tumor subtypes in independent gene expression data sets. Proc Natl Acad Sci USA. 2003;100(14):8418–23.
5. Sotiriou C, Neo S-Y, McShane LM, Korn EL, Long PM, Jazaeri A, et al. Breast cancer classification and prognosis based on gene expression profiles from a population-based study. Proc Natl Acad Sci USA. 2003;100(18):10393–8.
6. Prat A, Parker JS, Karginova O, Fan C, Livasy C, Herschkowitz JI, et al. Phenotypic and molecular characterization of the claudin-low intrinsic subtype of breast cancer. Breast Cancer Res. 2010;12(5):R68.
7. Farmer P, Bonnefoi H, Becette V, Tubiana-Hulin M, Fumoleau P, Larsimont D, et al. Identification of molecular apocrine breast tumours by microarray analysis. Oncogene. 2005;24(29):4660–71.
8. Chin K, DeVries S, Fridlyand J, Spellman PT, Roydasgupta R, Kuo W-L, et al. Genomic and transcriptional aberrations linked to breast cancer pathophysiologies. Cancer Cell. 2006;10(6):529–41.
9. Bergamaschi A, Kim YH, Wang P, Sørlie T, Hernandez-Boussard T, Lonning PE, et al. Distinct patterns of DNA copy number alteration are associated with different clinicopathological features and gene-expression subtypes of breast cancer. Genes Chromosom Cancer. 2006;45(11):1033–40.
10. Kan Z, Jaiswal BS, Stinson J, Janakiraman V, Bhatt D, Stern HM, et al. Diverse somatic mutation patterns and pathway alterations in human cancers. Nature. 2010;466(7308):869–73.
11. Koboldt DC, Fulton RS, McLellan MD, Schmidt H, Kalicki-Veizer J, McMichael JF, et al. Comprehensive molecular portraits of human breast tumours. Nature. 2012;490(7418):61–70.
12. Stephens PJ, McBride DJ, Lin M-L, Varela I, Pleasance ED, Simpson JT, et al. Complex landscapes of somatic rearrangement in human breast cancer genomes. Nature. 2009;462(7276):1005–10.
13. Shah SP, Roth A, Goya R, Oloumi A, Ha G, Zhao Y, et al. The clonal and mutational evolution spectrum of primary triple-negative breast cancers. Nature [Internet]. 2012 Apr 4 [cited 2012 Oct 8]. http://www.nature.com/doifinder/10.1038/nature10933
14. Ellis MJ, Ding L, Shen D, Luo J, Suman VJ, Wallis JW, et al. Whole-genome analysis informs breast

cancer response to aromatase inhibition. Nature [Internet]. 2012 Jun 10 [cited 2012 Oct 8]. http://www.nature.com/doifinder/10.1038/nature11143

15. Banerji S, Cibulskis K, Rangel-Escareno C, Brown KK, Carter SL, Frederick AM, et al. Sequence analysis of mutations and translocations across breast cancer subtypes. Nature. 2012;486(7403):405–9.

16. Cheang MCU, Chia SK, Voduc D, Gao D, Leung S, Snider J, et al. Ki67 index, HER2 status, and prognosis of patients with luminal B breast cancer. J Natl Cancer Inst. 2009;101(10):736–50.

17. Prat A, Cheang MCU, Martin M, Parker JS, Carrasco E, Caballero R, et al. Prognostic significance of progesterone receptor-positive tumor cells within immunohistochemically defined Luminal A breast cancer. J Clin Oncol. 2012;31(2):203–9.

18. Prat A, Adamo B, Cheang MCU, Anders CK, Carey LA, Perou CM. Molecular characterization of basal-like and non-basal-like triple-negative breast cancer. Oncologist. 2013;18(2):123–33.

19. Zardavas D, Pugliano L, Piccart M. Personalized therapy for breast cancer: a dream or a reality? Future Oncol. 2013;9(8):1105–19.

20. Lemon HM. Abnormal estrogen metabolism and tissue estrogen receptor proteins in breast cancer. Cancer. 1970;25(2):423–35.

21. Nilsson S, Mäkelä S, Treuter E, Tujague M, Thomsen J, Andersson G, et al. Mechanisms of estrogen action. Physiol Rev. 2001;81(4):1535–65.

22. Watanabe T, Inoue S, Ogawa S, Ishii Y, Hiroi H, Ikeda K, et al. Agonistic effect of tamoxifen is dependent on cell type, ERE-promoter context, and estrogen receptor subtype: functional difference between estrogen receptors alpha and beta. Biochem Biophys Res Commun. 1997;236(1):140–5.

23. Barkhem T, Carlsson B, Nilsson Y, Enmark E, Gustafsson J, Nilsson S. Differential response of estrogen receptor alpha and estrogen receptor beta to partial estrogen agonists/antagonists. Mol Pharmacol. 1998;54(1):105–12.

24. Chalbos D, Galtier F. Differential effect of forms A and B of human progesterone receptor on estradiol-dependent transcription. J Biol Chem. 1994;269(37):23007–12.

25. McGuire WL, De La Garza M, Chamness GC. Evaluation of estrogen receptor assays in human breast cancer tissue. Cancer Res. 1977;37(3):637–9.

26. Allred DC, Harvey JM, Berardo M, Clark GM. Prognostic and predictive factors in breast cancer by immunohistochemical analysis. Mod Pathol. 1998;11(2):155–68.

27. Rhodes A, Jasani B, Barnes DM, Bobrow LG, Miller KD. Reliability of immunohistochemical demonstration of oestrogen receptors in routine practice: interlaboratory variance in the sensitivity of detection and evaluation of scoring systems. J Clin Pathol. 2000;53(2):125–30.

28. Rüdiger T, Höfler H, Kreipe H-H, Nizze H, Pfeifer U, Stein H, et al. Quality assurance in immunohistochemistry: results of an interlaboratory trial involving 172 pathologists. Am J Surg Pathol. 2002;26(7):873–82.

29. Hammond MEH, Hayes DF, Dowsett M, Allred DC, Hagerty KL, Badve S, et al. American Society of Clinical Oncology/College Of American Pathologists guideline recommendations for immunohistochemical testing of estrogen and progesterone receptors in breast cancer. J Clin Oncol. 2010;28(16):2784–95.

30. Du X, Li X-Q, Li L, Xu Y-Y, Feng Y-M. The detection of ESR1/PGR/ERBB2 mRNA levels by RT-QPCR: a better approach for subtyping breast cancer and predicting prognosis. Breast Cancer Res Treat. 2013;138(1):59–67.

31. Fisher B, Redmond C, Fisher ER, Caplan R. Relative worth of estrogen or progesterone receptor and pathologic characteristics of differentiation as indicators of prognosis in node negative breast cancer patients: findings from National Surgical Adjuvant Breast and Bowel Project Protocol B-06. J Clin Oncol. 1988;6(7):1076–87.

32. Grann VR, Troxel AB, Zojwalla NJ, Jacobson JS, Hershman D, Neugut AI. Hormone receptor status and survival in a population-based cohort of patients with breast carcinoma. Cancer. 2005;103(11):2241–51.

33. Crowe JP, Hubay CA, Pearson OH, Marshall JS, Rosenblatt J, Mansour EG, et al. Estrogen receptor status as a prognostic indicator for stage I breast cancer patients. Breast Cancer Res Treat. 1982;2(2):171–6.

34. Hilsenbeck SG, Ravdin PM, de Moor CA, Chamness GC, Osborne CK, Clark GM. Time-dependence of hazard ratios for prognostic factors in primary breast cancer. Breast Cancer Res Treat. 1998;52(1–3):227–37.

35. Schmitt M, Thomssen C, Ulm K, Seiderer A, Harbeck N, Höfler H, et al. Time-varying prognostic impact of tumour biological factors urokinase (uPA), PAI-1 and steroid hormone receptor status in primary breast cancer. Br J Cancer. 1997;76(3):306–11.

36. Berry DA, Cirrincione C, Henderson IC, Citron ML, Budman DR, Goldstein LJ, et al. Estrogen-receptor status and outcomes of modern chemotherapy for patients with node-positive breast cancer. JAMA. 2006;295(14):1658–67.

37. Clark GM, McGuire WL, Hubay CA, Pearson OH, Marshall JS. Progesterone receptors as a prognostic factor in Stage II breast cancer. N Engl J Med. 1983;309(22):1343–7.

38. Thakkar JP, Mehta DG. A review of an unfavorable subset of breast cancer: estrogen receptor positive progesterone receptor negative. Oncologist. 2011;16(3):276–85.

39. Early Breast Cancer Trialists' Collaborative Group (EBCTCG). Effects of chemotherapy and hormonal therapy for early breast cancer on recurrence and 15-year survival: an overview of the randomised trials. Lancet. 2005;365(9472):1687–717.

40. Howell A, Cuzick J, Baum M, Buzdar A, Dowsett M, Forbes JF, et al. Results of the ATAC (Arimidex, Tamoxifen, Alone or in Combination) trial after completion of 5 years' adjuvant treatment for breast cancer. Lancet. 2005;365(9453):60–2.

41. BIG 1–98 Collaborative Group, Mouridsen H, Giobbie-Hurder A, Goldhirsch A, Thürlimann B, Paridaens R, et al. Letrozole therapy alone or in sequence with tamoxifen in women with breast cancer. N Engl J Med. 2009;361(8):766–76.

42. Boccardo F, Rubagotti A, Guglielmini P, Fini A, Paladini G, Mesiti M, et al. Switching to anastrozole versus continued tamoxifen treatment of early breast cancer. Updated results of the Italian tamoxifen anastrozole (ITA) trial. Ann Oncol. 2006;17 Suppl 7:

vii10–4.

43. Coombes RC, Hall E, Gibson LJ, Paridaens R, Jassem J, Delozier T, et al. A randomized trial of exemestane after two to three years of tamoxifen therapy in postmenopausal women with primary breast cancer. N Engl J Med. 2004;350(11): 1081–92.

44. Kaufmann M, Jonat W, Hilfrich J, Eidtmann H, Gademann G, Zuna I, et al. Improved overall survival in postmenopausal women with early breast cancer after anastrozole initiated after treatment with tamoxifen compared with continued tamoxifen: the ARNO 95 Study. J Clin Oncol. 2007;25(19):2664–70.

45. Jakesz R, Jonat W, Gnant M, Mittlboeck M, Greil R, Tausch C, et al. Switching of postmenopausal women with endocrine-responsive early breast cancer to anastrozole after 2 years' adjuvant tamoxifen: combined results of ABCSG trial 8 and ARNO 95 trial. Lancet. 2005;366(9484):455–62.

46. Jonat W, Gnant M, Boccardo F, Kaufmann M, Rubagotti A, Zuna I, et al. Effectiveness of switching from adjuvant tamoxifen to anastrozole in postmenopausal women with hormone-sensitive early-stage breast cancer: a meta-analysis. Lancet Oncol. 2006;7(12):991–6.

47. Van de Velde CJH, Rea D, Seynaeve C, Putter H, Hasenburg A, Vannetzel J-M, et al. Adjuvant tamoxifen and exemestane in early breast cancer (TEAM): a randomised phase 3 trial. Lancet. 2011; 377(9762):321–31.

48. Goss PE, Ingle JN, Martino S, Robert NJ, Muss HB, Piccart MJ, et al. Randomized trial of letrozole following tamoxifen as extended adjuvant therapy in receptor-positive breast cancer: updated findings from NCIC CTG MA.17. J Natl Cancer Inst. 2005;97(17):1262–71.

49. Goss PE, Ingle JN, Martino S, Robert NJ, Muss HB, Piccart MJ, et al. A randomized trial of letrozole in postmenopausal women after five years of tamoxifen therapy for early-stage breast cancer. N Engl J Med. 2003;349(19):1793–802.

50. Goss PE, Ingle JN, Pater JL, Martino S, Robert NJ, Muss HB, et al. Late extended adjuvant treatment with letrozole improves outcome in women with early-stage breast cancer who complete 5 years of tamoxifen. J Clin Oncol. 2008;26(12):1948–55.

51. Ingle JN, Tu D, Pater JL, Muss HB, Martino S, Robert NJ, et al. Intent-to-treat analysis of the placebo-controlled trial of letrozole for extended adjuvant therapy in early breast cancer: NCIC CTG MA.17. Ann Oncol. 2008;19(5):877–82.

52. Pritchard KI. Ovarian suppression/ablation in premenopausal ER-positive breast cancer patients. Issues and recommendations. Oncology (Williston Park, NY). 2009;23(1):27–33.

53. Puhalla S, Brufsky A, Davidson N. Adjuvant endocrine therapy for premenopausal women with breast cancer. Breast. 2009;18 Suppl 3:S122–30.

54. Tan S-H, Wolff AC. The role of ovarian ablation in the adjuvant therapy of breast cancer. Curr Oncol Rep. 2008;10(1):27–37.

55. Paik S, Tang G, Shak S, Kim C, Baker J, Kim W, et al. Gene expression and benefit of chemotherapy in women with node-negative, estrogen receptor-positive breast cancer. J Clin Oncol. 2006;24(23):3726–34.

56. Kim C, Tang G, Pogue-Geile KL, Costantino JP, Baehner FL, Baker J, et al. Estrogen receptor (ESR1) mRNA expression and benefit from tamoxifen in the treatment and prevention of estrogen receptor-positive breast cancer. J Clin Oncol. 2011;29(31):4160–7.

57. Viale G, Regan MM, Maiorano E, Mastropasqua MG, Dell'Orto P, Rasmussen BB, et al. Prognostic and predictive value of centrally reviewed expression of estrogen and progesterone receptors in a randomized trial comparing letrozole and tamoxifen adjuvant therapy for postmenopausal early breast cancer: BIG 1–98. J Clin Oncol. 2007;25(25):3846–52.

58. Albain KS, Paik S, van't Veer L. Prediction of adjuvant chemotherapy benefit in endocrine responsive, early breast cancer using multigene assays. Breast. 2009;18 Suppl 3:S141–5.

59. Colleoni M, Viale G, Zahrieh D, Pruneri G, Gentilini O, Veronesi P, et al. Chemotherapy is more effective in patients with breast cancer not expressing steroid hormone receptors: a study of preoperative treatment. Clin Cancer Res. 2004;10(19):6622–8.

60. Ring AE, Smith IE, Ashley S, Fulford LG, Lakhani SR. Oestrogen receptor status, pathological complete response and prognosis in patients receiving neoadjuvant chemotherapy for early breast cancer. Br J Cancer. 2004;91(12):2012–7.

61. Bonneterre J, Thürlimann B, Robertson JF, Krzakowski M, Mauriac L, Koralewski P, et al. Anastrozole versus tamoxifen as first-line therapy for advanced breast cancer in 668 postmenopausal women: results of the Tamoxifen or Arimidex Randomized Group Efficacy and Tolerability study. J Clin Oncol. 2000;18(22):3748–57.

62. Nabholtz JM, Buzdar A, Pollak M, Harwin W, Burton G, Mangalik A, et al. Anastrozole is superior to tamoxifen as first-line therapy for advanced breast cancer in postmenopausal women: results of a North American multicenter randomized trial. Arimidex Study Group. J Clin Oncol. 2000;18(22):3758–67.

63. Paridaens RJ, Dirix LY, Beex LV, Nooij M, Cameron DA, Cufer T, et al. Phase III study comparing exemestane with tamoxifen as first-line hormonal treatment of metastatic breast cancer in postmenopausal women: the European Organisation for Research and Treatment of Cancer Breast Cancer Cooperative Group. J Clin Oncol. 2008;26(30): 4883–90.

64. Vergote I, Bonneterre J, Thürlimann B, Robertson J, Krzakowski M, Mauriac L, et al. Randomised study of anastrozole versus tamoxifen as first-line therapy for advanced breast cancer in postmenopausal women. Eur J Cancer. 2000;36 Suppl 4:S84–5.

65. Gibson L, Lawrence D, Dawson C, Bliss J. Aromatase inhibitors for treatment of advanced breast cancer in postmenopausal women. Cochrane Database Syst Rev. 2009;(4):CD003370.

66. Dowsett M, Houghton J, Iden C, Salter J, Farndon J, A'Hern R, et al. Benefit from adjuvant tamoxifen therapy in primary breast cancer patients according oestrogen receptor, progesterone receptor, EGF receptor and HER2 status. Ann Oncol. 2006;17(5): 818–26.

67. NCCN Guidelines Breast Cancer Version 3.2013 [Internet]. http://www.NCCN.com

68. Schechter AL, Stern DF, Vaidyanathan L, Decker SJ, Drebin JA, Greene MI, et al. The neu oncogene: an erb-B-related gene encoding a 185,000-Mr tumour antigen. Nature. 1984;312(5994):513–6.

69. Hanna W, Kahn HJ, Trudeau M. Evaluation of HER-2/neu (erbB-2) status in breast cancer: from bench to bedside. Mod Pathol. 1999;12(8):827–34.

70. Slamon DJ, Clark GM, Wong SG, Levin WJ, Ullrich A, McGuire WL. Human breast cancer: correlation of relapse and survival with amplification of the HER-2/neu oncogene. Science. 1987;235(4785):177–82.

71. Slamon DJ, Godolphin W, Jones LA, Holt JA, Wong SG, Keith DE, et al. Studies of the HER-2/neu proto-oncogene in human breast and ovarian cancer. Science. 1989;244(4905):707–12.

72. Press MF, Hung G, Godolphin W, Slamon DJ. Sensitivity of HER-2/neu antibodies in archival tissue samples: potential source of error in immunohistochemical studies of oncogene expression. Cancer Res. 1994;54(10):2771–7.

73. Paik S, Bryant J, Tan-Chiu E, Romond E, Hiller W, Park K, et al. Real-world performance of HER2 testing–National Surgical Adjuvant Breast and Bowel Project experience. J Natl Cancer Inst. 2002; 94(11):852–4.

74. Perez EA, Suman VJ, Davidson NE, Martino S, Kaufman PA, Lingle WL, et al. HER2 testing by local, central, and reference laboratories in specimens from the North Central Cancer Treatment Group N9831 intergroup adjuvant trial. J Clin Oncol. 2006;24(19):3032–8.

75. Press MF, Sauter G, Bernstein L, Villalobos IE, Mirlacher M, Zhou J-Y, et al. Diagnostic evaluation of HER-2 as a molecular target: an assessment of accuracy and reproducibility of laboratory testing in large, prospective, randomized clinical trials. Clin Cancer Res. 2005;11(18):6598–607.

76. Wolff AC, Hammond MEH, Schwartz JN, Hagerty KL, Allred DC, Cote RJ, et al. American Society of Clinical Oncology/College of American Pathologists guideline recommendations for human epidermal growth factor receptor 2 testing in breast cancer. J Clin Oncol. 2007;25(1):118–45.

77. Paik S, Hazan R, Fisher ER, Sass RE, Fisher B, Redmond C, et al. Pathologic findings from the National Surgical Adjuvant Breast and Bowel Project: prognostic significance of erbB-2 protein overexpression in primary breast cancer. J Clin Oncol. 1990;8(1):103–12.

78. Gilcrease MZ, Woodward WA, Nicolas MM, Corley LJ, Fuller GN, Esteva FJ, et al. Even low-level HER2 expression may be associated with worse outcome in node-positive breast cancer. Am J Surg Pathol. 2009;33(5):759–67.

79. Tandon AK, Clark GM, Chamness GC, Ullrich A, McGuire WL. HER-2/neu oncogene protein and prognosis in breast cancer. J Clin Oncol. 1989; 7(8):1120–8.

80. Chia S, Norris B, Speers C, Cheang M, Gilks B, Gown AM, et al. Human epidermal growth factor receptor 2 overexpression as a prognostic factor in a large tissue microarray series of node-negative breast cancers. J Clin Oncol. 2008;26(35):5697–704.

81. Harris L, Fritsche H, Mennel R, Norton L, Ravdin P, Taube S, et al. American Society of Clinical Oncology 2007 update of recommendations for the use of tumor markers in breast cancer. J Clin Oncol. 2007;25(33):5287–312.

82. Muss HB, Thor AD, Berry DA, Kute T, Liu ET, Koerner F, et al. c-erbB-2 expression and response to adjuvant therapy in women with node-positive early breast cancer. N Engl J Med. 1994;330(18):1260–6.

83. Paik S, Bryant J, Park C, Fisher B, Tan-Chiu E, Hyams D, et al. erbB-2 and response to doxorubicin in patients with axillary lymph node-positive, hormone receptor-negative breast cancer. J Natl Cancer Inst. 1998;90(18):1361–70.

84. Paik S, Bryant J, Tan-Chiu E, Yothers G, Park C, Wickerham DL, et al. HER2 and choice of adjuvant chemotherapy for invasive breast cancer: National Surgical Adjuvant Breast and Bowel Project Protocol B-15. J Natl Cancer Inst. 2000;92(24):1991–8.

85. Pritchard KI, Shepherd LE, O'Malley FP, Andrulis IL, Tu D, Bramwell VH, et al. HER2 and responsiveness of breast cancer to adjuvant chemotherapy. N Engl J Med. 2006;354(20):2103–11.

86. Dressler LG, Berry DA, Broadwater G, Cowan D, Cox K, Griffin S, et al. Comparison of HER2 status by fluorescence in situ hybridization and immunohistochemistry to predict benefit from dose escalation of adjuvant doxorubicin-based therapy in node-positive breast cancer patients. J Clin Oncol. 2005;23(19):4287–97.

87. Gennari A, Sormani MP, Pronzato P, Puntoni M, Colozza M, Pfeffer U, et al. HER2 status and efficacy of adjuvant anthracyclines in early breast cancer: a pooled analysis of randomized trials. J Natl Cancer Inst. 2008;100(1):14–20.

88. Bartlett JMS, Munro AF, Dunn JA, McConkey C, Jordan S, Twelves CJ, et al. Predictive markers of anthracycline benefit: a prospectively planned analysis of the UK National Epirubicin Adjuvant Trial (NEAT/BR9601). Lancet Oncol. 2010;11(3):266–74.

89. Hayes DF, Thor AD, Dressler LG, Weaver D, Edgerton S, Cowan D, et al. HER2 and response to paclitaxel in node-positive breast cancer. N Engl J Med. 2007;357(15):1496–506.

90. Gusterson BA, Gelber RD, Goldhirsch A, Price KN, Säve-Söderborgh J, Anbazhagan R, et al. Prognostic importance of c-erbB-2 expression in breast cancer. International (Ludwig) Breast Cancer Study Group. J Clin Oncol. 1992;10(7):1049–56.

91. Allred DC, Clark GM, Tandon AK, Molina R, Tormey DC, Osborne CK, et al. HER-2/neu in node-negative breast cancer: prognostic significance of overexpression influenced by the presence of in situ carcinoma. J Clin Oncol. 1992;10(4):599–605.

92. Ménard S, Valagussa P, Pilotti S, Gianni L, Biganzoli E, Boracchi P, et al. Response to cyclophosphamide, methotrexate, and fluorouracil in lymph node-positive breast cancer according to HER2 overexpression and other tumor biologic variables. J Clin Oncol. 2001;19(2):329–35.

93. Cobleigh MA, Vogel CL, Tripathy D, Robert NJ, Scholl S, Fehrenbacher L, et al. Multinational study of the efficacy and safety of humanized anti-HER2 monoclonal antibody in women who have HER2-overexpressing metastatic breast cancer that has progressed after chemotherapy for metastatic disease. J Clin Oncol. 1999;17(9):2639–48.

94. Slamon DJ, Leyland-Jones B, Shak S, Fuchs H, Paton V, Bajamonde A, et al. Use of chemotherapy plus a monoclonal antibody against HER2 for metastatic breast cancer that overexpresses HER2. N Engl J Med. 2001;344(11):783–92.

95. Vogel CL, Cobleigh MA, Tripathy D, Gutheil JC, Harris LN, Fehrenbacher L, et al. Efficacy and safety of trastuzumab as a single agent in first-line treatment of HER2-overexpressing metastatic breast cancer. J Clin Oncol. 2002;20(3):719–26.

96. Joensuu H, Kellokumpu-Lehtinen P-L, Bono P, Alanko T, Kataja V, Asola R, et al. Adjuvant docetaxel or vinorelbine with or without trastuzumab for breast

cancer. N Engl J Med. 2006;354(8):809–20.

97. Piccart-Gebhart MJ, Procter M, Leyland-Jones B, Goldhirsch A, Untch M, Smith I, et al. Trastuzumab after adjuvant chemotherapy in HER2-positive breast cancer. N Engl J Med. 2005;353(16):1659–72.

98. Piccart-Gebhart MJ. HERA TRIAL: 2 years versus 1 year of trastuzumab after adjuvant chemotherapy in women with HER2-positive early breast cancer at 8 years of median follow up [Internet]. San Antonio, TX; 2012. http://cancerres.aacrjournals.org/cgi/content/meeting_abstract/72/24_MeetingAbstracts/S5-2

99. Romond EH, Perez EA, Bryant J, Suman VJ, Geyer Jr CE, Davidson NE, et al. Trastuzumab plus adjuvant chemotherapy for operable HER2-positive breast cancer. N Engl J Med. 2005;353(16):1673–84.

100. Romond E. Trastuzumab plus adjuvant chemotherapy for HER2-positive breast cancer: final planned joint analysis of overall survival (OS) from NSABP B-31 and NCCTG N9831 [Internet]. San Antonio, TX; 2012. http://cancerres.aacrjournals.org/cgi/content/meeting_abstract/72/24_MeetingAbstracts/S5-5

101. Slamon D, Eiermann W, Robert N, Pienkowski T, Martin M, Press M, et al. Adjuvant trastuzumab in HER2-positive breast cancer. N Engl J Med. 2011;365(14):1273–83.

102. Buzdar AU, Ibrahim NK, Francis D, Booser DJ, Thomas ES, Theriault RL, et al. Significantly higher pathologic complete remission rate after neoadjuvant therapy with trastuzumab, paclitaxel, and epirubicin chemotherapy: results of a randomized trial in human epidermal growth factor receptor 2-positive operable breast cancer. J Clin Oncol. 2005;23(16):3676–85.

103. Buzdar AU, Valero V, Ibrahim NK, Francis D, Broglio KR, Theriault RL, et al. Neoadjuvant therapy with paclitaxel followed by 5-fluorouracil, epirubicin, and cyclophosphamide chemotherapy and concurrent trastuzumab in human epidermal growth factor receptor 2-positive operable breast cancer: an update of the initial randomized study population and data of additional patients treated with the same regimen. Clin Cancer Res. 2007;13(1):228–33.

104. Baselga J, Bradbury I, Eidtmann H, Di Cosimo S, de Azambuja E, Aura C, et al. Lapatinib with trastuzumab for HER2-positive early breast cancer (NeoALTTO): a randomised, open-label, multicentre, phase 3 trial. Lancet. 2012;379(9816):633–40.

105. Gianni L, Pienkowski T, Im Y-H, Roman L, Tseng L-M, Liu M-C, et al. Efficacy and safety of neoadjuvant pertuzumab and trastuzumab in women with locally advanced, inflammatory, or early HER2-positive breast cancer (NeoSphere): a randomised multicentre, open-label, phase 2 trial. Lancet Oncol. 2012;13(1):25–32.

106. Zardavas D, Bozovic-Spasojevic I, de Azambuja E. Dual human epidermal growth factor receptor 2 blockade: another step forward in treating patients with human epidermal growth factor receptor 2-positive breast cancer. Curr Opin Oncol. 2012;24(6):612–22.

107. Saini KS, Azim Jr HA, Metzger-Filho O, Loi S, Sotiriou C, de Azambuja E, et al. Beyond trastuzumab: new treatment options for HER2-positive breast cancer. Breast. 2011;20 Suppl 3:S20–7.

108. Scaltriti M, Rojo F, Ocaña A, Anido J, Guzman M, Cortes J, et al. Expression of p95HER2, a truncated form of the HER2 receptor, and response to anti-HER2 therapies in breast cancer. J Natl Cancer Inst. 2007;99(8):628–38.

109. Paik S, Kim C, Wolmark N. HER2 status and benefit from adjuvant trastuzumab in breast cancer. N Engl J Med. 2008;358(13):1409–11.

110. Tuma RS. Inconsistency of HER2 test raises questions. J Natl Cancer Inst. 2007;99(14):1064–5.

111. Perez EA, Reinholz MM, Hillman DW, Tenner KS, Schroeder MJ, Davidson NE, et al. HER2 and chromosome 17 effect on patient outcome in the N9831 adjuvant trastuzumab trial. J Clin Oncol. 2010;28(28):4307–15.

112. Lam L, McAndrew N, Yee M, Fu T, Tchou JC, Zhang H. Challenges in the clinical utility of the serum test for HER2 ECD. Biochim Biophys Acta. 2012;1826(1):199–208.

113. Gerdes J, Schwab U, Lemke H, Stein H. Production of a mouse monoclonal antibody reactive with a human nuclear antigen associated with cell proliferation. Int J Cancer. 1983;31(1):13–20.

114. Bullwinkel J, Baron-Lühr B, Lüdemann A, Wohlenberg C, Gerdes J, Scholzen T. Ki-67 protein is associated with ribosomal RNA transcription in quiescent and proliferating cells. J Cell Physiol. 2006;206(3):624–35.

115. Rahmanzadeh R, Hüttmann G, Gerdes J, Scholzen T. Chromophore-assisted light inactivation of pKi-67 leads to inhibition of ribosomal RNA synthesis. Cell Prolif. 2007;40(3):422–30.

116. Viale G, Giobbie-Hurder A, Regan MM, Coates AS, Mastropasqua MG, Dell'Orto P, et al. Prognostic and predictive value of centrally reviewed Ki-67 labeling index in postmenopausal women with endocrine-responsive breast cancer: results from Breast International Group Trial 1–98 comparing adjuvant tamoxifen with letrozole. J Clin Oncol. 2008;26(34):5569–75.

117. Zabaglo L, Ormerod MG, Dowsett M. Measurement of proliferation marker Ki67 in breast tumour FNAs using laser scanning cytometry in comparison to conventional immunocytochemistry. Cytom B Clin Cytom. 2003;56(1):55–61.

118. De Azambuja E, Cardoso F, de Castro G, Jr CM, Mano MS, Durbecq V, et al. Ki-67 as prognostic marker in early breast cancer: a meta-analysis of published studies involving 12,155 patients. Br J Cancer. 2007;96(10):1504–13.

119. Stuart-Harris R, Caldas C, Pinder SE, Pharoah P. Proliferation markers and survival in early breast cancer: a systematic review and meta-analysis of 85 studies in 32,825 patients. Breast. 2008;17(4):323–34.

120. Hugh J, Hanson J, Cheang MCU, Nielsen TO, Perou CM, Dumontet C, et al. Breast cancer subtypes and response to docetaxel in node-positive breast cancer: use of an immunohistochemical definition in the BCIRG 001 trial. J Clin Oncol. 2009;27(8):1168–76.

121. Penault-Llorca F, André F, Sagan C, Lacroix-Triki M, Denoux Y, Verriele V, et al. Ki67 expression and docetaxel efficacy in patients with estrogen receptor-positive breast cancer. J Clin Oncol. 2009;27(17):2809–15.

122. Viale G, Regan MM, Mastropasqua MG, Maffini F, Maiorano E, Colleoni M, et al. Predictive value of tumor Ki-67 expression in two randomized trials of adjuvant chemoendocrine therapy for node-negative breast cancer. J Natl Cancer Inst. 2008;100(3):207–12.

123. Bottini A, Berruti A, Bersiga A, Brizzi MP, Bruzzi P, Aguggini S, et al. Relationship between tumour shrinkage and reduction in Ki67 expression after primary chemotherapy in human breast cancer. Br J Cancer. 2001;85(8):1106–12.

124. Estévez LG, Cuevas JM, Antón A, Florián J, López-Vega JM, Velasco A, et al. Weekly docetaxel as neoadjuvant chemotherapy for stage II and III breast cancer: efficacy and correlation with biological markers in a phase II, multicenter study. Clin Cancer Res. 2003;9(2):686–92.

125. Chang J, Powles TJ, Allred DC, Ashley SE, Makris A, Gregory RK, et al. Prediction of clinical outcome from primary tamoxifen by expression of biologic markers in breast cancer patients. Clin Cancer Res. 2000;6(2):616–21.

126. Miller WR, White S, Dixon JM, Murray J, Renshaw L, Anderson TJ. Proliferation, steroid receptors and clinical/pathological response in breast cancer treated with letrozole. Br J Cancer. 2006;94(7):1051–6.

127. Yamashita H, Toyama T, Nishio M, Ando Y, Hamaguchi M, Zhang Z, et al. p53 protein accumulation predicts resistance to endocrine therapy and decreased post-relapse survival in metastatic breast cancer. Breast Cancer Res. 2006;8(4):R48.

128. Kai K, Nishimura R, Arima N, Miyayama H, Iwase H. p53 expression status is a significant molecular marker in predicting the time to endocrine therapy failure in recurrent breast cancer: a cohort study. Int J Clin Oncol. 2006;11(6):426–33.

129. Nishimura R, Okumura Y, Arima N. Trastuzumab monotherapy versus combination therapy for treating recurrent breast cancer: time to progression and survival. Breast Cancer. 2008;15(1):57–64.

130. Paik S, Shak S, Tang G, Kim C, Baker J, Cronin M, et al. A multigene assay to predict recurrence of tamoxifen-treated, node-negative breast cancer. N Engl J Med. 2004;351(27):2817–26.

131. Dowsett M, Cuzick J, Wale C, Forbes J, Mallon EA, Salter J, et al. Prediction of risk of distant recurrence using the 21-gene recurrence score in node-negative and node-positive postmenopausal patients with breast cancer treated with anastrozole or tamoxifen: a TransATAC study. J Clin Oncol. 2010;28(11):1829–34.

132. Albain KS, Barlow WE, Shak S, Hortobagyi GN, Livingston RB, Yeh I-T, et al. Prognostic and predictive value of the 21-gene recurrence score assay in postmenopausal women with node-positive, oestrogen-receptor-positive breast cancer on chemotherapy: a retrospective analysis of a randomised trial. Lancet Oncol. 2010;11(1):55–65.

133. Habel LA, Shak S, Jacobs MK, Capra A, Alexander C, Pho M, et al. A population-based study of tumor gene expression and risk of breast cancer death among lymph node-negative patients. Breast Cancer Res. 2006;8(3):R25.

134. Van't Veer LJ, Dai H, van de Vijver MJ, He YD, Hart AAM, Mao M, et al. Gene expression profiling predicts clinical outcome of breast cancer. Nature. 2002;415(6871):530–6.

135. Van de Vijver MJ, He YD, van't Veer LJ, Dai H, Hart AAM, Voskuil DW, et al. A gene-expression signature as a predictor of survival in breast cancer. N Engl J Med. 2002;347(25):1999–2009.

136. Buyse M, Loi S, van't Veer L, Viale G, Delorenzi M, Glas AM, et al. Validation and clinical utility of a 70-gene prognostic signature for women with node-negative breast cancer. J Natl Cancer Inst. 2006; 98(17):1183–92.

137. Sotiriou C, Wirapati P, Loi S, Harris A, Fox S, Smeds J, et al. Gene expression profiling in breast cancer: understanding the molecular basis of histologic grade to improve prognosis. J Natl Cancer Inst. 2006;98(4):262–72.

138. Metzger-Filho O, Michiels S, Bertucci F, Catteau A, Salgado R, Galant C, et al. Genomic grade adds prognostic value in invasive lobular carcinoma. Ann Oncol. 2013;24(2):377–84.

139. Filipits M, Rudas M, Jakesz R, Dubsky P, Fitzal F, Singer CF, et al. A new molecular predictor of distant recurrence in ER-positive, HER2-negative breast cancer adds independent information to conventional clinical risk factors. Clin Cancer Res. 2011;17(18):6012–20.

140. Dubsky P, Filipits M, Jakesz R, Rudas M, Singer CF, Greil R, et al. EndoPredict improves the prognostic classification derived from common clinical guidelines in ER-positive, HER2-negative early breast cancer. Ann Oncol. 2013;24(3):640–7.

141. Varga Z, Sinn P, Fritzsche F, von Hochstetter A, Noske A, Schraml P, et al. Comparison of EndoPredict and Oncotype DX Test Results in Hormone Receptor Positive Invasive Breast Cancer. PLoS ONE. 2013;8(3):e58483.

142. Parker JS, Mullins M, Cheang MCU, Leung S, Voduc D, Vickery T, et al. Supervised risk predictor of breast cancer based on intrinsic subtypes. J Clin Oncol. 2009;27(8):1160–7.

143. Nielsen TO, Parker JS, Leung S, Voduc D, Ebbert M, Vickery T, et al. A comparison of PAM50 intrinsic subtyping with immunohistochemistry and clinical prognostic factors in tamoxifen-treated estrogen receptor-positive breast cancer. Clin Cancer Res. 2010;16(21):5222–32.

144. Chia SK, Bramwell VH, Tu D, Shepherd LE, Jiang S, Vickery T, et al. A 50-gene intrinsic subtype classifier for prognosis and prediction of benefit from adjuvant tamoxifen. Clin Cancer Res. 2012;18(16): 4465–72.

145. Cuzick J, Dowsett M, Pineda S, Wale C, Salter J, Quinn E, et al. Prognostic Value of a Combined Estrogen Receptor, Progesterone Receptor, Ki-67, and Human Epidermal Growth Factor Receptor 2 Immunohistochemical Score and Comparison With the Genomic Health Recurrence Score in Early Breast Cancer. J Clin Oncol. 2011;29(32):4273–8.

146. Zardavas D, Fumagalli D, Loi S. Phosphatidylinositol 3-kinase/AKT/mammalian target of rapamycin pathway inhibition: a breakthrough in the management of luminal (ER+/HER2-) breast cancers? Curr Opin Oncol [Internet]. 2012 Sep 6 [cited 2012 Sep 18]. http://www.ncbi.nlm.nih.gov/pubmed/22960556

147. Loi S, Haibe-Kains B, Majjaj S, Lallemand F, Durbecq V, Larsimont D, et al. PIK3CA mutations associated with gene signature of low mTORC1 signaling and better outcomes in estrogen receptor-positive breast cancer. Proc Natl Acad Sci USA. 2010;107(22):10208–13.

148. Loi S, Michiels S, Baselga J, Bartlett JMS, Singhal SK, Sabine VS, et al. PIK3CA genotype and a PIK3CA mutation-related gene signature and response to everolimus and letrozole in estrogen receptor positive breast cancer. PLoS ONE. 2013;8(1):e53292.

149. Cristofanilli M, Budd GT, Ellis MJ, Stopeck A, Matera J, Miller MC, et al. Circulating tumor cells, disease progression, and survival in metastatic breast

cancer. N Engl J Med. 2004;351(8):781–91.

150. Allard WJ, Matera J, Miller MC, Repollet M, Connelly MC, Rao C, et al. Tumor cells circulate in the peripheral blood of all major carcinomas but not in healthy subjects or patients with nonmalignant diseases. Clin Cancer Res. 2004;10(20):6897–904.

151. Budd GT, Cristofanilli M, Ellis MJ, Stopeck A, Borden E, Miller MC, et al. Circulating tumor cells versus imaging–predicting overall survival in metastatic breast cancer. Clin Cancer Res. 2006;12(21):6403–9.

152. De Giorgi U, Valero V, Rohren E, Dawood S, Ueno NT, Miller MC, et al. Circulating tumor cells and [18F]fluorodeoxyglucose positron emission tomography/computed tomography for outcome prediction in metastatic breast cancer. J Clin Oncol. 2009; 27(20):3303–11.

153. Edge SB, Byrd DR, Compton CC, Fritz AG, Greene FL, Trotti A, editors. American joint committee on cancer: breast. AJCC cancer staging manual. 7th ed. New York, NY: Springer; 2010. p. 347–76.

154. Struewing JP, Hartge P, Wacholder S, Baker SM, Berlin M, McAdams M, et al. The risk of cancer associated with specific mutations of BRCA1 and BRCA2 among Ashkenazi Jews. N Engl J Med. 1997;336(20):1401–8.

155. Lee E-H, Park SK, Park B, Kim S-W, Lee MH, Ahn SH, et al. Effect of BRCA1/2 mutation on short-term and long-term breast cancer survival: a systematic review and meta-analysis. Breast Cancer Res Treat. 2010;122(1):11–25.

156. Eccles D, Gerty S, Simmonds P, Hammond V, Ennis S, Altman DG. Prospective study of Outcomes in Sporadic versus Hereditary breast cancer (POSH): study protocol. BMC Cancer. 2007;7:160.

157. Bhattacharyya A, Ear US, Koller BH, Weichselbaum RR, Bishop DK. The breast cancer susceptibility gene BRCA1 is required for subnuclear assembly of Rad51 and survival following treatment with the DNA cross-linking agent cisplatin. J Biol Chem. 2000;275(31):23899–903.

158. Byrski T, Huzarski T, Dent R, Gronwald J, Zuziak D, Cybulski C, et al. Response to neoadjuvant therapy with cisplatin in BRCA1-positive breast cancer patients. Breast Cancer Res Treat. 2009;115(2): 359–63.

159. Kurebayashi J, Yamamoto Y, Kurosumi M, Okubo S, Nomura T, Tanaka K, et al. Loss of BRCA1 expression may predict shorter time-to-progression in metastatic breast cancer patients treated with taxanes. Anticancer Res. 2006;26(1B):695–701.

160. Byrski T, Gronwald J, Huzarski T, Grzybowska E, Budryk M, Stawicka M, et al. Response to neo-adjuvant chemotherapy in women with BRCA1-positive breast cancers. Breast Cancer Res Treat. 2008;108(2):289–96.

161. Stephens PJ, Tarpey PS, Davies H, Van Loo P, Greenman C, Wedge DC, et al. The landscape of cancer genes and mutational processes in breast cancer. Nature [Internet]. 2012 May 16 [cited 2012 Oct 8]. http://www.nature.com/doifinder/10.1038/nature11017

162. Nik-Zainal S, Alexandrov LB, Wedge DC, Van Loo P, Greenman CD, Raine K, et al. Mutational Processes Molding the Genomes of 21 Breast Cancers. Cell. 2012;149(5):979–93.

163. Dawson S-J, Tsui DWY, Murtaza M, Biggs H, Rueda OM, Chin S-F, et al. Analysis of circulating tumor DNA to monitor metastatic breast cancer. N Engl J Med. 2013;368(13):1199–209.

164. De Mattos-Arruda L, Cortes J, Santarpia L, Vivancos A, Tabernero J, Reis-Filho JS, et al. Circulating tumour cells and cell-free DNA as tools for managing breast cancer. Nat Rev Clin Oncol. 2013;10(7): 377–89.

第 12 章

胃肠肿瘤分子病理学

Andrea Grin，Serge Jothy

遗传性弥漫型胃癌

Lauren 分型将胃癌大致分为两类：肠型与弥漫型。弥漫型胃癌累及的胃形态与皮革瓶相似，也被称为"皮革胃"。在组织学上，弥漫型胃癌由浸润性生长的单个"印戒细胞"构成，这些细胞的胞浆内聚集的黏液将胞核推挤到一边，因而得名。在 WHO 分类中，弥漫型胃癌也被称为印戒细胞癌。大多数弥漫型胃癌为散发，约 1% 为家族性。

诊断遗传性弥漫型胃癌 (hereditary diffuse gastric cancer，HDGC) 的最初标准包括：①一级或二级亲属中有两名或以上记录在案的弥漫型胃癌病例，至少其中一名于 50 岁前诊断，或②一级或二级亲属中有 3 名或以上纪录在案的弥漫型胃癌病例，不限发病年龄[1]。为提高检出率，尤其在低发病率区域，国际胃癌联盟 (International Gastric Cancer Linkage Consortium，IGCLC) 修改并扩展了这些标准。现在诊断标准还包括：①40 岁以前诊断为弥漫型胃癌，没有家族史的要求；②弥漫型胃癌及乳腺小叶癌的个人或家族病史，其中一项于 50 岁前诊断[2]。

1998 年，通过对新西兰毛利人大家族的研究，确定了第一个 HDGC 的遗传易感位点[3]。基于家系研究，候选易感基因显示出遵循不完全外显常染色体显性

遗传的特点。通过对关注的微卫星标记侧翼候选基因的相关性分析，识别了编码 E- 钙黏蛋白的 CDH1 基因与 HDGC 的重要关联。E- 钙黏蛋白是一种跨膜细胞黏附糖蛋白，其胞浆区段通过连环蛋白复合体与肌动蛋白细胞骨架相连。E- 钙黏蛋白在维持细胞黏附与极性中发挥重要作用。在原始毛利人家族中，CDH1 基因测序显示第 7 外显子中 G>T 单核苷酸点突变，这影响剪切位点并导致截短蛋白产生。E- 钙黏蛋白基因的作用也进一步被另外两个家系证实。其中一个家系存在一个额外胞嘧啶残基插入，从而导致移码突变；另外一个家系的 13 号外显子存在一个 C>T 替换，从而导致终止密码子提前出现。这一报道首次提示了 E- 钙黏蛋白在 HDGC 中的潜在作用。

自从发现 E- 钙黏蛋白的作用以来，在符合临床诊断标准的 HDGC 患者中约 30%~50% 证实存在 CDH1 基因体细胞突变。CDH1 体细胞突变在整个 16 号外显子上均可发生，但未见突变热点报道。突变可能包括插入、缺失及点突变，其对蛋白的影响包括截短、结构改变、关键结构域缺失或者 mRNA 不稳定性等。应用多重连接依赖式探针扩增技术 (multiplex ligation-dependent probe amplification，MLPA) 发现一小部分 (6.5%) 所谓 CDH1 阴性的 HDGC 具有大的基因组缺失[4]。鉴于 CDH1 是一种肿瘤抑制基因，因此必须存在双基因突变或失活才能导致疾病的进展。第二个基因可能由于突变或甲基化而失活，其中的机制及触发因素仍不清楚。

满足上述 HDGC 诊断标准的患者应当进行基因检测[2]。可以使用血液白细胞、黏膜上皮细胞或石蜡包埋组织进行检测。由于石蜡包埋组织的 DNA 质量可能下降，因此，如果可能尽量使用活体组织检测。鉴于 CDH1 基因突变可以发生在任何位点，通常使用节省成本和时间的基因组测序方法检测整个编码区以及外显

A. Grin, M.D. • S. Jothy, M.D., Ph.D. (✉)
Department of Laboratory Medicine,
St. Michael's Hospital, University of Toronto,
30 Bond Street, Toronto, ON, Canada M5B 1W8

Department of Laboratory Medicine and
Pathobiology, University of Toronto,
Toronto, ON, Canada
e-mail: jothys@smh.ca

子–内含子交界区。一旦在一个家庭中确定了某一突变,那么便可针对该外显子测序以识别其他高危个体。

具有 CDH1 基因突变的个体,无论男女,在其终生中(截止到 80 岁)有 80% 的风险累患弥漫型胃癌[2]。发病年龄各异,平均年龄为 38 岁(范围 14~85 岁)。对女性而言, 截止到 80 岁时发生乳腺小叶癌的概率为 60%,而诊断时的平均年龄为 53 岁。在一些家庭中,发生具有印戒细胞特征的结肠癌的风险同样升高。

鉴于弥漫型胃癌的高侵袭性,应当建议 CDH1 基因突变检测阳性的个体行预防性胃切除术[2]。手术的最佳时间尚无共识。如果不行预防性胃切除术,应每年进行内镜检查。共识建议至少活检 30 块组织:胃窦、移行区、胃体、胃底与贲门各 6 块组织。在毛利人家庭中,早期浸润性肿瘤倾向于聚集在胃体–胃窦移行区,但在北美和欧洲家庭中,癌通常位于近端[2,6]。阴性的活检结果并不能排除浸润性癌存在的可能性。一项对 10 例预防性胃切除的研究表明, 检出一个癌灶至少需要活检 1768 块组织才能达到 90% 的阳性率[6]。实际上,在术前活检结果为阴性的预防性胃切除病例中,81%~93% 含有至少一个早期浸润性印戒细胞癌病灶[2]。大多数没有浸润性癌的病例存在小灶的原位印戒细胞癌。

当前尚缺乏支持女性 CDH1 突变型乳腺癌筛查策略的相关数据。基于其他遗传性乳腺癌综合征的建议,共识推荐自 35 岁起或家族中乳腺癌最早诊断时间之前 5~10 年起,每年行乳腺 X 线及 MRI 筛查[2,5]。可以考虑预防性乳腺切除,但由于数据有限,不做第一推荐。与之相似,关于印戒细胞结肠癌发生风险的数据十分有限,目前仅对有个案发生的家庭增加筛查。

总之,HDGC 是一种临床上基于共识标准诊断的浸润性胃癌与乳腺小叶癌综合征。由于这些肿瘤多数归因于编码 E- 钙黏蛋白的 CDH1 基因的胚系突变,因此可以明确的是,那些 CDH1 基因无突变的家系病例中一定存在许多有待发现的分子标记物。

HER2与胃癌/胃食管结合部癌

HER2,一种跨膜受体,是表皮生长因子受体家族中的一员。HER2 蛋白由 ERBB2 基因编码,该基因定位于 17 号染色体长臂(17q12)。HER2 二聚体的形成导致胞内酪氨酸激酶残基的磷酸化,并激活一系列信号传导通路,包括 MAPK、PIK3/Akt、PKC 等,导致细胞增殖、凋亡、迁移以及分化。HER2 扩增或过表达可发生在多种肿瘤中,但在乳腺癌中研究最为成熟。曲妥珠单抗(赫赛丁)是针对 HER2 受体的单克隆抗体,通过抑制 HER2 介导的信号通路以及诱导抗体依赖性细胞毒性作用而抑制细胞生长。已证实曲妥珠单抗可以延长乳腺癌生存时间,并成为标准治疗方式。

2010 年,基于 ToGA 试验的研究结果,曲妥珠单抗用于治疗胃癌获得了极大进展[8]。在此之前,晚期胃癌的治疗局限于以氟尿嘧啶以及铂类药物为基础的化疗。而且,尽管使用此类治疗,总中位生存期小于 1 年。国际随机 Ⅲ 期临床试验表明,HER2 阳性进展期胃或胃食管结合部腺癌应用曲妥珠单抗后生存期获益,这是分子靶向治疗用于胃癌的首个证据。

胃癌/胃食管结合部癌 HER2 阳性率为 20%~30%。胃食管结合部癌 HER2 阳性可能性更高,与之相似, 比起弥漫型或混合型胃癌, 肠型胃癌更有可能 HER2 阳性。

由于这项具有里程碑意义的试验,现在对所有考虑化疗的胃癌/胃食管结合部癌患者都进行 HER2 检测。检测方法为免疫组织化学(IHC)或免疫组织化学结合原位杂交(in situ hybridization, ISH)。在 ToGA 试验中,免疫组织化学 3+ 或免疫组织化学 2+ 但荧光原位杂交 (fluoresience in situ hybridization,FISH)HER2 扩增的患者显示出生存获益。与标准化疗相比,免疫组织化学 0 或 1+ 但 FISH 扩增的患者应用曲妥珠单抗无显著获益。因此,HER2 蛋白高表达最能预测治疗反应。尽管检测方法与乳腺癌相似,但胃癌/胃食管结合部癌 HER2 检测仍有一些独特的挑战,并且 HER2 阳性标准也有所不同。

胃癌/胃食管结合部癌 HER2 免疫组织化学与原位杂交评分标准与乳腺癌不同。应用乳腺标准将导致假阴性结果,因而排除掉部分能够从曲妥珠单抗治疗中获益的合适患者。在胃癌/胃食管结合部癌中,基底或侧面膜染色是可以接受的。"放大倍数规则"是一种确定免疫组织化学评分的实用方法[10]。简而言之,评分方法如下:在×(2.5~5)的低倍镜下即可见的强的膜染色评分 3+(图 12.1);在×(10~20)倍镜下可见的弱到中等膜染色评分 2+;在×40 倍镜下才可见的微弱的膜染色评分 1+;无膜染色评分 0[10]。手术切除标本与活检标本的评分方法不同。对手术切除标本而言,临界值设置为 ≥10% 的肿瘤细胞,而在活检标本中,仅需要 ≥5 个细胞团。之所以制订不同的标准,是因为胃癌/胃食管结合部癌广泛存在异质性。与乳腺癌类似,评分 3+ 为 HER2 阳性,0 或 1+ 为阴性,2+ 为不确定,并需要进一步原位杂交(ISH)检测(表 12.1)。

免疫组化不确定(评分 2+)的肿瘤需要原位杂交以检测 HER2 扩增情况。FISH 与亮视野 ISH 均利用了能

表 12.1　胃和胃食管结合部肿瘤 HER2 免疫组织化学评分标准[8,10]

评分	染色强度	放大倍数原则	量化要求	HER2 评估
0	无膜着色	无染色	切除标本≥10%,活检组织≥5 个连续细胞	阴性
1+	微弱或难以察觉;胞膜部分着色	高倍镜可见的染色(×40)	切除标本≥10%,活检组织≥5 个连续细胞	阴性
2+	弱至中等强度的完整的、基底或侧边膜着色	×(10~20)倍放大可见的染色	切除标本≥10%,活检组织≥5 个连续细胞	不确定
3+	强的完整的、基底或侧边膜着色	低倍镜可见的染色×(2.5~5)	切除标本≥10%,活检组织≥5 个连续细胞	阳性

杂交在 17 号染色体 HER2 基因及 17 号染色体着丝粒(CEP17)的探针。计数单个细胞的信号数,并计算 HER2 与 CEP17 比值。当 HER2 与 CEP17 比值≥2 或 HER2 平均拷贝数>6 时,则认为该肿瘤 HER2 扩增[8,10]。这些标准和乳腺癌不同,乳腺癌需要比值≥2.2 时才认为扩增。由于广泛存在的肿瘤异质性,因此建议仔细观察整张切片以寻找扩增区域。免疫组化切片可用于定位最可能发生扩增的强染色区域。至少计数 20 个细胞核,如果 HER2 与 CEP17 比值居于 1.8~2.2 之间,则需要追加计数 20 个细胞核[10]。可行的原位杂交方法有若干种。在传统上,部分人认为 FISH 方法是"金标准"。最近,多种亮视野方法被开发,由于其能够保留肿瘤形态,因此非常有助于识别异质性肿瘤的扩增区域,这对胃/胃食管结合部癌是有利的(图 12.1b)。

HER2 检测与曲妥珠单抗治疗可能只是胃癌/胃食管结合部癌分子靶向治疗的开始。现在有研究正在探索 HER2 酪氨酸激酶结构域小分子抑制剂的使用以及靶向下游活化的信号通路的治疗方法。

胃肠道间质瘤

胃肠道间质瘤 (gastrointestinal stromal tumors,GIST)是消化道最常见的间叶源性肿瘤。该肿瘤可在任何年龄段发生,但最常见于 50~70 岁,无性别差异。GIST 可以发生在任何部位,最常见于胃(60%),其次是空肠和回肠(30%)。GIST 也可发生在肠系膜、网膜或后腹膜,被称为肠道外 GIST。临床上,患者的典型症状为模糊的腹部症状,此外,约 20% 的患者无明显症状,并且肿瘤通过影像学检查或内镜检查偶然发现[12]。

典型的 GIST 是梭形细胞肿瘤,但也可以偶然出现上皮样形态,或者二者的混合(图 12.2a)。肿瘤进展的风险可以依据肿瘤部位、大小以及核分裂数预测[13,14]。在 CD117 免疫组织化学应用之前,大多数的 GIST 被错误地归入平滑肌肿瘤或神经肿瘤。如今,大多数病例可以通过 CD117 染色作出诊断(GIST 阳性率约 95%),和(或)通过 DOG1 阳性染色诊断(GIST 阳性率约 98%)(图 12.2b)。对 KIT 阴性的肿瘤,DOG1 对诊断帮助极大。

大约 80% 的 GIST 具有 KIT 基因突变。KIT 位于 4 号染色体长臂,并编码一种 III 型受体酪氨酸激酶。这种受体由一个胞外配体结合区、一个跨膜区、一个近膜结构域,以及两个胞内酪氨酸激酶结构域构成。在正常情况下,配体结合于胞外结构域则导致二聚体形成,磷酸化胞内酪氨酸激酶结构域,并触发胞内级联反应以导致细胞增殖。在 GIST 中,突变导致受体持续活化,并上调细胞生长。突变最常发生于 11 号外显子,其次是 9 号外显子,二者均编码近膜结构域[16]。13 号和 17 号外显子突变少见。框内缺失是最常见的 KIT 突变类型,其次是单核苷酸替换,以及重复。缺失几乎总是发生在 11 号外显子。11 号外显子突变与好的预后相关,而 9 号外显子突变则提示预后不佳,但也有些研究与这一发现相反[17,18]。9 号外显子突变更常见于小肠 GIST[13]。

大约 7% 的 GIST 具有血小板源性生长因子受体 α (platelet-derived growth factor receptor alpha, PDGFRA)突变。与 KIT 相似,PDGFRA 也是一种 III 型受体酪氨酸激酶,并且结构与功能上与之同源。KIT 与 PDGFRA 基因突变相互排斥[19]。PDGFRA 突变通常发生在 18 号外显子,但也可以发生在 16 和 14 号外显子。单核苷酸替换最为常见,其次是缺失[20]。PDGFRA 突变与胃及肠道外发生的 GIST 密切相关,常表现为上皮样特征,并且 CD1117 可能阴性或弱阳性。

无 KIT 和 PDGFRA 突变的 GIST 被称为"野生型 GIST"。现在知道多数此类肿瘤具有一种琥珀酸脱氢酶(succinate dehydrogenate, SDH)基因突变,目前被称为"SDH-缺乏型 GIST"[21]。SDH 突变相对常见,特别是在胃,占所有胃 GIST 的 5%~10%[22]。SDH-缺乏型 GIST 与 KIT 和 PDGFRA 突变型 GIST 在很多方面不同。在组织学上,它们表现为特征性的多结节状与丛状生长方式,而在形态学上几乎全部表现为上皮样[22]。这种特征在儿童(被称为"儿童型"GIST)以及 Carney 三联征患者中曾被观察到。我们现在知道,几乎所有发生于儿童的 GIST 都是 SDH-缺乏型[22]。SDH-缺乏型 GIST 主

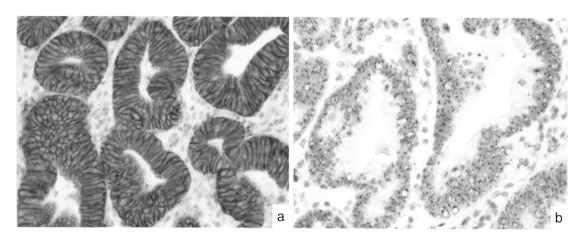

图 12.1 (a)HER2 免疫组织化学(IHC)染色过表达(评分 3+)。(b)明视野显色双色原位杂交显示 *HER2* 基因扩增。HER2=黑色信号;17 号染色体着丝粒=红色信号。

要发生于儿童及年轻成人,更有可能是综合征(Carney 三联征或 Carney-Stratakis 综合征),并且约 30%伴有胚系突变。与普通的 GIST 不同,SDH–缺乏型 GIST 的生物学行为不能通过肿瘤大小和核分裂数预测。此外,这种肿瘤常常呈多灶性,并容易转移至淋巴结。不过,尽管对伊马替尼耐药,该肿瘤表现为惰性的临床病程[23]。

SDH,一种位于线粒体内膜的酶复合体,链接 Krebs 循环(柠檬酸循环)与电子传递链。SDH 复合体由 4 个亚单位组成:SDHA、SDHB、SDHC、SDHD。SDHC 与 SDHD 是疏水膜锚定亚单位,而 SDHA 与 SDHB 则是亲水酶组分。SDH 复合体的任何成员丢失都会造成整体的不稳定性,并导致 SDHB 降解。因此,免疫组织化学观察 SDHB 表达缺失可以作为任一 SDH 基因双等位突变/失活的标志,并用于识别需要正式基因检测的个体。检测所有 SDH 亚单位的胚系突变的工作量巨大,这特别源于 SDHA 是一个含有 15 个外显子的大基因,此外还存在 3 个可能引起干扰的与之同源的假基因。已经证明,SDHA 免疫组织化学失表达预示 SDHA 基因胚系突变[24,25]。

总体而言,大多数 GIST 是散发性的,但一些可作为综合征的一部分。正如前文提到的,SDH–缺乏型 GIST 可成为 Carney 三联征或 Carney-Stratakis 综合征的一部分。Carney-Stratakis 综合征的特征是多灶性 GIST、副神经节瘤、嗜铬细胞瘤,这些肿瘤继发于一个 SDH 亚单位的胚系突变[26]。Carney 三联征发生的遗传学原因仍然未知。典型的 Carney 三联征发生在年轻女性,以胃 GIST、副神经节瘤以及肺软骨瘤为特征[27]。发生 *KIT* 和 *PDGFRA* 胚系突变的家族已有记载。这些家族中的个体除了发生 GIST 外,还可能发生色素沉着、吞咽困难和色素性荨麻疹。综合征性的 GIST 也可以发生在 I 型神经纤维瘤病(NF1)。NF1 中的 GIST 常为多发,倾向于累及小肠,并表现惰性的特征。NF1 相关

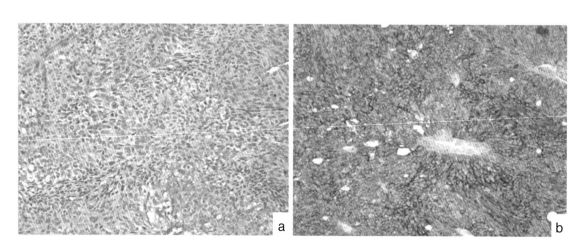

图 12.2 (a)恶性肠系膜胃肠道间质瘤显示混合性上皮样和梭形细胞形态以及较多核分裂像。(b)CD117 免疫组织化学染色阳性。该肿瘤携带 PDGFRA 18 号外显子突变。

性 GIST 是"野生型"，无 KIT、PDGFRA 及 SDH 突变。这种 GIST 的发生机制并不清楚，但有人认为神经纤维瘤蛋白可能通过 RAS 原癌基因激活 KIT。

突变检测不仅对 GIST 诊断有帮助，特别是对 CD117 和 DOG1 阴性的肿瘤的诊断，更能够在初诊及发生耐药时指导治疗。此时并不推荐常规进行突变检测，但在学术中心常常进行，在将实施治疗时应考虑进行检测，以防不常见的临床及组织学特征，以及小肠 GIST 中常出现的 9 号外显子突变。酪氨酸激酶抑制剂，如甲磺酸伊马替尼和舒尼替尼，抑制 KIT 和 PDGFRA 受体的 ATP 结合结构域，从而导致磷酸化及下游信号通路的失活和抑制。已经证实不同的突变方式导致不同的治疗反应。与 9 号外显子突变和野生型 GIST 相比，具有 KIT 11 号外显子突变的 GIST 对伊马替尼反应最佳。然而，临床试验表明增加剂量（400mg 与 800mg）可显著改善 9 号外显子突变的 GIST 的无进展生存期（PFS）[28]。PDGFRA 18 号外显子 Asp842Val 的 GIST 对伊马替尼和舒尼替尼原发耐药[29]。

继发性耐药，定义为伊马替尼治疗缓解 6 个月后疾病进展，发生于约 50% 的 GIST 中，最可能的发生原因是出现额外的突变。与原发性 KIT 突变不同，其发生于编码近膜区段的外显子，而耐药突变主要发生在编码 ATP 结合囊（ATP binding pocket）的 13 和 14 号外显子，并干扰与药物的相互作用[30]。17 和 18 号外显子的新发突变也可见到，其涉及活化环结构域，并导致自身活化。在一些病例中，一个肿瘤可以发生多种耐药突变，并且一个患者的多个肿瘤部位也可发生不同突变。

Peutz-Jeghers 综合征

Peutz-Jeghers 综合征（Peutz-Jeghers syndrome，PJS）是一种以整个胃肠道多发性错构瘤性息肉和皮肤黏膜色素沉积为特征的常染色体显性综合征。这些错构瘤性息肉中的平滑肌束在整个息肉中伸展生长，并将变长的上皮成分分割开来，从而形成特征性的分枝状外观（"树样"）。PJS 息肉可见于胃肠道任何部位，最常见于小肠和结肠。

PJS 的发生原因是位于染色体 19p13.3 的一种丝氨酸苏氨酸激酶（LKB1 基因，也被称为 STK1）基因的胚系突变。LKB1 基因很大，长 22.6kb，包含 9 个编码和 1 个非编码外显子，并作为抑癌基因发挥功能。它的确切功能十分复杂，并未完全了解。这一蛋白在成人和胚胎组织中广泛存在，被认为可通过细胞周期依赖激酶 WAF1 调节细胞 G1 阻滞。LKB1 也在 P53 介导

的凋亡、磷酸化 β-catenin 调节的 WNT 信号通路、通过 AMP 活化蛋白激酶（AMPK）调节的哺乳动物类西罗莫司靶蛋白（mTOR）信号通路中发挥作用[31]。在符合临床诊断标准的患者中，80% 可检出 LKB1 基因胚系突变，这提示有其他基因参与的可能性。LKB1 突变可能包括缺失、插入、转位或重复。大多数突变导致过早出现终止密码子，产生截短蛋白或氨基酸改变影响催化激酶结构域[32]。PJS 中的 STK1 基因胚系突变可以通过多种方法检测，最常用的是单链构象电泳、变性 HPLC 或外显子直接测序[56]。

对起源于 PJS 患者的癌症，其发生机制知之甚少。对于错构瘤性息肉是直接通过错构瘤-腺瘤-癌的发展进程转变为癌，还是息肉本身是黏膜不稳定性、癌变风险增加的标记物，目前仍存在争议。PJS 患者的癌症可发生在多个部位，包括胃肠道外，但最常见是结肠癌（终生患病风险 38%~66%）[33]。第二常见的恶性肿瘤是乳腺癌，再次是小肠、胃和胰腺癌。女性生殖道肿瘤主要包括伴有环状小管的性索间质肿瘤（sex cord tumor with annuler tubules，SCTAT）和宫颈恶性腺瘤。男性可发生睾丸大细胞钙化性 Sertoli 细胞瘤。鉴于多个部位癌症风险增加，建议进行多学科联合随访筛查[33,34]。

Lynch 综合征

Lynch 综合征是一种常见的遗传性结肠癌，平均发病年龄为 43 岁，也可发生于 60 岁以上患者[35]。Lynch 综合征为常染色体显性遗传，除结肠癌遗传易感性增加外，子宫内膜、膀胱、输尿管、肾盂、卵巢、胃、小肠、胆管或胰腺的恶性肿瘤风险亦增加。Turcot 综合征是 Lynch 综合征的一个变型，其特征是结肠癌伴有胶质母细胞瘤或髓母细胞瘤，但这种表现也见于伴有 APC 基因突变的家族性腺瘤性息肉病（familial adenomatous polyposis，FAP）综合征[36]。另外一种 Lynch 综合征的变型是 Muir-Torre 综合征，表现为皮肤皮脂腺肿瘤或角化棘皮瘤与结肠癌，或者其他 Lynch 综合征相关的肿瘤[37,38]。大多数结肠癌是由息肉转化而来的，但在 Lynch 综合征，腺瘤性息肉进展为结肠癌的速度比散发性腺瘤转化为癌的速度快得多。

Lynch 综合征的分子缺陷发生在 DNA 复制。正常情况下，由于碱基互补配对，DNA 复制时产生与 DNA 模版完美配对的拷贝。然而，即便在正常增殖的细胞中，也会偶然产生不完美的 DNA 拷贝，但它们很快就被一组统称为 DNA 错配修复（mismatch repair，MMR）蛋白的蛋白质识别。这些蛋白作为复合体发挥作用，识别新

近复制的双链 DNA 的错配区域,切除错配区域,并以正确配对的核苷酸修复错配区域。在 Lynch 综合征中,其中一种 MMR 蛋白功能缺陷,因此,错配的双链 DNA 不能得以修复。大多数 MMR 蛋白缺陷的原因是基因突变。在所有结肠癌中,MMR 基因突变占 2%~4%。

虽然 Lynch 综合征相对少见,但对于患者及其家庭而言,将其与散发性结肠癌区分开来具有临床重要性。由于 Lynch 综合征相关性结肠癌与不相关性结肠癌的临床和组织病理学特征有很多重叠,因此需要应用免疫组织化学和(或)分子手段将二者区分开。然而,临床和组织学标准可提示进行进一步检测。修改后的 Bethesda 标准(表 12.2)基于个人和(或)家族结肠癌或其他 Lynch 综合征相关肿瘤病史,以及高微卫星不稳定性(MSI-H)的组织学特征,列出了哪些个体应该进行微卫星不稳定性检测[39]。

MSI-H 结直肠癌的组织学特征包括位于右半结肠、黏液分化、显著淋巴细胞浸润及淋巴滤泡、侵袭前缘的推挤性边界以及差分化。肿瘤内部存在淋巴细胞是 MSI-H 肿瘤的特征,并且大部分淋巴细胞是细胞毒性 T 淋巴细胞,因此 CD8 阳性。除 Lynch 综合征外,这些组织学特征中的一些也可见于 MSI-H 的散发性结直肠癌甚至微卫星 DNA 稳定的散发性结直肠癌。尽管如此,当存在这些临床和(或)组织病理学特征时,进一步行免疫组织化学检查以检测 DNA 错配修复蛋白是合理的,代表性的 DNA 错配修复蛋白为 MSH2、MLH1、PMS2 和 MSH6。在细胞核中,MLH1 和 PMS2 作为二聚分子复合体发挥作用。MSH2 和 MSH6 也是作为复合体发挥功能,这意味着免疫组织化学检测时二聚体之一的丢失通常伴有另一半的丢失。在绝大多数 Lynch 综合征相关性肿瘤中,也包括一些散发性结肠肿瘤,这些蛋白中可出现一个或两个表达水平下降。这种下降归因于基因突变沉默了 MSH2、MSH6 或者 PMS2 基因表达,或 MLH1 启动子甲基化。MSH2 沉默也可由甲基化引起,这与邻近 MSH2 的 EPCAM 基因缺失有关[40]。

Lynch 综合征的分子检测基于检测与正常细胞相比,瘤细胞中微卫星 DNA 是否正确复制。微卫星 DNA 在基因组中大量存在,并包含大量的核苷酸重复序列,可以是单一核苷酸重复,如 GGGGGGG⋯⋯,或者二核苷酸重复,如 GAGAGAGAGAGAG。在细胞增殖时,DNA 聚合酶有时不能准确阅读这些核苷酸重复的数目,随后,复制产生的 DNA 链包含稍长或稍短的重复序列。在这种情况下,这种分子缺陷被称为微卫星不稳定(MSI)。错误复制的 DNA 可能只比正常 DNA 模版短一个核苷酸碱基对,这种差异可以利用多

重 PCR 方法加以识别,这种多重 PCR 使用了位于各个分离微卫星 DNA 区段每侧的引物。大多数的 MSI 病例可以用以下 5 种分子标记物识别:BAT-25、BAT-26、MONO-27、NR-21、NR-24,还可加入两种多态性的五核苷酸标记物:Penta C 和 Penta D。BAT-25 与 BAT-26 是最为敏感的 MSI 标记物,可以用于筛查。扩增 DNA 序列的长度可以用一系列方法显示,从简单的凝胶电泳到使用了荧光试剂的毛细管电泳。对比石蜡包埋肿瘤组织与正常组织所抽提的 DNA 必不可少,正常组织需要距离肿瘤一定距离,最方便的是使用结肠切除标本的切缘。当肿瘤组织石蜡块中包含了邻近正常组织时,在 HE 染色切片定位肿瘤区域后,通过在白片中刮除正常组织而显微切割肿瘤组织更为可取。这将减少正常组织 DNA 片段带来的干扰,从而对结果分析十分有利。

当利用电泳进行 MSI 检测时,依据分离片段的分子大小和峰值对结果进行目视评估。与患者的正常组织相比,如果在肿瘤组织中出现了或轻或重的新的 DNA 片段,则认为 MSI 阳性(图 12.3)。当对比 5 个分子标记物状态时,一个肿瘤如果 2 个或以上标记物表现为 MSI,则报告该肿瘤 MSI-H。如果 5 个标记物仅有 1 个显示 MSI,则报告该肿瘤 MSI-L。如果无标记物显示 MSI,则报告该肿瘤微卫星稳定(MSS),可排除 Lynch 综合征。就临床病理角度而言,MSI-L 和 MSS 属于一类病变。

事实上,所有 Lynch 综合征相关结肠癌均为 MSI-H 阳性。反之,并非所有 MSI-H 阳性肿瘤都与 Lynch 综合征有关,约 15% 的散发性结肠癌可以出现这一基因改变[41]。因此,对怀疑 Lynch 综合征的患者,行胚系基因检测以寻找 MMR 基因突变和启动子甲基化是合理的。然而,由于突变可发生在基因不同的位置,因此这种类型的分析在技术上是复杂的。

表 12.2 Lynch 综合征诊断的修订后 Bethesda 标准

出现下列一种或以上情况应检测肿瘤微卫星不稳定性:

- 结肠癌诊断时患者年龄小于 50 岁
- 同时或异时出现结肠或其他遗传学非息肉病性结肠癌(HNPCC)相关性肿瘤,无论患者年龄
- 结肠癌具有微卫星不稳定性的组织学特征,诊断年龄小于 60 岁
- 一位或多位一级亲属患有结肠癌或一种 HNPCC 相关性肿瘤,诊断其中一种肿瘤时年龄小于 50 岁
- 两位一级或二级亲属在任何年龄诊断结肠癌或 HNPCC 相关性肿瘤

因为 MMR 基因胚系突变分析的复杂性，所以使用间接的方法来协助解决 Lynch 综合征和散发性结直肠癌鉴别的难题更为方便。这通过分析 MMR 蛋白的免疫组织化学表达模式实现。多项研究报道，MSH2、MSH6 或者二者的免疫组化失表达强烈提示胚系突变，因此，代表 Lynch 综合征。MLH1 免疫组化失表达也在 Lynch 综合征中被发现，实际上，80% 的 Lynch 综合征病例呈 MLH1 或 MSH2 失表达。然而，MLH1 免疫组化失表达可能有两个原因：突变或启动子甲基化。启动子甲基化造成 MLH1 免疫组化失表达提示为散发性结直肠癌，而突变则支持 Lynch 综合征的诊断。无 Lynch 综合征家族史的 MSI-H 结肠癌绝大多数具有 MLH1 启动子甲基化。因此，仅凭肿瘤细胞 MLH1 免疫组化失表达不足以诊断 Lynch 综合征。

另外一种诊断 Lynch 综合征的间接途径是检测肿瘤是否存在 BRAF 突变。BRAF 是 EGFR 驱动的信号通路中受 KRAS 调控的下游蛋白。BRAF 突变发生在 13% 的结肠癌以及 50% 的 MSI-H 结肠癌中，当其出现，高度提示该肿瘤与 Lynch 综合征无关。在多数病例中，BRAF 基因突变发生在可预测的热点 BRAF^{V600E} 上，即 BRAF 第 600 密码子，其一个缬氨酸（V）被谷氨酸（E）取代，因此检测 BRAF 基因突变相对简单。PCR 加单链构象多态性电泳是检测 BRAF^{V600E} 突变的一种简便方法[42]。总之，Lynch 综合征和散发性结肠癌的鉴别可以通过联合免疫组织化学、MSI 和胚系突变检测实现[43]。检测结肠癌 MSI 还有一项额外的益处，因为不论是在散发性结肠癌还是在 Lynch 综合征中，MSI-H 都与好的预后相关[41]。但是，这些患者可能不能从 5-氟尿嘧啶类化疗中获益。

与DNA错配修复基因双等位突变相关的分子病理学

少见情况下，患者的错配修复基因包括 MSH2、MLH1、MSH6 或 PMS2 可能会继承两个纯合性或杂合性突变。与通常具有一个等位基因突变的常染色体显性遗传的 Lynch 综合征相比，这种双等位突变导致一种病程加速、病种更为广泛的疾病表型[44]。对于 MMR 基因双等位突变的患者，结肠癌可以早至 10 岁前发病。一些患者还有皮肤牛奶咖啡斑、神经纤维瘤、恶性脑瘤、白血病和淋巴瘤。75% 的结肠癌是 MSI-H，但在非结肠肿瘤中更不一致。

X型家族性结肠癌

对大量的具有典型遗传性和 Lynch 综合征临床特点的家族进行分子异常检测后，发现其中 44% 没有 DNA MMR 缺陷的证据[45]。在这一亚组中，结肠癌风险升高 2.3 倍。结肠癌发生时间比 Lynch 综合征约早 10 年，更常发生于远端结肠。值得注意的是，发生 Lynch 综合征相关的子宫内膜或其他非结肠肿瘤的风险并不增加。考虑到这种疾病的遗传学缺陷没有被确定，因此称其为 X 型家族性结肠癌。

家族性腺瘤性息肉病及其变型的分子病理学

家族性腺瘤性息肉病（FAP）是一种极易发生结肠癌的常染色体显性遗传综合征。经典型在年轻患者的结肠存在数百枚息肉，内镜下容易识别。具有 APC 基因胚系突变的患者发生十二指肠腺瘤、十二指肠与壶腹部癌、胃底腺息肉病、空肠息肉病和癌、胰腺癌、甲状腺乳头状癌、肝腺瘤、视网膜色素上皮肥大，以及牙齿异常的概率升高。FAP 的自然病程以部分息肉 100% 转变为腺癌为特征，除非进行预防性结肠切除，这是当前治疗的必要手段。息肉在患者儿童期后期变的明显，平均恶变年龄是 39 岁。总体而言，起源于 FAP 的结肠癌占所有结肠癌的 0.5%~1%。FAP 需要每年随访及适时结肠切除，因此早期识别十分重要。大多数的病例有 FAP 家族史，但 25% 的病例被诊断为新生突变。FAP 相关基因的发现史是癌症遗传学历史上的一个里程碑，也是印证 Knudson 遗传性癌"双打击"假说的范例。该基因的发现来源于一个伴有智力低下、结肠癌、马蹄形肾、肝左叶缺如、膀胱发育不全以及一种 FAP 临床变异性 Gardner 综合征的 42 岁男性的细胞遗传学检查[46,47]。这一基因，称作腺瘤性息肉病基因（adenomatous polyposis coli，APC），其位于染色体 5q，并在 FAP 患者胚系 DNA 发生突变。第二个遗传学打击发生在体细胞，包括结肠上皮细胞 APC 的缺失或失活。APC 基因在正常细胞中作为抑癌基因，其在 FAP 患者肠上皮中的双失活是恶性转化的必不可少的原因。

APC 失活导致恶性转化的主要机制涉及 β-catenin。在正常细胞，β-catenin 参与细胞增殖和迁移，为 Wnt 信号调节。当 Wnt 信号激活时，β-catenin 从细胞质迁移至细胞核，并激发涉及细胞增殖和迁移的

微卫星稳定性结肠癌　　　　　　　　微卫星不稳定性结肠癌

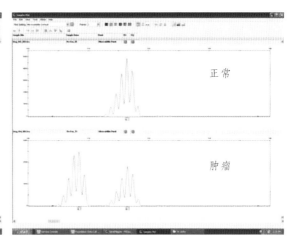

图 12.3　两例结肠癌微卫星不稳定性检测。对于微卫星稳定的肿瘤,其肿瘤区与正常组织区显示出同样的图样和相同分子大小微卫星重复,检测使用了 Bat-26 标记(左侧两图)。在微卫星不稳定的病例中,肿瘤区出现 5 个额外的分子量较小的条带(右侧两图)。

基因转录。在 Wnt 通路失活时,APC 蛋白可以促使 β-catenin 滞留在细胞质内并被蛋白酶体降解,以借此控制 β-catenin 迁移。大部分 APC 突变抑制 β-catenin 降解,并增强其迁移至细胞核的能力,从而导致细胞增殖和迁移失控活化。

APC 是一个含有 2843 个氨基酸的大蛋白质,已描述的突变超过 700 种,其中 98% 是产生截短蛋白的移码突变或无义突变。寻找这些胚系 DNA 突变在 FAP 诊断中必不可少。需要注意,由于 70% 的散发性结肠癌具有 APC 基因的体细胞突变,因此检测 APC 体细胞突变不能作为FAP的依据。

与经典型 FAP 相关的 APC 突变散布在 APC 基因全长的 50%,彼此间无关联,此外,经典型 FAP 与变异型 FAP 在基因突变位置上有很多重叠。经典型 FAP 的基因突变广泛分布于 APC 基因内,位于包含 1086 个氨基酸的多个区域之内。可能发生突变的位点如此之多,以至于在不预先了解所研究患者的家族成员的突变位点或者是新发突变时,检测方法将十分复杂。在这种情况下,可先行筛查最常见的突变,或者使用生物化学的方法寻找截短 APC 蛋白。虽然如此,高通量方法持续增加的可行性使得快速高效测序整个 APC 基因成为可能。一旦 FAP 家族中第一个患者的突变被确定,则可针对该突变基因的位置深入检测其他家庭成员的胚系基因。

除经典型外,还存在多种肠息肉病伴随相关肠外病变的 FAP 变异型。Gardner 综合征就是这样一种变型,其病变复杂,包括韧带样瘤、骨瘤和表皮样囊肿。有趣的是,多数 Gardner 综合征的胚系突变位于一个编码 133 个氨基酸的区域,这比经典型编码 1086 个氨基酸

的突变区域短很多。另一个变型是 Turcot 综合征,包括肠癌合并髓母细胞瘤或胶质母细胞瘤。需要注意的是,Turcot 综合征可以是 Lynch 综合征的一部分,由 MMR 基因而非 APC 基因的胚系突变引起。还有一种 FAP 类型称为衰减型 FAP,与结肠黏膜布满数百枚息肉的经典型 FAP 相比,其息肉数目小于 100 个。经典型和衰减型 FAP 在基因型和表型上存在重要联系,与衰减型 FAP 相关的 APC 突变大部分发生在与经典型不同的位置,典型位置是基因 5′区域。基因型重叠是存在的,值得注意的是同样的 APC 突变可以导致两种不同的 FAP 相关表型,如伴随或不伴随 Gardner 综合征。

增生性息肉病和锯齿状通路综合征的分子病理学

如果在接近乙状结肠的部位存在 5 个以上大的增生性息肉,则提示该患者可能患有锯齿状息肉病综合征(以前称为增生性息肉病综合征)(图 12.4)。锯齿状息肉病综合征典型地在 60 多岁被发现。患者可以有多达 100 个增生性或锯齿状或无蒂腺瘤。锯齿状息肉病综合征的遗传方式还未明确。在一项研究中其符合常染色体隐性遗传方式[48]。研究表明,进展为结肠癌的风险为 37%~69%。一些病例具有与 Lynch 综合征有关的个人或家族临床特征。在锯齿状息肉病综合征中,高达 70% 的结肠肿瘤具有 BRAF 突变。相比之下,BRAF 突变在 Lynch 综合征中极为罕见,在不经选择的结直肠癌中的发现率只有 15%。锯齿状息肉病综合征患者的另外一个分子特征是其息肉及腺癌中存在多个部位的 DNA 甲基化,包括 MLH1 甲基化。

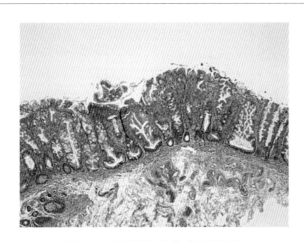

图 12.4　广基锯齿状腺瘤的组织学。

幼年性息肉病综合征

幼年性息肉病综合征(juvenile polyposis syndrome, JPS)被定义为在结直肠存在 5 个以上、可多至数百枚以囊性扩张充满黏液与炎症细胞的腺体以及炎症性黏膜固有层为形态学特征的表面光滑的息肉，并且存在常染色体遗传的家族史。除结直肠外,息肉也可发生于胃、十二指肠、空肠和回肠。其他协助识别 JPS 的临床标准是在胃肠道多个部位存在幼年性息肉，或具有任意数目幼年性息肉的有 JPS 家族史的患者[49]。

JPS 的主要类型可以在婴儿或成人诊断。婴儿型伴有肠套叠和巨头，导致患儿夭折。在多达 60% 的 JPS 病例中，遗传学缺陷包括 SMAD4 或 BMPR1A 基因胚系突变。这些遗传学突变常包括 SMAD4 或 BMPR1A 的大段缺失，或者 BMPR1A 启动子或 PTEN 基因突变。这两个基因的主要功能特征是参与 TGFβ 信号传导通路。与具有 BMPR1A 突变的患者相比，具有 SMAD4 基因突变的患者的临床结果更差。多达 40% 的 JPS 患者没有已知的胚系突变。伴有 SMAD4 基因突变的 JPS 患者中的一个亚组具有动静脉畸形及遗传性出血性毛细血管扩张。JPS 患者发生癌的风险升高，并且罹患结肠癌的终生风险为 39%[50,51]。

适于研究 JPS 以及证明 SMAD4、BMPR1A 或 PTEN 基因改变的分子诊断方法基于 MLPA 检查，或这些基因的全长测序[50]。这些分子检测结果可为协助分析基因型和疾病表现的关系提供依据。

散发性结直肠癌

目前，超过 75% 的结直肠癌病例无已知的进展为癌的遗传学易感性。尽管如此,遗传性结直肠癌的研究仍然为散发性结肠癌的分子机制带来了曙光。大部分病例单独基于组织病理学诊断，因此，对于多数病例，分子学手段对诊断并无必要。然而，以下 3 种情况需要进行免疫组织化学和分子检测：第一，确定病例确为散发性；其次，探索预测分子靶向药物疗效的分子标记物；第三，基于分子标记物阐明预后特征。

与大多数癌症相同，结直肠癌的肿瘤性转化发病机制与黏膜腺上皮出现基因组不稳定性密切相关。基因组不稳定性依赖 3 种主要机制：染色体结构不稳定、DNA 修复缺陷，以及非正常 DNA 甲基化。在结构不稳定驱动的通路中，缺失或突变导致染色体改变。对结肠癌重要的是，染色体不稳定导致肿瘤抑制基因如 APC 或 p53 的体细胞缺失。体细胞 APC 失活是腺瘤-腺癌转化的早期事件，并发生于 75% 的散发性结直肠癌中。DNA 修复缺陷多是由于表观遗传学改变而产生，如发生在多达 15% 的散发性结直肠癌的 MLH1 基因失活就是如此。MLH1 基因的改变是由于第三种结直肠发病机制——DNA CpG 岛的非正常甲基化。MLH1 基因启动子和其他基因的高甲基化水平导致其功能失活。除了 MLH1 以外，在多达 37% 的散发性结直肠癌病例中，MINT 家族的 3 种其他基因 MINT1、MINT2 和 MINT3，以及 p16 也是通过甲基化而表观性失活。这组肿瘤被归类命名为 CpG 岛甲基化表型(CpG island methylator phenotype, CIMP)。由于这些结直肠癌相关基因的改变是通过表观学变化而非突变或缺失，因此有理由假设突变剂、饮食习惯或化学预防药物可能潜在影响这些基因。

APC 基因的功能和其失活产生的后果已在 FAP 部分讨论。在散发性结直肠癌中，没有 APC 基因的胚系突变，但在 75% 的肿瘤中可见该基因体细胞性失活，这在腺瘤转变为腺癌的早期即已发生。另外一种结肠癌常见的染色体丢失发生在 p53，并可见于 65% 的散发性肿瘤。考虑到 p53 的主要功能是阻滞发生基因损伤的细胞的细胞周期，并诱导其凋亡,p53 失活将为异常细胞不受控制的增殖创造良好的条件。

高通量基因检测的可行性使得比较结直肠癌全基因组的大型队列研究成为可能。这种方法已显示散发性结直肠癌的体细胞突变和其他基因改变数目巨大，中位数目为每个肿瘤 76 个突变[52]。表 12.3 列出了散发性结直肠癌最常见的基因改变。没有理由去假定在一个肿瘤中所有的突变都决定了肿瘤发生，反之，区分驱动突变和乘客突变十分重要。依据突变的频率和基因功能，似乎常见的突变如 p53、APC、KRAS 和

表 12.3　在散发性结肠癌中发现的发生率在 5% 或以上的遗传学改变

基因	改变发生率(%)	改变类型
APC	75	突变、缺失、等位基因丢失
p53	65	突变、等位基因丢失
KRAS	40	突变
PIK3CA	20	突变
FBXW7	20	突变
CDK8	13	基因扩增
SMAD4	13	突变、等位基因丢失
PTEN	10	突变
ACVR2	10	突变
BRAF	8	突变
EGFR	8	基因扩增
CMYC	8	基因扩增
SMAD2	8	突变、等位基因丢失
TGFβIIR	8	突变
CCNE1	5	基因扩增
SMAD3	5	突变
TCF7L2	5	突变
BAX	5	突变

PIK3CA 可以被认为是恶性转化的驱动者。然而，这种方法也识别出其他一些突变，如 *CSMD3*、*FBXW7* 与 *NAV3*，它们在癌症中也常常发生突变。明确将他们划分为"驱动"或"乘客"仍有待进一步确定。总体来看，似乎结直肠上皮的恶性转化是多基因突变导致细胞通路异常的结果，而不是单个基因发挥支配性作用[52]。这意味着应用预测和预后分子标记物，以及个体化治疗，需要考虑一系列改变细胞转导通路的基因变化，而不能只考虑单个遗传学变化，如下文将讨论到的 MAPK/ERK 激酶通路的两个成员 *KRAS* 和 *BRAF*。

结直肠癌分子靶向治疗KRAS检测

结肠癌治疗中引入针对 EGFR 驱动信号传导通路的靶向治疗引发应该检测哪些分子标记物以预测治疗效果的问题。基于在乳腺癌靶向治疗中获得的知识，以及考虑到 HER2-neu 也是 EGFR 受体家族的一个成员，曾试图将 *EGFR* 基因扩增或表达与结直肠癌疗效反应联系起来。由于抗 EGFR 药物如西妥昔单抗和帕尼单抗都是针对结肠癌细胞表面 EGFR 的单克隆抗体，曾希望 EGFR 蛋白表达与治疗反应相关。然而，并没有观察到 EGFR 表达和疗效的联系[53]。

KRAS 是 EGFR 驱动的 MAPK/ERK 信号传导通路

中的一个重要中介，同时 Lievre 等提示受 EGFR 调控的野生型 *KRAS* 是一个预测肯定疗效的预测因素[54]。这一发现致使在抗 EGFR 抗体制剂治疗患者前检测 KRAS 突变被广泛接受。

在正常细胞中，KRAS 在 EGFR 激活的调控下，经历从非活化状态 Ras-GDP 转变为活化分子 Ras-GTP 的循环。这一转变通过活化而结合于 EGFR 胞浆内尾段的 3 个胞浆蛋白 Shc、Grb2 与 Sos 实现，并由此活化 KRAS。当 *KRAS* 突变时，其持续活化，不受上游 EGFR 调控，并且活化不再需要中间分子。因此，当肿瘤细胞中存在 *KRAS* 突变时，抗 EGFR 抗体封闭 EGFR 就不再有临床疗效。的确，结直肠癌回顾性分析显示当肿瘤细胞具有 *KRAS* 突变时，就不能观察到对抗 EGFR 抗体的治疗反应。

综合多项研究结果，结直肠癌 *KRAS* 突变的概率为 37%。具有 *KRAS* 突变的结肠癌患者不应行抗 EGFR 治疗。相反，在 *KRAS* 野生型的肿瘤中，多达 60% 的患者对抗 EGFR 抗体治疗有效，而约 40% 疗效欠佳。*KRAS* 野生型患者治疗反应的异质性是由于 EGFR 信号下游的其他因素包括下面讲述的 *BRAF*。

对常规化疗失败的远处转移的进展期结直肠癌，应进行 *KRAS* 突变检测。通常使用手术切除标本进行检测，或者使用原发肿瘤的活检样本。在少见情况下，使用转移灶活检标本进行检测。原发灶与转移灶 *KRAS* 状态的一致率为 95%。

结肠癌相关的 *KRAS* 突变是点突变，其发生在 3 个密码子，分别是 12、13 和 61 密码子。由于结肠癌 *KRAS* 突变中 98.5% 发生在 12 和 13 密码子，因此大多数实验室只检测这两个位点。通常使用石蜡包埋的肿瘤组织块进行检测，检测方法有若干种，最常用的是实时 PCR 和焦磷酸测序。基于 ARMS® 和蝎形引物技术的等位基因特异性实时 PCR 尤其敏感(图 12.5)。通常在 PCR 后进行 Sanger 测序以保证质量。对每一个检测，当蜡块中存在一定量的正常结直肠黏膜时，都需要由一名病理医生在 HE 染色切片中圈出肿瘤区域。为避免混淆，*KRAS* 突变检测结果中应报告"突变型 *KRAS*"或"野生型 *KRAS*"，不宜使用"阳性"或"阴性"，这是因为一个"阳性"(突变型 *KRAS*)检测结果的患者不适合接受抗 EGFR 抗体治疗。

在一项研究中，具有野生型 *KRAS* 的结直肠癌患者中 72% 对抗 EGFR 治疗仍然无效[55]。已经寻找影响 EGFR 信号通路中蛋白质的基因改变。有研究发现，编码信号通路中位于 KRAS 下游并被其直接调控的 BRAF 蛋白的基因，在 *KRAS* 野生型肿瘤患者中有

14%的突变率[55]。所有 *BRAF* 突变的患者均对抗 EGFR 抗体治疗无效。相反,在此研究中,与全部 *KRAS* 野生型患者的治疗反应率 28%相比,*KRAS* 与 *BRAF* 均为野生型的患者的治疗反应率为 32%。

起源于炎症性肠病的结直肠癌:分子标记物

炎症性肠病(IBD)的两种类型:溃疡性结肠炎和克罗恩病,罹患结直肠癌的风险均升高。在严重的 IBD 发病 10 年后,恶性转化的总风险为每年 1%。虽然多年前就已经知晓 IBD 和结直肠癌流行病学联系,但直到最近细胞与分子机制才被确立。总体上,炎症性肠黏膜内存在的活化的淋巴细胞、间质细胞和改建的胞外基质发挥了促进肿瘤的作用,这一过程涉及一系列胞外细胞因子和胞内介质,后者以 NF-κB 为核心[56]。最近发现的调节性 T 细胞和 T 淋巴细胞内的 CTLA-4 蛋白十分重要,其能够抑制对瘤细胞的免疫反应。调节性 T 细胞和 CTLA-4 在 IBD 病灶区均增加[57,58],从而致使病灶内恶性转化中的上皮细胞不能被清除。

IBD 相关性与非 IBD 相关性结直肠癌肠黏膜恶性转化的分子机制在其他方面是相似的。但是,与散发性癌相比,IBD 中 *APC* 基因体细胞突变发生晚而 *p53* 基因突变发生早。IBD 相关的结直肠癌也可见微卫星 DNA 不稳定,但不如染色体不稳定常见。IBD 相关的结直肠癌最常见的导致微卫星不稳定的原因是 MLH1 启动子甲基化[59]。IBD 患者异型增生和癌变的黏膜中还可见到 p16INK4a 的启动子高甲基化。

现在,可以在监测时间行结直肠活检,并通过评估活检样本的组织病理学、寻找高级别异型增生病变,来评估炎性病变发生恶性转化的风险。然而,用分子学方法记录恶性转化风险的研究发现 *RUNX3*、*MINT1* 和 *COX-2* 基因甲基化水平的巨大改变,这种改变出现在发生恶性转化溃疡性结肠炎患者的非肿瘤型黏膜中,而不出现在未发生恶性转化的患者中[59]。这些非肿瘤性黏膜的分子改变是否先于同时性结直肠癌仍有待阐明。

MYH息肉病与MYH失活引起的遗传性结肠癌

结肠癌的另外一个遗传学亚型是在报道一个伴有多发性腺瘤和结肠癌的家族时被发现的,该家族不伴有 *APC* 胚系突变[60]。取而代之,发现了位于 1 号染色体短臂名为 MUTYH 糖基化酶的基因胚系突变。通常,这个基因通常称为 *MYH*。这个基因的正常功能是修复氧化造成的 DNA 损伤,尤其是诱变剂氧化型鸟嘌呤或鸟嘌呤造成的氧化性损伤。*MYH* 进行的修复包括当腺嘌呤与氧化型鸟嘌呤或鸟嘌呤自身发生不正确的配对时将其移除。如果不经 *MYH* 修复,那么在 DNA 复制时氧化型鸟嘌呤会被当做胸腺嘧啶而与腺嘌呤异常配对。野生型 *MYH* 编码的蛋白可以识别错配的腺嘌呤并删除错配。当 *MYH* 发生突变时,这种修复功能丧失,C:G 与 T:A 颠换持续存在,可以累及多个重要基因,例如,在此情况常发生 *KRAS* 突变。*MYH* 突变大多位于 Y165C 和 G382D,在人群中的突变率达 2%,并且在不同人种中突变位置不同。与 FAP 表现为常染色体显性遗传不同,MYH 息肉病为常染色隐性遗传。

临床上,典型患者在 50 岁因存在息肉病而被识别。MYH 的临床表型多样,可以从发现 5 个息肉到通常在 FAP 观察到上千个息肉。*MYH* 突变与结肠癌风险有相关性[61-65]。在大约 50%的患者中,结肠癌在诊断时已经存在。总体而言,与胚系 *MYH* 双等位突变相关的癌症的发生率是低的,占所有结肠癌的 0.7%。对于胚系 DNA 中伴有杂合性 *MYH* 突变的患者,其结直肠癌的发生风险升高 1.3 倍,而对于双等位突变者该风险则升高 177 倍。与散发性或携带单等位 *MYH* 突变的偶发癌相比,具有 *MYH* 胚系双等位突变的结直肠癌更有可能是低级别[66]。MYH 相关性息肉病可见增生性与锯齿状息肉,并且它们的 *KRAS* 基因存在特征性的 C:G 与 T:A 比值倒置[67]。虽然与散发型患者相比,伴有 *MYH* 胚系突变的结直肠癌患者的同时性或异时性息肉发生率高,但仍有多达 72%的病例没有任何息肉。总体而言,与非遗传性癌相比,*MYH* 双等位突变相关的结直肠癌无特定的病理学特征。MYH 相关性息肉病有相关的结肠外表现,并且多达 17%的患者伴有十二指肠腺瘤或癌[68]。与散发性结直肠癌相比,卵巢、膀胱与皮肤癌症的发生概率也更高。

由于 MYH 息肉病与经典型 FAP 在临床和组织学上存在重叠,因此已有尝试探索二者鉴别的特征。虽然结果不尽相同,但已发现在腺瘤性息肉病的背景上存在多发性增生性息肉提示该息肉病可能由 MYH 遗传学改变引起[69]。

与 HNPCC 相关性结直肠癌中,免疫组织化学可作为一种有用的筛查方法不同,使用抗 MYH 抗体进行免疫组织化学染色无助于将结直肠癌与 MYH 胚系突变联系起来。因此,需要利用分子技术进行胚系 DNA 检测,如 PCR 及变性高压液相色谱法(dHPLC)[70]。

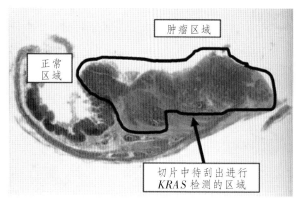
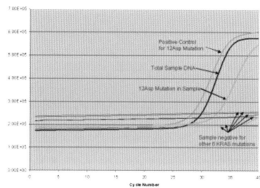

图 12.5 结肠癌 *KRAS* 检测。从手动微切割下由组织切片确定的肿瘤区域抽提 DNA,然后应用基于 ARMS® 和蝎形引物技术的等位基因特异性实时 PCR 检测。在 7 个实时 PCR 反应中,仅有 12ASP 突变位点的引物获得了可检测出的扩增产物。

最近提出了指导 MYH 息肉病分子检测的一系列标准[71]。这些标准包括存在 10 个或以上息肉、无 *APC* 突变、无 MSI-H 分子改变、年轻以及非染色体显性遗传。尽管如此,MYH 相关性肿瘤的临床与病理特征与多种其他基因型结肠息肉病和癌症相似,这一观点已获得认可。家族史也可产生误导,因为一些病例的病史与 Lynch 综合征相似,另有一些无家族史,还有一些病例表现为新的突变。

具有息肉和 *MYH* 双等位突变的患者应当每 3~5 年进行结肠镜和十二指肠镜监测。其兄弟姐妹应在 20 岁出头进行检测并提供遗传咨询。

结论

分子学改变是各种胃肠道恶性肿瘤的根源。因此,上、下消化道肿瘤存在伴随相关临床和病理特征的分子基础。上、下消化道腺癌可以表现为多种遗传综合征的组成部分。论述了 HDGC、FAP、Lynch 综合征和 MYH 息肉病。息肉病综合征,如幼年性息肉病和 PJS,还将患者置于升高的恶变风险之中。间叶源性肿瘤,特别是 GIST,其分子异常已经得到确认。GIST 的治疗以其潜在的分子异常作为靶点。分子靶向治疗也已用于治疗 HER2 阳性的胃食管结合部癌和胃腺癌。胃和胃食管结合部肿瘤的 HER2 检测方法得到了论述。DNA 微卫星不稳定性是 Lynch 综合征的一个典型特征,也是一组散发性结直肠癌的预后指标。对散发性结直肠癌而言,在应用分子靶向药物如抗 EGFR 抗体治疗 *KRAS* 野生型结直肠癌时,需要检测其独立的分子改变。

（徐晨 韩晶 译 侯英勇 校）

参考文献

1. Caldas C, Carneiro F, Lynch HT, Yokota J, Wiesner GL, Powell SM, et al. Familial gastric cancer: overview and guidelines for management. J Med Genet. 1999;36:873–80.
2. Fitzgerald RC, Hardwick R, Huntsman D, Carneiro F, Guilford P, Blair V, et al. Hereditary diffuse gastric cancer: updated consensus guidelines for clinical management and directions for future research. J Med Genet. 2010;47:436–44.
3. Guilford P, Hopkins J, Harraway J, McLeod M, McLeod N, Harawira P, et al. E-cadherin germline mutations in familial gastric cancer. Nature. 1998;392:402–5.
4. Oliveira C, Senz J, Kaurah P, Pinheiro H, Sanges R, Haegert A, et al. Germline CDH1 deletions in hereditary diffuse gastric cancer families. Hum Mol Genet. 2009;18:1545–55.
5. Schrader K, Huntsman D. Hereditary diffuse gastric cancer. Cancer Treat Res. 2010;155:33–63.
6. Fujita H, Lennerz JK, Chung DC, Patel D, Deshpande V, Yoon SS, et al. Endoscopic surveillance of patients with hereditary diffuse gastric cancer: biopsy recommendations after topographic distribution of cancer foci in a series of 10 CDH1-mutated gastrectomies. Am J Surg Pathol. 2012;36:1709–17.
7. Hudis CA. Trastuzumab—mechanism of action and use in clinical practice. N Engl J Med. 2007;357:39–51.
8. Bang YJ, Van Cutsem E, Feyereislova A, Chung HC, Shen L, Sawaki A, et al. Trastuzumab in combination with chemotherapy versus chemotherapy alone for treatment of HER2-positive advanced gastric or gastro-oesophageal junction cancer (ToGA): a phase 3, open-label, randomised controlled trial. Lancet. 2010;376:687–97.
9. Hofmann M, Stoss O, Shi D, Buttner R, van de Vijver M, Kim W, et al. Assessment of a HER2 scoring system for gastric cancer: results from a validation study. Histopathology. 2008;52:797–805.
10. Ruschoff J, Hanna W, Bilous M, Hofmann M, Osamura RY, Penault-Llorca F, et al. HER2 testing in gastric cancer: a practical approach. Mod Pathol. 2012;25:637–50.

11. Grin A, Brezden-Masley C, Bauer S, Streutker CJ. HER2 in situ hybridization in gastric and gastro-esophageal adenocarcinoma: comparison of auto-mated dual ISH to FISH. Appl Immunohistochem Mol Morphol. 2013;21(6):561–6.

12. Nilsson B, Bumming P, Meis-Kindblom JM, Oden A, Dortok A, Gustavsson B, et al. Gastrointestinal stro-mal tumors: the incidence, prevalence, clinical course, and prognostication in the preimatinib mesylate era—a population-based study in western Sweden. Cancer. 2005;103:821–9.

13. Miettinen M, Makhlouf H, Sobin LH, Lasota J. Gastrointestinal stromal tumors of the jejunum and ileum: a clinicopathologic, immunohistochemical, and molecular genetic study of 906 cases before ima-tinib with long-term follow-up. Am J Surg Pathol. 2006;30:477–89.

14. Miettinen M, Sobin LH, Lasota J. Gastrointestinal stromal tumors of the stomach: a clinicopathologic, immunohistochemical, and molecular genetic study of 1765 cases with long-term follow-up. Am J Surg Pathol. 2005;29:52–68.

15. Liegl B, Hornick JL, Corless CL, Fletcher CD. Monoclonal antibody DOG1.1 shows higher sensitiv-ity than KIT in the diagnosis of gastrointestinal stro-mal tumors, including unusual subtypes. Am J Surg Pathol. 2009;33:437–46.

16. Lasota J, Miettinen M. Clinical significance of onco-genic KIT and PDGFRA mutations in gastrointestinal stromal tumours. Histopathology. 2008;53:245–66.

17. Lasota J, Jasinski M, Sarlomo-Rikala M, Miettinen M. Mutations in exon 11 of c-Kit occur preferentially in malignant versus benign gastrointestinal stromal tumors and do not occur in leiomyomas or leiomyo-sarcomas. Am J Pathol. 1999;154:53–60.

18. Steigen SE, Eide TJ, Wasag B, Lasota J, Miettinen M. Mutations in gastrointestinal stromal tumors—a population-based study from Northern Norway. APMIS. 2007;115:289–98.

19. Heinrich MC, Corless CL, Duensing A, McGreevey L, Chen CJ, Joseph N, et al. PDGFRA activating mutations in gastrointestinal stromal tumors. Science. 2003;299:708–10.

20. Lasota J, Dansonka-Mieszkowska A, Sobin LH, Miettinen M. A great majority of GISTs with PDGFRA mutations represent gastric tumors of low or no malig-nant potential. Lab Invest. 2004;84:874–83.

21. Janeway KA, Kim SY, Lodish M, Nose V, Rustin P, Gaal J, et al. Defects in succinate dehydrogenase in gastrointestinal stromal tumors lacking KIT and PDGFRA mutations. Proc Natl Acad Sci U S A. 2011;108:314–8.

22. Miettinen M, Wang ZF, Sarlomo-Rikala M, Osuch C, Rutkowski P, Lasota J. Succinate dehydrogenase-deficient GISTs: a clinicopathologic, immunohisto-chemical, and molecular genetic study of 66 gastric GISTs with predilection to young age. Am J Surg Pathol. 2011;35:1712–21.

23. Janeway KA, Albritton KH, Van Den Abbeele AD, D'Amato GZ, Pedrazzoli P, Siena S, et al. Sunitinib treatment in pediatric patients with advanced GIST following failure of imatinib. Pediatr Blood Cancer. 2009;52:767–71.

24. Dwight T, Benn DE, Clarkson A, Vilain R, Lipton L, Robinson BG, et al. Loss of SDHA expression identi-fies SDHA mutations in succinate dehydrogenase-deficient gastrointestinal stromal tumors. Am J Surg Pathol. 2013;37:226–33.

25. Wagner AJ, Remillard SP, Zhang YX, Doyle LA, George S, Hornick JL. Loss of expression of SDHA predicts SDHA mutations in gastrointestinal stromal tumors. Mod Pathol. 2013;26:289–94.

26. Pasini B, McWhinney SR, Bei T, Matyakhina L, Stergiopoulos S, Muchow M, et al. Clinical and molecular genetics of patients with the Carney-Stratakis syndrome and germline mutations of the genes coding for the succinate dehydrogenase sub-units SDHB, SDHC, and SDHD. Eur J Hum Genet. 2008;16:79–88.

27. Carney JA, Stratakis CA. Familial paraganglioma and gastric stromal sarcoma: a new syndrome distinct from the Carney triad. Am J Med Genet. 2002;108:132–9.

28. Debiec-Rychter M, Sciot R, Le Cesne A, Schlemmer M, Hohenberger P, van Oosterom AT, et al. KIT muta-tions and dose selection for imatinib in patients with advanced gastrointestinal stromal tumours. Eur J Cancer. 2006;42:1093–103.

29. Heinrich MC, Marino-Enriquez A, Presnell A, Donsky RS, Griffith DJ, McKinley A, et al. Sorafenib inhibits many kinase mutations associated with drug-resistant gastrointestinal stromal tumors. Mol Cancer Ther. 2012;11:1770–80.

30. Corless CL, Barnett CM, Heinrich MC. Gastrointestinal stromal tumours: origin and molecu-lar oncology. Nat Rev Cancer. 2011;11:865–78.

31. McGarrity TJ, Amos C. Peutz-Jeghers syndrome: clinicopathology and molecular alterations. Cell Mol Life Sci. 2006;63:2135–44.

32. Launonen V. Mutations in the human LKB1/STK11 gene. Hum Mutat. 2005;26:291–7.

33. van Lier MG, Wagner A, Mathus-Vliegen EM, Kuipers EJ, Steyerberg EW, van Leerdam ME. High cancer risk in Peutz-Jeghers syndrome: a systematic review and surveillance recommendations. Am J Gastroenterol. 2010;105:1258–64; author reply 65.

34. Beggs AD, Latchford AR, Vasen HF, Moslein G, Alonso A, Aretz S, et al. Peutz-Jeghers syndrome: a systematic review and recommendations for manage-ment. Gut. 2010;59:975–86.

35. van Lier MG, Wagner A, van Leerdam ME, Biermann K, Kuipers EJ, Steyerberg EW, et al. A review on the molecular diagnostics of Lynch syndrome: a central role for the pathology laboratory. J Cell Mol Med. 2010;14:181–97.

36. Paraf F, Jothy S, Van Meir EG. Brain tumor-polyposis syndrome: two genetic diseases? J Clin Oncol. 1997;15:2744–58.

37. Paraf F, Sasseville D, Watters AK, Narod S, Ginsburg O, Shibata H, et al. Clinicopathological relevance of the association between gastrointestinal and seba-ceous neoplasms: the Muir-Torre syndrome. Hum Pathol. 1995;26:422–7.

38. Entius MM, Keller JJ, Drillenburg P, Kuypers KC, Giardiello FM, Offerhaus GJ. Microsatellite instabil-ity and expression of hMLH-1 and hMSH-2 in seba-ceous gland carcinomas as markers for Muir-Torre syndrome. Clin Cancer Res. 2000;6:1784–9.

39. Umar A, Boland CR, Terdiman JP, Syngal S, de la Chapelle A, Ruschoff J, et al. Revised Bethesda Guidelines for hereditary nonpolyposis colorectal cancer (Lynch syndrome) and microsatellite instabil-ity. J Natl Cancer Inst. 2004;96:261–8.

40. Huth C, Kloor M, Voigt AY, Bozukova G, Evers C, Gaspar H, et al. The molecular basis of EPCAM expression loss in Lynch syndrome-associated tumors.

Mod Pathol. 2012;25:911–6.

41. Vilar E, Gruber SB. Microsatellite instability in colorectal cancer-the stable evidence. Nat Rev Clin Oncol. 2010;7:153–62.

42. Adeniran AJ, Theoharis C, Hui P, Prasad ML, Hammers L, Carling T, et al. Reflex BRAF testing in thyroid fine-needle aspiration biopsy with equivocal and positive interpretation: a prospective study. Thyroid. 2011;21:717–23.

43. Lindor NM, Petersen GM, Hadley DW, Kinney AY, Miesfeldt S, Lu KH, et al. Recommendations for the care of individuals with an inherited predisposition to Lynch syndrome: a systematic review. JAMA. 2006; 296:1507–17.

44. Felton KEA, Gilchrist DM, Andrew SE. Constitutive deficiency in DNA mismatch repair. Clin Genet. 2007;71:483–98.

45. Lindor NM, Rabe K, Petersen GM, Haile R, Casey G, Baron J, et al. Lower cancer incidence in Amsterdam-I criteria families without mismatch repair deficiency: familial colorectal cancer type X. JAMA. 2005;293: 1979–85.

46. Herrera L, Kakati S, Gibas L, Pietrzak E, Sandberg AA. Gardner syndrome in a man with an interstitial deletion of 5q. Am J Med Genet. 1986;25:473–6.

47. Solomon E, Voss R, Hall V, Bodmer WF, Jass JR, Jeffreys AJ, et al. Chromosome 5 allele loss in human colorectal carcinomas. Nature. 1987;328:616–9.

48. Young J, Jass JR. The case for a genetic predisposition to serrated neoplasia in the colorectum: hypothesis and review of the literature. Cancer Epidemiol Biomarkers Prev. 2006;15:1778–84.

49. Jass JR, Williams CB, Bussey HJ, Morson BC. Juvenile polyposis—a precancerous condition. Histopathology. 1988;13:619–30.

50. Aretz S, Stienen D, Uhlhaas S, Stolte M, Entius MM, Loff S, et al. High proportion of large genomic deletions and a genotype phenotype update in 80 unrelated families with juvenile polyposis syndrome. J Med Genet. 2007;44:702–9.

51. Brosens LA, Langeveld D, van Hattem WA, Giardiello FM, Offerhaus GJ. Juvenile polyposis syndrome. World J Gastroenterol. 2011;17:4839–44.

52. Wood LD, Parsons DW, Jones S, Lin J, Sjoblom T, Leary RJ, et al. The genomic landscapes of human breast and colorectal cancers. Science. 2007;318:1108–13.

53. Cunningham D, Humblet Y, Siena S, Khayat D, Bleiberg H, Santoro A, et al. Cetuximab monotherapy and cetuximab plus irinotecan in irinotecan-refractory metastatic colorectal cancer. N Engl J Med. 2004;351: 337–45.

54. Lievre A, Bachet JB, Boige V, Cayre A, Le Corre D, Buc E, et al. KRAS mutations as an independent prognostic factor in patients with advanced colorectal cancer treated with cetuximab. J Clin Oncol. 2008;26: 374–9.

55. Di Nicolantonio F, Martini M, Molinari F, Sartore-Bianchi A, Arena S, Saletti P, et al. Wild-type BRAF is required for response to panitumumab or cetuximab in metastatic colorectal cancer. J Clin Oncol. 2008;26: 5705–12.

56. Danese S, Mantovani A. Inflammatory bowel disease and intestinal cancer: a paradigm of the Yin-Yang interplay between inflammation and cancer. Oncogene. 2010;29:3313–23.

57. Reikvam DH, Perminow G, Lyckander LG, Gran JM, Brandtzaeg P, Vatn M, et al. Increase of regulatory T cells in ileal mucosa of untreated pediatric Crohn's disease patients. Scand J Gastroenterol. 2011;46: 550–60.

58. Chen Z, Zhou F, Huang S, Jiang T, Chen L, Ge L, et al. Association of cytotoxic T lymphocyte associated antigen-4 gene (rs60872763) polymorphism with Crohn's disease and high levels of serum sCTLA-4 in Crohn's disease. J Gastroenterol Hepatol. 2011;26: 924–30.

59. Garrity-Park MM, Loftus Jr EV, Sandborn WJ, Bryant SC, Smyrk TC. Methylation status of genes in non-neoplastic mucosa from patients with ulcerative colitis-associated colorectal cancer. Am J Gastroenterol. 2010;105:1610–9.

60. Al-Tassan N, Chmiel NH, Maynard J, Fleming N, Livingston AL, Williams GT, et al. Inherited variants of MYH associated with somatic G:C→T:A mutations in colorectal tumors. Nat Genet. 2002;30: 227–32.

61. Croitoru ME, Cleary SP, Di Nicola N, Manno M, Selander T, Aronson M, et al. Association between biallelic and monoallelic germline MYH gene mutations and colorectal cancer risk. J Natl Cancer Inst. 2004;96:1631–4.

62. Win AK, Hopper JL, Jenkins MA. Association between monoallelic MUTYH mutation and colorectal cancer risk: a meta-regression analysis. Fam Cancer. 2011;10:1–9.

63. Lindor NM. Hereditary colorectal cancer: MYH-associated polyposis and other newly identified disorders. Best Pract Res Clin Gastroenterol. 2009;23: 75–87.

64. Cleary SP, Cotterchio M, Jenkins MA, Kim H, Bristow R, Green R, et al. Germline MutY human homologue mutations and colorectal cancer: a multi-site case-control study. Gastroenterology. 2009;136: 1251–60.

65. Tenesa A, Campbell H, Barnetson R, Porteous M, Dunlop M, Farrington SM. Association of MUTYH and colorectal cancer. Br J Cancer. 2006;95:239–42.

66. O'Shea AM, Cleary SP, Croitoru MA, Kim H, Berk T, Monga N, et al. Pathological features of colorectal carcinomas in MYH-associated polyposis. Histopathology. 2008;53:184–94.

67. Boparai KS, Dekker E, Van ES, Polak MM, Bartelsman JF, Mathus-Vliegen EM, et al. Hyperplastic polyps and sessile serrated adenomas as a phenotypic expression of MYH-associated polyposis. Gastroenterology. 2008;135:2014–8.

68. Vogt S, Jones N, Christian D, Engel C, Nielsen M, Kaufmann A, et al. Expanded extracolonic tumor spectrum in MUTYH-associated polyposis. Gastroenterology. 2009;137:1976–85.e1–10.

69. Jass JR. Colorectal polyposes: from phenotype to diagnosis. Pathol Res Pract. 2008;204:431–47.

70. Croitoru ME, Cleary SP, Berk T, Di NN, Kopolovic I, Bapat B, et al. Germline MYH mutations in a clinic-based series of Canadian multiple colorectal adenoma patients. J Surg Oncol. 2007;95:499–506.

71. Church J, Heald B, Burke C, Kalady M. Understanding MYH-associated neoplasia. Dis Colon Rectum. 2012; 55:359–62.

第 13 章

肺肿瘤分子检测

Jeffrey J. Tanguay, Shirin Karimi, David M. Hwang, Ming-Sound Tsao

引言

肺癌仍是世界范围内导致癌症死亡的主要原因,每年约有一百万人口死于肺癌[1]。2012 年,在北美洲,肺癌已经超过乳腺癌、肠癌和前列腺癌,成为癌症死亡的主要原因[2]。在过去的 40 年中,其他癌症的生存率都有显著提高,肺癌的死亡率却居高不下,主要原因是大部分肺癌患者症状明显时已是晚期或是现有治疗方案效果有限。晚期肺癌患者对基于铂类的标准化疗方案的反应率为 30%~40%,化疗的耐药性导致晚期肺癌患者的中位生存期局限于 8~10 个月。即使早期肺癌患者首选外科切除为治疗方案,其复发率仍然高达 30%~60%[3]。

然而,在过去的十年中,肺癌的治疗发生了革命性的变化,特定分子靶点的发现推动了肿瘤靶向治疗的发展(图 13.1,表 13.1)。尤其是表皮生长因子受体(epidermal growth factor receptor, EGFR)基因酪氨酸激酶结构域突变和间变性淋巴瘤激酶-1(alaplastic lymphoma kinase, ALK)基因重排的发现,肿瘤对其相应的小分子激酶抑制剂的治疗敏感性,使得它们很快从实验走向了临床,获得了显著的疗效[4-6]。因此,越来越多的分子检测正在列入肺癌个体化治疗的常规诊

J.J. Tanguay, M.D. • S. Karimi, M.D.
D.M. Hwang, M.D., Ph.D.
M.-S. Tsao, M.D. (✉)
Department of Pathology, University Health Network,
Toronto General Hospital, 200 Elizabeth Street,
11E424, Toronto, ON, Canada M5G 2C4

Department of Laboratory Medicine
and Pathobiology, University of Toronto,
Toronto, ON, Canada
e-mail: ming.tsao@uhn.ca

疗方案中。在此,我们总结回顾目前在肺癌中常见的分子突变以及它们的临床应用,重点介绍 *EGFR* 基因突变和 *ALK* 基因重排。

肺癌亚型的分子变化

组织学上,原发肺癌主要分为两大类:小细胞肺癌(small cell lung cancer, SCLC)和非小细胞肺癌(non-small cell lung cancer, NSCLC)。这个传统分类在决定肺癌临床治疗方案时已被广泛接受,近年来,NSCLC 更为精确的亚型分类包括腺癌、鳞状细胞癌和大细胞癌,在临床应用中越来越重要。临床发现贝伐单抗在鳞状细胞癌的治疗中有潜在增加大出血的风险[7],而培美曲塞对非鳞状细胞癌的 NSCLC 治疗有效[8]。与此同时,人们逐渐认识到不同的 NSCLC 组织学亚型与特定的分子突变事件有关。要求病理医生对 NSCLC 组织学亚型进行更为准确的诊断,要求区分不同样本并进行相应的分子检测(图 13.1)。这个认识在一定程度上得到了推动,肺癌国际研究协会(IASLC)、美国胸部协会(ATS)和欧洲呼吸协会(ERS)修订了腺癌的新分类,美国病理医师协会(CAP)、IASLC 和分子病理协会(AMP)最近推出了肺癌分子检测指南[10]。本章中,我们将回顾肺癌主要亚型的分子突变及目前的检测现状。

肺腺癌的分子病理学

EGFR

EGFR 于数十年前被发现[11,12],据报道其在很多人类的癌症中高表达,包括肺癌、乳腺癌、头颈部癌、肠癌、胰腺癌和膀胱癌[13]。*EGFR* 基因位于 7 号染色体的

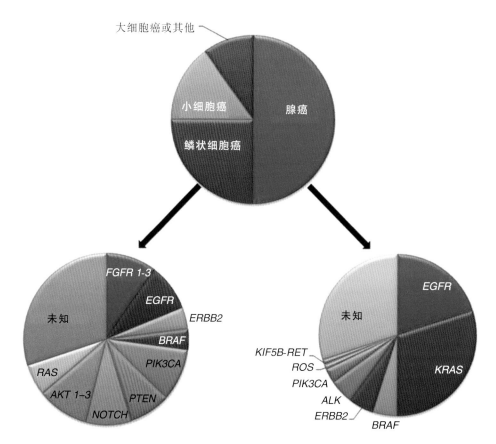

图 13.1　依据组织学和公认"驱动"基因的肺腺癌分布情况。需要注意的是腺癌在激酶结构域发生的突变主要是表皮生长因子受体(EGFR)基因的突变,而鳞状细胞癌基因改变主要表现为基因扩增。

表 13.1　目前可用的靶向治疗和晚期非小细胞肺癌患者选择的标记

靶向药物	分子标记	组织学形态
贝伐单抗	无	非鳞状细胞癌的
培美曲塞		NSCLC
吉非替尼/	EGFR 激酶结构域突变(一线)	含有腺癌成分的
厄罗替尼/		NSCLC
阿法替尼		
克唑替尼	ALK/ROS 基因重排	

NSCLC,非小细胞癌;EGFR,表皮生长因子受体。

短臂上(7p11.2)。*EGFR*,即人表皮生长因子受体 1(HER1/erbB1),是一种跨膜酪氨酸激酶(TK)受体。当配体与 EGFR 细胞外的结构域结合后,EGFR 形成同源双聚体或与 EGFR 家族的其他成员(HER1-4)形成异源二聚体。细胞内酪氨酸激酶的激活导致了细胞内多种蛋白磷酸化,尤其是 RAS-RAF1-MAP2K1/MAPK1 和 PI3K/AKT/mTOR 信号通路[14]。这些通路的激活促进了细胞增殖、血管生成、细胞迁移和转移,并减少了细胞凋亡。EGFR 酪氨酸激酶的激活可以导致其自体磷酸化并促进癌症的发生。绝大部分 EGFR 的突变改变三磷酸腺苷(ATP)的结合裂隙,这个裂隙也是大部分酪氨酸激酶抑制剂(TKI)竞争结合的位点[15]。

EGFR突变

EGFR 突变主要位于18~21号外显子[16-19],分为三类:19号外显子的缺失、20号外显子的插入以及18~21号外显子的错义突变。19号外显子的缺失突变和21号外显子 L858R 突变占 EGFR 突变的85%~90%(图13.2)。18号外显子(E709和G719)约占 EGFR 突变的5%,21号外显子(L861)约占3%[20]。20号外显子常发生原发(P772或V774)或继发(T790M)对EGFR TKI耐药的突变,这将在后文进行深入讨论。

EGFR 突变的患者常有一些特定的特征,包括东亚人群、女性、非吸烟者。东亚人群EGFR 突变率约为32%,东亚非吸烟的 NSCLC 患者 EGFR 突变率高达50%[21]。到目前为止,EGFR突变与腺癌密切相关,尤其在分化较好的含有贴壁、乳头或腺泡成分的腺癌中更易发生突变[4,5,22,23]。

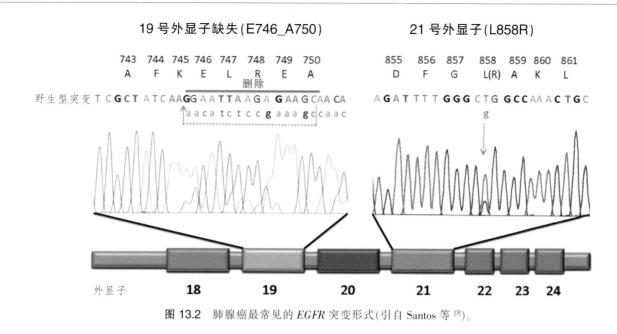

19 号外显子缺失 (E746_A750)

```
743  744  745 746 747 748  749  750
 A    F    K   E   L   R    E    A
                  删除
野生型突变 T C GCT ATCAAGG AATTAAGA GAAGCAA CA
          aaca tctccgaaagccaac
```

21 号外显子 (L858R)

```
855  856  857    858   859 860 861
 D    F    G    L(R)   A   K   L
A GAT TTT GGG CTG GCC AA CTGC
                g
```

外显子　　　**18**　　**19**　　**20**　　**21**　**22**　**23**　**24**

图 13.2　肺腺癌最常见的 *EGFR* 突变形式 (引自 Santos 等 [3])。

EGFR抑制剂

目前主要有两大类EGFR抑制剂：抗EGFR单克隆抗体和小分子TKI[2]。抗EGFR抗体包括西妥昔单抗和帕尼单抗，主要针对细胞外配体的结合结构域。这些单抗作为竞争拮抗剂可以促使EGFR受体的内在化和降解[24]。这些单抗抑制依赖配体的EGFR受体的活化过程，而不是抑制由酪氨酸激酶（TK）突变引起的自磷酸化[20]。小分子TKI如吉非替尼、埃罗替尼主要是可逆地与TK上ATP结合位点相结合，从而阻止下游的信号通路[15]。

*EGFR*突变作为疗效预测标记物

预测抗EGFR治疗疗效最重要的因素是有无TK的突变。早期的工作主要集中在EGFR蛋白的过表达和*EGFR*基因拷贝数的增加上，但上述这些因素后来被发现相关性不大[25,26]。2004年，三个里程碑式的研究[4,5,27]首先报道了位于EGFR受体TK的突变与EGFR TKI吉非替尼或埃罗替尼疗效相关。在这之前，已经知道有些远处转移的NSCLC患者对酪氨酸激酶抑制剂有治疗反应，但其机制并不清楚[25]。2009年，易瑞沙泛亚洲研究（IPASS）[28]Ⅲ期阶段临床试验显示，存在*EGFR*突变的肺癌患者在接受吉非替尼治疗后，相较于传统化疗具有更显著的治疗效果和更长的无病生存期。更重要的是，那些不存在*EGFR*突变的肺癌患者在接受标准化疗后则显示出比TKI更好的治疗反应和无病生存期。有关吉非替尼的WJTOG3405[29]、NEJ002[30]临床试验和埃罗替尼的OPTIMAL[31]、EURTAC[32]临床试验报道了相似的结果。

EGFR耐药性

许多存在*EGFR*突变的患者在最初对靶向治疗显示出非常好的治疗反应。但不幸的是，大部分患者会在10~14个月后复发[28,31]，因为他们对药物出现了耐药性。临床对继发耐药性的定义如下：肺癌患者，存在对TKI敏感的*EGFR*突变位点或临床观察在TKI应用过程中有效者，在近30天内给予单一TKI治疗后病情进展，并且在停止在该TKI和开始新一轮治疗之间没有接受其他治疗干预[33]。较为明确的继发耐药机制是由于在治疗过程中产生的*EGFR*其他突变和其他肿瘤基因细胞间信号通路的放大[20]。偶尔，发生在NSCLC的耐药是由于组织学类型向SCLC转化或上皮成分向间叶成分转化[34]。

对于那些一开始对TKI治疗有效、继而复发的肺癌患者，重复活检导致发现许多二次突变[35]。最常见的耐药突变机制是发生在20号外显子的T790M突变[35,36]。这个突变在EGFR TKI继发耐药患者中的突变率达到50%[37-40]。该突变增加了ATP与EGFR受体TK的密切关系，从而使得一代TKI很难抑制激酶的活化[41]。T790M突变在未经TKI治疗患者中不常见（<5%）[28,42]，提示在准备接受治疗的肿瘤中，其存在着微量的亚克隆，而在那些没有耐药突变通过治疗可以引起肿瘤细胞凋亡的TKI治疗中，这种突变会被富集表现出来。

TKI其他耐药机制还可由其他肿瘤基因信号通路的放大引起。最常见的是通过"激酶转换"机制引发的

MET信号通路的激活[43]。例如，一种癌症从依赖EGFR介导的激酶信号通路到转换成依赖另一种酪氨酸激酶介导的信号通路，从而克服了TKI介导的抑制作用[44]。MET基因编码的肝细胞生长因子(HGF)受体，同样也是一种跨膜TK受体。MET受体连接其他EerB受体，从而激活PI3K-AKT信号通路[45]，促进细胞增殖抑制细胞凋亡。肝细胞生长因子，其基因扩增或其配体，与约20%的EGFR TKI继发耐药性有关[45-47]。通过外科手术切除的NSCLC患者如存在 MET 基因扩增通常预后较差[48]。

EGFR突变检测

检测前注意事项

CAP/IASLC/AMP 针对肺癌的分子检测指南中指出，当患者确诊为晚期肺癌(Ⅳ期)或者早期肺癌患者病情出现复发或进展且有可能从 EGFR TKI 治疗中获益时，需行 EGFR 分子检测。对于病理科医生来说，有时用于分期的信息不全面，则需要与内科医生或肿瘤科医生密切联系沟通，从而有助于及时进行分子检测。就切除肿瘤做检测的时机而言，如果患者以后有可能发生远处转移或复发，那么早期肺癌患者在手术切除的同时就进行分子检测，这是 CAP/IASLC/AMP 指南鼓励可行的，当然，是否这么做，决定权在各个实验室以及与其相互合作的肿瘤团队[10]。

多种形式的样本可用于 EGFR 分子检测，包括细胞学样本、外科手术标本、新鲜组织、冰冻组织、甲醛固定组织、石蜡包埋组织以及酒精固定的组织。然而，经强酸脱钙的样本或经重金属离子固定剂固定的样本不适合进行分子检测，因为其样本的 DNA 含量严重降解和(或)有对 PCR 反应有抑制作用[49,50]。经甲醛固定的样本同样也会导致 DNA 的降解、交联以及核苷酸的替换。因此，在适合的时间内对样本进行甲醛固定有利于 EGFR 突变检测以及其他基于 DNA 的分子检测。

除了上述注意事项，EGFR 检测成败的关键是检测样本中肿瘤的含量，也就是所含肿瘤细胞绝对数量的多少和肿瘤细胞占样本总细胞量的百分比。因此，一般原则是在小活检样本中要尽可能多地保留用于分子检测的样本，如果需要鉴别鳞癌和腺样分化，仅留少量样本用于免疫组化检查(如 TTF-1、P63、P40、± mucin)[9,51]。对于用于分子检测的样本，需经熟悉分子检测流程的病理医生进行评估，以保证有足够的量适用于特定的分子检测(见后文)。病理医生在回顾组织切片时需对显微解剖或放大解剖下富含肿瘤细胞的区域进行标记。当有多种样本可选时，病理医生应当选择最有可能得出结果的一种样本(通常是富含大量

细胞、未经过脱钙或重金属离子固定剂处理的样本)。NSCLC 中，无论是原发肿瘤还是转移肿瘤的样本，两者的突变有着较高的一致性[52]。

EGFR 突变的分子检测

目前存在许多不同EGFR 分子检测平台，CAP/IASLC/AMP指南没有特定哪种平台，指南陈述"实验室可应用任何一种经过验证的，有足够操作流程的 EGFR 检测方法"[10]。历史上，用Sanger测序法检测 EGFR 主要突变位点18~21号外显子，覆盖了目前肺癌已知EGFR突变位点的大部分情况。Sanger测序有其优势之处，理论上能够检测出测序范围内存在的所有突变，但其劣势在于分析敏感性相对较低，它需要用于 EGFR 检测的样本内肿瘤细胞含量达到50%。肿瘤细胞的这一含量在很多肿瘤中可能很难达到，因为混有的非肿瘤细胞数量常常超过肿瘤细胞。还有许多其他有关EGFR 突变分子检测的方法，包括片段大小区分法、限制性片段长度多态性(RFLP)分析、等位基因特异性PCR和基于质谱的基因分型[3,53]。然而，这些方法仅能检测特定的、先前已知的突变，因此通常不能识别新的突变，它们通常具有比Sanger测序具有更高的分析灵敏度，仅用10%或更少的细胞量，以及平均单个检测更低的检测成本就可以得到较为可靠的检测结果。其中一些方法(例如，基于质谱的方法，如采用Sequenom的MassARRAY技术[54])在考虑到成本的同时也适用于较高程度上的复合少见的突变检测。新一代测序(NGS)平台在最近几年也已开始设法进入临床应用。虽然NGS技术相关的成本费用仍然限制了其在临床广泛使用，但是这些功能强大的平台却在海量基因中检测到了许多已知和先前未知的基因突变[55]。

尽管许多实验室已经限定EGFR 突变检测用于最常见的对EGFR TKI敏感的活化突变位点(19外显子缺失和21外显子 L858R突变)，但是越来越多的共识认为那些>1%的已知位点EGFR 突变，包括激活突变和对TKI耐药突变，也应当被常规检测[10]。

EGFR 基因拷贝数评估

在以往的多项研究中，有报道 EGFR 基因扩增或多倍体与 EGFR TKI 的治疗反应有关[56-58]。然而，这种影响被认为主要由于 EGFR 等位基因突变同时存在(常常扩增)，而不是受拷贝数增加本身的影响[26,59,60]。因此，EGFR 拷贝数分析，无论是通过 FISH 或通过显色原位杂交(CISH)，不建议作为肿瘤对 TKI 治疗反应的预测因素[10]。

EGFR 免疫组化

EGFR免疫组织化学染色一定程度上与基因拷贝

数增加有关，但与*EGFR*突变的相关性较差[59-61]，因此不推荐应用于患者TKI治疗的选择[10]。然而，EGFR在免疫组化水平上的高表达可能有助于筛选出可以接受抗EGFR单克隆抗体西妥昔单抗治疗的患者[62]。

针对19号外显子缺失突变和21号外显子L858R突变的特异性抗EGFR抗体也已经被开发和检测。上述抗体在免疫组化水平上对检测突变显示出显著的特异性，但多项研究证实它们的敏感性太低，不能独立地用于TKI治疗的选择[63-68]。然而，经过适当的验证，这些抗体能在*EGFR*高频突变的人群中筛选出阳性病例，限制IHC阴性病例进一步行分子检测。

ALK

NSCLC的*ALK*基因融合

间变性淋巴瘤激酶（*ALK*）基因最早在间变性大细胞淋巴瘤易位基因中发现。2007年，Soda等描述了75例NSCLC患者中有5例（6.7%）在2号染色体短臂发生的易位，导致棘皮动物微管（*EML*）-4基因和*ALK*基因的融合[6]。已发现*EML-4*和*ALK*基因融合的多种不同变体，这些易位涉及其他染色体和与*ALK*基因融合的其他基因，如*KIF5B*和*TFG*[6,69-72]。存在于间变性大细胞淋巴瘤的*NPM-ALK*易位在肺癌中未有报道。后续研究证实在一小宗肺腺癌样本中有3%~13%的病例存在*EML4-ALK*易位[73-77]，近期一个大宗临床NSCLC样本中约有5%的病例存在*EML4-ALK*易位[69]。*EML4-ALK*基因融合常见于无吸烟史或有轻微吸烟史的年轻肺腺癌患者[69,75-79]。还有一些研究报道*EML4-ALK*基因融合与腺癌组织学亚型有关，包括实体亚型、黏液筛状和印戒细胞癌[75,78,80]。*ALK*基因融合在鳞癌中罕见报道，但在腺鳞癌中有所报道[81]。

*EML4-ALK*基因融合激活了ALK酪氨酸激酶，通常情况下它被ALK酪氨酸激酶抑制剂抑制。克唑替尼用于ALK重排的NSCLC患者的早期研究证实其显著的抗肿瘤活性，超过60%的患者至少出现部分反应，中位无病生存期约为10个月[69,82]。与未经克唑替尼治疗对照组相比，经克唑替尼治疗的患者总体生存率也有所提高（1年总体生存率70%比44%，2年总体生存率55%比12%）[83]。最近的Ⅲ期临床试验发现，在存在*ALK*重排的晚期NSCLC患者中，克唑替尼的疗效要优于以前的标准化疗，接受克唑替尼治疗后其总体反应率高于标准化疗（65%比20%），无病生存期更长（7.7个月比3.0个月）[84]。尽管如此，与EGFR TKI治疗过程相似，*ALK*基因突变也会引起克唑替尼的继发耐药[85,86]。

*ALK*基因重排的检测

FISH

检测ALK重排的方法有多种，包括FISH、RT-PCR和免疫组化检查。在美国，这些检测方法中FISH是检测的金标准，FDA批准FISH用于筛选可从克唑替尼治疗中获益患者的辅助诊断的基础。这种商业化的FISH检测（雅培分子探针）利用"断裂-分开"的原理，其*ALK*基因标记有绿色荧光探针杂交的5′末端和红色荧光探针杂交的3′末端，从而导致正常的（非重排的）*ALK*基因为黄色融合信号。*ALK*基因易位表现为绿色信号消失或者红绿信号分开（>2信号直径）（图13.3a）。由多染色体或肿瘤倍体数改变引起的其他ALK信号也有所报道，但其意义尚不明确。

在行FISH检测时，由技术熟练的判读者进行准确判读是极其重要的，可以避免假阳性和假阴性结果，对于评估检测结果，需要各个实验室采用合适的对照组确定阳性或阴性临界值[10]。

RT-PCR

用于检测ALK融合转录的反转录酶PCR，尽管理论上是可能的，已被CAP/ IASLC/AMP指南推荐使用，但多种形式的EML4-ALK融合转录，每种都需要一对不同的PCR引物，同时要更加关注的是，FFPE包埋组织RT-PCR检测结果常常不理想[10]。

免疫组织化学

鉴于成本和FISH分析的复杂性，提出用免疫组化染色替代FISH检测检测ALK过表达。抗ALK1小单克隆抗体（抗-人CD246克隆ALK1，Dako公司）在一些病例中显示出阳性染色，但是在相当一部分明确存在*ALK*重排的肺癌中染色阴性，尤其是当没有应用信号放大步骤时[78,79,87,88]。然而，对于另一种鼠单克隆抗ALK抗体（5A4，Novocastra公司）和两种兔单克隆抗体（D5F3和D9E4，Cell Signaling Technology公司），与*ALK*重排FISH检测相比，其显示出较高的灵敏性和特异性[87,89]（图13.3b）。我们认为，在有适当的验证和合适的阳性和阴性对照的情况下，如使用5A4抗体ALK染色阴性，则无必要进一步行FISH检测，从而显著减少了FISH测试的数量，并且只有在免疫组化染色结果模棱两可和ALK IHC阳性病例中才行FISH检测。

KRAS

Kirsten大鼠肉瘤（KRAS）病毒癌基因是*RAS*癌基因（包括HRAS和NRAS）之一，大部分的*RAS*突变为*KRAS*突变。RAS位于跨膜受体TK如EGFR的下

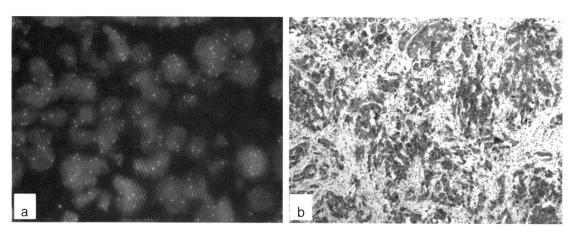

图 13.3 肺癌中 *ALK* 基因的异常。(a)应用 *ALK* 分离探针通过荧光原位杂交方法检测 *ALK* 基因重排。(b)免疫组化检测 ALK 高表达。

游，其功能主要是进行细胞内信号转导。 RAS 通过结合三磷酸鸟苷(GTP)，将信号传递给其他通路,最常见的如 RAF/MEK/ERK 通路[25]。该通路的活化可以促进有丝分裂和细胞生长。功能正常的 KRAS 具有内在的 GTP 酶活性，从而催化 GTP 降解并阻止下游信号传递。*KRAS* 突变导致 GTP 的连续结合,激活了其受体及其下游的信号通路,进而促使了肿瘤的发生[90]。

1984 年,人们在肺癌中首次发现 *KRAS* 的活化突变[91]。此后发现在 25%~35%的肺腺癌中存在 *KRAS* 突变[93],且绝大部分的 *KRAS* 突变发生在 2 号外显子 12 或 13 密码子[92]。*KRAS* 突变常常与黏液性组织学形态相关,包括混合腺癌的黏液性区域和黏液性细支气管肺泡癌[93]。与 *EGFR* 突变不同,*KRAS* 突变更有可能发生在有吸烟史的肿瘤患者中。它们与更具侵袭性的临床过程和患者生存期缩短有关[94-96]。

目前尚无有效的 KRAS 靶向药物。绝大部分存在 *KRAS* 突变的肺癌患者对 EGFR、ALK 和 ROS1（见下文）的靶向治疗药物无反应,但 *KRAS* 突变不应用来排除接受 EGFR TKI 治疗的患者,因为 *KRAS* 野生型和突变型患者在接受 TKI 治疗后期生存期差异尚未得到证实[3,97]。值得注意的是,这些驱动致癌突变往往会相互排斥,进一步支持基因突变分析对于个体化治疗的必要性。

ROS1

ROS1 基因位于 6 号染色体，编码酪氨酸激酶受体[98]。虽然 *ROS1* 细胞外的配体尚未明确,但是 *ROS1* 通过磷酸化后参与多条信号传导通路,包括 MAPK 通路[99]。*ROS1* 基因活性的失调常影响其下游一系列信号通路,从而促进细胞的生长。

2007 年,首次在 NSCLC 中发现 *ROS1* 基因重排[71]。

目前,已经明确的与 *ROS1* 融合的伙伴基因有 9 种,最常见的是位于 5 号的 *CD74* 基因 t (5;6)(q32;q22)。*ROS1* 基因融合导致 TK 受体活化，从而促进肿瘤发生[71]。*ROS1* 重排在 NSCLC 罕见,估计其发生率为 1%~2.5%[100-104]。*ROS1* 基因重排的好发人群与 *ALK* 基因重排有相似之处,包括年轻的、无吸烟史的亚裔肺腺癌患者[100],但 *ROS1* 和 *ALK* 基因重排却是互相排斥的[100]。

虽然 *ROS1* 基因重排罕见，但它在临床上变得越来越重要，因为基因重排患者对克唑替尼治疗敏感[100,103,105]。目前已经在临床试验中进一步得到证实。与 *ALK* 重排相似,Awad 等同样发现了克唑替尼继发耐药的机制[106]。他们还在一例存在 *CD74-ROS1* 融合的肿瘤中发现了获得替代突变(G2032R)。上述突变被认为与在接受克唑替尼有治疗反应后出现耐药有关。

BRAF

BRAF 是一种非受体型丝氨酸/苏氨酸激酶,它在 MAPK 信号传导通路中 *KRAS* 基因的下游起作用[99]。*BRAF* 基因突变通过下游的信号通路活化激酶，从而促进肿瘤生成[107]。最近的两项研究明确了肺腺癌中最常见的 *BRAF* 突变 V600E 替换突变，约占 *BRAF* 突变的 50%[108,109]。其他的突变形式还包括 G469A 和 D594G。分别占肺腺癌 *BRAF* 突变的 3%[108]和 4.9%[109]。*BRAF* 突变与吸烟史密切相关[108,109]。Marchetti 等报道 *BRAF* 突变还与肿瘤的微乳头成分和预后较差有关[109]。目前,多种 BRAF 抑制剂正在开发和临床试验中,用于评估 *BRAF* 突变能否作为临床相关的治疗靶点[17,99]。

HER2

与 EGFR 类似,HER2(ERBB2)蛋白是酪氨酸激酶受体，它属于 HER 家族受体，尤其是 EGFR 和

HER3,通过二聚体化或与其他受体异二聚体化被激活[93]。PI3K/AKT/mTOR 和 RAS/RAF/MEK 信号通路的激活促进了细胞增殖[93],而 HER2 的信号通路的失调导致肿瘤发生。5% 以下的 NSCLC 存在 *HER2* 扩增[110,111]或突变[112-114],且常与非吸烟女性肺腺癌患者相关[114]。一些 HER2 靶向治疗药物目前正在研究中。

肺腺癌的其他基因改变

近年来,越来越多关于肺腺癌基因突变和基因改变的文章陆续发表。在包括 371 例肺腺癌的基因拷贝数变化的全基因组分析中,Weir 等发现了 57 种重现性拷贝数变化(获得或缺失),涉及 39 个常染色体中的 26 个染色体臂,最常见的染色体扩增区域是 14q13.3,这个区域含有 *Nkx2-1*(也称为 *TTF-1*)基因,存在于 12% 的病例中[115]。在一组包括 188 例肺腺癌的外显子测序和 623 个候选基因剪切位点的平行研究中,Ding 等发现了 1000 多个体细胞突变,其中 26 个基因有很高的突变频率,提示这些基因与肿瘤发生发展有关。这些基因包括已知的致癌基因(如 *KRAS*、*NRAS*)、肿瘤抑制基因(如 *P53*、*NF1*、*APC*、*RB1*)和酪氨酸激酶(如 *EGFR*、*FGFR4*、*NTRK1*、*NTRK3*、*PDGFRA*),还有一些未知功能的基因[116]。越来越多的研究采用大规模表征研究方法,包括高分辨率比较基因组杂交(CGH)、外显子组和全基因组测序,以及 RNA/转录组测序,进而不断发现肺腺癌中潜在的驱动突变位点和基因改变[117-123]。虽然目前没有足够充分的依据支持常规开展检测这些突变检测,但一些技术方法,如以质谱分析法为基础的基因分型和同时对大量靶基因进行分析的 NGS 技术很有可能逐步被临床应用,因为这些被发现验证的基因变化有着潜在的预后及预测价值[124]。

鳞状细胞癌

在北美洲,鳞状细胞癌约占肺癌的 20%[125]。近 10 年来,人们对肺鳞状细胞癌的分子和基因改变的了解逐渐增多,此前对其一直知之甚少,最近我们才逐渐开始认识到肺鳞状细胞癌中的那些靶向基因突变位点。虽然各种研究表明,发生于肺腺癌的 *EGFR* 和 *KRAS* 突变(见上文)也可发生于肺鳞状细胞癌,但这些突变现在被认为罕见于单纯鳞状细胞癌中,一些报道检测到鳞状细胞癌有突变的病例可能是采样不充分的腺鳞癌[126]。然而,Ⅲ型 EGFR 突变(由 2~7 号外显子的缺失引起)在肺鳞状细胞癌中的突变率高达 8%[127,128]。这些突变被认为与吉非替尼或埃罗替尼的敏感性无关,但

可能对一些不可逆的 EGFR 抑制剂敏感[127]。

多项评估肺鳞状细胞癌基因变化的研究明确了与复发相关的基因扩增和染色体部分区域的丢失,包括 2p、3q、5p、7、8p、8q、11q、12q、13q、14q、17q、19p、19q 和 20q [129-135],从化生到不典型增生再到癌的顺序似乎是可以累积的[136]。值得关注的一个扩增区域 3q,其 *SOX2* 基因扩增可见于 20% 的肺鳞状细胞癌中[132,134];*TP63*,在高达 88% 的肺鳞状细胞癌中有扩增[129];*PIK3CA*,在大约 40% 的肺鳞状细胞癌中有扩增[137,138]。有研究发现 3.6%~6.5% 的鳞状细胞癌存在 *PIK3CA* 基因突变[126,139,140]。*PIK3CA* 基因参与磷脂酰肌醇-3-激酶(PI3K)通路,它在有关细胞生存的信号转导通路中起着关键作用。在这条通路中编码蛋白的其他基因突变在肺鳞状细胞癌中也被检测到,包括 PTEN(约 10%)[141]和 AKT1(高达 7%)[126,142,143]。鉴于这条通路的多个基因突变已被明确,那么针对这条通路的各种抑制剂(例如 mTOR 抑制剂依维莫司和西罗莫司)在肺鳞状细胞癌治疗中的潜在作用正在评估中。

在肺鳞状细胞癌中,其他与复发相关且已明确的潜在靶向位点还包括 *FGFR1* 扩增和 *DDR2* 突变。成纤维细胞生长因子受体(FGFR)具有四个亚型的受体酪氨酸激酶。Weiss 等在 2010 年首次报道了 *FGFR1* 在肺鳞状细胞癌扩增[144],约 22% 的鳞状细胞癌和 1%~3% 的腺癌存在 *FGFR1* 扩增[144,145]。具有 *FGFR1* 扩增的肺癌患者接受 FGFR1 抑制剂治疗时表现出生长抑制和凋亡增加[144,145]。一些 FGFR1 小分子抑制剂目前正在前期临床试验中[99]。

盘状结构域受体(discoidin domain receptor,DDR)为间质胶原的跨膜受体酪氨酸激酶,其作用是参与调节细胞黏附、增殖和迁移。据报道,DDR1 表达上调与 NSCLC 的预后提高相关[146]。大约 4% 的肺鳞状细胞癌有 *DDR2* 突变[147]。由具有 *DDR2* 突变的肺癌细胞系建立的肿瘤异种移植物对于多靶点激酶抑制剂达沙替尼敏感[147],关于达沙替尼针对肺鳞状细胞癌疗效的几项临床试验正在进行中[99]。目前用于慢性髓细胞性白血病的其他几个小分子抑制剂也被发现对 DDR1 和 DDR2 有作用[148],提示它们在 *DDR2* 突变的肺肿瘤治疗中可能有潜在的疗效。

除了上述突变和基因组改变,近期对 178 例肺鳞状细胞癌的综合分析明确了至少 11 个与复发相关的突变基因,列入了癌症基因组图谱(TCGA),这些基因的改变显著影响多条不同的通路,并造成大部分肿瘤潜在靶向改变[149]。

尽管毫无疑问,在不久的将来,这些处于临床试验

阶段的靶向基因都会被证实可行,但目前仍没有足够的依据推荐在临床常规开展这些与肺鳞状细胞癌相关的尚处于实验研究阶段的基因突变检测。

小细胞肺癌

小细胞癌约占肺癌的 15%,并且预后不佳[150]。然而,由于小细胞肺癌(small cell lung cancer,SCLC)通常不行手术治疗,获取组织样本相对比较困难,因此与 NSCLC 相比,其基因突变的特征较难明确。Voortman 等通过阵列比较基因组杂交研究 33 例 SCLC 和 13 株 SCLC 细胞系,发现 SCLC 显示出显著异常的核型。目前发现了一些重现性基因拷贝数的改变,包括视网膜母细胞瘤(RB1)和 TP53 基因的缺失以及 MYC 家族成员基因拷贝数的增加[151];另有研究报道了一例 SCLC 的全基因组测序也发现了上述基因拷贝数的变化[152]。Peifer 等发现入组的所有病例都存在 RB1 和 TP53 基因的失活,16% 的病例有 MYC 家族基因的扩增。同时他们还发现了在这些肿瘤中存在高频突变的非同义编码区(平均每百万对碱基出现 7.4 个),包括 PTEN 基因重现性突变和多个组蛋白修饰基因突变,以及 FGFR1 基因的局灶扩增(6% 的病例)[153]。在另一大宗有关 SCLC 肿瘤和细胞系的研究中,Rudin 等发现了至少 22 种显著突变的基因,包括 RB1、TP53、PIK3CA 和 PTEN。我们还注意到在几个基因家族和通路中的突变聚类,包括 PI3K 通路,这之前在有关鳞状细胞癌的章节中讨论过。有趣的是,在 27% 的病例中发现了 SOX2 高水平的扩增,针对 SOX2 基因扩增的抗 SOX2 短发夹 RNA(shRNA 的),可以下调细胞的增殖[154]。

各种评估靶向治疗效果的临床前期和早期临床研究(如 FGFR、PI3K 通路)正在进行[155],但目前仍没有足够的证据来支持临床常规开展 SCLC 相关的基因突变检测。

结论

近十年来,EGFR 基因突变的发现,因其在 NSCLC 中重要的预测和预后价值,迅速导致了肺癌的诊断和治疗模式的转变。随着越来越多的靶向基因突变的发现和对肺癌谱系的验证,病理学家将被呼吁不仅要对肿瘤做出准确的组织学分类,还要能同时提供和解释其分子分析数据,从而有助于完善诊断并指导肺癌患者的治疗。

致谢

这项工作承蒙安大略卫生与长期护理部支持。Dr. Tsao 在肺癌转化研究中担任 M. Qusim Choksi 主席。

(吴洁 译 陈岗 校)

参考文献

1. Cagle TP, Allen TC, Dacic S, Beasley MB, Borczuk AC, Chirieac LR, et al. Revolution in lung cancer: new challenges for the surgical pathologist. Arch Pathol Lab Med. 2011;135:110–6.
2. Cagle PT, Myers J. Precision medicine for lung cancer: role of the surgical pathologist. Arch Pathol Lab Med. 2012;136:1186–9.
3. da Cunha Santos G, Shepherd FA, Tsao MS. EGFR mutations and lung cancer. Annu Rev Pathol. 2011; 6:49–69.
4. Lynch TJ, Bell DW, Sordella R, Gurubhagavatula S, Okimoto RA, Brannigan BW, et al. Activating mutations in the epidermal growth factor receptor underlying responsiveness of non-small-cell lung cancer to gefitinib. N Engl J Med. 2004;350:2129–39.
5. Paez TJ, Janne PA, Lee JC, Tracy S, Greulich H, Gabriel S, et al. EGFR mutations in lung cancer: correlation with clinical response to gefitinib therapy. Science. 2004;304:1497–500.
6. Soda M, Choi YL, Enomoto M, Takada S, Yamashita Y, Ishikawa S, et al. Identification of the transforming EML4-ALK fusion gene in non-small-cell lung cancer. Nature. 2007;448:561–6.
7. Johnson DH, Fehrenbacher L, Novotny WF, Herbst RS, Nemunaitis JJ, Jablons DM, et al. Randomized phase II trial comparing bevacizumab plus carboplatin and paclitaxel with carboplatin and paclitaxel alone in previously untreated locally advanced or metastatic non-small-cell lung cancer. J Clin Oncol. 2004;22:2184–91.
8. Scagliotti G, Brodowicz T, Shepherd FA, Zielinski C, Vansteenkiste J, Manegold C, et al. Treatment-by-histology interaction analyses in three phase III trials show superiority of pemetrexed in nonsquamous non-small cell lung cancer. J Thorac Oncol. 2011; 6:64–70.
9. Travis WD, Brambilla E, Noguchi M, Nicholson AG, Geisinger KR, Yatabe Y, et al. International Association for the Study of Lung Cancer/American Thoracic Society/European Respiratory Society international multidisciplinary classification of lung adenocarcinoma. J Thorac Oncol. 2011;6:244–85.
10. Lindeman NI, Cagle PT, Beasley MB, Chitale DA, Dacic S, Giaccone G, et al. Molecular testing guideline for selection of lung cancer patients for EGFR and ALK tyrosine kinase inhibitors: guideline from the College of American Pathologists, International Association for the Study of Lung Cancer, and Association for Molecular Pathology. Arch Pathol Lab Med. 2013;137:828–60.
11. Hollenberg MD, Cuatrecasas P. Epidermal growth factor: receptors in human fibroblasts and modulation of action by cholera toxin. Proc Natl Acad Sci USA. 1973;70:2964–8.

12. Wrann MM, Fox CF. Identification of epidermal growth factor receptors in a hyperproducing human epidermoid carcinoma cell line. J Biol Chem. 1979; 254:8083–6.

13. Hembrough T, Thyparambil S, Liao WL, Darfler MM, Abdo J, Bengali KM, et al. Selected reaction monitoring (SRM) analysis of epidermal growth factor receptor (EGFR) in formalin fixed tumor tissue. Clin Proteomics. 2012;9:5.

14. Hynes NE, Lane HA. ERBB receptors and cancer: the complexity of targeted inhibitors. Nat Rev Cancer. 2005;5:341–54.

15. Sordella R, Bell DW, Haber DA, Settleman J. Gefitinib-sensitizing EGFR mutations in lung cancer activate anti-apoptotic pathways. Science. 2004; 305:1163–7.

16. Zhou W, Ercan D, Janne PA, Gray NS. Discovery of selective irreversible inhibitors for EGFR-T790M. Bioorg Med Chem Lett. 2011;21:638–43.

17. Pao W, Girard N. New driver mutations in non-small-cell lung cancer. Lancet Oncol. 2011;12:175–80.

18. Penzel R, Sers C, Chen Y, Lehmann-Muhlenhoff U, Merkelbach-Bruse S, Jung A, et al. EGFR mutation detection in NSCLC—assessment of diagnostic application and recommendations of the German Panel for Mutation Testing in NSCLC. Virchows Arch. 2011;458:95–8.

19. Sakurada A, Shepherd FA, Tsao MS. Epidermal growth factor receptor tyrosine kinase inhibitors in lung cancer: impact of primary or secondary mutations. Clin Lung Cancer. 2006;7 Suppl 4:S138–44.

20. Cheng L, Alexander RE, Maclennan GT, Cummings OW, Montironi R, Lopez-Beltran A, et al. Molecular pathology of lung cancer: key to personalized medicine. Mod Pathol. 2012;25:347–69.

21. Cagle PT, Allen TC. Lung cancer genotype-based therapy and predictive biomarkers. Present and future. Arch Pathol Lab Med. 2012;136:1482–91.

22. Ciardiello F, Tortora G. EGFR antagonists in cancer treatment. N Engl J Med. 2008;358:1160–74.

23. Pao W, Wang TY, Riely GJ, Miller VA, Pan Q, Ladanyi M, et al. KRAS mutations and primary resistance of lung adenocarcinomas to gefitinib or erlotinib. PLoS Med. 2005;2:e17.

24. Wheeler DL, Dunn EF, Harari PM. Understanding resistance to EGFR inhibitors- impact on future treatment strategies. Nat Rev Clin Oncol. 2010;7: 493–501.

25. Vincent MD, Kuruvilla MS, Leighl NB, Kamel-Reid S. Biomarkers that currently affect clinical practice: EGFR, ALK, MET, KRAS. Curr Oncol. 2012; 19:S33–44.

26. Fukuoka M, Wu YL, Thongprasert S, Sunpaweravong P, Leong SS, Sriuranpong V, et al. Biomarker analyses and final overall survival results from a phase III, randomized, open-label, first-line study of gefitinib versus carboplatin/paclitaxel in clinically selected patients with advanced non-small-cell lung cancer in Asia (IPASS). J Clin Oncol. 2011;29:2866–74.

27. Pao W, Miller V, Zakowski M, Doherty J, Politi K, Sarkari I, et al. EGF receptor gene mutations are common in lung cancers from "never smokers" and are associated with sensitivity of tumors to gefitinib and erlotinib. Proc Natl Acad Sci USA. 2004; 101:13306–11.

28. Mok TS, Wu YL, Thongprasert S, Yang CH, Chu DT, Saijo N. Gefitinib or carboplatin-paclitaxel in pulmonary adenocarcinoma. N Engl J Med. 2009; 361:947–57.

29. Mitsudomi T, Morita S, Yatabe Y, Negoro S, Okamoto I, Tsurutani J, et al. Gefitinib versus cisplatin plus docetaxel in patients with non-small-cell lung cancer harbouring mutations of the epidermal growth factor receptor (WJTOG3405): an open label, randomized phase 3 trial. Lancet Oncol. 2010; 11:121–8.

30. Maemondo M, Inoue A, Kobayashi K, Sugawara S, Oizumi S, Isobe H, et al. Gefitinib or chemotherapy for non-small-cell lung cancer with mutated EGFR. N Engl J Med. 2010;362:2380–8.

31. Zhou C, Wu YL, Chen G, Feng J, Liu XQ, Wang C, et al. Erlotinib versus chemotherapy as first-line treatment for patients with advanced EGFR mutation-positive non-small-cell lung cancer (OPTIMAL, CTONG-0802): a multicentre, open-label, randomised, phase 3 study. Lancet Oncol. 2011; 12:735–42.

32. Rosell R, Carcereny E, Gervais R, Vergnenegre A, Massuti B, Felip E, et al. Erlotinib versus standard chemotherapy as first-line treatment for European patients with advanced EGFR mutation-positive non-small-cell lung cancer (EURTAC): a multicentre, open-label, randomised phase 3 trial. Lancet Oncol. 2012;13:239–46.

33. Jackman D, Pao W, Riely GJ, Engelman JA, Kris MG, Jänne PA, et al. Clinical definition of acquired resistance to epidermal growth factor receptor tyrosine kinase inhibitors in non-small-cell lung cancer. J Clin Oncol. 2010;28:357–60.

34. Sequist LV, Waltman BA, Dias-Santagata D, Digumarthy S, Turke AB, Fidias P, et al. Genotypic and histological evolution of lung cancers acquiring resistance to EGFR inhibitors. Sci Transl Med. 2011;3:75ra26.

35. Pao W, Miller VA, Politi KA, Riely GJ, Somwar R, Zakowski MF, et al. Acquired resistance of lung adenocarcinomas to gefitinib or erlotinib is associated with a second mutation in the EGFR kinase domain. PLoS Med. 2005;2:e73.

36. Kobayashi S, Boggon TJ, Dayaram T, Jänne PA, Kocher O, Meyerson M, et al. EGFR mutation and resistance of non-small-cell lung cancer to gefitinib. N Engl J Med. 2005;352:786–92.

37. Engleman JA, Janne PA. Mechanisms of acquired resistance to epidermal growth factor receptor tyrosine kinase inhibitors in non-small cell lung cancer. Clin Cancer Res. 2008;12:2895–9.

38. Balak MN, Gong Y, Riely GJ, Somwar R, Li AR, Zakowski MF, et al. Novel D761Y and common secondary T790M mutations in epidermal growth factor receptor-mutant lung adenocarcinomas with acquired resistance to kinase inhibitors. Clin Cancer Res. 2006;12:6494–501.

39. Chen HJ, Mok TS, Chen ZH, Guo AL, Zhang XC, Su J, et al. Clinicopathologic and molecular features of epidermal growth factor receptor T790M mutation and c-MET amplification in tyrosine kinase inhibitor-resistant Chinese non-small cell lung cancer. Pathol Oncol Res. 2009;15:651–8.

40. Costa DB, Schumer ST, Tenen DG, Kobayashi S. Differential responses to erlotinib in epidermal growth factor receptor (EGFR)-mutated lung cancers with acquired resistance to gefitinib carrying the L747S or T790M secondary mutations. J Clin Oncol. 2008;26:1182–4.

41. Yun CH, Mengwasser KE, Toms AV, Woo MS, Greulich H, Wong KK, et al. The T790M mutation in EGFR kinase causes drug resistance by increasing

the affinity for ATP. Proc Natl Acad Sci USA. 2008; 105:2070–5.

42. Bell DW, Gore I, Okimoto RA, Godin-Heymann N, Sordella R, Mulloy R, et al. Inherited susceptibility to lung cancer may be associated with the T790M drug resistance mutation in EGFR. Nat Genet. 2005; 37:1315–6.

43. Nguyen KS, Kobayashi S, Costa DB. Acquired resistance to epidermal growth factor receptor tyrosine kinase inhibitors in non-small-cell lung cancers dependent on the epidermal growth factor receptor pathway. Clin Lung Cancer. 2009;10:281–9.

44. Mahadevan D, Cooke L, Riley C, Swart R, Simons B, Della Croce K, et al. A novel tyrosine kinase switch is a mechanism of imatinib resistance in gastrointestinal stromal tumors. Oncogene. 2007; 26:3909–19.

45. Engelman JA, Zejnullahu K, Mitsudomi T, Song Y, Hyland C, Park JO, et al. MET amplification leads to gefitinib resistance in lung cancer by activating ERBB3 signaling. Science. 2007;316:1039–43.

46. Bean J, Brennan C, Shih JY, Riely G, Viale A, Wang L, et al. MET amplification occurs with or without T790M mutations in EGFR mutant lung tumors with acquired resistance to gefitinib or erlotinib. Proc Natl Acad Sci USA. 2007;104:20932–7.

47. Yano S, Wang W, Li Q, Matsumoto K, Sakurama H, Nakamura T, et al. Hepatocyte growth factor induces gefitinib resistance of lung adenocarcinoma with epidermal growth factor receptor activating mutations. Cancer Res. 2008;68:9479–87.

48. Cappuzzo F, Marchetti A, Skokan M, Rossi E, Gajapathy S, Felicioni L, et al. Increased MET gene copy number negatively affects survival of surgically resected non-small-cell lung cancer patients. J Clin Oncol. 2009;27:1667–74.

49. Wilson IG. Inhibition and facilitation of nucleic acid amplification. Appl Environ Microbiol. 1997;63: 3741–51.

50. Baloglu G, Haholu A, Kucukodaci Z, Yilmaz I, Yildirim S, Baloglu H. The effects of tissue fixation alternatives on DNA content: a study on normal colon tissue. Appl Immunohistochem Mol Morphol. 2008;16:485–92.

51. Ellis PM, Blais N, Soulieres D, Ionescu DN, Kashyap M, Liu G, et al. A systematic review and Canadian consensus recommendations on the use of biomarkers in the treatment of non-small cell lung cancer. J Thorac Oncol. 2011;6:1379–91.

52. Vignot S, Frampton GM, Soria JC, Yelensky R, Commo F, Brambilla C, et al. Next-generation sequencing reveals high concordance of recurrent somatic alterations between primary tumor and metastases from patients with non-small-cell lung cancer. J Clin Oncol. 2013;31:2167–72.

53. Pao W, Ladanyi M. Epidermal growth factor receptor mutation testing in lung cancer: searching for the ideal method. Clin Cancer Res. 2007;13:4954–5.

54. Leushner J, Chiu NH. Automated mass spectrometry: a revolutionary technology for clinical diagnostics. Mol Diagn. 2000;5:341–8.

55. Tuononen K, Mäki-Nevala S, Sarhadi VK, Wirtanen A, Rönty M, Salmenkivi K, et al. Comparison of targeted next-generation sequencing (NGS) and real-time PCR in the detection of EGFR, KRAS, and BRAF mutations on formalin-fixed, paraffin-embedded tumor material of non-small cell lung carcinoma-superiority of NGS. Genes Chromosomes Cancer. 2013;52:503–11.

56. Hirsch FR, Varella-Garcia M, McCoy J, West H, Xavier AC, Gumerlock P, et al. Increased epidermal growth factor receptor gene copy number detected by fluorescence in situ hybridization associates with increased sensitivity to gefitinib in patients with bronchioloalveolar carcinoma subtypes: a Southwest Oncology Group Study. J Clin Oncol. 2005;23:6838–45.

57. Takano T, Ohe Y, Sakamoto H, Tsuta K, Matsuno Y, Tateishi U, et al. Epidermal growth factor receptor gene mutations and increased copy numbers predict gefitinib sensitivity in patients with recurrent non-small-cell lung cancer. J Clin Oncol. 2005;23:6829–37.

58. Zhu CQ, da Cunha SG, Ding K, Sakurada A, Cutz JC, Liu N, et al. Role of KRAS and EGFR as biomarkers of response to erlotinib in National Cancer Institute of Canada Clinical Trials Group Study BR.21. J Clin Oncol. 2008;26:4268–75.

59. Miller VA, Riely GJ, Zakowski MF, Li AR, Patel JD, Heelan RT, et al. Molecular characteristics of bronchioloalveolar carcinoma and adenocarcinoma, bronchioloalveolar carcinoma subtype, predict response to erlotinib. J Clin Oncol. 2008;26:1472–8.

60. Sholl LM, Xiao Y, Joshi V, Yeap BY, Cioffredi LA, Jackman DM, et al. EGFR mutation is a better predictor of response to tyrosine kinase inhibitors in non-small cell lung carcinoma than FISH, CISH, and immunohistochemistry. Am J Clin Pathol. 2010; 133:922–34.

61. Li AR, Chitale D, Riely GJ, Pao W, Miller VA, Zakowski MF, et al. EGFR mutations in lung adenocarcinomas: clinical testing experience and relationship to EGFR gene copy number and immunohistochemical expression. J Mol Diagn. 2008;10:242–8.

62. Pirker R, Pereira JR, von Pawel J, Krzakowski M, Ramlau R, Park K, et al. EGFR expression as a predictor of survival for first-line chemotherapy plus cetuximab in patients with advanced non-small-cell lung cancer: analysis of data from the phase 3 FLEX study. Lancet Oncol. 2012;13:33–42.

63. Brevet M, Arcila M, Ladanyi M. Assessment of EGFR mutation status in lung adenocarcinoma by immunohistochemistry using antibodies specific to the two major forms of mutant EGFR. J Mol Diagn. 2010;12:169–76.

64. Yu J, Kane S, Wu J, Benedettini E, Li D, Reeves C, et al. Mutation-specific antibodies for the detection of EGFR mutations in non-small-cell lung cancer. Clin Cancer Res. 2009;15:3023–8.

65. Kato Y, Peled N, Wynes MW, Yoshida K, Pardo M, Mascaux C, et al. Novel epidermal growth factor receptor mutation-specific antibodies for non-small cell lung cancer: immunohistochemistry as a possible screening method for epidermal growth factor receptor mutations. J Thorac Oncol. 2010;5:1551–8.

66. Kawahara A, Yamamoto C, Nakashima K, Azuma K, Hattori S, Kashihara M, et al. Molecular diagnosis of activating EGFR mutations in non-small cell lung cancer using mutation-specific antibodies for immunohistochemical analysis. Clin Cancer Res. 2010;16:3163–70.

67. Kitamura A, Hosoda W, Sasaki E, Mitsudomi T, Yatabe Y. Immunohistochemical detection of EGFR mutation using mutation-specific antibodies in lung cancer. Clin Cancer Res. 2010;16:3349–55.

68. Kozu Y, Tsuta K, Kohno T, Sekine I, Yoshida A, Watanabe S, et al. The usefulness of mutation-specific antibodies in detecting epidermal growth factor receptor mutations and in predicting response to tyrosine kinase inhibitor therapy in lung adenocar-

cinoma. Lung Cancer. 2011;73:45–50.

69. Kwak EL, Bang YJ, Camidge DR, Shaw AT, Solomon B, Maki RG, et al. Anaplastic lymphoma kinase inhibition in non-small-cell lung cancer. N Engl J Med. 2010;363:1693–703.

70. Horn L, Pao W. EML4-ALK: honing in on a new target in non-small-cell lung cancer. J Clin Oncol. 2009;27:4232–5.

71. Rikova K, Guo A, Zeng Q, Possemato A, Yu J, Haack H, et al. Global survey of phosphotyrosine signaling identifies oncogenic kinases in lung cancer. Cell. 2007;131:1190–203.

72. Takeuchi K, Choi YL, Togashi Y, Soda M, Hatano S, Inamura K, et al. KIF5B-ALK, a novel fusion onco-kinase identified by an immunohistochemistry-based diagnostic system for ALK-positive lung cancer. Clin Cancer Res. 2009;15:3143–9.

73. Boland JM, Erdogan S, Vasmatzis G, Yang P, Tillmans LS, Johnson MR, et al. Anaplastic lymphoma kinase immunoreactivity correlates with ALK gene rearrangement and transcriptional up-regulation in non-small cell lung carcinomas. Hum Pathol. 2009;40:1152–8.

74. Sasaki T, Rodig SJ, Chirieac LR, Jänne PA. The biology and treatment of EML4-ALK non-small cell lung cancer. Eur J Cancer. 2010;46:1773–80.

75. Shaw AT, Yeap BY, Mino-Kenudson M, Digumarthy SR, Costa DB, Heist RS, et al. Clinical features and outcome of patients with non-small-cell lung cancer who harbor EML4-ALK. J Clin Oncol. 2009; 27:4247–53.

76. Wong DW, Leung EL, So KK, Tam IY, Sihoe AD, Cheng LC, et al. The EML4-ALK fusion gene is involved in various histologic types of lung cancers from nonsmokers with wild-type EGFR and KRAS. Cancer. 2009;115:1723–33.

77. Inamura K, Takeuchi K, Togashi Y, Nomura K, Ninomiya H, Okui M, et al. EML4-ALK fusion is linked to histological characteristics in a subset of lung cancers. J Thorac Oncol. 2008;3:13–7.

78. Rodig SJ, Mino-Kenudson M, Dacic S, Yeap BY, Shaw A, Barletta JA, et al. Unique clinicopathologic features characterize ALK-rearranged lung adeno-carcinoma in the western population. Clin Cancer Res. 2009;15:5216–23.

79. Inamura K, Takeuchi K, Togashi Y, Hatano S, Ninomiya H, Motoi N, et al. EML4-ALK lung can-cers are characterized by rare other mutations, a TTF-1 cell lineage, an acinar histology, and young onset. Mod Pathol. 2009;22:508–15.

80. Yoshida A, Tsuta K, Nakamura H, Kohno T, Takahashi F, Asamura H, et al. Comprehensive histologic analysis of ALK-rearranged lung carcino-mas. Am J Surg Pathol. 2011;35:1226–34.

81. Chaft JE, Rekhtman N, Ladanyi M, Riely GJ. ALK-rearranged lung cancer: adenosquamous lung cancer masquerading as pure squamous carcinoma. J Thorac Oncol. 2012;7:768–9.

82. Camidge DR, Bang YJ, Kwak EL, Iafrate AJ, Varella-Garcia M, Fox SB, et al. Activity and safety of crizotinib in patients with ALK-positive non-small-cell lung cancer: updated results from a phase 1 study. Lancet Oncol. 2012;13:1011–9.

83. Shaw AT, Yeap BY, Solomon BJ, Riely GJ, Gainor J, Engelman JA, et al. Effect of crizotinib on overall sur-vival in patients with advanced non-small-cell lung cancer harbouring ALK gene rearrangement: a retro-spective analysis. Lancet Oncol. 2011;12:1004–12.

84. Shaw AT, Kim DW, Nakagawa K, Seto T, Crinó L, Ahn MJ, et al. Crizotinib versus chemotherapy in advanced ALK-positive lung cancer. N Engl J Med. 2013;368:2385–94.

85. Choi YL, Soda M, Yamashita Y, Ueno T, Takashima J, Nakajima T, et al. EML4-ALK mutations in lung cancer that confer resistance to ALK inhibitors. N Engl J Med. 2010;363:1734–9.

86. Heuckmann JM, Hölzel M, Sos ML, Heynck S, Balke-Want H, Koker M, et al. ALK mutations confer-ring differential resistance to structurally diverse ALK inhibitors. Clin Cancer Res. 2011;17:7394–401.

87. Mino-Kenudson M, Chirieac LR, Law K, Hornick JL, Lindeman N, Mark EJ, et al. A novel, highly sen-sitive antibody allows for the routine detection of ALK-rearranged lung adenocarcinomas by standard immunohistochemistry. Clin Cancer Res. 2010; 16:1561–71.

88. Yi ES, Boland JM, Maleszewski JJ, Roden AC, Oliveira AM, Aubry MC, et al. Correlation of IHC and FISH for ALK gene rearrangement in non-small cell lung carcinoma: IHC score algorithm for FISH. J Thorac Oncol. 2011;6:459–65.

89. Paik JH, Choe G, Kim H, Choe JY, Lee HJ, Lee CT, et al. Screening of anaplastic lymphoma kinase rear-rangement by immunohistochemistry in non-small cell lung cancer: correlation with fluorescence in situ hybridization. J Thorac Oncol. 2011;6:466–72.

90. Roberts PJ, Stinchcombe TE. KRAS mutation: should we test for it, and does it matter? J Clin Oncol. 2013;31:1112–21.

91. Santos E, Martin-Zanca D, Reddy EP, Pierotti MA, Della Porta G, Barbacid M. Malignant activation of a K-ras oncogene in lung carcinoma but not in nor-mal tissue of the same patient. Science. 1984; 223:661–4.

92. Forbes S, Clements J, Dawson E, Bamford S, Webb T, Dogan A, et al. COSMIC 2005. Br J Cancer. 2006; 94:318–22.

93. Raparia K, Villa C, DeCamp MM, Patel JD, Mehta MP. Molecular profiling in non-small cell lung can-cer—a step toward personalized medicine. Arch Pathol Lab Med. 2013;137:481–91.

94. Cho JY, Kim JH, Lee YH, Chung KY, Kim SK, Gong SJ, et al. Correlation between K-ras gene mutation and prognosis of patients with non small cell lung carcinoma. Cancer. 1997;79:462–7.

95. Slebos RJ, Kibbelaar RE, Dalesio O, Kooistra A, Stam J, Meijer CJ, et al. K-ras oncogene activation as a prognostic marker in adenocarcinoma of the lung. N Engl J Med. 1990;323:561–5.

96. Keohavong P, DeMichele MA, Melacrinos AC, Landreneau RJ, Weyant RJ, Siegfried JM. Detection of K-ras mutations in lung carcinomas: relationship to prognosis. Clin Cancer Res. 1996;2:411–8.

97. John T, Liu G, Tsao MS. Overview of molecular test-ing in non-small-cell lung cancer: mutational analy-sis, gene copy number, protein expression and other biomarkers of EGFR for the prediction of response to tyrosine kinase inhibitors. Oncogene. 2009;28 Suppl 1:S14–23.

98. Nagarajan L, Louie E, Tsujimoto Y, Balduzzi PC, Huebner K, Croce CM. The human c-ros gene (ROS) is located at chromosome 6q16-6q22. Proc Natl Acad Sci USA. 1986;83:6568–72.

99. Oxnard GR, Binder A, Janne PA. New targetable oncogenes in non-small cell lung cancer. J Clin Oncol. 2013;31:1097–104.

100. Bergethon K, Shaw AT, Ou SH, Katayama R, Lovly CM, McDonald NT, et al. ROS1 rearrangements

define a unique molecular class of lung cancers. J Clin Oncol. 2012;30:863–70.

101. Rimkunas VM, Crosby KE, Li D, Hu Y, Kelly ME, Gu TL, et al. Analysis of receptor tyrosine kinase ROS1-positive tumors in non-small cell lung cancer: identification of a FIG-ROS1 fusion. Clin Cancer Res. 2012;18:4449–57.

102. Stumpfova M, Janne PA. Zeroing in on ROS1 rearrangements in non-small cell lung cancer. Clin Cancer Res. 2012;18:4222–4.

103. Davies KD, Le AT, Theodoro MF, Skokan MC, Aisner DL, Berge EM, et al. Identifying and targeting ROS1 gene fusions in non-small cell lung cancer. Clin Cancer Res. 2012;18:4570–9.

104. Yoshida A, Kohno T, Tsuta K, Wakai S, Arai Y, Shimada Y, et al. ROS1-rearranged lung cancer: a clinicopathologic and molecular study of 15 surgical cases. Am J Surg Pathol. 2013;37:554–62.

105. Shaw AT, Camidge DR, Engelman JA, Solomon BJ, Kwak EL, Clark JW, et al. Clinical activity of crizotinib in advanced non-small cell lung cancer harboring ROS1 gene rearrangement. J Clin Oncol. 2012;30(Suppl):7508.

106. Awad MM, Katayama R, McTigue M, Liu W, Deng YL, Brooun A, et al. Acquired resistance to crizotinib from a mutation in CD74-ROS1. N Engl J Med. 2013;368:2395–401.

107. Wan PT, Garnett MJ, Roe SM, Lee S, Niculescu-Duvaz D, Good VM, et al. Mechanism of activation of the RAF-ERK signaling pathway by oncogenic mutations of B-RAF. Cell. 2004;116:855–67.

108. Paik PK, Arcila ME, Fara M, Sima CS, Miller VA, Kris MG, et al. Clinical characteristics of patients with lung adenocarcinoma harboring BRAF mutations. J Clin Oncol. 2011;29:2046–51.

109. Marchetti A, Felicioni L, Malatesta S, Grazia Sciarrotta M, Guetti L, Chella A, et al. Clinical features and outcome of patients with non-small-cell lung cancer harboring BRAF mutations. J Clin Oncol. 2011;29:3574–9.

110. Junker K, Stachetzki U, Rademacher D, Linder A, Macha HN, Heinecke A, et al. HER2/neu expression and amplification in non-small cell lung cancer prior to and after neoadjuvant therapy. Lung Cancer. 2005;48:59–67.

111. Ramieri MT, Murari R, Botti C, Pica E, Zotti G, Alo PL. Detection of HER2 amplification using the SISH technique in breast, colon, prostate, lung and ovarian carcinoma. Anticancer Res. 2010;20:1287–92.

112. Shigematsu H, Takahashi T, Nomura M, Majmudar K, Suzuki M, Lee H, et al. Somatic mutations of the HER2 kinase domain in lung adenocarcinomas. Cancer Res. 2005;65:1642–6.

113. Tomizawa K, Suda K, Onozato R, Kosaka T, Endoh H, Sekido Y, et al. Prognostic and predictive implications of HER2/ERBB2/neu gene mutations in lung cancers. Lung Cancer. 2011;74:139–44.

114. Li C, Sun Y, Fang R, Han X, Luo X, Wang R, et al. Lung adenocarcinomas with HER2-activating mutations are associated with distinct clinical features and HER2/EGFR copy number gains. J Thorac Oncol. 2012;7:85–9.

115. Weir BA, Woo MS, Getz G, Perner S, Ding L, Beroukhim R, et al. Characterizing the cancer genome in lung adenocarcinoma. Nature. 2007;450:893–8.

116. Ding L, Getz G, Wheeler DA, Mardis ER, McLellan MD, Cibulskis K, et al. Somatic mutations affect key pathways in lung adenocarcinoma. Nature.

2008;455:1069–75.

117. Job B, Bernheim A, Beau-Faller M, Camilleri-Broet S, Girard P, Hofman P, et al. Genomic aberrations in lung adenocarcinoma in never smokers. PLoS One. 2010;5:e15145.

118. Govindan R, Ding L, Griffith M, Subramanian J, Dees ND, Kanchi KL, et al. Genomic landscape of non-small cell lung cancer in smokers and never-smokers. Cell. 2012;150:1121–34.

119. Imielinski M, Berger AH, Hammerman PS, Hernandez B, Pugh TJ, Hodis E, et al. Mapping the hallmarks of lung adenocarcinoma with massively parallel sequencing. Cell. 2012;150:1107–20.

120. Kohno T, Ichikawa H, Totoki Y, Yasuda K, Hiramoto M, Nammo T, et al. KIF5B-RET fusions in lung adenocarcinoma. Nat Med. 2012;18:375–7.

121. Lipson D, Capelletti M, Yelensky R, Otto G, Parker A, Jarosz M, et al. Identification of new ALK and RET gene fusions from colorectal and lung cancer biopsies. Nat Med. 2012;18:382–4.

122. Seo JS, Ju YS, Lee WC, Shin JY, Lee JK, Bleazard T, et al. The transcriptional landscape and mutational profile of lung adenocarcinoma. Genome Res. 2012; 22:2109–19.

123. Kim SC, Jung Y, Park J, Cho S, Seo C, Kim J, et al. A high-dimensional, deep-sequencing study of lung adenocarcinoma in female never-smokers. PLoS One. 2013;8:e55596.

124. Li T, Kung HJ, Mack PC, Gandara DR. Genotyping and genomic profiling of non-small-cell lung cancer: implications for current and future therapies. J Clin Oncol. 2013;31:1039–49.

125. Travis WD. Pathology of lung cancer. Clin Chest Med. 2011;32:669–92.

126. Rekhtman N, Paik PK, Arcila ME, Tafe LJ, Oxnard GR, Moreira AL, et al. Clarifying the spectrum of driver oncogene mutations in biomarker-verified squamous carcinoma of lung: lack of EGFR/KRAS and presence of PIK3CA/AKT1 mutations. Clin Cancer Res. 2012;18:1167–76.

127. Ji H, Zhao X, Yuza Y, Shimamura T, Li D, Protopopov A, et al. Epidermal growth factor receptor variant III mutations in lung tumorigenesis and sensitivity to tyrosine kinase inhibitors. Proc Natl Acad Sci USA. 2006;103:7817–22.

128. Sasaki H, Kawano O, Endo K, Yukiue H, Yano M, Fujii Y. EGFRvIII mutation in lung cancer correlates with increased EGFR copy number. Oncol Rep. 2007;17:319–23.

129. Massion PP, Kuo WL, Stokoe D, Olshen AB, Treseler PA, Chin K, et al. Genomic copy number analysis of non-small cell lung cancer using array comparative genomic hybridization: implications of the phosphatidylinositol 3-kinase pathway. Cancer Res. 2002;62:3636–40.

130. Garnis C, Lockwood WW, Vucic E, Ge Y, Girard L, Minna JD, et al. High resolution analysis of non-small cell lung cancer cell lines by whole genome tiling path array CGH. Int J Cancer. 2006;118:1556–64.

131. Garnis C, Davies JJ, Buys TP, Tsao MS, MacAulay C, Lam S, et al. Chromosome 5p aberrations are early events in lung cancer: implication of glial cell line-derived neurotrophic factor in disease progression. Oncogene. 2005;24:4806–12.

132. Bass AJ, Watanabe H, Mermel CH, Yu S, Perner S, Verhaak RG, et al. SOX2 is an amplified lineage-survival oncogene in lung and esophageal squamous cell carcinomas. Nat Genet. 2009;41:1238–42.

133. Boelens MC, Kok K, van der Vlies P, van der Vries

G, Sietsma H, Timens W, et al. Genomic aberrations in squamous cell lung carcinoma related to lymph node or distant metastasis. Lung Cancer. 2009; 66:372–8.

134. Hussenet T, Dali S, Exinger J, Monga B, Jost B, Dembele D, et al. SOX2 is an oncogene activated by recurrent 3q26.3 amplifications in human lung squamous cell carcinomas. PLoS One. 2010;5:e8960.

135. Craddock KJ, Lam WL, Tsao MS. Applications of array-CGH for lung cancer. Methods Mol Biol. 2013;973:297–324.

136. Wistuba II, Behrens C, Milchgrub S, Bryant D, Hung J, Minna JD, et al. Sequential molecular abnormalities are involved in the multistage development of squamous cell lung carcinoma. Oncogene. 1999;18:643–50.

137. Okudela K, Suzuki M, Kageyama S, Bunai T, Nagura K, Igarashi H, et al. PIK3CA mutation and amplification in human lung cancer. Pathol Int. 2007;57:664–71.

138. Ji M, Guan H, Gao C, Shi B, Hou P. Highly frequent promoter methylation and PIK3CA amplification in non-small cell lung cancer (NSCLC). BMC Cancer. 2011;11:147.

139. Kawano O, Sasaki H, Endo K, Suzuki E, Haneda H, Yukiue H, et al. PIK3CA mutation status in Japanese lung cancer patients. Lung Cancer. 2006;54:209–15.

140. Yamamoto H, Shigematsu H, Nomura M, Lockwood WW, Sato M, Okumura N, et al. PIK3CA mutations and copy number gains in human lung cancers. Cancer Res. 2008;68:6913–21.

141. Jin G, Kim MJ, Jeon HS, Choi JE, Kim DS, Lee EB, et al. PTEN mutations and relationship to EGFR, ERBB2, KRAS, and TP53 mutations in non-small cell lung cancers. Lung Cancer. 2010;69:279–83.

142. Do H, Solomon B, Mitchell PL, Fox SB, Dobrovic A. Detection of the transforming AKT1 mutation E17K in non-small cell lung cancer by high resolution melting. BMC Res Notes. 2008;1:14.

143. Malanga D, Scrima M, De Marco C, Fabiani F, De Rosa N, De Gisi S, et al. Activating E17K mutation in the gene encoding the protein kinase AKT1 in a subset of squamous cell carcinoma of the lung. Cell Cycle. 2008;7:665–9.

144. Weiss J, Sos ML, Seidel D, Peifer M, Zander T, Heuckmann JM, et al. Frequent and focal FGFR1 amplification associates with therapeutically tractable FGFR1 dependency in squamous cell lung can-

cer. Sci Transl Med. 2010;2:62ra93.

145. Dutt A, Ramos AH, Hammerman PS, Mermel C, Cho J, Sharifnia T, et al. Inhibitor-sensitive FGFR1 amplification in human non-small cell lung cancer. PLoS One. 2011;6:e20351.

146. Ford CE, Lau SK, Zhu CQ, Andersson T, Tsao MS, Vogel WF. Expression and mutation analysis of the discoidin domain receptors 1 and 2 in non-small cell lung carcinoma. Br J Cancer. 2007;96:808–14.

147. Hammerman PS, Sos ML, Ramos AH, Xu C, Dutt A, Zhou W, et al. Mutations in the DDR2 kinase gene identify a novel therapeutic target in squamous cell lung cancer. Cancer Discov. 2011;1:78–89.

148. Day E, Waters B, Spiegel K, Alnadaf T, Manley PW, Buchdunger E, et al. Inhibition of collagen-induced discoidin domain receptor 1 and 2 activation by imatinib, nilotinib and dasatinib. Eur J Pharmacol. 2008; 599:44–53.

149. Cancer Genome Atlas Research Network. Comprehensive genomic characterization of squamous cell lung cancers. Nature. 2012;489:519–25.

150. Travis WD. Update on small cell carcinoma and its differentiation from squamous cell carcinoma and other non-small cell carcinomas. Mod Pathol. 2012;25 Suppl 1:S18–30.

151. Voortman J, Lee JH, Killian JK, Suuriniemi M, Wang Y, Lucchi M, et al. Array comparative genomic hybridization-based characterization of genetic alterations in pulmonary neuroendocrine tumors. Proc Natl Acad Sci USA. 2010;107:13040–5.

152. Pleasance ED, Stephens PJ, O'Meara S, McBride DJ, Meynert A, Jones D, et al. A small-cell lung cancer genome with complex signatures of tobacco exposure. Nature. 2010;463:184–90.

153. Peifer M, Fernandez-Cuesta L, Sos ML, George J, Seidel D, Kasper LH, et al. Integrative genome analyses identify key somatic driver mutations of small-cell lung cancer. Nat Genet. 2012;44: 1104–10.

154. Rudin CM, Durinck S, Stawiski EW, Poirier JT, Modrusan Z, Shames DS, et al. Comprehensive genomic analysis identifies SOX2 as a frequently amplified gene in small-cell lung cancer. Nat Genet. 2012;44:1111–6.

155. Pietanza MC, Ladanyi M. Bringing the genomic landscape of small-cell lung cancer into focus. Nat Genet. 2012;44:1074–5.

第 14 章

妇科恶性肿瘤分子检测

Pamela M. Ward , Louis Dubeau

上皮源性妇科肿瘤

目前 FDA 批准的妇科恶性肿瘤分子检测专门用于上皮性肿瘤,因此,妇科上皮性肿瘤是本章的主要关注点。我们将这些肿瘤归纳为两类,起源于下生殖道的肿瘤和起源于上生殖道的肿瘤,因为这样分类便于我们讨论与这些肿瘤临床处理相关的分子检测。根据分期方法和其他临床病理参数的不同,上生殖道的肿瘤可以进一步细分为起源于子宫的和起源于子宫外的,但从分子病理学角度这是很难区分的。

了解与妇科器官上皮性肿瘤发生相关的胚胎学概念

女性生殖器官上皮性肿瘤可以分为胚胎学上起源于苗勒管的上生殖道肿瘤和起源于下生殖道被认为是会阴部皮肤延伸成分的肿瘤。简要回顾这些胚胎学发展,有助于我们理解其分子、病原学以及形态学的差异。上生殖道肿瘤几乎全部来源于苗勒管,苗勒管最初是两个与胎儿肾脏关系密切但不相连的管状结构,最终在远端部融合,发育为上 1/3 的阴道、子宫颈和子宫。最近端的部分保持不融合,并发育为输卵管。会阴部皮肤反折后连接到苗勒管的衍生物成为阴道下部。起源于皮肤的复层鳞状上皮和起源于苗勒管的柱状上皮的交界处起初位于阴道上部,发育的后期阶段迁移至宫颈,成为划分外宫颈与内宫颈的鳞柱交

P.M. Ward, Ph.D. • L. Dubeau, M.D., Ph.D. (✉)
USC/Norris Comprehensive Cancer Center,
Keck School of Medicine of University of Southern
California, 1441 Eastlake Avenue, Los Angeles,
CA 90089, USA
e-mail: ldubeau@usc.edu

界带。此交界带是大多数宫颈癌的起源部位,通常被称为移行带。生育年龄期间,此带并不固定,可向上移位至子宫或向下移位至阴道,因此紧邻移行带区域的内衬上皮常发生变化。

上下生殖道不仅在内衬上皮的形态上和功能上具有明显差异,并且这些部位的肿瘤发生机制也不相同,因此对这些肿瘤进行分子病理学检测所得的分子改变是不同的。例如,来源于下生殖道的器官,包括外阴、阴道和内衬复层鳞状上皮的外宫颈会发生人乳头状瘤病毒(HPV)感染引起的肿瘤。上生殖道,包括内宫颈、子宫、输卵管和子宫外苗勒管衍生物,内衬不同类型的柱状上皮细胞,此处肿瘤的产生主要与生殖激素有关。其中一个值得注意的例外是,宫颈腺癌中通常存在人乳头状瘤病毒的感染[3]。这可能不仅与该处靠近外宫颈,是病毒感染的常见部位有关,也可能与移行带的移位有关。上生殖道的黏液性肿瘤形态学上与宫颈管内出现的肿瘤截然不同,没有证据表明上生殖道的黏液性肿瘤与病毒感染有关,人乳头状瘤病毒在宫颈腺癌发生发展中的作用目前尚不清楚。

直到目前为止,卵巢被认为是宫外浆液性、子宫内膜样、透明细胞和黏液癌的起源部位,而非苗勒管。事实上这些历来被认为起源于卵巢的上皮性肿瘤形态学上与起源于苗勒管衍生物[4]的肿瘤类似,这在上个世纪大部分时间迷惑了病理学家,导致了卵巢表面上皮苗勒化生理论的形成,值得进一步讨论[1]。

下生殖道的上皮性肿瘤

下生殖道的上皮性肿瘤包括来源于外阴、阴道和外宫颈复层鳞状上皮的肿瘤。胚胎学上,这些上皮细胞是皮肤内衬上皮细胞的延伸。它们几乎总与之前的HPV感染相关,HPV是无包膜的双链DNA病毒,其基因

组约8kb[5-9]。

感染人乳头状瘤病毒的机制:1982年,首次对HPV基因组进行了测序[10,11],HPV基因组包括:①两个主要致癌基因,E6和E7,它们分别结合P53和RB蛋白并导致其失活;②两个调节蛋白,E1和E2,它们参与转录和复制;③两个结构蛋白,L1和L2,它们组成病毒衣壳。已知的200种人乳头状瘤病毒亚型中约有40个亚型能够感染人类生殖器黏膜。其中,只有一个亚类具有潜在致癌性[6,7,9]。国际癌症研究组织根据致癌潜力对人乳头状瘤病毒进行了分类[8],潜在致癌性主要决定于病毒E6和E7蛋白与P53和RB蛋白的亲和力。大多数致癌风险很高的病毒实验数据来自于与HPV-16和HPV-18有关的工作,因此高危与低危的分组通常基于流行病学证据。所有基因学上具有α属进化树相似物种的人乳头状瘤病毒亚型都是宫颈癌的致癌物质[12]。其他的亚型不致癌,与良性生殖器疣的发展有关[7,12]。根据流行性,筛选检测通常包括的亚型见表14.1。

大约90%的人乳头状瘤病毒感染在感染发生的1~2年内经细胞免疫消除,这也消除了疾病进展的风险。虽然所有高危亚型均有不同程度的致癌潜力,HPV-16和HPV-18感染引起外阴、阴道和宫颈鳞状细胞癌的比例分别为55%~60%和10%~15%。但与宫颈鳞癌相比,HPV-18感染与宫颈腺癌的关系更为密切[5,6,8,9,13,14]。

在感染宫颈上皮初期,环状病毒DNA处于游离状态,引起宿主细胞转化的风险较低。当病毒DNA最终整合到宿主基因组时,病毒E2基因通常丢失,导致癌蛋白E6和E7的组成性表达。E6和E7蛋白分别与P53和RB蛋白结合后引起它们降解,导致细胞周期持续激活以及细胞周期关键检查点的破坏,二者均能引起宿主细胞恶变。恶变通常首先表现为宫颈上皮内瘤变,针对性的巴氏检测能够在早期筛查中发现该前期病变。病毒E6和E7蛋白与P53和RB蛋白亲和力的差别决定了病毒亚型与肿瘤恶性转化相关危险的高低[5,6,8,9]。

人乳头状瘤病毒DNA的检测:分子检测在下生殖道肿瘤及其癌前病变临床中的应用主要是检测手术

或细胞学标本中人乳头状瘤病毒DNA,并根据其致癌性确定病毒亚型。外宫颈是目前最常见的病变原发部位,因此大部分数据来自宫颈鳞状细胞癌和宫颈上皮内瘤变的研究。尽管试验已超过10年,美国每年仍有12 000例新增宫颈癌病例,另有500 000名妇女被诊断为2级和3级的中或高级别上皮内病变[15,16],这表明了改进诊断方法和可用性检测方法的必要性。由于人乳头状瘤病毒感染是宫颈癌发生的唯一原因,理论上来讲几乎能够消灭该疾病。

大多数HPV检测针对病毒基因组晚期读码框L1序列保守区域基因组特异性的差异。L1蛋白是主要的病毒衣壳蛋白,现有的两种疫苗加德西和卉妍康都是针对该抗原研发的。与感染高风险亚型的病毒相反,感染低风险亚型病毒时,病毒DNA仍然是游离的。

HPV的第一个商品化检测试剂盒是2003年上市的罗氏线性阵列分析试剂盒。该分析能够检测出高危和低危亚型,但不能够将二者区分,现已不再使用。目前已获得FDA批准的液基细胞学检测方法见表14.2。FDA批准的高危型人乳头状瘤病毒亚型的不同鉴定方法见表14.3。2004年面世的双基因杂交捕获2试验首次将高危组从低危组中分离出来,并且作为一种通用的平台迅速成为小批量、手动或大规模自动化方法的检测标准。

ATHENA(解决高级HPV诊断的需要)实验:唯一一个最重要的问题是检测感染病毒能力以及进展为癌的最高风险,其中70%涉及HPV-16或HPV-18。2012年修订版宫颈癌预防和早期检测指南也明确指出了确定这些亚型的重要性[14]。发起的一项名为"解决高级HPV诊断需要"(ATHENA)的临床试验,其目的是研发新的诊断方法,以改善患者预后[16,17]。其主要目标

表 14.1 下生殖道中常见的人乳头状瘤病毒亚型

致癌风险分类	人乳头状瘤病毒亚型
高危(HR)	16,18,31,33,35,39,45,51,52,56,58,59,68,73,82
中危	26,53,66
低危(LR)	6,11,40,42,43,44,54,61,72,81,CP6108

表 14.2 FDA批准的人乳头状瘤病毒液基细胞学检测

名称	生产厂家	FDA批准日期
Aptima HPV-16 18/45 基因型分析法	Gen-Probe, Inc.	10/12/2012
Aptima HPV 分析法	Gen-Probe, Inc.	10/28/2011
COBAS HPV 检测	Roche molecular systems, Inc.	4/19/2011
Cervista HPV-16/18	Hologic, Inc.	3/12/2009
Cervista HPV HR 和 Genfind DNA 提取试剂盒	Hologic, Inc.	3/12/2009
Digene 杂交捕获 (HC2) 高危型 HPV DNA 检测	Digene Corporation (acquired by Qiagen)	12/14/2004

表 14.3　FDA 批准的高危人乳头状瘤病毒亚型试验

名称	检测靶点	检测的高危人乳头状瘤病毒亚型
COBAS HPV	病毒 DNA	分开的：16、18
		混合的：31、33、35、39、45、51、52、56、58、59、66 和 68
Aptima HPV-16 18/45 基因型	E6 和 E7 RNA	16
		18/45
Aptima HPV	E6 和 E7 RNA	混合的：16、18、31、33、35、39、45、51、52、56、58、66 和 68
Cervista HPV-16/18	病毒 DNA	混合的：16 和 18
Cervista HPV HR	病毒 DNA	16、18、31、33、35、39、45、51、52、56、58、59 和 68
Digene HC2 HPV HR/LR	病毒 DNA	混合的高危型：16、18、31、33、35、39、45、51、52、56、58、59 和 68
		混合的低危型：6、11、42、43 和 44

是①在细胞学异常的妇女中评估 COBAS HPV 检测性能；②在没有细胞学证据的上皮内病变或癌症的妇女中进行辅助检测用于临床指导。该实验评估了一种新的 COBAS 检测的临床性能，新型 COBAS 检测是包含 HPV-16 和 HPV-18 以及其他 12 种高危亚型的一个检测体系（表 14.3）。这一检测平台首次将妇女分类为 HPV-16/18 感染组和其他高危亚型感染组，而不仅仅是 HPV16/18 感染组，避免了二次检测。

ATHENA 实验中招募了 46 887 例 21~93 岁的妇女。其中 30~39 岁、40~49 岁，以及 50~59 岁的妇女中存在细胞学异常的比例分别为 6.9%、6.2% 和 4.1%。25% 的 21~29 岁的妇女有高危感染，该比率随年龄增加而降低，70 岁以上的妇女中仅 5.0% 存在感染（图 14.1）。该试验还证实，相比于 21~29 岁女性 6.8% 的 HPV-16 感染率，30 岁以上女性 HPV-16 的总感染率低（0.7%~2.3%，取决于年龄组）；HPV-18 的感染情况与此类似但总感染率更低（0.2%~2.0%）（图 14.1）。

在女性具有非典型鳞状细胞高级别上皮内病变的细胞学标本中，COBAS 检测的敏感性为 90%，与标准的 Digene HC2 检测的敏感性 87.2% 相比，更好一些。COBAS 与 HC2 试验的特异性相似，分别是 70.5% 和 71.1%。重要的是，COBAS 检测能够通过识别 HPV-16 和 HPV-18 的女性携带者对患者分组。感染了 HPV-16 的女性患有中-高级别宫颈上皮内病变的可能性是没有感染 HPV-16 或 HPV-18 的患者的 2 倍多[16,17]。持续感染能够增加罹患癌前病变的风险；感染 HPV-16 的妇女 3~5 年发展成高级别宫颈上皮内病变的风险为 40%，而 30 年内进展为浸润性癌的风险为 30%，若获得治疗，进展为癌的风险为 1%。

其他有竞争力的检测方法：Kinney 等[18]将 Cervista 方法与已发表的 HC2 试验结果进行了对比。他们发现 Cervista 法检测出的 30 岁以上妇女以及细胞学正常患者的人乳头状瘤病毒感染是 HC2 检测法的 2~4 倍。随后发表的 Cervista 试验真正的性能指标并不支持这些最初的发现。Quigley 等[19]认为对于没有上皮内病变或恶性病变的妇女以及 30 岁以上 3 个部位检测到具有不明意义非典型鳞状细胞的妇女而言，Cervista 试验和 HC2 试验所得阳性率没有统计学差异。Chateau 等[20]和 Kurian 等[21]也报道了类似的结果。

Aptima 检测与其他检测的不同在于，它检测的靶点是 E6/E7 的 mRNA，其与病毒融入人类细胞基因组及恶性转化有关[22]。因此，Aptima 检测是探测最具临床相关性的感染。整合后 E1/E2 缺失有时可合并 L1/L2 缺失，导致针对 L1 检测的方法可能出现假阴性结果[23]。然而，E6/E7 的转录激活发生在病毒与宿主基因组整合后，因此假阴性结果主要见于游离病毒存在的高危感染早期。虽然 Gen-Probe 确实提供了两种 Aptima 检测方法，与只检测 HPV18 和 HPV45 相比，后一种方法能够检测混合的高危型病毒或 HPV-16/18/45，但此方法不能够区分 HPV-18 和 HPV-45 亚型，不符合修订版筛选指南。有趣的是，HPV-18 和 HPV-45 是密切相关的两种亚型，都属于 α7HPV 物种，而 HPV-16 属于较远的 α9HPV 物种[12]。

Szarewski 等[24]运用 1099 例妇女阴道镜检查的液基细胞学样本，比较了 HC2、COMBAS 和 APTIMA 方法，以及其他三种欧洲市场的测试方法（Abbott real-time HR-HPV，BD real-time HPV 和 NORCHIP PreTect HPVProofer NASBA based）。当只报道 HPV-16 或所有高危感染都归为一组的情况下，除了 PreTect 检测方法，其他所有检测平台的检测率是类似的（图 14.2）。所有检测在中级别（图 14.2）和高级别宫颈上皮内病变中显示出相似的敏感性，为 93.3%~96.3%，以及相似的特异性，为 19.5%~28.8%。对于中到高级别上皮内病变的检测，HC2 检测的特异性最低，而 APTIMA 试验的特

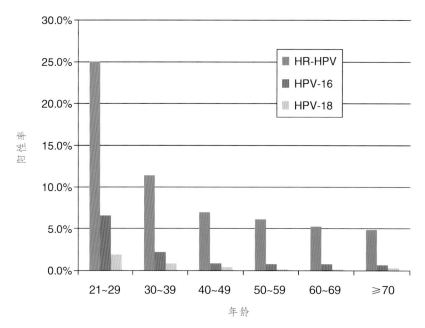

图 14.1 ATHENA 实验中高危人乳头状瘤病毒感染的年龄分布。来自 Wright 等[16]。

异性最高。检测高级别病变的敏感性通常较高（图 14.2）。PreTect NASBA 方法的检测靶点也包括 E6/E7 的表达，该方法的特异性较 APTIMA 法高，但不那么敏感，限制了它的临床应用(图 14.2)。

其他的检测平台：宫颈活检可以通过原位杂交进行筛选，其优点是能够在保留形态学的组织上进行病毒检测。虽然这种方法敏感性历来较差，现在通过改良的信号检测方法，每个细胞内能够常规检测到 50~100 个拷贝。美国学院病理学家在最近的一项调查中总结应首选 Ventana 公司的 HPV 原位杂交探针。Ventana INFORM HPV Ⅲ家族 16 探针(B)包含针对一系列高危亚型（16、18、31、33、35、39、45、51、52、56、58

和 66)病毒基因组探针的混合物，每个细胞内能够检测出整合的 1~2 个 HPV-16 拷贝。由于感染早期的特征是球状染色模式的游离病毒，而疾病进展晚期整合病毒的特点是点状信号，因此原位杂交还能评估感染进展。

目前宫颈癌预防的检测指南：2012 年修订的宫颈癌预防和早期检测筛选推荐[14]提出了一个新的诊断算法，以对所有 30~65 岁妇女同时进行细胞学检查以及人乳头状瘤病毒感染测试。将 HPV-16 和 HPV-18 检测阳性以及感染了其他高危型病毒的妇女区分出来，采用不同的诊断算法。目的是识别最有可能进展为浸润性癌的感染，同时将假阳性率降到最低，众所周知，90%的 HPV 感染是能自愈的。

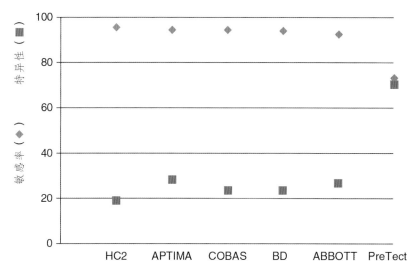

图 14.2 检测中度宫颈上皮内瘤变(CIN2)人乳头状瘤病毒感染常用的试验方法的性能。来自 Szarewski 等[24]。

识别进展为癌的低危感染，其诊断价值不大，不再包含在新一代人乳头状瘤病毒检测中。

用筛选的方法检测人乳头状瘤病毒能够比较目前未经测试的各种检测方法的性能。ATHENA 实验的数据来自 21 岁以上妇女的常规筛查结果，包括液基细胞学结果和 COBAS HPV 检测。与预期相同，高危亚型的感染率和细胞学异常的检测率均随年龄的增加而降低[16,17]。同样，感染与细胞学异常不一致的情况也随着年龄的增加而减少。更特别的是，40 岁以上妇女 HPV-16/18 的感染率与低级别鳞状上皮内病变的发生率接近。目前，ATHENA 的数据支持多种测试以及分类 HPV-16/18 感染的妇女的新方法，而不用考虑细胞学结果。

宫颈腺癌：尽管宫颈筛查实施以来，随着鳞状细胞癌发生率的降低，浸润性宫颈癌的发病率稳步下降。但事实上，宫颈腺癌的发病率正在上升[8,26]。由于宫颈腺癌相对不易检测到，相对于鳞状细胞病变而言，宫颈筛查对宫颈腺癌的敏感性较低，但这并不能完全解释宫颈腺癌的增加。尽管几乎所有的宫颈鳞状细胞癌都存在人乳头状瘤病毒的潜在感染，但大多数的宫颈腺癌并不存在该感染[3]。因此，人乳头状瘤病毒在宫颈腺癌发生发展中的确切作用尚不明确。与宫颈腺癌相关的人乳头状瘤病毒亚型和与外宫颈鳞状细胞癌相关的人乳头状瘤病毒亚型略有不同，HPV-18 在腺癌中的感染稍微更普遍一些[13,14]。

接种人乳头状瘤病毒疫苗预防宫颈癌：人乳头状瘤病毒免疫疫苗的研发有希望显著降低宫颈癌发病率。病毒基因组一旦与人类基因组整合，该疫苗便不再有效。因此，现有的疫苗只能有效地预防未接触病毒的个体未来的感染，至少根据目前的技术，不能治疗已经存在的感染。德加西(Merck，新泽西州)和卉妍康(GlaxoSmithKline，英国伦敦)疫苗利用 HPVL1 蛋白作为抗原。德加西针对的是 HPV-6、HPV-11、HPV-16 和 HPV-18，并于 2006 年获得批准，而卉妍康针对的是 HPV-16 和 HPV-18，于 2009 年获得批准。女性被批准接种疫苗的年龄为 10~25 岁。

苗勒源性上皮性肿瘤

这一组肿瘤包括起源于宫颈、内膜或宫颈外的浆液性、子宫内膜样、透明细胞和黏液性肿瘤。宫颈外的肿瘤包括以前归为原发于卵巢的肿瘤和来源于腹膜的肿瘤以及发生于输卵管的肿瘤[2]。目前，苗勒源性上皮性肿瘤的所有分子检测都应用于有特定家族综合征背景的患者，即遗传性乳腺癌和卵巢癌综合征以及林奇综合征[27-29]。

遗传性乳腺癌和子宫外苗勒(卵巢)癌

几乎所有的遗传性乳腺癌和子宫外苗勒(卵巢)癌综合征的患者存在 BRCA1 或 BRCA2 胚系突变。该突变与输卵管和其他子宫外苗勒结构的浆液性肿瘤预后不良有关，这些子宫外苗勒结构曾被分为起源于卵巢或腹膜。BRCA1/2 突变携带者是否也容易罹患浆液性子宫内膜癌目前还不清楚。尽管有报道 BRCA1/2 突变出现于浆液性子宫内膜癌[30]，但 BRCA1/2 携带者发生子宫内膜癌是否是由于他莫昔芬治疗还存在争议[31,32]。

BRCA1/2 在癌症发生发展中的作用：普通人群中 BRCA1 突变与 BRCA2 突变携带者 70 岁前发生卵巢癌的风险分别是 39% 和 11%。虽然致病突变分布于整个基因，但有些基因区域与卵巢癌关系更为密切。BRCA2 基因的 11 号外显子为卵巢癌集群区域。此区存在突变的家族更容易发生卵巢癌，而非乳腺癌。该区域包含保守 BRC 片段(名字来源于 BRCA2 基因)，其能够与驱动同源重组的关键元件 Rad51 重组酶相互作用，从而参与 DNA 双链断裂的修复[29]。DNA 修复的其他机制包括错配修复、核苷酸切除修复、转录偶联修复和非同源末端连接。BRCA2 在 DNA 修复中的作用与同源重组更密切，而 BRCA1 与多种机制有关。BRCA1 参与细胞周期监察，包括后期促进复合物中有丝分裂监察，也参与调节细胞分裂，调节故障会导致多倍体，即非整倍体的前体[13]。因此，如果 BRCA1/2 蛋白功能丢失，正常 DNA 修复机制和其他关键的细胞调节机制便会受到破坏。P53 基因突变几乎存在于所有的高级别浆液性妇科肿瘤中，P53 基因发生突变后无法调节 BRCA1 和 BRCA2 蛋白功能缺失而导致的基因组异常，从而增加肿瘤发生恶性转化的风险。BRCA 突变引发的大多数肿瘤显示为杂合性缺失，影响野生型等位基因的形成，这虽然表明 BRCA 的这两个蛋白是典型的抑癌因子，但却不能说明其位点特异性。事实上，尽管 BRCA2 基因突变携带者发生的肿瘤不会局限于某些特定器官，但 BRCA1 基因突变携带者发生的肿瘤几乎都位于乳腺和妇科器官。有人认为 BRCA1 与癌症易感体质有关，BRCA1 突变对月经周期的影响使细胞产生非自治机制，该机制反过来又成为女性上生殖道上皮细胞肿瘤的最大危险因素[33-35]。

BRCA1 和 BRCA2 突变的筛查：美国一般人群发生子宫外苗勒管(卵巢)癌的终身风险是 1.4%，该风险在 BRCA1 或 BRCA2 胚系突变的女性中大大增加，为 15%~40%。总体而言，美国一般人群 BRCA1/2 基因突变的发生率为 0.2%，其中包括了许多意义不明的序列

表 14.4　德系犹太人的 *BRCA1/2* 突变

基因	突变	发生率(%)
BRCA1	187delAG（原始 185delAG）	1.1
	5385insC	0.15
BRCA2	6174delT	1.5

变异。普通人群不建议进行 *BRCA1/2* 筛查,但对近亲有乳腺癌和卵巢癌,尤其近亲年龄小于 50 岁的妇女,应该考虑进行该筛查。如果家族成员中发现有 *BRCA1/2* 基因突变,或者家庭成员中有男性发生乳腺癌,也强烈建议进行筛查检测。

目前已经检测到了许多 *BRCA1/2* 序列变异。截至 2012 年 9 月,全球突变数据库网站(www.umd.be)列出了 1484 个 *BRCA1* 变异和 1886 个 *BRCA2* 变异。其中大多数变异罕见或与癌症风险增加无关,表明它们可能是不重要的多态性。与增加癌症风险相关的个人突变频率随种族不同而异[36]。例如,德系犹太人由于有三个突变(表 14.4),组合突变频率为 1:40,患乳腺和宫外浆液性癌的风险显著增加。

Myriad Genetics 公司是 *BRCA1* 和 *BRCA2* 基因检测专利的持有者,有转发许可证的权利。这就形成一种现象,即大多数检测由该公司完成,美国其他一些获得授权的实验室完成少数突变检测(如德系犹太人的检测)。Myriad Genetics 提供三种不同水平的测试:①*BRCA* 全基因测序的综合分析;②特定突变的多位点检测;③为已发现某个特定突变的家族进行单一位点分析。BRCA 检测被一个商业网站垄断有一段时间,

曾是法律辩论的中心问题。目前,DNA 专利法受到了挑战(Assoc. for Mol. Path. v. Myriad：人 DNA 提取不属于专利保护 2013),美国最高法院判决数个 *BRCA-1/-2* 专利无效。然而,方法学专利的法律障碍仍然存在,将继续限制该检测在美国的广泛施行。

林奇综合征

林奇综合征为常染色体显性遗传病,感染的家族罹患所有恶性肿瘤的风险均增加。家族性息肉病是另外一种有结直肠癌发病倾向的综合征,林奇综合征过去被称为遗传性非息肉病性结肠癌 (hereditary non-polyposis colorectal cancer,HNPCC),以区别于家族性息肉病,林奇综合征常常与结直肠恶性肿瘤有关。一般人群中,林奇综合征的发病率为 1:2000 至 1:660,一生中罹患子宫或子宫外内膜样癌的概率为 25%~60%,后者通常与子宫内膜异位有关。每年大约有 50 000 例新增子宫内膜样癌病例,其中 5% 的病例患有林奇综合征。林奇综合征由错配修复酶 *MLH1*、*MSH2*、*MSH6* 和 *PMS2* 突变引起,这些错配修复酶能够催化水解 DNA 复制过程中产生的小碱基对替换和插入/缺失突变 [37]。有人认为这些酶功能的丧失会增加突变概率,反过来增加肿瘤恶性转化的倾向性。总体而言,错配修复基因的胚系突变中 *MLH1* 和 *MSH2* 占 90%,*MSH6* 占 7%~10%,*PSM2* 小于 5%。然而,大多数子宫内膜样妇科癌症与 *MSH6* 突变有关[38,39]。

微卫星 DNA:DNA 复制体错误堆积是林奇综合征的特点。虽然这些错误存在于整个基因组,但微卫星序列最为敏感,微卫星序列是长 1~6 个核苷酸的短串联重复序列,广泛分布于整个基因组。此外,微卫星序

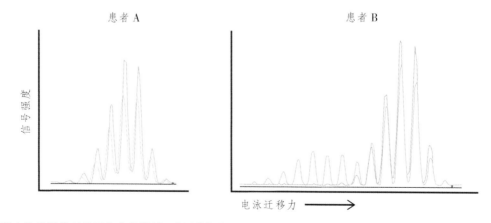

图 14.3　毛细管电泳检测微卫星不稳定性举例。采用单核苷酸微卫星位点(NR-21)引物扩增来自两个不同患者正常和肿瘤配对组织的 DNA 样本。对获得的 PCR 产物进行毛细管电泳。将正常组织(蓝色)与肿瘤组织(橘黄色)PCR 产物的电泳移动痕迹进行重叠以便于比较。患者 A 的正常组织与肿瘤组织显示出完全相同的图形,表明了该患者肿瘤在此位点的微卫星稳定性。尽管患者 B 肿瘤组织的电泳移动痕迹能够完全覆盖正常组织的电泳移动痕迹,但与正常组织相比,仍有一些低电泳迁移率信号存在于肿瘤组织中,表明存在微卫星不稳定。

列适用于临床分子检测。微卫星单体重复序列的长度与DNA复制过程中碱基错配频率呈反比,表明与较长片段的重复相比,单核苷酸的重复更容易发生复制错误。在人类的基因组中,单核苷酸的重复也是最多见的,多聚(A)和多聚(T)较多聚(C)和多聚(G)更为常见。

微卫星不稳定(MSI):尽管对错配修复酶基因的DNA进行测序是诊断林奇综合征最确切的检测,但常用错配修复酶的免疫组化法来评估微卫星不稳定,成为一种广泛使用且更经济的检测。测序方法需要对来自同一个体的正常与肿瘤组织的两对样本进行微卫星序列的扩增,随后对PCR产物进行电泳,以根据片段大小进行分离。错配修复机制正常存在时,微卫星位点的重复单位数目保持不变,这样肿瘤组织中微卫星的总长度也和相同个体正常细胞中的一样(微卫星稳定)。肿瘤组织中(图14.3)微卫星扩增子电泳频率多变是微卫星不稳定的诊断标志,经常出现在具有错配修复基因缺陷的个体中,如存在林奇综合征的患者。

能够使用这种方法诊断林奇综合征主要基于统计学论据,肿瘤组织中的微卫星不稳定频率高于相同个体正常组织。微卫星不稳定的频率随所检测到的微卫星序列的性质和数目而变化。因此,需要对这些参数进行标准化规范以保证不同实验室间的重复性。为此,1996年的贝塞斯达指南中设立了微卫星位点组合[40](表14.5)。最初的微卫星位点组合由两个单核苷酸和三个双核苷酸重复序列组成。2004年对指南进行了修订[41],推荐使用更敏感的单核苷酸重复序列(表14.5)。修订版指南也推荐包含五核苷酸重复序列来验证匹配的正常样本与肿瘤样本确实来自于同一患者。如果超过1/3所检测的微卫星序列中存在微卫星不稳定(MSI高)提示一个错配修复酶有异常。

许多实验室能够对甲醛固定的石蜡包埋组织进行微卫星不稳定检测。2012年,由美国大学的病理学家发起的免疫机能缺陷调查发现,63%的实验室使用Promega公司提供的商品化试剂盒,该试剂盒是针对修

订版贝塞斯达指南中的推荐专门设计的。

妇科肿瘤的相关问题:绝大多数的微卫星不稳定检测都在结直肠癌中开展,本书的一个独立章节中将会详加探讨。据估计,林奇综合征患者占子宫或子宫外内膜组织来源的子宫内模样癌病例的5%,后者通常与子宫内膜异位有关[2]。尽管微卫星不稳定也会发生于与林奇综合征无关的子宫内膜样肿瘤中,比如有些微卫星不稳定是由于错配修复基因启动子区的甲基化,但和大肠癌一样,仍然需要确定这些微卫星不稳定是否与预后相关。另一个问题是,事实上,与伴有林奇综合征的大肠癌病例相比,不伴有林奇综合征的子宫内膜样肿瘤病例中*MSH6*突变的发生率更高,这可能与某种微卫星序列类型更容易出现不稳定有关。如果是这样,便需要设计肿瘤特异性微卫星组合,以适用于这些肿瘤的检测位点,而非所有与林奇综合征相关肿瘤的检测位点。

其他可能从分子检测中获益的妇科癌症

目前在苗勒管来源的其他上皮性肿瘤以及间叶或生殖细胞来源的妇科肿瘤治疗方面还没有建立常规的分子病理检测。许多靶向治疗方法目前还在研究之中,随着新的靶向治疗的发展,将有可能建立常规的分子病理检测方法[42,43]。此外,二代测序的数据将使我们更加清晰地了解肿瘤发生的分子机制,从而推动治疗的发展。不久的将来,这一努力有助于增加与特定肿瘤类型相关,并可能成为临床分子检测靶点的检测项目[44-48](表14.6)。例如,浆液性癌来源于子宫内膜或子宫外苗勒上皮,通常不存在微卫星不稳定,但却与*P53*突变相关。相反,子宫内膜样癌常常显示出微卫星不稳定性,而且与*PTEN*突变相关,但缺乏*P53*突变。通过该差异,我们可以将更具侵袭性的高级别浆液性癌从低侵袭性的子宫内膜样肿瘤中区分出来,这

表14.5 初始版及修订版贝塞斯达指南中的微卫星不稳定标记

初始贝塞斯达组合	基因库序号	Promega 标记的修改后贝塞斯达组合	基因库序号
Bat-25 $(A)_{25}$	L04143	Bat-25 $(A)_{25}$	L04143
Bat-26 $(A)_{26}$	U41210	Bat-26 $(A)_{26}$	U41210
D2S123 $(CA)_n$	Z16551	NR-21 $(A)_{21}$	XM_033393
D5S346 $(CA)_n$	NM_005669	NR-24 $(A)_{24}$	X60152
D17S250 $(CA)_n$	NT_010783.15	Mono-27 $(A)_{27}$	AC007684
		Penta C $(AAAAG)_{3-15}$	AL138752
		Penta D $(AAAAG)_{2-17}$	AC000014

是一个重要的临床问题。*ARID1A* 突变与非浆液性子宫内膜样肿瘤有关[49]，从而为将非浆液性子宫内膜样肿瘤与低侵袭性的子宫内膜样肿瘤以及透明细胞肿瘤区分开来，提供了其他分子检测依据。

尽管浆液性和子宫内膜样肿瘤通常都存在 PI3K/AKT/mTOR 信号通路的改变，由于当前的临床实验显示新的 mTOR 抑制剂对子宫内膜样癌有效，阐述该通路的活性也变得更为重要[50,51]。同样，PI3K/AKT 通路在高级别浆液性卵巢癌中通常是失调的，而 KRAS/BRAF/MEK/MAPK 信号通路的激活主要见于低级别浆液性(和黏液性)肿瘤，从而成为潜在的分子诊断方法，帮助我们区分这些预后和治疗方法截然不同的组织学亚型。

其他实例包括透明细胞癌与 TMS-1-/ASC 甲基化间的关联[48]。*FOXL2* 基因 C134W 突变见于 97% 的颗粒细胞肿瘤[52]。这些基因改变出现于特定的肿瘤中能够帮助我们确定诊断。另一个重要的诊断问题是评估间叶性肿瘤的恶性潜能，如子宫平滑肌瘤或各种混合苗勒间质肿瘤。不久的将来，分子检测有望成为形态学的补充，帮助病理学者在临床工作中进行关键的鉴别诊断。

表 14.6　通常与上生殖道妇科肿瘤相关的遗传学改变

起源	组织学亚型	遗传学异常
上皮	低级别浆液性	BRAF/KRAS
		IGF 受体
	高级别浆液性	P53
		PI3K/AKT
		BRCA1/2
	子宫内膜样	PTEN
		微卫星不稳定
		β- 连环蛋白
		ARID1A
	黏液性	K-RAS
	透明细胞性	PTEN
		微卫星不稳定
		TMS-1/ASC
		ARID1A
间质	颗粒细胞	FOXL2

（张欣 译 纪元 校）

参考文献

1. Dubeau L, Drapkin R. Coming into focus: the non-ovarian origins of ovarian cancer. Ann Oncol. 2013;24:viii28–35.
2. Dubeau L. The cell of origin of ovarian epithelial tumours. Lancet Oncol. 2008;9:1191–7.
3. Ferguson AW, Svoboda-Newman SM, Frank TS. Analysis of human papillomavirus infection and molecular alterations in adenocarcinoma of the cervix. Mod Pathol. 1998;11:11–8.
4. Dubeau L. The cell of origin of ovarian epithelial tumors and the ovarian surface epithelium dogma: does the emperor have no clothes? Gynecol Oncol. 1999;72:437–42.
5. Bosch FX, Lorincz A, Munoz N, et al. The causal relation between human papillomavirus and cervical cancer. J Clin Pathol. 2002;55:244–65.
6. Burd EM. Human papilloma virus and cervical cancer. Clin Microbiol Rev. 2003;16:1–17.
7. de Villiers EM, Fauquet C, Broker TR, et al. Classification of papillomaviruses. Virology. 2004;324:17–27.
8. Schiffman M, Castle PE, Jeronimo J, et al. Human papillomavirus and cervical cancer. Lancet. 2007;370:890–907.
9. Zheng Z-M, Baker CC. Papillomavirus structure, expression, and post-transcriptional regulation. Front Biosci. 2006;11:2286–302.
10. Chen EY, Howley PM, Levinson AD, Seeburg PH. The primary structure and genetic organization of the bovine papillomavirus type 1 genome. Nature. 1982;299:529–34.
11. Danos O, Katinka M, Yaniv M. Human papillomavirus 1a complete DNA sequence: a novel type of genome organization among papovaviridae. EMBO J. 1982;1:231–6.
12. Schiffman M, Clifford G, Buonaguro FM. Classification of weakly carcinogeneic papillomavirus types: addressing the limits of epidemiology at the borderline. Infect Agent Cancer. 2009;4:8.
13. Dunne EF, Unger ER, Sternberg M, et al. Prevalence of HPV infection among females in the United States. JAMA. 2007;297:813–9.
14. Saslow D, Solomon D, Lawson HW, et al. American Cancer Society, American Society for Colposcopy and Cervical Pathology, and American Society for Clinical Pathology screening guidelines for the prevention and early detection of cervical cancer. Am J Clin Pathol. 2012;137:516–42.
15. Hariri S, Unger ER, Powell SE, et al. Human papillomavirus genotypes in high-grade cervical lesions in the United States. J Infect Dis. 2012;206:1878–86.
16. Wright Jr TC, Stoler MH, Behrens CM, et al. The ATHENA human papillomavirus study: design, methods, and baseline results. Am J Obstet Gynecol. 2012;206:46.e1–46.e11.
17. Stoler MH, Wright Jr TC, Sharma A, et al. High-risk human papillomavirus testing in women with ASC-US cytology: results from the ATHENA HPV study. Am J Clin Pathol. 2011;135:468–75.
18. Kinney W, Stoler MH, Castle PE. Special commentary: patient safety and the next generation of HPV DNA tests. Am J Clin Pathol. 2010;134:193–9.
19. Quigley NB, Potter NT, Chivukula M, et al. Rate of detection of high-risk HPV with two assays in women >/= 30 years of age. J Clin Virol. 2011;52:23–7.
20. du Chateau BK, Schroeder ER, Munson E. Clinical laboratory experience with CERvista HPV HR as a function of cytological classification: comparison with retrospective digene HC@ high-risk HPV DNA

test data. J Clin Microbiol. 2013;51:1057–62.

21. Kurian EM, Caporelli M-L, Baker S, et al. Cervista HR and HPV16/18 Assays vs hybrid capture: outcome comparison in women with negative cytology. Am J Clin Pathol. 2011;136:808–16.

22. Morris BJ. Cervical human papillomavirus screening by PCR: advantages of targeting the E6/E7 region. Clin Chem Lab Med. 2005;43:1171–7.

23. Karlsen F, Kalantari M, Jenkins A, et al. Use of multiple PCR primer sets for optimal detection of human papillomavirus. J Clin Microbiol. 1996;34:2095–100.

24. Szarewski A, Mesher D, Cadman L, et al. Comparison of seven tests for high-grade cervical intraepithelial neoplasia in women with abnormal smears: the Predictors 2 study. J Clin Microbiol. 2012;50:1867–73.

25. Kelesidis T, Aish L, Steller MA, et al. Human papillomavirus (HPV) detection using in situ hybridization in histologic samples: correlations with cytologic changes and polymerase chain reaction HPV detection. Am J Clin Pathol. 2011;136:119–27.

26. Seoud M, Tjalma WA, Ronsse V. Cervical adenocarcinoma: moving towards better prevention. Vaccine. 2011;29:9148–58.

27. Folkins AK, Longacre TA. Hereditary gynaecological malignancies: advances in screening and treatment. Histopathology. 2013;62:2–30.

28. Smith JA. Gynecologic cancers. In Pharmacotherapy Self-Assessment Program-VII Book 6 (Oncology), Edition 7. American College of Clinical Pharmacy; 2011. p. 129–143.

29. Sowter HM, Ashworth A. BRCA1 and BRCA2 as ovarian cancer susceptibility genes. Carcinogenesis. 2005;26:1651–6.

30. Pennington KP, Walsh T, Lee M, et al. BRCA1, TP53, and CHEK2 germline mutations in uterine serous carcinoma. Cancer. 2013;119:332–8.

31. Beiner ME, Finch A, Rosen B, et al. The risk of endometrial cancer in women with BRCA1 and BRCA2 mutations. A prospective study. Gynecol Oncol. 2007;104:7–10.

32. Duffy DL, Antill YC, Stewart CJ, et al. Report of endometrial cancer in Australian BRCA1 and BRCA2 mutation-positive families. Twin Res Hum Genet. 2011;14:111–8.

33. Yu VM, Marion CM, Austria TM, et al. Role of BRCA1 in controlling mitotic arrest in ovarian cystadenoma cells. Int J Cancer. 2011;130:2495–504.

34. Chodankar R, Kwang S, Sangiorgi F, et al. Cell-nonautonomous induction of ovarian and uterine serous cystadenomas in mice lacking a functional Brca1 in ovarian granulosa cells. Curr Biol. 2005;15:561–5.

35. Hong H, Yen H-Y, Brockmeyer A, et al. Changes in the mouse estrus cycle in response to Brca1 inactivation suggest a potential link between risk factors for familial and sporadic ovarian cancer. Cancer Res. 2010;70:221–8.

36. Janavicius R. Founder BRCA1/2 mutations in the Europe: implications for hereditary breast-ovarian cancer prevention and control. EPMA J. 2010;1:397–412.

37. Meyer LA, Broaddus RR, Lu KH. Endometrial cancer and Lynch syndrome: clinical and pathologic considerations. Cancer Control. 2009;16:14–22.

38. Goodfellow PJ, Buttin PM, Herzog TJ, et al. Prevalence of defective DNA mismatch repair and MSH6 mutation in an unselected series of endometrial cancers. Proc Natl Acad Sci U S A. 2009;100:5908–13.

39. Ramsoekh D, Wagner A, van Leerdam EV, et al. Cancer risk in MLH1, MSH2, and MSH6 mutation carriers; different risk profiles may influence clinical management. Hered Cancer Clin Pract. 2009;7:17.

40. Rodriguez-Bigas MA, Boland CR, Hamilton SR, et al. A national cancer institute workshop on hereditary nonpolyposis colorectal cancer syndrome: meeting highlights and Bethesda guidelines. J Natl Cancer Inst. 1997;89:1758–60.

41. Umar A, Boland CR, Terdiman JP, et al. Revised Bethesda guidelines for hereditary nonpolyposis colorectal cancer (Lynch syndrome) and microsatellite instability. J Natl Cancer Inst. 2004;96:261–8.

42. Banerjee S, Kaye SB. New strategies in the treatment of ovarian cancer: current clinical perspectives and future potential. Clin Cancer Res. 2013;19:961–8.

43. Modugno F, Edwards RP. Ovarian cancer: prevention, detection, and treatment of the disease and its recurrence. Molecular mechanisms and personalized medicine meeting report. Int J Gynecol Cancer. 2012;22:S45–57.

44. Ketabi Z, Bartuma K, Bernstein I, et al. Ovarian cancer linked to Lynch syndrome typically presents as early-onset, non-serous epithelial tumors. Gynecol Oncol. 2011;121:462–5.

45. Nout RA, Bosse T, Creutzberg CL, et al. Improved risk assessment of endometrial cancer by combined analysis of MSI, PI3K-AKT, Wnt/beta-catenin and P53 pathway activation. Gynecol Oncol. 2012;126:466–73.

46. Peterson LM, Kipp BR, Halling KC, et al. Molecular characterization of endometrial cancer: a correlative study assessing microsatellite instability, MLH1 hypermethylation, DNA mismatch repair protein expression, and PTEN, PIK3CA, KRAS, and BRAF mutation analysis. Int J Gynecol Pathol. 2012;31:195–205.

47. Romero I, Bast Jr RC. Minireview: human ovarian cancer: biology, current management, and paths to personalizing therapy. Endocrinology. 2012;153:1593–602.

48. Rosen DG, Yang G, Liu G, et al. Ovarian cancer: pathology, biology, and disease models. Front Biosci. 2009;14:2089–102.

49. Wiegand KC, Shah SP, Al-Agha OM, et al. ARID1A mutations in endometriosis-associated ovarian carcinomas. N Engl J Med. 2010;363:1532–43.

50. Diaz-Padilla I, Duran I, Clarke BA, Oza AM. Biologic rationale and clinical activity of mTOR inhibitors in gynecological cancer. Cancer Treat Rev. 2012;38:767–75.

51. Suh DH, Kim JW, Kim K, et al. Major clinical research advances in gynecologic cancer in 2012. J Gynecol Oncol. 2013;24:66–82.

52. Shah SP, Kobel M, Senz J, et al. Mutation of FOXL2 in granulosa-cell tumors of the ovary. N Engl J Med. 2009;360:2719–29.

第 15 章

中枢神经系统肿瘤分子检测

Jason Karamchandani

引言

神经肿瘤病理学进入了全新的飞速发展的分子时代。基于分子的分型方法使得病理医生也相应对以往的分型做出了调整,外科医生和肿瘤学家也改变了脑肿瘤的治疗手段[1]。近期临床试验发现,由于原发脑肿瘤的遗传学及表现遗传学变化的不同,预后及治疗措施明显不同,神经肿瘤学家呼吁应将肿瘤分子改变评估作为标准化治疗手段的选择方向[2]。神经分子病理日新月异,飞速发展。

胶质瘤和胶质神经元肿瘤的分子变化

异柠檬酸脱氢酶

毫无疑问,异柠檬酸脱氢酶(*IDH*)突变彻底改变了我们对成人胶质瘤的生物学认识。在整合胶质母细胞瘤分子分型的里程碑论文中,Parsons 等发现一部分以 *IDH1* 体细胞突变为特征的胶质母细胞瘤[3]。大多数病例为 R132 氨基酸异常。即便是最初的研究,已发现这种类型肿瘤预后好,发生在年轻人群,与继发性胶质瘤相关。一年后,一项更大数据研究[4]验证了 *IDH* 突变(神经胶质瘤也以 IDH2 突变为特征)和 *IDH* 野生型胶质瘤的预后存在差异,前者预后好。在大部分低

级别星形细胞瘤和绝大部分少突胶质细胞瘤(任何分级)也发现有 *IDH* 突变。*IDH* 突变在低级别胶质瘤中已作为提示患者预后好及替莫唑胺治疗效果的一个标记物[5]。低级别胶质瘤 *IDH* 突变的发现促进了对儿童弥散型星形细胞瘤的认识,儿童浸润性胶质瘤无 *IDH1* 突变[6,7]。这种差异解开了神经病理学家几十年来的困惑——除非有相似的分子表型,儿童和成人低级别星形细胞瘤的生物学行为显著不同。

由于 90% *IDH* 突变胶质瘤为 R132H 异常,因此,针对这种突变蛋白的单克隆抗体应运而生[8-10]。该抗体具有高度敏感性,并且对于突变蛋白完全特异。这一突破使得神经病理学家能够在光镜下确定脑肿瘤的分子特征(图 15.1)。这种突变特异性抗体的用途是多样的。其能够识别非肿瘤性胶质组织背景中的浸润性肿瘤细胞的能力,已经极大地改善了隐匿型低级别胶质瘤的诊断。*IDH1* 突变特异性抗体也可用于鉴别反应性胶质增生和肿瘤性增生,在组织形态学上,二者有时非常类似[8]。虽然仍有一些机构应用 PCR 检测 *IDH1* 特异性突变,但大部分机构已采用免疫组织化学技术。应该注意到的是,无 R132H 突变的病例,可能有 *IDH1* 或 *IDH2* 的其他突变。

MGMT

O-6-甲基鸟嘌呤-DNA 甲基转移酶(正式符号 MGMT)是一种 DNA 修复基因,位于染色体 10q26。*MGMT* 基因编码 DNA 修复蛋白,在酶的催化位点内,在 O-6 位点(DNA 烷基化的重要位点)将烷基转化为丝氨酸残基,因此耗尽 MGMT 蛋白。MGMT 有修复由烷化剂导致的 DNA 损伤的能力,烷化剂的存在使得肿瘤细胞中 MGMT 量增多,进而导致肿瘤对此类化疗药物不敏感。*MGMT* 启动子的甲基化可使 MGMT 沉

J. Karamchandani, M.D. (✉)
Department of Laboratory Medicine and Pathobiology,
St. Michael's Hospital, University of Toronto,
30 Bond Street, CC Wing, Room 2-013, Toronto, ON,
Canada M5B 1W8
e-mail: karamchandaj@smh.ca

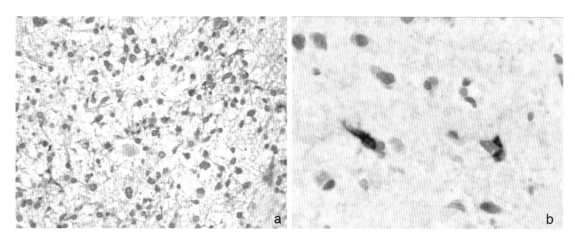

图 15.1　(a)IDH1R132H 突变特异性抗体在一例间变型星型细胞瘤中显示为弥漫染色(放大倍数×400)。(b)突变特异性抗体在浸润性低级别胶质瘤(尤其在穿刺活检样本)的诊断中具有相当大的应用价值,染色可以显示出稀少的浸润性瘤细胞(放大倍数×630)。

默,DNA 损伤不可修复，从而使得细胞对药物治疗更敏感。*MGMT* 启动子甲基化以及后续发生的表现遗传学失活,与接受烷化剂治疗的胶质瘤患者生存较长有关[11,12]。这种获益在年长患者中更明显,且这些患者可能从替莫唑胺的单药治疗中获益(经典的治疗是化疗与放疗联合)[13,14]。

目前,多种方法已用来评估 MGMT 启动子区域的甲基化状态[15,16]。

MGMT 甲基化状态检测方法有多种，包括 DNA、RNA 或蛋白表达的评估。就 DNA 方法检测 MGMT 甲基

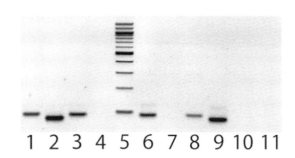

图 15.2　MGMT 启动子巢式甲基化特异性 PCR。泳道 1: MGMT 启动子甲基化样本(样本 1)与非甲基化引物。泳道 2: 样本 1 与甲基化特异性引物(显示 MGMT 启动子甲基化)。泳道 3: MGMT 启动子非甲基化样本(样本 2)与非甲基化引物。泳道 4:样本 2 与甲基化特异性引物(显示无 MGMT 启动子甲基化证据)。泳道 5: 100 碱基对梯度。泳道 6:非甲基化 MGMT 启动子对照 DNA 与非甲基化引物。泳道 7:非甲基化 MGMT 启动子对照 DNA 与甲基化引物(显示无反应产物)。泳道 8:甲基化 MGMT 启动子对照 DNA 与非甲基化引物(混杂正常组织显示扩增产物)。泳道 9:甲基化 MGMT 启动子对照 DNA 与甲基化引物 (显示扩增产物)。泳道 10:水对照 DNA 与非甲基化引物。泳道 11:水对照 DNA 与甲基化引物。图片由 Catherine Fen Li, M.D., Ph.D., Sharon Bauer, M.Sc. 提供。

化状态来说，大多技术是应用亚硫酸氢盐预处理 5-甲基胞嘧啶和胞嘧啶检测：未甲基化胞嘧啶转化成尿嘧啶,而甲基化胞嘧啶不会转化。甲基化部位包括 CpG 二核苷酸或 CpC 岛(CPI)。DNA 编码过程中,未甲基化胞嘧啶因此转化为 T,而甲基化尿嘧啶转化为 C。甲基化特异性的 PCR 扩增(MSP)是目前检测 MGMT 甲基化状态最常用的方法(图 15.2),该方法也应用于甲基化与早期生存获益关系的研究[11]。即便巢氏 PCR 可提高敏感性[12],该研究与后续报道仍提出使用 MSP 在石蜡包埋组织中应用的局限性[17]。凝胶读取数据具有主观性也是这一技术的缺陷[18]。其他亚硫酸氢盐相关的检测方法已经发布。

● MethyLight 是一种荧光定量实时 PCR 检测方法,不需要凝胶读取数据[19];反转录 PCR 方法与 MSP 有高度一致性[20],近期研究发现,有些胶质母细胞瘤中该方法的敏感性较 MSP 低[18,20]。

● 焦磷酸测序技术的优点在于能提供每个 CpG 位点,这是评估 MGMT 状态的非常好的方法[15,18];然而,目前该技术尚未在大部分实验室普及。

● 联合亚硫酸氢钠限制性内切酶分析法(CO-BRA),依据甲基化状态的不同,用限制性内切酶消化切割基因组 DNA,从而产生不同长度 DNA 片段,已有强有力的技术运用此方法[15]。

● 甲基化敏感性高分辨率融解原理是依据甲基化和未甲基化 PCR 产物融点不同,而且是检测 MGMT 启动子甲基化状态十分特异的方法，但敏感性却比 MSP 和其他方法低一些[18]。

● 结合引物扩增和高效液相层析仪(SIRPH)[15]已很少应用,该方法只能确定一个 CpG 位点的启动子甲基化。

甲基化特异性-多重连接酶依赖性探针扩增法

（MS-MLPA）是唯一不需要亚硫酸氢盐预处理的方法。此方法中,甲基化特异性探针包括一个甲基化敏感的限制性位点。样本分开,一半进行一个单连接步骤,另一半进行甲基化特异性消化。两份样本均进行 PCR 扩增,然后比较片段的峰值,得出甲基化比值[21]。

微珠甲基化阵列(Illumina),也是依赖亚硫酸氢盐预处理的一种方法,可用于确定脑肿瘤(包括 MGMT 启动子评估)几千个 CpG 位点的甲基化状态。应用此项技术所做的研究也已发现 MGMT 甲基化状态与预后的关系[22]。

应用 MGMT 免疫组织化学染色仍有争议,有些研究发现免疫组织化学蛋白阳性表达与生存期相关[23],几项研究发现蛋白表达与甲基化之间一致性很差,其他研究认为 MGMT 蛋白表达与患者生存期缺乏相关性。许多研究认为目前免疫组织化学还不能用于指导临床[16,21]。免疫组织化学应用的抗体和流程标准化统一存在困难,还包括病理学家阅片存在主观性差异,以及判读的临界值设定的问题。

1p/19q

少突胶质细胞瘤的染色体 1p 和 19q 共缺失的发现[24-26],引领神经肿瘤病理学进入分子时代。1 号染色体和 19 号染色体不平衡易位引起 1p/19q 缺失 [t(1;19)(q10;p10)][27]。最近,二代测序发现残余 19q 有 CIC 基因和残余 1p 有 FUBP1 基因突变[28,29]。几乎所有 1p/19q 共缺失的少突胶质细胞瘤均有 IDH1 和 IDH2 突变[30]。

这种基因改变与少突胶质细胞瘤患者生存获益相关[31],毫无疑问使得该分子检测异常重要,也使其成为原发性脑肿瘤中广泛应用的分子检验。近来,欧洲癌症研究和治疗机构 26951 临床试验证实,肿瘤 1p 和 19q 共缺失的患者放疗后有生存获益[32]。

鉴于肿瘤 1p 和 19q 评估的重要性,在 MGMT 的病例中,已发展了许多染色体改变的评估方法。原位杂交技术是最常用的方法,大部分实验室都具备试验条件。评估 1p/19q 共缺失(包括可信探针)的试验流程也已妥善建立并被广泛使用[33-35](图 15.3)。

数个基于 PCR 的方法检测杂合性缺失 (LOH)已在 FFPE 样本中应用[36,37]。

比较基因组杂交技术最初用于研究[38],该技术尤其适合评估染色体的变化,已快速地应用于 FFPE 的临床样本中[39]。

多重连接探针扩增技术是一种相对比较新的技术,可评估 40 个位点。这一方法已经建立起来,作为一种可信的且敏感的检测 1p19q 共缺失的方法[40]。

许多其他分子技术可评估拷贝数目变化,尤其是 SNP 芯片阵列[41]和二代测序[42]。

BRAF

BRAF（正式名称：鼠类肉瘤病毒癌基因同源物 B1）位于染色体 7q34。属于丝氨酸/酪氨酸激酶的 raf 家族,调控 MAP 激酶和细胞外信号传导相关的酶,调节细胞分裂和分化。

中枢神经系统 (CNS) 的许多肿瘤都与 BRAF 有关, 主要有两种独特和相互排斥的方式：V600E 突变以及串联重复形成新的融合产物。

BRAF突变

BRAF 突变与多种肿瘤有关,诸如非霍奇金淋巴瘤、结直肠癌、甲状腺癌、肺腺癌,尤其是皮肤恶性黑色素瘤,均发现存在 BRAF 突变,突变率约50%。V600E 突变涉及谷氨酸和氨基酸600替代缬氨酸,与主要致瘤 BRAF 突变有关, 也是迄今为止唯一发现的 CNS 肿瘤发生相关的突变。

一项包括1320例脑肿瘤的大规模研究证实某种类型肿瘤有 BRAF 的高频突变, 尤其是多形性黄色样星形细胞瘤(PXA)、节细胞胶质瘤、小脑毛细胞型星形细胞瘤[43]和儿童低级别星形细胞瘤[44]。

PXA 和节细胞胶质瘤均为良性,年轻人多发,高发年龄为20~30岁[45]。这两种肿瘤的形态学存在交叉,并且也已有混合型 PXA-节细胞胶质瘤的报道[46]。需要注意的是,BRAF 突变的毛细胞型星形细胞瘤通常发生于间脑,而发生于小脑的毛细胞型星形细胞瘤只有 1/53(2%)出现 BRAF 突变。

就像在 IDH 突变章节中阐述的那样,儿童低级别星形细胞瘤与成人型有不同的分子特征。IDH 突变在成人低级别星形胶质瘤中常见, 但并不出现在儿童低级别星形胶质瘤中。与其相反,儿童型星形胶质瘤多发生 BRAF 突变[44]。

传统上,BRAF V600E 突变常用 PCR 和 Sanger 法测序,近来 V600E 突变蛋白可用单克隆抗体检测[47]。有数据分析,该抗体的敏感性和特异性与测序结果有很好的一致性 (97.1%)[48]。期望该抗体在本书出版时能够得到广泛使用。

我们对 BRAF V600E 突变的理解变得更重要可能是由于维罗非尼 (Zelboraf)。口服药维罗非尼是 BRAF 激酶抑制剂,能阻断 V600E 突变的 BRAF 蛋白激酶的功能。该药对野生型 BRAF 的细胞无生物学活性。此药物已应用于伴有 BRAF 突变的恶性黑色素瘤。也已经用于中枢神经系统转移性黑色素瘤的治疗。接下来数年,用维罗非尼治疗*BRAF*突变的转移性疾病的数量可能增加。而该药物对中枢神经系统原发肿瘤的有效性仍未知,儿童胶质瘤临床试验正在进行[49]。

*BRAF*基因串联重复/融合

*BRAF*基因与毛细胞型星形细胞瘤的发生机制有关。毛细胞型星形细胞瘤与神经纤维瘤病 1 型有关(与 NF1 基因缺失相关,17q11.2)。NF1 患者的肿瘤常常累及视神经。累及颅后窝的毛细胞型星形细胞瘤大部分无 NF1 异常[50]。一些较敏感的技术提示染色体 17q34 获得涉及 *BRAF* 基因[51]。这种变化伴有 MEK-ERK 信号通路增强。特异性重组包括 *BRAF* 基因串联重复,伴 KIAA1549 框内融合,最终形成一个新的融合基因[52]。这种重组类型常见于颅后窝毛细胞型星形细胞瘤[53]。*BRAF*状态并不因发生部位不同而有明显的生物学行为差异,发生在小脑和皮质的肿瘤表现较好(某种程度上与手术情况有关)[54]。

已有许多试验方法检测 *BRAF* 基因串联重复/融合产物。荧光原位杂交技术应用融合探针检测,是一种用于评估基因改变的具有敏感性和特异性的方法(图 15.3)[55]。依据 RT-PCR 的强有力技术适合应用于 FFPE 样本,这一方法已有描述[56]。这种融合类型对毛细胞型星形细胞瘤的诊断具有特异型。

EGFR

表皮生长因子受体(EGFR)是细胞表面蛋白激酶,与表皮生长因子结合。*EGFR* 突变在肺肿瘤的分子机制已有很好阐述,将在本章节肺肿瘤分子特征中有所介绍。*EGFR* 是胶质母细胞瘤中最常见的扩增基因,超过 1/3 病例发生 *EGFR* 扩增[57]。*EGFR* 扩增,通常出现双微体,伴随有额外染色体成分,与继发性胶质母细胞瘤相比,原发性胶质母细胞瘤更常见[58]。EGFR 参与 PTEN/Akt/MTOR 通路,是胶质瘤发生的重要驱动通路。胶质母细胞瘤的小细胞亚型通常有 *EGFR* 高频扩增[59]。鉴于这种少见的组织学亚型形态学上常常鉴别困难(特别是与间变性少突胶质细胞瘤),*EGFR* 扩增状

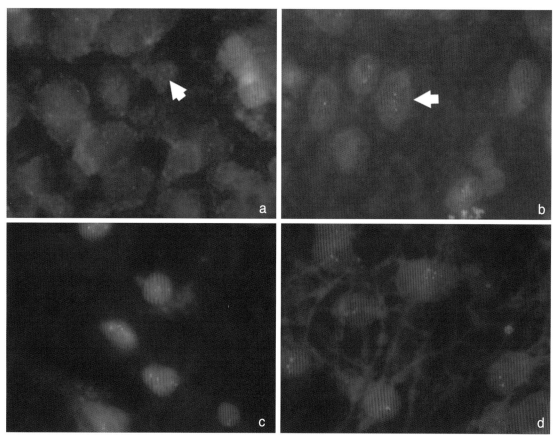

图 15.3 一例少突胶质细胞瘤荧光原位杂交显示(a)1p36 只有一个橙色信号,1q25 有 2 个绿色信号(箭头);(b)19q13 有一个橙色信号,19p13 有两个绿色信号(箭头)。同样的检测在胶质瘤没有 1p(c)或 19q(d)共缺失的证据。所有图像均放大 1000 倍。图片蒙 Catherine Fen Li, M.D., Ph.D. , Sharon Bauer, M.Sc. 提供。

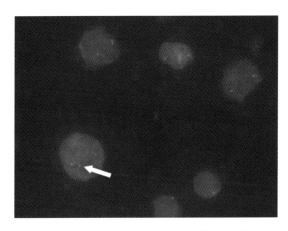

图 15.4　一例毛细胞型星型细胞瘤的荧光原位杂交显示 *BRAF* 重复与 KIAA1549 融合导致一个黄色信号（箭头）（放大倍数×1000）。图像蒙 Catherine Fen Li, M.D., Ph.D. 与 Sharon Bauer, M.Sc 提供。

态可能有助于鉴别诊断。*EGFR* 扩增很容易用 FISH 检测，罗氏的 *EGFR* 探针和 7 号染色体可用于明视野双原位杂交信号检测 *EGFR* 扩增[60]。期待研究结果与 17 号染色体 *HER2/neu* 相似，获得 FDA 和加拿大卫生部批准（图 15.4）。

胶质母细胞瘤中 EGFR vⅢ 是最常见的突变变异型，超过一半的 *EGFR* 扩增表现为这种扩增变型[61]，这种变型是 EGFR 蛋白胞外结构域氨基酸残基 6 到 273 框内缺失[62]。这种变异蛋白提供了靶向免疫治疗的特征性靶点[62,63]，针对此突变蛋白的抗体已在研发中。变型特异性多肽疫苗也已研发，并已完成临床Ⅰ期和Ⅱ期试验，取得了阳性结果[64]。最近，EGFR vⅢ 特异性重组抗体已开发，除有潜在的治疗用途，也适合用于 FFPE 组织上的诊断[65]。

TP53

TP53 是重要的抑癌蛋白。正如在其他器官系统中，TP53 在 CNS 肿瘤中的突变已很好地阐述。在星形细胞肿瘤中，*TP53* 突变频繁发生于低级别星形细胞瘤和继发性胶质母细胞瘤（>60%），而不是原发性胶质母细胞瘤（<30%）[66]。*TP53* 突变尤其频发于原浆型弥散型星形细胞瘤（相对更容易转化成间变性星形细胞瘤和继发性胶质母细胞瘤）[45]。胶质母细胞瘤的巨细胞变异型，特征性地出现多量大细胞、多核细胞，*TP53* 突变率高达 90%。

肿瘤中 p53 状态最常用免疫组织化学方法评估。该方法简单、经济，但是检测结果在不同单位之间碍于实验条件及阅片主观性存在差异[67]。多种方法用于评估 p53 免疫染色结果[68]。一些实验室采用 4 级半定量法：阴性，0；<10%细胞局灶强阳性，1+；10%~50%细胞强阳性或>50%细胞弱阳性，2+；>50%细胞强阳性，3+[69]。3 级评分系统更受推崇：异常，无着色；异常，>50%肿瘤细胞中到强着色；正常，<50%肿瘤细胞中到强着色[70]，该分级系统有利于发现纯合子缺失或无意突变。

MDM2

MDM2 参与 p53 通路。p53 诱导 MDM2 表达负反馈抑制 p53 转录活性。MDM2 也可与 MDMX 聚合形成 E3 泛素连接酶复合物，使得靶蛋白 MDM2 和 p53 降解[71]。一些研究应用免疫组织化学方法评估 *MDM2* 扩增的可能[72]。对于 *MDM2* 扩增[73]，FISH 检测的特异和敏感度更高，加拿大卫生部已批准探针上市，用于亮视野原位杂交检测[74]。然而，尽管该检测常规用于软组织肿瘤中[75]，胶质母细胞瘤中并未常规应用。一种 DISH 探针也适用于亮视野。

胶质母细胞瘤的其他染色体改变

胶质母细胞瘤多种其他的染色体改变已有阐述。染色体 10q 缺失是其中最常见的，发生在 60%以上的病例中[66,76]。22q、1p 和 19q 孤立的杂合性缺失也已有所阐述——注意后者很重要，因为这些改变可以在少突胶质细胞瘤 FISH 检测 1p/19q 双缺失中出现。

PTEN

PTEN 抑制 PI3K-AKT-MTOR 通路，从而抑制细胞增生和存活[77]。携带 PTEN 胚系突变的患者，发展为乳腺、甲状腺、内膜肿瘤的风险增高。大约 25%胶质母细胞瘤存在 *PTEN* 突变，继发性胶质母细胞瘤远远多于原发性[78]。PTEN 还与成人 Lhermitte-Duclos 有关（小脑发育不良性神经节瘤）[79]。*PTEN* 突变应用传统的测序法进行评估。Lhermitte-Duclos 病的发病机制是非突变等位基因杂合性缺失。

MYC/MYCN

近年来发现恶性胶质瘤的一个变异型[80]，伴有类似原始神经外胚层肿瘤(PNET)成分。这些肿瘤的 PNET 成分中常有 *MYC* 或 *MYCN* 扩增。大多数实验室可以用 FISH 检测该扩增（图 15.5），DISH 探针也可以获得[81]。

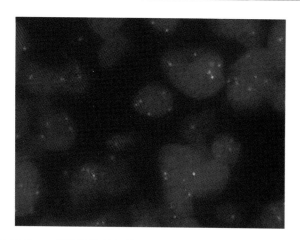

图 15.5　一例伴原始神经外胚层肿瘤(PNET)成分的胶质母细胞瘤的荧光原位杂交。在具有 PNET 形态的区域有 MYC 的扩增(红色信号)(放大倍数×1000)。图像蒙 Catherine Fen Li, M.D., Ph.D. 与 Sharon Bauer, M.Sc 提供。

中枢神经系统胚胎性肿瘤的分子改变

髓母细胞瘤

髓母细胞瘤是儿童最常见的恶性原发性脑肿瘤[82]。2007 年,WHO 分类将其分为典型髓母细胞瘤和四种形态学变异型,其中促纤维组织增生性髓母细胞瘤和伴有广泛结节的髓母细胞瘤这两种变异型预后好,另外两种间变型和大细胞型预后差[45]。一些阐述清楚的遗传学变化丰富了对形态学变型的认识。值得注意的是,MYC 和 MYCN 扩增与间变型和大细胞型,以及预后差有关[83]。PTCH 基因改变,结果导致 hedgehog/sonic hedgehog(SHH)信号通路下调,主要出现在促纤维增生型和伴有广泛结节型的变型[84]。Turcot 综合征是家族性腺瘤性息肉病,也可伴发髓母细胞瘤,这些患者的 APC/CTNNB1(β-连环蛋白)/AXIN1/2 突变扰乱了 Wnt 通路,使得 β-连环蛋白定位于细胞核并调控下游靶点。因此,β-连环蛋白免疫组织化学染色(CTNNB1)可用于辨认一些 Wnt 通路异常的肿瘤[85]。

幼儿期即确诊脑肿瘤的儿童有生活、社交、认知能力形成延迟的风险[86]。鉴于髓母细胞瘤患者预后差异很大,近期研究期望能以预后差异为基础进行分组,以便于临床肿瘤学家选择治疗方案,对生物学行为预后差的患者进行积极治疗。一些大型研究依据基因表达状态和拷贝数目变化,建议将肿瘤基于分子学特征分成四组[87,88]。这些研究证实四组不同特征的髓母细胞瘤,部分与前述提及的亚组相关:Wnt、SHH、组3 和组 4。CTNNB1 的 3 号外显子突变发生于 89% 的 Wnt 通路相关肿瘤。GLI2 扩增和 PTCH1 缺失在 SHH 肿瘤中常见。MYCN 基因扩增在 SHH 肿瘤中常见,但在非 SHH 肿瘤中也可见。组 3 有显著的 MYC 扩增,组 4 有显著的 MYCN 扩增。一些研究提出应用免疫组织化学方法对髓母细胞瘤 FFPE 样本进行近期推荐的分子学分类,用 β-连环蛋白和 DKK1 提示 Wnt 肿瘤,GAB1 和 SFRP1 提示 SHH 肿瘤,YAP1 和 filaminA 隐性提示非 SSH/Wnt 肿瘤,或者 NPR3 阳性提示组 3,KCNA1 阳性提示组 4[87,89]。

SMARCB1(INI-1)

SMARCB1(在病理界广为熟知的 INI-1 和 BAF47)是位于 22 号染色体的抑癌基因。近 1/3 非典型畸胎样横纹肌样瘤(ATRT)的患者有 SMARCB1 的胚系突变[45]。免疫组织化学 SMARCB1 核表达缺失对 ATRT 诊断非常有帮助,此前需要 EMA、GFAP 和 SMA 的免疫组化染色[90]。同一样本内的血管以及正常组织的细胞核可做自身对照,用于评估免疫组化染色。

虽然最初认为 SMARCB1 缺失只发生于 CNS 的 ATRT,后来发现一些其他肿瘤也有 SMARCB1 缺失。最近发现筛状神经上皮肿瘤(CRINET)也表现为 SMARCB1 核表达缺失。不同于 ATRT,CRINET 预后好[91]。FISH 可发现 SMARCB1 的杂合性缺失[92]。脉络丛癌是否有 SMARCB1 缺失表达仍有争议,有作者认为若脉络丛癌 SMARCB1 缺失表达则应归类为 ATRT[93]。其他已知的 SMARCB1 核表达缺失的肿瘤包括分化差的脊索瘤[94]和上皮样恶性周围神经鞘膜瘤[95]。家族性神经鞘瘤有 SMARCB1 突变[96],这些患者的神经鞘瘤中,SMARCB1 免疫组织化学为镶嵌样表达方式[97]。

神经病理学诊断模式的转换

关于肿瘤的诊断,神经病理学占主导地位的信条是形态学权重于分子信息。形态学评估的重要性不容小觑,因为(见本章前文)一些形态学和临床生物学行为完全不同的肿瘤可有相同的分子变化(如 BRAF V600E 突变)。时下,为神经病理学家提供了辩论的机会,可以根据分子学变化命名一些肿瘤,如 p53 突变 1p19q 野生型少突胶质细胞瘤。然而,神经-肿瘤领域的神经病理学会可能到了转换观点的时刻,对于肿瘤来说,分子的信息可能具有同样的重要性。在孤立性纤维性肿瘤(SFT)[98]中鉴定出 *NAB2-STAT6* 基因融合，不出数月，便证实在 CNS[99]中的血管外皮瘤(神经病理学家认为该融合蛋白与软组织肿瘤中的不同)也存在这种融合基因。这些最近的发现提供了深入认识这些肿瘤之间关联的观察，立刻得到了重新评估既往分类的动议。随着新发现步伐的加快，当今时代，肿瘤的分子变化可能被认为与组织形态学同样重要。

(罗荣奎 译　纪元 校)

参考文献

1. Louis DN. The next step in brain tumor classification: "Let us now praise famous men"... or molecules? Acta Neuropathol. 2012;124:761–2.
2. Weller M, Stupp R, Hegi ME, van den Bent M, Tonn JC, Sanson M, et al. Personalized care in neuro-oncology coming of age: why we need MGMT and 1p/19q testing for malignant glioma patients in clinical practice. Neuro Oncol. 2012;14 Suppl 4:iv100–8.
3. Parsons DW, Jones S, Zhang X, Lin JC, Leary RJ, Angenendt P, et al. An integrated genomic analysis of human glioblastoma multiforme. Science. 2008;321:1807–12.
4. Yan H, Parsons DW, Jin G, McLendon R, Rasheed BA, Yuan W, et al. IDH1 and IDH2 mutations in gliomas. N Engl J Med. 2009;360:765–73.
5. Houillier C, Wang X, Kaloshi G, Mokhtari K, Guillevin R, Laffaire J, et al. IDH1 or IDH2 mutations predict longer survival and response to temozolomide in low-grade gliomas. Neurology. 2010;75:1560–6.
6. Antonelli M, Buttarelli FR, Arcella A, Nobusawa S, Donofrio V, Oghaki H, et al. Prognostic significance of histological grading, p53 status, YKL-40 expression, and IDH1 mutations in pediatric high-grade gliomas. J Neuro-Oncol. 2010;99:209–15.
7. Paugh BS, Qu C, Jones C, Liu Z, Adamowicz-Brice M, Zhang J, et al. Integrated molecular genetic profiling of pediatric high-grade gliomas reveals key differences with the adult disease. J Clin Oncol. 2010;28:3061–8.
8. Capper D, Sahm F, Hartmann C, Meyermann R, von Deimling A, Schittenhelm J. Application of mutant IDH1 antibody to differentiate diffuse glioma from nonneoplastic central nervous system lesions and therapy-induced changes. Am J Surg Pathol. 2010;34:1199–204.
9. Capper D, Weissert S, Balss J, Habel A, Meyer J, Jager D, et al. Characterization of R132H mutation-specific IDH1 antibody binding in brain tumors. Brain Pathol. 2010;20:245–54.
10. Capper D, Zentgraf H, Balss J, Hartmann C, von Deimling A. Monoclonal antibody specific for IDH1 R132H mutation. Acta Neuropathol. 2009;118:599–601.
11. Esteller M, Garcia-Foncillas J, Andion E, Goodman SN, Hidalgo OF, Vanaclocha V, et al. Inactivation of the DNA-repair gene MGMT and the clinical response of gliomas to alkylating agents. N Engl J Med. 2000;343:1350–4.
12. Hegi ME, Diserens AC, Gorlia T, Hamou MF, de Tribolet N, Weller M, et al. MGMT gene silencing and benefit from temozolomide in glioblastoma. N Engl J Med. 2005;352:997–1003.
13. Wick W, Platten M, Meisner C, Felsberg J, Tabatabai G, Simon M, et al. Temozolomide chemotherapy alone versus radiotherapy alone for malignant astrocytoma in the elderly: the NOA-08 randomised, phase 3 trial. Lancet Oncol. 2012;13:707–15.
14. Malmstrom A, Gronberg BH, Marosi C, Stupp R, Frappaz D, Schultz H, et al. Temozolomide versus standard 6-week radiotherapy versus hypofractionated radiotherapy in patients older than 60 years with glioblastoma: the Nordic randomised, phase 3 trial. Lancet Oncol. 2012;13:916–26.
15. Mikeska T, Bock C, El-Maarri O, Hubner A, Ehrentraut D, Schramm J, et al. Optimization of quantitative MGMT promoter methylation analysis using pyrosequencing and combined bisulfite restriction analysis. J Mol Diagn. 2007;9:368–81.
16. Mason S, McDonald K. MGMT testing for glioma in clinical laboratories: discordance with methylation analyses prevents the implementation of routine immunohistochemistry. J Cancer Res Clin Oncol. 2012;138:1789–97.
17. Preusser M, Elezi L, Hainfellner JA. Reliability and reproducibility of PCR-based testing of O6-methylguanine-DNA methyltransferase gene (MGMT) promoter methylation status in formalin-fixed and paraffin-embedded neurosurgical biopsy specimens. Clin Neuropathol. 2008;27:388–90.
18. Quillien V, Lavenu A, Karayan-Tapon L, Carpentier C, Labussiere M, Lesimple T, et al. Comparative assessment of 5 methods (methylation-specific polymerase chain reaction, MethyLight, pyrosequencing, methylation-sensitive high-resolution melting, and immunohistochemistry) to analyze O6-methylguanine-DNA-methyltranferase in a series of 100 glioblastoma patients. Cancer. 2012;118:4201–11.
19. Eads CA, Danenberg KD, Kawakami K, Saltz LB, Blake C, Shibata D, et al. MethyLight: a high-throughput assay to measure DNA methylation. Nucleic Acids Res. 2000;28:E32.
20. Vlassenbroeck I, Califice S, Diserens AC, Migliavacca E, Straub J, Di Stefano I, et al. Validation of real-time methylation-specific PCR to determine O6-methylguanine-DNA methyltransferase gene promoter methylation in glioma. J Mol Diagn. 2008;10:332–7.
21. Jeuken JW, Cornelissen SJ, Vriezen M, Dekkers MM, Errami A, Sijben A, et al. MS-MLPA: an attractive alternative laboratory assay for robust, reliable, and semiquantitative detection of MGMT promoter hypermethylation in gliomas. Lab Invest. 2007;87:1055–65.
22. Bady P, Sciuscio D, Diserens AC, Bloch J, van den Bent MJ, Marosi C, et al. MGMT methylation analysis of glioblastoma on the Infinium methylation BeadChip identifies two distinct CpG regions associated with gene silencing and outcome, yielding a prediction model for comparisons across datasets, tumor grades, and CIMP-status. Acta Neuropathol. 2012;124:547–60.
23. Hsu CY, Lin SC, Ho HL, Chang-Chien YC, Hsu SP, Yen YS, et al. Exclusion of histiocytes/endothelial cells and using endothelial cells as internal reference are crucial for interpretation of MGMT immunohistochemistry in glioblastoma. Am J Surg Pathol. 2013;37:264–71.
24. Louis DN, Gusella JF. A tiger behind many doors:

multiple genetic pathways to malignant glioma. Trends Genet. 1995;11:412–5.

25. Reifenberger J, Reifenberger G, Liu L, James CD, Wechsler W, Collins VP. Molecular genetic analysis of oligodendroglial tumors shows preferential allelic deletions on 19q and 1p. Am J Pathol. 1994;145:1175–90.

26. von Deimling A, Louis DN, von Ammon K, Petersen I, Wiestler OD, Seizinger BR. Evidence for a tumor suppressor gene on chromosome 19q associated with human astrocytomas, oligodendrogliomas, and mixed gliomas. Cancer Res. 1992;52:4277–9.

27. Griffin CA, Burger P, Morsberger L, Yonescu R, Swierczynski S, Weingart JD, et al. Identification of der(1;19)(q10;p10) in five oligodendrogliomas suggests mechanism of concurrent 1p and 19q loss. J Neuropathol Exp Neurol. 2006;65:988–94.

28. Bettegowda C, Agrawal N, Jiao Y, Sausen M, Wood LD, Hruban RH, et al. Mutations in CIC and FUBP1 contribute to human oligodendroglioma. Science. 2011;333:1453–5.

29. Sahm F, Koelsche C, Meyer J, Pusch S, Lindenberg K, Mueller W, et al. CIC and FUBP1 mutations in oligodendrogliomas, oligoastrocytomas and astrocytomas. Acta Neuropathol. 2012;123:853–60.

30. Labussiere M, Idbaih A, Wang XW, Marie Y, Boisselier B, Falet C, et al. All the 1p19q codeleted gliomas are mutated on IDH1 or IDH2. Neurology. 2010;74:1886–90.

31. Cairncross JG, Ueki K, Zlatescu MC, Lisle DK, Finkelstein DM, Hammond RR, et al. Specific genetic predictors of chemotherapeutic response and survival in patients with anaplastic oligodendrogliomas. J Natl Cancer Inst. 1998;90:1473–9.

32. Kouwenhoven MC, Gorlia T, Kros JM, Ibdaih A, Brandes AA, Bromberg JE, et al. Molecular analysis of anaplastic oligodendroglial tumors in a prospective randomized study: a report from EORTC study 26951. Neuro Oncol. 2009;11:737–46.

33. Woehrer A, Sander P, Haberler C, Kern S, Maier H, Preusser M, et al. FISH-based detection of 1p 19q codeletion in oligodendroglial tumors: procedures and protocols for neuropathological practice—a publication under the auspices of the Research Committee of the European Confederation of Neuropathological Societies (Euro-CNS). Clin Neuropathol. 2011;30:47–55.

34. Smith JS, Alderete B, Minn Y, Borell TJ, Perry A, Mohapatra G, et al. Localization of common deletion regions on 1p and 19q in human gliomas and their association with histological subtype. Oncogene. 1999;18:4144–52.

35. Reddy KS. Assessment of 1p/19q deletions by fluorescence in situ hybridization in gliomas. Cancer Genet Cytogenet. 2008;184:77–86.

36. Hatanpaa KJ, Burger PC, Eshleman JR, Murphy KM, Berg KD. Molecular diagnosis of oligodendroglioma in paraffin sections. Lab Invest. 2003;83:419–28.

37. Nigro JM, Takahashi MA, Ginzinger DG, Law M, Passe S, Jenkins RB, et al. Detection of 1p and 19q loss in oligodendroglioma by quantitative microsatellite analysis, a real-time quantitative polymerase chain reaction assay. Am J Pathol. 2001;158:1253–62.

38. Kros JM, van Run PR, Alers JC, Beverloo HB, van den Bent MJ, Avezaat CJ, et al. Genetic aberrations in oligodendroglial tumours: an analysis using comparative genomic hybridization (CGH). J Pathol. 1999;188:282–8.

39. Burger PC, Minn AY, Smith JS, Borell TJ, Jedlicka AE, Huntley BK, et al. Losses of chromosomal arms 1p and 19q in the diagnosis of oligodendroglioma. A study of paraffin-embedded sections. Mod Pathol. 2001;14:842–53.

40. Natte R, van Eijk R, Eilers P, Cleton-Jansen AM, Oosting J, Kouwenhove M, et al. Multiplex ligation-dependent probe amplification for the detection of 1p and 19q chromosomal loss in oligodendroglial tumors. Brain Pathol. 2005;15:192–7.

41. Bengtsson H, Wirapati P, Speed TP. A single-array preprocessing method for estimating full-resolution raw copy numbers from all Affymetrix genotyping arrays including GenomeWideSNP 5 & 6. Bioinformatics. 2009;25:2149–56.

42. Xie C, Tammi MT. CNV-seq, a new method to detect copy number variation using high-throughput sequencing. BMC Bioinformatics. 2009;10:80.

43. Schindler G, Capper D, Meyer J, Janzarik W, Omran H, Herold-Mende C, et al. Analysis of BRAF V600E mutation in 1,320 nervous system tumors reveals high mutation frequencies in pleomorphic xanthoastrocytoma, ganglioglioma and extra-cerebellar pilocytic astrocytoma. Acta Neuropathol. 2011;121:397–405.

44. Schiffman JD, Hodgson JG, VandenBerg SR, Flaherty P. Polley MY, Yu M, et al. Oncogenic BRAF mutation with CDKN2A inactivation is characteristic of a subset of pediatric malignant astrocytomas. Cancer Res. 2010;70:512–9.

45. Louis DN. International Agency for Research on Cancer, World Health Organization. WHO classification of tumours of the central nervous system. 4th ed. Lyon: International Agency for Research on Cancer; 2007.

46. Perry A, Giannini C, Scheithauer BW, Rojiani AM, Yachnis AT, Seo IS, et al. Composite pleomorphic xanthoastrocytoma and ganglioglioma: report of four cases and review of the literature. Am J Surg Pathol. 1997;21:763–71.

47. Capper D, Preusser M, Habel A, Sahm F, Ackermann U, Schindler G, et al. Assessment of BRAF V600E mutation status by immunohistochemistry with a mutation-specific monoclonal antibody. Acta Neuropathol. 2011;122:11–9.

48. Capper D, Berghoff AS, Magerle M, Ilhan A, Wohrer A, Hackl M, et al. Immunohistochemical testing of BRAF V600E status in 1,120 tumor tissue samples of patients with brain metastases. Acta Neuropathol. 2012;123:223–33.

49. Horbinski C. To BRAF or not to BRAF: is that even a question anymore? J Neuropathol Exp Neurol. 2013;72:2–7.

50. Sanoudou D, Tingby O, Ferguson-Smith MA, Collins VP, Coleman N. Analysis of pilocytic astrocytoma by comparative genomic hybridization. Br J Cancer. 2000;82:1218–22.

51. Bar EE, Lin A, Tihan T, Burger PC, Eberhart CG. Frequent gains at chromosome 7q34 involving BRAF in pilocytic astrocytoma. J Neuropathol Exp Neurol. 2008;67:878–87.

52. Jones DT, Kocialkowski S, Liu L, Pearson DM, Backlund LM, Ichimura K, et al. Tandem duplication producing a novel oncogenic BRAF fusion gene defines the majority of pilocytic astrocytomas. Cancer Res. 2008;68:8673–7.

53. Forshew T, Tatevossian RG, Lawson AR, Ma J, Neale G, Ogunkolade BW, et al. Activation of the ERK/MAPK pathway: a signature genetic defect in posterior fossa pilocytic astrocytomas. J Pathol. 2009;218:

172–81.

54. Horbinski C, Hamilton RL, Nikiforov Y, Pollack IF. Association of molecular alterations, including BRAF, with biology and outcome in pilocytic astrocytomas. Acta Neuropathol. 2010;119:641–9.

55. Korshunov A, Meyer J, Capper D, Christians A, Remke M, Witt H, et al. Combined molecular analysis of BRAF and IDH1 distinguishes pilocytic astrocytoma from diffuse astrocytoma. Acta Neuropathol. 2009;118:401–5.

56. Tian Y, Rich BE, Vena N, Craig JM, Macconaill LE, Rajaram V, et al. Detection of KIAA1549-BRAF fusion transcripts in formalin-fixed paraffin-embedded pediatric low-grade gliomas. J Mol Diagn. 2011; 13:669–77.

57. Ohgaki H, Dessen P, Jourde B, Horstmann S, Nishikawa T, Di Patre PL, et al. Genetic pathways to glioblastoma: a population-based study. Cancer Res. 2004;64:6892–9.

58. Watanabe K, Tachibana O, Sata K, Yonekawa Y, Kleihues P, Ohgaki H. Overexpression of the EGF receptor and p53 mutations are mutually exclusive in the evolution of primary and secondary glioblastomas. Brain Pathol. 1996;6:217–23; discussion 23–4.

59. Burger PC, Pearl DK, Aldape K, Yates AJ, Scheithauer BW, Passe SM, et al. Small cell architecture—a histological equivalent of EGFR amplification in glioblastoma multiforme? J Neuropathol Exp Neurol. 2001;60:1099–104.

60. Gaiser T, Waha A, Moessler F, Bruckner T, Pietsch T, von Deimling A. Comparison of automated silver enhanced in situ hybridization and fluorescence in situ hybridization for evaluation of epidermal growth factor receptor status in human glioblastomas. Mod Pathol. 2009;22:1263–71.

61. Kuan CT, Wikstrand CJ, Bigner DD. EGFRvIII as a promising target for antibody-based brain tumor therapy. Brain Tumor Pathol. 2000;17:71–8.

62. Wikstrand CJ, Hale LP, Batra SK, Hill ML, Humphrey PA, Kurpad SN, et al. Monoclonal antibodies against EGFRvIII are tumor specific and react with breast and lung carcinomas and malignant gliomas. Cancer Res. 1995;55:3140–8.

63. Moscatello DK, Ramirez G, Wong AJ. A naturally occurring mutant human epidermal growth factor receptor as a target for peptide vaccine immunotherapy of tumors. Cancer Res. 1997;57:1419–24.

64. Li G, Mitra S, Wong AJ. The epidermal growth factor variant III peptide vaccine for treatment of malignant gliomas. Neurosurg Clin N Am. 2010;21:87–93.

65. Gupta P, Han SY, Holgado-Madruga M, Mitra SS, Li G, Nitta RT, et al. Development of an EGFRvIII specific recombinant antibody. BMC Biotechnol. 2010;10:72.

66. Ohgaki H, Kleihues P. Genetic pathways to primary and secondary glioblastoma. Am J Pathol. 2007;170:1445–53.

67. Adams EJ, Green JA, Clark AH, Youngson JH. Comparison of different scoring systems for immunohistochemical staining. J Clin Pathol. 1999;52:75–7.

68. Zlobec I, Steele R, Michel RP, Compton CC, Lugli A, Jass JR. Scoring of p53, VEGF, Bcl-2 and APAF-1 immunohistochemistry and interobserver reliability in colorectal cancer. Mod Pathol. 2006;19:1236–42.

69. Giannini C, Hebrink D, Scheithauer BW, Dei Tos AP, James CD. Analysis of p53 mutation and expression in pleomorphic xanthoastrocytoma. Neurogenetics. 2001;3:159–62.

70. Lassus H, Butzow R. The classification of p53 immunohistochemical staining results and patient outcome in ovarian cancer. Br J Cancer. 2007;96:1621–2; author reply 3–4.

71. Wade M, Li YC, Wahl GM. MDM2, MDMX and p53 in oncogenesis and cancer therapy. Nat Rev Cancer. 2013;13:83–96.

72. Biernat W, Kleihues P, Yonekawa Y, Ohgaki H. Amplification and overexpression of MDM2 in primary (de novo) glioblastomas. J Neuropathol Exp Neurol. 1997;56:180–5.

73. Weaver J, Downs-Kelly E, Goldblum JR, Turner S, Kulkarni S, Tubbs RR, et al. Fluorescence in situ hybridization for MDM2 gene amplification as a diagnostic tool in lipomatous neoplasms. Mod Pathol. 2008;21:943–9.

74. Zhang W, McElhinny A, Nielsen A, Wang M, Miller M, Singh S, et al. Automated brightfield dual-color in situ hybridization for detection of mouse double minute 2 gene amplification in sarcomas. Appl Immunohistochem Mol Morphol. 2011;19:54–61.

75. Nishio J. Contributions of cytogenetics and molecular cytogenetics to the diagnosis of adipocytic tumors. J Biomed Biotechnol. 2011;2011:524067.

76. Karlbom AE, James CD, Boethius J, Cavenee WK, Collins VP, Nordenskjold M, et al. Loss of heterozygosity in malignant gliomas involves at least three distinct regions on chromosome 10. Hum Genet. 1993;92:169–74.

77. Song MS, Salmena L, Pandolfi PP. The functions and regulation of the PTEN tumour suppressor. Nat Rev Mol Cell Biol. 2012;13:283–96.

78. Duerr EM, Rollbrocker B, Hayashi Y, Peters N, Meyer-Puttlitz B, Louis DN, et al. PTEN mutations in gliomas and glioneuronal tumors. Oncogene. 1998;16:2259–64.

79. Zhou XP, Marsh DJ, Morrison CD, Chaudhury AR, Maxwell M, Reifenberger G, et al. Germline inactivation of PTEN and dysregulation of the phosphoinositol-3-kinase/Akt pathway cause human Lhermitte-Duclos disease in adults. Am J Hum Genet. 2003;73:1191–8.

80. Perry A, Miller CR, Gujrati M, Scheithauer BW, Zambrano SC, Jost SC, et al. Malignant gliomas with primitive neuroectodermal tumor-like components: a clinicopathologic and genetic study of 53 cases. Brain Pathol. 2009;19:81–90.

81. Valentino C, Kendrick S, Johnson N, Gascoyne R, Chan WC, Weisenburger D, et al. Colorimetric in situ hybridization identifies MYC gene signal clusters correlating with increased copy number, mRNA, and protein in diffuse large B-cell lymphoma. Am J Clin Pathol. 2013;139:242–54.

82. Dolecek TA, Propp JM, Stroup NE, Kruchko C. CBTRUS statistical report: primary brain and central nervous system tumors diagnosed in the United States in 2005–2009. Neuro Oncol. 2012;14 Suppl 5:v1–49.

83. Aldosari N, Bigner SH, Burger PC, Becker L, Kepner JL, Friedman HS, et al. MYCC and MYCN oncogene amplification in medulloblastoma. A fluorescence in situ hybridization study on paraffin sections from the Children's Oncology Group. Arch Pathol Lab Med. 2002;126:540–4.

84. Pomeroy SL, Tamayo P, Gaasenbeek M, Sturla LM, Angelo M, McLaughlin ME, et al. Prediction of central nervous system embryonal tumour outcome based on gene expression. Nature. 2002;415:436–42.

85. Eberhart CG, Tihan T, Burger PC. Nuclear localization and mutation of beta-catenin in medulloblastomas. J Neuropathol Exp Neurol. 2000;59:333–7.

86. Stargatt R, Rosenfeld JV, Anderson V, Hassall T, Maixner W, Ashley D. Intelligence and adaptive func-

tion in children diagnosed with brain tumour during infancy. J Neurooncol. 2006;80:295–303.

87. Northcott PA, Korshunov A, Witt H, Hielscher T, Eberhart CG, Mack S, et al. Medulloblastoma comprises four distinct molecular variants. J Clin Oncol. 2011;29:1408–14.

88. Northcott PA, Shih DJ, Peacock J, Garzia L, Morrissy AS, Zichner T, et al. Subgroup-specific structural variation across 1,000 medulloblastoma genomes. Nature. 2012;488:49–56.

89. Ellison DW, Dalton J, Kocak M, Nicholson SL, Fraga C, Neale G, et al. Medulloblastoma: clinicopathological correlates of SHH, WNT, and non-SHH/WNT molecular subgroups. Acta Neuropathol. 2011;121:381–96.

90. Greenfield JG, Love S, Louis DN, Ellison D. Greenfield's neuropathology. 8th ed. London: Hodder Arnold; 2008.

91. Hasselblatt M, Oyen F, Gesk S, Kordes U, Wrede B, Bergmann M, et al. Cribriform neuroepithelial tumor (CRINET): a nonrhabdoid ventricular tumor with INI1 loss and relatively favorable prognosis. J Neuropathol Exp Neurol. 2009;68:1249–55.

92. Ibrahim GM, Huang A, Halliday W, Dirks PB, Malkin D, Baskin B, et al. Cribriform neuroepithelial tumour: novel clinicopathological, ultrastructural and cytogenetic findings. Acta Neuropathol. 2011;122:511–4.

93. Judkins AR, Burger PC, Hamilton RL, Kleinschmidt-DeMasters B, Perry A, Pomeroy SL, et al. INI1 protein expression distinguishes atypical teratoid/rhabdoid tumor from choroid plexus carcinoma. J Neuropathol Exp Neurol. 2005;64:391–7.

94. Mobley BC, McKenney JK, Bangs CD, Callahan K, Yeom KW, Schneppenheim R, et al. Loss of SMARCB1/INI1 expression in poorly differentiated chordomas. Acta Neuropathol. 2010;120:745–53.

95. Hollmann TJ, Hornick JL. INI1-deficient tumors: diagnostic features and molecular genetics. Am J Surg Pathol. 2011;35:e47–63.

96. Hulsebos TJ, Plomp AS, Wolterman RA, Robanus-Maandag EC, Baas F, Wesseling P. Germline mutation of INI1/SMARCB1 in familial schwannomatosis. Am J Hum Genet. 2007;80:805–10.

97. Patil S, Perry A, Maccollin M, Dong S, Betensky RA, Yeh TH, et al. Immunohistochemical analysis supports a role for INI1/SMARCB1 in hereditary forms of schwannomas, but not in solitary, sporadic schwannomas. Brain Pathol. 2008;18:517–9.

98. Chmielecki J, Crago AM, Rosenberg M, O'Connor R, Walker SR, Ambrogio L, et al. Whole-exome sequencing identifies a recurrent NAB2-STAT6 fusion in solitary fibrous tumors. Nat Genet. 2013;45:131–2.

99. Schweizer L, Koelsche C, Sahm F, Piro RM, Capper D, Reuss DE, et al. Meningeal hemangiopericytoma and solitary fibrous tumors carry the NAB2-STAT6 fusion and can be diagnosed by nuclear expression of STAT6 protein. Acta Neuropathol. 2013;125:651–8.

第 16 章

成人肾肿瘤分子检测

Manal Y. Gabril, George M. Yousef

肾细胞癌(renal cell caercinoma,RCC)是最常见的成人肾脏肿瘤,也是具有多种亚型的异质性疾病。透明细胞性肾细胞癌(clear cell renal cell carcinoma,ccRCC)是最常见的肾细胞癌亚型,约占所有成人肾脏肿瘤的80%,其次为乳头状癌(pRCC,10%~15%),其他少见亚型包括肾嫌色细胞癌(chRCC,5%)、髓质细胞癌、集合管癌、易位癌以及其他类型。

家族性肾癌综合征

1.von Hippel-Lindau(VHL)病:VHL 病是由于位于3p25 的 VHL 肿瘤抑制基因突变所致的一种常染色体显性遗传性疾病,常与视网膜和中枢神经系统血管网状细胞瘤、肾透明细胞癌、嗜铬细胞瘤和胰腺胰岛瘤有关[1]。大约75% VHL 患者在 60 岁会发展为肾透明细胞癌,该病是导致这些患者死亡的主要原因[2]。

基于有(1 型)或无(2 型)嗜铬细胞瘤的不同基因型-表型相关性,可将 VHL 病分为两种临床类型。1 型 VHL 病更常见(30%~40%),与 VHL 基因胚系外显子缺失或截断突变有关,具有发展为肾细胞癌的风险。另一方面,2 型 VHL 患者有 VHL 基因错义突变,但这种错义突变对 VHL 蛋白(pVHL)功能的影响从完全没有影响到功能完全缺失[3]。还有证据表明 1 型患者中,

M.Y. Gabril, M.D.
Department of Pathology and Laboratory Medicine,
University Hospital, 339 Windermere Road,
London, ON, Canada N6A 5A5
e-mail: manal.gabril@lhsc.on.ca

G.M. Yousef, M.D., Ph.D. (✉)
Department of Laboratory Medicine and Pathobiology,
University of Toronto, Medical Sciences Building,
1 King's College Circle, Toronto, ON, Canada M5S 1A8
e-mail: yousefg@smh.ca

一个特定亚组出现 VHL 基因部分或全部缺失,以及邻近 C3orf10(HSPC300)缺失,此基因型发展为 RCC(推荐划分为 1B 型)的危险性较低[4-6]。2 型疾病进一步细分为三种亚型:2A 型(低肾癌风险)、2B 型(高肾癌风险)和 2C 型(仅嗜铬细胞瘤)[3]。2A 型患者的相关错义突变影响 pVHL 与靶点-缺氧诱导因子(hypoxi-a-inducible factor,HIF)、延伸蛋白 B 和延伸蛋白 C 之间的相互作用。2B 型患者的错义突变将导致 pVHL 稳定性严重受损。与 VHL 基因错义突变相关的 2C 型患者仍保留类似野生型 pVHL 的功能[3,7,8]。VHL 基因突变类型与预后无显著相关性[7,9]。

2. 遗传性乳头状 RCC:遗传性乳头状 RCC 的特征是位于 7q31 的 MET 原癌基因常染色体显性胚系激活突变。这种综合征的个体有发展为双侧多灶性 1 型 pRCC 的风险。约 30%的 MET 携带者大约在 50 岁发展为肾癌[10]。

3. Birt-Hogg-Dubé(BHD)综合征:BHD 综合征的特征是位于 17p11.2 的 BHD 肿瘤抑癌基因,又称为尿促卵泡素(FLCN)的常染色体显性胚系突变。BHD 在 5′AMP 激活的蛋白激酶(AMP-activated protein kinase,AMPK)与哺乳动物西罗莫司靶蛋白(mammalian target of rapamycin,mTOR)信号通路中发挥作用。BHD 综合征患者患皮肤纤维毛囊瘤、肺囊肿、自发性气胸和双侧多灶性 RCC 的风险都很高[11]。嫌色和嗜酸细胞杂合性 RCC 与 BHD 综合征患者的相关性更高[12]。

4. 遗传性平滑肌瘤病/肾细胞癌(hereditary leiomyomatosis/RCC,HLRCC)综合征:这种综合征的特点是位于 1q42.1 的延胡索酸水合酶(fumarate hy-dratase,FH)抑癌基因的常染色体显性胚系突变。它表现为皮肤平滑肌瘤、子宫平滑肌瘤和(或)肾癌[13]。在大约 1/3 的 HLRCC 家系中常观察到肾肿瘤,并且常表现

为孤立肾病变;但双侧和多灶性肾癌病例亦有报道[14]。

5. 结节性硬化症综合征 (tuberous sclerosis complex, TSC):TSC 综合征与编码错构瘤的 TSC1(9q34) 或编码马铃薯球蛋白的 TSC2(16p13.3)胚系失活突变相关,可导致携带者患肾肿瘤(包括 RCC,pRC 乳头状肾细胞癌和嫌色 RCC)[15]的风险增加。

肾细胞癌的基因改变

染色体畸变

良性肾肿瘤

已报道肾嗜酸细胞腺瘤具有 11q13 的重排或易位,或者 1 号和 14 号和(或)性染色体部分或全部缺失。染色体 3p 的缺失在嗜酸细胞腺瘤中检测不到。由于嗜酸细胞腺瘤与染色体 1p 改变高度相关,位于 1p 的肿瘤抑制基因丢失被认为是肾嗜酸细胞腺瘤发生的早期分子事件。嗜酸细胞腺瘤也表现出微卫星不稳定性和线粒体 DNA 的变化。

在血管平滑肌脂肪瘤中,频繁的染色体失衡表现为染色体 19、16p、17p、1p 和 18p 的缺失以及 X 染色体 12q、3q、5 和 2q 的获得。TSC2 基因所处的 16p 频繁缺失提示 TSC2 是伴有血管平滑肌脂肪瘤的血管周上皮样细胞肿瘤的致癌基因关系,这类肿瘤称作 TSC2 相关性肿瘤[16]。

恶性肿瘤

嫌色细胞癌:可见 1、2、Y、6、10、13、17、21 号染色体的频繁缺失和 4、7、11、12、14q 和 8q 的获得。在分子水平,文献报道 27%的病例与 17 号染色体的缺失和 p53 肿瘤抑制基因的突变有关[17]。值得注意的是,尽管嗜酸细胞性嫌色细胞癌和嗜酸细胞腺瘤在形态上类似,但二者间没有明显重叠的基因改变。其他的遗传学改变包括-5q22、-8p、-9p23 和-18q22。

透明细胞肾细胞癌:3p 缺失(LOH 3p)是透明细胞肾细胞癌的最典型的遗传异常。除了 VHL 基因,最新数据提示还有其他位于 3p 的肿瘤抑制基因的突变,比如位于 3p21 的 RASSF1A 和 SETD2 基因以及位于 3p12 的 NRC-1 基因[18,19]。最近的分析显示在肾透明细胞肾细胞癌中,VHL(3p25)、CDKN2A 和 CDKN2B(9p21) 出现高频缺失,而 MYC(8q24)出现高频扩增[20]。研究表明,在肿瘤进展和转移过程中,还涉及其他遗传改变的累加。研究发现肿瘤转移与 3p、8p、9p、13q 损失以及 17q 和 Xq 获得有关。同时,转移与位于 1q 基因拷贝数的增加也有关系。其他遗传改变包括+5q22、-6q、-8p12、-9p21、-9q22、-10q 和-14q。

乳头状肾细胞癌:该亚型不常伴发 3p 缺失,而与 7、8、12、16、17、20 染色体三体和 Y 染色体缺失有关。这些最恒定的遗传异常存在于单发和多发性乳头状 RCC,并且在肿瘤的早期就发生了[26,27]。一些学者提出了不同类型存在遗传差异;1 型乳头状 RCC 的 17q 等位基因失衡频率显著高于 2 型病例,2 型病例较 1 型病例有更高频率的 9p 等位基因失衡。其他的遗传学变化包括:+3q、+8、921、+12、+16、+14q、17q21 和+20。

易位癌:转录因子 E3(TFE3)基因的 Xp11 断裂,根据其确切的断裂位点,可导致 TFE3 基因与不同的伙伴基因融合。4 个确定的伙伴基因是:PRCC(1q21)、PSF(1p34)、ASPL(17q25)和 NonO(Xq12)[30-33]。

其他亚型:集合管癌 (collecting duct carcinoma, CDC) 最常见的变化是 1q32 缺失。包含 VHL 基因的 3p 缺失不常见。一些研究已经揭示,血管内皮生长因子(vascular endothelial growth factor, VEGF)信号通路的激活,类似于透明细胞肾癌缺氧途径,可能与肾髓质癌有关。黏液小管梭形细胞癌的遗传学改变,包括-8P、-9P、-11q、+12q、+16q、+17 和+20q[34]。

全基因组关联研究(GWAS)和 RCC易感性

已发现三个遗传易感位点与 RCC 危险性相关[35,36]。在欧洲血统的个体,确定的遗传位点是 2p21、11q13.3,和 12p11.23。三种变体定位于 2p21 的内皮 PAS 结构域蛋白 1(endothelial PAS domain protein 1,EPAS1)基因,该基因编码低氧诱导因子 2A (hypoxia-inducible factor-2α,HIF-2α)。其中两个变体与既往和现在吸烟有关系,与从未吸烟无关,提示 EPAS1 基因的作用依赖吸烟史[35,36]。第三个变型与 VHL 有关[35]。

11q13.3 位点显著降低 RCC 风险,尤其是中国人群中体重正常、从不吸烟和从不饮酒者[37]。ITPR2 基因定位于 12p11.23,该基因有两种变形定位[36];其中之一与腰臀比表型相关,提示肥胖与 RCC 风险[38]之间的遗传学联系。近期的一项研究[39]发现,相比于散发性 ccRCC 中的 VHL 突变,VHL 基因胚系变异与通过启动子甲基化所致的 VHL 基因失活相关性更高。这表明遗传多态性作为衡量表观遗传改变和癌症易感性[39]风险增加的指标是有价值的。

外显子测序鉴定RCC的新突变

癌症基因组项目 (cancer genome project, CGP)最

近进行的 ccRCC 外显子测序发现,新的重现性突变发生在 SWI/SNF 染色质重塑复合物基因 *PBRM1*(41%),以及编码关键组蛋白 H3 的赖氨酸残基酶的甲基化基因(*SETD2*,3%)或去甲基化基因(*JARID1C* 和 *UTX*,3%)[18,40]。CGP 也在非 *VHL* 突变的 ccRCC 中识别了肿瘤抑制神经纤维瘤蛋白 2(neurofibromin 2,*NF2*)基因的突变[18,40]。

除了 *VHL* 基因,定位于 3p21 区域的 *PBRM1* 和 *SETD2* 基因也经常缺失,表明这些基因频繁发生的双等位基因失活与 ccRCC 发生相关[41]。一项独立的外显子测序研究证实了数个由 CPG 项目收录的突变,还识别了另外 12 个突变[42]。

表观遗传学改变

最近从癌症基因组图谱(cancer genome atlas,TCGA)获得的数据显示,在 ccRCC 中存在广泛的 DNA 甲基化,与 H3K36 甲基转移酶 *SETD2* 突变有关,综合分析表明,涉及 SWI/SNF 染色质重塑复合体(*PBRM1*、*ARID1A*、*SMARCA4*)的突变可能会对其他通路有深远影响[43]。

CDKN2A 和 *THBS-1* 基因在肾肿瘤发生过程中似乎是 DNA 甲基化的热点区域。其他的表观遗传改变包括属于 MYST 家族的 HAT hMOF,认为其与组蛋白 H4 的乙酰化有关。在人类 RCC 中,hMOF 的表达常下调(>90%)[44]。在各种类型的 RCC 中均检测到 hMOF 下调,提示 hMOF 可能是人类不同类型 RCC 的一个新的常见诊断标记物。

几个经典的肿瘤抑制基因可以通过超甲基化失活,超甲基化是另外一种基因沉默机制,其中包括 *VHL* 基因的超甲基化,在 ccRCC 中的发生率为 10%~15%[45]。在 5%~10% 的原发性 RCC 中可发现 *p16INK4a* 基因启动子超甲基化[46]。另一个候选抑癌基因是 Ras 相关区域家族 1 基因(*RASSF1A*),在 28%~91% 原发性肾肿瘤中可发现其甲基化[47,48]。两项研究报道,乳头状肾癌的 *RASSF1A* 基因甲基化的频率高于 ccRCC,同时也出现在嫌色细胞癌中[48]。也有报道在 54% ccRCC 中,*FHIT* 基因超甲基化[49]。该基因包含 3P 上的常见脆性位点 FRA3B,这一致癌物诱导的损伤区域可导致染色体易位和基因异常转录。*HAI-2/SPINT2* 编码的 Kunitz 型蛋白酶抑制剂可作为肝细胞生长因子(HGF)活性调节因子。已确定在 ccRCC(30%)和乳头状 RCC 亚型(40%)中,SPINT2 超甲基化调控了肿瘤抑制子的激活和失活[50]。

miRNA:RCC发病机制的新维度

最近,一些研究记录了肾癌[51-55]中 miRNA 的差异表达。White 等[52]用 ccRCC 与正常肾组织对照,识别出 166 个明显失调的 miRNA。miR-122、miR-155 和 miR-210 的上调表达最高,而 miR-200c、miR-141、miR-335 和 miR-218 则下调表达最明显。越来越多的证据显示 miRNA 参与 RCC 的发病机制。最近的一项研究证实了致癌 miRNA 簇 miR-17-92 对肿瘤细胞增殖的影响[56],初步证据表明,miRNA 能够影响 VHL-HIF 缺氧信号通路的关键分子[57,58]。miRNA 还被证明在 ccRCC 中通过表观遗传学进行调控。Vogt 等[59]发现,58% 的病例发生 miR-34 甲基化,而 miR-34b / C 甲基化的发生率为 100%。在大多数情况下,miR-34a 和 miR-34b / C 的失活是同时发生的。最近有相关文献回顾了 miRNA 参与 RCC 发病机制的可能性[60]。近期证据表明,miRNA 在癌症诊断、预后和预测指标等方面有多种临床用途[61]。

RCC的分子通路

1. VHL-HIF 缺氧通路:*VHL* 基因是一个经典的双打击肿瘤抑制基因。已证实,*VHL* 基因失活发生在 ccRCC 发展的早期阶段。大部分 ccRCC 显示 *VHL* 基因或其蛋白产物下游调控基因的突变。VHL 蛋白产物(pVHL)在细胞缺氧反应中具有重要作用。VHL 基因失活导致缺氧诱导因子(HIF)稳定,其与多个下游靶蛋白的激活有关,如血管内皮生长因子、血小板衍生生长因子(PDGF)、转化生长因子-α(TGFα)和转化生长因子-β(TGFβ)[62,63]。ccRCC 主要发病机制的简化概图如图 16.1 所示。

2. VEGFR 通路:*VHL* 双等位基因缺失导致生长因子如 VEGF、PDGF 和 TGF-α 的转录上调。这些因子结合各自的酪氨酸激酶受体(VEGFR、PDGFR、EGFR)影响下游信号,下游信号进一步使得细胞增殖增加,血管生成上调,细胞凋亡降低。诱导 HIF 通路导致 VEGF 增殖,这是血管内皮细胞中血管生成的一个关键调节步骤。VEGF 最初与 VEGFR2 相互作用可促进内皮细胞增殖和迁移,提高血管通透性,以及随后激活 VEGFR1 协助新生毛细血管机化[3,64,65]。

3. 磷脂酰肌醇-3-激酶/Akt/mTOR 通路:近期基于癌症基因组图谱(TCGA)的大规模分析显示 PI(3)K/Akt 通路重现性突变,提示该通路可作为一个潜在的治疗靶点[43]。mTOR 是磷酸肌醇-3-激酶(PI3K)/Akt

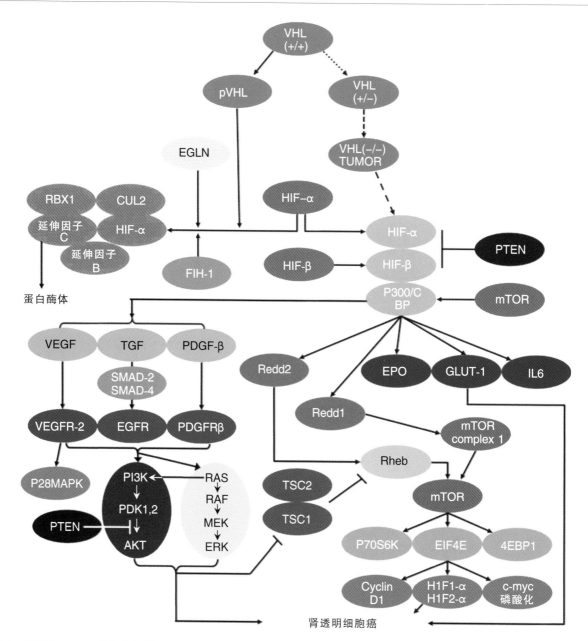

图 16.1 图示为 ccRCC 的发病机制。VHL 肿瘤抑制基因的失活起着核心的作用,而功能性 VHL 蛋白通过 HIF-1α 蛋白酶羟基化降解,失活产物允许 HIF-1α 二聚体与 HIF-1β 聚合,导致多个下游通路的激活(包括 VEGF、PI3K、MAPK 和 mTOR 通路),促进细胞生长和分裂。

信号通路的重要组成部分。PI3K/Akt/mTOR 信号通路的活化被认为与 RCC 的侵袭性行为及预后不良有关。mTOR 信号通路过度活化通过一些机制发生,包括生长因子受体的过度表达或活化,激活 PI3K/Akt 基因突变,或下调结节性硬化基因 (TSC1/2)、PTEN 或 VHL 肿瘤抑制基因的表达。生长因子如肿瘤细胞血管内皮生长因子(VEGF)的过多产生会导致邻近的内皮细胞 mTOR 通路激活,从而导致血管生成增加。mTOR 也在癌细胞中调节 HIF-1α、HIF-2α 以及 p70S6 激酶[66]。

4.透明细胞性肾细胞癌的代谢通路:一些研究表明,各种与代谢过程相关的异常,包括编码三羧酸循环(TCA)酶的基因突变,缺氧和抗氧化信号缺陷和营养敏感性磷酸化级联异常[67,68]。TCGA 最近的数据也表明, 侵袭性癌症表现出代谢转变的证据, 涉及参与 TCA 循环基因的下调,AMPK 和 PTEN 蛋白水平降低,戊糖磷酸途径和谷氨酰胺转运蛋白基因的上调,以及乙酰 -CoA 羧化酶蛋白的增加[43]。

肾细胞癌的分子分型

RCC 是具有不同形态、预后和治疗反应的一组异质性疾病[69]。亚型区分依赖于组织形态学。但是,仍然有相当数量的病例难以分型。此外,一些亚型特征相互重叠,一些新认识的亚型,如易位癌,具有与其他亚型重叠的组织学形态。

使用不同平台的几个研究组显示,基因表达谱可用于更精确的肾肿瘤分类[70-74]。Yang 等[75]证实使用分子标记物对肾肿瘤进行准确分类的可能性。基因表达分析显示,嗜酸细胞腺瘤和 chRCC 在分子水平有密切关系。但是,基因表达的不同模式也可以区分这两种肿瘤。另一项研究运用 mRNA 的表达谱可以区分 ccRCC 和 chRCC[76]。

特定的 miRNA 标签能够准确区分肾癌亚型。Youssef 等[77]开发了一种独特的分类系统,可以非常精准区分 RCC 亚型 (图 16.2)。其他研究组报道了类似

的发现[78-80]。最近,全基因组 DNA 甲基化研究能够对 1 型和 2 型 pRCC 进行准确区分, 也能对嗜酸细胞腺瘤和 chRCC 进行鉴别 [81]。

最近的报道也表明,即使是相同亚型(例如,ccRCC)的肿瘤还可以基于它们的分子标签进一步分类。这可能对患者的临床处理方案有很大的影响,因为这些"生物学"亚型可以有不同的预后,可能会接受不同类型的靶向治疗。

基于基因表达谱可将 ccRCC 分为两个不同的生物学亚群。在正常情况下,VHL 是负责对 HIF1α 和 HIF2α 降解的复合物进行识别[82]。当 VHL 失活,HIF 持续激活并能诱发许多基因,这些基因通过增强细胞增殖和血管生成促进肿瘤生长[83]。虽然 HIF1α 与 HIF2α 均已证实在 ccRCC 的发病机制中发挥显著作用,近期研究显示,它们还可以有其他不同的作用[84]。Gordan 等[85] 基于 HIF 表达将 VHL 缺陷型肿瘤分为两组;一种亚型既表达 HIF-1α, 又表达 HIF-2α(H1H2),另一亚型只表达 HIF-2α(H2)(图 16.3)。有趣的是,在每一

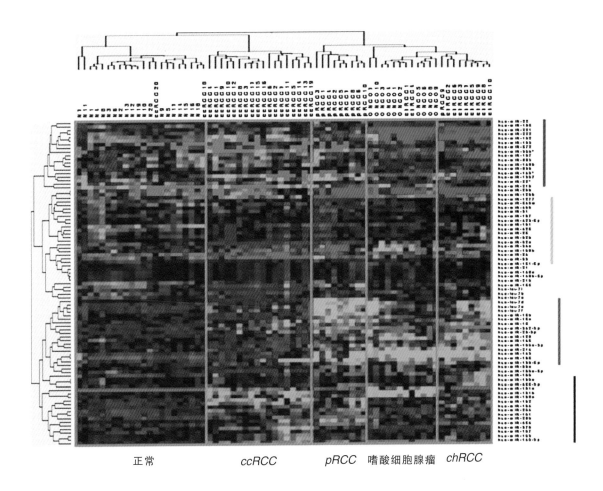

正常　　　ccRCC　　　pRCC　嗜酸细胞腺瘤　chRCC

图 16.2　聚类分析图显示正常肾脏、嗜酸细胞腺瘤和不同肾细胞癌亚型中的 miRNA 表达差异。右栏表明在样本中不同亚型的 miRNA 聚类出现高度差异。miRNA 表达谱可以高精度区分不同亚型。ccRCC,透明细胞性肾细胞癌;chRCC,肾嫌色细胞癌;pRCC 乳头状肾细胞癌。(本图使用经[77]允许)

组中特定的通路均有显著的失调。H1H2 肿瘤显示 MAPK 和 mTOR 信号增加，而 H2 组显示 c-Myc 活性增加。最近，这些亚型中不同染色体畸变的识别，也为表明这两个亚组是独特的提供了更多证据[86]。另一项基于基因表达标签差异的研究也证实了两个不同生物亚型的 ccRCC[87]。这两种亚型的无病生存也有显著差异。

Klatte 等[88]研究表明，1 型和 2 型 pRCC 存在明显细胞遗传学异常。1 型肿瘤经常有 17 三体，而 2 型肿瘤与染色体 1p 和 3p 的缺失和 5q 获得有关。2 型比 1 型整体生存更差，但还没有成为独立的预后因素。

肾癌的分子标记物

目前临床实践中没有任何既定的 RCC 肿瘤标记物。肾癌的诊断仍然依赖于形态学[89]。转移性肿瘤患者中最常用的预后模型是由纪念斯隆-凯特琳医院[90]开发的多变量临床参数分析模型，此模型后来基于克利夫兰诊所[91]数据获得验证。虽然许多分子标记物的研究显示其临床潜力，但都还没有获得批准以应用于临床[92]。

分子诊断标记物

分子谱系被用来确定一个"表达谱标签"，其在 RCC 中能准确区分癌细胞和正常肾组织。许多研究在 mRNA 水平[76,93,95]和蛋白水平[96,97]分析了不同基因在 RCC 中的表达。差异表达的基因和蛋白质是候选诊断标记物，但需要等待验证其可作为早期检测 RCC 的组织标记物或无创性血清和（或）尿液标记物。miRNA 最近也被证明在 RCC 诊断中很有潜力。一些 miRNA 已经被证实，在区分正常组织和癌组织时有较高准确率。由于小活检标本可用于组织学评价的样本不够，这些标记物可能非常重要[52,98]。

肾肿瘤尿液和血清中的分子诊断生物标记物

RCC 患者尿液中 14-3-3-β/α 值高于健康志愿者[99]。特异性甲基化 PCR 显示仅在 ccRCC 尿液样本中可检出 VHL 超甲基化，正常人尿液中检不出该变化。在非透明细胞性肾细胞癌尿液样本中，p14ARF、APC 和 RASSF1A 的超甲基化更频繁，而在正常对照尿液样本中没有这些基因的甲基化[100]。两种新的尿液生物标记物，水通道蛋白 1 和脂肪分化相关蛋白，在起源于近端小管的 RCC 中高表达（ccRCC 和 pRCC）[101,102]。

尿核基质蛋白 22（urinary nuclear matrix protein, NMP 22）是 FDA 唯一批准的筛选标记物。它是肾盂尿路上皮癌特异性标记物，并可用于快速诊断检测。一项包含 41 例患者的研究中，60% RCC 有尿 NMP 22 阳性，而正常对照组只有 13% 阳性[103]。

为了筛选 RCC 患者尿液中的特异性标记物，表面增强激光解吸和电离飞行时间质谱（SELDI-TOF-MS），以及树形分析被应用于尿液及血清的 SELDI 蛋白特点分析。尿液中确定了 4 种蛋白差异表达可能作为标记物。在比较肾细胞癌和非肾细胞癌的双盲试验中，敏感性为 67.8%（19/28），特异性为 81.4%（35/43）[104]。

一些报道也提示，miRNA 在体液中以稳定形式存在，因此，它们可以用于无创性诊断测试。除了区别正常组织和癌组织，分子标记也可用于确定未知原发肿瘤的组织来源[61]。

分子预后标记物

最近的证据表明，分子标记物的整合可以显著提高临床参数的准确性，这些临床参数目前用于评估 RCC 的预后[105]。

染色体预后标记物

越来越多的证据表明 ccRCC 中拷贝数异常与患者预后明显相关，提示染色体畸变可以作为 RCC 预后标记物。除了染色体 5q 的获得与更好的整体存活率相关[106]外，大多数染色体畸变的预后差，如 4p、9p、14q 缺失和 7q、8q 和 20q 的获得，与更高的 TNM 分期、更高分级和（或）更差的预后相关[107-112]。在一些研究中已经观察到 9p 缺失与不良预后的关联[18,113]。在局部进展期 ccRCC 中，8p、9p 的杂合性缺失（LOH）是肾切除术后复发[114]的强预测因素。相对于肿瘤分级的预测，8p 杂合性缺失对肿瘤复发预测更好[114]。此外，染色体 1q、12q 和 20q 拷贝数的改变与 ccRCC 转移相关[111]。

在 pRCC 中，1q 获得是预后差的标志[115]。此外，1p、3p、9p 的缺失以及 17 三体均与预后不良相关[88]。另外，8q 扩增与 MYC 癌基因活化及在高级别侵袭性 2 型乳头状癌中过表达有关[116]。

mRNA预后标记物

早期报道提出了一些 RCC 的潜在预后标记物。更低的 PTEN、EPCAM 和更高的碳酸酐酶 IX（CAIX）、VEGFR2 及 VEGF-R3 均与 pRCC[88]预后较差相关。在 ccRCC 中已经识别出了一些潜在的预后标记物，如下所述。

碳酸酐酶 IX：CAIX 作为 RCC 的一个潜在的预后标记物受到关注。CAIX 是 HIF-1α 调节的跨膜蛋白，在大部分人类肿瘤中，其与肿瘤生长、恶性肿瘤表型，以及预后较差均有关。一些研究表明，高水平 CAIX 表达与局部和转移性 RCC[117-119] 预后良好相关。在转移性 RCC 中，CAIX 染色水平已被证明与转移播散负相关，即使考虑到 T 分期、弗尔曼分级、淋巴结情况、机能状态的影响，高 CAIX 表达也预示较好的生存。低 CAIX 染色（≤85%）预示转移 RCC 预后较差。但这些研究结果在其他研究中没有得到重复[120]。除了预后价值，CAIX 在 RCC 中的肿瘤特异性和高表达使其成为一个非常好的单克隆抗体成像和治疗靶点，如 G520。CAIX 也被推荐作为诊断标记物（当整合于成像研究时），以及治疗有效性[121]的预测因子。

VEGF：VEGF 的表达与肿瘤大小、弗尔曼分级、肿瘤坏死、肿瘤分期、微血管浸润、RCC 进展速度和 RCC 特异性生存有关。尽管这些特征很有应用前景，VEGF 仍有待验证。

Survivin：在所有 RCC 亚型中均表达，ccRCC 中 Survivin 高表达与低分化、更具侵袭性及生存率更低相关。在局限性 RCC 中，Survivin 高表达提示疾病进展[122,123]。

p53：pRCC、ccRCC 和 chRCC 中 p53 过度表达的比例分别是 70%、27% 和 12%[124]。局限性 ccRCC 患者 p53 的过度表达是无转移生存率的独立预测因子。p53 基因对 RCC 的预后判断作用仍然存有争议，多项研究均未能显示 p53 对生存判断有任何独立的预后价值[124]。在其他的研究中，其预后意义仅限于局限性疾病的患者。早期报道显示，p53 蛋白表达与肉瘤样分化和预后差[125]相关。

基质金属蛋白酶：MMP-2 和 MMP-9 分别在 67%~76% 和 43% 的肿瘤中过度表达。此外，MMP-2 和 MMP-9 过表达在非透明细胞性肾细胞癌中更为常见。MMP-2 和 MMP-9 的过表达与侵袭行为、肿瘤分级和生存[126,127]有关。

胰岛素样生长因子 Ⅱ 基因结合蛋白 3：IMP3 与较高 RCC 分级、肉瘤样分化及癌症特异性致死率相关。Jiang 等报道在一组 371 例局限性 ccRCC、pRCC、chRCC 和未分类 RCC 中，肿瘤细胞 IMP3 的表达与远处转移和死亡进展显著相关[128]。IMP3 的预后价值在另一组 716 例 ccRCC 中得到部分验证[129]。

Ki-67：与 ccRCC 侵袭性表型相关，Ki-67 的高表达预示较高的复发率和预后差，有趣的是，结合 Ki-67 和 CAIX 分析癌症特异性死亡率，二者价值超过核分级的预后评估价值[130,131]。

小窝蛋白 1（Caveolin-1）：是细胞膜穴样内陷的结构成分，是质膜微区参与细胞内的信号转导通路，可以调节细胞的黏附、生长和存活[132]。膜性小窝蛋白 1 在 86% 的 ccRCC，以及 <5% 的 chRCC 或 pRCC 中表达。小窝蛋白与 Akt / mTOR 信号通路成分共表达预示预后差[133]。

Vimentin：波形蛋白常在 ccRCC（26%~51%）和 pRCC（61%）中表达。波形蛋白过度表达（30%~53%）预示预后差，独立于分期和分级的影响[134]。

Fascin：Fascin 高表达与肉瘤样转化、高肿瘤分期、高肿瘤分级、肿瘤大小、转移进展[135]有关。

其他潜在的标记物：B7H1 过表达与预后差相关[136]。Rini 等人的研究结果表明，60% 转移性 RCC 患者 VHL 基因突变，其中 48% 的患者有靶向治疗效果[137]，相比之下，没有 VHL 基因突变或甲基化的患者，仅 35% 患者有靶向治疗效果[137]。HIF-α 水平的预后意义仅见于 ccRCC 患者，在 pRCC 患者中未见报道。

miRNA预后标记物

miRNA 与肿瘤进展和转移相关性最近已有报道。heinzelmann 等[138]的研究显示，在转移和非转移癌之间有 33 个差异表达的 miRNA 分子标签，其中包括 miR-451、miR-221、miR-30a、miR-10b 和 miR-29a。这些 miRNA 中，一些和无进展生存期和总生存期相关。转移性 ccRCC 与原发性 ccRCC 对照，White 等[139]识别出 65 个显著改变的 miRNA。另一项研究报道 miR-155 的表达与肿瘤大小相关[52]。研究表明 miR-106b 的低表达可作为 ccRCC 患者肾切除术后早期转移的提示指标[40]。miR-215 是 ccRCC 的预后标记物[141]。

Lin 等[142]发现 miRNA 和 miRNA 相关基因的七个 SNP 与生存相关，5 个 SNP 与复发相关。这些 SNP 与参与 pre-mRNA 剪接、核糖核蛋白装配、miRNA 加工的基因有关。他们还观察到 DICER 和 DROSHA（参与 miRNA 加工的蛋白）单倍型与生存和复发有关。

蛋白质组学预后标记物

一项研究发现，小窝蛋白 1（CAV1）在肿瘤细胞胞浆内表达水平可能是 ccRCC 患者的总体和肿瘤特异性生存的独立预后标记物[143]。此外，HIF-1α 和磷酸化核糖体蛋白 S6 激酶（Phos-S6）的水平增加与特定疾病生存和肿瘤进展相关[144]。最近研究显示染色质重塑基因 ARID1a 及其蛋白产物 BAF250a 对 ccRCC 具有[145]预后意义。最近用质谱分析，识别了许多在原发和转移

透明细胞性肾细胞癌

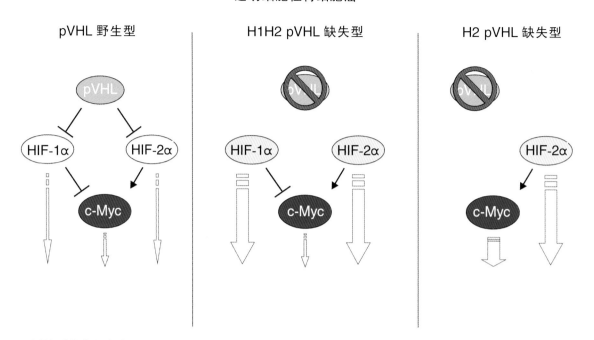

图 16.3 透明细胞性肾细胞癌亚型 pVHL 蛋白酶体降解目标 HIF-α。野生型 pVHL 肿瘤的 HIF-α 水平较低 。pVHL 缺陷肿瘤细分依据是积累 HIF-1α 和 HIF-2α(H1H2)两者还是仅积累 HIF-2α(H2)。在前者,HIF-1α 拮抗 c-Myc,在后者,因为这种拮抗丢失,因此增加了 c-Myc 活动。(使用本图经 Kaelin WG Jr. Kidney cancer 同意,现已有新版本可用。Cancer Cell. 2008,14(6):423-4)

肿瘤之间有差异表达的潜在蛋白,可以作为预后标记物[68]。

表观遗传学预后标记物

Arai 等[146]在具有明显不同预后的肿瘤与非恶性组织中识别出两个甲基化亚类。另一项研究表明全部超甲基化是早期局限性 ccRCC 具有侵袭性的一个独立预测标记物[147]。肿瘤抑制基因 *DLEC1* 的甲基化状态与进展期和高分级相关[148]。*GREM1* 甲基化与弗尔曼分级的增加有关,并且与 ccRCC 总生存率低有关[149]。数个高甲基化的基因和 miRNA 有可能成为 ccRCC 预后差的独立预测标记物,如 γ- 连环蛋白、*RASSF1A*、*BNC1*、胶原蛋白、typeXIV、*COL14A1*、*UCHL1*、*APAF-1*、*DAPK1*、*miR-9-1* 和 *miR-9-3*[150-154]。

有证据支持总体组蛋白修饰水平可作为 RCC 的预后标记物。Rogenhofer 等[155]的研究显示,相比正常肾组织,肿瘤复发的 RCC 中表现出较低水平的 H3K27me1、H3K27me2 和 H3K27me3。低水平的 H3K27me1 和 H3K27me3 也与较短的无进展生存期有关。Ellinger 等[156]观察到低水平 H3K4 与弗尔曼分级、分期、淋巴结和远处转移有关。低水平 H3K4 也与较短的无进展生存和癌症特异性生存有关。Mosashvilli 等[157]观察到组蛋白 H3 的乙酰化水平和临床分期、远处转移、弗尔曼分级与 RCC 的进展呈负相关。

分子特征和整合基因组学

分子特征是在对 DNA、基因或蛋白水平进行全局分析后,所获得关于癌症特定模式或特征更全面深刻的理解。RCC 的分子谱系逐渐应用于临床多个方面[158,159],包括诊断、准确亚型分类、预后和治疗反应的预测。在预后预测上,分子标签超越传统分期。

使用微阵列可以成批地识别基因或基因标签,其可能具有预后意义。Takahashi 等[101]发现一组 40 个基因可以准确地将死于癌症的患者和未发现进展转移的患者区分开来。另一项研究识别了与预后不良有关的 45 个基因标签[160]。Kosari 等[161]鉴定了与肿瘤侵袭性相关的 35 个基因标签。

有趣的是,Jones 等[162]在原发肿瘤中识别的 155 个转移相关的基因标签,可在手术时用于区分局限性肿瘤患者和有远处转移的 ccRCC 患者,提示有远处转移的患者代表了不同的生物亚群。sultmann 等[163]在不同的平台上独立验证了这组基因标签。这一概念在一项研究中进一步得到支持,此项研究通过检测不同类型肿瘤的转移分子标签,发现携带该组基因表达特征的实体瘤更易出现转移和预后不良[164]。

最近,根据基因表达谱特征的微阵列分析,ccRCC

可分为两组亚型,尽管都具有相似的组织学特点,但两组亚型生物学行为不同,如前文所述。

研究还表明,将标准化临床参数的表达谱数据进行整合可以增强对 RCC 的预后评估[101]。除了公认的生物标记物,比如转移状态、肿瘤分期,与东部肿瘤协作组的表现状况[91],一种生存预测模型还包括 CAIX、p53 和波形蛋白。在生物标记物组合中,生物标记物的联合还可以提高其效率。例如,survivin 和 B7-H1 的双表达被证实可更好地预测 ccRCC 的肿瘤侵袭性[165]。另一项研究表明,p53、凝溶胶蛋白和 Ki-67 的表达升高,以及 CA9 和 12 表达下调与预后不良相关。

"整合基因组学"概念也大有前途。通过同时分析癌症基因组不同分子水平变化,我们得以更好地了解生物过程的总体变化。采用这种方法很大程度上克服了忽视低频变化的关键基因所带来的局限性[166,167]。整合基因组学还有助于发现多重协同变化的肿瘤抑制基因,每个等位基因的变异机制都不同。而且,一种肿瘤基因也可以通过两种单独的机制被激活,例如同时激活 DNA 突变和 DNA 低甲基化以刺激 DNA 扩增。除了能加强对候选驱动基因的检测,这种整合方法也有助于对异常通路的检测[166,168]。使用基因组和表观遗传数据的整合软件解读基因表达和疾病表型也正在兴起。

基因组学在肾细胞癌治疗中的作用

分子预测标记物

处理进展期转移性 RCC 是临床上又一挑战。新的靶向治疗较传统治疗方法能够提高患者生存率;然而,大多数患者最终进展为耐药。不同患者的反应率有差异,最佳的治疗组合和治疗顺序尚未确定。目前还没有有效的生物标记物,可以预测转移性 RCC 的治疗结果。

最近文献综述了与舒尼替尼应答和(或)毒性相关的关键基因遗传多态性[169]。一项研究发现,与舒尼替尼药代动力学有关的三种基因遗传多态性,与舒尼替尼治疗转移性 RCC 患者的无进展生存期相关[170]。同样,在帕唑帕尼治疗 RCC 的 III 期临床试验中,IL8 和 HIF-1α 的三种基因多态性以及 HIF-1α、NR1I2 和 VEGFA 的 5 种基因多态性分别与无进展生存和药物反应率显著相关[171]。

在索拉非尼治疗的 RCC 患者中,血管内皮生长因子、可溶性 *VEGFR2*、*CAIX*、*TIMP-1* 和 *Ras p21* 基因的血清/血浆水平显示出预后价值[172]。而且,*TIMP-1*

被证实是使用索拉非尼治疗患者的一个独立不良预后标记物[172]。miRNA 代表了另一类预测治疗效果的标记物,在其他癌症中有成功运用的潜能[173-175]。最近,关于 miRNA 作为靶向治疗的预测标记物取得了令人鼓舞的结果[176,177]。

分子治疗靶点

目前,抗血管生成疗法和 mTOR 抑制剂是一线治疗转移性癌症药物,但它们的反应率在中度范围。更深入地了解 RCC 治疗中的作用机制将可能引入新的更有效的靶向治疗[178]。有趣的是,如果影响的通路相同,用于其他癌症的靶向治疗可能也适用于 RCC。分子谱系分析使得患者入组临床试验资格是以其生物学行为为基础的,而不是以他们的肿瘤解剖部位为基础。最近,初始数据表明,使用来自肿瘤整合测序的基因组和转录组数据,以确定对每个单独的患者最合适的临床试验[179]。如果这种方法经大规模研究证实,将代表个性化医疗的革命性进步。最后,miRNA 代表一种潜在具有独特优势的新疗法,因为通过改变单个 miRNA 的水平可以控制多个靶基因的表达[180]。

(侯君 译　侯英勇 校)

参考文献

1. Maher ER, Neumann HP, Richard S. von Hippel-Lindau disease: a clinical and scientific review. Eur J Hum Genet. 2011;19(6):617–23.
2. Richard S, Lidereau R, Giraud S. The growing family of hereditary renal cell carcinoma. Nephrol Dial Transplant. 2004;19(12):2954–8.
3. Kim WY, Kaelin WG. Role of VHL gene mutation in human cancer. J Clin Oncol. 2004;22(24):4991–5004.
4. Franke G, Bausch B, Hoffmann MM, et al. Alu-alu recombination underlies the vast majority of large VHL germline deletions: molecular characterization and genotype-phenotype correlations in VHL patients. Hum Mutat. 2009;30(5):776–86.
5. Cascon A, Escobar B, Montero-Conde C, et al. Loss of the actin regulator HSPC300 results in clear cell renal cell carcinoma protection in von Hippel-Lindau patients. Hum Mutat. 2007;28(6):613–21.
6. McNeill A, Rattenberry E, Barber R, Killick P, MacDonald F, Maher ER. Genotype-phenotype correlations in VHL exon deletions. Am J Med Genet A. 2009;149A(10):2147–51.
7. Rechsteiner MP, von Teichman A, Nowicka A, Sulser T, Schraml P, Moch H. VHL gene mutations and their effects on hypoxia inducible factor HIFalpha: identification of potential driver and passenger mutations. Cancer Res. 2011;71(16):5500–11.
8. Li L, Zhang L, Zhang X, et al. Hypoxia-inducible factor linked to differential kidney cancer risk seen with type 2A and type 2B VHL mutations. Mol Cell Biol. 2007;27(15):5381–92.

9. Banks RE, Tirukonda P, Taylor C, et al. Genetic and epigenetic analysis of von Hippel-Lindau (VHL) gene alterations and relationship with clinical variables in sporadic renal cancer. Cancer Res. 2006;66(4):2000–11.

10. Choyke PL, Walther MM, Glenn GM, et al. Imaging features of hereditary papillary renal cancers. J Comput Assist Tomogr. 1997;21(5):737–41.

11. Linehan WM, Pinto PA, Bratslavsky G, et al. Hereditary kidney cancer: unique opportunity for disease-based therapy. Cancer. 2009;115(10 Suppl):2252–61.

12. Woodward ER, Ricketts C, Killick P, et al. Familial non-VHL clear cell (conventional) renal cell carcinoma: clinical features, segregation analysis, and mutation analysis of FLCN. Clin Cancer Res. 2008;14(18):5925–30.

13. Launonen V, Vierimaa O, Kiuru M, et al. Inherited susceptibility to uterine leiomyomas and renal cell cancer. Proc Natl Acad Sci USA. 2001;98(6):3387–92.

14. Sudarshan S, Pinto PA, Neckers L, Linehan WM. Mechanisms of disease: hereditary leiomyomatosis and renal cell cancer—a distinct form of hereditary kidney cancer. Nat Clin Pract Urol. 2007;4(2):104–10.

15. Baldewijns MM, van Vlodrop IJ, Schouten LJ, Soetekouw PM, de Bruine AP, van Engeland M. Genetics and epigenetics of renal cell cancer. Biochim Biophys Acta. 2008;1785(2):133–55.

16. Pan CC, Jong YJ, Chai CY, Huang SH, Chen YJ. Comparative genomic hybridization study of perivascular epithelioid cell tumor: molecular genetic evidence of perivascular epithelioid cell tumor as a distinctive neoplasm. Hum Pathol. 2006;37(5):606–12.

17. Schwerdtle RF, Storkel S, Neuhaus C, et al. Allelic losses at chromosomes 1p, 2p, 6p, 10p, 13q, 17p, and 21q significantly correlate with the chromophobe subtype of renal cell carcinoma. Cancer Res. 1996;56(13):2927–30.

18. Dalgliesh GL, Furge K, Greenman C, et al. Systematic sequencing of renal carcinoma reveals inactivation of histone modifying genes. Nature. 2010;463(7279):360–3.

19. Duns G, van den Berg E, van Duivenbode I, et al. Histone methyltransferase gene SETD2 is a novel tumor suppressor gene in clear cell renal cell carcinoma. Cancer Res. 2010;70(11):4287–91.

20. Beroukhim R, Brunet JP, Di Napoli A, et al. Patterns of gene expression and copy-number alterations in von-Hippel Lindau disease-associated and sporadic clear cell carcinoma of the kidney. Cancer Res. 2009;69(11):4674–81.

21. Bissig H, Richter J, Desper R, et al. Evaluation of the clonal relationship between primary and metastatic renal cell carcinoma by comparative genomic hybridization. Am J Pathol. 1999;155(1):267–74.

22. Gronwald J, Storkel S, Holtgreve-Grez H, et al. Comparison of DNA gains and losses in primary renal clear cell carcinomas and metastatic sites: importance of 1q and 3p copy number changes in metastatic events. Cancer Res. 1997;57(3):481–7.

23. Jiang F, Desper R, Papadimitriou CH, et al. Construction of evolutionary tree models for renal cell carcinoma from comparative genomic hybridization data. Cancer Res. 2000;60(22):6503–9.

24. Moch H, Presti Jr JC, Sauter G, et al. Genetic aberrations detected by comparative genomic hybridization are associated with clinical outcome in renal cell carcinoma. Cancer Res. 1996;56(1):27–30.

25. Schullerus D, Herbers J, Chudek J, Kanamaru H, Kovacs G. Loss of heterozygosity at chromosomes 8p, 9p, and 14q is associated with stage and grade of non-papillary renal cell carcinomas. J Pathol. 1997;183(2):151–5.

26. Hes O, Brunelli M, Michal M, et al. Oncocytic papillary renal cell carcinoma: a clinicopathologic, immunohistochemical, ultrastructural, and interphase cytogenetic study of 12 cases. Ann Diagn Pathol. 2006;10(3):133–9.

27. Argani P, Netto GJ, Parwani AV. Papillary renal cell carcinoma with low-grade spindle cell foci: a mimic of mucinous tubular and spindle cell carcinoma. Am J Surg Pathol. 2008;32(9):1353–9.

28. Jiang F, Richter J, Schraml P, Bubendorf L, Gasser T, Sauter G, Mihatsch MJ, Moch H. Chromosomal imbalances in papillary renal cell carcinoma: genetic differences between histological subtypes. Am J Pathol. 1998;153(5):1467–73.

29. Yang XJ, Tan MH, Kim HL, et al. A molecular classification of papillary renal cell carcinoma. Cancer Res. 2005;65(13):5628–37.

30. Argani P, Antonescu CR, Couturier J, et al. PRCC-TFE3 renal carcinomas: morphologic, immunohistochemical, ultrastructural, and molecular analysis of an entity associated with the t(X;1)(p11.2;q21). Am J Surg Pathol. 2002;26(12):1553–66.

31. Clark J, Lu YJ, Sidhar SK, et al. Fusion of splicing factor genes PSF and NonO (p54nrb) to the TFE3 gene in papillary renal cell carcinoma. Oncogene. 1997;15(18):2233–9.

32. Weterman MA, Wilbrink M, Geurts van Kessel A. Fusion of the transcription factor TFE3 gene to a novel gene, PRCC, in t(X;1)(p11;q21)-positive papillary renal cell carcinomas. Proc Natl Acad Sci USA. 1996;93(26):15294–8.

33. Argani P, Antonescu CR, Illei PB, et al. Primary renal neoplasms with the ASPL-TFE3 gene fusion of alveolar soft part sarcoma: a distinctive tumor entity previously included among renal cell carcinomas of children and adolescents. Am J Pathol. 2001;159(1):179–92.

34. Gregori-Romero MA, Morell-Quadreny L, Llombart-Bosch A. Cytogenetic analysis of three primary bellini duct carcinomas. Genes Chromosomes Cancer. 1996;15(3):170–2.

35. Han SS, Yeager M, Moore LE, et al. The chromosome 2p21 region harbors a complex genetic architecture for association with risk for renal cell carcinoma. Hum Mol Genet. 2012;21(5):1190–200.

36. Wu X, Scelo G, Purdue MP, et al. A genome-wide association study identifies a novel susceptibility locus for renal cell carcinoma on 12p11.23. Hum Mol Genet. 2012;21(2):456–62.

37. Cao Q, Qin C, Ju X, et al. Chromosome 11q13.3 variant modifies renal cell cancer risk in a Chinese population. Mutagenesis. 2012;27(3):345–50.

38. Chow WH, Dong LM, Devesa SS. Epidemiology and risk factors for kidney cancer. Nat Rev Urol. 2010;7(5):245–57.

39. Moore LE, Nickerson ML, Brennan P, et al. von Hippel-Lindau (VHL) inactivation in sporadic clear cell renal cancer: associations with germline VHL polymorphisms and etiologic risk factors. PLoS Genet. 2011;7(10):e1002312.

40. Varela I, Tarpey P, Raine K, et al. Exome sequencing

identifies frequent mutation of the SWI/SNF complex gene PBRM1 in renal carcinoma. Nature. 2011;469(7331):539–42.

41. New gene mutation implicated in renal cancer. Study findings could shed light on the intricate biology of kidney cancer. Duke Med Health News. 2011;17(4):6–7.

42. Guo G, Gui Y, Gao S, et al. Frequent mutations of genes encoding ubiquitin-mediated proteolysis pathway components in clear cell renal cell carcinoma. Nat Genet. 2011;44(1):17–9.

43. Cancer Genome Atlas Research Network. Comprehensive molecular characterization of clear cell renal cell carcinoma. Nature. 2013;499(7456):43–9.

44. Wang Y, Zhang R, Wu D, et al. Epigenetic change in kidney tumor: downregulation of histone acetyltransferase MYST1 in human renal cell carcinoma. J Exp Clin Cancer Res. 2013;32:8. doi:10.1186/1756-9966-32-8.

45. Herman JG, Latif F, Weng Y, et al. Silencing of the VHL tumor-suppressor gene by DNA methylation in renal carcinoma. Proc Natl Acad Sci USA. 1994;91(21):9700–4.

46. Dulaimi E, Uzzo RG, Greenberg RE, Al-Saleem T, Cairns P. Detection of bladder cancer in urine by a tumor suppressor gene hypermethylation panel. Clin Cancer Res. 2004;10(6):1887–93.

47. Dreijerink K, Braga E, Kuzmin I, et al. The candidate tumor suppressor gene, RASSF1A, from human chromosome 3p21.3 is involved in kidney tumorigenesis. Proc Natl Acad Sci USA. 2001;98(13):7504–9.

48. Morrissey C, Martinez A, Zatyka M, et al. Epigenetic inactivation of the RASSF1A 3p21.3 tumor suppressor gene in both clear cell and papillary renal cell carcinoma. Cancer Res. 2001;61(19):7277–81.

49. Kvasha S, Gordiyuk V, Kondratov A, et al. Hypermethylation of the 5′CpG island of the FHIT gene in clear cell renal carcinomas. Cancer Lett. 2008;265(2):250–7.

50. Morris MR, Gentle D, Abdulrahman M, et al. Tumor suppressor activity and epigenetic inactivation of hepatocyte growth factor activator inhibitor type 2/SPINT2 in papillary and clear cell renal cell carcinoma. Cancer Res. 2005;65(11):4598–606.

51. Gottardo F, Liu CG, Ferracin M, et al. Micro-RNA profiling in kidney and bladder cancers. Urol Oncol. 2007;25(5):387–92.

52. White NM, Bao TT, Grigull J, et al. miRNA profiling for clear cell renal cell carcinoma: biomarker discovery and identification of potential controls and consequences of miRNA dysregulation. J Urol. 2011;186(3):1077–83.

53. Chow TF, Youssef YM, Lianidou E, et al. Differential expression profiling of microRNAs and their potential involvement in renal cell carcinoma pathogenesis. Clin Biochem. 2010;43(1–2):150–8.

54. Huang Y, Dai Y, Yang J, et al. Microarray analysis of microRNA expression in renal clear cell carcinoma. Eur J Surg Oncol. 2009;35(10):1119–23.

55. Yi Z, Fu Y, Zhao S, Zhang X, Ma C. Differential expression of miRNA patterns in renal cell carcinoma and nontumorous tissues. J Cancer Res Clin Oncol. 2010;136(6):855–62.

56. Chow TF, Mankaruos M, Scorilas A, et al. The miR-17-92 cluster is over expressed in and has an oncogenic effect on renal cell carcinoma. J Urol. 2010;183(2):743–51.

57. Ghosh AK, Shanafelt TD, Cimmino A, et al. Aberrant regulation of pVHL levels by microRNA promotes the HIF/VEGF axis in CLL B cells. Blood. 2009;113(22):5568–74.

58. Lichner Z, Mejia-Guerrero S, Ignacak M, et al. Pleiotropic action of renal cell carcinoma-dysregulated miRNAs on hypoxia-related signaling pathways. Am J Pathol. 2012;180(4):1675–87.

59. Vogt M, Munding J, Gruner M, et al. Frequent concomitant inactivation of miR-34a and miR-34b/c by CpG methylation in colorectal, pancreatic, mammary, ovarian, urothelial, and renal cell carcinomas and soft tissue sarcomas. Virchows Arch. 2011;458(3):313–22.

60. White NM, Yousef GM. MicroRNAs: exploring a new dimension in the pathogenesis of kidney cancer. BMC Med. 2010;8:65. doi:10.1186/1741-7015-8-65.

61. Lu J, Getz G, Miska EA, et al. MicroRNA expression profiles classify human cancers. Nature. 2005;435(7043):834–8.

62. Mena AC, Pulido EG, Guillen-Ponce C. Understanding the molecular-based mechanism of action of the tyrosine kinase inhibitor: sunitinib. Anticancer Drugs. 2010;21 Suppl 1:S3–11.

63. Pfaffenroth EC, Linehan WM. Genetic basis for kidney cancer: opportunity for disease-specific approaches to therapy. Expert Opin Biol Ther. 2008;8(6):779–90.

64. Cheng L, Zhang S, MacLennan GT, Lopez-Beltran A, Montironi R. Molecular and cytogenetic insights into the pathogenesis, classification, differential diagnosis, and prognosis of renal epithelial neoplasms. Hum Pathol. 2009;40(1):10–29.

65. Kim WY, Kaelin Jr WG. Molecular pathways in renal cell carcinoma—rationale for targeted treatment. Semin Oncol. 2006;33(5):588–95.

66. Pal SK, Quinn DI. Differentiating mTOR inhibitors in renal cell carcinoma. Cancer Treat Rev. 2013;39(7):709–19.

67. Yang OC, Maxwell PH, Pollard PJ. Renal cell carcinoma: translational aspects of metabolism and therapeutic consequences. Kidney Int. 2013;84(4):667–81.

68. Masui O, White NM, DeSouza LV, et al. Quantitative proteomic analysis in metastatic renal cell carcinoma reveals a unique set of proteins with potential prognostic significance. Mol Cell Proteomics. 2013;12(1):132–44.

69. Bex A, Larkin J, Blank C. Non-clear cell renal cell carcinoma: how new biological insight may lead to new therapeutic modalities. Curr Oncol Rep. 2011;13(3):240–8.

70. Higgins JP, Shinghal R, Gill H, et al. Gene expression patterns in renal cell carcinoma assessed by complementary DNA microarray. Am J Pathol. 2003;162(3):925–32.

71. Takahashi M, Rhodes DR, Furge KA, et al. Gene expression profiling of clear cell renal cell carcinoma: gene identification and prognostic classification. Proc Natl Acad Sci USA. 2001;98(17):9754–9.

72. Yao M, Tabuchi H, Nagashima Y, et al. Gene expression analysis of renal carcinoma: adipose differentiation-related protein as a potential diagnostic and prognostic biomarker for clear-cell renal carcinoma. J Pathol. 2005;205(3):377–87.

73. Young AN, Amin MB, Moreno CS, et al. Expression profiling of renal epithelial neoplasms: a method for tumor classification and discovery of diagnostic molecular markers. Am J Pathol. 2001;158(5):1639–51.

74. Chuang ST, Chu P, Sugimura J, et al. Overexpression of glutathione s-transferase alpha in clear cell renal cell carcinoma. Am J Clin Pathol. 2005;123(3):421–9.

75. Yang XJ, Sugimura J, Schafernak KT, et al. Classification of renal neoplasms based on molecular signatures. J Urol. 2006;175(6):2302–6.

76. Gieseg MA, Cody T, Man MZ, Madore SJ, Rubin MA, Kaldjian EP. Expression profiling of human renal carcinomas with functional taxonomic analysis. BMC Bioinforma. 2002;3:26.

77. Youssef YM, White NM, Grigull J, et al. Accurate molecular classification of kidney cancer subtypes using microRNA signature. Eur Urol. 2011;59(5): 721–30.

78. Fridman E, Dotan Z, Barshack I, et al. Accurate molecular classification of renal tumors using microRNA expression. J Mol Diagn. 2010;12(5): 687–96.

79. Petillo D, Kort EJ, Anema J, Furge KA, Yang XJ, Teh BT. MicroRNA profiling of human kidney cancer subtypes. Int J Oncol. 2009;35(1):109–14.

80. Powers MP, Alvarez K, Kim HJ, Monzon FA. Molecular classification of adult renal epithelial neoplasms using microRNA expression and virtual karyotyping. Diagn Mol Pathol. 2011;20(2):63–70.

81. Arai E, Wakai-Ushijima S, Fujimoto H, et al. Genome-wide DNA methylation profiles in renal tumors of various histological subtypes and nontumorous renal tissues. Pathobiology. 2011; 78(1):1–9.

82. Arjumand W, Sultana S. Role of VHL gene mutation in human renal cell carcinoma. Tumour Biol. 2012;33(1):9–16.

83. Turner KJ, Moore JW, Jones A, et al. Expression of hypoxia-inducible factors in human renal cancer: relationship to angiogenesis and to the von Hippel-Lindau gene mutation. Cancer Res. 2002;62(10):2957–61.

84. Biswas S, Troy H, Leek R, et al. Effects of HIF-1alpha and HIF2alpha on growth and metabolism of clear-cell renal cell carcinoma 786–0 xenografts. J Oncol. 2010;2010:757908.

85. Gordan JD, Lal P, Dondeti VR, et al. HIF-alpha effects on c-myc distinguish two subtypes of sporadic VHL-deficient clear cell renal carcinoma. Cancer Cell. 2008;14(6):435–46.

86. Dondeti VR, Wubbenhorst B, Lal P, et al. Integrative genomic analyses of sporadic clear cell renal cell carcinoma define disease subtypes and potential new therapeutic targets. Cancer Res. 2012;72(1):112–21.

87. Brannon AR, Reddy A, Seiler M, et al. Molecular stratification of clear cell renal cell carcinoma by consensus clustering reveals distinct subtypes and survival patterns. Genes Cancer. 2010;1(2):152–63.

88. Klatte T, Pantuck AJ, Said JW, et al. Cytogenetic and molecular tumor profiling for type 1 and type 2 papillary renal cell carcinoma. Clin Cancer Res. 2009;15(4):1162–9.

89. Metias SM, Lianidou E, Yousef GM. MicroRNAs in clinical oncology: at the crossroads between promises and problems. J Clin Pathol. 2009;62(9):771–6.

90. Motzer RJ, Mazumdar M, Bacik J, Berg W, Amsterdam A, Ferrara J. Survival and prognostic stratification of 670 patients with advanced renal cell carcinoma. J Clin Oncol. 1999;17(8):2530–40.

91. Mekhail TM, Abou-Jawde RM, Boumerhi G, et al. Validation and extension of the memorial sloan-kettering prognostic factors model for survival in patients with previously untreated metastatic renal cell carcinoma. J Clin Oncol. 2005;23(4):832–41.

92. Lam JS, Pantuck AJ, Belldegrun AS, Figlin RA. Protein expression profiles in renal cell carcinoma: staging, prognosis, and patient selection for clinical trials. Clin Cancer Res. 2007;13(2 Pt 2):703s–8.

93. Boer JM, Huber WK, Sultmann H, et al. Identification and classification of differentially expressed genes in renal cell carcinoma by expression profiling on a global human 31,500-element cDNA array. Genome Res. 2001;11(11):1861–70.

94. Lenburg ME, Liou LS, Gerry NP, Frampton GM, Cohen HT, Christman MF. Previously unidentified changes in renal cell carcinoma gene expression identified by parametric analysis of microarray data. BMC Cancer. 2003;3:31.

95. Rae FK, Stephenson SA, Nicol DL, Clements JA. Novel association of a diverse range of genes with renal cell carcinoma as identified by differential display. Int J Cancer. 2000;88(5):726–32.

96. Han WK, Alinani A, Wu CL, et al. Human kidney injury molecule-1 is a tissue and urinary tumor marker of renal cell carcinoma. J Am Soc Nephrol. 2005;16(4):1126–34.

97. Hwa JS, Kim HJ, Goo BM, et al. The expression of ketohexokinase is diminished in human clear cell type of renal cell carcinoma. Proteomics. 2006;6(3):1077–84.

98. Jung M, Mollenkopf HJ, Grimm C, et al. MicroRNA profiling of clear cell renal cell cancer identifies a robust signature to define renal malignancy. J Cell Mol Med. 2009;13(9B):3918–28.

99. Minamida S, Iwamura M, Kodera Y, et al. 14-3-3 protein Beta/alpha as a urinary biomarker for renal cell carcinoma: proteomic analysis of cyst fluid. Anal Bioanal Chem. 2011;401(1):245–52.

100. Battagli C, Uzzo RG, Dulaimi E, et al. Promoter hypermethylation of tumor suppressor genes in urine from kidney cancer patients. Cancer Res. 2003;63(24):8695–9.

101. Takahashi M, Rhodes DR, Furge KA, et al. Gene expression profiling of clear cell renal cell carcinoma: gene identification and prognostic classification. Proc Natl Acad Sci USA. 2001;98(17):9754–9.

102. Yao M, Huang Y, Shioi K, et al. Expression of adipose differentiation-related protein: a predictor of cancer-specific survival in clear cell renal carcinoma. Clin Cancer Res. 2007;13(1):152–60.

103. Kaya K, Ayan S, Gokce G, Kilicarslan H, Yildiz E, Gultekin EY. Urinary nuclear matrix protein 22 for diagnosis of renal cell carcinoma. Scand J Urol Nephrol. 2005;39(1):25–9.

104. Wu DL, Zhang WH, Wang WJ, Jing SB, Xu YM. Proteomic evaluation of urine from renal cell carcinoma using SELDI-TOF-MS and tree analysis pattern. Technol Cancer Res Treat. 2008;7(3):155–60.

105. Kopper L, Timar J. Genomics of renal cell cancer—does it provide breakthrough? Pathol Oncol Res. 2006;12(1):5–11.

106. Gunawan B, Huber W, Holtrup M, et al. Prognostic impacts of cytogenetic findings in clear cell renal cell carcinoma: gain of 5q31-qter predicts a distinct clinical phenotype with favorable prognosis. Cancer Res. 2001;61(21):7731–8.

107. Chen M, Ye Y, Yang H, et al. Genome-wide profiling of chromosomal alterations in renal cell carcinoma using high-density single nucleotide polymorphism arrays. Int J Cancer. 2009;125(10):2342–8.

108. Klatte T, Rao PN, de Martino M, et al. Cytogenetic

profile predicts prognosis of patients with clear cell renal cell carcinoma. J Clin Oncol. 2009;27(5): 746–53.

109. La Rochelle J, Klatte T, Dastane A, et al. Chromosome 9p deletions identify an aggressive phenotype of clear cell renal cell carcinoma. Cancer. 2010;116(20):4696–702.

110. Monzon FA, Alvarez K, Peterson L, et al. Chromosome 14q loss defines a molecular subtype of clear-cell renal cell carcinoma associated with poor prognosis. Mod Pathol. 2011;24(11):1470–9.

111. Sanjmyatav J, Junker K, Matthes S, et al. Identification of genomic alterations associated with metastasis and cancer specific survival in clear cell renal cell carcinoma. J Urol. 2011;186(5):2078–83.

112. Yoshimoto T, Matsuura K, Karnan S, et al. High-resolution analysis of DNA copy number alterations and gene expression in renal clear cell carcinoma. J Pathol. 2007;213(4):392–401.

113. Hagenkord JM, Gatalica Z, Jonasch E, Monzon FA. Clinical genomics of renal epithelial tumors. Cancer Genet. 2011;204(6):285–97.

114. Presti Jr JC, Wilhelm M, Reuter V, Russo P, Motzer R, Waldman F. Allelic loss on chromosomes 8 and 9 correlates with clinical outcome in locally advanced clear cell carcinoma of the kidney. J Urol. 2002;167(3):1464–8.

115. Szponar A, Zubakov D, Pawlak J, Jauch A, Kovacs G. Three genetic developmental stages of papillary renal cell tumors: duplication of chromosome 1q marks fatal progression. Int J Cancer. 2009;124(9): 2071–6.

116. Furge KA, Chen J, Koeman J, et al. Detection of DNA copy number changes and oncogenic signaling abnormalities from gene expression data reveals MYC activation in high-grade papillary renal cell carcinoma. Cancer Res. 2007;67(7):3171–6.

117. Bui MH, Seligson D, Han KR, et al. Carbonic anhydrase IX is an independent predictor of survival in advanced renal clear cell carcinoma: implications for prognosis and therapy. Clin Cancer Res. 2003; 9(2):802–11.

118. Sandlund J, Oosterwijk E, Grankvist K, Oosterwijk-Wakka J, Ljungberg B, Rasmuson T. Prognostic impact of carbonic anhydrase IX expression in human renal cell carcinoma. BJU Int. 2007;100(3):556–60.

119. Patard JJ, Fergelot P, Karakiewicz PI, et al. Low CAIX expression and absence of VHL gene mutation are associated with tumor aggressiveness and poor survival of clear cell renal cell carcinoma. Int J Cancer. 2008;123(2):395–400.

120. Leibovich BC, Sheinin Y, Lohse CM, et al. Carbonic anhydrase IX is not an independent predictor of outcome for patients with clear cell renal cell carcinoma. J Clin Oncol. 2007;25(30):4757–64.

121. Stillebroer AB, Mulders PF, Boerman OC, Oyen WJ, Oosterwijk E. Carbonic anhydrase IX in renal cell carcinoma: implications for prognosis, diagnosis, and therapy. Eur Urol. 2010;58(1):75–83.

122. Zamparese R, Pannone G, Santoro A, et al. Survivin expression in renal cell carcinoma. Cancer Invest. 2008;26(9):929–35.

123. Parker AS, Kosari F, Lohse CM, et al. High expression levels of survivin protein independently predict a poor outcome for patients who undergo surgery for clear cell renal cell carcinoma. Cancer. 2006; 107(1):37–45.

124. Zigeuner R, Ratschek M, Rehak P, Schips L, Langner

C. Value of p53 as a prognostic marker in histologic subtypes of renal cell carcinoma: a systematic analysis of primary and metastatic tumor tissue. Urology. 2004;63(4):651–5.

125. Oda H, Nakatsuru Y, Ishikawa T. Mutations of the p53 gene and p53 protein overexpression are associated with sarcomatoid transformation in renal cell carcinomas. Cancer Res. 1995;55(3):658–62.

126. Kallakury BV, Karikehalli S, Haholu A, Sheehan CE, Azumi N, Ross JS. Increased expression of matrix metalloproteinases 2 and 9 and tissue inhibitors of metalloproteinases 1 and 2 correlate with poor prognostic variables in renal cell carcinoma. Clin Cancer Res. 2001;7(10):3113–9.

127. Kawata N, Nagane Y, Igarashi T, et al. Strong significant correlation between MMP-9 and systemic symptoms in patients with localized renal cell carcinoma. Urology. 2006;68(3):523–7.

128. Jiang Z, Chu PG, Woda BA, et al. Analysis of RNA-binding protein IMP3 to predict metastasis and prognosis of renal-cell carcinoma: a retrospective study. Lancet Oncol. 2006;7(7):556–64.

129. Hoffmann NE, Sheinin Y, Lohse CM, et al. External validation of IMP3 expression as an independent prognostic marker for metastatic progression and death for patients with clear cell renal cell carcinoma. Cancer. 2008;112(7):1471–9.

130. Klatte T, Seligson DB, LaRochelle J, et al. Molecular signatures of localized clear cell renal cell carcinoma to predict disease-free survival after nephrectomy. Cancer Epidemiol Biomarkers Prev. 2009;18(3): 894–900.

131. Visapaa H, Bui M, Huang Y, et al. Correlation of ki-67 and gelsolin expression to clinical outcome in renal clear cell carcinoma. Urology. 2003; 61(4):845–50.

132. Anderson RG. The caveolae membrane system. Annu Rev Biochem. 1998;67:199–225.

133. Campbell L, Jasani B, Edwards K, Gumbleton M, Griffiths DF. Combined expression of caveolin-1 and an activated AKT/mTOR pathway predicts reduced disease-free survival in clinically confined renal cell carcinoma. Br J Cancer. 2008;98(5): 931–40.

134. Moch H, Schraml P, Bubendorf L, et al. High-throughput tissue microarray analysis to evaluate genes uncovered by cDNA microarray screening in renal cell carcinoma. Am J Pathol. 1999;154(4): 981–6.

135. Zigeuner R, Droschl N, Tauber V, Rehak P, Langner C. Biologic significance of fascin expression in clear cell renal cell carcinoma: systematic analysis of primary and metastatic tumor tissues using a tissue microarray technique. Urology. 2006;68(3):518–22.

136. Thompson RH, Kwon ED. Significance of B7-H1 overexpression in kidney cancer. Clin Genitourin Cancer. 2006;5(3):206–11.

137. Rini BI, Jaeger E, Weinberg V, et al. Clinical response to therapy targeted at vascular endothelial growth factor in metastatic renal cell carcinoma: impact of patient characteristics and von Hippel-Lindau gene status. BJU Int. 2006;98(4):756–62.

138. Heinzelmann J, Henning B, Sanjmyatav J, et al. Specific miRNA signatures are associated with metastasis and poor prognosis in clear cell renal cell carcinoma. World J Urol. 2011;29(3):367–73.

139. White NM, Khella HW, Grigull J, et al. miRNA profiling in metastatic renal cell carcinoma reveals a tumour-suppressor effect for miR-215. Br J Cancer.

2011;105(11):1741–9.

140. Slaby O, Redova M, Poprach A, et al. Identification of MicroRNAs associated with early relapse after nephrectomy in renal cell carcinoma patients. Genes Chromosomes Cancer. 2012;51(7):707–16.

141. Khella HW, Bakhet M, Allo G, Jewett MA, Girgis AH, Latif A, Girgis H, Von Both I, Bjarnason GA, Yousef GM. miR-192, miR-194 and miR-215: a convergent microRNA network suppressing tumor progression in renal cell carcinoma. Carcinogenesis. 2013;34(10):2231–9.

142. Lin J, Horikawa Y, Tamboli P, Clague J, Wood CG, Wu X. Genetic variations in microRNA-related genes are associated with survival and recurrence in patients with renal cell carcinoma. Carcinogenesis. 2010;31(10):1805–12.

143. Steffens S, Schrader AJ, Blasig H, et al. Caveolin 1 protein expression in renal cell carcinoma predicts survival. BMC Urol. 2011;11:25. doi:10.1186/1471-2490-11-25.

144. Schultz L, Chaux A, Albadine R, et al. Immunoexpression status and prognostic value of mTOR and hypoxia-induced pathway members in primary and metastatic clear cell renal cell carcinomas. Am J Surg Pathol. 2011;35(10):1549–56.

145. Lichner Z, Scorilas A, White NM, et al. The chromatin remodeling gene ARID1A is a new prognostic marker in clear cell renal cell carcinoma. Am J Pathol. 2013;182(4):1163–70.

146. Arai E, Ushijima S, Fujimoto H, et al. Genome-wide DNA methylation profiles in both precancerous conditions and clear cell renal cell carcinomas are correlated with malignant potential and patient outcome. Carcinogenesis. 2009;30(2):214–21.

147. Minardi D, Lucarini G, Filosa A, et al. Prognostic role of global DNA-methylation and histone acetylation in pT1a clear cell renal carcinoma in partial nephrectomy specimens. J Cell Mol Med. 2009;13(8B):2115–21.

148. Zhang Q, Ying J, Li J, et al. Aberrant promoter methylation of DLEC1, a critical 3p22 tumor suppressor for renal cell carcinoma, is associated with more advanced tumor stage. J Urol. 2010;184(2):731–7.

149. van Vlodrop IJ, Baldewijns MM, Smits KM, et al. Prognostic significance of Gremlin1 (GREM1) promoter CpG island hypermethylation in clear cell renal cell carcinoma. Am J Pathol. 2010;176(2):575–84.

150. Kagara I, Enokida H, Kawakami K, et al. CpG hypermethylation of the UCHL1 gene promoter is associated with pathogenesis and poor prognosis in renal cell carcinoma. J Urol. 2008;180(1):343–51.

151. Breault JE, Shiina H, Igawa M, et al. Methylation of the gamma-catenin gene is associated with poor prognosis of renal cell carcinoma. Clin Cancer Res. 2005;11(2 Pt 1):557–64.

152. Kawai Y, Sakano S, Suehiro Y, et al. Methylation level of the RASSF1A promoter is an independent prognostic factor for clear-cell renal cell carcinoma. Ann Oncol. 2010;21(8):1612–7.

153. Morris MR, Ricketts C, Gentle D, et al. Identification of candidate tumour suppressor genes frequently methylated in renal cell carcinoma. Oncogene. 2010;29(14):2104–17.

154. Hildebrandt MA, Gu J, Lin J, et al. Hsa-miR-9 methylation status is associated with cancer development and metastatic recurrence in patients with clear cell renal cell carcinoma. Oncogene. 2010;29(42):5724–8.

155. Rogenhofer S, Kahl P, Mertens C, et al. Global histone H3 lysine 27 (H3K27) methylation levels and their prognostic relevance in renal cell carcinoma. BJU Int. 2012;109(3):459–65.

156. Ellinger J, Kahl P, Mertens C, et al. Prognostic relevance of global histone H3 lysine 4 (H3K4) methylation in renal cell carcinoma. Int J Cancer. 2010;127(10):2360–6.

157. Mosashvili D, Kahl P, Mertens C, et al. Global histone acetylation levels: prognostic relevance in patients with renal cell carcinoma. Cancer Sci. 2010;101(12):2664–9.

158. Arsanious A, Bjarnason GA, Yousef GM. From bench to bedside: current and future applications of molecular profiling in renal cell carcinoma. Mol Cancer. 2009;8:20. doi:10.1186/1476-4598-8-20.

159. Brannon AR, Rathmell WK. Renal cell carcinoma: where will the state-of-the-art lead us? Curr Oncol Rep. 2010;12(3):193–201.

160. Vasselli JR, Shih JH, Iyengar SR, et al. Predicting survival in patients with metastatic kidney cancer by gene-expression profiling in the primary tumor. Proc Natl Acad Sci USA. 2003;100(12):6958–63.

161. Kosari F, Parker AS, Kube DM, et al. Clear cell renal cell carcinoma: gene expression analyses identify a potential signature for tumor aggressiveness. Clin Cancer Res. 2005;11(14):5128–39.

162. Jones J, Otu H, Spentzos D, et al. Gene signatures of progression and metastasis in renal cell cancer. Clin Cancer Res. 2005;11(16):5730–9.

163. Sultmann H, von Heydebreck A, Huber W, et al. Gene expression in kidney cancer is associated with cytogenetic abnormalities, metastasis formation, and patient survival. Clin Cancer Res. 2005;11(2 Pt 1):646–55.

164. Ramaswamy S, Ross KN, Lander ES, Golub TR. A molecular signature of metastasis in primary solid tumors. Nat Genet. 2003;33(1):49–54.

165. Crispen PL, Boorjian SA, Lohse CM, Leibovich BC, Kwon ED. Predicting disease progression after nephrectomy for localized renal cell carcinoma: the utility of prognostic models and molecular biomarkers. Cancer. 2008;113(3):450–60.

166. Chari R, Thu KL, Wilson IM, et al. Integrating the multiple dimensions of genomic and epigenomic landscapes of cancer. Cancer Metastasis Rev. 2010;29(1):73–93.

167. Cancer Genome Atlas Research Network. Comprehensive genomic characterization defines human glioblastoma genes and core pathways. Nature. 2008;455(7216):1061–8.

168. Chari R, Coe BP, Vucic EA, Lockwood WW, Lam WL. An integrative multi-dimensional genetic and epigenetic strategy to identify aberrant genes and pathways in cancer. BMC Syst Biol. 2010;4:67. doi:10.1186/1752-0509-4-67.

169. Yuasa T, Takahashi S, Hatake K, Yonese J, Fukui I. Biomarkers to predict response to sunitinib therapy and prognosis in metastatic renal cell cancer. Cancer Sci. 2011;102(11):1949–57.

170. van der Veldt AA, Eechoute K, Gelderblom H, et al. Genetic polymorphisms associated with a prolonged progression-free survival in patients with metastatic renal cell cancer treated with sunitinib. Clin Cancer Res. 2011;17(3):620–9.

171. Xu CF, Bing NX, Ball HA, et al. Pazopanib efficacy in renal cell carcinoma: evidence for predictive genetic markers in angiogenesis-related and exposure-related genes. J Clin Oncol.

2011;29(18):2557–64.

172. Pena C, Lathia C, Shan M, Escudier B, Bukowski RM. Biomarkers predicting outcome in patients with advanced renal cell carcinoma: results from sorafenib phase III treatment approaches in renal cancer global evaluation trial. Clin Cancer Res. 2010;16(19):4853–63.

173. Wu WY, Xue XY, Chen ZJ, et al. Potentially predictive microRNAs of gastric cancer with metastasis to lymph node. World J Gastroenterol. 2011;17(31): 3645–51.

174. Teo MT, Landi D, Taylor CF, et al. The role of microRNA-binding site polymorphisms in DNA repair genes as risk factors for bladder cancer and breast cancer and their impact on radiotherapy outcomes. Carcinogenesis. 2012;33(3):581–6.

175. Gao W, Lu X, Liu L, Xu J, Feng D, Shu Y. MiRNA-21: a biomarker predictive for platinum-based adjuvant chemotherapy response in patients with non-small cell lung cancer. Cancer Biol Ther. 2012;13(5):330–40.

176. Gamez-Pozo A, Anton-Aparicio LM, Bayona C, et al. MicroRNA expression profiling of peripheral blood samples predicts resistance to first-line sunitinib in advanced renal cell carcinoma patients. Neoplasia. 2012;14(12):1144–52.

177. Berkers J, Govaere O, Wolter P, et al. A possible role for microRNA-141 down-regulation in sunitinib resistant metastatic clear cell renal cell carcinoma through induction of epithelial-to-mesenchymal transition and hypoxia resistance. J Urol. 2013; 189(5):1930–8.

178. White NM, Yousef GM. Translating molecular signatures of renal cell carcinoma into clinical practice. J Urol. 2011;186(1):9–11.

179. Roychowdhury S, Iyer MK, Robinson DR, et al. Personalized oncology through integrative high-throughput sequencing: a pilot study. Sci Transl Med. 2011;3(111):111ra121.

180. Lundstrom K. Micro-RNA in disease and gene therapy. Curr Drug Discov Technol. 2011;8(2):76–86.

第 17 章

前列腺癌分子检测

Manal Y. Gabril, George M. Yousef

在北美洲，前列腺癌(prostate cancer, PCa)是最常见的恶性肿瘤，为男性癌症相关致死的第二大原因。前列腺癌是一种异质性疾病，它往往是多灶性以及多形态变化。大部分前列腺癌患者是可治愈的，而且是器官限制性疾病。因此对患者术后复发风险进行准确评估对于制订个性化治疗方案至关重要。

前列腺癌基因组学

胚系突变

前列腺癌可分为遗传性和散发性。大量研究表明存在多重复合基因组的"热点区域"，这些区域可产生遗传性的序列改变，与疾病风险相关[1]。基因连锁分析已有效应用于定位与遗传性前列腺癌相关的基因组候选区域。全基因组关联分析(GWAS)已成为研究前列腺癌基因组的有效工具[2]。

候选基因与易感基因位点的连锁分析

RNASEL：*RNASEL* 基因位于遗传性前列腺癌 1 (hereditary prostate cancer 1, *HPC1*) 基因座内，位于 1q25，调节由干扰素诱导的 2-5A 系统的抗病毒和凋亡

M.Y. Gabril, M.D.
Department of Pathology and Laboratory Medicine,
University Hospital, 339 Windermere Road, London,
ON, Canada N6A 5A5
e-mail: manal.gabril@lhsc.on.ca

G.M. Yousef, M.D., Ph.D. (✉)
Department of Laboratory Medicine and Pathobiology,
University of Toronto, Medical Sciences Building,
1 King's College Circle, Toronto, ON,
Canada M5S 1A8
e-mail: yousefg@smh.ca

活性[3]。在与 *HPC1* 基因座相关联的前列腺癌家族中，将 *RNASEL* 基因的无意义截断突变 Glu265X 和起始密码子突变 Met1Ile 分隔开。功能分析发现这两个突变均可减弱 *RNASEL* 的活性[4]。

ELAC2：*ELAC2* 基因位于遗传性前列腺癌 2 (hereditary prostate cancer 2, *HPC2*) 基因座内，位于 17p11，编码一个 tRNA 3′端内切核糖核酸酶。该基因的两个错义突变，包括丝氨酸突变为亮氨酸(Ser217Leu)和丙氨酸突变为苏氨酸(Ala541Thr)在遗传性前列腺癌家族中已有发现[5]。

MSR1：巨噬细胞清道夫受体 1(macrophage scavenger receptor 1, *MSR1*)基因位于 8p22，其是前列腺癌易感性很强的候选基因。除了发现该基因与遗传性前列腺癌正相关外，前列腺癌 8 号染色体 p22 亦发现高频率的缺失突变。在欧洲和非裔美国男性中，已显示 MSR1 基因突变和遗传性以及散发性前列腺癌风险相关[6]。

HomeboxB13(*HOXB13*)：已在遗传性前列腺癌家族中的患癌患者中发现 *HOXB13* 基因 Gly84Glu 这种罕见的新型突变，并且证实该突变可极大地增加遗传性前列腺癌的患病风险。此外，还识别了一些 *HOXB13* 基因的罕见错义突变(Tyr88Asp、Leu144Pro、Gly216Cys 和 Arg229Gly)。通过对比前列腺癌患者 *HOXB13* 基因中 Gly84Glu 和无任何截断突变的自然复发率，发现致癌机制更倾向于功能获得性突变(致癌性)，而不是功能缺失性突变。尽管 *HOXB13* 突变只能在少数前列腺癌患者中识别，罕见的遗传性病变可以定义更多反常散发性病例的相关致病通路[7]。

CHEK2：在 DNA 损伤信号通路中，*CHEK2* 基因(22q)是 p53 的上游调节器。*CHEK2* 突变在散发性和家族性前列腺癌病例中均有发现，并可小幅增加患前列腺癌的风险[8]。

低外显率基因：在前列腺癌中，高外显率的易感基因突变相对不常见。相反，低外显率基因多态性适度地增加的前列腺癌的风险，但其频率更高。

1.雄激素受体(androgen receptor，AR)基因重复性多态 CAG(胞嘧啶-腺嘌呤-鸟嘌呤)已广泛研究。研究发现前列腺患癌风险与 CAG 重复性长度成反比。但是 CAG 重复性短与前列腺癌高级别、晚期、转移和致死性相关。非裔美国人 AR 基因有着更普遍的短 CAG 重复性，该人群中前列腺癌患病率高，而中国人的 CAG 重复性长，该人群中前列腺癌患病率低。近期的研究表明此风险因素没有先前认为的那么重要[9,10]。

2.SRD5A2 基因编码 Ⅱ 型 5α-氧化还原酶，其多态性可增加前列腺癌的患病风险[11]。5α-氧化还原酶的功能是将睾酮转化为其更具活性的代谢产物二氢睾酮。

3.维生素 D 受体(vitamin D receptor，VDR)基因是一种类固醇激素受体基因，其多态性也与前列腺癌密切相关。目前尚不确定 VDR 基因多态性是否会增加乳腺癌的易感性。研究表明 VDR 等位基因与进展期癌症密切相关[12]。

其他已报道的可影响前列腺癌发病风险的多态性包括细胞色素 P450 家族基因(CYP3A4 和 CYP17)。CYP17 编码细胞色素 P450c17α，该酶负责睾酮的生物合成。一种突变的 CYP17 等位基因与遗传性和散发性前列腺癌均相关[13]。基因连锁分析也发现了与前列腺癌发病倾向相关的其他几个区域，包括位于 1q42.2~43[14]的"前列腺癌倾向"(predisposing for cancer prostate，PCAP)；位于 1p36[15]、16q23[16]和 19p13[17]的 CAPB；位于 20q13[18]的 HPC20。其他一些与前列腺癌相关的基因位点位于染色体 3p26、3q26、4q35、7q32~33、11q14、17q22 和 22q12~13。

候选基因和易感基因位点的全基因组关联分析

肝细胞核因子 1B(hepatocyte nuclear factor 1B，HNF1B)由转录因子 2 基因(transcription factor 2，TCF2)(17q12)编码。据报道，此基因可增加 20% 的前列腺癌发病风险。有趣的是，HNF1B 关联前列腺癌的风险等位基因(或多态性等位基因)具有抗 2 型糖尿病的功能，同样，2 型糖尿病关联的风险等位基因具有减少前列腺癌发病风险的功能。HNF1B/TCF2/MODY5 包含一个同源框区域，其归为 β 螺旋的转录因子[19]。

一些多态性等位基因与可确认的基因并无关联。研究表明在 8q24 区域有多达 7 个独特基因位点，其多态性可增加高达 50% 的前列腺癌发病风险[20]。近期

的研究确定了 q24 区域的一些增强子，这些增强子在灵长类和犬类物种中具有保守性。原癌基因 c-Myc 位于 8q24 上游 200kb 处，在其他癌症中，提出此基因受该区域的一些因子调节。Sotelo 等将此区域的增强子和在前列腺癌细胞的基因表达联系起来[21]。另一项研究表明染色体环化导致前列腺癌相关多态性等位基因和 c-Myc 原癌基因启动子直接相互作用[22]。目前，关于这些多态性等位基因是否改变机体内 c-Myc 原癌基因的表达还存在争议。一项荟萃分析证实位于 8q24 的多态性基因，基于不同种族而表现出不同的发病风险关联性[23]。

全基因组关联分析也识别了两个位于 10 号染色体的潜在基因位点，其中一个包含一个邻近 B-微精原蛋白基因(B-microseminoprotein gene，MSMB)启动子的多态性位点。PSP94(MSMB 的蛋白产物)水平的减少与前列腺根治术后的疾病进展相关[24]。

乳腺癌易感基因 BRCA1(17q21)和 BRCA2(13q 12.3)与前列腺癌的相关风险分别为 3.0 和 2.6~7。英国人/加拿大人/德克萨斯州人有多达 30% 的前列腺癌家族可能与 BRCA1/2 相关，尽管置信区间较宽而且在 1 以内。英国前列腺癌家族研究没有发现任何 BRCA1 突变，但发现了两个 BRCA2 的胚系突变。乳腺癌与前列腺癌之间明显存在联系；但该联系的分子机制目前还不够清楚[25]。

体细胞分子变化

染色体畸变

大多数前列腺癌患者存在体细胞拷贝数的变化(somatic copy number alteration，SCNAS)，在疾病早期同时伴随染色体缺失和超量扩增。传统的染色体核型分析发现了重现性的染色体变化，包括 7 号染色体三体，Y 染色体丢失，7q 和 10q 缺失，以及双微体。据报道，原位杂交(FISH)分析发现 1、7、8、8q、17、X 和 Y 染色体获得，以及 1、7、8、8p、10、10q、16q、17q、17 和 Y 染色体缺失等现象[26]。目前，比较基因组杂交和高密度单核苷酸多态性阵列分析已经为高灵敏度全基因组 SCNA 分析提供了基础。

Visakorpi 等报道了前列腺上皮内瘤(prostatic intraepithelial neoplasia，PIN)中 8p 和 13q 的缺失[27]。在前列腺癌患者中，22q 染色体上 TMPRSS2 和 ERG 基因位点重现性的缺失和重排已有报道，下文进行详述。

在 8p、13q 和 16q 染色体区域检出 LOH 最高水平[28]。在 8p 内，至少已报道两个最小缺失区域：第一个

位于 8p22,同时伴有 8 号着丝粒获得,与不良预后相关[29]。第二个区域位于 8p21,是前列腺特异性同源盒基因 *NKX3.1* 上的位点,与肿瘤进展相关[30]。研究表明,据报道,位于 8p 的 LOH 也出现在前列腺高级别 PIN 中。

13q21 区域的缺失也与侵袭性疾病相关[31]。超过一半的前列腺癌病例表现为 13p 的 LOH[32,33]。该区域存在 *Rb* 和 *BRCA2* 基因。*BRCA2* 丢失在局限性前列腺癌中并不常见,但 *Rb* 缺失的发生频率更高[33]。染色体 13q14、q21~22 和 q33 等位基因缺失在转移性和侵袭性癌症中的发生频率也很高[34]。

位于 16q(16q22.1~22.3、16q23.2~24.1 和 16q24.3~ter) 的 LOH 在进展期前列腺癌患者中常见,并且与患者的不良预后相关[35]。在 10q 中,LOH 的最高水平位于 10q23~q24 区域,该区域存在磷酸酶和张力蛋白同族体(phosphatase and tensin homolog,*PTEN*)肿瘤抑制基因[36]。另一个候选基因 *MXII* 已被证实是 *MYC* 拮抗基因[37]。

等臂染色体 17 是最早发现的与前列腺癌相关的异常染色体之一。随后,在 17 号染色体短臂发现了缺失高峰区域。这些区域的其中之一存在一个潜在的转移抑制基因(*MKK4/SEK1*)。在部分进展期,前列腺癌也出现 p53 (17p13.1)基因突变,但在癌症的发展过程中不起主要作用[38]。

与 5% 的原发性肿瘤相比,几乎 90% 的激素难治性和转移性癌症出现 8q 获得[27,39-41]。位于 8q24 的*MYC* 致癌基因与侵袭性疾病相关[39]。FISH 分析表明 *MYC* 基因过表达存在于约 9% 的局限性以及约 75% 的进展期前列腺癌中。

位于染色体 8q 的另一个基因是 *PSCA*,该基因编码前列腺干细胞抗原。延伸因子 C[42] 和 *EIF3S3*[43] 基因位于染色体 8q,也显示出潜在的过表达迹象。其他一些基因包括 *TCEB1*(8q21)、*KIAA0196* 和 *RAD21* (8q23~q24),在激素难治性前列腺癌中似乎出现了过表达。30% 的激素难治性前列腺癌出现 Xq11~13 区域的扩增,这个区域编码雄激素受体,而且 50% 的病例出现 7q/7p 区域扩增[27]。

表观遗传学改变

高甲基化

在前列腺癌中,高甲基化普遍存在。一些常见的甲基化基因及其功能列表见框 17.1。

框 17.1 前列腺癌常见高甲基化基因和作用分类

DNA 修复基因
　GSTP1
　MGMT
肿瘤抑制基因
　APC
　RARβ
　RASSF1
激素受体
　AR
　ESR1,2
细胞黏附基因
　CDH1
　CDH13
　CD44
细胞周期调控基因
　CCND2
　CDKN1B
　SFN
凋亡基因
　GADD45α
　PYCARD
　RPRM
　GLIPR1

激素信号传导:在前列腺癌发展过程中,雄激素受体(androgen receptor,AR)是一种至关重要的效应器。近期的研究表明,即使在低浓度和去势抵抗性前列腺癌中,AR 仍能控制前列腺癌细胞的生长[46]。表观遗传变异包括 CpG 甲基化和组蛋白乙酰化在调节 AR 信号通路中扮演重要角色。*AR* 基因的甲基化在去势抵抗性肿瘤(29%)中的出现频率高于未经处理的原发组织(10%)[47]。

DNA 修复基因:*GSTP1* 基因编码 π 级谷胱甘肽 S-转移酶(glutathione S-transferase,GST)。其相关功能的缺失可能会使前列腺细胞对细胞及基因损伤变得敏感。前列腺癌中未发现 *GSTP1* 基因突变或缺失;但是该基因处于失活状态, 两个等位基因都存在甲基化[48]。*GSTP1* 启动子区 CpG 岛高甲基化是前列腺癌发病机制的最早的变化之一。正常上皮细胞没有 *GSTP1* 甲基化, 但 70% 高级别前列腺上皮内瘤(high-grade prostatic intraepithelial neoplasia,HGPIN) 和 90% 的前列腺癌有 *GSTP1* 甲基化[48]。

肿瘤抑制基因：APC 肿瘤抑制基因的启动子甲基化已成为前列腺癌的预后标记物。携带 APC 甲基化的患者死亡率更高[49]。肿瘤抑制基因 RASSF1A 的失活也与其启动子区的 CpG 岛高甲基化相关。RASSF1A 基因编码的蛋白被发现与 DNA 修复蛋白 XPA 相互作用。此外，还发现其可以抵消 RAS 相连通路导致的细胞增殖，抑制细胞周期蛋白 D1 的累积，进而引起细胞周期停滞[50]。

细胞黏着基因：钙黏蛋白（E-cadherin，CDH1）是一种强力的入侵抑制器。CDH1 表达的减少与前列腺癌患者广泛的转移性和较差的生存期相关。在前列腺癌细胞系中，CDH1 的 5′端 CpG 岛普遍甲基化[51]。CD44 编码另一种膜蛋白，参与基质黏附和信号转导。在前列腺癌患者中，CD44 高甲基化存在于 78% 的患者中，仅有 10% 正常[52]。

细胞周期与致凋亡基因：在前列腺癌患者中，CC-ND2 启动子高甲基化远远高于正常的前列腺组织（32% 比 6%）[53]。高水平的 CCND2 甲基化与肿瘤侵袭性相关[54]。在前列腺癌样本中，已发现 GSTP1、APC、PT-GS2、MDR1 和 RASSF1A 等基因高甲基化。重要的是，这些异常的甲基化与疾病分期正相关，特别是在前列腺癌中。联合测定 GSTP1 和 APC 高甲基化已经在检测前列腺癌中表现出很高的价值，临床样本的检测准确率高达 100%[55]。

低甲基化

启动子低甲基化以及随后的致癌基因如 WNT5A 的上调在前列腺癌已有发现。在 polycomb 抑制复合体（polycomb repressive complex，PRC）家族中，研究最多的是 zeste 同源 2（enhancer of zeste homologue，EZH2）的 polycomb 蛋白增强子，其是催化 K9 组蛋白 H3 甲基化蛋白复合体的基本组成部分，导致大量特定基因的转录抑制。PRC1 复合体是 H3K27 三甲基所必需的，负责保持基因抑制的稳定性[56]。在前列腺癌患者中，H3K27me3 水平的升高与肿瘤抑制基因如 DAB2IP 的表达抑制有关，该基因是 Ras GTP 酶家族的一员[57]。

肿瘤抑制基因

NKX3.1：NKX3.1 是一种雄性激素调节的肿瘤抑制基因，位于 8p21.2。它与 DNA 结合并抑制 PSA 的表达。除了 8p21 的 LOH，有证据表明 NKX3.1 还通过启动子甲基化导致表型下调[58]。

PTEN：PTEN 基因突变存在于多达 1/3 的激素难治性前列腺癌患者中，原发的前列腺癌存在纯合性缺失和突变。PTEN 缺失与高的 Gleason 分级和疾病晚期相关[59]。

CDKN1B（p27）：p27 浓度减少在前列腺癌患者中普遍存在，尤其在预后差的患者中。包含 CDKN1B 基因的体细胞 12p12~3 丢失，存在于 23% 的局限性前列腺癌、30% 的局部淋巴结转移性前列腺癌和 47% 的远处转移的前列腺癌中[60]。

KLF6：KLF6 包含一组参与不同生物过程的转录因子，包括致癌作用。据报道，KLF6 重要的遗传学变异，包括少数高级别前列腺癌中的缺失和失表达[61]。

经典的肿瘤抑制基因包括 p53、RB1 p16 的失活，罕见于原发性前列腺癌，但在转移性和（或）激素难治性病变中出现频率较高，提示这些基因可能参与了前列腺癌的发展过程。

致癌基因

MYC：最新的研究表明在肿瘤初始阶段 MYC 过表达。细胞 MYC 核蛋白在许多前列腺 PIN 病变内表达上调，而大多数前列腺癌缺乏 MYC 扩增[62]。已鉴定数个 MYC 的靶基因，这些基因参与前列腺癌发展和转移的多条通路。FOXP3 是在前列腺癌和乳腺癌中新近发现的 X 连锁的肿瘤抑制基因。MYC 过表达与 FOXP3 的下调相关，而 FOXP3 缺失导致 MYC 表达升高。FOXP3 与 MYC 启动子区结合，抑制 MYC 的转录，因此 FOXP3 的缺失导致 MYC 表达量的增加[63]。

雄激素受体（AR）：HGPIN 中的腔面细胞和绝大多数的前列腺癌细胞中，AR 的表达量都相对较高。晚期前列腺癌最终发展为雄激素非依赖性。尽管如此，AR 基因表达和 AR 信号在大部分的激素难治性癌症中保持完整。事实上，AR 表达在激素难治性癌症中常常增加。AR 体细胞突变已有报道，特别在雄激素非依赖性癌症中，这些是经常"激活"的突变，可导致配体专一性的改变，因此可通过非雄激素甚至抗雄激素来激活。此外，AR 基因扩增可导致这些细胞对低浓度雄激素水平敏感性的增加。在雄激素缺乏的情况下，雄激素非依赖性前列腺癌细胞也能通过 AR 和（或）AR 共活化剂翻译后修饰应答其他生长因子信号，进而激活 AR 信号[64-66]。对类固醇类受体共活化剂（steroid receptor coactivators，SRC）已有广泛研究。除了与核受体相互作用外，SRC 可共激活其他转录因子，包括核因子-κB（NF-κB）、STAT、HIF1 和 Smads。SRC 已被发现在前列腺癌中过表达或大量扩增[67]。近期的研究已经表明前列腺癌细胞可能产生雄激素。

TMPRSS2-ERG 基因融合重排：雄激素调节基因

TMPRSS2 和 ETS 肿瘤转录因子家族成员 *ERG*、*ETV1* 和 *ETV4* 间的基因融合是前列腺癌中最普遍的基因融合，这些基因融合对于前列腺癌发展至关重要。*TMPRSS2* 是位于染色体 21q22.2 的雄激素调节基因；其上游调控因子和启动子控制 ERG 过表达，进而形成基因融合。在雄激素应答细胞中，雄激素信号诱导 *TMPRSS2* 和 *ERG* 基因座，接着与中介结合导致 DNA 双链打开，进而诱导 *TMPRSS2-ERG* 基因融合。前列腺癌在分子层面上可分为"融合阳性"和"融合阴性"两大类。低级别 PIN 和 16%~20% HGPIN 中发现 TMPRSS2-ERG 融合转录产物的表达，表明其为前列腺癌变的早期事件。融合基因的表达也存在于 65% 的局限性前列腺癌中。研究还发现 *ERG* 和 ETV1 的表达在转移性前列腺癌中增高，提示 *ETS* 基因融合在晚期疾病中持续存在[68,69]。大多数病例(70%)中，不同的病灶表现出多样化 *TMPRSS2* 基因重排，因此，多病灶前列腺癌是一种异质性的疾病[70]。

在 *ERG* 过表达的肿瘤中，WNT 信号通路活化近期被描述为最集中的通路[71]。此外，在融合阳性的患者中，TGF-β/BMP 信号通路出现了明显的上调[72]。在临床上，*ETS* 基因重排对于预后的重要性仍存在争议，需要进一步的研究以确定和证实不同的易位变异型与预后的关系。此外，与雄激素信号相关的 *ETS* 致癌性重排的不同调控网络需要进一步的阐述。

端粒缩短：在大部分肿瘤发展过程中，端粒都会显著性地缩短，最可能是染色体发生不稳定导致的。在前列腺中，体细胞端粒缩短发生在大部分的 HGPIN 和前列腺癌的腔面细胞中。端粒缩短可能是早期前列腺癌的一个普遍性特征，其可能导致染色体的不稳定性，进而导致疾病的进展[73]。

前列腺癌的分子通路

1. PI3K/Akt：磷酸肌醇 3 激酶(phosphoinositide-3 kinase,PI3K) 是多种致癌信号通路中的一个关键的调节因子。PI3K-Akt 通路中最关键的负反馈调节因子是 PTEN。在前列腺癌中,PTEN 频繁的丢失导致 PI3K/Akt 通路过度活跃,促进肿瘤的发生[74]。在前列腺癌中，与 Akt 相关的其他潜在分子有 p27Kip 1 蛋白的磷酸化,使细胞质内 p27Kip 1 蛋白滞留,且缺乏 p27Kip 1 介导细胞周期阻滞。p27Kip 1 蛋白由 *CDKN1b* 基因编码,在前列腺癌和高级别 PIN 的细胞核中经常下调[75]。

2.Wnt-B Catenin-TCF 信号通路和 MYC：Wnt/B 连环蛋白通路在前列腺癌的致癌过程中扮演着重要的角色,特别是肿瘤细胞的侵袭。在前列腺癌中,APC 和 β-连环蛋白突变非常罕见(在大部分文献中约为 5% 或更少)。尽管如此，大部分前列腺癌中 APC 都是失激活的,据报道,57%~85% 的前列腺癌[55,76]有 APC 甲基化,在 HGPIN 中为 30%。有趣的是,APC 的高甲基化更常见于 Gleason 分级高和血清 PSA 水平高的患者中。

3.IGF 通路：IGF-I 在细胞增殖、分化和凋亡过程中起重要作用。肥胖症与游离或有生物活性 IGF-I 升高相关联[77],几项流行病学研究报道指出,IGF-1 和前列腺癌患病风险之间呈正相关,尽管最新的研究数据显示这种相关性非常弱[78]。

4.肥胖和炎症通路：积累的数据表明慢性炎症有助于前列腺癌的发生这个假说很有可能是成立的。此外,遗传易感性方面的研究已经发现了炎症通路中的突变基因,包括 MSR1、肿瘤坏死因子–α(TNF-α)和 IL-6,这些都与前列腺癌高风险相关[78-81]。

现在我们认识到脂肪组织是一个活跃的器官,其分泌大量的蛋白,包括细胞因子和激素样因子,比如瘦蛋白和脂联素[80]。肥胖与轻度慢性炎症、脂肪浸润组织中的巨噬细胞以及炎症因子的浓度升高有关,这些炎症因子包括 TNF-α、IL-6 和 C- 反应蛋白[82]。亚临床上和肥胖有关的炎症状况促进了抗胰岛素耐受性发病机制中促炎因子的产生[83]。此外,在肥胖患者中,细胞因子的促炎症效应与 NF-κB 和 c-Jun N- 末端激酶(c-Jun N-terminal kinase ,JNK)系统相关。巧合的是,NF-κB 是抗凋亡基因(BCL-XL)和细胞周期基因(cyclin D1)的强烈诱导因子[84]。NF-κB 的核定位和前列腺癌有关[85]。

5.胆固醇生物合成：已有多项研究表明高龄患者的前列腺中胆固醇平衡紊乱,将导致良性肿瘤转变为恶性肿瘤。前列腺癌细胞中胆固醇水平的升高将会导致胆固醇代谢的紊乱。而且,胆固醇代谢有可能与前列腺癌复发有关。

多种信号蛋白与细胞膜脂筏有关，包括 EGFR、AR、异源三聚体 G 蛋白亚基、T 细胞受体和 IL-6 受体。EGFR 能诱导 PI3K/Akt 通路的激活,因此可以作为实体瘤生长的调节器[86,87]。

6.上皮–间质转化：几项近期的研究表明,EMT 与肿瘤发生、侵袭以及转移有关。EMT 的特征是出现抑制 E 黏蛋白的表达,同时增强细胞活动性。E 钙黏蛋白的丢失似乎与去分化、局部侵袭性以及前列腺癌细胞的转移有关[88,89]。

此外,EMT 能够调节致癌性的 Ras 和受体酪氨酸激酶之间的协作关系,以诱导下游的 Raf/促分裂活化蛋白激酶 (mitogen-activated protein kinase,MAPK)信号通路,MAPK 和肿瘤发展以及不良预后显著相关[90]。EGFR 家族过度表达与包括前列腺癌在内的多种恶性肿瘤的发生有关。在前列腺癌中,EGFR 与 TGF-β 一同激活 EMT,同时也增强肿瘤细胞的侵袭力。在有雄激素的情况下,内源性异位表达的 AR 直接与 EGFR 相关,并改变了下游 PI3K 信号通路的活化,最终导致肿瘤细胞的生长与存活。EGFR 也可通过加强协同激活剂的绑定和内源性异位表达 AR 的转录激活,改变前列腺癌细胞对低水平 AR 的敏感性。因此,我们所观察到的有关 AR 和 EGFR 信号轴之间的交流导致这一假说:EGFR 诱导的 EMT 和 AR 非依赖途径,同时存在于前列腺肿瘤细胞中[88]。

虽然 EMT 和肿瘤发展之间的联系变得不那么重要,但决定性的证据已经出现。例如,最新的研究数据表明融合蛋白 TMPRSS2-ERG 的表达能够导致 β-连环蛋白通路和 EMT 的激活[72]。此外,polycomb 抑制复合物蛋白 EZH2 的过度表达与 EMT、转移以及去势抵抗有关。在前列腺癌模型系统中,肿瘤微环境中基质信号的激活能诱导 EMT 和干细胞特性,通过分子间的交流促进去势抵抗和转移进展,这也经常被细胞因子以及旁分泌因子介导[92]。

7. 微小 RNA(miRNA):据报道,数种 miRNA 在前列腺癌中的表达被调节。与良性前列腺增生和正常前列腺相比,前列腺癌中下调的有 let-7b、miR-1、miR-133a、miR-143、miR-145、miR-221 和 miR-222;上调的有 miR-25、miR-93、mir-96、miR-183、miR-182 和 miR-301b。最新证据表明,miRNA 参与了前列腺癌的发病机制,可能被用作潜在的生物标记物。例如,miR-96 的过表达以及 miR-221 的表达下降,与前列腺癌生化复发和侵袭性风险的增加相关。在前列腺癌中,miR-205 的表达大幅度下调,在转移瘤中其表达完全消失。这表明,miR-205 的肿瘤抑制功能是通过抑制上皮间质转化,降低细胞的迁移和侵袭来完成的。miR-183 在前列腺癌中的表达显著高于与其相邻的前列腺组织中的表达,而且高 miR-183 的表达与诊断时 PSA 较高、pT 较高、前列腺切除术后总生存期缩短有关。另外,高级别(Gleason 评分≥8)肿瘤与Gleason 评分 6 分的肿瘤有不同的 miRNA 的表达特征。表现为上调的有 miR-122、miR-335、miR-184、miR-193、miR-34、miR-138、miR-373、miR-9、miR-198、miR-144 和 miR-215,表现为下调的有 miR-96、miR-222、miR-148、miR-92、miR-27、miR-125、miR-126 和 miR-27[93-96]。

8. 其他通路:MAPK 信号通路在前列腺癌的发病机制中有重要作用,尤其是在晚期和去势抵抗肿瘤中。MAPK 通路的激活与较高的分期和分级以及复发有关。在去势抵抗中,PI3K 和 MARK 信号通路常常同时失调[97]。

另一种重要的途径是 HIV-I NEF 途径。这个途径包括了肿瘤坏死因子(TNF)和 FAS 受体信号通路,而且在雄激素非依赖性转移瘤中特别容易失调[98]。在前列腺转移瘤中,含有丰富的上调基因和下调基因,上调基因有 Ras 家族成员 *RAF1* 和 *BRAF*,下调基因有 *SPRY1* 或 *SPRY2* 基因。在某些情况下,*RAS、RAF1* 和 *BRAF* 通过高表达启动子的人融合癌基因激活。*EZH2* 基因抑制的 *RAS-GAP* 基因 *DAB2IP* 可能激活 MAPK 信号通路,同时促进肿瘤的发展和转移。

类似 WNT 信号通路,基质金属蛋白酶(matrix metalloproteinases,MMP)在促进前列腺癌的侵袭中起着重要作用。这些蛋白在胞外基质的降解过程中是重要的,从而使侵袭性癌细胞能够转移到远处。此外,这些蛋白酶在促血管生成中也起到了一定的作用。在转移性骨癌中,前列腺组织能够通过从破骨组织中获得的 MMP9 来促进血管生成。同样的,金属蛋白酶在前列腺癌最具侵袭性的时候是尤为重要的[100]。

前列腺癌的发生和发展

我们认为前列腺癌的生长过程是逐步发展的,通过良性前列腺上皮细胞转变成高级别的 PIN,发展成浸润性癌,再发生远处转移,最后转变为 AR 难治性转移性疾病。图 17.1 所示为目前所认为的最具说服力的前列腺癌发生的分子机制。

增生性炎症性萎缩为前列腺癌的前驱病变

流行病学研究指出前列腺炎症反应与前列腺癌的风险增加有关。近来,出现了一个有关前列腺癌发生的新假说。假说推测若在某些环境因素下,如感染剂、膳食中的致癌物质以及激素的平衡失调将会导致前列腺的损伤、慢性炎症的发生,以及新生的"风险因子"病变,即增生性炎症性萎缩(proliferative inflammatory atrophy,PIA)[101]。PIA 所在的区域有不能分化为柱状细胞的上皮细胞。而且,形态上可以逐渐向 HGPIN 转变,这些病变推测为前列腺癌的前驱病变[101]。

不考虑 PIA 的原因(感染、局部缺血或与有毒物质接触),在这些损伤中的上皮细胞展现出了表达高

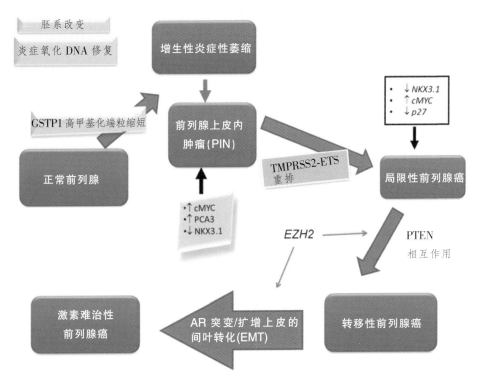

图 17.1　前列腺癌发病机制的分子机制图。最早的体细胞分子改变是在 PIN/PIA 发病之初或在这之前开始的,包括表观遗传学改变使基因表达沉默,例如 *GSTP1* 启动子高甲基化,然后端粒缩短,原癌基因 *MYC* 激活。在浸润性腺癌或其附近,致癌性 ETS 家族转录因子通过基因融合被激活。其他在前列腺癌中发现的常见遗传学改变为包括染色体 8p（*NKX3.1*）、10q23（*PTEN*）、12p13（*CD-KN1B*-p27）、13q（*RB1*）和 17q（*p53*）肿瘤抑制基因的缺失;染色体 8q24（*MYC*）和 Xq（*AR*）癌基因的获得,以及点突变（例如 *p53* 和 *AR*）。

水平应激反应基因 *GSTP1*、*GSTA1* 以及 *COX-2*。8 号染色体上的着丝粒信号有所增加,8p14 的丢失,以及在萎缩的中心位置 8q24 获得,这些都说明染色体异常和我们之前在 PIN 中的发现以及萎缩性病变中癌症发生是相似的。此外,在前列腺癌和 PIN 中,这些伴随着 HGPIN 频繁发生的萎缩性病变中部分出现了体细胞的改变。而且,PIA、PIN 和前列腺癌之间的形态转变已详细描述过。此外,28% 的病例可观察到 PIA 直接与癌症合并存在[101]。

前列腺上皮内肿瘤是前列腺癌的前驱病变

PIN 被认为是由低级别到高级别连续变化的一种组织学形式,HGPIN 被认为是浸润性癌的直接前驱病变。多方面的数据证明 HGPIN 是一个癌前病变。首先,它最初在外围区,在浸润癌周围发现[102]。第二,HGPIN 病变一般先于癌变发生,与癌症进展的概念一致[103]。第三,在 PIN 中发现的染色体异常和在早期浸润性癌中是类似的,尽管这种表现不常见[104]。第四,PIN 结构上和细胞学上的特征与浸润性癌十分相似。最后,在早期浸润癌中分化标记物通常发生改变,在 HGPIN 中也同样发生改变,包括 E 钙黏蛋白和波形蛋白[105]。

肿瘤起始细胞和肿瘤干细胞

AR 剥脱后基底细胞优势生存,由此我们假设前列腺干细胞来源于腺体基底细胞层。后续的证据表明这些具有基底表型的细胞拥有一些干细胞的特征如自我恢复和分化为腔面细胞[106]。然而在前列腺癌中,大多数的肿瘤细胞表达腔面标记,而不是基底细胞的标记。例如,前列腺癌和 PIN 细胞表达相当高水平（与基底细胞相比）的 AR、PSA 和 NKX3.1,。此外,只有 PIN 损伤中的腔面细胞才表现出了特征性体细胞端粒缩短的改变。最后,只有腔面细胞表现出了 ETS 家族基因重排的特征性 FISH 异常。从而提出了一个假说:前列腺癌可以从一个腔面前体细胞或者突变后获得自我更新活性的成熟腔面细胞衍生而来[107]。然而,也有一些报道证明了在前列腺癌中存在同时表达基底细胞和腔面细胞标记物的中间细胞[108]。

肿瘤干细胞和转移性肿瘤细胞拥有一些相同的特性,比如迁徙能力,以及能够分化成为不同类型的细胞。在体外实验中,我们发现转移性前列腺癌细胞通过 EMT 的方式浸润基质,这些是 CD44+细胞,与 CD44+CD24-前列腺癌干细胞的基因表达谱一致[109]。相比之下,非侵入性细胞不能够表达高水平的"干性"基因。而且,纯化的 CD44+细胞,而非 CD44-细胞,是具有侵袭性的。此外,侵袭性细胞亚群在 NOD/SCID 小鼠中是成瘤性的,而非侵袭性的细胞只有很弱的成瘤性。因此,这些数据充分说明了干细胞样成分的癌细胞的主要责任是侵袭,这是转移的第一步。

前列腺癌的基因异质性

前列腺癌是一种异质性疾病。不同形态特征的独立病灶常常存在于同一前列腺之中。疾病的发病过程也各不相同;有些癌细胞长期处于惰性状态;而有些进展迅速,且是致命性的。不同的分子特征基础,形成了这些临床上和组织学上的差异。前列腺癌可以起源于多个病灶的独立前体细胞,而这些前体细胞通过致癌物质或遗传因素转化为癌细胞[110]。不同病灶基因组病变可以不同,包括 TMPRSS2-EGR 融合、MYC 扩增和 TP53 突变[40,70,111]。多个不同的克隆可以在某一个活检样本中出现[112],但大多数转移性前列腺癌似乎都来自于原发肿瘤中的一个单一的克隆[113]。在其他的病变之中,亚克隆 p53 的突变可能与原发性肿瘤的转移潜能相关[111]。原发肿瘤内突变或表达的异质性导致预后的复杂性[114]。

前列腺癌生物标记物

在前列腺癌的治疗过程中有许多挑战,我们期望分子标记物能够提供很大的帮助。包括:①癌症检查,确定哪例患者需要进行最初的前列腺活检,哪例患者在初始阴性活检之后需要再一次的活检;②对初步治疗后的患者进行风险评估分组,以便确定辅助治疗;③检测治疗后的复发;④评估晚期疾病治疗的效果[115]。

在疾病检测和对局限性疾病进行有效治疗后的监测方面,PSA 仍然是一个便宜且又敏感的生物标记物。PSA 测试的提倡者和反对者在最近的文献中对此已经有了深入的讨论[116-118]。基于对 DNA、RNA 或者表观遗传学 DNA 甲基化异常的发现,分子表达谱已经将生物标记物研究领域转移到一些使用"组学"的方法上了[119-121]。

前列腺癌筛查和诊断的生物标记物

用于评估前列腺癌风险的胚系突变筛选

至今为止,已经有超过50个SNP被提议用作前列腺癌的风险位点,而其中大约有30个已经经多次研究确认。虽然每一个SNP对疾病的风险程度不大(通常小于1.5倍),但是多个SNP联合起来所得到风险很高。在一项回顾性研究中,Zheng等人定义了一组五个疾病相关的SNP,并结合家族史来预测发展为前列腺癌的风险(高达10倍)[122]。迄今为止,报道过的GWA只是用来评估普通的遗传变异(研究人群中微小等位基因频率大于1%~5%),仅少数描述有族群遗传因素的风险。同源框B13(Homeobox B13,HOXB13)是AR基因的共因子,最近发现HOXB13基因编码变异体是与前列腺癌连锁染色体17q21~22区域的靶外显子,对照组小于0.1%,但是1.4%的患者拥有一个非常强的家族史或患有早发型前列腺癌[7]。

血清诊断标记物

PSA:目前前列腺癌最常见的筛选方法是检测血清中 PSA 的浓度。然而,仍然没有能够明确区分前列腺癌患者的 PSA 阈值,因此不幸的是,广泛人群范围内的 PSA 筛选是昂贵的,并且没有患癌症的患者进行活检的发生率上升。欧洲前列腺癌随机筛选研究的报道指出,在没有直肠指检的情况下,PSA 筛选可以使前列腺癌死亡率降低 20%,但同时也存在着过度诊断的高风险[123]。GWAS 显示在高 PSA 中,某些 SNP 具有较高的负活检概率,这就提示根据 PSA 设定活检的阈值能够根据这些位点的基因型进行个性化设计[124]。需要注意的是,前列腺活组织检测仍然是最为标准的检测,其敏感性为 80%~85%。这反映了一个现实,前列腺活检通常是盲取的,而这可能会错过 15%~20% 的肿瘤。因此分子检测方法的检测能力(敏感性、特异性,以及阳性和阴性预测值)仅仅与预测前列腺活检阳性相关,而与是否存在癌症的特异性无关[115]。

有重要的研究想要优化 PSA 的表现,包括测量游离态的 PSA、PSA 密度、PSA 速度 (PAS Velocity,PSAV),以及截短形式的 PSA。PSAV 和 PSA 时间倍增(PSAV and PSA doubling time,PSADT)同样拥有预后价值。PSAV 定义为每年 PSA 浓度的变化,高 PSAV 与前列腺癌密切相关,在患者进行前列腺切除术后因癌症而死亡的风险升高 9 倍。PSADT 定义为血清 PAS 水平倍增所需的时间。PSADT 通常用于在器官局限性疾病有效治疗后检测疾病进展情况。PSADT 上升的速度(<10 个月)与生存率下降相关。PSADT 也可能成为一种有效的生物标记物,能够根据阳性活检对患者更好地进行分类,这样更多的患者可以安全选择积极的监测,而不是直接做手术。

早期前列腺癌抗原（early prostate cancer antigen, EPCA）：早期前列腺癌抗原是最有前景的新型前列腺癌血清标记物之一。这种抗原的免疫染色能够通过在组织学上评估癌症邻近区域表现正常的组织来区分患者有没有癌症。EPCA 染色只发生在癌症患者中，而不出现在正常组织中。EPCA 检测前列腺癌的敏感性为 84%，特异性为 85%[126]。然而，EPCA 的价值近期变得不可信[127]。

循环肿瘤细胞（circulating tumor cells，CTC）：扩大研究的一个领域是 CTC。血液中的 CTC 数量能够作为肿瘤检测的标记物，这些细胞也可用来检测分子特征，如检测 *TMPRSS2-ERG*、*AR* 以及 *PTEN* 基因的拷贝数。趋势抵抗性前列腺癌患者血液中 CTC 的增加预示总生存率降低。然而，检测 CTC 和探索分子信息在当下是费力且昂贵的，而且，现在还不清楚，血液中 CTC 的丰度是否代表了侵袭性疾病的血源性播散，还是仅仅从肿瘤中脱落而下的单个细胞。由 Cellsearch® (Veridex LLC，美国新泽西州沃伦）进行的CTC 计数，是唯一分析有效的检测方法，也是 FDA 唯一一批准可用于患者的检测方法[128,129]。关于 CTC 的技术方面，在本书的相应章节有所讲解。

外泌体：源自前列腺的外泌体（也称作前列腺泌体）是直径 50~15nm 的小囊泡，由细胞膜内在化产生，随后分泌到血液、精液或尿液中。与无疾病男性相比，前列腺癌患者血清中外泌体数量增加，而外泌体水平的上升可能与 Gleason 评分升高有关。包括 PCA3 和 TMPRSS2-ERG 在内的前列腺癌 RNA 标记物也可以用来检测前列腺癌患者中尿液来源的外泌体[130]。最近的研究还表明，循环的外泌性 miRNA 能够作为肿瘤标记物[131,132]。尽管目前仍处于研究阶段，但它们为生物标记物的发现提供了发展方向。

尿液诊断标记物

表观遗传标记物

GSTP1：测定是对活体组织，根治性前列腺切除术患者以及来源于血清、尿液、精浆的细胞中 GSTP1 基因甲基化状况进行评估的方法。GSTP1 已经被证实是一种灵敏的检测前列腺 PIN 和前列腺癌的方法，因而可以将真正的患者从良性前列腺增生症的人群中区别出来。将尿液作为样本对前列腺癌进行预测，GSTP1 检测结果的灵敏度和特异性分别为 75% 和 98%，而对于活检标本，其检测结果特异性和灵敏度分别为 88% 和 91%[133]。GSTP1 测定可提高 PSA 检测的特异性。

DAB2IP：是一种 Ras GTP 酶激活蛋白，在前列腺

癌中，由于其启动子区域的甲基化，从而导致其水平下调。该甲基化导致转录沉默，因而可能有利于癌症的发展[134]。

其他一些推定的表观遗传标记物包括 pITX2、sprout 1、PMEPA1、EFEMP1 和 PTGS2。全基因组甲基化分析可以发现新的表观遗标记物。与基因组改变相反，表观遗传学改变是可逆的。通过使用去甲基化制剂和组蛋白脱乙酰酶抑制剂可促使肿瘤抑制基因的再活化，因而可以作为晚期前列腺癌治疗的一种手段。

通过测定尿沉渣中 DNA 来评估异常甲基化已有一些研究。Hoque 等对 9 个基因启动子的甲基化进行了检测，发现有 4 个基因组合[p16、ARF(p14)、MGMT 和 GSTP1]在前列腺癌中的检出率达到 87%，特异性达到 100%[135]。他们推荐四基因组合（GSTP1、RASSF1a、RARB 和 APC）作为最好的检测疾病的方法，其疾病检出灵敏度和特异性分别达到了 86% 和 89%。但在对 4 个基因组合进行测试后，和单个标记物相比，Payne 等没有发现该组合对于疾病检出有着显著性的提高[136]。在这些标记物中，GSTP1 甲基化诊断法最为有效。大量的临床研究以及预测保证了该方法的临床效用。

RNA标记物

PCA3：前列腺癌抗原 3（prostate cancer antigen 3, PCA3）是只限于在前列腺表达的非编码 RNA，与正常的和良性增生的前列腺组织相比，PCA3 在 95% 的前列腺癌中都存在过表达[137]。Progensa PCA3（尿液 PCA3 和 Gen-Probe 等 RT-PCR 检测，San Diego，CA）是商业化 PCA3 诊断试剂，可以检测 PCA3 RNA 在尿液和前列腺按摩后前列腺液中的表达。PCA3 定量评分也被发展用来评估前列腺活检标本中癌症检出的可能性。该评分定义为 PCA3-RNA/PSA-mRNA 比率。尿液中 PCA3 评分>35 时，对于前列腺癌的诊断，其平均灵敏度和特异性分别为 66% 和 76%（与血清中 PSA 测定的 47% 的特异性和 65% 灵敏度相比）。高的 PCA3 评分已经被证实可增加那些有过一次或两次阴性活检结果人群的阳性重复活检的可能性[138]。PCA3 作为一种诊断试剂，已被 FDA 认可。

α-甲酰基辅酶 A 消旋酶（α-methylacyl coenzyme a racemase，AMACR）：AMACR 是一种传统的前列腺癌免疫组化标记物，可以在前列腺癌患者的尿液中检出[139]。AMACR，即 P504S，参与支链脂肪酸的 β-氧化[140]。在前列腺癌组织中，不论在 mRNA 还是在蛋白水平，AMACR 都出现了上调[141]；但是其作为尿液标记

物的作用尚存争议。在活组织和 TRUS 检查和活检后，对尿液的 AMACR 进行免疫印迹分析，发现在阴性活检的患者中，其前列腺癌检测具有 100% 的灵敏度和 58% 的特异性[139]。

TMPRSS2-ERG：对尿液中的 *TMPRSS2-ERG* 融合基因进行检测，虽然临床诊断试剂盒还不能获得，但发现其对前列腺癌的预测特异性大于 90%，灵敏度为 94%。Hessels 等分析了 108 例前列腺癌患者尿沉渣中的 *TMPRSS2-ERG* 融合基因转录产物，发现有 37% 的灵敏度和 93% 的特异性。阴性和阳性预测值分别为 36% 和 94%[142]。*TMPRSS2-ERG* 融合基因转录与 Gleason 分级间并无明显的相关性。联合 PCA3 和 *TMPRSS2-ERG* 检测前腺癌，灵敏度为 73%[142]。需要进一步的研究以便更好地确定 *ETS* 融合与疾病预后以及侵袭性间的关系，还包括前列腺外的疾病、Gleason 分级和肿瘤体积之间的关系。

GOLPH2：*GOLPH2* 是编码高尔基体磷蛋白 2 的基因，其编码蛋白是高尔基体表面抗原。该基因在 90% 的前列腺癌患者中出现上调。*GOLPH2* 可在尿液中检出，是一个潜在的诊断标记物。对 *GOLPH2* 前列腺癌免疫组化染色分析发现，其在前列腺癌细胞核周分布，与正常前列腺相比，前列腺癌组织着色更深[143]。

尿液 PSA：在进行根治性前列腺切除术后，尿液中 PSA 的出现表明与疾病复发有关[144]。Irani 等研究发现血清与尿液 PSA 比值有很好的临床效用，特别是 PSA 含量在 4~10ng/mL 的时候（灵敏度为 42%~84%，特异性为 80%~89%）。其他研究证实该比率可区分 BPH 和前列腺癌，但其他研究却不能再重复这些实验结果。

端粒酶活性：Botchkina 等人利用定量 PCR 扩增端粒酶重复序列法，研究了前列腺癌患者的尿液样本，发现其对癌症的检出灵敏度和特异性分别为 100% 和 88.6%[145]。TERT mRNA 在尿液中的表达也有分析。但灵敏度和特异性仅分别为 36% 和 66%[146]。

膜联蛋白 A3：膜联蛋白 A3 在尿液中的水平是对血清 PSA 水平的补充。其有一种潜在性作用，可避免直肠指检阴性和低水平 PSA 人群进行不必要的活检。PSA 和尿液膜联蛋白 A3 联合检测优于所有其他的组合[147]。

MMP：基质金属蛋白酶 MMP9 是可用来区分前列腺癌和膀胱癌的独立性预测指标。研究发现 MMP 在前列腺癌患者尿液中的检出频率远远高于健康的对照组。任何基质金属蛋白酶的存在，在前列腺癌的检出灵敏度和特异性分别为 74% 和 82%[148]。

PIM1：尽管在良性前列腺上皮细胞中 PIM1 的表达很少或不存在，但其在进展期前列腺癌患者中却大量表达，表明 PIM1 可作为一种潜在的预后标记物。也可作为药物开发的靶点[149]。

Hepsin：*Hepsin* 基因编码 Ⅱ 型完整膜蛋白酶，参与细胞转移和入侵。在前列腺癌患者中 *Hepsin* 出现上调。但其在尿液或血清中很少检出，因而很难用作生物标记物[149,150]。

SPINK1：SPINK1（也被称作 TAT1）是一种前列腺癌生物标记物，可在前列腺按摩后的尿液中检出。Laxman 等发现，对前列腺穿刺和前列腺切除的患者，多重 qPCR 包括 SPINK1 分析尿沉渣，优于单独的血清 PSA 或 PCA3 分析[151]。

尿液 miRNA 生物标记物：对前列腺癌患者和健康对照组尿液中的五种前列腺癌相关 miRNA（miR-107、miR-141、miR-200b、miR-375 和 miR-574-3p）进行了测定。它们在尿液中都有检出，但只有 miR-107 和 miR-574-3p 在癌症中出现了不同的表达[152]。在这些病例中，miRNA 的诊断应用价值高于 PCA3。miRNA 也能用作预后标记物。miR-141 和 miR-375 与转移性疾病相关[152]。对 miRNA 特征而不是单个 miRNA 进行分析，可明显地增加其诊断效果。

组织诊断标记物

在前列腺癌中，最常用的基底细胞特异性标记物是高分子量的细胞角蛋白 (high-molecular-weight cy-tokeratin，HMWCK) 和 p63。HMWCK 几乎在所有正常的前列腺基底细胞中表达。对 HMWCK 的应用使得"非典型"的诊断率从 8.3% 下降到了 0.4%[153]。p63 是一种核转录因子，其表达局限于前列腺基底细胞。A-MACR 在前列腺癌中呈强阳性，表现为弥散性胞浆染色或在腺体的腔缘表达。相反，在良性腺体中，观察到很少或者没有免疫反应性。然而，在前列腺活检组织中，AMACR 的灵敏度和特异性有较大的变化。此外，AMACR 已经被证明在 HGPIN 中表达[153]（部分新的潜在的诊断标记物见于框 17.2）。

阴性活检样本中恶性预测因子

已进行多次尝试以确定在阴性活检标本中，检测 *GSTP1* 和（或）其他基因甲基化是否能够帮助预测一次重复活检阳性，而避免不必要的重复活检。美国实验室有限公司（LabCorp®）近期宣布，已经有商业化的试验使用该方法进行检测。与其他所有不直接在显微镜下观察细胞的方法比较，尚不清楚检测到的是癌细胞、HGPIN 细胞、罕见的不是采用显微病理切片获得的最初采样的甲基化萎缩细胞，或者检测到的是"场

框 17.2 前列腺癌选择性潜在诊断标记物

DNA 标记物
　　高甲基化
　　GSTP1
　　其他基因(*RASSF*、*ARF*)
RNA 标记物
　　PCA3
　　ETS 融合基因
　　AMACR
　　GOLM1
　　端粒酶活性
蛋白标记物
　　尿液 PSA
　　膜联蛋白 A3
　　基质金属蛋白酶
　　肌氨酸

效应",由此出现的正常前列腺组织分子改变情况,在随后的活组织切片检查中预测癌症[154]。

一项研究表明, 在阴性活检标本中被检测到 *GSTP1*,有可能是未取到样的癌组织,或者是切片后仍存在蜡块中的 PIN 细胞[154]。初步研究中,在预测有危险因素的男性重复活检的结果中,*APC* 的甲基化状态似乎比 *GSTP1* 表现更好。这表明 *APC* 的甲基化发生在非肿瘤细胞,这可以作为一个有用的癌症预测因子。用 *APC* 的甲基化来减少不必要的重复活检,需要一个更大的前瞻性队列研究来验证[155]。

NKX3.1:Bowen 等人报道了 NKX3.1 蛋白表达缺失与前列腺癌的进展相关。NKX3.1 完全缺失在 HG-PIN、T1 期肿瘤、T3/4 期、激素难治性癌症和转移灶分别为 20%、6%、22%、34% 以及 78%[30]。相反,Kork-maz 等人的研究表明, 绝大多数前列腺癌患者表达 NKX3.1,与肿瘤的分级和分期无关[156]。Gelmann 等人报道,NKX3.1 在 66% 的原发性未经治疗肿瘤,44% 未经治疗的转移性肿瘤,27.3% 的去势抵抗性/激素难治性肿瘤中表达[157]。Chuang 等人发现,NKX3.1 在高级别前列腺腺癌(Gleason 评分 8~10 分)中的敏感度高,变化范围为 92%~95%。

代谢组学和影像学标记物

代谢组学是近年来出现的一种新型的早期、无创的基于代谢产物包括柠檬酸、多胺、乳酸、胆碱、肌酸、肌氨酸和丙氨酸改变的前列腺癌检测方法[159-162]。影像领域不断发展。在许多类型的癌症中,用于测量

葡萄糖利用率的变化程度的 FDG-PET 成像, 似乎与 Gleason 分级、临床分期、血清 PSA 水平相关[163]。免疫 PET 显像对免疫抗体药物偶联物提供了潜在的、令人兴奋的诊断应用[164]。然而,这些研究是基于相对较小数量的患者,结果需要进一步前瞻性的验证。

放射免疫显像 (radioimmunoscintigrapy, RIS) 和铟-111 -卡罗单抗喷地肽成像 (前列腺科学图像)是另一种成像方式,旨在帮助确定前列腺癌的范围和疾病部位。确定疾病是否是在淋巴结、RIS 有适度的敏感性(50%~75%),特异性为 80%。RIS 已用于治疗前分期。患者经生化治疗失败后,RIS 被用来区分局部和远处复发之间的差异[165]。

多参数的方法提高诊断准确性

尽管新兴分子标记物的数量很多,但是没有一个符合临床应用所需的敏感性和特异性。Hessels 等人报道,通过结合 PCA3 和 TMPRSS2-ERG,前列腺癌检测的敏感度从 63% 显著地增加到 73%,并且不影响特异性[142]。Clark 等人发现,联合 TMPRSS2-ERG 和 PSA 以及 DRE, 可能会增加预测前列腺穿刺活检结果的准确性[166]。另一项研究中使用了 4 种生物标记物,达到 66% 的特异性和 76% 的敏感性[151]。同样,ERG、PCA3 以及 AMACR 联合, 产生了一种很有前途的前列腺癌生物标记物[167]。其他类似的模型也已建立[151]。

分子标记物列线图是另一种有趣的应用。一项研究表明, 增加尿 PCA3 水平有助于提高列线图的准确性,以确定男性患前列腺癌的风险,并辅助决定是否需要进一步的活检评估[168]。在随后的研究中,Auprich 等人在欧洲的一个大的人群研究中,评估了先前报道的基于 PCA3 列线图的准确性。列线图协助从 621 例男性中识别出 255 例(41.1%)前列腺癌患者[169]。其他小组的研究观察到, 包含 PCA3 的组合提高了诊断前列腺癌预防试验风险计算的准确性。

预后标记物

在诊断时区分惰性和侵袭性的前列腺癌,对于制订管理计划非常有帮助。到目前为止,Gleason 评分一直是最常用的生存预测指标。然而,一些 Gleason 评分为 6 或 7 的患者,将会在诊断后不久发展为侵袭性肿瘤且预后较差。在诊断时找到一种方法来检测这些患者将会很有帮助。许多的预后分子标记物已经被识别出。将分子标记物用于预测模型能够更加精确地区分患者,评估治疗的需求、治疗的强度和监测所需的程度, 无论是在初始治疗之前或之后都有重大的意义。

然而，目前尚未用于临床实践中。

据报道，*AMACR* 有预后价值。*AMACR* 水平降低与生化复发风险增加和预后差相关[170]。在尿液中表达的 SPINK1 也是一个术后生化复发的独立预测因素[171]。EZH2 是一种能够与 DNA 甲基化作用的组蛋白甲基转移酶。它在激素难治性、转移性前列腺癌中过度表达。此外，临床局限性前列腺癌表达高浓度的 EZH2 提示其预后较差[172]。Cav-1 是一种完整的膜蛋白，在前列腺癌细胞中过度表达。其在转移性癌症中表达上调，并与疾病进展相关[173]。

过表达的 *HER2* 和 *TOP2A* 基因位于 17q，被认为是高级别、抗雄激素的癌症。多因素分析显示，在进展期癌症中，*TOP2A* 扩增与雄激素抵抗和生存率低相关[174]。也有证据表明，前列腺癌的侵袭性有遗传的因素。位于素相关肽酶 2(kallikrein-related pepti-dase 2)和素相关肽酶 3(kallikrein-related peptidase 3)(PSA)基因间区的一种胚系突变与侵袭性前列腺癌和癌症特异性死亡率相关。前列腺癌风险 SNP rs2735839(G)是六个基因位点之一，在非前列腺癌患者的人群中有较高的 PSA 水平[124]。

某些遗传改变也与预后不良相关，包括位于染色体 8q24 的 *MYC* 基因扩增和 p53 蛋白过表达。其他已知的遗传改变对肿瘤的临床表现的影响仍不清楚，甚至存在争议；例如，TMPRSS2-ERG 已经成为一个阴性和阳性的预后标记物。*ETS* 基因融合似乎驱动前列腺癌的发展，它们对疾病进展以及晚期癌症的生物学行为机制的作用仍然不清楚。

表达特征已被提出，即描绘组织学侵袭性疾病或独立预测临床变量的结果。然而，在独立研究中这些表达特征有中度重叠性。一些基因组的改变似乎也有预后价值。TMPRSS2-ERG 基因的融合、*MYC* 基因的扩增以及 *PTEN* 或 *p53* 基因的缺失可预测肿瘤特异性死亡[175]。

近期，11 个国家癌症研究所资助的前列腺 SPORE (Specialized Projects of Research Excellence Awards)项目已经开始招募中到高风险的前列腺癌患者入组前瞻性研究(n=700)。这项研究将有希望确定将选定的标记物应用到前列腺穿刺活检中，是否可以成为临床上有价值的预后预测标记物，是否超出经典的临床病理指标，比如 Gleason 评分、血清 PSA 和阳性穿刺数目。

其他预后标记物包括 *PTEN* 的缺失或 *ETS* 转录因子基因融合。*PTEN* 的缺失与较差的预后和激素难治性疾病相关。结合多个生物标记物进行了研究，如 *PTEN* 缺失 TMPRSS2-ERG 融合。两个独立的小组结

果显示，没有两种改变的患者预后良好。而这两个病变出现任意之一，并没有导致更差的预后。研究之间的不一致性，可以归因于不同的检测技术(例如，PTEN 基因与蛋白表达缺失)或不同的评估标准。其他标记物测试与 PTEN 缺失组合包括肿瘤蛋白 p27 基因的丢失，hemoxygenase-1 的过度表达以及 HER2/3 的过度表达。PTEN、SMAD4、cyclin D1 和 SPP1 这四个蛋白的组合，被发现预测生化复发率明显优于单独 Gleason 评分。最近的一项研究还发现了 miRNA 的特征，可以区分基于 miRNA 的表达谱的早期和晚期的生化失败的患者[95]。

基于基因表达谱的分子分型

基因表达谱是一种有吸引力的新工具，可用于多基因同时分析肿瘤分型和肿瘤生物学行为。一些研究报道表明，基因的表达特征与在回顾分析中的预后较差相关。然而，在这些研究中所产生的基因列表之间的重叠是最小的，并且还没有被临床验证过。

近期的一项研究基因表达的聚类分析能够将前列腺癌分成不同的有明显预后的生物学亚群[175]。来自活动监测队列的 281 例肿瘤，依据其基因表达谱的特征，被分为五个分子明显的分子亚型。预后最差的一组具有胚胎干细胞的特征、p53 和 PTEN 失活的特征以及强大的增殖活性和 MYC 激活信号 (ESC/P53-/PTEN-)。虽然这组富集高 Gleason 评分(55%)，但是分子特征和以 Gleason 评分为基础的分类显然不相同，是不依赖变量的[175]。

鉴于 Gleason 评分在临床预测上的重要性，Penney 等人评估基因表达在 Gleason≤6 与 Gleason≥8 的肿瘤中存在差异，有助于预测 Gleason 评分为 7 的患者的生物学行为，通过相似程度的多少确定疾病的侵袭性[176]。另一项研究分析 miRNA 表达谱，发现一些在 Gleason 分级为 3~5 级的患者中，miRNA 的差异表达可以作为预后的生物标记物 (来自我们的资料，已投稿)。

前列腺癌的个体化医学

分子分析现在用作鉴定前列腺癌生物标记物的一种工具。PI3K-PTEN 信号通路是一个值得注意的例子[177]。在 40%~70% 的进展期前列腺癌中发现 PTEN 功能丧失，伴随着信号通路中的频繁变化，如 INPP4B、PHLPP 和 PIK3R1[99]。事实上，PTEN 缺失的前列腺肿

瘤, 对 PI3K 的抑制有应答, 提示 PTEN 的缺失可能是 PI3K 通路抑制剂临床试验的预测标记物[178]。像其他靶向治疗, 最终发生耐药, 导致治疗失败。例如, c-Myc 的升高导致 PI3K 抑制剂耐药[179], 阻止了源于 AKT 信号激活的前列腺疾病依赖的 mTOR 通路[180]。更重要的是, PTEN 等位基因的丢失和 c-Myc 的获得在 3% 的前列腺癌患者中共存, 这表明在这类分子亚型中, 对 PI3K 抑制剂先天性耐药[181]。因此, 破译前列腺肿瘤的基因组成, 可能为 PI3K 靶向治疗患者分层提供依据。事实上, 生物标记物驱动的药物开发已受到鼓励, 以对于用于治疗 HER2 阳性乳腺癌的曲妥珠单抗的快速审批为例。

最近, 一个可行性的研究已经发表, 显示了综合分子测序结果的策略, 来获得多分子水平的数据, 从而回答难治性的转移性患者或终末期疾病的患者该入选哪项特定的临床实验的问题。因此, 应该根据生物特征将特定的患者分配到他们最有利的临床试验, 而不是根据肿瘤的解剖位置。

（许建芳　译　侯英勇　校）

参考文献

1. Berger MF, Lawrence MS, Demichelis F, et al. The genomic complexity of primary human prostate cancer. Nature. 2011;470(7333):214–20.
2. Bruner DW, Moore D, Parlanti A, Dorgan J, Engstrom P. Relative risk of prostate cancer for men with affected relatives: systematic review and meta-analysis. Int J Cancer. 2003;107(5):797–803.
3. Hassel BA, Zhou A, Sotomayor C, Maran A, Silverman RH. A dominant negative mutant of 2-5A-dependent RNase suppresses antiproliferative and antiviral effects of interferon. EMBO J. 1993;12(8):3297–304.
4. Rokman A, Ikonen T, Seppala EH, et al. Germline alterations of the RNASEL gene, a candidate HPC1 gene at 1q25, in patients and families with prostate cancer. Am J Hum Genet. 2002;70(5):1299–304.
5. Meitz JC, Edwards SM, Easton DF, et al. HPC2/ELAC2 polymorphisms and prostate cancer risk: analysis by age of onset of disease. Br J Cancer. 2002;87(8):905–8.
6. Rennert H, Zeigler-Johnson CM, Addya K, et al. Association of susceptibility alleles in ELAC2/HPC2, RNASEL/HPC1, and MSR1 with prostate cancer severity in European American and African American men. Cancer Epidemiol Biomarkers Prev. 2005;14(4):949–57.
7. Ewing CM, Ray AM, Lange EM, et al. Germline mutations in HOXB13 and prostate-cancer risk. N Engl J Med. 2012;366(2):141–9.
8. Dong X, Wang L, Taniguchi K, et al. Mutations in CHEK2 associated with prostate cancer risk. Am J Hum Genet. 2003;72(2):270–80.
9. Freedman ML, Pearce CL, Penney KL, et al. Systematic evaluation of genetic variation at the androgen receptor locus and risk of prostate cancer in a multiethnic cohort study. Am J Hum Genet. 2005;76(1):82–90.
10. Zeegers MP, Kiemeney LA, Nieder AM, Ostrer H. How strong is the association between CAG and GGN repeat length polymorphisms in the androgen receptor gene and prostate cancer risk? Cancer Epidemiol Biomarkers Prev. 2004;13(11 Pt 1):1765–71.
11. Li Z, Habuchi T, Mitsumori K, et al. Association of V89L SRD5A2 polymorphism with prostate cancer development in a Japanese population. J Urol. 2003;169(6):2378–81.
12. Chen L, Davey Smith G, Evans DM, et al. Genetic variants in the vitamin d receptor are associated with advanced prostate cancer at diagnosis: findings from the prostate testing for cancer and treatment study and a systematic review. Cancer Epidemiol Biomarkers Prev. 2009;18(11):2874–81.
13. Chang B, Zheng SL, Isaacs SD, et al. Linkage and association of CYP17 gene in hereditary and sporadic prostate cancer. Int J Cancer. 2001;95(6):354–9.
14. Berthon P, Valeri A, Cohen-Akenine A, et al. Predisposing gene for early-onset prostate cancer, localized on chromosome 1q42.2-43. Am J Hum Genet. 1998;62(6):1416–24.
15. Gibbs M, Stanford JL, McIndoe RA, et al. Evidence for a rare prostate cancer-susceptibility locus at chromosome 1p36. Am J Hum Genet. 1999;64(3):776–87.
16. Lange EM, Beebe-Dimmer JL, Ray AM, et al. Genome-wide linkage scan for prostate cancer susceptibility from the University of Michigan prostate cancer genetics project: suggestive evidence for linkage at 16q23. Prostate. 2009;69(4):385–91.
17. Wiklund F, Gillanders EM, Albertus JA, et al. Genome-wide scan of Swedish families with hereditary prostate cancer: suggestive evidence of linkage at 5q11.2 and 19p13.3. Prostate. 2003;57(4):290–7.
18. Bock CH, Cunningham JM, McDonnell SK, et al. Analysis of the prostate cancer-susceptibility locus HPC20 in 172 families affected by prostate cancer. Am J Hum Genet. 2001;68(3):795–801.
19. Kang J, Chen MH, Zhang Y, et al. Type of diabetes mellitus and the odds of gleason score 8 to 10 prostate cancer. Int J Radiat Oncol Biol Phys. 2012;82(3):e463–7.
20. Yeager M, Orr N, Hayes RB, et al. Genome-wide association study of prostate cancer identifies a second risk locus at 8q24. Nat Genet. 2007;39(5):645–9.
21. Sotelo J, Esposito D, Duhagon MA, et al. Long-range enhancers on 8q24 regulate c-myc. Proc Natl Acad Sci USA. 2010;107(7):3001–5.
22. Ahmadiyeh N, Pomerantz MM, Grisanzio C, et al. 8q24 prostate, breast, and colon cancer risk loci show tissue-specific long-range interaction with MYC. Proc Natl Acad Sci USA. 2010;107(21):9742–6.
23. Troutman SM, Sissung TM, Cropp CD, et al. Racial disparities in the association between variants on 8q24 and prostate cancer: a systematic review and meta-analysis. Oncologist. 2012;17(3):312–20.
24. Reeves JR, Dulude H, Panchal C, Daigneault L, Ramnani DM. Prognostic value of prostate secretory

protein of 94 amino acids and its binding protein after radical prostatectomy. Clin Cancer Res. 2006;12(20 Pt 1):6018–22.

25. Eeles RA. Genetic predisposition to prostate cancer. Prostate Cancer Prostatic Dis. 1999;2(1):9–15.

26. Visakorpi T, Hyytinen E, Kallioniemi A, Isola J, Kallioniemi OP. Sensitive detection of chromosome copy number aberrations in prostate cancer by fluorescence in situ hybridization. Am J Pathol. 1994;145(3):624–30.

27. Visakorpi T, Kallioniemi AH, Syvanen AC, et al. Genetic changes in primary and recurrent prostate cancer by comparative genomic hybridization. Cancer Res. 1995;55(2):342–7.

28. Bergerheim US, Kunimi K, Collins VP, Ekman P. Deletion mapping of chromosomes 8, 10, and 16 in human prostatic carcinoma. Genes Chromosomes Cancer. 1991;3(3):215–20.

29. Macoska JA, Trybus TM, Wojno KJ. 8p22 loss concurrent with 8c gain is associated with poor outcome in prostate cancer. Urology. 2000;55(5):776–82.

30. Bowen C, Bubendorf L, Voeller HJ, et al. Loss of NKX3.1 expression in human prostate cancers correlates with tumor progression. Cancer Res. 2000;60(21):6111–5.

31. Dong JT, Chen C, Stultz BG, Isaacs JT, Frierson Jr HF. Deletion at 13q21 is associated with aggressive prostate cancers. Cancer Res. 2000;60(14):3880–3.

32. Cooney KA, Wetzel JC, Merajver SD, Macoska JA, Singleton TP, Wojno KJ. Distinct regions of allelic loss on 13q in prostate cancer. Cancer Res. 1996;56(5):1142–5.

33. Li C, Larsson C, Futreal A, et al. Identification of two distinct deleted regions on chromosome 13 in prostate cancer. Oncogene. 1998;16(4):481–7.

34. Hyytinen ER, Frierson Jr HF, Boyd JC, Chung LW, Dong JT. Three distinct regions of allelic loss at 13q14, 13q21-22, and 13q33 in prostate cancer. Genes Chromosomes Cancer. 1999;25(2):108–14.

35. Miyauchi T, Nagayama T, Maruyama K. Chromosomal abnormalities in carcinoma and hyperplasia of the prostate. Nihon Hinyokika Gakkai Zasshi. 1992;83(1):66–74.

36. Wang SI, Parsons R, Ittmann M. Homozygous deletion of the PTEN tumor suppressor gene in a subset of prostate adenocarcinomas. Clin Cancer Res. 1998;4(3):811–5.

37. Eagle LR, Yin X, Brothman AR, Williams BJ, Atkin NB, Prochownik EV. Mutation of the MXI1 gene in prostate cancer. Nat Genet. 1995;9(3):249–55.

38. Visakorpi T, Kallioniemi OP, Heikkinen A, Koivula T, Isola J. Small subgroup of aggressive, highly proliferative prostatic carcinomas defined by p53 accumulation. J Natl Cancer Inst. 1992;84(11):883–7.

39. Cher ML, Bova GS, Moore DH, et al. Genetic alterations in untreated metastases and androgen-independent prostate cancer detected by comparative genomic hybridization and allelotyping. Cancer Res. 1996;56(13):3091–102.

40. Jenkins RB, Qian J, Lieber MM, Bostwick DG. Detection of c-myc oncogene amplification and chromosomal anomalies in metastatic prostatic carcinoma by fluorescence in situ hybridization. Cancer Res. 1997;57(3):524–31.

41. Sato K, Qian J, Slezak JM, et al. Clinical significance of alterations of chromosome 8 in high-grade, advanced, nonmetastatic prostate carcinoma. J Natl Cancer Inst. 1999;91(18):1574–80.

42. Porkka K, Saramaki O, Tanner M, Visakorpi T.

Amplification and overexpression of elongin C gene discovered in prostate cancer by cDNA microarrays. Lab Invest. 2002;82(5):629–37.

43. Saramaki O, Willi N, Bratt O, et al. Amplification of EIF3S3 gene is associated with advanced stage in prostate cancer. Am J Pathol. 2001;159(6):2089–94.

44. Nupponen N, Visakorpi T. Molecular biology of progression of prostate cancer. Eur Urol. 1999;35(5–6):351–4.

45. Porkka KP, Tammela TL, Vessella RL, Visakorpi T. RAD21 and KIAA0196 at 8q24 are amplified and overexpressed in prostate cancer. Genes Chromosomes Cancer. 2004;39(1):1–10.

46. Chen CD, Welsbie DS, Tran C, et al. Molecular determinants of resistance to antiandrogen therapy. Nat Med. 2004;10(1):33–9.

47. Nakayama T, Watanabe M, Suzuki H, et al. Epigenetic regulation of androgen receptor gene expression in human prostate cancers. Lab Invest. 2000;80(12):1789–96.

48. Millar DS, Ow KK, Paul CL, Russell PJ, Molloy PL, Clark SJ. Detailed methylation analysis of the glutathione S-transferase pi (GSTP1) gene in prostate cancer. Oncogene. 1999;18(6):1313–24.

49. Richiardi L, Fiano V, Vizzini L, et al. Promoter methylation in APC, RUNX3, and GSTP1 and mortality in prostate cancer patients. J Clin Oncol. 2009;27(19):3161–8.

50. Dammann R, Schagdarsurengin U, Seidel C, et al. The tumor suppressor RASSF1A in human carcinogenesis: an update. Histol Histopathol. 2005;20(2):645–63.

51. Graff JR, Herman JG, Lapidus RG, et al. E-cadherin expression is silenced by DNA hypermethylation in human breast and prostate carcinomas. Cancer Res. 1995;55(22):5195–9.

52. Woodson K, Hayes R, Wideroff L, Villaruz L, Tangrea J. Hypermethylation of GSTP1, CD44, and E-cadherin genes in prostate cancer among US Blacks and Whites. Prostate. 2003;55(3):199–205.

53. Padar A, Sathyanarayana UG, Suzuki M, et al. Inactivation of cyclin D2 gene in prostate cancers by aberrant promoter methylation. Clin Cancer Res. 2003;9(13):4730–4.

54. Henrique R, Costa VL, Cerveira N, et al. Hypermethylation of cyclin D2 is associated with loss of mRNA expression and tumor development in prostate cancer. J Mol Med (Berl). 2006;84(11): 911–8.

55. Yegnasubramanian S, Kowalski J, Gonzalgo ML, et al. Hypermethylation of CpG islands in primary and metastatic human prostate cancer. Cancer Res. 2004;64(6):1975–86.

56. Schulz WA, Hoffmann MJ. Epigenetic mechanisms in the biology of prostate cancer. Semin Cancer Biol. 2009;19(3):172–80.

57. Min J, Zaslavsky A, Fedele G, et al. An oncogene-tumor suppressor cascade drives metastatic prostate cancer by coordinately activating ras and nuclear factor-kappaB. Nat Med. 2010;16(3):286–94.

58. Asatiani E, Huang WX, Wang A, et al. Deletion, methylation, and expression of the NKX3.1 suppressor gene in primary human prostate cancer. Cancer Res. 2005;65(4):1164–73.

59. McMenamin ME, Soung P, Perera S, Kaplan I, Loda M, Sellers WR. Loss of PTEN expression in paraffin-embedded primary prostate cancer correlates with high Gleason score and advanced stage. Cancer Res. 1999;59(17):4291–6.

60. Kibel AS, Faith DA, Bova GS, Isaacs WB. Loss of heterozygosity at 12P12-13 in primary and metastatic prostate adenocarcinoma. J Urol. 2000; 164(1):192–6.

61. Chen C, Hyytinen ER, Sun X, et al. Deletion, mutation, and loss of expression of KLF6 in human prostate cancer. Am J Pathol. 2003;162(4):1349–54.

62. Gurel B, Iwata T, Koh CM, et al. Nuclear MYC protein overexpression is an early alteration in human prostate carcinogenesis. Mod Pathol. 2008;21(9): 1156–67.

63. Wang L, Liu R, Li W, et al. Somatic single hits inactivate the X-linked tumor suppressor FOXP3 in the prostate. Cancer Cell. 2009;16(4):336–46.

64. Xu K, Shimelis H, Linn DE, et al. Regulation of androgen receptor transcriptional activity and specificity by RNF6-induced ubiquitination. Cancer Cell. 2009;15(4):270–82.

65. Kaarbo M, Klokk TI, Saatcioglu F. Androgen signaling and its interactions with other signaling pathways in prostate cancer. Bioessays. 2007;29(12): 1227–38.

66. Chmelar R, Buchanan G, Need EF, Tilley W, Greenberg NM. Androgen receptor coregulators and their involvement in the development and progression of prostate cancer. Int J Cancer. 2007; 120(4):719–33.

67. Xu J, Wu RC, O'Malley BW. Normal and cancer-related functions of the p160 steroid receptor co-activator (SRC) family. Nat Rev Cancer. 2009;9(9):615–30.

68. Dasgupta S, Srinidhi S, Vishwanatha JK. Oncogenic activation in prostate cancer progression and metastasis: molecular insights and future challenges. J Carcinog. 2012;11:4. Epub 2012 Feb 17.

69. Mehra R, Tomlins SA, Yu J, et al. Characterization of TMPRSS2-ETS gene aberrations in androgen-independent metastatic prostate cancer. Cancer Res. 2008;68(10):3584–90.

70. Mehra R, Han B, Tomlins SA, et al. Heterogeneity of TMPRSS2 gene rearrangements in multifocal prostate adenocarcinoma: molecular evidence for an independent group of diseases. Cancer Res. 2007;67(17):7991–5.

71. Iljin K, Wolf M, Edgren H, et al. TMPRSS2 fusions with oncogenic ETS factors in prostate cancer involve unbalanced genomic rearrangements and are associated with HDAC1 and epigenetic reprogramming. Cancer Res. 2006;66(21):10242–6.

72. Xu J, Lamouille S, Derynck R. TGF-beta-induced epithelial to mesenchymal transition. Cell Res. 2009;19(2):156–72.

73. Koeneman KS, Pan CX, Jin JK, et al. Telomerase activity, telomere length, and DNA ploidy in prostatic intraepithelial neoplasia (PIN). J Urol. 1998;160(4):1533–9.

74. Vivanco I, Sawyers CL. The phosphatidylinositol 3-kinase AKT pathway in human cancer. Nat Rev Cancer. 2002;2(7):489–501.

75. Fujita N, Sato S, Katayama K, Tsuruo T. Akt-dependent phosphorylation of p27Kip1 promotes binding to 14-3-3 and cytoplasmic localization. J Biol Chem. 2002;277(32):28706–13.

76. Kang GH, Lee S, Lee HJ, Hwang KS. Aberrant CpG island hypermethylation of multiple genes in prostate cancer and prostatic intraepithelial neoplasia. J Pathol. 2004;202(2):233–40.

77. Nelson WG, De Marzo AM, DeWeese TL, Isaacs WB. The role of inflammation in the pathogenesis of prostate cancer. J Urol. 2004;172(5 Pt 2):S6–11; discussion S11–2.

78. Kaaks R, Lukanova A, Sommersberg B. Plasma androgens, IGF-1, body size, and prostate cancer risk: a synthetic review. Prostate Cancer Prostatic Dis. 2000;3(3):157–72.

79. Lindmark F, Zheng SL, Wiklund F, et al. Interleukin-1 receptor antagonist haplotype associated with prostate cancer risk. Br J Cancer. 2005;93(4):493–7.

80. Sun J, Hsu FC, Turner AR, et al. Meta-analysis of association of rare mutations and common sequence variants in the MSR1 gene and prostate cancer risk. Prostate. 2006;66(7):728–37.

81. Xu J, Lowey J, Wiklund F, et al. The interaction of four genes in the inflammation pathway significantly predicts prostate cancer risk. Cancer Epidemiol Biomarkers Prev. 2005;14(11 Pt 1):2563–8.

82. Greenberg AS, Obin MS. Obesity and the role of adipose tissue in inflammation and metabolism. Am J Clin Nutr. 2006;83(2):461S–5.

83. Shoelson SE, Lee J, Goldfine AB. Inflammation and insulin resistance. J Clin Invest. 2006; 116(7):1793–801.

84. Fradet V, Lessard L, Begin LR, Karakiewicz P, Masson AM, Saad F. Nuclear factor-kappaB nuclear localization is predictive of biochemical recurrence in patients with positive margin prostate cancer. Clin Cancer Res. 2004;10(24):8460–4.

85. Lessard L, Begin LR, Gleave ME, Mes-Masson AM, Saad F. Nuclear localisation of nuclear factor-kappaB transcription factors in prostate cancer: an immunohistochemical study. Br J Cancer. 2005; 93(9):1019–23.

86. Hager MH, Solomon KR, Freeman MR. The role of cholesterol in prostate cancer. Curr Opin Clin Nutr Metab Care. 2006;9(4):379–85.

87. Zhuang L, Kim J, Adam RM, Solomon KR, Freeman MR. Cholesterol targeting alters lipid raft composition and cell survival in prostate cancer cells and xenografts. J Clin Invest. 2005;115(4):959–68.

88. Lawrence MG, Veveris-Lowe TL, Whitbread AK, Nicol DL, Clements JA. Epithelial-mesenchymal transition in prostate cancer and the potential role of kallikrein serine proteases. Cells Tissues Organs. 2007;185(1–3):111–5.

89. Vernon AE, LaBonne C. Tumor metastasis: a new twist on epithelial-mesenchymal transitions. Curr Biol. 2004;14(17):R719–21.

90. Zhu ML, Kyprianou N. Role of androgens and the androgen receptor in epithelial-mesenchymal transition and invasion of prostate cancer cells. FASEB J. 2010;24(3):769–77.

91. Cao Q, Yu J, Dhanasekaran SM, et al. Repression of E-cadherin by the polycomb group protein EZH2 in cancer. Oncogene. 2008;27(58):7274–84.

92. Giannoni E, Bianchini F, Masieri L, et al. Reciprocal activation of prostate cancer cells and cancer-associated fibroblasts stimulates epithelial-mesenchymal transition and cancer stemness. Cancer Res. 2010;70(17):6945–56.

93. Martens-Uzunova ES, Jalava SE, Dits NF, et al. Diagnostic and prognostic signatures from the small non-coding RNA transcriptome in prostate cancer. Oncogene. 2012;31(8):978–91.

94. White NM, Fatoohi E, Metias M, Jung K, Stephan C, Yousef GM. Metastamirs: a stepping stone towards improved cancer management. Nat Rev Clin Oncol. 2011;8(2):75–84.

95. Fendler A, Jung M, Stephan C, et al. miRNAs can

predict prostate cancer biochemical relapse and are involved in tumor progression. Int J Oncol. 2011;39(5):1183–92.

96. Fendler A, Stephan C, Yousef GM, Jung K. MicroRNAs as regulators of signal transduction in urological tumors. Clin Chem. 2011;57(7):954–68.

97. Oka H, Chatani Y, Kohno M, Kawakita M, Ogawa O. Constitutive activation of the 41- and 43-kDa mitogen-activated protein (MAP) kinases in the progression of prostate cancer to an androgen-independent state. Int J Urol. 2005;12(10):899–905.

98. Setlur SR, Royce TE, Sboner A, et al. Integrative microarray analysis of pathways dysregulated in metastatic prostate cancer. Cancer Res. 2007;67(21):10296–303.

99. Taylor BS, Schultz N, Hieronymus H, et al. Integrative genomic profiling of human prostate cancer. Cancer Cell. 2010;18(1):11–22.

100. Pulukuri SM, Rao JS. Matrix metalloproteinase-1 promotes prostate tumor growth and metastasis. Int J Oncol. 2008;32(4):757–65.

101. De Marzo AM, Platz EA, Sutcliffe S, et al. Inflammation in prostate carcinogenesis. Nat Rev Cancer. 2007;7(4):256–69.

102. Bostwick DG, Brawer MK. Prostatic intra-epithelial neoplasia and early invasion in prostate cancer. Cancer. 1987;59(4):788–94.

103. Sakr WA, Haas GP, Cassin BF, Pontes JE, Crissman JD. The frequency of carcinoma and intraepithelial neoplasia of the prostate in young male patients. J Urol. 1993;150(2 Pt 1):379–85.

104. Qian J, Bostwick DG, Takahashi S, et al. Chromosomal anomalies in prostatic intraepithelial neoplasia and carcinoma detected by fluorescence in situ hybridization. Cancer Res. 1995;55(22):5408–14.

105. Haggman MJ, Macoska JA, Wojno KJ, Oesterling JE. The relationship between prostatic intraepithelial neoplasia and prostate cancer: critical issues. J Urol. 1997;158(1):12–22.

106. Xin L, Lawson DA, Witte ON. The sca-1 cell surface marker enriches for a prostate-regenerating cell subpopulation that can initiate prostate tumorigenesis. Proc Natl Acad Sci USA. 2005;102(19):6942–7.

107. Lawson DA, Witte ON. Stem cells in prostate cancer initiation and progression. J Clin Invest. 2007;117(8):2044–50.

108. Verhagen AP, Ramaekers FC, Aalders TW, Schaafsma HE, Debruyne FM, Schalken JA. Colocalization of basal and luminal cell-type cytokeratins in human prostate cancer. Cancer Res. 1992;52(22):6182–7.

109. Hurt EM, Kawasaki BT, Klarmann GJ, Thomas SB, Farrar WL. CD44+ CD24(−) prostate cells are early cancer progenitor/stem cells that provide a model for patients with poor prognosis. Br J Cancer. 2008;98(4):756–65.

110. Andreoiu M, Cheng L. Multifocal prostate cancer: biologic, prognostic, and therapeutic implications. Hum Pathol. 2010;41(6):781–93.

111. Mirchandani D, Zheng J, Miller GJ, et al. Heterogeneity in intratumor distribution of p53 mutations in human prostate cancer. Am J Pathol. 1995;147(1):92–101.

112. Ruiz C, Lenkiewicz E, Evers L, et al. Advancing a clinically relevant perspective of the clonal nature of cancer. Proc Natl Acad Sci USA. 2011;108(29):12054–9.

113. Liu W, Laitinen S, Khan S, et al. Copy number analysis indicates monoclonal origin of lethal metastatic prostate cancer. Nat Med. 2009;15(5):559–65.

114. Sboner A, Demichelis F, Calza S, et al. Molecular sampling of prostate cancer: a dilemma for predicting disease progression. BMC Med Genomics. 2010;3:8.

115. Gurel B, Iwata T, Koh CM, Yegnasubramanian S, Nelson WG, De Marzo AM. Molecular alterations in prostate cancer as diagnostic, prognostic, and therapeutic targets. Adv Anat Pathol. 2008;15(6):319–31.

116. Vickers AJ, Roobol MJ, Lilja H. Screening for prostate cancer: early detection or overdetection? Annu Rev Med. 2012;63:161–70.

117. Stephan C, Jung K, Lein M, Diamandis EP. PSA and other tissue kallikreins for prostate cancer detection. Eur J Cancer. 2007;43(13):1918–26.

118. Shariat SF, Semjonow A, Lilja H, Savage C, Vickers AJ, Bjartell A. Tumor markers in prostate cancer I: blood-based markers. Acta Oncol. 2011;50 Suppl 1:61–75.

119. Diamandis M, White NM, Yousef GM. Personalized medicine: marking a new epoch in cancer patient management. Mol Cancer Res. 2010;8(9):1175–87.

120. Pasic MD, Samaan S, Yousef GM. Genomic medicine: new frontiers and new challenges. Clin Chem. 2013;59(1):158–67.

121. Prensner JR, Chinnaiyan AM, Srivastava S. Systematic, evidence-based discovery of biomarkers at the NCI. Clin Exp Metastasis. 2012;29(7):645–52.

122. Zheng SL, Sun J, Wiklund F, et al. Cumulative association of five genetic variants with prostate cancer. N Engl J Med. 2008;358(9):910–9.

123. Schroder FH, Hugosson J, Roobol MJ, et al. Screening and prostate-cancer mortality in a randomized European study. N Engl J Med. 2009;360(13):1320–8.

124. Gudmundsson J, Besenbacher S, Sulem P, et al. Genetic correction of PSA values using sequence variants associated with PSA levels. Sci Transl Med. 2010;2(62):62ra92.

125. Cooperberg MR, Cowan JE, Hilton JF, et al. Outcomes of active surveillance for men with intermediate-risk prostate cancer. J Clin Oncol. 2011;29(2):228–34.

126. Dhir R, Vietmeier B, Arlotti J, et al. Early identification of individuals with prostate cancer in negative biopsies. J Urol. 2004;171(4):1419–23.

127. Diamandis EP. Early prostate cancer antigen-2: a controversial prostate cancer biomarker? Clin Chem. 2010;56(4):542–4.

128. Danila DC, Pantel K, Fleisher M, Scher HI. Circulating tumors cells as biomarkers: progress toward biomarker qualification. Cancer J. 2011;17(6):438–50.

129. Allard WJ, Matera J, Miller MC, et al. Tumor cells circulate in the peripheral blood of all major carcinomas but not in healthy subjects or patients with nonmalignant diseases. Clin Cancer Res. 2004;10(20):6897–904.

130. Tomlins SA, Rhodes DR, Perner S, et al. Recurrent fusion of TMPRSS2 and ETS transcription factor genes in prostate cancer. Science. 2005;310(5748):644–8.

131. Taylor DD, Gercel-Taylor C. MicroRNA signatures of tumor-derived exosomes as diagnostic biomarkers of ovarian cancer. Gynecol Oncol. 2008;110(1):13–21.

132. Mo MH, Chen L, Fu Y, Wang W, Fu SW. Cell-free

circulating miRNA biomarkers in cancer. J Cancer. 2012;3:432–48.

133. Woodson K, O'Reilly KJ, Hanson JC, Nelson D, Walk EL, Tangrea JA. The usefulness of the detection of GSTP1 methylation in urine as a biomarker in the diagnosis of prostate cancer. J Urol. 2008;179(2):508–11; discussion 511–2.

134. Tomlins SA, Laxman B, Varambally S, et al. Role of the TMPRSS2-ERG gene fusion in prostate cancer. Neoplasia. 2008;10(2):177–88.

135. Hoque MO, Topaloglu O, Begum S, et al. Quantitative methylation-specific polymerase chain reaction gene patterns in urine sediment distinguish prostate cancer patients from control subjects. J Clin Oncol. 2005;23(27):6569–75.

136. Payne SR, Serth J, Schostak M, et al. DNA methylation biomarkers of prostate cancer: confirmation of candidates and evidence urine is the most sensitive body fluid for non-invasive detection. Prostate. 2009;69(12):1257–69.

137. Bussemakers MJ, van Bokhoven A, Verhaegh GW, et al. DD3: a new prostate-specific gene, highly overexpressed in prostate cancer. Cancer Res. 1999;59(23):5975–9.

138. Marks LS, Fradet Y, Deras IL, et al. PCA3 molecular urine assay for prostate cancer in men undergoing repeat biopsy. Urology. 2007;69(3):532–5.

139. Rogers CG, Yan G, Zha S, et al. Prostate cancer detection on urinalysis for alpha methylacyl coenzyme a racemase protein. J Urol. 2004;172(4 Pt 1): 1501–3.

140. Luo J, Zha S, Gage WR, et al. Alpha-methylacyl-CoA racemase: a new molecular marker for prostate cancer. Cancer Res. 2002;62(8):2220–6.

141. Jamaspishvili T, Kral M, Khomeriki I, Student V, Kolar Z, Bouchal J. Urine markers in monitoring for prostate cancer. Prostate Cancer Prostatic Dis. 2010;13(1):12–9.

142. Hessels D, Smit FP, Verhaegh GW, Witjes JA, Cornel EB, Schalken JA. Detection of TMPRSS2-ERG fusion transcripts and prostate cancer antigen 3 in urinary sediments may improve diagnosis of prostate cancer. Clin Cancer Res. 2007;13(17):5103–8.

143. Kristiansen G. Immunohistochemical algorithms in prostate diagnostics: what's new? Pathologe. 2009;30 Suppl 2:146–53.

144. Patel A, Dorey F, Franklin J, deKernion JB. Recurrence patterns after radical retropubic prostatectomy: clinical usefulness of prostate specific antigen doubling times and log slope prostate specific antigen. J Urol. 1997;158(4):1441–5.

145. Botchkina GI, Kim RH, Botchkina IL, Kirshenbaum A, Frischer Z, Adler HL. Noninvasive detection of prostate cancer by quantitative analysis of telomerase activity. Clin Cancer Res. 2005;11(9):3243–9.

146. Crocitto LE, Korns D, Kretzner L, et al. Prostate cancer molecular markers GSTP1 and hTERT in expressed prostatic secretions as predictors of biopsy results. Urology. 2004;64(4):821–5.

147. Schostak M, Schwall GP, Poznanovic S, et al. Annexin A3 in urine: a highly specific noninvasive marker for prostate cancer early detection. J Urol. 2009;181(1):343–53.

148. Roy R, Louis G, Loughlin KR, et al. Tumor-specific urinary matrix metalloproteinase fingerprinting: identification of high molecular weight urinary matrix metalloproteinase species. Clin Cancer Res. 2008;14(20):6610–7.

149. Dhanasekaran SM, Barrette TR, Ghosh D, et al. Delineation of prognostic biomarkers in prostate cancer. Nature. 2001;412(6849):822–6.

150. Holt SK, Kwon EM, Lin DW, Ostrander EA, Stanford JL. Association of hepsin gene variants with prostate cancer risk and prognosis. Prostate. 2010;70(9):1012–9.

151. Laxman B, Morris DS, Yu J, et al. A first-generation multiplex biomarker analysis of urine for the early detection of prostate cancer. Cancer Res. 2008;68(3):645–9.

152. Bryant RJ, Pawlowski T, Catto JW, et al. Changes in circulating microRNA levels associated with prostate cancer. Br J Cancer. 2012;106(4):768–74.

153. Varma M, Jasani B. Diagnostic utility of immunohistochemistry in morphologically difficult prostate cancer: review of current literature. Histopathology. 2005;47(1):1–16.

154. Nakayama M, Bennett CJ, Hicks JL, et al. Hypermethylation of the human glutathione S-transferase-pi gene (GSTP1) CpG island is present in a subset of proliferative inflammatory atrophy lesions but not in normal or hyperplastic epithelium of the prostate: a detailed study using laser-capture microdissection. Am J Pathol. 2003;163(3):923–33.

155. Trock BJ, Brotzman MJ, Mangold LA, et al. Evaluation of GSTP1 and APC methylation as indicators for repeat biopsy in a high-risk cohort of men with negative initial prostate biopsies. BJU Int. 2012;110(1):56–62.

156. Korkmaz CG, Korkmaz KS, Manola J, et al. Analysis of androgen regulated homeobox gene NKX3.1 during prostate carcinogenesis. J Urol. 2004; 172(3):1134–9.

157. Gelmann EP, Bowen C, Bubendorf L. Expression of NKX3.1 in normal and malignant tissues. Prostate. 2003;55(2):111–7.

158. Chuang AY, DeMarzo AM, Veltri RW, Sharma RB, Bieberich CJ, Epstein JI. Immunohistochemical differentiation of high-grade prostate carcinoma from urothelial carcinoma. Am J Surg Pathol. 2007; 31(8):1246–55.

159. Roberts MJ, Schirra HJ, Lavin MF, Gardiner RA. Metabolomics: a novel approach to early and noninvasive prostate cancer detection. Korean J Urol. 2011;52(2):79–89.

160. Spratlin JL, Serkova NJ, Eckhardt SG. Clinical applications of metabolomics in oncology: a review. Clin Cancer Res. 2009;15(2):431–40.

161. Sreekumar A, Poisson LM, Rajendiran TM, et al. Metabolomic profiles delineate potential role for sarcosine in prostate cancer progression. Nature. 2009;457(7231):910–4.

162. Tessem MB, Swanson MG, Keshari KR, et al. Evaluation of lactate and alanine as metabolic biomarkers of prostate cancer using 1H HR-MAS spectroscopy of biopsy tissues. Magn Reson Med. 2008;60(3):510–6.

163. Jadvar H. FDG PET, in prostate cancer. PET Clin. 2009;4(2):155–61.

164. Nakajima T, Mitsunaga M, Bander NH, Heston WD, Choyke PL, Kobayashi H. Targeted, activatable, in vivo fluorescence imaging of prostate-specific membrane antigen (PSMA) positive tumors using the quenched humanized J591 antibody-indocyanine green (ICG) conjugate. Bioconjug Chem. 2011;22(8):1700–5.

165. Wilkinson S, Chodak G. The role of 111indium-capromab pendetide imaging for assessing biochem-

ical failure after radical prostatectomy. J Urol. 2004;172(1):133–6.

166. Clark JP, Munson KW, Gu JW, et al. Performance of a single assay for both type III and type VI TMPRSS2:ERG fusions in noninvasive prediction of prostate biopsy outcome. Clin Chem. 2008;54(12):2007–17.

167. Petrovics G, Liu A, Shaheduzzaman S, et al. Frequent overexpression of ETS-related gene-1 (ERG1) in prostate cancer transcriptome. Oncogene. 2005;24(23):3847–52.

168. Chun FK, de la Taille A, van Poppel H, et al. Prostate cancer gene 3 (PCA3): development and internal validation of a novel biopsy nomogram. Eur Urol. 2009;56(4):659–67.

169. Auprich M, Haese A, Walz J, et al. External validation of urinary PCA3-based nomograms to individually predict prostate biopsy outcome. Eur Urol. 2010;58(5):727–32.

170. Rubin MA, Bismar TA, Andren O, et al. Decreased alpha-methylacyl CoA racemase expression in localized prostate cancer is associated with an increased rate of biochemical recurrence and cancer-specific death. Cancer Epidemiol Biomarkers Prev. 2005;14(6):1424–32.

171. Tomlins SA, Rhodes DR, Yu J, et al. The role of SPINK1 in ETS rearrangement-negative prostate cancers. Cancer Cell. 2008;13(6):519–28.

172. Varambally S, Dhanasekaran SM, Zhou M, et al. The polycomb group protein EZH2 is involved in progression of prostate cancer. Nature. 2002;419(6907):624–9.

173. Tahir SA, Yang G, Ebara S, et al. Secreted caveolin-1 stimulates cell survival/clonal growth and contributes to metastasis in androgen-insensitive prostate cancer. Cancer Res. 2001;61(10):3882–5.

174. Murphy AJ, Hughes CA, Barrett C, et al. Low-level TOP2A amplification in prostate cancer is associated with HER2 duplication, androgen resistance, and decreased survival. Cancer Res. 2007;67(6): 2893–8.

175. Markert EK, Mizuno H, Vazquez A, Levine AJ. Molecular classification of prostate cancer using curated expression signatures. Proc Natl Acad Sci USA. 2011;108(52):21276–81.

176. Penney KL, Sinnott JA, Fall K, et al. mRNA expression signature of gleason grade predicts lethal prostate cancer. J Clin Oncol. 2011;29(17):2391–6.

177. Jia S, Liu Z, Zhang S, et al. Essential roles of PI(3)K-p110beta in cell growth, metabolism and tumorigenesis. Nature. 2008;454(7205):776–9.

178. Ilic N, Utermark T, Widlund HR, Roberts TM. PI3K-targeted therapy can be evaded by gene amplification along the MYC-eukaryotic translation initiation factor 4E (eIF4E) axis. Proc Natl Acad Sci USA. 2011;108(37):E699–708.

179. Liu P, Cheng H, Santiago S, et al. Oncogenic PIK3CA-driven mammary tumors frequently recur via PI3K pathway-dependent and PI3K pathway-independent mechanisms. Nat Med. 2011;17(9):1116–20.

180. Clegg NJ, Couto SS, Wongvipat J, et al. MYC cooperates with AKT in prostate tumorigenesis and alters sensitivity to mTOR inhibitors. PLoS One. 2011;6(3):e17449.

181. Zafarana G, Ishkanian AS, Malloff CA, et al. Copy number alterations of c-MYC and PTEN are prognostic factors for relapse after prostate cancer radiotherapy. Cancer. 2012;118(16):4053–62.

182. Roychowdhury S, Iyer MK, Robinson DR, Lonigro RJ, Wu YM, Cao X, Kalyana-Sundaram S, Sam L, Balbin OA, Quist MJ, Barrette T, Everett J, Siddiqui J, Kunju LP, Navone N, Araujo JC, Troncoso P, Logothetis CJ, Innis JW, Smith DC, Lao CD, Kim SY, Roberts JS, Gruber SB, Pienta KJ, Talpaz M, Chinnaiyan AM. Personalized oncology through integrative high-throughput sequencing: a pilot study. Sci Transl Med. 2011 Nov 30;3(111).

第 18 章

尿路上皮肿瘤分子检测

Manal Y. Gabril，George M. Yousef

膀胱癌的基因组学

染色体异常

超过 50%的膀胱癌(urinary bladder cancer,UC)存在 9 号染色体的杂合性缺失(LOH)或缺失,是 UC 最常见的遗传学变异。据报道,低级别非浸润性乳头状尿路上皮肿瘤和尿路上皮增生较原位癌和浸润性癌发生 9q 和 9p 杂合性缺失的概率高。甚至在邻近看似正常的尿路上皮,也存在这些染色体异常。然而,其他研究发现,9 号染色体缺失在低级别尿路上皮肿瘤和原位癌中均可发生,表明这种异常不能区分非浸润性和高级别浸润性病变[1]。因此,9 号染色体缺失可能为肿瘤发生的早期事件,需再通过级联的基因改变,诱发尿路上皮细胞形成尿路上皮癌。9 号染色体包含关键的肿瘤抑制基因,分布在 9p 和 9q 上。例如,p16(细胞周期依赖性激酶抑制剂 2A,*CDKN2A*)位于 9p21.3,编码两个可变剪切产物,INK4A 和 ARF,通过视网膜母细胞瘤蛋白 Rb 和 p53 信号通路诱导细胞周期阻滞。其他候选基因包括 *PTCH*(9q22)、*DBC1*(9 q32~33)和 *TSC1*(9q34)[2,3]。

7 号染色体三体作为肿瘤相关性异常的重要性,仍然是有争议的,因为它频繁出现在毫无疑问的非肿瘤病变中。7 号染色体三体可以增加表皮生长因子(EGF)受体等位基因数目增多[4]。

在尿路上皮癌中,有报道 8 号染色体短臂缺失和长臂获得。8p LOH 与肿瘤更强的侵袭性相关。8p21~22 位点包含数个候选基因,包括 *DBC2*、*LZTS1* 和 *TRAIL-R2*[5,6]。8q24 是常见的获得性区域,涉及 *c-myc* 原癌基因。*c-myc* 基因拷贝数的增加与晚期肿瘤的分期和分级相关[7]。

70%的膀胱肿瘤有 11 号染色体多体和染色体 11q13 扩增。11q13 含有包括细胞周期蛋白 D1、*EMS1*、*FGF3*、*FGF4* 等多个候选基因[8]。17 号染色体多体、基因扩增和 HER2/neu 蛋白过表达与预后不良有关。Bolenz 等人发现,多因素分析显示,HER2 阳性的肌层浸润性尿路上皮癌复发的风险和癌症特异性死亡率增加 2 倍[9]。基因扩增机制可能与 HER2/neu 蛋白过表达相关。

在肌层浸润性肿瘤中,10q 缺失(*PTEN* 区域)与肿瘤转移相关。在临床前期模型中,与表浅肿瘤相比,10 号染色体 *PTEN* 杂合性缺失,更常出现在肌层浸润性肿瘤中。*PTEN* 的缺失提示临床预后差及转移[10]。5p13 区域的改变,导致肿瘤抑制基因 *OC-2/DAB2* 表达下调,在膀胱癌中有报道。

表观遗传学的变化

DNA甲基化

据报道,86%的尿路上皮癌普遍存在 DNA 启动子甲基化不稳定性,发生在上泌尿生殖系统肿瘤的概率(94%)比膀胱肿瘤(76%)的概率高。在浸润性肿瘤中经常发现,CpG 岛甲基化与肿瘤抑制基因的限制性转录相关。研究发现一系列肿瘤抑制基因频繁出现

M.Y. Gabril, M.D.
Department of Pathology and Laboratory Medicine,
University Hospital, 339 Windermere Road,
London, ON, Canada N6A 5A5
e-mail: manal.gabril@lhsc.on.ca

G.M. Yousef, M.D., Ph.D. (✉)
Department of Laboratory Medicine and Pathobiology,
University of Toronto, Medical Sciences Building,
1 King's College Circle, Toronto, ON, Canada M5S 1A8
e-mail: yousefg@smh.ca

甲基化,包括 *p16*、*CDH1*、*CDH13*、*INK4A*（*CDKN2A*）、*RASSF1A*、*APC*、*ARF*、*MLH1* 和 *DAPK*。在 85% 的浅表低级别膀胱癌、79% 的高级别肿瘤和 75% 的浸润性膀胱癌的尿液沉积物 DNA 中检测出 *CDH1*、*CDK2AP2* 或 *RASSF1A* 的甲基化[11]。

许多低甲基化位点是组织特异性基因的非 CpG 岛启动子,可能导致潜在的基因活化增加或染色体不稳定性,这在非浸润性肿瘤中常常发现。除了重复元素的普遍低甲基化,比如常散在核元件(LINE-1)[12],一项研究表明一个特定的 LINE-1 位于间叶–上皮转化因子(*MET*)癌基因(*L1-MET*),在 UC 中低甲基化和转录水平活化,伴随着核小体消耗枯竭区 (nuclear depleted region,NDR)的出现,同时出现上游转录起始点 (transcription start site,TSS)、活动组蛋白标记和 H2A. Z 组蛋白变体[13]。

miRNA和尿路上皮癌

已报道在膀胱癌中存在 miRNA 的下调,可能提供"肿瘤标记分子"用于诊断。最近数项报道显示,miRNA 与肿瘤分期、分级和预后相关,尽管 miRNA 作为实用诊断工具的价值还是有限的。Hanke 等人报道,miR-126：miR-152 的比值用于检测膀胱癌的尿液样本,特异性达到 82%,敏感性为 72%[15]。

框 18.1 低级别和高级别尿路上皮肿瘤中常见分子异常的总结

—低级别肿瘤：
低级别肿瘤中最常见的激活突变是受体酪氨酸激酶活性上调–RAS 通路。
在多达 70% 的肿瘤中,FGFR-3 过表达,30%~40% 肿瘤中 HRAS 过表达,10% 的肿瘤 PIK3CA 过表达。
9 号染色体缺失在低级别和高级别肿瘤中均可见。

—高级别肿瘤：
肿瘤抑制基因 p53 和 pRB 缺失和突变是高级别肿瘤最常见的分子异常,导致肿瘤进展。
高级别病变可能还有 PTEN 和 p16 缺失。
微环境的变化通过异常的 N-钙黏蛋白、E-钙黏蛋白表达与血管内皮生长因子的产生促进肿瘤浸润和进展。

尿路上皮癌的分子通路

最近的证据表明 UC 存在两个不同的通路（图 18.1）。大多数肿瘤(70%)都是表浅的非浸润性低级别肿瘤,通常多病灶,复发率高。这些肿瘤很少进展为肌层浸润(10%~15%)。另一方面,肌层浸润病例(pT2~

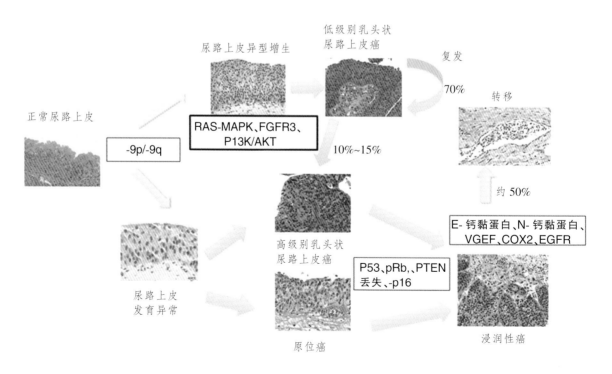

图 18.1 最近的研究表明,尿路上皮肿瘤的发生存在两种不同生物学途径。大多数的肿瘤随着表浅非浸润途径导致肿瘤发生,而约 20% 的肿瘤显示独特的高级别改变和肌层浸润通路。高级别 T1 期肿瘤表现为这两种通路的重叠特征。

pT4 期)约占 20%,其中约 50%发生转移。大多数浸润性肿瘤的发展是一个多步骤事件,从正常到不典型增生,到原位癌,再到浸润性癌。pT1 期肿瘤有固有层侵犯,占 10%~20%。相当数量的 pT1 期肿瘤复发时有肌层浸润,因此需要根治性治疗。研究 T1 期高级别肿瘤的分子变化是具有挑战性和复杂的。上述两组肿瘤的分子特性有重叠。

正如框 18.1 中总结的,许多关键分子/通路,包括 FGFR3、PI3K/AKT 通路和 RAS/MAPK 通路,与非浸润性表浅尿路上皮癌相关。在浸润性 UC 中,存在与细胞周期相关的基因以及包括 *p53*、*p16* 和 *RB* 在内的多种肿瘤抑制基因的变化。

FGFR3通路

70%~80%的低级别非浸润性乳头状尿路上皮癌有成纤维细胞生长因子受体 3(*FGFR3*)激活突变,相比之下,在浸润性肿瘤 *FGFR3* 突变率为 10%~20%。Ig Ⅱ 和 Ig Ⅲ 结构域(7 号外显子)之间的突变是目前最常见位点,占所有 *FGFR3* 突变的 50%~80%。跨膜结构域(10 号外显子)的突变占 15%~40%,酪氨酸激酶 2 结构域(15 号外显子)的突变占 5%~10%。FGFR3 激活触发多条下游激酶通路[16]。

伴有 *FGFR3* 突变的高级别肿瘤有独特的组织学特征,表现为粗大、外生型分支乳头状结构以及不规则的挖空样核外观,可以利于识别这类肿瘤[17]。Tomlinson 等人报道在没有检测到 *FGFR3* 突变的病例中,42%的肿瘤有野生型 FGFR3 的过度表达,包括许多肌层浸润肿瘤[18]。激活的 FGFR3 也可以触发 STAT 通路,与脯氨酸酪氨酸激酶 2(*PYK2*)相互作用,导致 STAT 通路进一步激活[19]。

RAS

HRAS 突变导致 HRAS 蛋白质激活,使生长因子信号传递。早期的研究表明,膀胱癌中 *HRAS* 突变超过 *KRAS* 突变。然而,最近的一项研究显示 *KRAS* 和 *HRAS* 突变概率相同[20]。在膀胱癌中,*NRAS* 突变不常见。*HRAS* 突变主要是与非肌层浸润性病变相关。

PI3K/AKT 通路

PI3K/AKT 通路调节多种生物学活动,包括细胞生长、生存和增殖[21]。激活的 *FGFR3* 触发下游 PI3K 通路。大约 20%的浅表膀胱肿瘤中有 *PIK3CA* 突变,突变热点为 542、545 和 1047 密码子,相比之下,在浸润性癌中发病率很低。*PIK3CA* 基因突变倾向于出现在

部分携带有 *FGFR3* 突变病例中。肌层浸润性肿瘤中 *PIK3CA* 基因突变率低进一步加强这个概念,非浸润性乳头状肿瘤和肌层浸润性肿瘤是两个不同的分子实体[22]。

TSC1、TSC2和 mTOR 通路

据报道,16%的 UC 中有肿瘤抑制基因 *TSC1* 突变[23]。*TSC1* 是 mTOR 通路的负调节因子,在细胞增殖中有重要作用,在包括 UC 的肿瘤中常常被激活。值得注意的是,*TSC1* 受 AKT1 调节,因此是一个 FGFR3 目标信号通路的潜在下游靶点。在这个通路中其他蛋白包括 *PIK3R1*、*PTEN* 和 *TSC2*。*PIK3R1* 负性调节 *PIK3CA*,而 *PTEN* 负性调节 *AKT1*。*PIK3R1* 与 *TSC2* 形成复合体,调节 mTOR 通路。目前为止,在 UC 中,没有关于 *PIK3R1* 或 *TSC2* 基因的突变数据。Sjödahl 等人报道了在 *FGFR3* 和 *p53* 野生型或突变型的病例中有 *APC/CTNNB1* 突变,提示 APC/CTNNB1 信号通路的激活独立于 *FGFR3* 和 *TP53* 突变。所有检测到的 *APC* 基因突变都是错义突变[23]。

p53 通路

p53 突变引起一系列下游效应,包括 p21 表达下降或缺失,导致细胞周期阻滞。p53 下游重要靶点在大多数 *p53* 突变的尿路上皮癌中表达下调。突变易于发生在多个密码子,包括密码子 280 和 285。这两个突变在其他上皮肿瘤极为罕见,提示它们特异性地发生在尿路上皮。p53 在细胞核聚集且 *p53* 基因突变在高级别浸润性 UC(> 50%)和平坦型 CIS 中常见。此外,p53 是高级别复发性表浅乳头状 UC 患者疾病复发、进展及预后的一个重要指标,独立于肿瘤的分期及分级[24]。

除了突变失活,p53 功能可以被 MDM2 失活。高级别 UC 比低级别 UC 更频繁表达这种癌蛋白。T1 期高级别肿瘤的分子学改变是具有挑战性的。在一项研究中,这些肿瘤 FGFR3 突变率仅为 16.8%,而 p53 失活突变率为 58%,在分子水平上支持这些肿瘤为浸润性膀胱癌[26]。

RB 基因及细胞周期

Rb 蛋白是细胞周期 G1-S 相的一个关键调节因子。Rb 基因的 LOH 与肿瘤级别高和分期晚相关。而且,通常情况下,肿瘤表达为 Rb 表达缺失,或者 Rb 蛋白高磷酸化过度表达。在这两种情况下,Rb 蛋白功能都是失活的,导致细胞增殖的增加[25]。此外,在膀胱癌中,通过与几个小的抑制蛋白相互作用,如 p15/

INK4b、p16/INK4a、p21、p27 和 p57,CDK 活动减少。

EGFR和RAS-MARK通路

肿瘤进展与各种生长因子和表皮生长因子等促炎细胞因子信号通路的失调有关,如 EGF、改变转化生长因子–β(TGFβ)和白细胞介素–6(IL-6)。EGFR 激活导致下游信号反应,影响细胞增殖、血管生成、入侵和转移。多种信号通路参与 EFGR 信号,如 PI3K、ERK 和 MAPK[27]。

在正常膀胱上皮中,EGFR 仅在基底细胞层表达,生理情况下尿液中有分泌的 EGF,但是 EGFR 阴性细胞阻止其与 EGFR 的结合。在屏障破坏的情况下,配体–受体结合可能在肿瘤发生中起作用。在浸润性 UC 中,通过 EGFR 的激活,RAS-MAPK 通路的持续活化。MAPK 调节细胞增殖和生存。结合 EGF 引起过度表达的 EGFR 过激活。激活的受体募集蛋白成分激活 RAS,通过 RAS-MAPK 通路转导有丝分裂信号。激活的 RAS 蛋白功能可以被肿瘤抑制基因 *RASSFIA* 抑制,*RASS-FIA* 在膀胱癌中通常被甲基化[28]。

EGFR 表达水平与 UC 的较高分级和分期、疾病恶化、预后差有关。许多研究表明,EGFR 过度表达是生存和特定疾病死亡率的独立预测指标[27]。Black 和 Dinney 得出结论,EGFR 和 HER2 表达似乎预示肿瘤的预后不良,而 HER4 和 FGFR3 是预后好的指标[29]。另一项研究显示,EGFR 高表达或 HER4 低表达与非乳头性、高级别和浸润性肿瘤,以及明显低的复发率和总生存期相关。HER2、HER3 与总生存期或无复发生存无关[30]。

多灶性及异质性病变的分子特征

肿瘤干细胞

肿瘤干细胞(CSC)是一群具有肿瘤起始潜能的细胞,具有自我更新特性以及通过细胞分化形成肿瘤异质性的能力。CSC 并不一定来自于胚胎干细胞,它们也可以来自分化后的前体细胞,通过遗传或表观遗传学改变获得肿瘤发生的特性。有证据显示,在膀胱尿路上皮癌中,CSC 可以通过肿瘤内部向不同方向分化形成不同方向的肿瘤细胞来增加肿瘤生物异质性。

在 UC 中,随着 CSC 分子和功能特性的研究进展,深入揭示了癌症发生的两种通路模式。Ho 等人证实 CK14 +细胞是 CK5 +的基底细胞的一组亚群,可以代表一种干细胞群。UC 具有较高频率的 CK14+的

CSC,其与差预后相关。研究显示 STAT3 信号通路的激活将尿路上皮细胞引向 CIS–浸润性尿路上皮癌途径。STAT3 驱动的尿路上皮癌含有大量的原始 CK14 +干细胞数目群。此外,回顾性研究发现数个潜在的 CSC 标记物,尤其是 CK14、ALDH1A1 和 p63,是高风险膀胱尿路上皮癌分级的预后标记物。低级别非浸润性尿路上皮癌可能起源于已分化细胞,而浸润性癌起源于更原始细胞[31]。

一项研究表明,在同一肿瘤中,CD44 +细胞的肿瘤发生潜能高于 CD44-的细胞[32]。Ho 等人在一组 CD44 +的 CSC 中识别了 477 个基因上调 (称为膀胱癌 CSC 基因标签)[31],能够高度可靠地预测临床结局。此外,CSC 基因标签可以鉴别非浸润性膀胱癌患者中无疾病进展生存时间短的亚群。另一项研究表明,高级别低分化的 UC 有丰富的胚胎干细胞基因标签,尽管这个标签不能够有效区分浸润与非浸润性癌[33]。这些发现提示,CSC 中上调基因在膀胱癌细胞浸润中起关键作用,而在胚胎干细胞中,富集的基因与肿瘤分化差有关。

多灶性、异质性和复发

UC 的一个重要的特征是同时性和异时性多灶复发频率高。UC 周围的尿路上皮常见从异型增生至 CIS 的形态学变化。有两种假说来解释多灶性:第一个是"区域癌化效应",整个膀胱尿路上皮暴露于致癌因子中,导致尿路上皮衬覆的不同区域发生独立的遗传学转化,从而出现多灶遗传学上不相关的肿瘤[34]。第二个假说是单克隆理论,多个肿瘤来源于单个的转换前体细胞,在尿路上皮内通过腔内种植,或通过上皮内迁移,进一步增殖和播散。多发肿瘤可能具有早期遗传不稳定性和细胞黏附性丢失,导致肿瘤细胞在尿道上皮广泛领域内迁移[35]。许多研究证实多病灶的尿路上皮病变为单克隆起源。其他研究已经表明,区域癌化也有助于尿路上皮癌的发生,形成"寡克隆"肿瘤。"寡克隆"一词应该优先于多克隆,因为在单一肿瘤中不相关的克隆的检测率通常较低[36]。

此外,有研究提示,获得复杂基因变化、肿瘤细胞播散可能是致病的晚期事件,但仍然可能在疾病的临床表现之前出现。初始的致癌因子作用后,克隆相关的肿瘤细胞可以积累额外的基因改变,导致肿瘤内的遗传异质性,或者导致亚克隆病变的形成。

随着 CSC 的发现,癌化领域的概念已经被修正。目前证明不同 CSC 克隆性增殖导致多灶性和和肿瘤复发。目前的数据提示,UC 的复发可能来源于肉眼切除术后瘤床部位残留的 CSC。当前的多种治疗可以消

除分化的细胞，分化的细胞对治疗的反应比 CSC 敏感。只要这些幸存的肿瘤细胞找到合适的微环境,变化多端的 CSC 克隆性扩增就会导致肿瘤复发[37]。

发生癌症的膀胱中剩余的尿路上皮不再正常,相反,它经历了广泛的表观遗传变化,主要是异常的高甲基化,导致某些病例的复发率很高。有相当多的位置出现甲基化的改变, 不仅出现在肿瘤所在的位置,而且出现在距离原发肿瘤 5cm、看似正常的区域,异常的高甲基化位点主要发生在 ZO2、MYOD1 和 CDH13[38]。一项研究中显示,145 个位点在浸润性肿瘤中表现甲基化增高的趋势,41 个位点在非浸润性肿瘤中甲基化。

侵袭性行为的分子学机制

浅表的尿路上皮肿瘤大部分表现为一个上皮表型,而肌层浸润性肿瘤是异质性的。肉瘤样的表型相对罕见,在高级别浸润性膀胱癌中低于 10%。这类肿瘤具有复杂的染色体异常、显著的非整倍体和临床侵袭性的特征。这些肿瘤表现出上皮-间质转化(EMT),与部分或完全丢失上皮表型, 以及间叶表型特征相关。EMT 最具特征性的变化是钙黏蛋白缺失,钙黏蛋白是"上皮表型"最权威的标记物。EMT 可以由多种信号诱导发生,而 TGFβ 是研究最透彻的激活信号[39]。

多种肿瘤微环境的改变被认为是浸润性尿路上皮肿瘤的特征。这些变化包括细胞黏附性降低。E-钙黏蛋白的缺失或减少见于 78% 的高级别浸润性尿路上皮癌。E-钙黏蛋白启动子 CpG 高甲基化发生在 84% 的 UC 中。体外研究表明,表达 E-钙黏蛋白的尿路上皮癌细胞系联合表达 N-钙黏蛋白,侵袭性增加;因此,可能存在竞争性的效应,这种净效应将依赖于这两种分子表达量的比例和功能状态。此外,基质金属蛋白酶(MMP),特别是 MMP9 和 MMP2,在浸润性肿瘤患者的尿液和血清中增加。其他机制包括血管生成的增加和环氧酶 2 过度表达[16]。

尿路上皮癌的多种分化

尿路上皮癌可以表现出腺样、鳞状及其他成分的不同的分化。近期有研究,尿路上皮癌与其分化程度的关系。分子遗传学证据的出现证实尿路上皮癌和多种分化成分之间存在密切的联系[40]。从而提出了两种主要理论。一种理论认为,这些不同成分最初来源于单个多潜能 CSC 的单克隆增殖,随后形成截然不同的形态学组成部分。第二个理论认为,这些成分仅仅在位置上和发生时间上与主体肿瘤相似,来自于两种组

织学类型不同的、独立的 CSC。

尿路上皮癌的分子谱系和生物学分级

高通量分析显示,尿路上皮肿瘤不同分子水平的变化,具有开发新分级的潜能,依据基因和染色体畸变,而不是形态学进行分级。早期的研究显示,根据染色体畸变的不同存在两种独特的 UC[16]。最近 Hurst 等人发现低级别 pTa 期肿瘤 (染色体改变的复杂性低,FGFR3 突变频繁以及 p53 突变率低)和肌层浸润性癌(染色体改变复杂,FGFR3 突变率低以及 p53 突变率高)之间存在不同的基因组变化。

此外,高级别 T1 期肿瘤聚类分析表明,依据拷贝数的改变、FGFR3 和 p53 突变状态,它们可以分为三个主要的亚组。第一个亚组中 FGFR3 突变频繁(70%),染色体畸变罕见。第三亚组为 FGFR3 野生型,p53 突变常见(71%),具有更复杂的染色体改变,但是 9 号染色体缺失频率极低。第二亚组染色体的改变比第三亚组低,但是分期晚,转移率高[40]。

整合基因组分析还表明,FGFR3 突变的肿瘤比野生型肿瘤的染色体更稳定, 在非肌层浸润性肿瘤中 FGFR3 突变与 8q 获得是互相排斥的关系。在肌层浸润性肿瘤中,肿瘤转移与 10q(包括 PTEN)、16q 和 22q 的缺失,10p、11q、12p、19p 和 19q 的获得相关。在肌层浸润性肿瘤中,拷贝数的改变与 p53 突变正相关[40]。

微阵列基因表达分析显示独特的临床相关亚型。在 Blaveri 等人的一项研究中, 无监督聚类分析成功地将肿瘤分成两个亚组,包含表浅(pTa 和 pT1)肿瘤与肌层浸润性(pT2~pT4)肿瘤。而且,依据一个基因的表达组合区分表浅和肌层浸润肿瘤, 分类的成功率达 91%。这些肿瘤也可以被分为移行细胞亚型和鳞状细胞亚型(成功率为 89%),预后好和预后差(成功率为 78%)。

肿瘤筛查、早期诊断和监测的分子标记物

UC 患者随访的规范化操作需要定期行膀胱镜检查。细胞学检查是应用最广泛的无创性检查。细胞学检查具有特征性,但它的局限性是灵敏度低(28%~100%)。最近几年,多种尿液标记物在早期肿瘤检查和膀胱癌随访中显示潜在临床用途。膀胱癌的分子标记物的应用范围见图 18.2。依据采用的是尿液(可溶性尿液

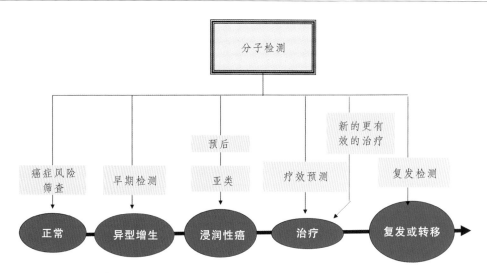

图18.2 尿路上皮肿瘤分子检测的应用范围广。单独应用或结合临床参数联合应用分子标记物,在疾病进展的多个步骤中,可以显著改善治疗决策和患者预后。

标记物)或是脱落细胞(细胞相关的标记物)用于检测,这些标记物可以被分为两种类型。到目前为止,有6种尿液标记物被批准应用于临床。目前临床上最常用的商业化标记物是ImmunoCyt / uCyt™和UroVysion™。

可溶性尿液标记物

1. 核基质蛋白:NMP-22是FDA批准的定量夹心ELISA检测。灵敏度为50%~70%,特异性为60%~90%。检测低级别肿瘤灵敏度低(30%~50%)。假阳性见于炎症性病变[42]。BLCA-4和BLCA-1是膀胱癌非常有前景的标记物,具有高敏感性和特异性。使用ELISA测量尿液中的BLCA-4。灵敏度为89%~96%,特异性为100%[43,44]。

2. 膀胱肿瘤相关抗原(BTA):BTA检测(Bardé-Bion诊断)是一个定性的凝集试验,检测患者的尿液中存在的已破坏的基底膜复合物。优点是在浸润性肿瘤中灵敏度高。缺点是在炎症的情况下,假阳性率高,在低级别肿瘤中整体敏感性低。BTA-stat是一种床旁的免疫检测,用两种抗体检测人类补充因子H-相关蛋白,这种蛋白在尿路上皮中频繁地释放到尿液中。敏感性为36%~89%,特异性为90%。BTA-TRAK是一种定量ELISA方法[45,46]。

3. HA-HAse是一种ELISA样的检测方法,结合透明质酸和透明质酸酶分析。肿瘤表达细胞HA-HAse参与血管生成、肿瘤生长和浸润。这项检测在低级别和高级别及分期的肿瘤中均有较高灵敏度。据报道,在一项研究中,HA-HAse的敏感性为83%,特异性为78%,阳性预测值为64%,阴性预测值为90%[47]。

4. Survivin是一种抗凋亡内源性蛋白,对于膀胱癌的诊断和随访是一种很有前景的标记物。检测肿瘤复发的敏感性和特异性分别为100%和78%。RT-PCR检测尿液Survivin mRNA,敏感性为53%~94%,特异性为88%~100%。这种蛋白质也与预后不良相关。在根治性膀胱切除患者中,它与高级别、淋巴管侵犯、淋巴结转移和复发相关[49]。

5. 50%的原发膀胱肿瘤有FGFR3突变,与预后良好相关。FGFR3突变尤其见于低级别和分期早的肿瘤,pTa期肿瘤突变率为85%。van Oers等人描述了一种简单的方法,可以同时检测膀胱癌中9种不同的FGFR3突变,在排放的尿液中灵敏度为62%。Zuiver-loon等人评估了其在排放的尿液中检测FGFR3突变的能力,从而监控低级别非浸润性肿瘤患者复发。其灵敏度(58%)仅高于尿脱落细胞学,仍不完美[51]。

细胞标记物

分子和蛋白质检测

1. DNA微卫星分析:微卫星是短的串联DNA重复片段(2~4bp),广泛存在于整个人类基因组。DNA微卫星位点是检测LOH和微卫星不稳定性(MSI)的有效的分子标记物。在UC中,LOH常常出现在染色体4p、8p、9q、9p、11p、13p、16q和17p。使用PCR方法进行检测。检测的灵敏度(72%~97%)和特异性(80%~100%)较好,但需要昂贵的仪器设备和训练有素的实验人员。研究报道,9q21的缺失与浸润性生长有关。18q21.1和9p21~22的LOH与预后差和致死率高相关。尿液样本的微卫星分析已经用于治疗后的监测。如果微卫星结果持续为阳性,2年进展复发的风险达到

83%，若微卫星分析持续为阴性，2 年进展复发的风险则降为 22%。研究显示，在 BAT-26、BAT-40、D2S123、D9S283、D9S1851 和 D18S58 位点的肿瘤中有 73% 观察到 MSI。MSI 表现出与肿瘤的分期及分级很好的相关性。高 MSI（>30% 的位点出现不稳定性）频繁地出现与分期晚（41%）和分级高的肿瘤（59%）。MSI 是一个很好的预后标记物，无论肿瘤分级如何，与表浅（Ta~T1 期）肿瘤的复发风险相关[52]。

2. 端粒酶活性评估：尿液端粒酶活性是膀胱肿瘤早期检测和随访的很好的标记物。端粒酶亚单位的表达，如人类端粒酶反转录酶（hTERT）和人类端粒酶 RNA（hTR）成分，可能与肿瘤的发生和进展有关。表浅肿瘤中 hTERT/GAPDH 和 hTERT mRNA/总 RNA 比值显著低于浸润性膀胱肿瘤。hTERT，而不是 hTR mRNA 的表达，与肿瘤分级显著相关[53]。端粒重复扩增检测方法分析脱落细胞中端粒酶，其敏感性为 70%~86%，特异性为 60%~90%[54]。

3. 细胞角蛋白：主要检测包括 UBC 检测（夹心 ELISA，针对细胞角蛋白 8~18）、细胞角蛋白 20 测试（RT-PCR 分析）和 CYFRA 21-1（免疫放射分析和靶催化偶合反应，测定目标细胞角蛋白 19）。然而，这些方法的局限性是假阳性率高[54]。研究表明，检测膀胱癌患者的尿液 CK20，敏感性为 78%~87%，特异性为 59%~98%。Mckenney 等人的研究表明，CK20 和 p53 标记物的应用可以区别 CIS 和反应性不典型增生，检测 UC 的敏感性为 82%~87%[56]。

基于细胞学的检测

1. UroVysion™ 是一项多色荧光原位杂交技术，用于分析尿液样本细胞中特定的染色体异常。应用两种类型的探针：染色体着丝粒计数探针用于检测尿液细胞染色体数目异常，诊断膀胱癌（染色体 3、7 和 17）；位点特异性探针用于检测已知的肿瘤抑制基因特异性突变，例如含有 p16 基因的 9p21。研究表明，对于检测不同分期和分级的膀胱癌，UroVysion 均优于尿液脱落细胞学。FDA 批准其用于检测新发或复发膀胱癌的尿液标本。最近的研究还显示，UroVysion 可以评估表浅膀胱癌患者接受 BCG 治疗的反应，以及检测上尿路尿路上皮癌。Moonen 等人的研究显示，UroVysion™ 的敏感性和特异性分别为 39% 和 90%，相应脱落细胞学检测为 41% 和 90%，定量脱落细胞学检测为 42% 和 68%。当 UroVysion™ 和脱落细胞学联合检测，灵敏度增加到 53%，但特异性下降到 80%。相应地，检测 Ta 期肿瘤，脱落细胞学和 UroVysion™ 结果相同（27%）；

UroVysion™ 检测 T1 和 T2~T4 期肿瘤分别为 60% 和 50%。相应地，UroVysion™ 检测 1 级、2 级和 3 级肿瘤分别为 21%、37% 和 67%。这种检测预测肿瘤复发也特别有用。在有 UC 病史、膀胱镜检查阴性的患者中，UroVysion™ 预测细胞学阳性患者的复发率为 39%，细胞学患者阴性的复发率为 21%。在另一项研究中，27%UC 监护下没有肿瘤复发证据的患者 UroVysion™ 阳性，其中 65% 在 29 个月内出现复发[59]。

2. ImmunoCyt/uCyt™ 是一项非常有前途的 FDA 认证的荧光检测法，结合了三个黏蛋白样抗原的单克隆抗体（M344、LDQ10 和 19A211）[60]。该检测的主要优势是检测低级别和高级别肿瘤的灵敏度高。Immuno-Cyt/uCyt™ 的灵敏度在 1 级肿瘤中达到 79%，在 2 级肿瘤中达到 84%，在 3 级肿瘤中达到 92%[61]。该检测的局限性是对操作者有依赖性、耗时、需要至少 500 个细胞。检测的灵敏度为 53%~100%，特异性为 64%~95%。由于高达 50% 的患者的脱落细胞学为阴性或者可疑，所以细胞学和 ImmunoCyt/uCyt™ 联合检测所有 CIS。这项检测在经 BCG 治疗的随访患者中敏感性较低；然而，联合细胞学检测使检测复发的敏感性达到 100%。ImmunoCyt/uCyt™ 可能有助于预测 UC 复发。有尿路上皮肿瘤史、膀胱镜检查阴性的患者中，18% 膀胱镜检查阴性，2~6 个月后出现肿瘤复发；相比 Immuno-Cyt/uCyt™ 检测阴性的病例，仅 7% 的患者在 2~6 个月后肿瘤复发。47% 检查阳性的患者在 1 年时复发，阴性的患者仅 12% 复发[63]。

3. DNA 流式细胞术和数字成像分析（DIA）：DNA 倍体研究表明，大部分低级别乳头状尿路上皮癌是二倍体或近二倍体，然而大多数高级别和浸润性 UC 是非整倍体。非整倍体细胞可以通过 DNA 流式细胞术或 DIA 检测。流式细胞仪的灵敏度是有限的，如果尿液中非整倍体细胞比例较低，事实上它将无法检测到 UC 细胞。在 DIA 中，细胞被染色，然后用图像分析来评估非整倍体细胞。Cajulis 等人的研究显示，DIA 和流式细胞术的敏感性分别为 72% 和 91%，而细胞学的敏感性为 61%，DIA 和流式细胞术的特异性为 83% 和 80%，细胞学的特异性为 100%[64]。

新兴的尿液生物标记物

1. DNA 甲基化：首次通过从排空的尿液中获得的 DNA，分析甲基化状态来诊断膀胱癌的可行性，研究来自 Chan 等人[65]。甲基化–敏感 PCR 分析了一组标记物（DAPK、RARβ、E-钙黏蛋白和 p16），显示敏感性为 91%，特异性为 76%。接下来的研究报道了，与细胞学相比,甲基化标记物灵敏度提高,但特异性降低。在另一项研究中,一组标记物(DAPK、BCL2 和 TERT)取得了 78%的敏感性,100%的特异性[66,67]。

DNA 甲基化的优势在于实时 PCR 检测的稳定性和敏感性。在 Reinert 等人的一项研究中,一组四联标记物(ZNF154、HOXA9、POU4F2 和 EOMES)的敏感性为 84%,特异性为 96%[68]。另一项研究识别了在非肌层浸润性 UC 复发中一个亚群的特异性甲基化基因。一个四基因组合(APC_a、TERT_a、TERT_b 和 ED-NRB)获得了接受者操作特征曲线(AUC),测试集为 0.82,验证集为 0.69[69]。

2. miRNA: miRNA 是理想的膀胱癌生物标记物,因为它们在尿液中分泌,不需要处理,而且它们的片段小,对核酸酶降解更稳定。最近,尿液 miRNA 的表达被报道,miR-126、miR-182 和 miR-199a 上调被发现用于区分膀胱癌患者和无病对照组。miR-126 和 miR-182 组合可用于诊断 77%的膀胱癌病例。需要大规模的验证来进一步确定这些标记物的价值[67,70]。

总而言之,DNA 甲基化标记物灵敏度最高(94%),其次是 ImmunoCyt(81%)、NMP22(69%)、UroVysion(64%)和细胞学(38%)。细胞学特异性最高(94%),其次是 NMP22(81%)、ImmunoCyt(75%)、UroVysion(73%)和 DNA 甲基化标记物(66%)。

3. 循环肿瘤细胞:由于不精确的临床分期,在行根治性膀胱切除术时发现,诊断为膀胱外淋巴结阳性的患者实际为局限性膀胱癌,这种情况并不少见。已经显示,转移性尿路上皮癌患者的外周血中有循环肿瘤细胞(CTC)。Guzzo 等人发现 21%的患者根治前有低量的 CTC。在这类群体中,CTC 状态并不是一个预测膀胱外或淋巴结转移的可靠方法,其灵敏度、特异性和 PPV 分别为 27%、88%和 78%[71]。一些膀胱癌细胞标记物,如 Uroplakin Ⅱ(UPⅡ)、CK20、EGFR 和 MUC-7 用于寻找循环肿瘤细胞的候选分子。这些技术的敏感性高,但它们的诊断特异性仍然是有争议的[72]。

膀胱癌预后的预测分子

淋巴结转移是肌层浸润性 UC 患者生存期的一个重要的决定因素。组织学检查不能检测区域淋巴结微小转移的存在。一项研究评估 UPⅡ的表达,UPⅡ是尿路上皮特异性基因,在根治性手术的膀胱周和淋巴结标本中,用作临床复发的预测指标[73]。病理学上,淋巴结阴性病例中 UPⅡ的膀胱周阳性率为 27%,淋巴结阳性率为 33%。UPⅡ淋巴结阳性是多变量分析中肿瘤

复发的一个重要预测指标。Marin-Aguilera 等人发现的一些基因可能能够预测淋巴结转移[74]。联合 FXYD3 和 KRT20,与对照组相比,使得区分尿路上皮癌有无淋巴结转移的敏感性和特异性达到 100%。联合这两个基因的检测可以在 21%的组织学阴性的淋巴结中识别尿路上皮细胞[74]。

Plastiras 等人报道,与肿瘤级别、大小和多样性相比,p53 和 PCNA 均是浅表肿瘤疾病相关死亡率的重要预测因子。然而,在浸润性肿瘤中,它们没有显著的预后意义[75]。p21 状态是根治性切除后肿瘤复发一个独立预后指标。而且,与 p53 改变/p21 阳性的肿瘤患者相比,p53 改变/p21 阴性肿瘤有较高的复发率和较差的生存期[76]。

p27 是第二个强有力的细胞周期调节因子,在肌层浸润性膀胱癌根治患者中,对患者复发和生存的预后预测仅次于 p53。然而,在非肌层浸润性患者中的预测价值有限。此外,单个细胞周期调控因子的状态不能显著地增加进展期患者预后的预测性(淋巴结阳性和 T4 期)。研究发现,在 pTa 和 pT1 期肿瘤中[77],Ki-67 增殖指数是一个无复发生存的独立预测指标。在肌层浸润性肿瘤中,Ki-67 过表达与进展期高级别肿瘤、淋巴管浸润、淋巴结转移、疾病复发和癌症特异性死亡率显著相关。高表达 Ki-67 似乎与 p27/kipl 表达下降相关,与细胞周期素 E 低表达相关。这些特性可见于低分化肿瘤、肌层浸润、淋巴结转移和生存期较差的肿瘤中。Ki-67 的表达还与浅表肿瘤的复发相关[78]。研究表明,可以通过联合多个标记物,如 p53、Rb、CDK 如 p16 和 p21,更准确地预测结果。这些分子中两个或以上发生改变会显著增加复发并缩短生存期。

基于组织的预后标记物总结如表 18.1。研究表明,任何单一的分子生物标记物都不会提供可靠的预后分层,同时评价多个生物标记物,并结合临床和分子参数来提高膀胱癌的预测结果是一种明显的趋势。一种列线图整合了尿 NMP22、细胞学、年龄和性别,能精准预测非肌层浸润性膀胱癌患者疾病复发和进展的概率(www.nomogram.org)。在一组根治性膀胱切除术中评

表 18.1 膀胱肿瘤中基于组织的预后标记物

分子机制	标记物
细胞循环	p53、pRb、Ki67、p21、p27、细胞周期蛋白
细胞凋亡	Fas(CD95)、半胱天冬酶 -3、Bcl-、存活素
血管生成	MVD、血小板反应蛋白 -1、VEGE、bFGF
信号蛋白	EGFR、FGFR3
激素受体	HER2、AR、ER

估 p53、Rb、p21、p27 和细胞周期蛋白 E1 组合,该组合能够提高 pTa-3N0M0 期患者复发和生存的预测率[79]。增加生物标记物数目,可以提高 11% 基于 TNM 分期系统的列线图预测疾病复发和癌症相关死亡率[79]。

FGFR3 或 *PIK3CA* 的单个突变,以及 *FGFR3-PIK3CA/AKT1* 和 *PIK3CA-RAS* 不同突变组合,可以激活 AKT。RAS-MAPK 和 PI3K-AKT 的信号通路突变基因组合是互斥事件。*FGFR3* 突变和 *FGFR3-PIK3CA* 联合突变,而不是单一 *PIK3CA* 基因突变,是低级别膀胱肿瘤的特征,PIK3CA-KRAS 和 *AKT1* 突变只存在于高级别肿瘤中[77]。

Bcl-2、caspase-3、p53 和存活素对膀胱癌的进展起协同效应。VEGF 高表达与经尿道切除治疗患者的肿瘤的分期、分级、进展和复发相关[81]。近期研究显示,在大量行根治术的患者中 VEGF 是过表达的。

血小板反应蛋白-1(TSP-1)是一种潜在的血管生成抑制剂,与根治术后复发和全因死亡率独立相关。Grossfeld 等人报道,p53 突变与 TSP-1 低表达相关,这些患者更有可能表现为高微血管密度[82]。微血管密度是血管生成的替代指标,也被证明是一个预后标记物,与肌层浸润性癌高复发风险和癌症特异性死亡率相关。同时,血管密度与 p53 变化有关[82]。

靶向治疗

目前为止,尿路上皮癌分子靶向治疗的临床试验结果是令人失望的,至今没有单一药物或与细胞毒性药物联合的制剂被批准用于进展期 UC 的治疗,尽管识别了一些基因突变被认为是高级别、肌层浸润性肿瘤的驱动因素。最近报道的和正在进行的临床试验包括抗血管新生抗体、多靶点酪氨酸激酶抑制剂对抗 VEGFR2 和 PDGFR、EGFR 和 HER2 抑制剂,以及其他针对 mTOR、FGFR3、IGFR1 和 Src 的抑制剂。新型疫苗策略也正在尝试。

可以获得多个靶向血管生成和 VEGF 通路的分子。如以 VEGF 为靶点的贝伐单抗,以及以 VEGF 受体的靶点的舒尼替和索拉非尼,在进展期膀胱癌中进行了临床实验。为提高抗血管生成靶向治疗的成功,新策略包括联合多个抑制剂对抗不同的靶点,或使用单一抑制剂针对多个靶点[83]。

评估 EGFR 靶向治疗的临床试验是有限的。针对 EGFR、Erb-B-1 和 Her-2/neu 细胞外结构域的抑制性单克隆抗体的试验已经进行,但结果不是很乐观。同样,联合顺铂、吉西他滨、吉非替尼作为一线药物治疗

进展期尿路上皮癌的 II 期临床试验,没有提高反应率或生存期。

FGFR-3 和 IGF1R 在尿路上皮癌中过表达,可用作临床上有用的治疗靶点。TKI12458 目前正在进行 II 期临床研究,作为二线和三线药物治疗 FGFR-3 突变和野生型尿路上皮癌患者[85]。

基于分子的检测也可以用于预测疗效。一项整合了 p53 的前瞻临床实验,选择行根治性膀胱切除术后、淋巴结阴性、肌层浸润性尿路上皮癌患者进行辅助化疗,证明 p53 不能判断预后或预测疗效。相反,最近的一项超过 3000 例膀胱癌患者的研究表明,p53 在进展期膀胱癌中,而不是浅表的(Ta 期)疾病中有预测价值。作为一种克服铂耐药机制,在人类膀胱癌细胞系中成功地通过腺病毒基因转导使 p53 过表达,显示了与顺铂的协同作用。在裸鼠膀胱癌模型中,腺病毒 p53 基因转导与抗凋亡蛋白基因簇反义寡脱氧核苷酸靶点联合应用,随后进行顺铂治疗,导致肿瘤和淋巴结转移瘤根除,提示这个策略可能具有临床效果[83]。

存活蛋白是一种细胞凋亡蛋白抑制剂(inhibitor of apoptosis protein,IAP),靶向半胱天冬酶,针对存活蛋白的疫苗,最近在 I 期临床试验中测试,结果显示是安全的,没有不良事件报道。然而,这项试验并不是设计用来评估临床疗效,1 例患者肿瘤负荷轻微降低,5 例患者多肽特异性 CTL 数量显著增加[86]。

（朱娜 译　侯英勇 校）

参考文献

1. Hartmann A, Schlake G, Zaak D, et al. Occurrence of chromosome 9 and p53 alterations in multifocal dysplasia and carcinoma in situ of human urinary bladder. Cancer Res. 2002;62(3):809–18.

2. Schulze A, Zerfass K, Spitkovsky D, Henglein B, Jansen-Durr P. Activation of the E2F transcription factor by cyclin D1 is blocked by p16INK4, the product of the putative tumor suppressor gene MTS1. Oncogene. 1994;9(12):3475–82.

3. Keen AJ, Knowles MA. Definition of two regions of deletion on chromosome 9 in carcinoma of the bladder. Oncogene. 1994;9(7):2083–8.

4. Johansson B, Heim S, Mandahl N, Mertens F, Mitelman F. Trisomy 7 in nonneoplastic cells. Genes Chromosomes Cancer. 1993;6(4):199–205.

5. Adams J, Cuthbert-Heavens D, Bass S, Knowles MA. Infrequent mutation of TRAIL receptor 2 (TRAIL-R2/DR5) in transitional cell carcinoma of the bladder with 8p21 loss of heterozygosity. Cancer Lett. 2005;220(2):137–44.

6. Knowles MA, Aveyard JS, Taylor CF, Harnden P, Bass S. Mutation analysis of the 8p candidate tumour suppressor genes DBC2 (RHOBTB2) and LZTS1 in

bladder cancer. Cancer Lett. 2005;225(1):121–30.

7. Mahdy E, Pan Y, Wang N, Malmstrom PU, Ekman P, Bergerheim U. Chromosome 8 numerical aberration and C-MYC copy number gain in bladder cancer are linked to stage and grade. Anticancer Res. 2001;21(5):3167–73.

8. Watters AD, Latif Z, Forsyth A, et al. Genetic aberrations of c-myc and CCND1 in the development of invasive bladder cancer. Br J Cancer. 2002; 87(6):654–8.

9. Bolenz C, Shariat SF, Karakiewicz PI, et al. Human epidermal growth factor receptor 2 expression status provides independent prognostic information in patients with urothelial carcinoma of the urinary bladder. BJU Int. 2010;106(8):1216–22.

10. McConkey DJ, Lee S, Choi W, et al. Molecular genetics of bladder cancer: emerging mechanisms of tumor initiation and progression. Urol Oncol. 2010; 28(4):429–40.

11. Lin HH, Ke HL, Huang SP, Wu WJ, Chen YK, Chang LL. Increase sensitivity in detecting superficial, low grade bladder cancer by combination analysis of hypermethylation of E-cadherin, p16, p14, RASSF1A genes in urine. Urol Oncol. 2010;28(6):597–602.

12. Wilhelm CS, Kelsey KT, Butler R, et al. Implications of LINE1 methylation for bladder cancer risk in women. Clin Cancer Res. 2010;16(5):1682–9.

13. Wolff EM, Byun HM, Han HF, et al. Hypomethylation of a LINE-1 promoter activates an alternate transcript of the MET oncogene in bladders with cancer. PLoS Genet. 2010;6(4):e1000917.

14. Fendler A, Stephan C, Yousef GM, Jung K. MicroRNAs as regulators of signal transduction in urological tumors. Clin Chem. 2011;57(7):954–68.

15. Hanke M, Hoefig K, Merz H, et al. A robust methodology to study urine microRNA as tumor marker: microRNA-126 and microRNA-182 are related to urinary bladder cancer. Urol Oncol. 2010;28(6):655–61.

16. Wu XR. Urothelial tumorigenesis: a tale of divergent pathways. Nat Rev Cancer. 2005;5(9):713–25.

17. Al-Ahmadie HA, Iyer G, Janakiraman M, et al. Somatic mutation of fibroblast growth factor receptor-3 (FGFR3) defines a distinct morphological subtype of high-grade urothelial carcinoma. J Pathol. 2011; 224(2):270–9.

18. Tomlinson DC, Baldo O, Harnden P, Knowles MA. FGFR3 protein expression and its relationship to mutation status and prognostic variables in bladder cancer. J Pathol. 2007;213(1):91–8.

19. Hart KC, Robertson SC, Kanemitsu MY, Meyer AN, Tynan JA, Donoghue DJ. Transformation and stat activation by derivatives of FGFR1, FGFR3, and FGFR4. Oncogene. 2000;19(29):3309–20.

20. Kompier LC, Lurkin I, van der Aa MN, van Rhijn BW, van der Kwast TH, Zwarthoff EC. FGFR3, HRAS, KRAS, NRAS and PIK3CA mutations in bladder cancer and their potential as biomarkers for surveillance and therapy. PLoS One. 2010;5(11):e13821.

21. Park S, Chapuis N, Tamburini J, et al. Role of the PI3K/AKT and mTOR signaling pathways in acute myeloid leukemia. Haematologica. 2010;95(5):819–28.

22. Lopez-Knowles E, Hernandez S, Malats N, et al. PIK3CA mutations are an early genetic alteration associated with FGFR3 mutations in superficial papillary bladder tumors. Cancer Res. 2006;66(15):7401–4.

23. Sjödahl G, Lauss M, Gudjonsson S, et al. A systematic study of gene mutations in urothelial carcinoma; inactivating mutations in TSC2 and PIK3R1. PLoS One. 2011;6(4):e18583.

24. van Rhijn BW, van der Kwast TH, Vis AN, et al. FGFR3 and P53 characterize alternative genetic pathways in the pathogenesis of urothelial cell carcinoma. Cancer Res. 2004;64(6):1911–4.

25. Williams SG, Stein JP. Molecular pathways in bladder cancer. Urol Res. 2004;32(6):373–85.

26. Hernandez S, Lopez-Knowles E, Lloreta J, et al. FGFR3 and Tp53 mutations in T1G3 transitional bladder carcinomas: independent distribution and lack of association with prognosis. Clin Cancer Res. 2005;11(15):5444–50.

27. Grivas PD, Day M, Hussain M. Urothelial carcinomas: a focus on human epidermal receptors signaling. Am J Transl Res. 2011;3(4):362–73.

28. Mitra AP, Datar RH, Cote RJ. Molecular pathways in invasive bladder cancer: new insights into mechanisms, progression, and target identification. J Clin Oncol. 2006;24(35):5552–64.

29. Black PC, Dinney CP. Growth factors and receptors as prognostic markers in urothelial carcinoma. Curr Urol Rep. 2008;9(1):55–61.

30. Kassouf W, Black PC, Tuziak T, et al. Distinctive expression pattern of ErbB family receptors signifies an aggressive variant of bladder cancer. J Urol. 2008;179(1):353–8.

31. Ho PL, Kurtova A, Chan KS. Normal and neoplastic urothelial stem cells: getting to the root of the problem. Nat Rev Urol. 2012;9(10):583–94.

32. Chan KS, Espinosa I, Chao M, et al. Identification, molecular characterization, clinical prognosis, and therapeutic targeting of human bladder tumor-initiating cells. Proc Natl Acad Sci USA. 2009; 106(33):14016–21.

33. Ben-Porath I, Thomson MW, Carey VJ, et al. An embryonic stem cell-like gene expression signature in poorly differentiated aggressive human tumors. Nat Genet. 2008;40(5):499–507.

34. Steiner G, Schoenberg MP, Linn JF, Mao L, Sidransky D. Detection of bladder cancer recurrence by microsatellite analysis of urine. Nat Med. 1997;3(6):621–4.

35. Simon R, Eltze E, Schafer KL, et al. Cytogenetic analysis of multifocal bladder cancer supports a monoclonal origin and intraepithelial spread of tumor cells. Cancer Res. 2001;61(1):355–62.

36. Hafner C, Knuechel R, Stoehr R, Hartmann A. Clonality of multifocal urothelial carcinomas: 10 years of molecular genetic studies. Int J Cancer. 2002;101(1):1–6.

37. Cheng L, Zhang S, Davidson DD, et al. Molecular determinants of tumor recurrence in the urinary bladder. Future Oncol. 2009;5(6):843–57.

38. Wolff EM, Chihara Y, Pan F, et al. Unique DNA methylation patterns distinguish noninvasive and invasive urothelial cancers and establish an epigenetic field defect in premalignant tissue. Cancer Res. 2010;70(20):8169–78.

39. Singh A, Settleman J. EMT, cancer stem cells and drug resistance: an emerging axis of evil in the war on cancer. Oncogene. 2010;29(34):4741–51.

40. Hurst CD, Platt FM, Taylor CF, Knowles MA. Novel tumor subgroups of urothelial carcinoma of the bladder defined by integrated genomic analysis. Clin Cancer Res. 2012;18(21):5865–77.

41. Blaveri E, Simko JP, Korkola JE, et al. Bladder cancer outcome and subtype classification by gene expression. Clin Cancer Res. 2005;11(11):4044–55.

42. Shariat SF, Marberger MJ, Lotan Y, et al. Variability in the performance of nuclear matrix protein 22 for the detection of bladder cancer. J Urol. 2006;176(3):

919–26; discussion 926.

43. Van Le TS, Miller R, Barder T, Babjuk M, Potter DM, Getzenberg RH. Highly specific urine-based marker of bladder cancer. Urology. 2005;66(6):1256–60.

44. Guo B, Che T, Shi B, et al. Screening and identification of specific markers for bladder transitional cell carcinoma from urine urothelial cells with suppressive subtractive hybridization and cDNA microarray. Can Urol Assoc J. 2011;5(6): E129–37.

45. Konety BR, Getzenberg RH. Urine based markers of urological malignancy. J Urol. 2001;165(2):600–11.

46. Lokeshwar VB, Soloway MS. Current bladder tumor tests: does their projected utility fulfill clinical necessity? J Urol. 2001;165(4):1067–77.

47. Hautmann S, Toma M, Lorenzo Gomez MF, et al. Immunocyt and the HA-HAase urine tests for the detection of bladder cancer: a side-by-side comparison. Eur Urol. 2004;46(4):466–71.

48. Hausladen DA, Wheeler MA, Altieri DC, Colberg JW, Weiss RM. Effect of intravesical treatment of transitional cell carcinoma with bacillus Calmette-Guerin and mitomycin C on urinary survivin levels and outcome. J Urol. 2003;170(1):230–4.

49. Moussa O, Abol-Enein H, Bissada NK, Keane T, Ghoneim MA, Watson DK. Evaluation of survivin reverse transcriptase-polymerase chain reaction for noninvasive detection of bladder cancer. J Urol. 2006;175(6):2312–6.

50. van Oers JM, Zwarthoff EC, Rehman I, et al. FGFR3 mutations indicate better survival in invasive upper urinary tract and bladder tumours. Eur Urol. 2009;55(3):650–7.

51. Zuiverloon TC, van der Aa MN, van der Kwast TH, et al. Fibroblast growth factor receptor 3 mutation analysis on voided urine for surveillance of patients with low-grade non-muscle-invasive bladder cancer. Clin Cancer Res. 2010;16(11):3011–8.

52. Vaish M, Mandhani A, Mittal RD, Mittal B. Microsatellite instability as prognostic marker in bladder tumors: a clinical significance. BMC Urol. 2005;5:2.

53. Takihana Y, Tsuchida T, Fukasawa M, Araki I, Tanabe N, Takeda M. Real-time quantitative analysis for human telomerase reverse transcriptase mRNA and human telomerase RNA component mRNA expressions as markers for clinicopathologic parameters in urinary bladder cancer. Int J Urol. 2006;13(4):401–8.

54. Lokeshwar VB, Habuchi T, Grossman HB, et al. Bladder tumor markers beyond cytology: international consensus panel on bladder tumor markers. Urology. 2005;66(6 Suppl 1):35–63.

55. Retz M, Lehmann J, Amann E, Wullich B, Roder C, Stockle M. Mucin 7 and cytokeratin 20 as new diagnostic urinary markers for bladder tumor. J Urol. 2003;169(1):86–9.

56. McKenney JK, Desai S, Cohen C, Amin MB. Discriminatory immunohistochemical staining of urothelial carcinoma in situ and non-neoplastic urothelium: an analysis of cytokeratin 20, p53, and CD44 antigens. Am J Surg Pathol. 2001;25(8):1074–8.

57. Moonen PM, Merkx GF, Peelen P, Karthaus HF, Smeets DF, Witjes JA. UroVysion compared with cytology and quantitative cytology in the surveillance of non-muscle-invasive bladder cancer. Eur Urol. 2007;51(5):1275–80; discussion 1280.

58. Zellweger T, Benz G, Cathomas G, et al. Multi-target fluorescence in situ hybridization in bladder washings for prediction of recurrent bladder cancer. Int J

Cancer. 2006;119(7):1660–5.

59. Yoder BJ, Skacel M, Hedgepeth R, et al. Reflex UroVysion testing of bladder cancer surveillance patients with equivocal or negative urine cytology: a prospective study with focus on the natural history of anticipatory positive findings. Am J Clin Pathol. 2007;127(2):295–301.

60. Allard P, Fradet Y, Tetu B, Bernard P. Tumor-associated antigens as prognostic factors for recurrence in 382 patients with primary transitional cell carcinoma of the bladder. Clin Cancer Res. 1995;1(10):1195–202.

61. Mian C, Maier K, Comploj E, et al. uCyt+/ImmunoCyt in the detection of recurrent urothelial carcinoma: an update on 1991 analyses. Cancer. 2006;108(1):60–5.

62. Mian C, Lodde M, Comploj E, et al. The value of the ImmunoCyt/uCyt+ test in the detection and follow-up of carcinoma in situ of the urinary bladder. Anticancer Res. 2005;25(5):3641–4.

63. Piaton E, Daniel L, Verriele V, et al. Improved detection of urothelial carcinomas with fluorescence immunocytochemistry (uCyt+ assay) and urinary cytology: results of a French prospective multicenter study. Lab Invest. 2003;83(6):845–52.

64. Cajulis RS, Haines GK III, Frias-Hidvegi D, McVary K, Bacus JW. Cytology, flow cytometry, image analysis, and interphase cytogenetics by fluorescence in situ hybridization in the diagnosis of transitional cell carcinoma in bladder washes: a comparative study. Diagn Cytopathol. 1995;13(3): 214–23; discussion 224.

65. Chan MW, Chan LW, Tang NL, et al. Hypermethylation of multiple genes in tumor tissues and voided urine in urinary bladder cancer patients. Clin Cancer Res. 2002;8(2):464–70.

66. Reinert T. Methylation markers for urine-based detection of bladder cancer: the next generation of urinary markers for diagnosis and surveillance of bladder cancer. Adv Urol. 2012;2012:503271.

67. Friedrich MG, Weisenberger DJ, Cheng JC, et al. Detection of methylated apoptosis-associated genes in urine sediments of bladder cancer patients. Clin Cancer Res. 2004;10(22):7457–65.

68. Reinert T, Modin C, Castano FM, et al. Comprehensive genome methylation analysis in bladder cancer: identification and validation of novel methylated genes and application of these as urinary tumor markers. Clin Cancer Res. 2011;17(17):5582–92.

69. Zuiverloon TC, Beukers W, van der Keur KA, et al. A methylation assay for the detection of non-muscle-invasive bladder cancer (NMIBC) recurrences in voided urine. BJU Int. 2012;109(6):941–8.

70. Schaefer A, Stephan C, Busch J, Yousef GM, Jung K. Diagnostic, prognostic and therapeutic implications of microRNAs in urologic tumors. Nat Rev Urol. 2010;7(5):286–97.

71. Guzzo TJ, McNeil BK, Bivalacqua TJ, Elliott DJ, Sokoll LJ, Schoenberg MP. The presence of circulating tumor cells does not predict extravesical disease in bladder cancer patients prior to radical cystectomy. Urol Oncol. 2012;30(1):44–8.

72. Cheng L, Zhang S, MacLennan GT, Williamson SR, Lopez-Beltran A, Montironi R. Bladder cancer: translating molecular genetic insights into clinical practice. Hum Pathol. 2011;42(4):455–81.

73. Copp HL, Chin JL, Conaway M, Theodorescu D. Prospective evaluation of the prognostic relevance of molecular staging for urothelial carcinoma. Cancer. 2006;107(1):60–6.

74. Marin-Aguilera M, Mengual L, Burset M, et al. Molecular lymph node staging in bladder urothelial carcinoma: impact on survival. Eur Urol. 2008; 54(6):1363–72.

75. Plastiras D, Moutzouris G, Barbatis C, Presvelos V, Petrakos M, Theodorou C. Can p53 nuclear over-expression, bcl-2 accumulation and PCNA status be of prognostic significance in high-risk superficial and invasive bladder tumours? Eur J Surg Oncol. 1999;25(1):61–5.

76. Stein JP, Ginsberg DA, Grossfeld GD, et al. Effect of p21WAF1/CIP1 expression on tumor progression in bladder cancer. J Natl Cancer Inst. 1998;90(14):1072–9. outcome. J Clin Oncol. 2003;21(10):1912–21.

79. Shariat SF, Karakiewicz PI, Ashfaq R, et al. Multiple biomarkers improve prediction of bladder cancer recurrence and mortality in patients undergoing cystectomy. Cancer. 2008;112(2):315–25.

80. Karam JA, Lotan Y, Karakiewicz PI, et al. Use of combined apoptosis biomarkers for prediction of bladder cancer recurrence and mortality after radical cystectomy. Lancet Oncol. 2007;8(2):128–36.

81. Chen JX, Deng N, Chen X, et al. A novel molecular grading model: combination of Ki67 and VEGF in predicting tumor recurrence and progression in non-invasive urothelial bladder cancer. Asian Pac J Cancer Prev. 2012;13(5):2229–34.

82. Grossfeld GD, Ginsberg DA, Stein JP, et al. Thrombospondin-1 expression in bladder cancer: association with p53 alterations, tumor angiogenesis, and tumor progression. J Natl Cancer Inst. 1997;89(3):219–27.

83. Guancial EA, Chowdhury D, Rosenberg JE. Personalized therapy for urothelial cancer: review of the clinical evidence. Clin Investig (Lond). 2011;1(4):546–55.

84. Petrylak DP, Tangen CM, Van Veldhuizen Jr PJ, et al. Results of the southwest oncology group phase II evaluation (study S0031) of ZD1839 for advanced transitional cell carcinoma of the urothelium. BJU Int. 2010;105(3):317–21.

85. Rochester MA, Patel N, Turney BW, et al. The type 1 insulin-like growth factor receptor is over-expressed in bladder cancer. BJU Int. 2007;100(6):1396–401.

86. Honma I, Kitamura H, Torigoe T, et al. Phase I clinical study of anti-apoptosis protein survivin-derived peptide vaccination for patients with advanced or recurrent urothelial cancer. Cancer Immunol Immunother. 2009;58(11):1801–7.

第 19 章

甲状腺癌分子检测

Matthew T. Olson, Jason D. Prescott, Martha A. Zeiger

引言

几种起源于甲状腺的分化型肿瘤亚型，包括乳头状癌(papillary thyroid carcinoma,PTC)、滤泡癌(follicular thyroid carcinoma,FTC)以及髓样癌(medullary thyroid carcinoma,MTC)，每一种都显示其独特的临床、病理学和遗传学突变特性，见表 19.1。关于由正常甲状腺滤泡细胞发展成高分化甲状腺癌的机制,研究比较了完善的分子模式包括有丝分裂原激活蛋白激酶(mitogen-activated protein kinase,MAPK)[1]和磷脂酰肌醇-3-激酶(phosphatidylinositol-3 kinase,PI3K)信号通路[2]。MAPK 通路包括熟知的癌基因和抑癌基因,如转染重排(rearranged during transfection,RET)酪氨酸激酶[3]、大鼠肉瘤基因(rat sarcoma,RAS)的同种型 H-RAS,N-RAS 和 K-RAS[4]; 以及丝/苏氨酸蛋白激酶 B-Raf (serine/threonine-protein kinase B-Raf,BRAF)[5],这些基因都与 PTC 的发生发展有关。除了 p110a(PIK3CA),PI3K 通路也包括 RET、RAS[6]、抑制磷酸酶和张力蛋白同源物(inhibitory phosphatase and tensin homolog,PTEN)[7],以及蛋白激酶 B(protein kinase B,AKT)[8]; AKT 通路被认为是 FTC 重要的驱动因素。MTC 主要是由 RET 癌基因驱动,并且常常是遗传性疾病。除了 MAPK 和 PI3K 以外,其他信号转导通路与低分化癌和间变性甲状腺癌(anaplastic thyroid carcinomas,ATC)发生发展的潜在相关性研究也在进行[主要包括西罗莫司靶蛋白(mammalian target of rapamycin,mTOR)通路][9]。甲状腺癌的诊疗除了取决于其亚型分类以外,分子诊断在其诊断和临床处理方面也具有一定的作用。基于广泛的分子变异谱系,不同的检测技术被推荐应用于甲状腺癌的诊断中。因此,本章将从诊断、预后和治疗角度分别介绍不同的分子诊断方法。在介绍不同肿瘤亚型的知识后,在本章的最后将介绍甲状腺结节术前诊断中用到的最新的分子标记物检测。

甲状腺乳头状癌

诊断

大约 45%的 PTC 有 BRAF 基因点突变 V600E(c.1799T>A),约 20%有克隆性 RET/PTC 易位,约 10%

M.T. Olson, M.D.
Departments of Pathology, Johns Hopkins University School of Medicine, Baltimore, MD, USA

J.D. Prescott, M.D., Ph.D. (✉) • M.A. Zeiger, M.D.
Department of Surgery, John Hopkins University School of Medicine, 600 North Wolfe Street, Baltimore, MD 21287, USA
e-mail: jpresco5@jhmi.edu

表 19.1　甲状腺癌最常见组织学亚型的常见突变

组织学类型	最常见突变
乳头状癌	BRAF
	RAS(同源体 H、N 与 K)
	RET/PTC 易位
滤泡性癌	RAS(同源体 H、N 与 K)
	PAX8/PPARγ 易位
	PIK3CA
髓样癌	RET
间变性癌	RAS(同源体 H、N 与 K)
	BRAF
	PIK3CA
	p53
	β-连环蛋白

有 RAS 突变[10,11]。*BRAF* 是 MAPK 信号通路已知的最强的激活因子[12]。在 PTC 中高频及特异性出现 V600E 突变被认为有助于诊断该肿瘤。此外，另有证据表明 *BRAF* 突变的发生率在 PTC 中逐渐升高[13]，并且这种突变与环境有关，如碘离子[14,15]及火山灰[16]暴露过多等。相反，*RET/PTC* 易位被认为与离子辐射有关[17,18]，因此无离子辐射暴露史的病例相对少见。这种易位涉及 *RET* 癌基因与一个活化启动子融合，导致功能完好的 *RET* 酪氨酸激酶过多产生[19]。两种最常见的 *RET/PTC* 易位，*RET/PTC1* 和 *RET/PTC3*，在 10 号染色体长臂内发生的染色体内部臂内倒位[20]。多种其他 *RET/PTC* 易位方式已有描述[21-25]，均源自 10 号染色体以外的某个染色体中激活启动子的易位。

BRAF

BRAF 突变分析已经快速成为甲状腺外科病理的日常工作。尽管 Sanger 测序[26]是突变分析传统的金标准，这种方法现已大多被焦磷酸测序[27]取代，这是由于后者更快速、敏感并可以定量[28]。焦磷酸测序方法是"合成法测序"的方法，该方法预设程序，将脱氧核苷酸三磷酸盐（终止序列）注射入含有模版 DNA 和 DNA 聚合酶的容器中；当合成开始时，DNA 延伸一个核苷酸，释放出来的磷酸盐通过硫酸化酶、荧光素和荧光素酶发光[29]。当配合使用设计良好的终止序列以及数据解读软件时，焦磷酸测序不需要其他辅助检查就可以识别大多数突变[30]。

随着 *BRAF* 基因检测的需求增加，直接及非直接费用变得尤为重要。随着更多方法的出现及效率提高，直接费用如聚合酶链式反应（PCR）扩增与检测特异性试剂费用将会降低。然而，检测前的非直接费用，如特异的适合 PCR 的切片法，以及维持 PCR 清洁的工作环境，需要较多的人工费用和固定设施费用，这些花费不会随时间减少。因此，急需替代的费用低廉的测序方法。在最近的一项小规模试验中，一种突变型 *BRAF* V600E 特异性单克隆抗体在识别突变方面的表现优于 Sanger 测序[31]。尽管具有成本效益，这种单克隆抗体的特异性仅限于 V600E 表位，因此可能遗漏一些临床相关的少见 *BRAF* 突变类型[32]。此外，相关的免疫组化结果的判定来源于观察，可能具有主观性，并没有标准及指南。尽管有这些缺陷，这种单克隆抗体体现了理论上的优势，即肿瘤细胞上可以直接观察到突变，如细胞无表达则代表无此突变。

RET/PTC 易位

RET/PTC 易位可以通过染色体核型分析、southern 印迹法、间期荧光原位杂交、反转录 PCR（RT-PCR）、原位杂交或者免疫组织化学检测。一篇很好的综述详尽比较了这些技术[25]。由于多种方法的应用，以及实际检测这些易位的敏感的方法如 RT-PCR 仅在一小部分非克隆性肿瘤中应用，关于 *RET/PTC* 易位发生率的数据令人困惑。*RET/PTC* 易位在良性甲状腺组织中也可检测到，这限制了该标记物的诊断价值[33]。多个独特断裂位点存在的可能也使得准确检测 *RET/PTC* 易位困难重重，其中许多可能不能通过标准方法检测出来，这是由于最近 *RET/PTC* 易位通常使用 RT-PCR 检测，其所用的引物仅能覆盖最典型的 RET 基因融合位点[34]。

预后和处理

在这些 PTC 相关的多种突变中，目前仅有 *BRAF* 突变状态与肿瘤生物学行为有关。侵袭性肿瘤特征，包括局部肿瘤浸润，诊断时处于进展期，以及存在远处转移，与 *BRAF* V600E 突变有关联[35,36]。与之相似，*BRAF* V600E 突变频率与侵袭性组织学 PTC 亚型有关：在一项研究中，83% 具有高细胞组织学特征的甲状腺癌有 *BRAF* V600E 突变，这是一种侵袭性 PTC 变型，而这种突变在更为惰性的滤泡亚型中更少见[37]。已表明术后放射性碘治疗可以提高进展期 PTC 的生存率，但似乎在 *BRAF* 突变时疗效欠佳。这可能是肿瘤细胞摄碘能力下降的结果，可能由 *BRAF* 直接抑制钠钾协同转运子基因介导产生[38,39]。与这些发现一致，*BRAF* 基因突变与疾病特异性死亡率有关：最近一项多中心研究发现 80% 的 PTC 相关的死亡与 *BRAF* V600E 突变相关[40]。

尽管已有这些发现，*BRAF* 突变状态和 PTC 侵袭性行为的关系仍然存在争议。一项近期的多变量分析并未揭示出 *BRAF* 突变状态与中央区颈部淋巴结转移存在相关性[46]。此外，那些将 *BRAF* V600E 突变与侵袭性 PTC 临床病理特征相关联的研究具有局限性，这是因为大多数是回顾性病例，中央区淋巴结清扫不一致且不规范，组织学亚型归类不恰当[47]。此外，*BRAF* 突变和 PTC 行为的阳性关联几乎总是基于单因素分析，因此应当谨慎阐述。

手术切除仍然是 PTC 的标准治疗手段，全甲状腺切除，伴或不伴术后放射性碘治疗适用于所有病例（无论突变状态与否）。当术前通过颈部超声或体格检查发现颈淋巴结转移时，在甲状腺切除的同时应行区域性淋巴结清扫[41]。在颈中央（6 区）行预防性淋巴结清扫，在 PTC 转移最有可能发生起始部位甲状腺切除术，已作为降低 PTC 复发风险，改善疾病特异性死亡率的方法[42]。一些专家假设 *BRAF* V600E 突变可能与颈中央淋巴结转移风险升高有关[36,43]。然而，其他研究否定了这种相关性[44,45]。与之相似，尚未有基于 *BRAF* 基因突变状态行预防性放射性碘治疗的必要性的研究。总之，优势数据尚未支持基于基因异常而特异性改变 PTC 手术或术后处理方案，还需要进一步研究明以确其关系。

甲状腺滤泡癌

诊断

PAX8/PPARγ

　　大约 50% 的 FTC 有 *RAS* 突变，30% 的滤泡癌有配对的同源盒蛋白 8 基因（paired homeobox protein 8）和过氧化酶增殖因子活化受体亚型 -γ（peroxisome proliferator-activated receptor subtype-γ）*PAX8/PPARγ* 的 t(2;3)(q13;p25) 易位[11,46]。*RAS* 突变作为甲状腺癌驱动基因，是 MARK 和 PI3K 信号通路的成员之一。而 *PAX8/PPARγ* 的致癌影响尚不清楚。有研究显示，*PPARγ* 可能比 *PAX8* 更具有致癌性。该假设基于在 FTC 中，*PPARγ* 的同一断裂位点可发生另一种易位形式 [CREB3L2/PPARγ t(3;7)(p25;q34)][47]。事实上，*PAX8/PPARγ* 易位中存在多个 *PAX8* 断裂位点，而 *PPARγ* 的断裂位点则呈现高度一致的保守性[46]。假设 *PPARγ* 负责介导 FTC 的肿瘤发生，但仍不清楚肿瘤的恶性特征是否来自 *PPARγ* 的过渡激活/失活[48]，因此也尚不清楚如何设计针对 *PPARγ* 相关的 PTC 的治疗方案[49]。不管怎样，该易位与 FTC 的形态有很好的相关性，并且也可见于 PTC 的滤泡变异型[50]，后者的组织形态特征介于 FTC 和 PTC 之间，但临床生物学行为更接近 FTC。关于在 FTC 中检测突变或者包括 *PAX8/PPARγ* 在内的易位对其治疗和预后意义的报道尚不充分。此外，*PAX8/PPARγ* 易位偶尔也可见于部分滤泡性腺瘤[51]，以及细胞形态与 FTC 有重叠的良性肿瘤。

预后和处理

　　尽管滤泡性腺瘤出现 *PAX8/PPARγ* 易位可能对其进展为癌提供一些线索，但这种易位的临床意义并不清楚。即使 *PAX8/PPARγ* 在滤泡性腺瘤进展为滤泡癌中发挥作用，这种的进展的潜伏期和可能性仍有待

研究。由于这些原因，突变状态还未显示出指导 FTC 患者临床处理的应用价值。全甲状腺切除术，伴或不伴放射性碘治疗，适用于所有病例。

甲状腺髓样癌

诊断

RET

　　与 PTC 和 FTC 存在多样的基因突变谱不同，甲状腺髓样癌（MTC）似乎是一种纯 *RET* 癌基因相关的肿瘤。MTC 在癌症遗传学史上占据特殊的地位，这是因为识别 *RET* 癌基因胚系突变的检测是第一个应用于临床的遗传学检测项目，用于诊断多发性神经内分泌肿瘤 2 型（MEN2）且最近用于诊断家族性 MTC[52,53]。评估 MTC 患者亲属的 *RET* 基因突变状况可用于预估 MTC 发病风险，从而指导血清降钙素筛查（MTC 患者常有血清降钙素水平升高）和（或）评估预防性甲状腺切除术的必要性[54,55]。虽然在约半数的散发性 MTC 肿瘤中发现 *RET* 癌基因突变，但如果确定散发性 MTC 患者无该基因突变，即可排除家族筛查的必要性。术后 *RET* 突变在指导追加临床处理方面变得日益重要；几种酪氨酸激酶抑制剂在治疗播散性 MTC 中显示了良好的前景[56]。*RET* 癌基因具有多种功能获得性胚系突变，包括 10、11、13、14、15 和 16 号外显子的突变，所有这些均与 MTC 相关联[52,57,58]。因此，*RET* 突变检测方法必须足够多样才能捕捉到所有的突变。大多数 *RET* 多态性检测方法用于检测胚系突变，检测的敏感性不是主要的考虑因素，更应关注是采用组织样本还是细针抽吸（FNA）样本。Sanger 测序[59]、焦磷酸测序[60] 和高效液相色谱法[61] 均有介绍并都在常规应用。

预后和处理

　　正如 PTC 和 FTC 病例，手术切除是 MTC 的标准治疗方法。所有散发性 MTC 病例都应行全甲状腺切除和预防性中央区颈淋巴结清扫（VI级），如果发现颈侧淋巴结转移，则行更广泛的侧颈清扫[62]。怀疑有遗传性 *RET* 突变的病例应明确涉及的突变类型。由于遗传性 MTC 的外显率可以达到 100%，手术治疗的目标是通过预防性甲状腺切除防止疾病发展。此外，因为特定的遗传性 *RET* 基因突变和疾病原因之间的联系已经得以验证，外科医生可以优化预防性手术的时机以减小疾病发生与播散的可能性。侵袭性的突变，如位于 883、918 和 922 号密码子的突变，应在一月龄内进行预防性甲状腺切除加中央区颈淋巴结清扫，而对

于位于 611、618、620、634 和 891 号密码子的突变,可将手术推迟到 5 岁[63,64]。

低分化和间变性甲状腺癌

诊断

低分化甲状腺癌和 ATC 的分子遗传学尚不清楚。这是由于此类疾病相对少见且研究此类疾病的准入标准难以标准化(鉴于其形态学多样性)[65]。因此,目前的多数研究集中在高分化甲状腺癌可能进展为 ATC 的模型中,现在的研究结果显示从高分化甲状腺癌进展而来的 ATC 比开始发生时即为间变性肿瘤更为常见。

预后和处理

由于这类侵袭性很强的肿瘤缺乏有预后意义的分子学改变证据,常规的遗传学分析不是标准的治疗手段,也不能指导临床治疗。一项仅评估了 53 例患者的研究显示,RAS 突变可以提示 ATC 预后差[66]。其他 ATC 和高分化肿瘤重合的突变包括 BRAF 和 PIK3CA[68],虽然仍然不清楚这些突变在 ATC 预后和治疗中的价值。其他与低分化和 ATC 有关的突变为 p53 和 β- 连环蛋白[69],其中 β- 连环蛋白突变也见于 PTC 的筛状–桑葚状亚型[70,71]。

细胞学不确定或可疑的甲状腺结节的术前分子检测

诊断

前文关注于不同亚型肿瘤相关的分子改变,以及贯穿其中的病理生理学和潜在的治疗作用。甲状腺癌另一项不断增加的分子诊断应用是术前评估细胞学不确定或可疑的甲状腺结节的恶性风险。由于具有快速、安全、低价和准确的特点,甲状腺 FNA 作为甲状腺结节评估的标准操作已被广泛接受[41,72-74]。当细胞形态学诊断为良性时,甲状腺 FNA 的阴性预测准确率超过 95%,而当细胞形态学诊断为恶性时,甲状腺 FNA 的阳性预测准确率超过 99%[73,75-78]。尽管如此,约 20% 甲状腺针吸只能产生不确定或可疑的结果,相关的恶性率为 5%~85%[73,75,76]。在贝塞斯达系统的甲状腺细胞学报道的形态风险分类中有不确定或可疑的类别,不一致和不确定的结果常常出现,甚至在专家回顾后仍然如此[79]。不确定的诊断结果由三种细胞学失败导致:第一,异质性病变细胞学样本组织量极其有限;第二,FNA 有限的样本分布不均匀,因此出现观察者间的偏差,这种不均匀的分布还会潜在影响更客观的检测,如分子标记物;最后,诊断恶性滤泡及 Hurthle 细胞恶性肿瘤需要血管或包膜侵犯的组织学证据,这在细胞学样本中无法评估。

体细胞突变组合

体细胞突变组合(somatice mutation panel,SMP)检测最近被引进作为甲状腺细胞学诊断的辅助手段[34,80]。近期最常见的 SMP 包括 BRAF、HRAS、NRAS 和 KRAS 点突变检测,以及 RET/PTC 和 PAX8/PPARγ 异位检测[34]。在一个单中心的试验中,SMP 对不确定或可疑的 FNA 样本表现为 87%~95% 的阳性预测率和 72%~94% 的阴性预测率[81]。这项研究中,在怀疑为恶性(suspicious for malignant,SFM)的样本中,最好的阳性预测率为 95%,最差的阴性预测率为 72%。这并不奇怪,这是由于大多数 SFM 被怀疑为伴有 BRAF 突变的高分化 PTC[67,81-83]。正如其他的研究显示,BRAF 突变与形态学高度相关(核沟、包涵体和核伸长),这些形态学表现早已证明与恶性风险相关[73,84]。SMP 真正的附加值即检测可疑的 PTC 仍不清楚,因为其形态学诊断有相似的预测值[73,84,85]。SMP 检测最差的阳性预测率(87%)见于 SFN 组,这一发现提示准确区分良性滤泡性腺瘤、PTC 滤泡型和滤泡癌的基因驱动以及分子和形态学连续变化是困难的[86,87]。因此,鉴于预测率低,SMP 检测在滤泡性肿瘤中的真正价值并不清楚。SMP 在意义不明的非典型 (atypical undetermined significance,AUS)疾病中的价值未得到很好验证。在一项单中心的研究中,SMP 在 AUS 组中表现仅仅略低于 SFM 组。然而,这项研究中 BRAF 突变率高,AUS 结节例数有限,且未描述 AUS 的亚分类。因此,仍不清楚是否应该仅仅基于 SMP 检测结果更改 AUS 治疗方案。

基因表达分类

除 SMP 检测外,已经开发和验证了一种称为"基因表达分类方法(gene expression classifier,GEC)"的检测方法[88,89,90],并在一项多中心临床试验中检验[91]。GEC 与 SMP 有几方面不同。首先,GEC 基于 mRNA 定量表达模式。第二,特定的转录表达数据被组合成一种专有模型,产生两项结果("良性"或"可疑"),不能得到具体的转录数据。第三,SMP 基于已经可获得的方法,任何实验室均可开展,或者由患者的病理/临床医生提出申请送入任何参考实验室;而 GEC 是有所有权的, 仅可在一家实验室进行, 经一组特定的细胞病理学家集中进行形态学回顾后施行。最后, 与具有高阳性预测价值的 SMP 相反, GEC 具有较高的阴性预测价值, 因此当其为阴性时, 实性、无症状、细胞形态不确定的甲状腺结节患者可以安全地避免接受手术治疗, 在这方面最有价值。在一项多中心临床研究中[91], GEC 对 AUS 显示出 95% 的阴性预测价值, 对 SFN 则是 94%。5% 的恶性风险可能看起来很高, 其实不然, 因为甲状腺细针穿刺细胞学病理 (TBSRTC) 将 5%~15% 的恶性风险诊断为可疑恶性 (AUS), 而在多中心随机实验中, 诊断为可疑恶性结节的真正恶性率更高, 为 32%。因此, GEC 的高阴性预测价值能够将一部分患者划入低风险类别。GEC 的高阴性预测价值归咎于其高敏感性及低特异性; 总体来讲, 其恶性特异性只有 52%。GEC 的非特异性在任何临床实践中都至关重要, 因为它意味着大约 1/3 细胞形态学呈良性的结节会被判读为 GEC 阳性。因此, GEC 不应用于细胞形态学良性的甲状腺结节。即使是细胞形态学不确定的病变, AUS 与 SFN 阳性结果的价值仍然是有争议的。此外, GEC 的不特异性导致其在 SFM 情况下没有应用价值, 后者仅基于细胞学, 阳性预测价值高于 GEC[92]。

分子检测的局限性

SMP 和 GEC 检测的小结见表 19.2。撇开各自的特点不谈, 在进行和阐述这些检测前应该了解当今甲状腺 FNA 样本遗传学检测存在几个重大的技术局限。GEC 和 SMP 最大的局限性是如何确定检测标本足量。这一局限在不同检测中表现不同。在 SMP 中, 主要的问题是等位基因丢失[93], 这是一种由野生型等位基因选择性扩增导致的假阴性结果。由于设计多样, SMP 有等位基因丢失的潜在可能, 这是由于 FNA 标本量很少, 而多样的设计要求在多个小室内分别收获少量细胞。由于存在等位基因丢失的潜在可能, 有理由在检测前期进行标本量的评估, 可利用实时 PCR 检测 *KRT7* 和 *GADPH* 扩增的差异[81]。与 SMP 相反, GEC 不需严格控制样本量 (使用总 RNA, 通过 RNA 完整性评估即可[94]); 这似乎可以解释 GEC 假阴性样本似乎与样本量少相关[91]。除充足的样本量外, 相对于滤泡细胞数目或总 mRNA 量, 没有直接的方法将分子检测结果与细胞形态学联系起来, 这是因为用于分子检测的样本不能再用于形态学检查, 反之亦然。这一局限在 GEC 最为显著, 这是由于其起初就被用作阴性预测指标, 不能确定活检样本是形态学不典型细胞还是良性滤泡细胞。尽管最近的发展使得在同一组细胞上同时进行 SMP 检测和细胞学分析成为可能[95], 对 GEC 却不可行, 因为其需要立即将样本置于 RNA 保存液中。

预后和处理

GEC 和 SMP 均明显增加了花费。虽然在花费-效率模型中, 均证明这些花费是值得的[96,97], 它们在临床应用中的真正价值仍有待明确。如前所述, 两种检查均需要注意技术局限性、检测的特征, 以及结果与细胞形态学和一系列临床表现之间相关联的复杂性。由于缺乏有力证据和制订检测的指南, 将这些检测结果用于临床或外科实践仍有困难[98,99]。总之, 细胞形态学不确定的甲状腺病变分子检测很有前景, 但其对临床处理的真正影响仍有待明确。

表 19.2　细胞学不确定的甲状腺结节分子检测的优点和缺点总结

分析物	SMP	GEC
	DNA	mRNA
结果类型	突变列表	二项式 ("良性" 或 "可疑")
与现有病理学工作流程的相容性	相容, 任何病理学家或临床医生可提交检测	不相容, 仅限集中的病理分析
实验室检测	大量	单一实验室
理论依据	已发表突变	专有算法
形态与分子结果的直接联系	无	无
质量控制	通过 *KRT7* 和 *GAPDH* 的扩增差异确定甲状腺来源的细胞	mRNA 量, 不进行甲状腺来源确定
最有用的结果	阳性预测价值	阴性预测价值

(刘亚岚　译　卢韶华　校)

参考文献

1. Pearson G. Mitogen-activated protein (MAP) kinase pathways: regulation and physiological functions. Endocr Rev. 2001;22(2):153–83.

2. Whitman M, Kaplan DR, Schaffhausen B, Cantley L, Roberts TM. Association of phosphatidylinositol kinase activity with polyoma middle-T competent for transformation. Nature. 1985;315(6016):239–42.

3. Takahashi M, Ritz J, Cooper GM. Activation of a novel human transforming gene, ret, by DNA rearrangement. Cell. 1985;42(2):581–8.

4. Chang EH, Gonda MA, Ellis RW, Scolnick EM, Lowy DR. Human genome contains four genes homologous to transforming genes of Harvey and Kirsten murine sarcoma viruses. Proc Natl Acad Sci U S A. 1982;79(16):4848–52.

5. Sithanandam G, Kolch W, Duh FM, Rapp UR. Complete coding sequence of a human B-raf cDNA and detection of B-raf protein kinase with isozyme specific antibodies. Oncogene. 1990;5(12):1775–80.

6. Hiles ID, Otsu M, Volinia S, Fry MJ, Gout I, Dhand R, et al. Phosphatidylinositol 3-kinase: structure and expression of the 110 kd catalytic subunit. Cell. 1992; 70(3):419–29.

7. Steck PA, Pershouse MA, Jasser SA, Yung WKA, Lin H, Ligon AH, et al. Identification of a candidate tumour suppressor gene, MMAC1, at chromosome 10q23.3 that is mutated in multiple advanced cancers. Nat Genet. 1997;15(4):356–62.

8. Staal SP. Molecular cloning of the akt oncogene and its human homologues AKT1 and AKT2: amplification of AKT1 in a primary human gastric adenocarcinoma. Proc Natl Acad Sci U S A. 1987;84(14):5034–7.

9. Brown EJ, Albers MW, Bum Shin T, Ichikawa K, Keith CT, Lane WS, et al. A mammalian protein targeted by G1-arresting rapamycin–receptor complex. Nature. 1994;369(6483):756–8.

10. Adeniran AJ, Zhu Z, Gandhi M, Steward DL, Fidler JP, Giordano TJ, et al. Correlation between genetic alterations and microscopic features, clinical manifestations, and prognostic characteristics of thyroid papillary carcinomas. Am J Surg Pathol. 2006;30(2):216–22.

11. Nikiforov YE, Nikiforova MN. Molecular genetics and diagnosis of thyroid cancer. Nat Rev Endocrinol. 2011;7(10):569–80.

12. Sithanandam G, Druck T, Cannizzaro LA, Leuzzi G, Huebner K, Rapp UR. B-raf and a B-raf pseudogene are located on 7q in man. Oncogene. 1992;7(4): 795–9.

13. Mathur A, Moses W, Rahbari R, Khanafshar E, Duh Q-Y, Clark O, et al. Higher rate of BRAF mutation in papillary thyroid cancer over time: a single-institution study. Cancer. 2011;117(19):4390–5.

14. Guan H, Ji M, Bao R, Yu H, Wang Y, Hou P, et al. Association of high iodine intake with the T1799A BRAF mutation in papillary thyroid cancer. J Clin Endocrinol Metab. 2009;94(5):1612–7.

15. Lind P, Langsteger W, Molnar M, Gallowitsch HJ, Mikosch P, Gomez I. Epidemiology of thyroid diseases in iodine sufficiency. Thyroid. 1998;8(12): 1179–83.

16. Pellegriti G, De Vathaire F, Scollo C, Attard M, Giordano C, Arena S, et al. Papillary thyroid cancer incidence in the volcanic area of Sicily. J Natl Cancer Inst. 2009;101(22):1575–83.

17. Thomas GA, Bunnell H, Cook HA, Williams ED, Nerovnya A, Cherstvoy ED, et al. High prevalence of RET/PTC rearrangements in Ukrainian and Belarussian post-Chernobyl thyroid papillary carcinomas: a strong correlation between RET/PTC3 and the solid-follicular variant. J Clin Endocrinol Metab. 1999;84(11):4232–8.

18. Rabes HM, Demidchik EP, Sidorow JD, Lengfelder E, Beimfohr C, Hoelzel D, et al. Pattern of radiation-induced RET and NTRK1 rearrangements in 191 post-chernobyl papillary thyroid carcinomas: biological, phenotypic, and clinical implications. Clin Cancer Res. 2000;6(3):1093–103.

19. Santoro M, Carlomagno F, Hay ID, Herrmann MA, Grieco M, Melillo R, et al. Ret oncogene activation in human thyroid neoplasms is restricted to the papillary cancer subtype. J Clin Invest. 1992;89(5):1517–22.

20. Minoletti F, Butti MG, Coronelli S, Miozzo M, Sozzi G, Pilotti S, et al. The two genes generating RET/PTC3 are localized in chromosomal band 10q11.2. Genes Chromosomes Cancer. 1994;11(1):51–7.

21. Bongarzone I, Monzini N, Borrello MG, Carcano C, Ferraresi G, Arighi E, et al. Molecular characterization of a thyroid tumor-specific transforming sequence formed by the fusion of ret tyrosine kinase and the regulatory subunit RI alpha of cyclic AMP-dependent protein kinase A. Mol Cell Biol. 1993;13(1):358–66.

22. Klugbauer S, Demidchik EP, Lengfelder E, Rabes HM. Detection of a novel type of RET rearrangement (PTC5) in thyroid carcinomas after Chernobyl and analysis of the involved RET-fused gene RFG5. Cancer Res. 1998;58(2):198–203.

23. Klugbauer S, Rabes HM. The transcription coactivator HTIF1 and a related protein are fused to the RET receptor tyrosine kinase in childhood papillary thyroid carcinomas. Oncogene. 1999;18(30):4388–93.

24. Klugbauer S, Jauch A, Lengfelder E, Demidchik E, Rabes HM. A novel type of RET rearrangement (PTC8) in childhood papillary thyroid carcinomas and characterization of the involved gene (RFG8). Cancer Res. 2000;60(24):7028–32.

25. Nikiforov YE. RET/PTC rearrangement in thyroid tumors. Endocr Pathol. 2002;13(1):3–16.

26. Sanger F, Nicklen S, Coulson AR. DNA sequencing with chain-terminating inhibitors. Proc Natl Acad Sci U S A. 1977;74(12):5463–7.

27. Tan YH, Liu Y, Eu KW, Ang PW, Li WQ, Salto-Tellez M, et al. Detection of BRAF V600E mutation by pyrosequencing. Pathology. 2008;40(3):295–8.

28. Tsiatis AC, Norris-Kirby A, Rich RG, Hafez MJ, Gocke CD, Eshleman JR, et al. Comparison of sanger sequencing, pyrosequencing, and melting curve analysis for the detection of KRAS mutations. J Mol Diagn. 2010;12(4):425–32.

29. Harrington CT, Lin EI, Olson MT, Eshleman JR. Fundamentals of pyrosequencing. Arch Pathol Lab Med. 2013;137(9):1296–303.

30. Chen G, Olson MT, O'Neill A, Norris A, Beierl K, Harada S, et al. A virtual pyrogram generator to resolve complex pyrosequencing results. J Mol Diagn. 2012;14(2):149–59.

31. Bullock M, O'Neill C, Chou A, Clarkson A, Dodds T, Toon C, et al. Utilization of a MAB for BRAF(V600E) detection in papillary thyroid carcinoma. Endocr Relat Cancer. 2012;19(6):779–84.

32. Amanuel B, Grieu F, Kular J, Millward M, Iacopetta B. Incidence of BRAF p.Val600Glu and p.Val600Lys mutations in a consecutive series of 183 metastatic melanoma patients from a high incidence region.

Pathology. 2012;44(4):357–9.

33. Ishizaka Y, Kobayashi S, Ushijima T, Hirohashi S, Sugimura T, Nagao M. Detection of retTPC/PTC transcripts in thyroid adenomas and adenomatous goiter by an RT-PCR method. Oncogene. 1991;6(9): 1667–72.

34. Nikiforov YE, Steward DL, Robinson-Smith TM, Haugen BR, Klopper JP, Zhu Z, et al. Molecular testing for mutations in improving the fine-needle aspiration diagnosis of thyroid nodules. J Clin Endocrinol Metab. 2009;94(6):2092–8.

35. Kim K-M, Park J-B, Bae K-S, Kang S-J. Analysis of prognostic factors in patients with multiple recurrences of papillary thyroid carcinoma. Surg Oncol. 2012;21(3):185–90.

36. Xing M, Westra WH, Tufano RP, Cohen Y, Rosenbaum E, Rhoden KJ, et al. BRAF mutation predicts a poorer clinical prognosis for papillary thyroid cancer. J Clin Endocrinol Metab. 2005;90(12):6373–9.

37. Lupi C, Giannini R, Ugolini C, Proietti A, Berti P, Minuto M, et al. Association of BRAF V600E mutation with poor clinicopathological outcomes in 500 consecutive cases of papillary thyroid carcinoma. J Clin Endocrinol Metab. 2007;92(11):4085–90.

38. Chakravarty D, Santos E, Ryder M, Knauf JA, Liao X-H, West BL, et al. Small-molecule MAPK inhibitors restore radioiodine incorporation in mouse thyroid cancers with conditional BRAF activation. J Clin Invest. 2011;121(12):4700–11.

39. Ho AL, Grewal RK, Leboeuf R, Sherman EJ, Pfister DG, Deandreis D, et al. Selumetinib-enhanced radioiodine uptake in advanced thyroid cancer. N Engl J Med. 2013;368(7):623–32.

40. Xing M, Alzahrani AS, Carson KA, Viola D, Elisei R, Bendlova B, et al. Association between BRAF V600E mutation and mortality in patients with papillary thyroid cancer. JAMA. 2013;309(14):1493–501.

41. Cooper DS, Doherty GM, Haugen BR, Hauger BR, Kloos RT, Lee SL, et al. Revised American Thyroid Association management guidelines for patients with thyroid nodules and differentiated thyroid cancer. Thyroid. 2009;19(11):1167–214.

42. Tisell LE, Nilsson B, Mölne J, Hansson G, Fjälling M, Jansson S, et al. Improved survival of patients with papillary thyroid cancer after surgical microdissection. World J Surg. 1996;20(7):854–9.

43. O'Neill CJ, Bullock M, Chou A, Sidhu SB, Delbridge LW, Robinson BG, et al. BRAF(V600E) mutation is associated with an increased risk of nodal recurrence requiring reoperative surgery in patients with papillary thyroid cancer. Surgery. 2010;148(6):1139–45. discussion 1145–6.

44. Hughes DT, Doherty GM. Central neck dissection for papillary thyroid cancer. Cancer Control. 2011;18(2): 83–8.

45. Lee KC, Li C, Schneider EB, Wang Y, Somervell H, Krafft M, et al. Is BRAF mutation associated with lymph node metastasis in patients with papillary thyroid cancer? Surgery. 2012;152(6):977–83.

46. Kroll TG, Sarraf P, Pecciarini L, Chen CJ, Mueller E, Spiegelman BM, et al. PAX8-PPARgamma1 fusion oncogene in human thyroid carcinoma [corrected]. Science. 2000;289(5483):1357–60.

47. Lui W-O, Zeng L, Rehrmann V, Deshpande S, Tretiakova M, Kaplan EL, et al. CREB3L2-PPARgamma fusion mutation identifies a thyroid signaling pathway regulated by intramembrane proteolysis. Cancer Res. 2008;68(17):7156–64.

48. Eberhardt NL, Grebe SKG, McIver B, Reddi HV. The role of the PAX8/PPARgamma fusion oncogene in the pathogenesis of follicular thyroid cancer. Mol Cell Endocrinol. 2010;321(1):50–6.

49. Shen WT, Chung W-Y. Treatment of thyroid cancer with histone deacetylase inhibitors and peroxisome proliferator-activated receptor-gamma agonists. Thyroid. 2005; 15(6):594–9.

50. Caria P, Vanni R. Cytogenetic and molecular events in adenoma and well-differentiated thyroid follicular-cell neoplasia. Cancer Genet Cytogenet. 2010;203(1): 21–9.

51. Nikiforova MN, Lynch RA, Biddinger PW, Alexander EK, Dorn GW, Tallini G, et al. RAS point mutations and PAX8-PPAR gamma rearrangement in thyroid tumors: evidence for distinct molecular pathways in thyroid follicular carcinoma. J Clin Endocrinol Metab. 2003;88(5):2318–26.

52. Mulligan LM, Kwok JB, Healey CS, Elsdon MJ, Eng C, Gardner E, et al. Germ-line mutations of the RET proto-oncogene in multiple endocrine neoplasia type 2A. Nature. 1993;363(6428):458–60.

53. Hu MI, Cote GJ. Medullary thyroid carcinoma: who's on first? Thyroid. 2012;22(5):451–3.

54. Elisei R, Romei C, Renzini G, Bottici V, Cosci B, Molinaro E, et al. The timing of total thyroidectomy in RET gene mutation carriers could be personalized and safely planned on the basis of serum calcitonin: 18 years experience at one single center. J Clin Endocrinol Metab. 2012;97(2):426–35.

55. Skinner MA, Moley JA, Dilley WG, Owzar K, DeBenedetti MK, Wells J, Samuel A. Prophylactic thyroidectomy in multiple endocrine neoplasia type 2A. N Engl J Med. 2005;353(11):1105–13.

56. Wells SA, Robinson BG, Gagel RF, Dralle H, Fagin JA, Santoro M, et al. Vandetanib in patients with locally advanced or metastatic medullary thyroid cancer: a randomized, double-blind phase III trial. J Clin Oncol. 2012;30(2):134–41.

57. Eng C. RET proto-oncogene in the development of human cancer. J Clin Oncol. 1999;17(1):380–93.

58. Donis-Keller H, Dou S, Chi D, Carlson KM, Toshima K, Lairmore TC, et al. Mutations in the RET proto-oncogene are associated with MEN 2A and FMTC. Hum Mol Genet. 1993;2(7):851–6.

59. Vierhapper H, Bieglmayer C, Heinze G, Baumgartner-Parzer S. Frequency of RET proto-oncogene mutations in patients with normal and with moderately elevated pentagastrin-stimulated serum concentrations of calcitonin. Thyroid. 2004;14(8):580–3.

60. Kruckeberg KE, Thibodeau SN. Pyrosequencing technology as a method for the diagnosis of multiple endocrine neoplasia type 2. Clin Chem. 2004;50(3): 522–9.

61. Pazaitou-panayiotou K, Kaprara A, Sarika L, Zovoilis T, Belogianni I, Vainas I, et al. Efficient testing of the RET gene by DHPLC analysis for MEN 2 syndrome in a cohort of patients. Anticancer Res. 2005;25(3B): 2091–5.

62. Machens A, Dralle H. Biomarker-based risk stratification for previously untreated medullary thyroid cancer. J Clin Endocrinol Metab. 2010;95(6):2655–63.

63. Zenaty D, Aigrain Y, Peuchmaur M, Philippe-Chomette P, Baumann C, Cornelis F, et al. Medullary thyroid carcinoma identified within the first year of life in children with hereditary multiple endocrine neoplasia type 2A (codon 634) and 2B. Eur J Endocrinol. 2009;160(5):807–13.

64. Roman S, Mehta P, Sosa JA. Medullary thyroid cancer: early detection and novel treatments. Curr

Opin Oncol. 2009;21(1):5–10.

65. Garcia-Rostan G, Sobrinho-Simões M. Poorly differentiated thyroid carcinoma: an evolving entity. Diagn Histopathol. 2011;17(3):114–23.

66. Volante M, Rapa I, Gandhi M, Bussolati G, Giachino D, Papotti M, et al. RAS mutations are the predominant molecular alteration in poorly differentiated thyroid carcinomas and bear prognostic impact. J Clin Endocrinol Metab. 2009;94(12):4735–41.

67. Nikiforova MN, Kimura ET, Gandhi M, Biddinger PW, Knauf JA, Basolo F, et al. BRAF mutations in thyroid tumors are restricted to papillary carcinomas and anaplastic or poorly differentiated carcinomas arising from papillary carcinomas. J Clin Endocrinol Metab. 2003;88(11):5399–404.

68. Wu G, Mambo E, Guo Z, Hu S, Huang X, Gollin SM, et al. Uncommon mutation, but common amplifications, of the PIK3CA gene in thyroid tumors. J Clin Endocrinol Metab. 2005;90(8):4688–93.

69. Nikiforov YE. Genetic alterations involved in the transition from well-differentiated to poorly differentiated and anaplastic thyroid carcinomas. Endocr Pathol. 2004;15(4):319–28.

70. Boonyaarunnate T, Olson MT, Bishop JA, Yang GCH, Ali SZ. Cribriform morular variant of papillary thyroid carcinoma: clinical and cytomorphological features on fine-needle aspiration. Acta Cytol. 2013; 57(2):127–33.

71. Sastre-Perona A, Santisteban P. Role of the wnt pathway in thyroid cancer. Front Endocrinol (Lausanne). 2012;3:31.

72. Hamberger B, Gharib H, Melton LJ, Goellner JR, Zinsmeister AR. Fine-needle aspiration biopsy of thyroid nodules. Impact on thyroid practice and cost of care. Am J Med. 1982;73(3):381–4.

73. Olson MT, Clark DP, Erozan YS, Ali SZ. Spectrum of risk of malignancy in subcategories of 'atypia of undetermined significance'. Acta Cytol. 2011;55(6):518–25.

74. Cibas ES, Bibbo M. Thyroid FNA: challenges and opportunities. Acta Cytol. 2011;55(6):489–91.

75. Jo VY, Stelow EB, Dustin SM, Hanley KZ. Malignancy risk for fine-needle aspiration of thyroid lesions according to the Bethesda system for reporting thyroid cytopathology. Am J Clin Pathol. 2010;134(3):450–6.

76. Theoharis CGA, Schofield KM, Hammers L, Udelsman R, Chhieng DC. The Bethesda thyroid fine-needle aspiration classification system: year 1 at an academic institution. Thyroid. 2009;19(11):1215–23.

77. Baloch ZW, Cibas ES, Clark DP, Layfield LJ, Ljung B-M, Pitman MB, et al. The National Cancer Institute thyroid fine needle aspiration state of the science conference: a summation. Cytojournal. 2008;5:6.

78. Yassa L, Cibas ES, Benson CB, Frates MC, Doubilet PM, Gawande AA, et al. Long-term assessment of a multidisciplinary approach to thyroid nodule diagnostic evaluation. Cancer. 2007;111(6):508–16.

79. Olson MT, Boonyaarunnate T, Aragon Han P, Umbricht CB, Ali SZ, Zeiger MA. A tertiary center's experience with second review of 3885 thyroid cytopathology specimens. J Clin Endocrinol Metab. 2013; 98(4):1450–7.

80. Ohori NP, Nikiforova MN, Schoedel KE, LeBeau SO, Hodak SP, Seethala RR, et al. Contribution of molecular testing to thyroid fine-needle aspiration cytology of "follicular lesion of undetermined significance/atypia of undetermined significance". Cancer Cytopathol.

2010;118(1):17–23.

81. Nikiforov YE, Ohori NP, Hodak SP, Carty SE, LeBeau SO, Ferris RL, et al. Impact of mutational testing on the diagnosis and management of patients with cytologically indeterminate thyroid nodules: a prospective analysis of 1056 FNA samples. J Clin Endocrinol Metab. 2011;96(11):3390–7.

82. Davies H, Bignell GR, Cox C, Stephens P, Edkins S, Clegg S, et al. Mutations of the BRAF gene in human cancer. Nature. 2002;417(6892):949–54.

83. Puxeddu E. BRAFV599E mutation is the leading genetic event in adult sporadic papillary thyroid carcinomas. J Clin Endocrinol Metab. 2004;89(5):2414–20.

84. Kleiman DA, Sporn MJ, Beninato T, Crowley MJ, Nguyen A, Uccelli A, et al. Preoperative BRAF (V600E) mutation screening is unlikely to alter initial surgical treatment of patients with indeterminate thyroid nodules: a prospective case series of 960 patients. Cancer. 2013;119(8):1495–502.

85. Kloos RT, Reynolds JD, Walsh PS, Wilde JI, Tom EY, Pagan M, et al. Does addition of BRAF V600E mutation testing modify sensitivity or specificity of the Afirma gene expression classifier in cytologically indeterminate thyroid nodules? J Clin Endocrinol Metab. 2013;98(4):E761–8.

86. Zhu Z, Gandhi M, Nikiforova MN, Fischer AH, Nikiforov YE. Molecular profile and clinical-pathologic features of the follicular variant of papillary thyroid carcinoma. An unusually high prevalence of ras mutations. Am J Clin Pathol. 2003;120(1):71–7.

87. Burns JS, Blaydes JP, Wright PA, Lemoine L, Bond JA, Dillwyn Williams E, et al. Stepwise transformation of primary thyroid epithelial cells by a mutant Ha-ras oncogene: an in vitro model of tumor progression. Mol Carcinog. 1992;6(2):129–39.

88. Barden CB, Shister KW, Zhu B, Guiter G, Greenblatt DY, Zeiger MA, et al. Classification of follicular thyroid tumors by molecular signature: results of gene profiling. Clin Cancer Res. 2003;9(5):1792–800.

89. Finley DJ, Zhu B, Fahey I, Thomas J. Molecular analysis of Hurthle cell neoplasms by gene profiling. Surgery. 2004;136(6):1160–8.

90. Chudova D, Wilde JI, Wang ET, Wang H, Rabbee N, Egidio CM, et al. Molecular classification of thyroid nodules using high-dimensionality genomic data. J Clin Endocrinol Metab. 2010;95(12):5296–304.

91. Alexander EK, Kennedy GC, Baloch ZW, Cibas ES, Chudova D, Diggans J, et al. Preoperative diagnosis of benign thyroid nodules with indeterminate cytology. N Engl J Med. 2012;367(8):705–15.

92. Jameson JL. Minimizing unnecessary surgery for thyroid nodules. N Engl J Med. 2012;367(8):765–7.

93. Findlay I, Ray P, Quirke P, Rutherford A, Lilford R. Allelic drop-out and preferential amplification in single cells and human blastomeres: implications for preimplantation diagnosis of sex and cystic fibrosis. Hum Reprod. 1995;10(6):1609–18.

94. Schroeder A, Mueller O, Stocker S, Salowsky R, Leiber M, Gassmann M, et al. BMC molecular biology | full text | the RIN: an RNA integrity number for assigning integrity values to RNA measurements. BMC Mol Biol. 2006;7(1):3.

95. Ferraz C, Rehfeld C, Krogdahl A, Precht Jensen EM, Bösenberg E, Narz F, et al. Detection of PAX8/PPARG and RET/PTC rearrangements is feasible in routine air-dried fine needle aspiration smears. Thyroid. 2012; 22(10):1025–30.

96. Yip L, Farris C, Kabaker AS, Hodak SP, Nikiforova

MN, McCoy KL, et al. Cost impact of molecular testing for indeterminate thyroid nodule fine-needle aspiration biopsies. J Clin Endocrinol Metab. 2012; 97(6):1905–12.

97. Li H, Robinson KA, Anton B, Saldanha IJ, Ladenson PW. Cost-effectiveness of a novel molecular test for cytologically indeterminate thyroid nodules. J Clin Endocrinol Metab. 2011;96(11):E1719–26.

98. Hodak SP, Rosenthal DS, The American Thyroid Association Clinical Affairs Committee. Information for clinicians: commercially available molecular diagnosis testing in the evaluation of thyroid nodule fine-needle aspiration specimens. Thyroid. 2013; 23(2):131–4.

99. Duick DS. Overview of molecular biomarkers for enhancing the management of cytologically indeterminate thyroid nodules and thyroid cancer. Endocr Pract. 2012;18(4):611–5.

第 **20** 章

头颈部肿瘤分子检测

Diana Bell, Ehab Y. Hanna

引言

由于解剖结构的复杂性和组织变化多样,每平方厘米头颈部发生的肿瘤类型较人体其他部位更多。头颈部比较特殊的两个研究领域是黏膜鳞状上皮病变和唾腺肿瘤。组织形态学和免疫组化分析结果是诊断的主要依据,但近期分子病理学研究的进展正应用于确定潜在靶点和协助病理学家诊断。本章介绍头颈部鳞状上皮性病变和唾腺肿瘤的分子学特点以及检测的最新进展,以供临床所需。

黏膜鳞状上皮病变

头颈部最常见的肿瘤源自鳞状上皮。头颈部鳞状细胞癌 (head and neck squamous cell cancer,HNSCC) 在世界范围是第六大常见肿瘤[2,26,30,64]。流行病学研究提示危险因素如烟草和酒精滥用与 HNSCC 相关,并在其易感性和发展中起重要作用。

HNSCC 传统的病理分类和诊断基于光学显微镜评价,少数情况下需结合免疫组化标记物。传统临床病理资料用于指导疾病治疗的价值有限,需要新的方法来改善 HNSCC 的早期诊断、分层治疗和患者的预后[2,64]。

D. Bell, M.D. (✉)
Department of Pathology, The University
of Texas MD Anderson Cancer Center,
1515 Holcombe Boulevard, Houston,
TX 77030, USA
e-mail: diana.bell@mdanderson.org

E.Y. Hanna, M.D.
Department of Head and Neck Surgery,
The University of Texas MD Anderson Cancer
Center, Houston, TX, USA

传统的(非病毒性)鳞状细胞癌

虽然在 HCNS 肿瘤发生中尚未确立明确的分子事件或通路,但在关键的染色体基因组改变方面取得了重要进展[2,22,35]。鳞状上皮癌变是一个多阶段的过程:连续基因组改变的积累早于上皮改变(如不典型增生)或与上皮改变同时发生[2,22,35]。虽然已发现某些特定的遗传和表观遗传事件暂时的积累与癌前病变和浸润性癌的发展相关,但这些事件的类型、顺序和组成仍是未知的。通过对这些病变生物学发展相关的基因和表型改变的研究,获得了数个与头颈部鳞状细胞癌发生相关的生物标记物。

细胞相关分子标记物

杂合性缺失

比较分析从组织学正常的黏膜或淋巴细胞中和肿瘤中抽取的 DNA,发现超过 30% 的 HNSCC 肿瘤组织中出现染色体 3p、9p 或 17p 杂合性缺失[22,35]。这些染色体区段分别包含了 p16 和 p53 抑癌基因,位点的缺失提示在 HNSCC 和肿瘤进展的早期累及这些基因。4p、8p、11q、13q 或 18q 位点的杂合性缺失主要发生在某些进展期 HNSC 病例[22,35]。3q24、8p23.1 和 8q12.2k 位点染色体突变模式以及 20 号染色体多体,能够区分伴有不同生物学进展和转移特征的两种主要类型的 HNSCC[22,35]。

抑癌基因

p53 基因:p53 基因位于染色体 17p13,约一半的 HSNCC 中出现 p53 基因特定外显子的突变[18]。这些热点突变主要位于 p53 基因的 5~9 号外显子[22,76]。p53 基因的改变在鳞状上皮癌前病变中可以检测到,提示其参与 HSNCC 的早期发展阶段。不同位点的 p53 突变与预后差有关[22,76]。

p16 基因 : p16 基因位于染色体 9p21，对于细胞周期调节起关键作用。该基因缺失多由其启动子甲基化导致。第一个外显子甲基化常常在 HNSC 中发现[40,48,51,74-76]。

癌基因

Cyclin D1 基因 : Cyclin D1 基因位于染色体 11p，对于细胞周期起关键作用[47,49,79]。据报道，约 1/3 的 HNSC 有 Cyclin D1 基因扩增和过表达，且与肿瘤的进展和高侵袭性相关[79]。

p63 基因 : p63 基因是一种推定的癌基因，位于染色体 3q27 区域[21,57,58]。可变启动子产生两种主要的同种型 p63，羧基端可变的剪切位点导致产生 6 种 p63。P36ΔN 同种型在浸润性 HNSCC 及其癌前病变中均高表达[21,57,58]。

c-Met 基因 : c-Met 基因是一种癌基因，能够介导血管生成、细胞运动、侵袭和转移。据报道，80% 的 HNSCC 病例出现 c-Met 的过表达，但只有 13% 的病例出现扩增[19,22,25,28,29,39,42,52,59]。因为在 HNSCC 中，c-Met 与表皮生长因子受体（epidermal growth factor receptor，EGFR）和磷酸肌醇 3 - 激酶（phosphoinositol 3-kinase，PI3K）通路相互作用，所以有可能成为联合治疗主要靶点[25]。

表观遗传变化

表观遗传修饰，如 CpG 岛 5-胞嘧啶位点的甲基化、染色质模型化和组蛋白乙酰化，在肿瘤发生过程中发挥主要作用[40]。在 HNSCC 中发现几种基因高度甲基化，包括 CDKN1、p16、DAP-K、E- 钙黏蛋白、cyclin-A1 和 MGMT 基因[40,48,51]。近来，从唾液和漱口水中提取 DNA 并对这些基因变化谱系进行检测，发现甲基化与鳞状细胞癌发生风险增加相关，并能预测肿瘤的复发[20,40,62]。

EGFR

EGFR 包含细胞外配体结合的跨膜结合区域、核内定位信号和胞质酪氨酸激酶结构域。这些区域的激活与 EGFR 和表皮生长因子家族结合密切相关，表皮生长因子家族包括转化生长因子 α、双调蛋白、B-动物纤维素、肝素结合表皮生长因子和上皮调节蛋白[31]。

通过过表达或活化导致 EGFR 通路失调，可以诱导血管生成、侵袭和转移。EGFR 的过度表达可以通过刺激金属蛋白酶导致肿瘤细胞的侵袭和转移[44]。EGFR 的过度表达也与淋巴结转移、肿瘤分期晚和预后不良呈正相关[5]。因此，抑制或阻断 EGFR 的单克隆抗体或小分子酪氨酸激酶抑制剂，可以用来抑制这些过程和治疗某些头颈部肿瘤患者[44]。

EGFR 是 HNSCC 的候选标记物。可以用免疫组化法（检测表达）或原位杂交法（检测扩增）对临床标本进行 EGFR 评估。虽然和原位杂交相比，免疫组化法评估 EGFR 更实用且经济，但免疫组化评估缺乏统一的操作指南和判读标准。虽然如此，EGFR 的免疫组化评估正在进行临床试验，以确定其在肿瘤细胞的表达强度和定位。可通过肉眼或图像进行评分。结果大致可分为强而均匀的膜和胞质染色；中等片状不均匀的膜和胞质染色；弱阳性/阴性伴散在阳性/少量细胞巢的中等强度染色/阴性[53]（图 20.1）。EGFR 基因扩增的一种替代或补充的方法是原位杂交显色方法。在 HNSCC 中用这种方法检测 EGFR 基因扩增，阳性率可达 10%~60%，并对酪氨酸激酶抑制剂治疗起反应[70,71]。

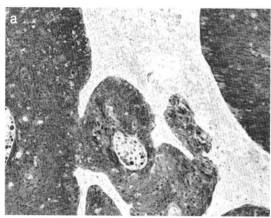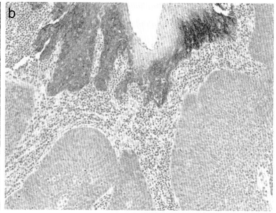

图 20.1　免疫组化法显示 EGFR 在头颈部鳞状细胞癌中的异质性表达。(a)强弥散均匀表达。(b)散在弱阳性/少量细胞巢中等强度着色/或阴性。

信号通路

PI3K/AKT/mTOR 通路

PI3K/AKT/mTOR 信号通路已证实在大多数 HN-SCC 中（>70 %）被激活[24,27]。位于染色体 10q 的 *PTEN* 基因能够负向调节 *PI3K*，*PTEN* 的缺失会上调 AKT 和 mTOR，并和肿瘤不良的生物行为相关[27,63]。能够针对不同通路多种成分的酪氨酸激酶抑制剂或多种药物的组合的发展可能是成功治疗这些肿瘤的策略[24,41]。

病毒相关性鳞状细胞癌

富于淋巴细胞间质的癌在表型、病因和流行病学方面与传统的鳞状细胞癌（非病毒性）不同。

鼻咽癌

鼻咽癌在世界范围内是一种有独特地理和人种分布的肿瘤，尤其在某些地区，其与 EB 病毒感染密切相关[9]。遗传易感性、饮食因素和环境因素在肿瘤发生中也发挥重要作用。

组织学上，根据世界卫生组织分类标准，鼻咽癌分为 I 级（分化型鳞状细胞癌），或者 II 级和 III 级（未分化癌）[9]。EB 病毒编码的 RNA 和角蛋白，可以在原位检测，是重要的诊断标记物（图 20.2）。鼻咽癌对放射治疗敏感，在西方国家很少手术切除。

口咽癌

报道显示 Waldeyer 环低分化癌的发病率有上升[34]。Waldeyer 环黏膜以淋巴组织为主，发生的肿瘤与口腔中发生的人乳头瘤状病毒（human papilloma virus，HPV）感染相关的鳞状细胞癌组织学不同，呈非角化性或基底细胞样特征，只有少量或没有角化物。扁桃体和舌根部的部分肿瘤类似未分化鼻咽癌，表现出淋巴上皮瘤样癌特点，HPV 检测阳性。

在肿瘤细胞中通过原位杂交、聚合酶链式反应（PCR）检测 HPV-16 或 *p16* 基因过表达，对于诊断口咽癌很重要[23,35]。大多数患者是年轻人，受过良好教育，没有典型 HNSCC 的危险因素。对于这些患者来说，性行为可能与此疾病相关。

HPV 相关的鳞状细胞癌的发病机制

由于环状双链 DNA 病毒整合到宿主 DNA 基因组中，使得 HPV-16 激活[8]，并使病毒基因组中调节子 2 号外显子缺失，导致病毒癌基因 E6 和 E7 表达上调[37,43,54]。这些病毒基因分别结合并下调宿主抑癌基因 *p53* 和 *Rb*。这些基因的细胞调节功能丧失是口咽癌的发病机制。推测 Rb 蛋白的降解以及转录因子 E2F 的释放，会上调 p16 蛋白[8]。

70%以上的口咽癌中能够检测到 HPV 感染。HPV 阳性肿瘤形态上表现出高级别特征，但该类患者预后优于 HPV 阴性肿瘤患者[6,33,56]。因为病毒载量和病毒癌基因激活的不同，临床表现各异[6]。

HPV 相关基因组改变

针对口咽癌进行了一些基因组学的研究。和 HPV 阴性的肿瘤相比，HPV 阳性的肿瘤拷贝数明显较低[35]，染色体 3p、11q 和 16q 改变较为常见[66]。研究结果普遍支持：无风险因素的 HPV 感染人群的预后较好[6,33,36]。近期一项基因组范围的甲基化和基因表达研究显示，HPV 阳性肿瘤与 HPV 阴性肿瘤相比，HPV 阳性肿瘤高甲基化，甲基化状态和基因表达之间存在相关性[55,60]。差异基因表达研究也表明 HPV 阳性肿瘤和 HPV 阴性肿瘤相比，有着截然不同的 DNA 复制方式、细胞周期调节基

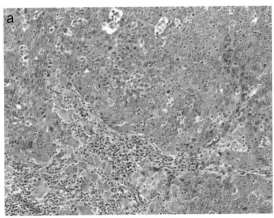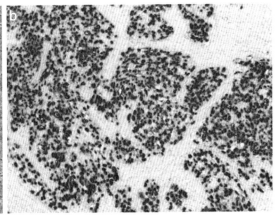

图 20.2　鼻咽未分化癌组织特点。(a)苏木素–伊红染色显示肿瘤合体样特征。(b)Epstein-Barr 病毒相关鼻咽癌(原位杂交，核蓝色信号)。

因、病毒抗性和免疫反应。DNA 复制、细胞周期调节基因以及免疫调节相关成分，如自然杀伤细胞,Toll 样受体及 JAK-STAT 等的失调，可能和 HPV 导致口咽癌的发病机制相关。

与 HPV 阴性伴有 *p53* 基因突变的肿瘤相比,HPV 阳性且无 *p53* 基因突变的肿瘤对化疗和放疗更加敏感[32]。据报道,E6 病毒癌基因能够增强肿瘤细胞对辐射诱导的细胞凋亡,且与 p53 状态无关[78]。一些研究报道揭示了 p53 和 HPV 状态之间呈负相关性[3,77,78]。

HPV 相关肿瘤的生物标记物

分子和免疫组化检测结果对诊断病毒相关性口咽癌至关重要。目前大多数病理实验室检测病毒 DNA 和 RNA 的方法有三种:定量或定性 PCR,原位杂交和 p16 蛋白检测。基于 PCR 的技术有高度的敏感性,但可能会导致相对较高数量的假阳性结果。原位杂交敏感性稍低,但其结果定位于肿瘤细胞核内,并可以对病毒载量定量观察[23,35]。p16 蛋白表达上调目前认为是 HPV 阳性口咽癌的一个可靠的标记物[23]。p16 蛋白的免疫组化分析可作为病毒检测可靠且实用的替代方法。细胞核和细胞质强且均匀的 p16 染色与 HPV 阳性一致[23]。不均匀、斑片状、明确的核染色则需要额外的 PCR 或原位杂交 HPV 检测(图 20.3)。

除了检测病毒 DNA 或 RNA,生物标记物对指导和改善肿瘤治疗也是非常重要的。对于化疗和(或)放疗效果不佳的口咽癌患者可以接受手术或姑息治疗。为了更精确地对患者进行分层治疗,提高肿瘤对治疗的反应,需要检测生物预测指标[68]。

唾液腺病变

唾液腺可以发生多种类型的肿瘤。肿瘤组织病理的复杂性和多样性可能位于全身器官之最。唾液腺肿瘤罕见,美国年发病率为 2.2~2.5/100 000,占头颈部肿瘤的 5%[1,67]。这些肿瘤中约 80%发生于腮腺,15%发生于下颌下腺,其余 5%发生在舌下腺和小唾液腺。良性肿瘤在其中分别约占 80%、50% 和 40% 以下[67]。

唾液腺病变的首选治疗方式是手术切除。肿瘤距切缘较近或有神经侵犯可进行术后放疗。对于局部肿瘤进展、复发或远处转移患者,治疗方式选择有限且往往是姑息性的[1,4]。因为肿瘤罕见性和研究结果的不一致性,针对唾液腺肿瘤,为明确分子靶点而进行的遗传学和分子生物学研究进展有限。

唾液腺癌中肿瘤特异性癌基因的易位和融合

染色体异常是肿瘤的特点。重现性的、非随机的染色体易位,产生新的融合癌基因,并与癌症发生相关,已获得广泛的认识。肿瘤特异性染色体重排常会导致癌基因的融合,通过解除细胞周期限制,断裂点之一的基因过度表达或断裂点的两个基因相互融合产生的杂交的嵌合基因的过表达而致肿瘤的发生[16]。在人类肿瘤,如前列腺、甲状腺、肾、乳腺、支气管、肺和唾液腺肿瘤中,确定了 400 种重要的融合基因。这些癌基因导致 20%的人类癌症的发生。融合产生的癌

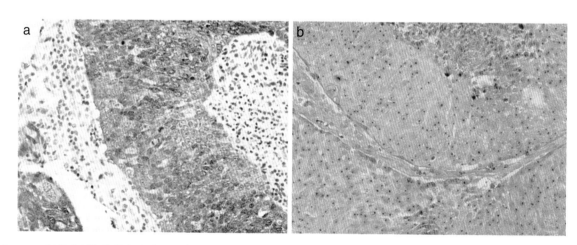

图 20.3 HPV 相关头颈部鳞状细胞癌。(a)p16 免疫组化染色(均匀一致细胞核和胞质棕色着色)。(b)原位杂交显示 HPV 高风险(细胞核内蓝色信号)。

基因常来自或编码转录因子、转录调控子、酪氨酸激酶受体，而这些因子经常与肿瘤发生相关[16]。在实性肿瘤中，大部分融合癌基因编码异常的转录因子，其他一些融合基因表达能够下调生长因子信号的嵌合蛋白。这两种融合癌基因均是重要的诊断和预后生物学标记物，并是潜在的治疗靶点。随着测序技术的进步，估计明确的融合癌基因数量将会指数级增长。

高度特异性染色体异位产生的疾病特异性融合基因，涎腺肿瘤包括黏液表皮样癌（mucoepidermoid carcinoma，MEC）、腺样囊性癌（adenoid cystic carcinoma，AdCC）、玻璃样变透明细胞癌 （hyalinizing clear cell carcinoma，HCCC） 和乳腺样分泌性癌（mammaryanalogue secretory carcinoma，MASC）中已有报道（表 20.1）。这些易位涉及酪氨酸激酶受体和一些生长因子信号转导、细胞周期调控、转录辅助激活蛋白等方面的转录因子。

黏液表皮样癌

黏液表皮样癌起源于上消化道和支气管树，是唾腺最常见的恶性肿瘤[11]。患者的年龄和常规的临床病理参数如肿瘤分期和分级，影响临床决策。低级别和分期较早的肿瘤仅需要手术切除，而高级别和分期较晚的肿瘤，则必须辅以放疗和颈部淋巴结清扫。黏液表皮样癌根组织学特点分级。不良的组织学参数包括神经侵犯、脉管侵犯、凝固性坏死、核分裂象较多、囊性区域<20%、间变性成分及浸润性生长方式[11]。组织学分级方案的较大的差异性和较低的可重复性，会影响恰当的治疗方案和患者的预后[11]。

伴有 t（11;19）异位 *MECT1-MAML2* 基因融合的黏液表皮样癌

大多数黏液表皮样癌中有重现性 *MECT1* 和 *MAML2* 基因 t（11;19）（q12;p13）转位，这一现象首次由 Nordkvist 于 1994 年描述，Tonon 于 2003 年总结[73]，该异位被确定为大多数黏液表皮样癌根本的致病原因。这两个基因均参与细胞周期调节：黏液表皮样癌转录 −1 （mucoepidermoid carcinoma translocated-1，MECT1，又称为 CRTC1、TORC1 和 WAMTP1）是一种 75kDa 蛋白，激活 cAMP 反应元件结合蛋白（cAMP response element-binding，CREB） 介导的转录，MAML2 （mastermind-like 2）是一种 125kDa 蛋白，参与 Notch 信号通路。MECT1-MAML2 融合蛋白包含位于 MECT1 19p13 的 N 端 CREB 蛋白结合结构域（1 号外显子） 和位于 MAML2 11q21 的 C 端转录激活结构域 （2~5 号外显子），而 MAML2 是 Notch 辅助激活物。MECT1-MAML2 融合蛋白能够靶向激活 cAMP-CERB 和 Notch 信号通路，从而影响细胞周期和分化。因为 CREB 能够调节细胞的增殖、分化，且 MECT1 缺失导致转化活性丧失，所以可能是由于 CREB 失调介导肿瘤发生[73]。

几项研究发现，在黏液表皮样癌病例中，*MECT1-MAML2* 融合的检出率超过 55%[10,61,72]。伴有基因易位的病例较不伴有基因易位的病例患者生存时间明显较长，提示在黏液表皮样癌中 *MECT1-MAML2* 基因融合易位是特异性预后分子标记物。Behboudi 等报道基因融合患者中位生存时间为 10 年，而无基因融合患

表 20.1　涎腺癌肿瘤特异性融合基因

	黏液表皮样癌	腺样囊性癌	玻璃样变透明细胞癌	乳腺样分泌性癌
细胞起源	头颈部外分泌腺前体细胞	涎腺上皮和肌上皮细胞	涎腺上皮细胞(鳞状细胞)	涎腺上皮细胞
肿瘤部位	上消化道和支气管树的外分泌腺	涎腺	涎腺，口腔	涎腺
疾病特异性异位	t(11;19)(q21;p13)	t(6;9)(q22~23;p23~24)	t(12;22)(q13;q12)	t(12;15) (p13;q25)
原癌基因	黏液表皮样癌转位−1 或称为 *CRTC1、TORC1、WAMTP1*	*MYB*	*EWSR*	*ETV6*
启动子基因	*MAML2*	*NFIB*	*ATF1*	*NTRK3*
融合基因	*MECT1-MAML2*	*MYB-NFIB*	*EWSR-ATF1*	*ETV6-NTRK3*
诊断方法	*RT-PCR*, *FISH*	*RT-PCR*, *FISH*, 免疫组化	*RT-PCR*, *FISH*	*RT-PCR*, *FISH*
预后	伴有 t(11;19)预后较好	组织学分级和预后相关	低级别涎腺癌	中级别涎腺癌(和乳腺分泌性癌类似)

者仅为 1.6 年,且前者的复发、转移及肿瘤相关性死亡风险更低[110]。Seethala 等人发现基因易位患者疾病特异性生存率较无基因易位患者高,但无病生存率与基因易位状态无显著性联系[61]。

黏液表皮样癌中 *MECT1-MAML2* 基因融合临床和诊断的重要性

MECT1-MAML2 基因融合在相当数量的黏液表皮样癌病例中可以检测到,对这种疾病的诊断、预后和治疗有重要影响[11]。对于怀疑涎腺肿瘤的病例,细针穿刺细胞学的应用逐渐增多,其结果可作为协助诊断的办法,但对于这种评估方式仍有争议。细针穿刺细胞学对诊断高级别或中等级别黏液表皮样癌较为准确,但对于低级别肿瘤诊断则不令人满意。当诊断结果不确定时,利用分子生物学方法在这些细胞上进行 *MECT1-MAML2* 基因易位或蛋白检测可能对诊断有所帮助,尽管还需要临床研究来证实这种方法的实用性。

高级别黏液表皮样癌会出现 *MECT1-MAML2* 基因易位融合,借助这一点可以在传统组织学鉴别诊断困难时帮助鉴别低分化腺癌或透明细胞癌。高级别黏液表皮样癌容易和腺鳞癌、腺棘皮癌,以及非特殊类型腺癌和涎腺导管癌相混淆[38]。在最初的研究中,易位融合仅在低级别和中级别黏液表皮样癌中观察到,但我们的经验,同时最近也被其他研究者证实表明,高级别黏液表皮样癌中也可低频地发生这种易位。组织学上低级别黏液表皮样癌也可表现为具有侵袭性[38]。对于预后和治疗来说,最具挑战性的是中级别的黏液表皮样癌。组织学分级标准对于形态学分类最有用,分子水平研究结果的纳入则提供了微观信息,两者结合会使评估更加准确。整合了分子学结果,能够使每一级别的肿瘤进一步生物学分层[11]。该基因易位融合可以作为预后好的生物标记物,可能会影响颈部淋巴结清扫和放射治疗的必要性。虽然回顾性研究数据支持识别这种易位的重要性,但其预后价值仍需前瞻性研究证实[11]。

在临床实践中,评估 *MECT1-MAML2* 融合转录是一种辅助检查,可以采用反转录 PCR 和荧光原位杂交 (FISH)检测石蜡包埋组织。出现易位支持高级别黏液表皮样癌或形态变异较大的黏液表皮样癌的诊断。

腺样囊性癌

腺样囊性癌是一种双相型唾腺恶性肿瘤,其特点是细胞、形态和临床方面异质性较明显[67]。虽然其相对发生率并不高,腺样囊性癌仍是唾腺第二常见的恶性肿瘤,是小唾腺最常见的恶性肿瘤,占所有唾腺癌的

15%~25%。组织学结构决定了腺样囊性癌的分级:管状和筛状生长方式的患者较实性生长方式患者生存时间更长。虽然腺样囊性癌局部呈浸润性生长并常伴有神经侵犯,但总体来讲生物学进展较慢且淋巴结转移罕见[67]。

为了发现治疗靶点,在高级别和进展性腺样囊性癌进行了大量的细胞遗传学研究(见[13])。6 号染色体长臂末端位点的缺失或易位常常出现[13]。某些腺样囊性癌出现染色体 6q 末端位点相互易位;染色体 9p 是最常发生易位的部位。t(6;9)易位是这些腺样囊性癌中出现的唯一遗传学改变,提示染色体 6q 位点和腺样囊性癌的早期进展相关(见[13])。

腺样囊性癌 t(6;9) *MYB-NFIB* 基因易位融合

近期报道了 t(6;9)(q22~23;p23~24)基因易位导致 *MYB-NFIB* 癌基因融合[50]。*MYB* 位于 6q22~24,是亮氨酸拉链转录因子,参与细胞增殖、凋亡和分化的调控[50]。*MYB-NFIB* 融合导致 MYB 3′-非编码区(15 号外显子)的缺失;该区域正常情况下含有高度保守的靶序列,是某些 miRNA 靶位点,能够负调控 *MYB* 表达。限制 *MYB* 基因表达的功能缺失导致融合基因转录和蛋白过表达,从而诱导 *MYB* 靶基因的转录激活[50]。这些靶基因和细胞周期调节(CCNB1、CDC2、MAD1L1)、凋亡(API5、BCL2、BIRC3、HSPA8、SET),以及细胞生长和血管生成 (MYC、KIT、VEGFA、FGF2、CD53)相关。*MYB-NFIB* 转录的下游靶基因有可能成为腺样囊性癌潜在的诊断标记物和治疗靶点[50]。

Persson 等人在一项包含 11 例腺样囊性癌病例的研究中发现,*MYB-NFIB* 融合基因检出率为 100%。而 Mitani 等人在原发和转移性腺样囊性癌中仅发现 33% 的病例有 *MYB-NFIB* 基因易位融合,同时也证实了该基因改变在某些腺样囊性癌进展中的关键作用[45,50]。Mitani 等人的研究中,在易位的腺样囊性癌中发现 14 种易位融合方式,涉及 *MYB* 和 *NFIB* 不同外显子。在 *MYB* 基因中,最常见的易位涉及 13、8b、11、15、9b、8a、14 和 16 号外显子,*NFIB* 基因中则最常涉及 11 和 12 号外显子。*MYB* 基因中存在多发断裂点以及 *NFIB* 基因最后一个外显子的可变剪接可以解释易位融合的多种变异方式。*MYB-NFIB* 融合导致 MYB 表达急剧上升可以归因于 *MYB-NFIB* 转录子中 MYB 序列的缺失,而该序列含转录调控的 miRNA 结合位点(Mitani 等)。一些研究报道,在融合阳性的腺样囊性癌中 MYB RNA 表达升高[13]。

针对人 *MYB* 基因 NH2–末端区域的单克隆抗体，在 *MYB-NFIB* 融合阳性和阴性的腺样囊性癌病例中，核 MYB 染色强阳性的比例分别为 85% 和 61%[14]。对于由上皮和肌上皮细胞构成的管状和筛状型腺样囊性癌，*MYB* 表达局限在肌上皮细胞中[14]。

*IMYB-NFIB*基因易位融合的检测及治疗应用

RT-PCR 或 FISH 可以用来检测 *MYB-NFIB* 融合基因。FISH 法结合使用抗 MYB 或抗 MYB-NFIB 蛋白的免疫组化分析，可以提供额外的辅助诊断信息。直接针对 MYB 的治疗方案有限，但初步研究报告显示 DNA 疫苗、MYB 反义寡聚脱氧核苷酸在腺样囊性癌中有潜在的治疗作用。直接针对 *NFIB-MYB* 转录下游靶点的治疗可能更为可行。各种抗体和抑制剂，如 BCL2、FGF2、MYC 和 COX-2，已成为潜在的化疗药物，但其对于腺样囊性癌的疗效需要进一步观察。

腺样囊性癌中其他遗传学改变

大部分腺样囊性癌过表达 c-Kit 和 EGFR [12,13,15]。

在腺样囊性癌中，c-Kit 表达多局限于内层的上皮细胞，而 EGFR 特征性地表达在肌上皮细胞中[15]。腺样囊性癌中 c-kit 表达机制可能涉及多基因的、表观遗传的生物学事件，以及基因拷贝数变化。EGFR 在人体内通过阻断细胞凋亡和促进血管生成促进肿瘤发生，可以用抗 EGFR 方法如西妥昔单抗和埃罗替尼进行治疗。两细胞组群的组织遗传学差异可能会影响生物特性以及对治疗的反应。在伴有肌上皮的腺样囊性癌中，EGFR 表达或 EGFR 及 c-Kit 均阳性提示预后较好，而不论肿瘤的组织学形态如何，上皮细胞表达 c-Kit 提示预后较差[15]。针对 c-Kit 或 EGFR 的靶向治疗需要根据腺样囊性癌患者个体化制订，包括肿瘤细胞的组成和生物学标记物的分层[15]。

玻璃样变透明细胞癌

玻璃样变透明细胞癌(hyalinizing clear cell carcinoma, HCCC)是一种由透明细胞和玻璃样变间质构成的罕见的唾腺肿瘤。它被认为是一种独立的实体类型而非上皮肌上皮癌、肌上皮癌或黏液表皮样癌的透明细胞变异型。其他透明细胞肿瘤变异型为唾腺含

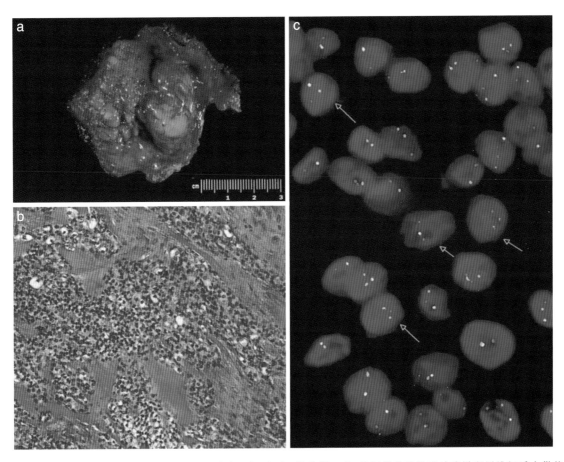

图 20.4　玻璃样变透明细胞癌。(a)舌根部黏膜下肿瘤，质地坚实，橡胶样。(b)组织学分析显示玻璃样变纤维间质中巢状、梁状和岛状分布的透明细胞。(c)FISH 检测显示 EWSR 重排导致 *EWSR-ATF1* 基因融合(应用 EWSR 分离探针进行 FISH 检测)。

有透明细胞的肿瘤、牙源性肿瘤和转移性肾细胞癌。HCCC 细胞角蛋白阳性，肌上皮标记阴性。虽然形态学和免疫组化研究可以区分 HCCC 和其他透明细胞变异型肿瘤，但对于困难病例或小的活检标本的正确诊断仍是一个挑战。

几项研究利用 FISH 的方法表明 HCCC 均有 EWSR 基因重排，导致 *EWSR-ATF1* 基因融合。这一发现可以用来鉴别 HCCC 及与其相似的肿瘤，FISH 分析显示大多数其他透明细胞肿瘤不出现 EWSR 或 ATF1 基因重排[7,69]（图 20.4）。

唾腺乳腺样分泌型癌

唾腺乳腺样分泌型癌（mammary analogue secretory carcinoma，MASC）是近期描述的一种唾腺肿瘤，其显著特点是形态和分子特征与乳腺分泌性癌类似[65]。回顾性研究发现 MASC 常被诊断为腺泡细胞癌（acinic cell carcinoma，ACC）、黏液表皮样癌或非特指性腺癌/囊腺癌。MASC 与 ACC 的相似性显著：两种肿瘤均显示细胞重叠（微囊性、滤泡状和乳头状-囊性），MASC 细胞类似许多 ACC 的细胞类型（闰管样、空泡状、透明细胞）[17,65]。MASC 的临床生物行为是否像其组织学一样呈低级别表现，仍需更多的研究证实。

MASC 特征性地出现 t（12；15）（p13；q25）平衡易位，导致 *ETV-NTRK3* 基因融合，编码一种嵌合蛋白酪氨酸激酶[17,65]。这种易位也发生于乳腺分泌型癌、婴儿型纤维肉瘤、先天性中胚层肾瘤，有时也出现于髓细胞性白血病[17]。可通过 FISH 法检测 ETV6 分离发现这种染色体异常，或 RT-PCR 法检测 *ETV6-NTRK3* 基因融合[17,65]。

结论

对头颈部不同类型肿瘤发病机制和分子改变的深入了解，有助于针对诊断、预后和治疗提出新的靶点。多学科医疗团队需要熟悉肿瘤的分子改变，以便运用于诊断模式中，达到良好的临床应用。

（陈伶俐 译 侯英勇 校）

参考文献

1. Adelstein DJ, Koyfman SA, El-Naggar AK, Hanna EY. Biology and management of salivary gland cancers. Semin Radiat Oncol. 2012;22:245–53.
2. Adelstein DJ, Ridge JA, Gillison ML, Chaturvedi AK, D'Souza G, Gravitt PE, Westra W, Psyrri A, Kast WM, Koutsky LA, et al. Head and neck squamous cell cancer and the human papillomavirus: summary of a National Cancer Institute State of the Science Meeting, November 9-10, 2008, Washington, DC. Head Neck. 2009;31:1393–422.
3. Agrawal Y, Koch WM, Xiao W, Westra WH, Trivett AL, Symer DE, Gillison ML. Oral human papillomavirus infection before and after treatment for human papillomavirus 16-positive and human papillomavirus 16-negative head and neck squamous cell carcinoma. Clin Cancer Res. 2008;14:7143–50.
4. Andry G, Hamoir M, Locati LD, Licitra L, Langendijk JA. Management of salivary gland tumors. Expert Rev Anticancer Ther. 2012;12:1161–8.
5. Ang KK, Berkey BA, Tu X, Zhang HZ, Katz R, Hammond EH, Fu KK, Milas L. Impact of epidermal growth factor receptor expression on survival and pattern of relapse in patients with advanced head and neck carcinoma. Cancer Res. 2002;62:7350–6.
6. Ang KK, Harris J, Wheeler R, Weber R, Rosenthal DI, Nguyen-Tan PF, Westra WH, Chung CH, Jordan RC, Lu C, et al. Human papillomavirus and survival of patients with oropharyngeal cancer. N Engl J Med. 2010;363:24–35.
7. Antonescu CR, Katabi N, Zhang L, Sung YS, Seethala RR, Jordan RC, Perez-Ordonez B, Have C, Asa SL, Leong IT, et al. EWSR1-ATF1 fusion is a novel and consistent finding in hyalinizing clear-cell carcinoma of salivary gland. Genes Chromosomes Cancer. 2011;50:559–70.
8. Barbosa MS, Vass WC, Lowy DR, Schiller JT. In vitro biological activities of the E6 and E7 genes vary among human papillomaviruses of different oncogenic potential. J Virol. 1991;65:292–8.
9. Barnes L, Eveson JW, Reichart P, et al., editors. Head and neck tumours. Lyon: IARC; 2005.
10. Behboudi A, Enlund F, Winnes M, Andren Y, Nordkvist A, Leivo I, Flaberg E, Szekely L, Makitie A, Grenman R, et al. Molecular classification of mucoepidermoid carcinomas—prognostic significance of the MECT1-MAML2 fusion oncogene. Genes Chromosomes Cancer. 2006;45:470–81.
11. Bell D, El-Naggar AK. Molecular heterogeneity in mucoepidermoid carcinoma: conceptual and practical implications. Head Neck Pathol. 2013;7:23–7.
12. Bell D, Hanna EY. Salivary gland cancers: biology and molecular targets for therapy. Curr Oncol Rep. 2012;14:166–74.
13. Bell D, Hanna EY. Head and neck adenoid cystic carcinoma: what is new in biological markers and treatment? Curr Opin Otolaryngol Head Neck Surg. 2013;21:124–9.
14. Bell D, Roberts D, Karpowicz M, Hanna EY, Weber RS, El-Naggar AK. Clinical significance of Myb protein and downstream target genes in salivary adenoid cystic carcinoma. Cancer Biol Ther. 2011;12:569–73.
15. Bell D, Roberts D, Kies M, Rao P, Weber RS, El-Naggar AK. Cell type-dependent biomarker expression in adenoid cystic carcinoma: biologic and therapeutic implications. Cancer. 2010;116:5749–56.
16. Bhaijee F, Pepper DJ, Pitman KT, Bell D. New developments in the molecular pathogenesis of head and neck tumors: a review of tumor-specific fusion oncogenes in mucoepidermoid carcinoma, adenoid cystic carcinoma, and NUT midline carcinoma. Ann Diagn Pathol. 2011;15:69–77.
17. Bishop JA. Unmasking MASC: bringing to light the unique morphologic, immunohistochemical and

genetic features of the newly recognized mammary analogue secretory carcinoma of salivary glands. Head Neck Pathol. 2013;7:35–9.

18. Brennan JA, Mao L, Hruban RH, Boyle JO, Eby YJ, Koch WM, Goodman SN, Sidransky D. Molecular assessment of histopathological staging in squamous-cell carcinoma of the head and neck. N Engl J Med. 1995;332:429–35.

19. Chen X, Kong W, Cai G, Zhang S, Zhang D. The expressions of K-ras in human laryngeal squamous cell carcinoma cell lines (Hep-2) and its significance. Lin Chuang Er Bi Yan Hou Ke Za Zhi. 2005; 19:417–9.

20. Coombes MM, Briggs KL, Bone JR, Clayman GL, El-Naggar AK, Dent SY. Resetting the histone code at CDKN2A in HNSCC by inhibition of DNA methylation. Oncogene. 2003;22:8902–11.

21. DeYoung MP, Johannessen CM, Leong CO, Faquin W, Rocco JW, Ellisen LW. Tumor-specific p73 up-regulation mediates p63 dependence in squamous cell carcinoma. Cancer Res. 2006;66:9362–8.

22. El-Naggar AK. Pathobiology of head and neck squamous tumorigenesis. Curr Cancer Drug Targets. 2007;7:606–12.

23. El-Naggar AK, Westra WH. p16 Expression as a surrogate marker for HPV-related oropharyngeal carcinoma: a guide for interpretative relevance and consistency. Head Neck. 2012;34:459–61.

24. Emerling BM, Akcakanat A. Targeting PI3K/mTOR signaling in cancer. Cancer Res. 2011;71:7351–9.

25. Engelman JA, Zejnullahu K, Mitsudomi T, Song Y, Hyland C, Park JO, Lindeman N, Gale CM, Zhao X, Christensen J, et al. MET amplification leads to gefitinib resistance in lung cancer by activating ERBB3 signaling. Science. 2007;316:1039–43.

26. Forastiere A, Koch W, Trotti A, Sidransky D. Head and neck cancer. N Engl J Med. 2001;345:1890–900.

27. Gan YH, Zhang S. PTEN/AKT pathway involved in histone deacetylases inhibitor induced cell growth inhibition and apoptosis of oral squamous cell carcinoma cells. Oral Oncol. 2009;45:e150–4.

28. Hirano T, Steele PE, Gluckman JL. Low incidence of point mutation at codon 12 of K-ras proto-oncogene in squamous cell carcinoma of the upper aerodigestive tract. Ann Otol Rhinol Laryngol. 1991; 100:597–9.

29. Hoa M, Davis SL, Ames SJ, Spanjaard RA. Amplification of wild-type K-ras promotes growth of head and neck squamous cell carcinoma. Cancer Res. 2002;62:7154–6.

30. Jemal A, Siegel R, Xu J, Ward E. Cancer statistics, 2010. CA Cancer J Clin. 2010;60:277–300.

31. Kalyankrishna S, Grandis JR. Epidermal growth factor receptor biology in head and neck cancer. J Clin Oncol. 2006;24:2666–72.

32. Kessis TD, Slebos RJ, Nelson WG, Kastan MB, Plunkett BS, Han SM, Lorincz AT, Hedrick L, Cho KR. Human papillomavirus 16 E6 expression disrupts the p53-mediated cellular response to DNA damage. Proc Natl Acad Sci USA. 1993;90:3988–92.

33. Kostareli E, Holzinger D, Hess J. New concepts for translational head and neck oncology: lessons from HPV-related oropharyngeal squamous cell carcinomas. Front Oncol. 2012;2:36.

34. Kreimer AR, Clifford GM, Boyle P, Franceschi S. Human papillomavirus types in head and neck squamous cell carcinomas worldwide: a systematic review. Cancer Epidemiol Biomarkers Prev. 2005;14: 467–75.

35. Leemans CR, Braakhuis BJ, Brakenhoff RH. The molecular biology of head and neck cancer. Nat Rev Cancer. 2011;11:9–22.

36. Licitra L, Perrone F, Bossi P, Suardi S, Mariani L, Artusi R, Oggionni M, Rossini C, Cantu G, Squadrelli M, et al. High-risk human papillomavirus affects prognosis in patients with surgically treated oropharyngeal squamous cell carcinoma. J Clin Oncol. 2006;24:5630–6.

37. Lindquist D, Romanitan M, Hammarstedt L, Nasman A, Dahlstrand H, Lindholm J, Onelov L, Ramqvist T, Ye W, Munck-Wikland E, et al. Human papillomavirus is a favourable prognostic factor in tonsillar cancer and its oncogenic role is supported by the expression of E6 and E7. Mol Oncol. 2007;1:350–5.

38. Luna MA. Salivary mucoepidermoid carcinoma: revisited. Adv Anat Pathol. 2006;13:293–307.

39. Lyronis ID, Baritaki S, Bizakis I, Krambovitis E, Spandidos DA. K-ras mutation, HPV infection and smoking or alcohol abuse positively correlate with esophageal squamous carcinoma. Pathol Oncol Res. 2008;14:267–73.

40. Maruya S, Issa JP, Weber RS, Rosenthal DI, Haviland JC, Lotan R, El-Naggar AK. Differential methylation status of tumor-associated genes in head and neck squamous carcinoma: incidence and potential implications. Clin Cancer Res. 2004;10:3825–30.

41. Matta A, Ralhan R. Overview of current and future biologically based targeted therapies in head and neck squamous cell carcinoma. Head Neck Oncol. 2009;1:6.

42. McDonald JS, Jones H, Pavelic ZP, Pavelic LJ, Stambrook PJ, Gluckman JL. Immunohistochemical detection of the H-ras, K-ras, and N-ras oncogenes in squamous cell carcinoma of the head and neck. J Oral Pathol Med. 1994;23:342–6.

43. McLaughlin-Drubin ME, Munger K. Oncogenic activities of human papillomaviruses. Virus Res. 2009;143:195–208.

44. Mendelsohn J. Epidermal growth factor receptor inhibition by a monoclonal antibody as anticancer therapy. Clin Cancer Res. 1997;3:2703–7.

45. Mitani Y, Li J, Rao PH, Zhao YJ, Bell D, Lippman SM, Weber RS, Caulin C, El-Naggar AK. Comprehensive analysis of the MYB-NFIB gene fusion in salivary adenoid cystic carcinoma: incidence, variability, and clinicopathologic significance. Clin Cancer Res. 2010;16:4722–31.

46. Nordkvist A, Gustafsson H, Juberg-Ode M, Stenman G. Recurrent rearrangements of 11q14-22 in mucoepidermoid carcinoma. Cancer Genet Cytogenet. 1994;74:77–83.

47. Opitz OG, Suliman Y, Hahn WC, Harada H, Blum HE, Rustgi AK. Cyclin D1 overexpression and p53 inactivation immortalize primary oral keratinocytes by a telomerase-independent mechanism. J Clin Invest. 2001;108:725–32.

48. Pai SI, Westra WH. Molecular pathology of head and neck cancer: implications for diagnosis, prognosis, and treatment. Annu Rev Pathol. 2009;4:49–70.

49. Papadimitrakopoulou VA, Izzo J, Mao L, Keck J, Hamilton D, Shin DM, El-Naggar A, den Hollander P, Liu D, Hittelman WN, et al. Cyclin D1 and p16 alterations in advanced premalignant lesions of the upper aerodigestive tract: role in response to chemoprevention and cancer development. Clin Cancer Res. 2001;7:3127–34.

50. Persson M, Andren Y, Mark J, Horlings HM, Persson F, Stenman G. Recurrent fusion of MYB and NFIB

transcription factor genes in carcinomas of the breast and head and neck. Proc Natl Acad Sci USA. 2009;106:18740–4.

51. Poage GM, Houseman EA, Christensen BC, Butler RA, Avissar-Whiting M, McClean MD, Waterboer T, Pawlita M, Marsit CJ, Kelsey KT. Global hypomethylation identifies loci targeted for hypermethylation in head and neck cancer. Clin Cancer Res. 2011; 17:3579–89.

52. Pochylski T, Kwasniewska A. Absence of point mutation in codons 12 and 13 of K-RAS oncogene in HPV-associated high grade dysplasia and squamous cell cervical carcinoma. Eur J Obstet Gynecol Reprod Biol. 2003;111:68–73.

53. Psyrri A, Yu Z, Weinberger PM, Sasaki C, Haffty B, Camp R, Rimm D, Burtness BA. Quantitative determination of nuclear and cytoplasmic epidermal growth factor receptor expression in oropharyngeal squamous cell cancer by using automated quantitative analysis. Clin Cancer Res. 2005;11:5856–62.

54. Rampias T, Sasaki C, Weinberger P, Psyrri A. E6 and E7 gene silencing and transformed phenotype of human papillomavirus 16-positive oropharyngeal cancer cells. J Natl Cancer Inst. 2009;101:412–23.

55. Richards KL, Zhang B, Baggerly KA, Colella S, Lang JC, Schuller DE, Krahe R. Genome-wide hypomethylation in head and neck cancer is more pronounced in HPV-negative tumors and is associated with genomic instability. PLoS One. 2009;4:e4941.

56. Richards L. Human papillomavirus—a powerful predictor of survival in patients with oropharyngeal cancer. Nat Rev Clin Oncol. 2010;7:481.

57. Rocco JW, Ellisen LW. p63 and p73: life and death in squamous cell carcinoma. Cell Cycle. 2006;5: 936–40.

58. Rocco JW, Leong CO, Kuperwasser N, DeYoung MP, Ellisen LW. p63 Mediates survival in squamous cell carcinoma by suppression of p73-dependent apoptosis. Cancer Cell. 2006;9:45–56.

59. Ruiz-Godoy RL, Garcia-Cuellar CM, Herrera Gonzalez NE, Suchil BL, Perez-Cardenas E, Sacnchez-Perez Y, Suarez-Roa ML, Meneses A. Mutational analysis of K-ras and Ras protein expression in larynx squamous cell carcinoma. J Exp Clin Cancer Res. 2006;25:73–8.

60. Sartor MA, Dolinoy DC, Jones TR, Colacino JA, Prince ME, Carey TE, Rozek LS. Genome-wide methylation and expression differences in HPV(+) and HPV(−) squamous cell carcinoma cell lines are consistent with divergent mechanisms of carcinogenesis. Epigenetics. 2011;6:777–87.

61. Seethala RR, Dacic S, Cieply K, Kelly LM, Nikiforova MN. A reappraisal of the MECT1/MAML2 translocation in salivary mucoepidermoid carcinomas. Am J Surg Pathol. 2010;34:1106–21.

62. Sethi S, Benninger MS, Lu M, Havard S, Worsham MJ. Noninvasive molecular detection of head and neck squamous cell carcinoma: an exploratory analysis. Diagn Mol Pathol. 2009;18:81–7.

63. Shao X, Tandon R, Samara G, Kanki H, Yano H, Close LG, Parsons R, Sato T. Mutational analysis of the PTEN gene in head and neck squamous cell carcinoma. Int J Cancer. 1998;77:684–8.

64. Shibuya K, Mathers CD, Boschi-Pinto C, Lopez AD, Murray CJ. Global and regional estimates of cancer mortality and incidence by site: II. Results for the global burden of disease 2000. BMC Cancer. 2002;2:37.

65. Skalova A, Vanecek T, Sima R, Laco J, Weinreb I,

Perez-Ordonez B, Starek I, Geierova M, Simpson RH, Passador-Santos F, et al. Mammary analogue secretory carcinoma of salivary glands, containing the ETV6-NTRK3 fusion gene: a hitherto undescribed salivary gland tumor entity. Am J Surg Pathol. 2010;34:599–608.

66. Smeets SJ, Braakhuis BJ, Abbas S, Snijders PJ, Ylstra B, van de Wiel MA, Meijer GA, Leemans CR, Brakenhoff RH. Genome-wide DNA copy number alterations in head and neck squamous cell carcinomas with or without oncogene-expressing human papillomavirus. Oncogene. 2006;25:2558–64.

67. Speight PM, Barrett AW. Salivary gland tumours. Oral Dis. 2002;8:229–40.

68. Takes RP, Rinaldo A, Rodrigo JP, Devaney KO, Fagan JJ, Ferlito A. Can biomarkers play a role in the decision about treatment of the clinically negative neck in patients with head and neck cancer? Head Neck. 2008;30:525–38.

69. Tanguay J, Weinreb I. What the EWSR1-ATF1 fusion has taught us about hyalinizing clear cell carcinoma. Head Neck Pathol. 2013;7:28–34.

70. Temam S, Kawaguchi H, El-Naggar AK, Jelinek J, Tang H, Liu DD, Lang W, Issa JP, Lee JJ, Mao L. Epidermal growth factor receptor copy number alterations correlate with poor clinical outcome in patients with head and neck squamous cancer. J Clin Oncol. 2007;25:2164–70.

71. Tinhofer I, Klinghammer K, Weichert W, Knodler M, Stenzinger A, Gauler T, Budach V, Keilholz U. Expression of amphiregulin and EGFRvIII affect outcome of patients with squamous cell carcinoma of the head and neck receiving cetuximab-docetaxel treatment. Clin Cancer Res. 2011;17:5197–204.

72. Tirado Y, Williams MD, Hanna EY, Kaye FJ, Batsakis JG, El-Naggar AK. CRTC1/MAML2 fusion transcript in high grade mucoepidermoid carcinomas of salivary and thyroid glands and Warthin's tumors: implications for histogenesis and biologic behavior. Genes Chromosomes Cancer. 2007;46:708–15.

73. Tonon G, Modi S, Wu L, Kubo A, Coxon AB, Komiya T, O'Neil K, Stover K, El-Naggar A, Griffin JD, et al. t(11;19)(q21;p13) translocation in mucoepidermoid carcinoma creates a novel fusion product that disrupts a notch signaling pathway. Nat Genet. 2003;33: 208–13.

74. Wang D, Grecula JC, Gahbauer RA, Schuller DE, Jatana KR, Biancamano JD, Lang JC. p16 Gene alterations in locally advanced squamous cell carcinoma of the head and neck. Oncol Rep. 2006;15:661–5.

75. Weber A, Bellmann U, Bootz F, Wittekind C, Tannapfel A. Expression of p53 and its homologues in primary and recurrent squamous cell carcinomas of the head and neck. Int J Cancer. 2002;99:22–8.

76. Weber F, Xu Y, Zhang L, Patocs A, Shen L, Platzer P, Eng C. Microenvironmental genomic alterations and clinicopathological behavior in head and neck squamous cell carcinoma. JAMA. 2007;297:187–95.

77. Westra WH. The changing face of head and neck cancer in the 21st century: the impact of HPV on the epidemiology and pathology of oral cancer. Head Neck Pathol. 2009;3:78–81.

78. Westra WH, Taube JM, Poeta ML, Begum S, Sidransky D, Koch WM. Inverse relationship between human papillomavirus-16 infection and disruptive p53 gene mutations in squamous cell carcinoma of the head and neck. Clin Cancer Res. 2008;14:366–9.

79. Yu Z, Weinberger PM, Haffty BG, Sasaki C, Zerillo

C, Joe J, Kowalski D, Dziura J, Camp RL, Rimm DL, et al. Cyclin d1 is a valuable prognostic marker in oro-pharyngeal squamous cell carcinoma. Clin Cancer Res. 2005;11:1160–6.

第 21 章

骨与软组织肿瘤分子检测

Brendan C. Dickson, Gino R. Somers, Rita A. Kandel

引言

骨与软组织肿瘤是相对少见的一组异质性肿瘤。准确的肿瘤分类对保障此部分患者得到适当的治疗是必要的;这类肿瘤的诊断具有复杂性,一方面此类肿瘤少见,常常与其他肿瘤类型有重叠,另一方面由于获取组织的限制 (例如采取细针活检)。近几十年来,我们对这些实体肿瘤的分子病理生理学的认识有了很大的提高。与此进展相应的是,这使得软组织肿瘤中分子病理诊断的重要性比其他类型的肿瘤要重要得多[1]。分子病理诊断带来了革命性的变化,通过一代测序和芯片分析,不久的将来,这些手段都将被作为临床常规应用手段,本章节的目的旨在总结当前分子检测在骨与软组织病理学中的应用。

间叶组织不局限于肌肉骨骼系统。事实上,它们存在于每一个器官,这些对应器官中软组织肿瘤的讨论在各章节中详解,本章主要讨论在肌肉骨骼系统中典型的分子病理诊断的应用。

依据骨与软组织分子遗传学异常概括性地对其分类,较为方便:具有特异重现性易位的肿瘤,具有致

B.C. Dickson, M.D. (✉) • R.A. Kandel, M.D.
Department of Pathology and Laboratory Medicine and Pathobiology, Mount Sinai Hospital, University of Toronto, Toronto, ON, Canada M5G 1X5
e-mail: bdickson@mtsinai.on.ca;
rkandel@mtsinai.on.ca

G.R. Somers, M.D., Ph.D.
Department of Paediatric Laboratory Medicine and Pathobiology, Hospital for Sick Children, University of Toronto, Toronto, ON, Canada M5G 1X8
e-mail: gino.somers@sickkids.ca

癌基因突变的肿瘤,以及具有非特异性基因改变和复杂失衡的核型[2]。在评估某一个病例时,有必要用一个统一的方法,整合肿瘤的临床、影像学和组织病理学特征。后者很大程度上依赖于肿瘤形态学,以及由辅助检查的支持,包括免疫组化、分子和细胞遗传学分析和其他方法(如电子显微镜和特殊的着色剂)。本章参考 WHO 骨与软组织基于细胞学起源的分类[3],逐一介绍其分子诊断方法。由于篇幅有限,不能对每种方法详述,主要集中介绍常用的几种方法。

脂肪细胞肿瘤

非典型脂肪瘤样肿瘤,高分化和去分化的脂肪肉瘤

脂肪肉瘤是最常见的软组织肉瘤,通常发生于成年人,男女比例相当[4,5]。非典型脂肪瘤样肿瘤(ALT)和高分化脂肪肉瘤(WD-LPS)是同义词,前者主要用于发生于四肢的病变[6]。组织学上,肿瘤由成片的大小不一的脂肪细胞组成。脂肪母细胞和细胞核深染细胞是"脂肪瘤样"变型的经典细胞,但在硬化型和炎症型脂肪肉瘤中较少见。去分化(DD-LPS)主要发生在腹膜后和纵隔。组织学上,主要是由席纹状排列的梭形细胞组成,这些细胞显著多形,常见核分裂象和坏死。这些特征提示肿瘤更具有侵袭性和转移播散的潜能。ALT/WD-LPS 的诊断主要依靠形态学, 免疫组化检测 p16 的表达有潜在的帮助[7]。而 DD-LPS 的诊断需要结合病史、影像学和分化好的脂肪肉瘤组成成分。没有特异性的免疫组化标记, 可出现 S-100、CD34、SMA 和 Desmin 的表达。

WD-LPS 和 DD-LPS 的细胞遗传学研究结果相似[4]。可以观察到 1~2 个"标记染色体"呈多个环状或巨大

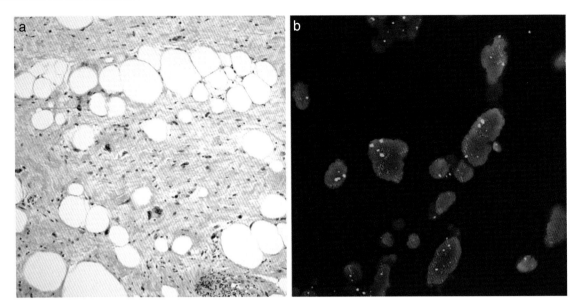

图 21.1　(a)苏木素与伊红(HE)染色切片示高分化脂肪肉瘤。(b)MDM2 间期荧光原位杂交示 *MDM2* 扩增。橙色信号为与绿色(12)信号相比扩增的 *MDM2*(12q15)。(探针:LSI MDM2 CEP12,Vysis,Abbott;图像蒙 Ms. M.Wood 提供)

棒状,包括 12 号染色体[8]。去分化脂肪肉瘤可以包括更多标记染色体的数目,除了更加复杂的细胞遗传学改变之外[4]。荧光原位杂交(FISH)和比较基因组杂交(CGH)一致显示 q14~15 区域存在扩增(图 21.1)。这些区域的扩增导致细胞增殖活性增高, 凋亡减少[4]。*MDM2* 基因位于此区域,几乎无一例外地出现扩增[9],而在此区域内其他基因扩增是可变的, 如 *HMGA2* 和 *CDK4*[4]。虽然这些基因可以用免疫组化检测,但是不如荧光原位杂交特异和敏感。目前 *MDM2* 扩增的 FISH 检测已经常规用于协助 WD-LPS/DD-LPS 的诊断,90%的这类肿瘤会出现这种改变[10,11]。基于 PCR 的技术方法也同样有用[10,12]。

黏液/圆细胞脂肪肉瘤

　　与普通性脂肪肉瘤亚型相比,黏液/圆细胞脂肪肉瘤较少见,占所有脂肪肉瘤的 15%~20%[3]。倾向发病于更年轻的患者,中位年龄 45 岁,男性多见[13]。最常见的发病部位是四肢的深部软组织,约 90%的病例发生于下肢[13]。肿瘤主要由稀疏成片梭形–多角形细胞组成,淡嗜伊红胞浆。细胞核圆形或卵圆形,核小,细胞异型不明显,核分裂象不易找到。单个或多空泡型脂肪母细胞较易找到。背景多为鸡爪样的血管和黏液样变性的基质。圆细胞脂肪肉瘤的富细胞区域为高核浆比的肿瘤细胞,缺乏纤维间质[3]。富细胞成分≥5%时,提示预后较差[14]。免疫组化对确诊疾病帮助不大,但在局限性的疾病中,p53 的高表达预示着预后不良[14]。

　　超过 90%的病例存在 t(12;16)(q13;p11)重现性

基因易位,易位包括 *DDIT3*(以往称为 *CHOP*)和 *TLS*(以往称为 *FUS*)[15]。较少见的情况下, 存在 t(12;22)(p13;q12)易位,即 *DDIT3* 与 *EWSR1* 融合。也有其他结构重排的报道[16]。用 FISH 检测 *TLS*,易于诊断圆细胞/黏液性脂肪肉瘤(当 *TLS* 阴性时,有经典的组织学形态检测 *EWS* 基因);或者,可以用 *DDIT3* 分离探针,可以覆盖这两种重排[17]。*TLS* 存在几个常见的外显子断裂点,包括 5、7 和 8,这几个断裂点与 *DDIT3* 的 2 号外显子融合;这就会出现几个基本的转录本类型:1 型(7–2 融合),2 型(5–2 融合)和 3 型(8–2)融合,这些融合类型与预后无关[14]。其他的融合也有报道,包括 *FUS-DDIT3* 和 *EWSR1-DDIT3*[14,18],这就导致用 PCR 方法进行诊断很复杂(图 21.2)[17]。有趣的是,在细胞系中转导这样的融合, 也可以导致圆细胞/黏液性脂肪肉瘤[19,20]。这可能是由于核因子 κB(NFKB)通路的失调与 *FUS-DDIT3* 相互作用实现的[21,22]。

纤维母细胞肿瘤/肌纤维母细胞肿瘤

结节性筋膜炎

　　结节性筋膜炎是一种常见的软组织肿瘤,可以发生于任何年龄段,儿童与老人均可发生,但常见于年轻人。病变通常位于皮下组织,但可以发生在身体的任何部位,主要在上肢和头颈部[23]。组织学上,病变由梭形细胞组成,呈席纹状或无结构地排列。肿瘤细胞胞浆淡染,细胞核呈卵圆形,可见较多核分裂象;非典型核分裂和多形性不是结节性筋膜炎的特征。在细胞之

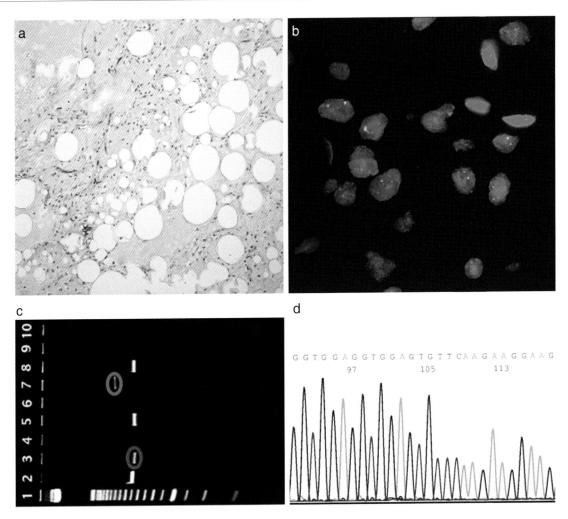

图 21.2　苏木素和伊红染色示黏液性脂肪肉瘤。(b)细胞间期荧光原位杂交技术显示 *FUS* 重排,用双色分离探针。许多细胞中同时包含一个融合信号,其中探针密切接近,并有分离信号,橘黄色信号和绿色信号广泛分离(探针:LSI FUS,Vysis,Abbott;图像蒙 Ms. M. Wood 提供)。(c)凝胶电泳显示代表性的条带,阳性和阴性不同形式的 *TLS-DDIT3* 融合基因:泳道 1:25 bp 梯度。泳道 2~4:病例 1,*PGK*(247 碱基),Ⅱ型阳性(245 碱基),Ⅰ型阴性。泳道 5~7:病例 2 种,PGK(247 碱基),Ⅱ型阳性,Ⅰ型阳性(338 碱基)。泳道 8~10:病例 3,*PGK*（247 碱基）, Ⅰ 型和Ⅱ型阴性。 (d) 测序证实存在Ⅱ型融合基因转录本:*TLS* 5 号外显子 GGAGGTGGAG//TGTTCAAGAAGGAAG *DDIT3* 2 号外显子融合。c 和 d 图片蒙 Mr. D. Swanson 提供。

间穿插基质,包括不同程度黏液样变和胶原、散在的淋巴细胞、破骨细胞样巨细胞以及红细胞外渗。免疫组化通常为 SMA 的表达,证实了肌成纤维细胞分化。

　　过去,结节性筋膜炎被认为是反应性病变,可能是由于组织损伤导致的。最近的研究发现,大多数病例特征性地存在 *USP6*(泛素特异性肽 6)的重排。约 90%的病例 *MYH9* 融合(肌球蛋白重链 9,非肌肉型)[23-25]。FISH 和 PCR 的方法均有助于结节性筋膜炎的诊断[23-25]。易位导致 *USP6* 过表达,*USP6* 参与细胞增殖,炎症和细胞信号传导[23]。

低级别纤维黏液样肉瘤

　　低级别纤维黏液肉瘤(LGFMS)和伴有花环样巨细胞(巨菊形团)透明变性梭形细胞肿瘤具有共同的形态学谱系。这些恶性成纤维细胞肿瘤罕见,在出现肿瘤和晚期转移之间,通常特征性地表现为较长的病史。它们主要发生于年轻人(年龄范围为 2~70 岁)[26],无明显性别差异[27]。肿瘤可发生于深部或浅表部位;经常发生于躯干和四肢,偶尔也会发生于腹腔内[27]。形态温和,具有欺骗性,以单一梭形细胞为主,呈流水或车轮状排列,经常可见弧形血管。细胞核呈卵圆形,核分裂象不常见。以纤维基质常见,可以出现黏液变性。不常见的特征包括胶原化菊形团,成片的梭形细胞,多形性细胞,骨化和多核细胞不常见[27]。肿瘤细胞常为 EMA 和 Actin 局灶阳性,MUC4 的表达为相对特异和有意义的标记物[28]。

多数 LGFMS 有特征性的 t(7;16)(q32~34;p11)易位,源于 *FUS* 和 *CREB3L2* 基因融合,少数情况下 *FUS* 和 *CREB3L1* 融合导致 t(11;16)(p11;p11)易位。最近也有 2 例 *EWSR1* 和 *CREB3L1* 融合的报道[29]。FISH 和 RT-PCR 的方法均可以检测出这些改变。虽然可能出现多个不同融合产物,使用市售 *EWSR1* 和 *FUS* 分离探针可以帮助确诊。不同的融合产物似乎无形态学或免疫组织化学差异的相关性;目前的研究还不能明确不同的融合产物是否与临床预后相关[29]。CREB3L2 的结构和功能与 CREB3L1 相似[30];这些嵌合蛋白质的作用仍不清楚,但很可能与转录激活的改变有关系[31]。

炎性肌纤维母细胞肿瘤

炎性肌纤维母细胞肿瘤(inflammatory myofibroblastic tumor,IMT)是一种具有(肌)成纤维细胞分化的肿瘤。肿瘤发病年龄较广,从胎儿到老年人均可发病,但多见于儿童,男女发病相当。任何部位均可发病,常见于胸腔和腹腔,其次内脏、头颈和软组织也可发病。10%~30%的病例伴有发烧和体重下降,部分有血液学改变[32]。组织学上,肿瘤常常表现为三种基本组织学亚型的一种。第一型类似肉芽组织或结节性筋膜炎;它含有疏松的黏液背景,常有小血管和较多炎症细胞浸润。第二型细胞丰富,黏液或胶原的背景中可见较多梭形细胞。弥散浸润的炎症细胞主要是浆细胞和淋巴细胞。第三中亚型含有显著的胶原组织,类似瘢痕组织或纤维瘤病,其间散在淋巴细胞、浆细胞和嗜酸性粒细胞浸润[3,32]。免疫组化通常表达 SMA、肌间线蛋白和角蛋白[32]。大约一半的病例表达 ALK 蛋白[32]。

约 1/2 的病例存在 2p23 区的 *ALK* 基因的重排[33]。针对 ALK 的酪氨酸激酶抑制剂的出现使得分子诊断尤为必要[34]。已经报道许多与 *ALK* 融合的伙伴基因,包括 *TPM3* 和 *TPM4*[35]、*CLTC*[14]、*RANBP2*[36]、*ATIC*[37]、*CARS*[38]、*SEC31L1*[39]和 *PPFIBP*[40],新的伙伴基因仍不断被发现。没有 ALK 基因重排的肿瘤发生机制仍在研究中。鉴于 ALK 阴性病例占很大比例,在病理诊断过程中,应强调是以形态学及免疫组化为基础的诊断标准。一些融合产物被报道提示预后较差,如 *RANBP2-ALK*[41],有趣的是,其中的一部分病例常常可见到上皮样的形态,ALK 的表达也不是典型的胞浆着色,可能是细胞核周或细胞核膜的着色[41]。目前也有 IMT 中关于 *p53* 基因突变和 *MDM2* 基因扩增的报道[42]。已报道的各种伙伴基因都伴有 N 末端的寡聚构型,导致 ALK 激酶催化激活[36]。

平滑肌肿瘤

目前还没有可用于平滑肌肿瘤诊断的分子标记物。但最近有报道显示,约 70%的子宫肌瘤存在介导复合物亚基 12(mediator complex subnit 12,*MED12*)基因的突变[43]。随后的报道发现,7%~20%的子宫平滑肌肉瘤也存在类似突变[44,45],这也意味着,这一基因突变并不能用于区分平滑肌肿瘤的良性和恶性,子宫外一些罕见部位的平滑肌肿瘤也会出现 MED12 基因突变,这也表明这一基因突变并不能确定平滑肌肿瘤发生部位[46,47]。

横纹肌肿瘤

腺泡状横纹肌肉瘤

腺泡状横纹肌肉瘤 (alveolar rhabdomyosarcoma,ARMS)通常发生于年龄较大的儿童(中位年龄 9 岁)[48]。通常表现为四肢的肿块,也可累及头颈部、躯干和腹膜后[48]。诊断依赖于形态学、免疫组化和分子病理手段相结合。ARMS 的形态学此前已有详尽报道[49,50],简单地说,肿瘤细胞呈巢状排列,细胞巢中央的细胞蜕变脱落形成腺泡状结构,强调其腺泡状和巢状结构中细胞黏附性差[51]。肿瘤细胞呈圆形或卵圆形,核深染,胞浆较少,呈嗜伊红色;在实体亚型中可出现多核细胞[49]。免疫组化表达 MyoD1、肌细胞生成素(大部分肿瘤细胞核阳性)和肌间线蛋白[52,53]。此外,一些免疫组化标记物可用于区分横纹肌肉瘤的亚型。弥散的肌细胞生成素、P-钙黏蛋白和 AP2β 阳性支持腺泡状横纹肌肉瘤(ARMS)的诊断,而表皮生长因子受体、原纤蛋白 2 和 IGF-2 的表达则支持胚胎性横纹肌肉瘤(ERMS)的诊断[54,55]。

分子病理表明 *FOXO1* 基因与 *PAX* 基因家族成员存在重排[49],约 50%的病例存在 t(2;13)(q35;q14)重排,产生 *FOXO1/PAX3* 融合基因,然而,约 25 %的病例存在 t(1;13)(p36;q14)重排,产生 *FOXO1/PAX7* 融合基因[56]。其余的肿瘤无基因的改变,称为"无易位的腺泡状横纹肌肉瘤"[57,58],这类肿瘤比经典的 ARMS 的预后要好[59,60],应注意与胚胎性横纹肌肉瘤区别[59]。最近的研究显示 *PAX3/FOXO1* 阳性的非转移性患者较无易位或 *PAX7/FOXO1* 阳性的患者预后差。有趣的是,"临床分子风险评分"系统结合基因状态、TNM 分期和年龄能更好地预测患者的预后[60,61]。*PAX3/FOXO1* 融合基因可通过多种机制导致肿瘤的发生,包括刺激细胞增殖、细胞存活、抑制细胞分化和促进肿瘤血管生成(见[62])。最近的微阵列数据和其他一项利用基因本体分析的研究表明,*PAX3/FOXO1*融合基因可以改变细胞凋亡、细胞死亡、发育和信号转导,可能导致更差的预后[63,64]。

神经源性肿瘤

恶性外周神经鞘膜瘤

恶性外周神经鞘膜瘤 (maglinant peripheral nerve sheath tumor,MPNST)主要发生于成年人,10%~20%的患者在 20 岁前确诊[65]。其占所有儿童软组织肉瘤的5%~17%[65]。通常情况下,MPNST 表现为皮下或深部的软组织肿块[65,66],在神经纤维瘤病 1 型(NF1)患者中常常继发于神经纤维瘤[66]。MPNST 的危险因素包括NF1 和放射治疗,NF1 的患者进展为 MPNST 要比非NF1 的患者早 10 年[67]。

MPNST 的诊断依赖于下列临床标准中的 1 项或以上:①肿瘤起源于外周神经;②肿瘤继发于既往存在的良性或恶性神经源性肿瘤;③肿瘤发生于 NF1 的患者;④肿瘤发生于非 NF1 的患者,形态学、免疫组化和电镜检查均支持其具有施万细胞或神经束膜细胞的分化[66]。组织学上,MPNST 由片状的梭形细胞组成[66,67]。细胞密度高,细胞核呈椭圆形、锥形或波浪状。MPNST 表现出多样的形态结构,一些 MPNST 具有纤维肉瘤和滑膜肉瘤的形态学表现[66,67]。MPNST 有很多组织学亚型,包括上皮样、梭形细胞型、伴有腺样结构、伴有神经束膜分化和伴有横纹肌肉瘤的 MPNST[67,68]。高达 70% 的免疫组化显示局灶性神经分化(S100 蛋白,CD57),E-MA 和 CD34 阳性也可见(见[65,67])。

MPNST 的分子遗传学分析未能显示具有诊断意义的重排。然而,MPNST 的特点是存在复杂的核型,包括多个染色体的缺失,获得和重排。1、3、9、10、11、15、17 和 22 号染色体存在短臂缺失,11、13、16、17 和 22 号染色体存在长臂缺失[67]。基因重排也有报道,主要是1p、7p22、11q13~23、20q13 和 22q11~13[67]。通过比较基因组杂交分析,17q23~25 和 7p15~21 的获得常常提示预后不良[69]。

NF1 的作用值得深思。NF1 是一个经典的抑癌基因,其功能缺失导致 Ras 通路激活[70],Ras 通路激活使得 NF1 的患者发生多发性神经鞘瘤[68,70]。丢失 NF1 的第二个拷贝可能有助于这些肿瘤发展为 MPNST,额外的遗传学改变(如 *TP53*、*RB* 和 *CDCKC*)[71,72]在恶性转化中也需要。当然,表达阵列研究发现,MPNST 与神经鞘瘤相比,数个与分化相关的基因下调,而与神经嵴相关蛋白如 TWIST 和 SOX9 则上调[73]。

血管源性肿瘤

骨血管瘤

血管瘤是可发生于身体任何部位的良性血管源性肿瘤,可发生于任何年龄,无性别差异。通常依靠临床表现和影像学检查可以做出诊断,活检即可确诊。但是有些穿刺组织内出现纤维和脂肪成分时,会增加确诊的难度。

血管瘤虽然发病率高,但对其病理生理学我们却知之甚少。最近在一例骨血管中发现 t(18;22)(q23;q12)易位,产生 *EWSR1-NFATC1* 融合基因[74]。这种基因改变在其他部位的血管瘤是否存在还有待研究。*NFATC1* 是 NFAT 转录因子家族中的一员,对细胞具有多效性作用;*EWSR1-NFATC1* 融合基因曾罕见地在尤文家族肿瘤中报道过[74]。

最近,全基因组测序发现,在伴有或不伴有Sturge-Weber 综合征的葡萄酒色斑的病例中,存在*GNAQ* 体细胞突变[75]。

上皮样血管内皮瘤

上皮样血管内皮瘤是一种恶性的血管源性肿瘤,可以发生于任何年龄,但主要发生在二十多岁的患者,可以发生于任何部位,无明显性别倾向。组织学上,常含有黏液样玻璃样变的背景,可发生于血管内或与血管相关。肿瘤细胞为单个或条索状上皮样细胞,丰富嗜酸性胞质,部分可见细胞内空泡和细胞内红细胞。核呈卵圆形,常伴有轻度异型,核仁明显;常可见较多核分裂象。有些病例异型性增加,可见分化好的血管腔,肿瘤呈上皮样、巢状或实片状排列。免疫组化通常表达 CD31、CD34、Ⅷ因子、ERG 和 FLI-1。

近期证实了在上皮样血管内皮瘤中出现重现性 t (1;3)(p36.3;q25)易位[76],易位形成 *WWTR1-CAMTA1* 融合基因[77,78]。融合主要发生于 *WWTR1* 基因的 3 号或 4 号外显子以及 *CAMTA1* 基因的 8 号或 9 号外显子[77-79]。FISH 和 RT-PCR 是用于检测融合有效的诊断工具(图 21.3)。有趣的是,最近发现在上皮样血管内皮瘤的不典型组织学亚型中存在 *YAP-TFE3* 基因融合[80]。附加说明的是,这类肿瘤免疫组化 TFE3 呈弥散强阳性[80]。目前,由于病例数量有限,尚不知这些基因改变是否与不同的临床表现和预后相关。当然细胞遗传学分析还提出了存在更多基因改变的可能性,有待于进一

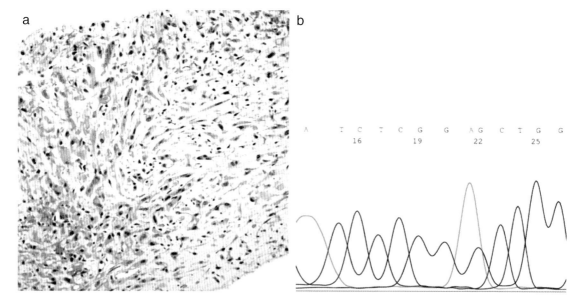

图 21.3　(a)苏木素和伊红染色切片示一例传统的上皮样血管内皮瘤。(b)测序证实融合转录本的存在:WWTR1 4 号外显子 ATCTCG// GAGCTGG CAMTA1 9 号外显子(蒙 Mr.D.Swanson 提供)。

步研究[76,81-83]。

血管肉瘤

　　血管肉瘤是一种恶性肿瘤，形态学通常多变，可见血管腔隙，肿瘤细胞核多形，核深染，易见到核分裂象。肿瘤发生于任何年龄，多见于老年人。除了卡波西肉瘤与 HHV8 感染相关外，辐射、淋巴水肿或某些化学物质的接触可能与血管肉瘤发病相关。肿瘤细胞表达 CD31、CD34、ERG 和 FLI-1。

　　至今尚没有对血管肉瘤的全面的分子研究[84]；其发生于深部软组织的发病机制鲜有了解。在头颈部血管肉瘤中，有关于 t(12;22) 易位产生 EWSR1-ATF1 融合基因的个例报道[85]。在骨的血管肉瘤中，有一例关于 t(1;14)(p21;q24)易位的报道[86]。与辐射相关的血管肉瘤，FISH 检测证实其存在 MYC 基因扩增[87]。

软骨肿瘤

　　除一些例外情况,软骨肿瘤表现为连续的临床和组织学谱系。传统的谱系包括良性内生性软骨瘤，是一种常见的良性软骨源性肿瘤，发生于任何年龄，最常见于长、短状骨。在软骨肿瘤谱系恶性的一端是软骨肉瘤，软骨肉瘤常见于成年人。可继发于内生性软骨瘤，尤其是 Ollier 病，但大部分是原发的软骨肉瘤。最常见的位置包括骨盆和长管状骨。组织学上，内生性软骨瘤细胞稀少，细胞增生不明显，细胞核淡染，胞浆嗜酸性，核分裂象不易找到，肿瘤背景通常是透明和乏血管的基质。肿瘤一般不累及骨小梁，如果有骨

小梁的累及,应考虑低级别软骨肉瘤。软骨肉瘤的诊断依据核的异型性、双核和多核、一级核分裂象,这些形态的严重程度与软骨肉瘤的分级相关。

　　尽管软骨源性肿瘤较常见，直到最近，其可能的发病机制才被阐明。大约 1/2 的内生性软骨瘤和软骨肉瘤存在异柠檬酸脱氢酶基因 IDH1 或 IDH2 的突变[88,89]。这种突变一般不存在于其他类似疾病中,因此,当出现这些突变时,可以作为鉴别脊索瘤[90]和软骨母细胞性骨肉瘤[91]的指标。全外显子组测序证实了这一发现,并且发现 37%的病例存在 COL2A1 突变,此外,也存在 TP53 突变,并且可以出现 RB1 和 Hedgehog 通路[92]的改变。不同的软骨肉瘤亚型分子表现不一,比如间叶性软骨肉瘤存在 HEY1-NCOA2 融合基因[93,94]。

骨肿瘤

动脉瘤样骨囊肿

　　动脉瘤样骨囊肿可以是原发，也可以继发于其他疾病如继发于巨细胞瘤。20 岁以前多见，主要发生在长骨干骺端和脊柱。动脉瘤样骨囊肿这个名称有一定的歧义，因为软组织也可以发生;此外，也有实体型的变型。组织学上，常常可见纤维分隔，血池周围可见较多梭形细胞、破骨巨细胞和成骨细胞。当活检充分并且结合影像学时，诊断通常不困难，但当活检组织较少或出现较少见类型时，诊断会有一定困难。

　　在原发性动脉瘤样骨囊肿中，重现性的核型异常已有报道，包括 t(16;17)(q22;p13) 易位[95,96]，引起

CDH11-USP6 融合基因[97]；也有其他易位的报道，包括 t(1;17)(p34.1~34.3;p13)、t(3;17)(q21;p13)、t(5;17)(q33;p13)、t(9;17)(q22;p11~12)、t(11;16)(q13;q22~23) 和 t(17;17)(q12;p13) 和 t(6;13)(q15;q34)[86,87,98~100]。大部分的易位都与 *USP6* 有关，所以 *USP6* 的 FISH 分离探针对临床诊断有重要意义。

骨肉瘤

骨肉瘤是一种恶性的成骨性肿瘤，有很多亚型。传统的分子生物学特点是复杂的和不平衡的染色体异常，迄今为止，很少有研究结果转化为诊断标记物。特别的亚型可能有有效的分子标记物。例如，骨旁骨肉瘤与环状染色体有关，大部分都有 *MDM2* 和 *CDK4* 扩增[86,87,101,102]，这些都可以通过 FISH 和（或）免疫组化的方法证实。有趣的是，有 1 例报道小细胞骨肉瘤存在 *EWSR1-CREB3L1* 融合基因[103]。

起源未知的肿瘤

滑膜肉瘤

滑膜肉瘤好发于年龄较大的儿童、青少年和年轻人[104]，其发病高峰在 30~40 岁[105]。通常发生于四肢，特别是膝盖和脚踝的周围软组织，但是上肢、躯干和头颈部也可发生[105,106]。它并不是来源于滑膜的肿瘤，它的名称仍然是一个历史错误[107]。显微镜下，滑膜肉瘤通常表现经典为双相分化，同时出现上皮和间叶成分[105,106]。上皮成分可以是立方或者柱状，排列成巢状或腺样结构；偶尔，上皮成分呈漩涡状或带状分布于整个肿瘤[105]。电镜下，上皮样成分具有真正的上皮细胞分化，包括桥粒、微绒毛和紧密连接[108]的结构。间叶成分主要是梭形细胞，呈片状，伴有少量胶原成分[96,97]。单相型滑膜肉瘤，通常没有上皮成分，形态类似纤维肉瘤或恶性神经鞘瘤[106]。单相上皮型滑膜肉瘤，没有细胞遗传学的情况下，难以与腺癌鉴别。其他亚型包括黏液型、钙化型和低分化型[106,109]。低分化滑膜肉瘤的诊断较为困难，如果没有局灶的经典滑膜肉瘤成分，就需要辅助手段来鉴别诊断。免疫组化有一定的帮助，上皮性指标通常局灶或不同程度的阳性，包括 EMA 和细胞角蛋白。Bcl-2 通常呈弥散阳性，但是并不特异。最近，TLE1 被认为是滑膜肉瘤的一个非常特异的标记[110]，有学者认为细胞核阳性可能不需要再行分子检测来确认是否有融合基因存在[111]。然而，也有报道称未发现 TLE1 阳性和滑膜肉瘤之间显著相关[112]，因此，使用 TLE1 免疫组化而不是分子检查来诊断滑膜肉瘤，需

要进一步研究。

滑膜肉瘤的分子检测显示 18q11.2 上的 SYT 基因和 Xp11.2 上的 SSX 基因有重排，SSX 包括 *SSX1*、*SSX2* 和少见的 *SSX4*[104]。虽然有报道称 SYT 有染色体重塑作用和各种转录因子的表达，但 SYT-SSX 融合基因的功能尚不清楚[104,113]。SSX 基因中已识别的九个成员，具有转录抑制因子的作用[114,115]。各种研究表明滑膜肉瘤基因表达谱显示一些肿瘤学蛋白质上调，包括胰岛素样生长因子、*ERBB2* 和 β-连环蛋白（见[104]），并可能与 *NMYC* 相关[116]。此外，嵌合蛋白的持续表达导致培养的大鼠成纤维细胞表型转化，其组织学形态类似滑膜肉瘤[117]。不同分子易位的滑膜肉瘤，组织学亚型不一样，SYT/ SSX1 常表现为双相型，而 SYT/SSX2 则表现为单相型[118]。最近的几项研究表明基因型的差异并不影响预后[114,119]。

腺泡状软组织肉瘤

腺泡状软组织肉瘤非常罕见，发病年龄范围广，主要见于青年人。尽管其生物学行为相对惰性，但这种肿瘤转移率高，特别在晚期阶段。组织学上，肿瘤细胞小群分布，呈巢状或假腺泡样结构；纤细的纤维进行分隔。肿瘤细胞呈多角形，胞浆淡染，核圆形，可见大核仁。消化 PAS 染色可以显示胞浆内的嗜酸性结晶体。免疫组化常常表达 S-100 和肌间线蛋白，通常 TFE3 核强阳性表达[120]。

腺泡状软组织肉瘤通常会存在典型的 t(X;17)(p11;q25) 易位[94,95]，产生 *ASPL-TFE3* 融合基因[121]，但并非所有病例都如此。这种分子改变可以通过 TFE3 分离探针或 RT-PCR 证实[122]。

透明细胞肉瘤

透明细胞肉瘤是一种具有色素分化的恶性肿瘤。多发于青年人，无明显性别差异，多见于四肢深部软组织[123]；此外，气管、皮肤、胃肠道和肾脏等不常见的部位亦可发生。组织学上，肿瘤由梭形–上皮样细胞组成，间质是透明变性的胶原纤维。肿瘤胞浆示嗜双色性，可见显著的大核仁。常可伴有多核巨细胞。免疫组化几乎总是表达 S100、HMB45、MART-1 和 MiTF，使得分子手段成为鉴别恶性黑色素瘤的关键。

肿瘤通常特征性地存在 t(12;22)(q13;q13) 易位[94,95,124]。易位导致形成 *EWSR1-ATF1* 融合基因[125,127]。*EWSR1* 基因的 8、7 和 10 号外显子与 *ATF1* 的 4 号或 5 号外显子出现融合（pubmed 代码为 18300804 的文章阐述了这个问题）。最近，也有报道发现胃肠道和软组织的

透明细胞肉瘤存在 *EWSR1-CREB1* 融合基因[123,128,129]；RT-PCR 仍然是检测融合基因的最佳手段[129,130]。鉴于融合基因多样性，用 EWSR1 探针通过 FISH 的方法检测更加方便。融合基因的类型与预后无关[123,130]。在具有表达 *EWS/ATF1* 基因的小鼠模型中出现与散发于人类的类似的肿瘤[131]。

骨外黏液样软骨肉瘤

虽然其名称如此，但骨外黏液样软骨肉瘤并不具有软骨母细胞的分化[132]。事实上，最近的报道认为其起源于骨[133]，而不是更典型的深部软组织；少数病例可发生于颅内和关节腔。通常发生于成年人，没有性别倾向[134,135]。肿瘤侵袭性较强，除了容易复发[135]，还有很高的转移率，发生于发病时或后期随访中。肿瘤的形态学多变。通常呈条索状、巢状、花边样或小叶状排列；然而，也有富细胞病变的报道。细胞通常较小，呈圆–梭形。它们分散在黏液软骨样基质中，但缺乏透明软骨。没有恒定的免疫组化表型，通常表达 S100、E-MA、突触素和嗜铬素[136]。需要注意的是，当肿瘤伴有横纹肌样形态时，INI1 表达可能缺失[137]。

细胞遗传学分析显示大部分肿瘤存在 t(9;22)(q22;q12)的易位[138]，导致 *NR4A3* 和 *EWSR1* 重排。除了 RT-PCR 外，用 EWSR1 分离探针也可以通过 FISH 的方法证实[139]。当然还有其他不包括 EWS 的融合产物，比如 t(9;17)(q22;q11)[140]和 t(9;15)(q22;q21)[141]的易位。在细胞遗传学分析中，次级结构异常也是常见的特征[142]。有一些病例也存在 *NR4A3* 伴 *TAF15*[143]和 *TCF12*[141]融合基因。目前市售的 *NR4A3* 分离探针，可以扩展 FISH 的敏感性，协助诊断。文献报道一例罕见肉瘤，其具有滑膜肉瘤和骨外黏液样软骨肉瘤共同组织学和分子遗传学特征[144]。

结论

分子诊断，尤其是分子细胞遗传学[1]和 RT-PCR[145]，是目前骨与软组织肿瘤辅助诊断的重要补充。这两种技术在新鲜组织和甲醛固定的石蜡组织中都可以应用，尽管它们的敏感性和特异性不同。FISH 检测时，运用分离探针可以检测多个可能的分离点，但缺点是不能识别伙伴基因。例如，FISH 方法使用 EWSR1 分离探针并不能区分尤文家族肿瘤与骨外黏液样软骨肉瘤，黏液样脂肪肉瘤和(或)促纤维增生性小圆细胞瘤

均有 EWSR1 融合基因。RT-PCR 可以确定融合基因的伙伴基因，这对诊断有更大的价值。但是，其局限性是伙伴基因必须是已知的，所以，PT-PCR 并不能用来发现新的基因。然而，也有不同肿瘤具有相同基因伙伴的情况，例如透明细胞肉瘤和血管瘤样纤维组织细胞瘤。因为存在这种情况，至今，在骨与软组织肿瘤诊断过程中，形态学依旧是"金标准"，免疫组化和分子诊断只能起到补充的作用[145]。

Sanger 测序是另一种用于检测分子改变的方法，在临床上用于某些类型肿瘤的特征性改变，如胃肠道间质瘤(在本书第 22 章介绍)，这种检测通常与靶向治疗相关。随着测序技术的发展，一种更加经济实惠的测序方法的出现显得尤为重要(二代测序，NGS)[146]。NGS 平台每次可以测序以百万计的 DNA 片段。这种高通量测序以及自动化的实现，加速了测序并节约了成本，已经进入临床诊断。人类基因组计划的成本约 30 亿美金；目前基因组测序成本下降至约 1000 美金，仍在继续下降。NGS 方法包括测序全基因组和全外显子组，同时利用 RNA 测序还可以提供 miRNA 或基因表达谱信息[147]。这些方法将允许检测核苷酸变化(点突变)，小片段插入和缺失，拷贝数变化和染色体易位，并且无需再用其他的方法如 CGH 阵列、SNP 阵列和微阵列。NGS 可能比 Sanger 测序法更好，因为它可以提供更深层次的分子表达谱系。最近的一次研究中，Marchetti 等[148]应用 NGS 的方法重新检测了 Sanger 测序法检测的肺癌样本，相比较目前的金标准能够鉴定出更复杂的 EGFR 缺失类型。我们正在开始运用该方法并从这种强大的方法上获益。最近，Beck 等利用常用的表达谱和 aCGH 确定了平滑肌肉瘤三个亚型，三个亚型有不同的基因组改变，并且鉴定了有预后价值的生物标记物[149]。另一项研究来自 Coindre 小组，他们确定了平滑肌肉瘤的两种亚型，并确定了基于预后的分子学改变[150,151]。由于这些方法可以从石蜡包埋的组织中提取 DNA 和 RNA，将这些先进的测序方法转化为临床常规诊断手段是必然的。由于 NGS 可以应用于细胞学标本，可以预见肉瘤病理学的临床实践将会发生变化[152]。测序，无论是作为靶点组合或是更广泛的组合，都使得那些患有软组织或骨肿瘤的患者得到个体化的诊断和治疗，而病理学家将在这种转化中起到重要的作用。

(罗荣奎 译 陆维祺 校)

参考文献

1. Tanas MR, Rubin BP, Tubbs RR, Billings SD, Downs-Kelly E, Goldblum JR. Utilization of fluorescence in situ hybridization in the diagnosis of 230 mesenchymal neoplasms: an institutional experience. Arch Pathol Lab Med. 2010;134(12):1797–803.

2. Antonescu CR. The role of genetic testing in soft tissue sarcoma. Histopathology. 2006;48(1):13–21.

3. Fletcher CDM, World Health Organization, International Agency for Research on Cancer. WHO classification of tumours of soft tissue and bone. 4th ed. Lyon: IARC Press; 2013.

4. Coindre JM, Pedeutour F, Aurias A. Well-differentiated and dedifferentiated liposarcomas. Virchows Arch. 2010;456(2):167–79.

5. Dalal KM, Antonescu CR, Singer S. Diagnosis and management of lipomatous tumors. J Surg Oncol. 2008;97(4):298–313.

6. Evans HL, Soule EH, Winkelmann RK. Atypical lipoma, atypical intramuscular lipoma, and well differentiated retroperitoneal liposarcoma: a reappraisal of 30 cases formerly classified as well differentiated liposarcoma. Cancer. 1979;43(2):574–84.

7. He M, Aisner S, Benevenia J, Patterson F, Aviv H, Hameed M. p16 immunohistochemistry as an alternative marker to distinguish atypical lipomatous tumor from deep-seated lipoma. Appl Immunohistochem Mol Morphol. 2009;17(1):51–6.

8. Pedeutour F, Suijkerbuijk RF, Forus A, Van Gaal J, Van de Klundert W, Coindre JM, et al. Complex composition and co-amplification of SAS and MDM2 in ring and giant rod marker chromosomes in well-differentiated liposarcoma. Genes Chromosom Cancer. 1994;10(2):85–94.

9. Oliner JD, Kinzler KW, Meltzer PS, George DL, Vogelstein B. Amplification of a gene encoding a p53-associated protein in human sarcomas. Nature. 1992;358(6381):80–3.

10. Sirvent N, Coindre JM, Maire G, Hostein I, Keslair F, Guillou L, et al. Detection of MDM2-CDK4 amplification by fluorescence in situ hybridization in 200 paraffin-embedded tumor samples: utility in diagnosing adipocytic lesions and comparison with immunohistochemistry and real-time PCR. Am J Surg Pathol. 2007;31(10):1476–89.

11. Weaver J, Rao P, Goldblum JR, Joyce MJ, Turner SL, Lazar AJ, et al. Can MDM2 analytical tests performed on core needle biopsy be relied upon to diagnose well-differentiated liposarcoma? Mod Pathol. 2010;23(10):1301–6.

12. Shimada S, Ishizawa T, Ishizawa K, Matsumura T, Hasegawa T, Hirose T. The value of MDM2 and CDK4 amplification levels using real-time polymerase chain reaction for the differential diagnosis of liposarcomas and their histologic mimickers. Hum Pathol. 2006;37(9):1123–9.

13. Moreau LC, Turcotte R, Ferguson P, Wunder J, Clarkson P, Masri B, et al. Myxoid\round cell liposarcoma (MRCLS) revisited: an analysis of 418 primarily managed cases. Ann Surg Oncol. 2012;19(4):1081–8.

14. Bridge JA, Kanamori M, Ma Z, Pickering D, Hill DA, Lydiatt W, et al. Fusion of the ALK gene to the clathrin heavy chain gene, CLTC, in inflammatory myofibroblastic tumor. Am J Pathol. 2001;159(2):411–5.

15. Lopez-Gines C, Navarro S, Peydro-Olaya A, Pellin A, Llombart-Bosch A. Malignant myxoid liposarcoma: an immunohistochemical, electron-microscopical and cytogenetical analysis. Appl Pathol. 1989;7(5):285–93.

16. Mrozek K, Szumigala J, Brooks JS, Crossland DM, Karakousis CP, Bloomfield CD. Round cell liposarcoma with the insertion (12;16)(q13;p11.2p13). Am J Clin Pathol. 1997;108(1):35–9.

17. Narendra S, Valente A, Tull J, Zhang S. DDIT3 gene break-apart as a molecular marker for diagnosis of myxoid liposarcoma—assay validation and clinical experience. Diagn Mol Pathol. 2011;20(4):218–24.

18. Powers MP, Wang WL, Hernandez VS, Patel KS, Lev DC, Lazar AJ, et al. Detection of myxoid liposarcoma-associated FUS-DDIT3 rearrangement variants including a newly identified breakpoint using an optimized RT-PCR assay. Mod Pathol. 2010;23(10):1307–15.

19. Riggi N, Cironi L, Provero P, Suva ML, Stehle JC, Baumer K, et al. Expression of the FUS-CHOP fusion protein in primary mesenchymal progenitor cells gives rise to a model of myxoid liposarcoma. Cancer Res. 2006;66(14):7016–23.

20. Engstrom K, Willen H, Kabjorn-Gustafsson C, Andersson C, Olsson M, Goransson M, et al. The myxoid/round cell liposarcoma fusion oncogene FUS-DDIT3 and the normal DDIT3 induce a liposarcoma phenotype in transfected human fibrosarcoma cells. Am J Pathol. 2006;168(5):1642–53.

21. Goransson M, Andersson MK, Forni C, Stahlberg A, Andersson C, Olofsson A, et al. The myxoid liposarcoma FUS-DDIT3 fusion oncoprotein deregulates NF-kappaB target genes by interaction with NFKBIZ. Oncogene. 2009;28(2):270–8.

22. Willems SM, Schrage YM, Bruijn IH, Szuhai K, Hogendoorn PC, Bovee JV. Kinome profiling of myxoid liposarcoma reveals NF-kappaB-pathway kinase activity and casein kinase II inhibition as a potential treatment option. Mol Cancer. 2010;9:257.

23. Erickson-Johnson MR, Chou MM, Evers BR, Roth CW, Seys AR, Jin L, et al. Nodular fasciitis: a novel model of transient neoplasia induced by MYH9-USP6 gene fusion. Lab Invest. 2011;91(10):1427–33.

24. Swanson DB, Cohen E, Ramyar L, Kandel RA, Dickson BC. MYH9-USP6 fusion transcript in nodular fasciitis: an institutional review. Mod Pathol. 2012;25(S2):20A.

25. Amary MF, Ye H, Berisha F, Tirabosco R, Presneau N, Flanagan AM. Detection of USP6 gene rearrangement in nodular fasciitis: an important diagnostic tool. Virchows Arch. 2013;463(1):97–8.

26. Billings SD, Giblen G, Fanburg-Smith JC. Superficial low-grade fibromyxoid sarcoma (Evans tumor): a clinicopathologic analysis of 19 cases with a unique observation in the pediatric population. Am J Surg Pathol. 2005;29(2):204–10.

27. Evans HL. Low-grade fibromyxoid sarcoma: a clinicopathologic study of 33 cases with long-term follow-up. Am J Surg Pathol. 2011;35(10):1450–62.

28. Doyle LA, Moller E, Dal Cin P, Fletcher CD, Mertens F, Hornick JL. MUC4 is a highly sensitive and specific marker for low-grade fibromyxoid sarcoma. Am J Surg Pathol. 2011;35(5):733–41.

29. Lau PP, Lui PC, Lau GT, Yau DT, Cheung ET, Chan JK. EWSR1-CREB3L1 gene fusion: a novel alternative molecular aberration of low-grade fibromyxoid sarcoma. Am J Surg Pathol. 2013;37(5):734–8.

30. Mertens F, Fletcher CD, Antonescu CR, Coindre JM, Colecchia M, Domanski HA, et al. Clinicopathologic and molecular genetic characterization of low-grade

and molecular genetic characterization of low-grade fibromyxoid sarcoma, and cloning of a novel FUS/CREB3L1 fusion gene. Lab Invest. 2005;85(3):408–15.

31. Storlazzi CT, Mertens F, Nascimento A, Isaksson M, Wejde J, Brosjo O, et al. Fusion of the FUS and BBF2H7 genes in low grade fibromyxoid sarcoma. Hum Mol Genet. 2003;12(18):2349–58.

32. Coffin CM, Watterson J, Priest JR, Dehner LP. Extrapulmonary inflammatory myofibroblastic tumor (inflammatory pseudotumor). A clinicopathologic and immunohistochemical study of 84 cases. Am J Surg Pathol. 1995;19(8):859–72.

33. Griffin CA, Hawkins AL, Dvorak C, Henkle C, Ellingham T, Perlman EJ. Recurrent involvement of 2p23 in inflammatory myofibroblastic tumors. Cancer Res. 1999;59(12):2776–80.

34. Butrynski JE, D'Adamo DR, Hornick JL, Dal Cin P, Antonescu CR, Jhanwar SC, et al. Crizotinib in ALK-rearranged inflammatory myofibroblastic tumor. N Engl J Med. 2010;363(18):1727–33.

35. Lawrence B, Perez-Atayde A, Hibbard MK, Rubin BP, Dal Cin P, Pinkus JL, et al. TPM3-ALK and TPM4-ALK oncogenes in inflammatory myofibroblastic tumors. Am J Pathol. 2000;157(2):377–84.

36. Ma Z, Hill DA, Collins MH, Morris SW, Sumegi J, Zhou M, et al. Fusion of ALK to the Ran-binding protein 2 (RANBP2) gene in inflammatory myofibroblastic tumor. Genes Chromosom Cancer. 2003;37(1):98–105.

37. Debiec-Rychter M, Marynen P, Hagemeijer A, Pauwels P. ALK-ATIC fusion in urinary bladder inflammatory myofibroblastic tumor. Genes Chromosom Cancer. 2003;38(2):187–90.

38. Debelenko LV, Arthur DC, Pack SD, Helman LJ, Schrump DS, Tsokos M. Identification of CARS-ALK fusion in primary and metastatic lesions of an inflammatory myofibroblastic tumor. Lab Invest. 2003;83(9):1255–65.

39. Panagopoulos I, Nilsson T, Domanski HA, Isaksson M, Lindblom P, Mertens F, et al. Fusion of the SEC31L1 and ALK genes in an inflammatory myofibroblastic tumor. Int J Cancer. 2006;118(5):1181–6.

40. Takeuchi K, Soda M, Togashi Y, Sugawara E, Hatano S, Asaka R, et al. Pulmonary inflammatory myofibroblastic tumor expressing a novel fusion, PPFIBP1-ALK: reappraisal of anti-ALK immunohistochemistry as a tool for novel ALK fusion identification. Clin Cancer Res. 2011;17(10):3341–8.

41. Marino-Enriquez A, Wang WL, Roy A, Lopez-Terrada D, Lazar AJ, Fletcher CD, et al. Epithelioid inflammatory myofibroblastic sarcoma: an aggressive intra-abdominal variant of inflammatory myofibroblastic tumor with nuclear membrane or perinuclear ALK. Am J Surg Pathol. 2011;35(1):135–44.

42. Yamamoto H, Oda Y, Saito T, Sakamoto A, Miyajima K, Tamiya S, et al. p53 mutation and MDM2 amplification in inflammatory myofibroblastic tumours. Histopathology. 2003;42(5):431–9.

43. Makinen N, Mehine M, Tolvanen J, Kaasinen E, Li Y, Lehtonen HJ, et al. MED12, the mediator complex subunit 12 gene, is mutated at high frequency in uterine leiomyomas. Science. 2011;334(6053):252–5.

44. Perot G, Croce S, Ribeiro A, Lagarde P, Velasco V, Neuville A, et al. MED12 alterations in both human benign and malignant uterine soft tissue tumors. PLoS One. 2012;7(6):e40015.

45. Kampjarvi K, Makinen N, Kilpivaara O, Arola J, Heinonen HR, Bohm J, et al. Somatic MED12 muta-

tions in uterine leiomyosarcoma and colorectal cancer. Br J Cancer. 2012;107(10):1761–5.

46. Ravegnini G, Marino-Enriquez A, Slater J, Eilers G, Wang Y, Zhu M, et al. MED12 mutations in leiomyosarcoma and extrauterine leiomyoma. Mod Pathol. 2013;26(5):743–9.

47. Markowski DN, Huhle S, Nimzyk R, Stenman G, Loning T, Bullerdiek J. MED12 mutations occurring in benign and malignant mammalian smooth muscle tumors. Genes Chromosom Cancer. 2013;52(3):297–304.

48. Newton Jr WA, Soule EH, Hamoudi AB, Reiman HM, Shimada H, Beltangady M, et al. Histopathology of childhood sarcomas, Intergroup Rhabdomyosarcoma Studies I and II: clinicopathologic correlation. J Clin Oncol. 1988;6(1):67–75.

49. Parham DM, Barr FG. Alveolar rhabdomyosarcoma. In: Fletcher CD, Unni KK, Mertens F, editors. World Health Organization classification of tumours: tumours of soft tissue and bone. Lyon: IARC Press; 2002. p. 150–2.

50. Kempson RL, Fletcher CDM, Evans HL, Hendrickson MR, Sibley RK. Tumors of the soft tissues. 3rd edn. In: Rosai J, Sobin LH, editors. Washington, DC: Armed Forces Institute of Pathology; 2001. ISBN 1881041603.

51. Raney RB, Oberlin O, Parham DM. An English Translation of Joseph Luc Riopelle, MD, (Hotel-Dieu of Montreal), and Jean Paul Theriault (Hopital General of Verdun, Quebec, Canada): Sur une forme meconnue de sarcome des parties molles: le rhabdomyosarcome alveolaire (concerning an unrecognized form of sarcoma of the soft tissues: alveolar rhabdomyosarcoma). annales d'anatomie pathologique 1956;1:88–111. Pediatr Dev Pathol. 2012;15(5):407–16.

52. Heerema-McKenney A, Wijnaendts LC, Pulliam JF, Lopez-Terrada D, McKenney JK, Zhu S, et al. Diffuse myogenin expression by immunohistochemistry is an independent marker of poor survival in pediatric rhabdomyosarcoma: a tissue microarray study of 71 primary tumors including correlation with molecular phenotype. Am J Surg Pathol. 2008;32(10):1513–22.

53. Cessna MH, Zhou H, Perkins SL, Tripp SR, Layfield L, Daines C, et al. Are myogenin and myoD1 expression specific for rhabdomyosarcoma? A study of 150 cases, with emphasis on spindle cell mimics. Am J Surg Pathol. 2001;25(9):1150–7.

54. Wachtel M, Runge T, Leuschner I, Stegmaier S, Koscielniak E, Treuner J, et al. Subtype and prognostic classification of rhabdomyosarcoma by immunohistochemistry. J Clin Oncol. 2006;24(5):816–22.

55. Morotti RA, Nicol KK, Parham DM, Teot LA, Moore J, Hayes J, et al. An immunohistochemical algorithm to facilitate diagnosis and subtyping of rhabdomyosarcoma: the Children's Oncology Group experience. Am J Surg Pathol. 2006;30(8):962–8.

56. Parham DM, Alaggio R, Coffin CM. Myogenic tumors in children and adolescents. Pediatr Dev Pathol. 2012;15(1 Suppl):211–38.

57. Sorensen PH, Lynch JC, Qualman SJ, Tirabosco R, Lim JF, Maurer HM, et al. PAX3-FKHR and PAX7-FKHR gene fusions are prognostic indicators in alveolar rhabdomyosarcoma: a report from the children's oncology group. J Clin Oncol. 2002;20(11):2672–9.

58. Barr FG, Qualman SJ, Macris MH, Melnyk N, Lawlor ER, Strzelecki DM, et al. Genetic heterogeneity in the alveolar rhabdomyosarcoma subset without typical gene fusions. Cancer Res. 2002;62(16):4704–10.

59. Williamson D, Missiaglia E, de Reynies A, Pierron G, Thuille B, Palenzuela G, et al. Fusion gene-negative alveolar rhabdomyosarcoma is clinically and molecularly indistinguishable from embryonal rhabdomyosarcoma. J Clin Oncol. 2010;28(13):2151–8.

60. Stegmaier S, Poremba C, Schaefer KL, Leuschner I, Kazanowska B, Bekassy AN, et al. Prognostic value of PAX-FKHR fusion status in alveolar rhabdomyosarcoma: a report from the cooperative soft tissue sarcoma study group (CWS). Pediatr Blood Cancer. 2011;57(3):406–14.

61. Missiaglia E, Williamson D, Chisholm J, Wirapati P, Pierron G, Petel F, et al. PAX3/FOXO1 fusion gene status is the key prognostic molecular marker in rhabdomyosarcoma and significantly improves current risk stratification. J Clin Oncol. 2012;30(14):1670–7.

62. Linardic CM. PAX3-FOXO1 fusion gene in rhabdomyosarcoma. Cancer Lett. 2008;270(1):10–8.

63. Lae M, Ahn EH, Mercado GE, Chuai S, Edgar M, Pawel BR, et al. Global gene expression profiling of PAX-FKHR fusion-positive alveolar and PAX-FKHR fusion-negative embryonal rhabdomyosarcomas. J Pathol. 2007;212(2):143–51.

64. Ahn EH, Mercado GE, Lae M, Ladanyi M. Identification of target genes of PAX3-FOXO1 in alveolar rhabdomyosarcoma. Oncol Rep. 2013; 30(2):968–78.

65. Cates JM, Coffin CM. Neurogenic tumors of soft tissue. Pediatr Dev Pathol. 2012;15(1 Suppl):62–107.

66. Scheithauer BW, Woodruff J, Erlandson RA. Tumors of the peripheral nervous system. Washington, DC: Armed Forces Institute of Pathology; 1999.

67. Guillou L, Aurias A. Soft tissue sarcomas with complex genomic profiles. Virchows Arch. 2010;456(2):201–17.

68. Grobmyer SR, Reith JD, Shahlaee A, Bush CH, Hochwald SN. Malignant Peripheral Nerve Sheath Tumor: molecular pathogenesis and current management considerations. J Surg Oncol. 2008;97(4):340–9.

69. Schmidt H, Wurl P, Taubert H, Meye A, Bache M, Holzhausen HJ, et al. Genomic imbalances of 7p and 17q in malignant peripheral nerve sheath tumors are clinically relevant. Genes Chromosomes Cancer. 1999;25(3):205–11.

70. Theos A, Korf BR. Pathophysiology of neurofibromatosis type 1. Ann Intern Med. 2006;144(11):842–9.

71. Kourea HP, Cordon-Cardo C, Dudas M, Leung D, Woodruff JM. Expression of p27(kip) and other cell cycle regulators in malignant peripheral nerve sheath tumors and neurofibromas: the emerging role of p27(kip) in malignant transformation of neurofibromas. Am J Pathol. 1999;155(6):1885–91.

72. Nielsen GP, Stemmer-Rachamimov AO, Ino Y, Moller MB, Rosenberg AE, Louis DN. Malignant transformation of neurofibromas in neurofibromatosis 1 is associated with CDKN2A/p16 inactivation. Am J Pathol. 1999;155(6):1879–84.

73. Miller SJ, Rangwala F, Williams J, Ackerman P, Kong S, Jegga AG, et al. Large-scale molecular comparison of human schwann cells to malignant peripheral nerve sheath tumor cell lines and tissues. Cancer Res. 2006;66(5):2584–91.

74. Arbajian E, Magnusson L, Brosjo O, Wejde J, Folpe AL, Nord KH, et al. A benign vascular tumor with a new fusion gene: EWSR1-NFATC1 in hemangioma of the bone. Am J Surg Pathol. 2013;37(4):613–6.

75. Shirley MD, Tang H, Gallione CJ, Baugher JD, Frelin LP, Cohen B, et al. Sturge-Weber syndrome and port-wine stains caused by somatic mutation in GNAQ. N Engl J Med. 2013;368(21):1971–9.

76. Mendlick MR, Nelson M, Pickering D, Johansson SL, Seemayer TA, Neff JR, et al. Translocation t(1;3)(p36.3;q25) is a nonrandom aberration in epithelioid hemangioendothelioma. Am J Surg Pathol. 2001;25(5):684–7.

77. Errani C, Zhang L, Sung YS, Hajdu M, Singer S, Maki RG, et al. A novel WWTR1-CAMTA1 gene fusion is a consistent abnormality in epithelioid hemangioendothelioma of different anatomic sites. Genes Chromosom Cancer. 2011;50(8):644–53.

78. Tanas MR, Sboner A, Oliveira AM, Erickson-Johnson MR, Hespelt J, Hanwright PJ, et al. Identification of a disease-defining gene fusion in epithelioid hemangioendothelioma. Sci Transl Med. 2011;3(98):98ra82.

79. Errani C, Sung YS, Zhang L, Healey JH, Antonescu CR. Monoclonality of multifocal epithelioid hemangioendothelioma of the liver by analysis of WWTR1-CAMTA1 breakpoints. Cancer Genet. 2012;205(1–2): 12–7.

80. Antonescu CR, Le Loarer F, Mosquera JM, Sboner A, Zhang L, Chen CL, et al. Novel YAP1-TFE3 fusion defines a distinct subset of epithelioid hemangioendothelioma. Genes Chromosom Cancer. 2013; 52(8):775–84.

81. Boudousquie AC, Lawce HJ, Sherman R, Olson S, Magenis RE, Corless CL. Complex translocation [7;22] identified in an epithelioid hemangioendothelioma. Cancer Genet Cytogenet. 1996;92(2):116–21.

82. Rogatto SR, Rainho CA, Zhang ZM, Figueiredo F, Barbieri-Neto J, Georgetto SM, et al. Hemangioendothelioma of bone in a patient with a constitutional supernumerary marker. Cancer Genet Cytogenet. 1999;110(1):23–7.

83. He M, Das K, Blacksin M, Benevenia J, Hameed M. A translocation involving the placental growth factor gene is identified in an epithelioid hemangioendothelioma. Cancer Genet Cytogenet. 2006;168(2):150–4.

84. Young RJ, Brown NJ, Reed MW, Hughes D, Woll PJ. Angiosarcoma. Lancet Oncol. 2010;11(10):983–91.

85. Gru AA, Becker N, Pfeifer JD. Angiosarcoma of the parotid gland with a t(12;22) translocation creating a EWSR1-ATF1 fusion: a diagnostic dilemma. J Clin Pathol. 2013;66(5):452–4.

86. Dunlap JB, Magenis RE, Davis C, Himoe E, Mansoor A. Cytogenetic analysis of a primary bone angiosarcoma. Cancer Genet Cytogenet. 2009;194(1):1–3.

87. Mentzel T, Schildhaus HU, Palmedo G, Buttner R, Kutzner H. Postradiation cutaneous angiosarcoma after treatment of breast carcinoma is characterized by MYC amplification in contrast to atypical vascular lesions after radiotherapy and control cases: clinicopathological, immunohistochemical and molecular analysis of 66 cases. Mod Pathol. 2012;25(1):75–85.

88. Amary MF, Bacsi K, Maggiani F, Damato S, Halai D, Berisha F, et al. IDH1 and IDH2 mutations are frequent events in central chondrosarcoma and central and periosteal chondromas but not in other mesenchymal tumours. J Pathol. 2011;224(3):334–43.

89. Pansuriya TC, van Eijk R, d'Adamo P, van Ruler MA, Kuijjer ML, Oosting J, et al. Somatic mosaic IDH1 and IDH2 mutations are associated with enchondroma and spindle cell hemangioma in Ollier disease and Maffucci syndrome. Nat Genet. 2011;43(12):1256–61.

90. Arai M, Nobusawa S, Ikota H, Takemura S, Nakazato Y. Frequent IDH1/2 mutations in intracranial chondrosarcoma: a possible diagnostic clue for its differentiation from chordoma. Brain Tumor Pathol. 2012;29(4):201–6.

91. Kerr DA, Lopez HU, Deshpande V, Hornicek FJ, Duan Z, Zhang Y, et al. Molecular distinction of chondrosarcoma from chondroblastic osteosarcoma through IDH1/2 mutations. Am J Surg Pathol. 2013; 37(6):787–95.

92. Tarpey PS, Behjati S, Cooke SL, Van Loo P, Wedge DC, Pillay N, et al. Frequent mutation of the major cartilage collagen gene COL2A1 in chondrosarcoma. Nat Genet. 2013;45(8):923–6. PubMed PMID: 23770606.

93. Wang L, Motoi T, Khanin R, Olshen A, Mertens F, Bridge J, et al. Identification of a novel, recurrent HEY1-NCOA2 fusion in mesenchymal chondrosarcoma based on a genome-wide screen of exon-level expression data. Genes Chromosom Cancer. 2012; 51(2):127–39.

94. Nyquist KB, Panagopoulos I, Thorsen J, Haugom L, Gorunova L, Bjerkehagen B, et al. Whole-transcriptome sequencing identifies novel IRF2BP2-CDX1 fusion gene brought about by translocation t(1;5)(q42;q32) in mesenchymal chondrosarcoma. PLoS One. 2012;7(11):e49705.

95. Panoutsakopoulos G, Pandis N, Kyriazoglou I, Gustafson P, Mertens F, Mandahl N. Recurrent t(16;17)(q22;p13) in aneurysmal bone cysts. Genes Chromosom Cancer. 1999;26(3):265–6.

96. Sciot R, Dorfman H, Brys P, Dal Cin P, De Wever I, Fletcher CD, et al. Cytogenetic-morphologic correlations in aneurysmal bone cyst, giant cell tumor of bone and combined lesions. A report from the CHAMP study group. Mod Pathol. 2000;13(11):1206–10.

97. Oliveira AM, Hsi BL, Weremowicz S, Rosenberg AE, Dal Cin P, Joseph N, et al. USP6 (Tre2) fusion oncogenes in aneurysmal bone cyst. Cancer Res. 2004;64(6):1920–3.

98. Dal Cin P, Kozakewich HP, Goumnerova L, Mankin HJ, Rosenberg AE, Fletcher JA. Variant translocations involving 16q22 and 17p13 in solid variant and extraosseous forms of aneurysmal bone cyst. Genes Chromosom Cancer. 2000;28(2):233–4.

99. Nielsen GP, Fletcher CD, Smith MA, Rybak L, Rosenberg AE. Soft tissue aneurysmal bone cyst: a clinicopathologic study of five cases. Am J Surg Pathol. 2002;26(1):64–9.

100. Oliveira AM, Perez-Atayde AR, Dal Cin P, Gebhardt MC, Chen CJ, Neff JR, et al. Aneurysmal bone cyst variant translocations upregulate USP6 transcription by promoter swapping with the ZNF9, COL1A1, TRAP150, and OMD genes. Oncogene. 2005; 24(21):3419–26.

101. Yoshida A, Ushiku T, Motoi T, Shibata T, Beppu Y, Fukayama M, et al. Immunohistochemical analysis of MDM2 and CDK4 distinguishes low-grade osteosarcoma from benign mimics. Mod Pathol. 2010; 23(9):1279–88.

102. Dujardin F, Binh MB, Bouvier C, Gomez-Brouchet A, Larousserie F, Muret A, et al. MDM2 and CDK4 immunohistochemistry is a valuable tool in the differential diagnosis of low-grade osteosarcomas and other primary fibro-osseous lesions of the bone. Mod Pathol. 2011;24(5):624–37.

103. Debelenko LV, McGregor LM, Shivakumar BR, Dorfman HD, Raimondi SC. A novel EWSR1-CREB3L1 fusion transcript in a case of small cell osteosarcoma. Genes Chromosom Cancer. 2011; 50(12):1054–62.

104. Haldar M, Randall RL, Capecchi MR. Synovial sarcoma: from genetics to genetic-based animal modeling. Clin Orthop Relat Res. 2008;466(9):2156–67.

105. Alaggio R, Coffin CM, Vargas SO. Soft tissue tumors of uncertain origin. Pediatr Dev Pathol. 2012;15(1 Suppl):267–305.

106. Kempson RL, Fletcher CDM, Evans HL, Hendrickson MR, Sibley RK. Tumors of the soft tissues. 3rd ed. Washington, DC: Armed Forces Institute of Pathology; 2001.

107. Fisher C. Synovial sarcoma. Ann Diagn Pathol. 1998;2(6):401–21.

108. Fisher C. Synovial sarcoma: ultrastructural and immunohistochemical features of epithelial differentiation in monophasic and biphasic tumors. Hum Pathol. 1986;17(10):996–1008.

109. Fisher C. Soft tissue sarcomas with non-EWS translocations: molecular genetic features and pathologic and clinical correlations. Virchows Arch. 2010; 456(2):153–66.

110. Foo WC, Cruise MW, Wick MR, Hornick JL. Immunohistochemical staining for TLE1 distinguishes synovial sarcoma from histologic mimics. Am J Clin Pathol. 2011;135(6):839–44.

111. Jagdis A, Rubin BP, Tubbs RR, Pacheco M, Nielsen TO. Prospective evaluation of TLE1 as a diagnostic immunohistochemical marker in synovial sarcoma. Am J Surg Pathol. 2009;33(12):1743–51.

112. Kosemehmetoglu K, Vrana JA, Folpe AL. TLE1 expression is not specific for synovial sarcoma: a whole section study of 163 soft tissue and bone neoplasms. Mod Pathol. 2009;22(7):872–8.

113. Ishida M, Tanaka S, Ohki M, Ohta T. Transcriptional co-activator activity of SYT is negatively regulated by BRM and Brg1. Genes Cells. 2004;9(5):419–28.

114. Gure AO, Wei IJ, Old LJ, Chen YT. The SSX gene family: characterization of 9 complete genes. Int J Cancer. 2002;101(5):448–53.

115. Smith HA, McNeel DG. The SSX family of cancer-testis antigens as target proteins for tumor therapy. Clin Dev Immunol. 2010;2010:150591.

116. Somers GR, Zielenska M, Abdullah S, Sherman C, Chan S, Thorner PS. Expression of MYCN in pediatric synovial sarcoma. Mod Pathol. 2007;20(7):734–41.

117. Nagai M, Tanaka S, Tsuda M, Endo S, Kato H, Sonobe H, et al. Analysis of transforming activity of human synovial sarcoma-associated chimeric protein SYT-SSX1 bound to chromatin remodeling factor hBRM/hSNF2 alpha. Proc Natl Acad Sci U S A. 2001;98(7):3843–8.

118. Antonescu CR, Kawai A, Leung DH, Lonardo F, Woodruff JM, Healey JH, et al. Strong association of SYT-SSX fusion type and morphologic epithelial differentiation in synovial sarcoma. Diagn Mol Pathol. 2000;9(1):1–8.

119. Guillou L, Benhattar J, Bonichon F, Gallagher G, Terrier P, Stauffer E, et al. Histologic grade, but not SYT-SSX fusion type, is an important prognostic factor in patients with synovial sarcoma: a multicenter, retrospective analysis. J Clin Oncol. 2004; 22(20):4040–50.

120. Tsuji K, Ishikawa Y, Imamura T. Technique for differentiating alveolar soft part sarcoma from other tumors in paraffin-embedded tissue: comparison of immunohistochemistry for TFE3 and CD147 and of reverse transcription polymerase chain reaction for ASPSCR1-TFE3 fusion transcript. Hum Pathol. 2012;43(3):356–63.

121. Ladanyi M, Lui MY, Antonescu CR, Krause-Boehm A, Meindl A, Argani P, et al. The der(17)t(X;17) (p11;q25) of human alveolar soft part sarcoma fuses the TFE3 transcription factor gene to ASPL, a novel

gene at 17q25. Oncogene. 2001;20(1):48–57.

122. Williams A, Bartle G, Sumathi VP, Meis JM, Mangham DC, Grimer RJ, et al. Detection of ASPL/TFE3 fusion transcripts and the TFE3 antigen in formalin-fixed, paraffin-embedded tissue in a series of 18 cases of alveolar soft part sarcoma: useful diagnostic tools in cases with unusual histological features. Virchows Arch. 2011;458(3):291–300.

123. Hisaoka M, Ishida T, Kuo TT, Matsuyama A, Imamura T, Nishida K, et al. Clear cell sarcoma of soft tissue: a clinicopathologic, immunohistochemical, and molecular analysis of 33 cases. Am J Surg Pathol. 2008;32(3):452–60.

124. Reeves BR, Fletcher CD, Gusterson BA. Translocation t(12;22)(q13;q13) is a nonrandom rearrangement in clear cell sarcoma. Cancer Genet Cytogenet. 1992;64(2):101–3.

125. Zucman J, Delattre O, Desmaze C, Epstein AL, Stenman G, Speleman F, et al. EWS and ATF-1 gene fusion induced by t(12;22) translocation in malignant melanoma of soft parts. Nat Genet. 1993;4(4):341–5.

126. Speleman F, Delattre O, Peter M, Hauben E, Van Roy N, Van Marck E. Malignant melanoma of the soft parts (clear-cell sarcoma): confirmation of EWS and ATF-1 gene fusion caused by a t(12;22) translocation. Mod Pathol. 1997;10(5):496–9.

127. Hiraga H, Nojima T, Abe S, Yamashiro K, Yamawaki S, Kaneda K, et al. Establishment of a new continuous clear cell sarcoma cell line. Morphological and cytogenetic characterization and detection of chimaeric EWS/ATF-1 transcripts. Virchows Arch. 1997;431(1):45–51.

128. Antonescu CR, Nafa K, Segal NH, Dal Cin P, Ladanyi M. EWS-CREB1: a recurrent variant fusion in clear cell sarcoma—association with gastrointestinal location and absence of melanocytic differentiation. Clin Cancer Res. 2006;12(18):5356–62.

129. Wang WL, Mayordomo E, Zhang W, Hernandez VS, Tuvin D, Garcia L, et al. Detection and characterization of EWSR1/ATF1 and EWSR1/CREB1 chimeric transcripts in clear cell sarcoma (melanoma of soft parts). Mod Pathol. 2009;22(9):1201–9.

130. Coindre JM, Hostein I, Terrier P, Bouvier-Labit C, Collin F, Michels JJ, et al. Diagnosis of clear cell sarcoma by real-time reverse transcriptase-polymerase chain reaction analysis of paraffin embedded tissues: clinicopathologic and molecular analysis of 44 patients from the French sarcoma group. Cancer. 2006;107(5):1055–64.

131. Yamada K, Ohno T, Aoki H, Semi K, Watanabe A, Moritake H, et al. EWS/ATF1 expression induces sarcomas from neural crest-derived cells in mice. J Clin Invest. 2013;123(2):600–10.

132. Aigner T, Oliveira AM, Nascimento AG. Extraskeletal myxoid chondrosarcomas do not show a chondrocytic phenotype. Mod Pathol. 2004;17(2):214–21.

133. Demicco EG, Wang WL, Madewell JE, Huang D, Bui MM, Bridge JA, et al. Osseous myxochondroid sarcoma: a detailed study of 5 cases of extraskeletal myxoid chondrosarcoma of the bone. Am J Surg Pathol. 2013;37(5):752–62.

134. Kawaguchi S, Wada T, Nagoya S, Ikeda T, Isu K, Yamashiro K, et al. Extraskeletal myxoid chondrosarcoma: a Multi-Institutional Study of 42 Cases in Japan. Cancer. 2003;97(5):1285–92.

135. Drilon AD, Popat S, Bhuchar G, D'Adamo DR, Keohan ML, Fisher C, et al. Extraskeletal myxoid

136. Goh YW, Spagnolo DV, Platten M, Caterina P, Fisher C, Oliveira AM, et al. Extraskeletal myxoid chondrosarcoma: a light microscopic, immunohistochemical, ultrastructural and immuno-ultrastructural study indicating neuroendocrine differentiation. Histopathology. 2001;39(5):514–24.

137. Kohashi K, Oda Y, Yamamoto H, Tamiya S, Oshiro Y, Izumi T, et al. SMARCB1/INI1 protein expression in round cell soft tissue sarcomas associated with chromosomal translocations involving EWS: a special reference to SMARCB1/INI1 negative variant extraskeletal myxoid chondrosarcoma. Am J Surg Pathol. 2008;32(8):1168–74.

138. Turc-Carel C, Dal Cin P, Rao U, Karakousis C, Sandberg AA. Recurrent breakpoints at 9q31 and 22q12.2 in extraskeletal myxoid chondrosarcoma. Cancer Genet Cytogenet. 1988;30(1):145–50.

139. Wang WL, Mayordomo E, Czerniak BA, Abruzzo LV, Dal Cin P, Araujo DM, et al. Fluorescence in situ hybridization is a useful ancillary diagnostic tool for extraskeletal myxoid chondrosarcoma. Mod Pathol. 2008;21(11):1303–10.

140. Bjerkehagen B, Dietrich C, Reed W, Micci F, Saeter G, Berner A, et al. Extraskeletal myxoid chondrosarcoma: multimodal diagnosis and identification of a new cytogenetic subgroup characterized by t(9;17)(q22;q11). Virchows Arch. 1999;435(5):524–30.

141. Sjogren H, Wedell B, Meis-Kindblom JM, Kindblom LG, Stenman G. Fusion of the NH2-terminal domain of the basic helix-loop-helix protein TCF12 to TEC in extraskeletal myxoid chondrosarcoma with translocation t(9;15)(q22;q21). Cancer Res. 2000;60(24):6832–5.

142. Sjogren H, Meis-Kindblom JM, Orndal C, Bergh P, Ptaszynski K, Aman P, et al. Studies on the molecular pathogenesis of extraskeletal myxoid chondrosarcoma-cytogenetic, molecular genetic, and cDNA microarray analyses. Am J Pathol. 2003;162(3):781–92.

143. Panagopoulos I, Mertens F, Isaksson M, Domanski HA, Brosjo O, Heim S, et al. Molecular genetic characterization of the EWS/CHN and RBP56/CHN fusion genes in extraskeletal myxoid chondrosarcoma. Genes Chromosom Cancer. 2002;35(4):340–52.

144. Vergara-Lluri ME, Stohr BA, Puligandla B, Brenholz P, Horvai AE. A novel sarcoma with dual differentiation: clinicopathologic and molecular characterization of a combined synovial sarcoma and extraskeletal myxoid chondrosarcoma. Am J Surg Pathol. 2012;36(7):1093–8.

145. Neuville A, Ranchere-Vince D, Dei Tos AP, Cristina Montesco M, Hostein I, Toffolatti L, et al. Impact of molecular analysis on the final sarcoma diagnosis: a study on 763 cases collected during a European Epidemiological Study. Am J Surg Pathol. 2013;37(8):1259–68.

146. Sweeney RT, Zhang B, Zhu SX, Varma S, Smith KS, Montgomery SB, et al. Desktop transcriptome sequencing from archival tissue to identify clinically relevant translocations. Am J Surg Pathol. 2013;37(6):796–803.

147. Dylla L, Jedlicka P. Growth-promoting role of the miR-106a 363 cluster in Ewing sarcoma. PLoS One. 2013;8(4):e63032.

148. Marchetti A, Del Grammastro M, Filice G, Felicioni L, Rossi G, Graziano P, et al. Complex mutations &

subpopulations of deletions at exon 19 of EGFR in NSCLC revealed by next generation sequencing: potential clinical implications. PLoS One. 2012;7(7): e42164.

149. Beck AH, Lee CH, Witten DM, Gleason BC, Edris B, Espinosa I, et al. Discovery of molecular subtypes in leiomyosarcoma through integrative molecular profiling. Oncogene. 2010;29(6):845–54.

150. Italiano A, Lagarde P, Brulard C, Terrier P, Lae M, Marques B, et al. Genetic profiling identifies two classes of soft-tissue leiomyosarcomas with distinct clinical characteristics. Clin Cancer Res. 2013;19(5):

1190–6.

151. Chibon F, Lagarde P, Salas S, Perot G, Brouste V, Tirode F, et al. Validated prediction of clinical outcome in sarcomas and multiple types of cancer on the basis of a gene expression signature related to genome complexity. Nat Med. 2010;16(7): 781–7.

152. Buttitta F, Felicioni L, Del Grammastro M, Filice G, Di Lorito A, Malatesta S, et al. Effective assessment of egfr mutation status in bronchoalveolar lavage and pleural fluids by next-generation sequencing. Clin Cancer Res. 2013;19(3):691–8.

第 22 章

皮肤恶性黑色素瘤分子检测

Margaret Redpath, Leon van Kempen, Caroline Robert, Alan Spatz

引言

恶性黑色素瘤是一种具有显著临床特征和组织病理学诊断特征的实体肿瘤。原发病变部位的深度、核分裂数和溃疡都是显著的独立预后因子[1,2]。其他比较可靠且容易评估的预后因素包括性别、确诊时的年龄、病变的部位、核分裂数和淋巴结出现转移的数量[1-4]。由美国癌症联合协会黑色素瘤工作组制订的分期系统可以根据患者的疾病进展有效地进行分组。然而,这些预后因素的分子机制仍然不是十分清楚。黑色素瘤也是个体化治疗中成功的范例,展现了分子突变的发现和临床验证过程,代表了癌症治疗领域的突破。在本章中,我们将陈述与皮肤黑色素瘤预后最为密切相关的分子突变机制,描述现今已知的基因-表型的相关性,并总结目前分子病理检测的标准。

M. Redpath, M.D.
Department of Pathology, McGill University,
Duff Medical Building, 3775 University Street,
Montreal, QC, Canada, H3A 2B4

L. van Kempen, Ph.D.
Department of Pathology, McGill University
and Lady Davis Institute, Jewish General Hospital,
3755 Cote Ste Catherine, Montreal, QC, Canada,
H3T 1E2

C. Robert, M.D.
Dermatology Unit, Gustave Roussy Institute,
Rue Camille Desmoulins, 94805 Villejuif, France

A. Spatz, M.D. (✉)
Departments of Pathology and Oncology, McGill
University and Lady Davis Institute, Jewish General
Hospital, 3755 Cote Ste Catherine, Montreal, QC,
Canada, H3T 1E2
e-mail: alan.spatz@mcgill.ca

表型-生物学之间的关系

肿瘤深度

早在 1970 年,Alexander Breslow 就报道了病变的深度、横截面大小和侵犯的深度对皮肤黑色素瘤 5 年复发和转移率有预后价值[5]。值得注意的是,尽管这篇报道明确了与肿瘤预后相关最确凿可靠的组织学特征,这些特征也存在于其他恶性肿瘤中,但文章存在一个错误观点。Breslow 认为肿瘤深度最大值提示肿瘤负荷和横截面积,与其他预后因素一样具有重要意义。而就我们现在所知,Breslow 指标的预后意义实际上与肿瘤负荷不相关,而且,肿瘤面积也不能预示临床结果。2009 年,AJCC 证实了 Breslow 提出的肿瘤深度的预后意义;T1 期(0.1~1mm)黑色素瘤患者的 10 年生存率为 92%,而 T4 期(≥4.1mm)仅为 50%[2]。一些研究曾尝试确立与肿瘤深度相关的基因表达特征 [6-15]。然而这些研究只发现了少数几个基因的表达与肿瘤深度增加有关,包括 E-钙黏蛋白、N-钙黏蛋白[8,13]、钙黏蛋白-19[8,16-20]、bcl2a1[21-25]以及原钙黏蛋白 7(pcdh7)[26-32]、G 蛋白通路调节因子 20(rgs20)[33]和活性淋巴细胞黏附分子(ALCAM/CD166)[34-40]。有关黑色素瘤肿瘤深度和 Clark 分类中的侵犯层次是否可以直接促进肿瘤转移,例如增加肿瘤细胞进入血管转移的可能性,目前没有相关研究数据支持这一观点。Breslow 提出的肿瘤深度是位于肿瘤前缘的黑色素瘤细胞生物学特性的重要表型提示因素。那些与肿瘤深度相关的蛋白表达通常与细胞的生存、侵犯有关。E-钙黏蛋白是一种角化细胞-黑色素瘤黏附分子,其缺失可以导致侵袭性表型的获得[18,41-44]。有趣的是,E-钙黏蛋白的缺失受到转录因子 Tbx3 的调节,Tbx3 通过抑制细胞周期蛋白依赖性激酶抑制剂 p19(ARF)和 p21(WAF1/CIP1/SD Ⅱ)[45,46],从而阻止黑色素细胞的衰老。钙黏蛋白通路中 E-钙黏蛋白表达下调和 N-钙黏蛋白表达增加在黑色素瘤疾病进展中早期出现的现象,它与肿瘤细胞移动性及侵袭性的增加、由信号通路改变导致凋亡减少及规避衰老的机制相关[16,27,30,41,47-56]。基因缺失、启动子甲基化或者转录抑制都能导致黑色素瘤 E-钙黏蛋白表达缺失。启动子甲基化、蛋白表达和调节 E-钙黏蛋白表达的 miRNA,如 Snail、miRNA-200 和 Gli2 同样与黑色素瘤的肿瘤深度及侵犯程度相关[9,13,57]。重要的是,E-钙黏蛋白表达缺失影响 β-连环蛋白的活性[26,58-62]。β-连环蛋白使肌动蛋白细胞骨架固定于 E-钙黏蛋白上,而后者的缺失使 β-连环蛋白向细胞核移动,作为一种转录因子从而驱使更为广泛多样的与增强肿瘤侵袭性有关基因的表达,例如尿激酶型纤溶酶原激活物(uPA)[63]。然而,与癌细胞相比,在色素细胞特异出现的 MITF,能够减弱 β-连环蛋白侵犯前的特性,但在非色素肿瘤细胞中,它则起到激活作用[64]。与此一致的是,β-连环蛋白表达缺失也是 7 种标志物体系中的一部分,预示着疾病复发的高风险性[65]。因此,我们可以将 Breslow 指数作为黑色素瘤进展和侵犯过程中涉及的多因素生物学机制的一个定量代表。

黑色素瘤溃疡

黑色素瘤形成溃疡往往提示预后差[1,66]。位置较深的黑色素瘤较之位置浅的黑色素瘤出现溃疡的概率更高[67]。然而和肿瘤深度一样,溃疡有着独立的预后提示作用。相同 T 分期的黑色素瘤患者,有溃疡者的生存率显著低于无溃疡者。有趣的是,在有 2~3 个淋巴结转移的黑色素瘤中,溃疡仍是提示预后差的重要指标。这说明溃疡是重要的生物学事件中的一种表型,而不是直接转移的发生。

一些猜想被提出以解释溃疡提示预后差的内在分子变化机制。已证实一些与肿瘤细胞生物学相关以及和黑色素瘤细胞免疫调节相关的因子。由 ALCAM 介导的黏附机制通过激发与内在免疫应答相关的基因表达参与黑色素瘤的侵犯过程[68]。E-钙黏蛋白的表达缺失引起炎症介导因子的失衡,并损害了黑色素细胞增殖中的角化过程[42,69,70]。在黑色素瘤原本富于 TGF-β 因子的微环境中,成纤维细胞和黑色素瘤细胞之间通过 N-钙黏蛋白介导相互作用,造成生长因子的失衡,尤其是 β-FGF 因子[71]。这两种生长因子的协

同作用可以导致外周血及骨髓间叶干细胞[72]的补充再生,同时可以激发溃疡的炎症应答反应。E-钙黏蛋白的表达缺失甚至可以引起 β-连环蛋白调节基因表达上调[19,73-77],在溃疡型黑色素瘤中,β-连环蛋白呈高表达[78],但上述这种现象是起因还是结果仍有待明确。

腿部静脉溃疡持续激发内在的免疫应答和强烈的 Th1 型炎症应答反应[79];尽管如此,并不认为上述应答发生在溃疡型黑色素瘤中。相反地,一项关于 537 例黑色素瘤前哨淋巴结微转移的回顾性研究显示,原发性黑色素瘤的溃疡与前哨淋巴结中成熟树突细胞的低密度状态有关[80]。是否由患者自身特点导致的这种缺陷与黑色素瘤溃疡的关系,需要进一步深入研究。此后一些干扰素辅助治疗试验的荟萃分析强烈显示那些伴有溃疡的原发黑色素瘤患者与无溃疡患者相比,对干扰素治疗更为敏感[42,81-84]。这提示黑色素瘤溃疡形成与 Th1 应答缺陷有关,而非强烈持续的激活反应。干扰素在伴有溃疡的黑色素瘤的抗肿瘤 Th1 免疫应答中的辅助治疗功目前已进入临床试验阶段。由黑色素瘤细胞产生的炎症介导因子和 Th1 免疫应答的失活之间相互影响,提示在黑色素瘤细胞和炎症细胞之间存在复杂而又令人费解的相互作用关系。

核分裂活性

原发黑色素瘤的增殖活性,取决于核分裂象,是一个强烈和独立的预后因子[1,3,85]。因此,在 2009 版黑色素瘤分期系统中,原发肿瘤的核分裂象是一个必要指标。来自 AJCC 黑色素瘤分期数据库的数据显示,高核分裂象与低生存率之间存在高度相关性(P<0.001)。一项包括 10 233 例临床确诊黑色素瘤患者的多因素分析显示,核分裂象是除了肿瘤深度之外,第二个强烈提示预后的因素。两项大型且已被证实的有关预示黑色素瘤转移或死亡的基因分析研究,揭示了一组与 DNA 复制、修复相关的基因[15,86]。在 DNA 复制起始阶段涉及的蛋白表达,如 DNA 解旋蛋白复合物微小染色体维持蛋白 MCM4 和 MCM6,在无疾病进展和远处转移的黑色素瘤中有重要的预后价值[15]。在 DNA 复制的 S 期必须找准 DNA 复制的起点,从而避免 DNA 的非整倍性[87]。在人类细胞中,细胞分裂周期蛋白 6 类似物(cell division cycle 6 homolog,Cdc6)于 G1 期在细胞核内聚积,并借助一种通过基因组占据复制起点位置的起点识别复合物(origin recognition complexes,ORC)与染色质结合在一起。随后结合的 Cdt1-MCM2-7 复合物和细胞周期蛋白 A/CDK2 介导的磷酸化,引起磷酸化 Cdt1 和磷酸化 Cdc6 的释放,从

而标志着 DNA 复制过程的开始[88,89]。Cdc6 磷酸化的激酶,如 CDK2,有较高的预后价值[90]。

侵袭性较高的黑色素瘤细胞增殖活性高,因此需要一个能校正有害错误以保证基因完整性的有效 DNA 修复机制。DNA 修复基因的过表达与肿瘤的远处转移或死亡相关[91,92]。DNA 复制完成后,其修复能力的增加与 TopⅡα 有关,这可以解释大部分黑色素瘤在接受放疗和烷化剂治疗时的自发抵制作用。

性别

性别对黑色素瘤生存期的影响尚不清楚。男性患者的预后较差,即使调整了其他相关预后变量也是如此[2,93-97]。死于黑色素瘤的男性患者经调整后的超额相对危险度是 1.85(95% CI=1.65~2.10)[93]。在各个分期的患者中,甚至是伴有脏器远处转移的患者中,性别对死亡率的影响作用是显而易见的。到目前为止,尚无生物学方面的解释。在 45 岁以下、60 岁以上患者中尤其难以评估荷尔蒙的影响,因为调整后的风险评估是相同的。由于绝大部分的癌睾丸抗原(cancer-testis antigens,CTA)基因位于 X 染色体上,一种可能性就是 CTA 的表达在男女之间有差异,但事实上这种差异并没有被发现。此外,有关 CTA 表达对预后影响的数据资料存在争论。另一个可能存在预后差异的因素是紫外线暴露。当身体部位因素被引进模型中时,性别的影响没有任何变化,不同性别之间的生存差异与行为差异无关[96]。也许我们可以在 X 连锁基因上找到解释。女性细胞的 2 条 X 染色体中有 1 条处于失活状态,然而这种失活状态是不完整的,并可以导致 X 失活逃逸基因的剂量效应,这与男性 X 染色体的基因表达相同[98]。这些逃逸基因可能是黑色素瘤的抑制基因,如编码 H3-K27 脱甲基酶的 *UTX* 基因、与 Wilms 瘤有关的 *WTX* 基因[99,100]。但这是否足以解释性别之间的差异尚不清楚,有待更深入的研究。

日光性弹力组织变性和黑色素瘤的位置

长期日光暴露损害所出现的组织病理学特征表现,如 2 级或 3 级日光性弹力组织变性,是黑色素瘤的一个重要表型变量。出现或缺乏日光性弹力组织变性与 *BRAF* 突变的概率和类型有关[101-105]。黑色素瘤的位置同样影响突变率。肢端黑色素瘤,亦称无毛皮肤的黑色素瘤,其 *KIT* 基因突变更常见,而 *BRAF* 突变的概率反而较低。

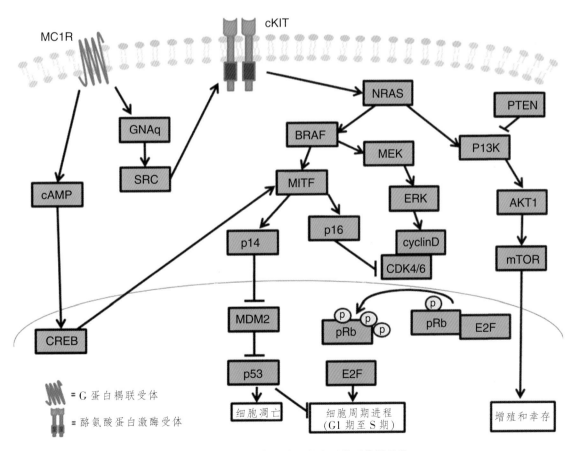

图 22.1 皮肤黑色素瘤涉及的主要分子信号通路。

黑色素瘤的分子生物学

自身缺陷

一些易感基因位点与遗传性黑色素瘤有关（图22.1，见[106]），包括由 *CDKN2A* 编码的肿瘤抑制蛋白 P14 和 P16[108]。*P14* 与 *P53* 基因相互作用，P16 与 Rb 基因相互作用。*P14* 连接 *MDM2*，通过 *P53* 的不稳定性起到抗凋亡的作用，从而减少凋亡[109]。P16 阻止 CDK4 和 CDK6 Rb 磷酸化，从而促使细胞周期从 G1 期向 S 期转变[110,111]。*CDK4* 基因突变干扰了 Rb 通路，并促进了细胞的增殖过程[112-114]。*Rb1* 基因突变预示着易患家族性黑色素瘤和双侧视网膜母细胞瘤[115,116]。*MC1R* 基因在促黑素细胞激素作用下编码 G 蛋白偶联受体激活腺苷酸环化酶，进而通过 cAMP 反应元素结合蛋白引起 MITF 表达上调[117,118]。MITF 控制许多基因的转录过程，包括色素基因和 HIF1A，增加黑色素瘤易感性[119,120]。

体细胞变化

绝大部分的黑色素瘤涉及酪氨酸激酶受体和下游激酶的通路（见[121]）。有丝分裂原活化蛋白激酶通路和 PI3K 通路常常被激活[121]。一些特定的黑色素瘤亚型与体细胞的分子事件有关。在黏膜和肢端的所谓的恶性雀斑样黑色素瘤，可以在 MAPK 通路的下游增加 *CDK4* 和 *CCND1* 拷贝数以及 *KIT* 受体的基因突变[122-127]。NRAS 在 18% 的黑色素瘤中有突变，且在由长期日光损伤引起的黑色素瘤更常见到[124,128,129]。BRAF 与其他两种酶 ARAF 和 RAF1，属于同一家族，其位于 RAS 蛋白的下游，MEK 和 ERK 蛋白的上游。7% 的癌症和 43%~50% 的黑色素瘤可发生 *BRAF* V600E 功能获得性突变[121]。这一突变也常见于良性色素痣，因此，其不足以引起恶性转化[130]。存在 *BRAF* 突变的黑色素瘤通常不伴有结节性弹力组织变性，表现为佩吉特病样而非雀斑样[105]。*MEK1* 和 *MEK2* 在 *RAS*、*RAF* 基因的下游，与 *MAPK* 基因通路相同[121]。*MAP2K1* 编码 *MEK1*，*MAP2K2* 编码 *MEK2*。8% 的黑色素瘤可以发生 *MEK1* 和 *MEK2* 的激活突变[131]。20%~40% 的黑色素瘤通过 *PTEN* 基因功能失活（大多数缺失），进而激活 *PI3K* 基因通路[122,132,133]。在一些黑色素瘤中也可以检测到 *PI3K* 或 *AKT1* 基因的突变或扩增，虽然这些通路的抑制剂还没有在黑色素瘤亚型中表现出显著的作用。

黑色素瘤的分子检测

43%~50% 的黑色素瘤可以检测到 *BRAF* 基因 15 号外显子突变，这在黑色素瘤的分子分型上有着重要的推动意义[134,135]。虽然陆续发现了数个其他体细胞的突变，包括驱动基因突变，但却缺乏治疗效应[136]。分子检测的需要以目前临床治疗为基础。如果无有效的辅助靶向治疗措施，那么常规检测那些没有远处转移的患者是否存在靶点突变是有争议的。原发肿瘤的组织很难获得，但必要的时候仍要留样用于检测。因此，当检测到原发黑色素瘤存在高转移风险时，更倾向于采用多样的检测方法来观察一些基因的变化情况。目前 43%~50% 的黑色素瘤存在 *BRAF* 突变，该突变更常见于年轻患者或者没有长期皮肤日光损害的患者[103,121,137]。黑色素瘤与长期日光暴露的关系密切程度要低于与 *BRAF* 突变的关系。长期日光暴露的影响在组织学上表现为 2~3 级弹力组织变性。然而，这对临床没有影响，因为所有 IV 期患者都需行 BRAF 突变检测。*BRAF* 突变具有微弱的提示不良预后的意义[138]。皮肤原发黑色素瘤的 *BRAF* 突变率与远处转移病变之间没有显著差异。原发肿瘤和继发转移灶之间或转移灶之间的突变率存在差异的病例鲜有报道，即使出现也是个别现象[137,139,140]。在临床上，虽然也会检测原发病灶，但更多的是检测转移灶。90% 的 *BRAF* 突变位点位于 15 号外显子 Val600，绝大多数的 *BRAF* Val600 突变可以导致由 *BRAF* V600E 编码的谷氨酸被替换，而 15%~30% 的突变被 *BRAF* V600K 编码的赖氨酸取代[141,142]。*BRAF* V600K 的发生率存在地域差异，累积日照引起的损伤与黑色素瘤 *BRAF* V600K 的突变有关，而与 V600E 突变无关[141]。RT-PCR Cobas 4800 几乎不能检测非 V600E 的突变[143]。因此，当使用该检测方法时，对于阴性结果的病例，需要用其他检测手段检测有无 V600K 的突变。同样的，V600 突变特异性抗体 VE1 在检测 V600E 突变时有很高的敏感性（97%）和特异性（98%），但不能检测 V600K 突变[144-149]。维罗非尼是第一个在临床开展应用的选择性 BRAF 抑制剂。它已经被批准作为具有 *BRAF* V600E 突变的晚期黑色素瘤的一线治疗药物。在临床试验中，维罗非尼的生存预后要显著高于达卡巴嗪，其中位无进展生存期为 5.3 个月，高于达卡八嗪的 1.6 个月（HR 0.26，P<0.001）[150]。其反应快速（48% 的患者）有效。达拉菲尼作为另一种 BRAF 抑制剂，也同样可以延长患者的无进展生存期[151]。那些没有 *BRAF* 15 号外显子

V600E 突变的黑色素瘤患者，其 BRAF 抑制剂的疗效如何仍然是个重要的亟须研究的问题，因为非BRAF V600E 突变的病例占全部 BRAF V600 突变的 30%[142]。现在主要的焦点是 BRAF 抑制剂中位疗效时间较短，大约为 6 个月[151]。几乎所有的患者都会复发，他们的总体生存获益中等水平。这就是为什么现在的研究焦点是靶向治疗联合或者靶向治疗与免疫治疗联合。BRAF 和 MEK 的联合靶向治疗在临床上显示出相互促进增效的效果[152]。KIT 基因突变率在所有黑色素瘤中小于 1%；肢端和黏膜位置的黑色素瘤更易复发[153,154]。最早有报道黏膜部位的黑色素瘤 KIT 基因突变和扩增率为 39%，肢端黑色素瘤为 36%，慢性日光损害的皮肤黑色素瘤为 28%，KIT 突变率为 11%~21%。然而，进一步研究报道的比例很低，肢端占 15%，黏膜则低于 5%[155,156]。这些报道之间存在差异，很有可能是最开始的报道高估了肢端部位黑色素瘤 KIT 基因突变率以及检测手段的敏感性差异。KIT 抑制剂对于 KIT 基因突变的黑色素瘤患者有疗效。因此，研究者们应该系统地观察研究位于肢端和黏膜的转移性黑色素瘤。黑色素瘤中 KIT 基因位于 11、13 号外显子的突变占 85%，并且与伊马替尼治疗的敏感性相关[157,158]。其他报道包括位于 17 号外显子的突变。与胃肠道间质瘤 KIT 基因突变相比，黑色素瘤发生点突变频率高于缺失或插入突变，突变位点更常见于 13 和 17 号外显子，更常见野生型 KIT 基因发生扩增。KIT 基因扩增似乎预示针对 KIT 基因的治疗无反应[159]。据报道，激活 MAP 激酶通路的 NRAS 基因突变在皮肤黑色素瘤中占 20%，而葡萄膜黑色素瘤 GNAQ 或 GNA11 基因则占 83%[160,161]。针对 NRAS 和 GNAQ 基因突变的靶向治疗仍在研究之中。

结论：黑色素瘤预后生物标记物的多维性

我们必须强调优化黑色素瘤的预后的重要性。主要原因是我们要用连续的多维度预后模型，取代依据人为的生物标记物阈值得出的聚类结果。生物标记物的不断发展使得我们不能及时更新每个新的标记物的预后变量的列表。那些不断进步的共享计算工具将使我们能连续地评估诊断、预后和治疗预期的反应性[162]。这也将有助于推动一个平台的建立，来自各个领域的科学家都可以整合和共享高质量的数据平台，从而确立一些新的因果关系模型。

（吴洁 译　侯英勇 校）

参考文献

1. Balch CM et al. Multivariate analysis of prognostic factors among 2,313 patients with stage III melanoma: comparison of nodal micrometastases versus macrometastases. J Clin Oncol. 2010;28(14):2452–9.
2. Balch CM et al. Final version of 2009 AJCC melanoma staging and classification. J Clin Oncol. 2009;27(36):6199–206.
3. Balch CM et al. Update on the melanoma staging system: the importance of sentinel node staging and primary tumor mitotic rate. J Surg Oncol. 2011;104(4):379–85.
4. Balch CM, et al. Age as a prognostic factor in patients with localized melanoma and regional metastases. Ann Surg Oncol. 2013;20(12):3961–8.
5. Breslow A. Thickness, cross-sectional areas and depth of invasion in the prognosis of cutaneous melanoma. Ann Surg. 1970;172(5):902–8.
6. Brunner G et al. Increased expression of the tumor suppressor PLZF is a continuous predictor of long-term survival in malignant melanoma patients. Cancer Biother Radiopharm. 2008;23(4):451–9.
7. Hanna JA et al. In situ measurement of miR-205 in malignant melanoma tissue supports its role as a tumor suppressor microRNA. Lab Invest. 2012;92(10):1390–7.
8. Jaeger J et al. Gene expression signatures for tumor progression, tumor subtype, and tumor thickness in laser-microdissected melanoma tissues. Clin Cancer Res. 2007;13(3):806–15.
9. Journe F et al. TYRP1 mRNA expression in melanoma metastases correlates with clinical outcome. Br J Cancer. 2011;105(11):1726–32.
10. Kannengiesser C et al. Gene expression signature associated with BRAF mutations in human primary cutaneous melanomas. Mol Oncol. 2008;1(4):425–30.
11. Lugassy C et al. Gene expression profiling of human angiotropic primary melanoma: selection of 15 differentially expressed genes potentially involved in extravascular migratory metastasis. Eur J Cancer. 2011;47(8):1267–75.
12. Van den Oord JJ et al. Expression profiling of melanoma cell lines: in search of a progression-related molecular signature. Future Oncol. 2007;3(6):609–11.
13. van Kempen LC et al. Loss of microRNA-200a and c, and microRNA-203 expression at the invasive front of primary cutaneous melanoma is associated with increased thickness and disease progression. Virchows Arch. 2012;461(4):441–8.
14. Winnepenninckx V et al. Expression and possible role of hPTTG1/securin in cutaneous malignant melanoma. Mod Pathol. 2006;19(9):1170–80.
15. Winnepenninckx V et al. Gene expression profiling of primary cutaneous melanoma and clinical outcome. J Natl Cancer Inst. 2006;98(7):472–82.
16. Ciolczyk-Wierzbicka D, Gil D, Laidler P. The inhibition of cell proliferation using silencing of N-cadherin gene by siRNA process in human melanoma cell lines. Curr Med Chem. 2012;19(1):145–51.
17. Kumar S et al. A pathway for the control of anoikis sensitivity by E-cadherin and epithelial-to-mesenchymal transition. Mol Cell Biol. 2011;31(19):4036–51.
18. Rodriguez M et al. Tbx3 represses E-cadherin

expression and enhances melanoma invasiveness. Cancer Res. 2008;68(19):7872–81.

19. Kreizenbeck GM et al. Prognostic significance of cadherin-based adhesion molecules in cutaneous malignant melanoma. Cancer Epidemiol Biomarkers Prev. 2008;17(4):949–58.

20. Billion K et al. Increased soluble E-cadherin in melanoma patients. Skin Pharmacol Physiol. 2006;19(2):65–70.

21. Haq R, Fisher DE. Improving apoptotic responses to targeted therapy. Oncotarget. 2013;4(9):1331.

22. Haq R et al. BCL2A1 is a lineage-specific antiapoptotic melanoma oncogene that confers resistance to BRAF inhibition. Proc Natl Acad Sci U S A. 2013;110(11):4321–6.

23. Cruz-Munoz W et al. Roles for endothelin receptor B and BCL2A1 in spontaneous CNS metastasis of melanoma. Cancer Res. 2012;72(19):4909–19.

24. Timar J, Gyorffy B, Raso E. Gene signature of the metastatic potential of cutaneous melanoma: too much for too little? Clin Exp Metastasis. 2010;27(6):371–87.

25. Torikai H et al. Aberrant expression of BCL2A1-restricted minor histocompatibility antigens in melanoma cells: application for allogeneic transplantation. Int J Hematol. 2008;87(5):467–73.

26. Lee DJ et al. Peroxiredoxin-2 represses melanoma metastasis by increasing E-cadherin/beta-catenin complexes in adherens junctions. Cancer Res. 2013;73(15):4744–57.

27. Lade-Keller J, et al. E- to N-cadherin switch in melanoma is associated with decreased expression of PTEN and cancer progression. Br J Dermatol. 2013;169(3):618–28.

28. Bosserhoff AK, et al. Loss of T-cadherin (CDH-13) regulates AKT signaling and desensitizes cells to apoptosis in melanoma. Mol Carcinog. 2014 (In Press).

29. Lobos-Gonzalez L et al. E-cadherin determines Caveolin-1 tumor suppression or metastasis enhancing function in melanoma cells. Pigment Cell Melanoma Res. 2013;26(4):555–70.

30. Monaghan-Benson E, Burridge K. Mutant B-RAF regulates a Rac-dependent cadherin switch in melanoma. Oncogene. 2012;32(40):4836–44.

31. Boyd SC et al. Oncogenic B-RAF(V600E) signaling induces the T-Box3 transcriptional repressor to repress E-cadherin and enhance melanoma cell invasion. J Invest Dermatol. 2013;133(5):1269–77.

32. Seleit IA et al. Impact of E-cadherin expression pattern in melanocytic nevi and cutaneous malignant melanoma. Anal Quant Cytol Histol. 2012;34(4):204–13.

33. Riker AI et al. The gene expression profiles of primary and metastatic melanoma yields a transition point of tumor progression and metastasis. BMC Med Genomics. 2008;1:13.

34. Magnoni C, et al. Stem cell properties in cell cultures from different stage of melanoma progression. Appl Immunohistochem Mol Morphol. 2014 (In Press).

35. Shanesmith RP, Smart C, Cassarino DS. Tissue microarray analysis of ezrin, KBA.62, CD166, nestin, and p-Akt in melanoma versus banal and atypical nevi, and nonmelanocytic lesions. Am J Dermatopathol. 2011;33(7):663–8.

36. Weidle UH et al. ALCAM/CD166: cancer-related issues. Cancer Genomics Proteomics. 2010;7(5):231–43.

37. van Kilsdonk JW et al. Attenuation of melanoma invasion by a secreted variant of activated leukocyte cell adhesion molecule. Cancer Res. 2008;68(10):3671–9.

38. Lunter PC et al. Activated leukocyte cell adhesion molecule (ALCAM/CD166/MEMD), a novel actor in invasive growth, controls matrix metalloproteinase activity. Cancer Res. 2005;65(19):8801–8.

39. van Kempen LC et al. Truncation of activated leukocyte cell adhesion molecule: a gateway to melanoma metastasis. J Invest Dermatol. 2004;122(5):1293–301.

40. van Kempen LC et al. Activated leukocyte cell adhesion molecule/CD166, a marker of tumor progression in primary malignant melanoma of the skin. Am J Pathol. 2000;156(3):769–74.

41. Kim JE et al. Heterogeneity of expression of epithelial-mesenchymal transition markers in melanocytes and melanoma cell lines. Front Genet. 2013;4:97.

42. Spatz A, Batist G, Eggermont AM. The biology behind prognostic factors of cutaneous melanoma. Curr Opin Oncol. 2010;22(3):163–8.

43. Robert G et al. SPARC represses E-cadherin and induces mesenchymal transition during melanoma development. Cancer Res. 2006;66(15):7516–23.

44. Smalley KS et al. Up-regulated expression of zonula occludens protein-1 in human melanoma associates with N-cadherin and contributes to invasion and adhesion. Am J Pathol. 2005;166(5):1541–54.

45. Abrahams A et al. UV-mediated regulation of the anti-senescence factor Tbx2. J Biol Chem. 2008;283(4):2223–30.

46. Demay F et al. T-box factors: targeting to chromatin and interaction with the histone H3 N-terminal tail. Pigment Cell Res. 2007;20(4):279–87.

47. Perrot CY, et al. GLI2 cooperates with ZEB1 for transcriptional repression of CDH1 expression in human melanoma cells. Pigment Cell Melanoma Res. 2013;26(6):861–73.

48. Hao L et al. Cadherin switch from E- to N-cadherin in melanoma progression is regulated by the PI3K/PTEN pathway through Twist and Snail. Br J Dermatol. 2012;166(6):1184–97.

49. Mougiakakos D et al. High expression of GCLC is associated with malignant melanoma of low oxidative phenotype and predicts a better prognosis. J Mol Med (Berl). 2012;90(8):935–44.

50. Koefinger P et al. The cadherin switch in melanoma instigated by HGF is mediated through epithelial-mesenchymal transition regulators. Pigment Cell Melanoma Res. 2011;24(2):382–5.

51. Fukunaga-Kalabis M, Santiago-Walker A, Herlyn M. Matricellular proteins produced by melanocytes and melanomas: in search for functions. Cancer Microenviron. 2008;1(1):93–102.

52. Augustine CK et al. Targeting N-cadherin enhances antitumor activity of cytotoxic therapies in melanoma treatment. Cancer Res. 2008;68(10):3777–84.

53. Kuphal S, Bosserhoff AK. Influence of the cytoplasmic domain of E-cadherin on endogenous N-cadherin expression in malignant melanoma. Oncogene. 2006;25(2):248–59.

54. Haass NK, Smalley KS, Herlyn M. The role of altered cell-cell communication in melanoma progression. J Mol Histol. 2004;35(3):309–18.

55. Hendrix MJ et al. Expression and functional significance of VE-cadherin in aggressive human melanoma cells: role in vasculogenic mimicry. Proc Natl Acad Sci U S A. 2001;98(14):8018–23.

56. Hsu M et al. Cadherin repertoire determines partner-specific gap junctional communication during mela-

noma progression. J Cell Sci. 2000;113(Pt 9): 1535–42.

57. Alexaki VI et al. GLI2-mediated melanoma invasion and metastasis. J Natl Cancer Inst. 2010;102(15): 1148–59.

58. Grossmann AH et al. The small GTPase ARF6 stimulates beta-catenin transcriptional activity during WNT5A-mediated melanoma invasion and metastasis. Sci Signal. 2013;6(265):ra14.

59. Kuphal S, Bosserhoff AK. Phosphorylation of beta-catenin results in lack of beta-catenin signaling in melanoma. Int J Oncol. 2011;39(1):235–43.

60. Takahashi Y et al. Gene silencing of beta-catenin in melanoma cells retards their growth but promotes the formation of pulmonary metastasis in mice. Int J Cancer. 2008;123(10):2315–20.

61. Torres VA et al. E-cadherin is required for caveolin-1-mediated down-regulation of the inhibitor of apoptosis protein survivin via reduced beta-catenin-Tcf/Lef-dependent transcription. Mol Cell Biol. 2007;27(21):7703–17.

62. Bachmann IM et al. Importance of P-cadherin, beta-catenin, and Wnt5a/frizzled for progression of melanocytic tumors and prognosis in cutaneous melanoma. Clin Cancer Res. 2005;11(24 Pt 1):8606–14.

63. Hiendlmeyer E et al. Beta-catenin up-regulates the expression of the urokinase plasminogen activator in human colorectal tumors. Cancer Res. 2004;64(4): 1209–14.

64. Gallagher SJ et al. Beta-catenin inhibits melanocyte migration but induces melanoma metastasis. Oncogene. 2013;32(17):2230–8.

65. Meyer S et al. A seven-marker signature and clinical outcome in malignant melanoma: a large-scale tissue-microarray study with two independent patient cohorts. PLoS One. 2012;7(6):e38222.

66. Soong SJ et al. Predicting survival outcome of localized melanoma: an electronic prediction tool based on the AJCC Melanoma Database. Ann Surg Oncol. 2010;17(8):2006–14.

67. Balch CM et al. The prognostic significance of ulceration of cutaneous melanoma. Cancer. 1980; 45(12):3012–7.

68. van Kilsdonk JW et al. Modulation of activated leukocyte cell adhesion molecule-mediated invasion triggers an innate immune gene response in melanoma. J Invest Dermatol. 2012;132(5):1462–70.

69. Florenes VA et al. Expression of activated TrkA protein in melanocytic tumors: relationship to cell proliferation and clinical outcome. Am J Clin Pathol. 2004;122(3):412–20.

70. Nishizawa A et al. Clinicopathologic significance of dysadherin expression in cutaneous malignant melanoma: immunohistochemical analysis of 115 patients. Cancer. 2005;103(8):1693–700.

71. Ruiter D et al. Melanoma-stroma interactions: structural and functional aspects. Lancet Oncol. 2002;3(1): 35–43.

72. Bakhshayesh M et al. Effects of TGF-beta and b-FGF on the potential of peripheral blood-borne stem cells and bone marrow-derived stem cells in wound healing in a murine model. Inflammation. 2012;35(1):138–42.

73. Hung CF et al. E-cadherin and its downstream catenins are proteolytically cleaved in human HaCaT keratinocytes exposed to UVB. Exp Dermatol. 2006;15(4):315–21.

74. Li G, Fukunaga M, Herlyn M. Reversal of melanocytic malignancy by keratinocytes is an E-cadherin-

75. McGary EC, Lev DC, Bar-Eli M. Cellular adhesion pathways and metastatic potential of human melanoma. Cancer Biol Ther. 2002;1(5):459–65.

76. Sanders DS et al. Alterations in cadherin and catenin expression during the biological progression of melanocytic tumours. Mol Pathol. 1999;52(3): 151–7.

77. Silye R et al. E-cadherin/catenin complex in benign and malignant melanocytic lesions. J Pathol. 1998; 186(4):350–5.

78. Rakosy Z et al. Integrative genomics identifies gene signature associated with melanoma ulceration. PLoS One. 2013;8(1):e54958.

79. Simka M. Cellular and molecular mechanisms of venous leg ulcers development—the "puzzle" theory. Int Angiol. 2010;29(1):1–19.

80. Elliott B et al. Long-term protective effect of mature DC-LAMP+ dendritic cell accumulation in sentinel lymph nodes containing micrometastatic melanoma. Clin Cancer Res. 2007;13(13):3825–30.

81. Eggermont AM et al. Long-term results of the randomized phase III trial EORTC 18991 of adjuvant therapy with pegylated interferon alfa-2b versus observation in resected stage III melanoma. J Clin Oncol. 2012;30(31):3810–8.

82. Eggermont AM et al. Is ulceration in cutaneous melanoma just a prognostic and predictive factor or is ulcerated melanoma a distinct biologic entity? Curr Opin Oncol. 2012;24(2):137–40.

83. Eggermont AM et al. Ulceration and stage are predictive of interferon efficacy in melanoma: results of the phase III adjuvant trials EORTC 18952 and EORTC 18991. Eur J Cancer. 2012;48(2):218–25.

84. Eggermont AM et al. Adjuvant therapy with pegylated interferon alfa-2b versus observation alone in resected stage III melanoma: final results of EORTC 18991, a randomised phase III trial. Lancet. 2008;372(9633):117–26.

85. Thompson JF et al. Prognostic significance of mitotic rate in localized primary cutaneous melanoma: an analysis of patients in the multi-institutional American Joint Committee on Cancer melanoma staging database. J Clin Oncol. 2011;29(16): 2199–205.

86. Harbst K et al. Molecular profiling reveals low- and high-grade forms of primary melanoma. Clin Cancer Res. 2012;18(15):4026–36.

87. Blow JJ, Dutta A. Preventing re-replication of chromosomal DNA. Nat Rev Mol Cell Biol. 2005;6(6): 476–86.

88. Kundu LR et al. Deregulated Cdc6 inhibits DNA replication and suppresses Cdc7-mediated phosphorylation of Mcm2-7 complex. Nucleic Acids Res. 2010;38(16):5409–18.

89. Wheeler LW, Lents NH, Baldassare JJ. Cyclin A-CDK activity during G1 phase impairs MCM chromatin loading and inhibits DNA synthesis in mammalian cells. Cell Cycle. 2008;7(14):2179–88.

90. Schramm SJ et al. Review and cross-validation of gene expression signatures and melanoma prognosis. J Invest Dermatol. 2012;132(2):274–83.

91. Kauffmann A et al. High expression of DNA repair pathways is associated with metastasis in melanoma patients. Oncogene. 2008;27(5):565–73.

92. Song L et al. DNA repair and replication proteins as prognostic markers in melanoma. Histopathology. 2013;62(2):343–50.

93. Joosse A et al. Superior outcome of women with stage I/II cutaneous melanoma: pooled analysis of four European Organisation for Research and Treatment of Cancer phase III trials. J Clin Oncol. 2012;30(18):2240–7.

94. Thorn M et al. Long-term survival in malignant melanoma with special reference to age and sex as prognostic factors. J Natl Cancer Inst. 1987;79(5):969–74.

95. Joosse A et al. Gender differences in melanoma survival: female patients have a decreased risk of metastasis. J Invest Dermatol. 2011;131(3):719–26.

96. de Vries E et al. Superior survival of females among 10,538 Dutch melanoma patients is independent of Breslow thickness, histologic type and tumor site. Ann Oncol. 2008;19(3):583–9.

97. Joosse A et al. Sex is an independent prognostic indicator for survival and relapse/progression-free survival in metastasized stage III to IV melanoma: a pooled analysis of five European organisation for research and treatment of cancer randomized controlled trials. J Clin Oncol. 2013;31(18):2337–46.

98. Spatz A, Borg C, Feunteun J. X-chromosome genetics and human cancer. Nat Rev Cancer. 2004;4(8):617–29.

99. Agger K et al. UTX and JMJD3 are histone H3K27 demethylases involved in HOX gene regulation and development. Nature. 2007;449(7163):731–4.

100. Rivera MN et al. An X chromosome gene, WTX, is commonly inactivated in Wilms tumor. Science. 2007;315(5812):642–5.

101. Bauer J et al. BRAF mutations in cutaneous melanoma are independently associated with age, anatomic site of the primary tumor, and the degree of solar elastosis at the primary tumor site. Pigment Cell Melanoma Res. 2011;24(2):345–51.

102. Karram S et al. Predictors of BRAF mutation in melanocytic nevi: analysis across regions with different UV radiation exposure. Am J Dermatopathol. 2013;35(4):412–8.

103. Mar VJ et al. BRAF/NRAS wild-type melanomas have a high mutation load correlating with histologic and molecular signatures of UV damage. Clin Cancer Res. 2013;19(17):4589–98.

104. Scolyer RA, Long GV, Thompson JF. Evolving concepts in melanoma classification and their relevance to multidisciplinary melanoma patient care. Mol Oncol. 2011;5(2):124–36.

105. Broekaert SM et al. Genetic and morphologic features for melanoma classification. Pigment Cell Melanoma Res. 2010;23(6):763–70.

106. Udayakumar D et al. Genetic determinants of cutaneous melanoma predisposition. Semin Cutan Med Surg. 2010;29(3):190–5.

107. Freedberg DE et al. Frequent p16-independent inactivation of p14ARF in human melanoma. J Natl Cancer Inst. 2008;100(11):784–95.

108. Jones R et al. A CDKN2A mutation in familial melanoma that abrogates binding of p16INK4a to CDK4 but not CDK6. Cancer Res. 2007;67(19):9134–41.

109. Lewis JM, Truong TN, Schwartz MA. Integrins regulate the apoptotic response to DNA damage through modulation of p53. Proc Natl Acad Sci U S A. 2002;99(6):3627–32.

110. Karim RZ et al. Reduced p16 and increased cyclin D1 and pRb expression are correlated with progression in cutaneous melanocytic tumors. Int J Surg Pathol. 2009;17(5):361–7.

111. Soto JL et al. Mutation analysis of genes that control the G1/S cell cycle in melanoma: TP53, CDKN1A, CDKN2A, and CDKN2B. BMC Cancer. 2005;5:36.

112. Haferkamp S et al. p16INK4a-induced senescence is disabled by melanoma-associated mutations. Aging Cell. 2008;7(5):733–45.

113. Dahl C, Guldberg P. The genome and epigenome of malignant melanoma. APMIS. 2007;115(10):1161–76.

114. Bachmann IM, Straume O, Akslen LA. Altered expression of cell cycle regulators Cyclin D1, p14, p16, CDK4 and Rb in nodular melanomas. Int J Oncol. 2004;25(6):1559–65.

115. Nelson AA, Tsao H. Melanoma and genetics. Clin Dermatol. 2009;27(1):46–52.

116. Haluska FG, Hodi FS. Molecular genetics of familial cutaneous melanoma. J Clin Oncol. 1998;16(2):670–82.

117. Sturm RA, et al. Phenotypic characterization of nevus and tumor PATTERNS in MITF E318K mutation carrier melanoma patients. J Invest Dermatol. 2014;134(1):141–9.

118. Davies JR et al. Inherited variants in the MC1R gene and survival from cutaneous melanoma: a BioGenoMEL study. Pigment Cell Melanoma Res. 2012;25(3):384–94.

119. Yokoyama S et al. A novel recurrent mutation in MITF predisposes to familial and sporadic melanoma. Nature. 2011;480(7375):99–103.

120. Bertolotto C et al. A SUMOylation-defective MITF germline mutation predisposes to melanoma and renal carcinoma. Nature. 2011;480(7375):94–8.

121. Eggermont A, Spatz A, Robert C. Cutaneous melanoma: an update. Lancet. 2014. In Press.

122. Bogenrieder T, Herlyn M. The molecular pathology of cutaneous melanoma. Cancer Biomark. 2010;9(1–6):267–86.

123. Cooper C, Sorrell J, Gerami P. Update in molecular diagnostics in melanocytic neoplasms. Adv Anat Pathol. 2012;19(6):410–6.

124. Mehnert JM, Kluger HM. Driver mutations in melanoma: lessons learned from bench-to-bedside studies. Curr Oncol Rep. 2012;14(5):449–57.

125. Tremante E et al. Melanoma molecular classes and prognosis in the postgenomic era. Lancet Oncol. 2012;13(5):e205–11.

126. Walia V et al. Delving into somatic variation in sporadic melanoma. Pigment Cell Melanoma Res. 2012;25(2):155–70.

127. Woodman SE et al. New strategies in melanoma: molecular testing in advanced disease. Clin Cancer Res. 2012;18(5):1195–200.

128. Fedorenko IV, Gibney GT, Smalley KS. NRAS mutant melanoma: biological behavior and future strategies for therapeutic management. Oncogene. 2013;32(25):3009–18.

129. Kelleher FC, McArthur GA. Targeting NRAS in melanoma. Cancer J. 2012;18(2):132–6.

130. Tschandl P et al. NRAS and BRAF mutations in melanoma-associated nevi and uninvolved nevi. PLoS One. 2013;8(7):e69639.

131. Nikolaev SI et al. Exome sequencing identifies recurrent somatic MAP2K1 and MAP2K2 mutations in melanoma. Nat Genet. 2012;44(2):133–9.

132. Shull AY et al. Novel somatic mutations to PI3K pathway genes in metastatic melanoma. PLoS One. 2012;7(8):e43369.

133. Yajima I et al. RAS/RAF/MEK/ERK and PI3K/PTEN/AKT signaling in malignant melanoma pro-

gression and therapy. Dermatol Res Pract. 2012; 2012:354191.

134. Brose MS et al. BRAF and RAS mutations in human lung cancer and melanoma. Cancer Res. 2002;62(23): 6997–7000.

135. Davies H et al. Mutations of the BRAF gene in human cancer. Nature. 2002;417(6892):949–54.

136. Hodis E et al. A landscape of driver mutations in melanoma. Cell. 2012;150(2):251–63.

137. Colombino M et al. BRAF/NRAS mutation frequencies among primary tumors and metastases in patients with melanoma. J Clin Oncol. 2012; 30(20):2522–9.

138. Ekedahl H, et al. The clinical significance of BRAF and NRAS mutations in a clinic-based metastatic melanoma cohort. Br J Dermatol. 2013;169(5): 1049–55.

139. Richtig E et al. BRAF mutation analysis of only one metastatic lesion can restrict the treatment of melanoma: a case report. Br J Dermatol. 2013;168(2): 428–30.

140. Yancovitz M et al. Intra- and inter-tumor heterogeneity of BRAF(V600E) mutations in primary and metastatic melanoma. PLoS One. 2012;7(1): e29336.

141. Menzies AM et al. Distinguishing clinicopathologic features of patients with V600E and V600K BRAF-mutant metastatic melanoma. Clin Cancer Res. 2012;18(12):3242–9.

142. Amanuel B et al. Incidence of BRAF p.Val600Glu and p.Val600Lys mutations in a consecutive series of 183 metastatic melanoma patients from a high incidence region. Pathology. 2012;44(4):357–9.

143. Halait H et al. Analytical performance of a real-time PCR-based assay for V600 mutations in the BRAF gene, used as the companion diagnostic test for the novel BRAF inhibitor vemurafenib in metastatic melanoma. Diagn Mol Pathol. 2012; 21(1):1–8.

144. Marin C, et al. Detection of BRAF p.V600E mutations in melanoma by immunohistochemistry has a good interobserver reproducibility. Arch Pathol Lab Med. 2014 (In Press).

145. Wilmott JS et al. BRAF(V600E) protein expression and outcome from BRAF inhibitor treatment in BRAF(V600E) metastatic melanoma. Br J Cancer. 2013;108(4):924–31.

146. Busam KJ et al. Immunohistochemical analysis of BRAF(V600E) expression of primary and metastatic melanoma and comparison with mutation status and melanocyte differentiation antigens of metastatic lesions. Am J Surg Pathol. 2013;37(3):413–20.

147. Long GV et al. Immunohistochemistry is highly sensitive and specific for the detection of V600E BRAF mutation in melanoma. Am J Surg Pathol. 2013; 37(1):61–5.

148. Skorokhod A et al. Detection of BRAF V600E mutations in skin metastases of malignant melanoma by monoclonal antibody VE1. J Am Acad Dermatol. 2012;67(3):488–91.

149. Capper D et al. Assessment of BRAF V600E mutation status by immunohistochemistry with a mutation-specific monoclonal antibody. Acta Neuropathol. 2011;122(1):11–9.

150. Chapman PB et al. Improved survival with vemurafenib in melanoma with BRAF V600E mutation. N Engl J Med. 2011;364(26):2507–16.

151. Hauschild A et al. Dabrafenib in BRAF-mutated metastatic melanoma: a multicentre, open-label, phase 3 randomised controlled trial. Lancet. 2012; 380(9839):358–65.

152. Flaherty KT et al. Combined BRAF and MEK inhibition in melanoma with BRAF V600 mutations. N Engl J Med. 2012;367(18):1694–703.

153. Beadling C et al. KIT gene mutations and copy number in melanoma subtypes. Clin Cancer Res. 2008;14(21):6821–8.

154. Carvajal RD et al. KIT as a therapeutic target in metastatic melanoma. JAMA. 2011;305(22):2327–34.

155. Zebary A et al. KIT, NRAS and BRAF mutations in sinonasal mucosal melanoma: a study of 56 cases. Br J Cancer. 2013;109(3):559–64.

156. Zebary A, et al. KIT, NRAS, BRAF and PTEN mutations in a sample of Swedish patients with acral lentiginous melanoma. J Dermatol Sci. 2013;72(3):284–9.

157. Guo J et al. Phase II, open-label, single-arm trial of imatinib mesylate in patients with metastatic melanoma harboring c-Kit mutation or amplification. J Clin Oncol. 2011;29(21):2904–9.

158. Handolias D et al. Clinical responses observed with imatinib or sorafenib in melanoma patients expressing mutations in KIT. Br J Cancer. 2010;102(8): 1219–23.

159. Hodi FS, et al. Imatinib for melanomas harboring mutationally activated or amplified KIT arising on mucosal, acral, and chronically sun-damaged skin. J Clin Oncol. 2013;31(26):3182–90.

160. Van Raamsdonk CD et al. Frequent somatic mutations of GNAQ in uveal melanoma and blue naevi. Nature. 2009;457(7229):599–602.

161. Van Raamsdonk CD et al. Mutations in GNA11 in uveal melanoma. N Engl J Med. 2010;363(23): 2191–9.

162. Derry JM et al. Developing predictive molecular maps of human disease through community-based modeling. Nat Genet. 2012;44(2):127–30.

第 23 章

儿童肿瘤分子检测

Gino R. Somers，Paul S. Thorner

引言

儿童肿瘤分子诊断的应用使得某些特定肿瘤的诊断和预后发生了革命性的变化。本章将重点阐述两种类型的肿瘤:儿童肉瘤[特别是尤文肿瘤家族,原始圆形细胞肉瘤(primitive round cell sarcomas,PRCS)、婴儿型纤维肉瘤和胚胎性横纹肌肉瘤(embryonal rhabdomyosarcoma,ERMS)]和神经母细胞瘤。每种亚型纳入儿童肿瘤的诊断和(或)预后评估的分子诊断技术中获益。本章将总结儿童肿瘤中几种较为常见的、重现性的基因重排,并对它们在肿瘤诊断中的作用加以阐述。此外,还会讨论检测这些基因重排的技术方法,并总结更为先进的技术,以期未来能将这些方法用于儿童肿瘤的分子诊断中。

儿童肉瘤

背景

在儿童恶性实体瘤中,肉瘤所占比例高达 20%[1]。多数肉瘤发生于软组织,往往具有间叶起源。这些软组织肿瘤可以发生于全身任何部位,通常分为两大类型:最常见的是横纹肌肉瘤(rhabdomyosarcomas,RMS),以及非横纹肌肉瘤[2]。非横纹肌肉瘤包括尤文肉瘤/原始神经外胚层肿瘤 (ewing sarcomas/peripheral neuroectode,ES/PNET)、滑膜肉瘤(SS)、恶性外周神经鞘瘤(MPNST)以及婴儿型纤维肉瘤。对肉瘤进行准确分型,对疾病的治疗很重要[3,4]。肉瘤诊断方法包括光学显微镜的观察以及对特定细胞抗原(如在 ES/PNET 中使用 CD99[5])进行免疫组织化学方法的检测。近年来,细胞分子遗传学和遗传分析可检测出与特定软组织肉瘤相关的某些染色体异常,包括与 ES/PNET 相关的 t(11;22)、t(21;22)[6,7];以及与儿童纤维肉瘤相关的 t(12;15)[8]。

儿童肉瘤的染色体异常

儿童肉瘤可分为两类主要的细胞遗传学类型:一类是一小部分染色体特定区段发生重排,产生相对简单的近二倍体的核型;另一类是虽无重复的基因异常,却有复杂的核型,提示基因组有广泛的不稳定性[9]。前一类肿瘤包括 ES/PNET、腺泡型 RMS(ARMS)和 SS [9-12],每种肿瘤都具有恒定的易位[6,13-19]。融合基因的致癌机制尚不清楚,然而,目前普遍的看法为,骨髓间充质干胞的异常转录是导致基因表达失调及转化的一个可能因素[9]。第二类肿瘤包括 ERMS、MPNST 以及骨肉瘤[9,20]。这类具有复杂核型的肿瘤提示着染色体的不稳定性;随后发生的原癌基因激活和抑癌基因失活,促进肿瘤的发生与发展[9,21,22]。相当一部分比例的肉瘤同时具备简单和复杂的核型,一个显著的变化是 8 号染色体染色物质的增加,表现为全染色体或者染色体上某些特定区段的扩增[23-25]。据报道,8 号染色体三体是骨外间叶源性软骨肉瘤和儿童未分化肉瘤唯一的异常[23,26],提示 8 号染色体的获得对肿瘤的发生起着至关重要的作用,其发病机制可能是 *MYC* 基因的表达增加所致[23]。

G.R. Somers, M.D., Ph.D. (✉) • P.S. Thorner, M.D., Ph.D.
Department of Paediatric Laboratory Medicine, Hospital for Sick Children, University of Toronto, Toronto, ON, Canada M5G 1X8

Department of Laboratory Medicine and Pathobiology, University of Toronto, Toronto, ON, Canada
e-mail: gino.somers@sickkids.ca;
paul.thorner@sickkids.ca

伴有重现性重排的肉瘤

尤文肿瘤家族

尤文肿瘤家族（EFT）是一组伴有 22q12 上 EWSR1 基因重排的肿瘤。该组肿瘤包括了尤文肉瘤（ES）、血管瘤样纤维组织细胞瘤（AFH）、促结缔组织增生性小圆细胞肿瘤（DSRCT）、透明细胞肉瘤（CCS）、骨外黏液样软骨肉瘤、黏液/圆细胞脂肪肉瘤和肌上皮肿瘤[27]（表 23.1）。

尤文肉瘤是典型的 EFT，后文将重点讨论。既往依据神经外胚层的分化程度将其分为 ES 和原始神经外胚层肿瘤（pNET），现在认为这两种肿瘤其实是同一种肿瘤，WHO 将其命名为 ES/pNET。ES 有赖于结合组织形态学、免疫组织化学和分子细胞遗传学特征做出综合诊断。其临床和组织学特征已被广泛认知[27]。简言之，ES 通常发生于男性，发病高峰年龄为二十多岁[6,27]。多原发于骨内，20%~40% 发生于骨外[27]。肿瘤由片状、具有高核浆比的小圆细胞构成。可见到 Homer-Wright 花环样结构和梭形细胞。细胞质透明或呈空泡状，胞核呈圆形、浓染，核仁不甚明显。常规 HE 染色可以识别出大多数 ES 中淡染和深染的细胞（图 23.1）。肿瘤

细胞胞浆糖原丰富[6,27-29]。免疫组化显示了肿瘤的神经分化证据（CD56、CD57、NSE）。CD99 是一种跨膜糖蛋白，是 MIC2 基因[30,31]的产物，是 ES 较为敏感和特异的免疫组化指标[6,28,32]。CD99 在 ES 中表现为膜的弥散的强阳性表达；然而，也有报道 CD99 在淋巴母细胞淋巴瘤[33]、间质软骨肉瘤[34]和低分化滑膜肉瘤[35]中表达。在这些复杂病例中，分子检测对于 ES 是尤为必需的。

高达 98% 的 ES 有诊断性的 EWSR1 基因重排[36]。近期一篇综述报道，可与 EWSR1 发生基因重排的伙伴基因多达 9 个[27]。多数情况下 EWSR1 与 ETS 家族中的转录因子[6,13]发生配对重排。最常见的伙伴基因是 11q24 上的 FLI1 基因（占 ES 的 85%）[6,37]，其次是 21q22 上的 ERG（占 ES 的 10%）[6,7]。其他伙伴基因还包括 7p22 上的 ETV1[38]，17q22 上的 ETV4[39]以及 2q33 上的 FEV[40]。其中，EWS/FLI1 融合基因是研究最为广泛的一组重排基因。结构上，EWS 的氨基末端与 FLI1 的羧基末端基因发生融合，形成一个异常转录因子[41,42]。已报道的融合转录产物上有多个断裂点，但都含有 EWSR1 的氨基末端反式激活结构域和 FLI1 的羧基末端结构域[43]。据报道，不同的断裂点中，生物活性没有差异[44]。EWSR1/FLI1 具有较强的转化活动[41]，并对维持 ES[45-47]的转化状态发挥重要作用。在

表 23.1　尤文家族肿瘤

肿瘤	易位	融合转录本	免疫组化	累及年龄
尤文肉瘤 [a]	t(11;22)(q24;q12)	EWSR1/FLI1	CD99; FLI1; NSE	11~20 岁达高峰
	t(21;22)(q22;q12)	EWSR1/ERG		
	t(7;22)(p22;q12)	EWSR1/ETV1		
	t(2;22)(q33;q12)	EWSR1/FEV		
	t(17;22)(q12;q12)	EWSR1/ETV4		
	t(16;21)(p11;q22)	FUS/ERG		
	t(2;16)(q35;p11)	FUS/FEV		
血管瘤样纤维组织细胞瘤	t(2;22)(q33;q12)	EWSR1/CREB1	肌间线蛋白; CD99; CD68; EMA	平均年龄 20 岁
	t(12;22)(q13;q12)	EWSR1/ATF1		
	t(12;16)(q13;p11)	FUS/ATF1		
促结缔组织增生性小圆细胞肉瘤	(11;22)(p13;q12)	EWSR1/WT1	角蛋白; EMA; 肌间线蛋; NSE; WT1（核）	21~30 岁达高峰
透明细胞肉瘤	t(12;22)(q13;q12)	EWSR1/ATF1	S100; HMB45; MART1	11~30 岁达高峰
骨外黏液样软骨肉瘤	t(9;22)(q22;q12)	EWSR1/NR4A3	波形蛋白	中位年龄 50~60 岁
	t(9;17)(q22;q11)	RBP56/NR4A3		
肌上皮癌	t(19;22)(q13;q12)	EWSR1/ZNF444	EMA, S100, SMA	年长成人，平均年龄 55 岁
	t(12;22)(q13;q12)	EWSR1/ATF1		
	t(1;22)(q23;q12)	EWSR1/PBX1		
	t(6;22)(p21;q12)	EWSR1/POU5F1		
黏液/圆细胞脂肪肉瘤	t(12;22)(q13;q12)	EWSR1/DDIT3	S100	高峰出现在 41~50 岁

[a] 仅包括经典融合转录本。

体外实验中，*EWSR1/FLI1* 融合基因的表达破坏了大量靶基因的表达，这些基因包括促进肿瘤发生转化的基因、促进肿瘤发生的基因以及维持肿瘤未分化状态的基因（见[27,44]）。一项研究表明，某种特定类型的 *EWSR1/FLI1* 融合基因（"1 型"）临床预后相对较好[48]，然而目前的数据显示当前的治疗方案消除了这种相关性[49]。

值得一提的是，很小比例的 ES(<1%) 具有 *EWSR1* 基因与非 *ETS* 家族成员的基因发生重排，包括 *NFAT2c*、*POU5F1*、*SMARCA5*、*ZSG* 和 *SP3*（见[44]）。ES 中这些重排方式的出现为我们提出了一个有意思的问题，ES 到底是指哪些类型的肿瘤？是 ES，还是 ES 样的其他类型的肿瘤？未来需要更多的研究来解答这个疑惑，但目前仅限于这种罕见的肿瘤。

其他具有 *EWSR1* 基因重排的 EFT 包括 AFH、DSCRT 和 CCS。CCS 将在第 11 章中加以讨论。AFH 是一种预后较好的交界恶性肿瘤[32]。肿瘤通常发生于儿童和青年，多在 40 岁以下确诊[32,50]。该肿瘤临床上通常无症状，表现为生长缓慢的皮下肿块；发热、体重减轻的全身症状偶有报道[32,50]。大体检查常常是直径数厘米的质硬结节，切面呈囊性、出血状，偶尔似血肿或血管瘤样外观[29,32,50]。组织学特征是具有纤维性的慢性炎症性的假包膜，其内充满出血的腔隙分隔及病变细胞。病变细胞形态一致，呈组织细胞样，胞浆淡染，核呈圆形至椭圆形。胞质内还可以出现含铁血黄素和脂质，使其更似组织细胞样的外观。细胞异型性不常见[29,32,50,51]（图 23.2）。

AFH 的免疫组化染色模式有助于该病的诊断：约 50% 的病例有 CD68、肌间线蛋白和 CD99 的阳性表达，约 40% 的病例有 EMA 的阳性表达。血管标记物、其他组织细胞标记物和角蛋白常呈阴性表达[32,50,51]。AFH 电镜观察特征没有得出结论，寥有几篇文章指出，病变细胞表现内皮细胞、组织细胞或肌样细胞的特征[51-53]。

分子遗传学分析揭示了 AFH 有三种不同的基因融合方式。最常见的是 t(2;22)(q33;q12)*EWSR1/CREB* 重排，其次是 t(12;22)(q13;q12)*EWSR1/ATF1* 以及 t(12;16)(q13;p11)*FUS/ATF1* 重排[50,51,54]。*EWSR1* 和 *FUS* 同属于 *TET* 基因家族，具有结构和功能的相似性[55]。有趣的是，含 *EWSR1* 融合基因与 CCS 中基因是一致的（见第 11 章）。有文献认为，同样的分子异常产生了不同的临床表现及免疫表型，可能与两种机制有关，其一是因不同的细胞起源所致，其二是出现了其他分子异常，或者与这两种因素都有关[28,56]。

DSCRT 是发生在较大的儿童及年轻成年人的一种罕见、极具侵袭性的 EFT，通常表现为腹膜后弥散性的病变，包裹多个器官[57]。其他可受累的器官包括肺[58]、性腺[59,60]和骨[61,62]。肿瘤由小梁状、片状和岛状的尤文特征的恶性圆形细胞组成[63]。这些细胞弥散分布于致密、促结缔组织增生性的基质内，在活检小标本中，这些细胞常受压变形，导致诊断困难。肿瘤细胞可表达多种免疫表型，如 CD99、角蛋白、EMA 以及神经标记物[27,57,63]。特异性的 t(11;22)(p13;q12)[64]产生了 *EWSR1/WT1* 融合基因[28,65]。该融合基因编码 *WT1* 的羧基部分，表达 WT1 蛋白的羧基末端，可用免疫组化的方法加以证实[66]。*EWS/WT-1* 融合基因表达的蛋白与 PDGFA 表达相关，而 PDGFA 在 DSRCT 的疾病进展中起着主导作用[67,68]。

含有 *EWSR1* 基因重排但较不为人所知的肿瘤还有 t(12;22)(q13;q12)产生 *EWSR1/DDIT3* 融合基因的黏液/圆细胞脂肪肉瘤[69]；t(9;22)(q22;q12)产生 *EWSR1/NR4A3* 融合基因的黏液样软骨肉瘤[70]；以及肌上皮肿瘤，包括肌上皮瘤及肌上皮癌[71]。后一组肿瘤中 *EWSR1* 可有几种不同的伙伴基因，包括 *POU5F1*[72]、*PBX1*[73]和 *ATF1*[74]。

先天性婴儿纤维肉瘤

先天性婴儿纤维肉瘤通常发生在婴儿期或幼儿期；大多病例确诊时不到 2 岁[8]。肿瘤表现为头颈部或肢端快速生长的肿块[8]。组织学上，肿瘤呈交叉束状，明显的鲱鱼骨样，灶性区呈血管外皮瘤样生长[29,75]。免疫组化染色并不特异，波形蛋白呈弥散阳性表达。部分病例中，肌源性标记物呈局灶阳性[75]。

分子遗传学证据表明，先天性婴儿纤维肉瘤存在独特的基因重排，涉及 12p13 上的转录因子 *ETV6* 和 15q25 的受体酪氨酸激酶编码基因 *NTRK3*[76-78]。*ETV6/NTRK3* 基因融合导致了 *NTRK3* 结构域的酪氨酸激酶激活，从而激活了下游的 Ras-MAPK 通路和 PI3K-AKT 通路（见[79]）。有趣的是，同样的重排也可见于其他几种肿瘤，包括先天性中胚层肾瘤[76,80]、分泌性乳腺癌[81]和急性髓细胞性白血病[82]。这表明间叶源性、上皮源性和造血系统来源的肿瘤具有某种共同的肿瘤发生机制，即通过酪氨酸激酶的活化促进肿瘤的发生。因此，该结论对"特定的融合基因与特定的肿瘤类型相关"这一传统观念提出了怀疑[78,79]。

原始圆细胞肉瘤

PRCS 近来被认为是儿童尤文样肉瘤的一个独立

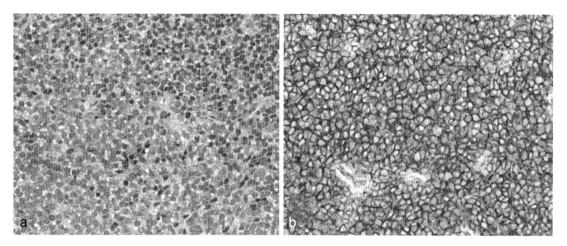

图 23.1 尤文肉瘤的镜下表现及免疫组化染色。(a)尤文肉瘤由片状高核浆比的多角形细胞组成。可见淡染和深染的细胞,后者位于右上方。(b)CD99 染色呈膜阳性。[(a)HE 染色;(b)免疫组化过氧化物酶染色;(a)和(b)放大倍数:×400]

亚型[83-87]。该肉瘤具有 ES 的几种形态学及免疫组织化学的特征,包括不恒定的有时呈片状 CD99 阳性,但不伴有 *EWSR1* 基因重排。高达 25%的 PRCS 存在 4 号染色体和 19 号染色体的特异易位[84,87],最常见的是导致 *CIC* 基因(19q13)与 *DUX4* 基因的 C-末端(4q35)的融合。关于这两个基因的功能,目前知之甚少。然

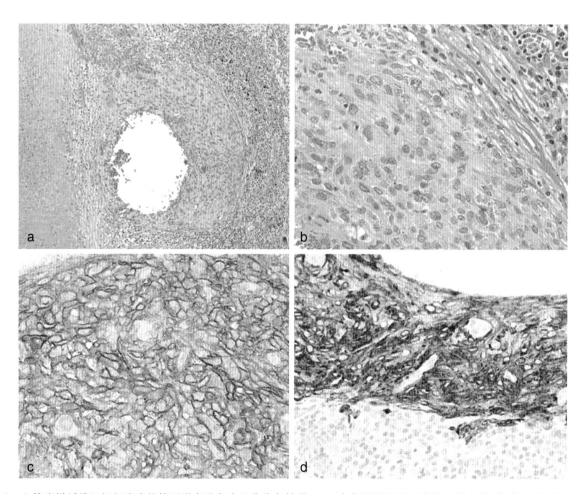

图 23.2 血管瘤样纤维组织细胞瘤的镜下形态及免疫组化染色结果。(a)中倍视野显示血液填充的空隙,部分内衬组织细胞样细胞,周围伴有慢性炎症。右上角可见含铁血黄素沉积。(b)高倍视野显示组织细胞样细胞异型性小,胞浆内含铁血黄素沉积。(c)免疫组化染色CD99呈细胞膜阳性。(d)免疫组化染色显示肌间蛋白胞浆阳性。[(a,b)HE 染色,原始放大倍数(a)×100,(b)×400,(c,d)免疫组化过氧化物酶染色,原始放大倍数×400]

而，*CIC* 基因是果蝇基因 capicua 的人类同源基因，编码具有高迁移率组框的转录因子[88]。*DUX4* 基因是一个同源盒基因，其正常功能亦不甚了解[89]。最近的一项体外研究显示，*CIC-DUX4* 融合转录的过表达能够诱导增加小鼠 NIH3T3 成纤维细胞的 "锚定非依赖细胞集落" 形成，并且诱导 ETS 家族转录因子的过表达[85]。然而，尚未完全界定 *CIC-DUX4* 在人类间充质干细胞以及在维持未分化状态中发挥的作用。欲了解更多融合转录在肉瘤发生中的作用，尚需进一步的探索。

具有复杂染色体核型及无染色体基因重排的肉瘤

某些儿童肉瘤没有用于诊断的重现性基因重排，反而存在复杂多变的基因改变。ERMS 作为此类肿瘤中的一种，将在下文加以阐述。这类肿瘤包括儿童未分化软组织肉瘤[23]、脂肪肉瘤、平滑肌肉瘤、血管肉瘤和 MPNST。后四种肿瘤已在第 11 章中进行讨论。

胚胎性横纹肌肉瘤

ERMS 最常发生于 10 岁以下的儿童[90]。常见好发部位有头颈部和泌尿生殖系统，包括膀胱和前列腺[90,91]。大体上，ERMS 是一种浸润生长的肿瘤，质地可从坚实、肉质状到质软、黏液样[92]。葡萄簇状横纹肌肉瘤是 ERMS 的一种特殊定的变型，呈 "葡萄串" 状外观，由多个无蒂小结节构成，好发于黏膜部位。显微镜下，ERMS 的形态多种多样，可由胞浆少、圆形和星形细胞组成，也可表现为黏液性的肿瘤，由中等量嗜伊红胞浆、体积稍大一些的梭形细胞构成[90,92]（图 23.3）。葡萄簇状肉瘤的一种变异型，表现为在上皮下方由密集的恶性肿瘤细胞构成形成层[92]，预后要好于经典型[93]。其他变异型包括间变型[94]、硬化型[95,96]和梭形细胞型[97]。与经典型相比，间变型预后较差[98]。免疫组化分析显示肌细胞生成素呈核阳性，但不常见；肌间线蛋白呈较强的阳性表达[92]。

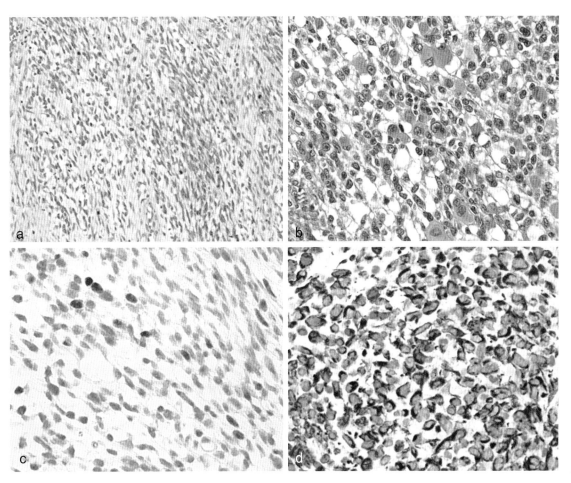

图 23.3 胚胎性横纹肌肉瘤的镜下形态及免疫组化染色结果。(a)中倍视野显示梭形细胞，伴有不同程度的细胞结构和黏液间质。(b)高倍镜下显示具有治疗后肿瘤有广泛的细胞分化。(c)免疫组化染色显示少数细胞肌细胞生成素呈核阳性；(d)免疫组织化学染色显示大部分细胞肌间蛋白胞浆呈阳性。[(a,b)HE 染色，原始放大倍率(a)×200,(b)×400;(c,d)免疫组化过氧化物酶染色，原始放大倍率(c,d)×600]

大多数 ERMS 具有多种染色体的异常，包括 2、5q35.2~35.3、7、8、11、12、13q14 和 20 的获得，以及 1p36、3p14~21、9p21.3、9q21~22、10q22~qter、16q、17p、17q11.2 和 22 的缺失[99,100]。有趣的是，一项研究表明 ARMS 和 ERMS 基因组失衡没有显著差异[99]。大多数 ERMS 更为特异的染色体异常是存在 11p15 杂合性(LOH)的丢失[101,102]。11p15 是 Beckwith-Wiedemann 综合征中常出现变异的染色体区段，其与过度生长综合征和包括 ERMS、肾母细胞瘤和肝母细胞瘤在内的多胚胎性肿瘤的发生有关(见[103])。该区段的基因包括 *IGF2* 和 *CDKN1C*。IGF2 是一种前增殖配体，与 IGF1 受体结合后激活，与多种肿瘤有关(见[104])。ERMS 中有 *IGF2* 基因的表达上调[105]，通过免疫组化的方法可在易位阴性的 RMS 中检测[106]。抑癌基因 *p53* 在 ERMS 中同样发挥着重要作用。1%~10% 的 ERMS 患儿可伴有 Li-Fraumeni 综合征(见[107])。最近一项研究表明，通过高分辨率比较基因组杂交阵列(CGH)发现，ERMS 中存在大量单基因和基因信号的异常，包括调控 *p53* 和 *Rb* 基因的 *CDKN2A/B* 的基因失活，以及 *FGFR4*、*Ras* 和 *GLI1* 的功能获得[100]。

肉瘤诊断方法

儿童肉瘤的诊断主要依赖于病理形态学、免疫组织化学和分子遗传学做出综合判断。多种分子遗传学检测技术可以检测基因重排，包括传统的核型分析、光谱染色体组型分析(SKY)、RT-PCR 和荧光原位杂交(FISH)。

传统的核型分析和光谱染色体组型分析技术需要培养肿瘤细胞。这两种技术都存在一定局限性，肿瘤细胞培养失败，且相对耗时耗力[108,109]。此外，与传统的细胞遗传学分析(3~5 Mb)相比，SKY 存在分辨率(1~2 Mb)较低的问题[110,111]。然而，核型分析的优点在于单次测定中能够得出较为全面的基因信息[109]，并且具有检测出特定肿瘤相关的新的或变异型异常的可能性[84,108]。

RT-PCR 方法灵敏度高、方便快速，仅需少量肿瘤 RNA 即可检测特定的转录本[109]。然而，RT-PCR 的缺点在于每种引物只能针对检测特定的单个融合基因，欲想检测多个发生易位的基因则需多种引物和聚合酶链式反应(PCR)[108]。此外，RT-PCR 不能作为筛查试验来检测不常见的或变异的基因易位。FISH 作为一种相对快速的检测手段，优点是能够检测某种既定探针的所有基因重排。例如，不论伙伴基因为何，*EWSR1* 分离探针都能检测出所有基因重排形式中的 *EWSR1* 基因[108]。然而它的强项也是它的弱点，FISH 虽可检测到 *EWSR1* 基因，却无法检测出其配对的伙伴基因。因此，当某种肿瘤同时具备多种 EFT 肿瘤特征时，FISH 检测也是有问题的。

神经母细胞瘤

临床特征

神经母细胞瘤是一种胚胎性肿瘤，起源于交感神经系统的原始神经嵴细胞，可发生于从颈部至盆腔的任何部位。它是儿童最常见的颅外实体肿瘤，发病率约为 1/7000[112]，占儿童致死性肿瘤的 15%，是 1~4 岁儿童最常见的死亡原因[113,114]。肿瘤最常发生于 5 岁以内的儿童，中位年龄为 18 个月[115]。神经母细胞瘤有明显的组织学和分子生物学的异质性，临床结局表现为从自发性消退到疾病转移致死性[114,116]。

风险分层

为了制订神经母细胞瘤的个体化治疗方案，病理学家们设定了整合临床信息、病理学参数以及分子遗传学检测于一体的风险分层系统。风险分层量表仍处于不断地更新改进中。国际儿童肿瘤协作组一直以来使用的量表是基于肿瘤分期、患儿年龄、组织学类型、*MYCN* 扩增情况以及 DNA 倍体制订而成，且将神经母细胞瘤分为低危、中危和高危三组(详见[114])。低危患儿主要采取手术切除，甚至仅是随访观察。中危患儿通常采用化疗后手术再切除。高危患儿则给予包含化疗、手术、放疗、自体干细胞移植和免疫治疗的最大程度的综合治疗。这三组肿瘤的总体存活率分别为 >98%、90%~95% 和 40%~50%[117]。最近修订的方案还新增了肿瘤的分化和 11qLOH 的相关参数，形成了与极低、低、中、高危疾病相关的 16 个参数(详见[118])。因此，在一些运用这种类型管理患者的机构，病理医生在确定患儿的疾病风险分层以及治疗方案中起着关键作用。因此，获得足够的肿瘤组织样本进行组织学评估，以及评价 MYCN、11q 和 DNA 倍体状态是十分重要的。这就需要进行开放活检或多针穿刺活检。

年龄

患儿年龄是神经母细胞瘤最早运用的预后预测指标之一。1 岁以下婴幼儿预后较好，并且某些肿瘤可以自行消退或分化。总体而言，这类患儿的 5 年生存率是 94%；1~4 岁患儿 5 年生存率约为 60%；5~9 岁则约为 55%[119]。将 1 岁作为预后良好的临界值虽便于临床治疗，但较武断，因为近来对 12~18 个月的患儿进行的研究表明，预后良好的年龄临界值可延长至 18 个月[115,120]。这就将年龄引入临床参数中，并与几乎运用 30 年之久的病理分类系统相符合（见下文）。

神经母细胞瘤分期

肿瘤分期是神经母细胞瘤另外一个较早制订的预后标记物。尽管存在不同的预后系统，但儿童肿瘤协作组使用 20 余年的是国际神经母细胞瘤分期系统[121]。该系统中，1 期指局限性肿瘤，被完整切除，有或无镜下残留病灶的肿瘤；2 期则为局限性肿瘤，但不能被完整切除，伴（2B 期）或不伴（2A 期）同侧淋巴结受累的肿瘤；3 期指的是浸润穿越中线（脊柱），不能手术切除，或虽位于中线但向双侧延伸的肿瘤；4 期指播散性肿瘤，转移至骨、骨髓、肝脏及皮肤和（或）远处淋巴结。4S 期是转移性肿瘤的一种特殊分期，发生于 18 个月以内的婴幼儿，表现为原发局限性肿瘤（1 期、2A 期或 2B 期），伴有限于肝脏、皮肤和（或）<10% 的骨髓浸润的转移。

分期较低的神经母细胞瘤（1 期或 2 期）仅占 25%，但总生存率达 95%~100%[122,123]。3 期患儿生存率为 50%~70%，这取决于患儿的年龄、肿瘤的组织学类型和生物学行为[124,125]。4 期患儿的生存率仅有 40%[126,127]。4S 期的肿瘤常常在没有治疗或轻度治疗下出现自发消退，但对于一些表现为高危的肿瘤，单独患者的预后（治疗计划）可以由其他诸如组织学和肿瘤生物学行为等因素来决定[128]（见下文）。

作为新危险分类系统（见上文）中的一部分，神经母细胞瘤的分期正逐渐演化为更简单的评价系统，而且是一个高度依赖治疗前影像学的系统[118,129]。L1 期是指局限性肿瘤，限于身体的一个部分，按照影响确定的危险因素列表，没有累及身体重要结构[130]。L2 期指的是含有一个或多个影像学定义危险因素的局限性肿瘤。M 期和 MS 期取代了上述国际神经母细胞瘤分期系统中的 4 期和 4S 期。依据这种分期系统，L1 期肿瘤生存率为 90%，L2 期为 78%[129]。

病理学

神经母细胞瘤的镜下表现形态多样，可以由原始的神经母细胞构成，也可完全由分化成熟的神经节细胞和施万细胞组成，或者包含各个分化阶段的细胞。在这一谱系的较早期阶段，肿瘤细胞（如神经母细胞）是体积相对较小的细胞（直径约为小淋巴细胞的 2 倍），无明显细胞边界（图 23.4）。核染色质粗糙，常可见小核仁（相对于一些其他小圆细胞肿瘤而言）。神经母细胞往往呈巢状排列，其间有纤维血管分隔，钙化灶常见。神经母细胞也可密集生长，出现片状核，或被不等数量的嗜酸性纤维物质或神经毡分隔，神经毡实际上是神经母细胞的细胞质突起，而非真正的细胞外基质。某些肿瘤中的神经母细胞还可以神经纤维为轴心，形成花环状结构，即 Homer-Wright 环。这种结构有助于诊断，但大多肿瘤缺乏该结构。神经母细胞也可出现间变的特征。分化较好的神经母细胞表现出神经节分化，有明确的胞质边界，具有类似成熟神经节细胞的细胞核特征。分化好的神经节细胞瘤被认为是最成熟的神经母细胞瘤。其细胞细胞质增加，有典型的神经节细胞的细胞核，核仁明显。这类肿瘤与正常的神经节细胞较难鉴别。随着分化走向成熟，神经毡逐渐被交错成簇的施万细胞取代。大多数情况下，光镜下即可对神经母细胞瘤做出诊断。然而，在分化谱系的最原始阶段，则尚需免疫组织化学和（或）电子显微镜等特殊的检查辅助诊断。神经母细胞瘤不同程度表达神经元特异性烯醇化酶（NSE）、嗜铬粒蛋白、突触素和酪氨酸羟化酶。神经母细胞两个最好的标记物是 NB84 和 MAP-2[131]（图 23.5）。

一般说来，神经母细胞瘤愈原始，其进展愈快速。为了将不同组织学形态和相应的临床特征关联起来，病理学家们建立了一种新的分类方法，将病理报告术语标准化，把每种组织学类型的预后评判为"良好"或"不良"两种类型。该系统是由 Shimada 博士设定，并定期加以更新和修订，现在称之为国际神经母细胞瘤病理委员会分级系统[132-135]。用于肿瘤分类的特征包括分化程度（是指神经母细胞和施万细胞的组成成分），进行有丝分裂和（或）核碎裂的数量，以及患儿的年龄。书面方案看似复杂琐碎，原始参考文献可供参考[132-135]。简化版详见表 23.2。依据施万细胞或"间质"成分的多少将肿瘤首先分为富间质肿瘤和乏间质肿瘤两大类。间质成分<50% 称为乏间质肿瘤。乏间质肿瘤中 80% 的成分为神经母细胞瘤。对该类肿瘤而言，患儿的年龄可作为评估预后的一项参数，年龄较长者预后较差，在年龄大于 5 岁的患儿中通常如此。分化程度是指神经母细胞的数量以及它们发育为神经节细胞的程度。若该比例≥5%，则称肿瘤是"分化性的"。若肿瘤细胞原始，则单单通过光镜很难做出神经母细胞瘤的诊断，此时称为"未分化"或"低分化"。无论何种肿瘤，只要含有神经毡的成分，则至少界定为分化差的肿瘤。出现间变细胞，往往提示预后更差。但目前尚未将出现间变细胞纳入此分类系统[132]。

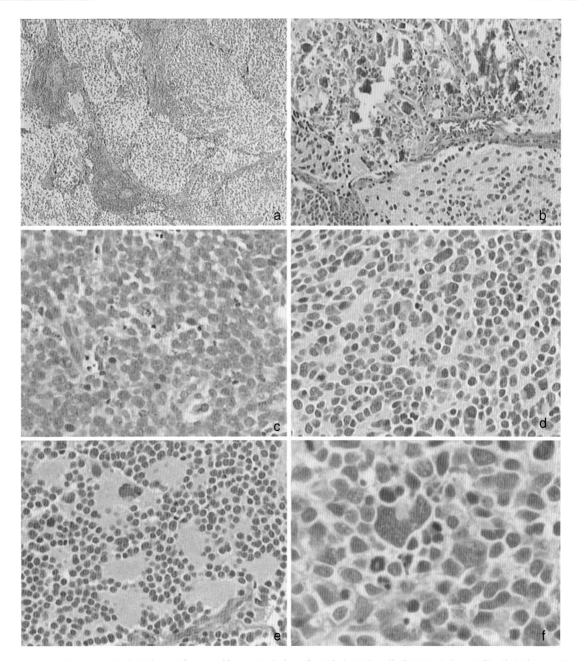

图 23.4　乏基质的神经母细胞瘤的镜下形态。(a)神经母细胞瘤通常形成由纤维血管分隔的肿瘤细胞巢,其内常包含淋巴细胞。(b)营养不良性钙化是一种常见的组织学表现。(c)未分化的神经母细胞瘤是由密集的尚未分化的原始细胞组成。(d)低分化的神经母细胞瘤中,肿瘤细胞核中度多形性,染色质不规则,被嗜酸性神经元纤维物质分隔。(e)分化较好的肿瘤,可见神经原纤维花环状的结构。(f)神经母细胞瘤可含有未分化的细胞成分,但并不表示肿瘤预后差。[HE 染色,原始放大倍数:(a)×40,(b)×100,(e)×200,(f)×400]

　　该系统中最后一个评估参数是有丝分裂核碎裂指数即正在进行有丝分裂或发生核碎裂的细胞数目,评估标准是以计数 5 000 个细胞为准。该方法不需报告细胞绝对值,只需报告低级别(<100/5000 个细胞)、中级别（100~200/5000 个细胞）或高级别(>200/5000 个细胞)三类即可。幸运的是,该分类系统中仅一半的分类评定受 MKI 影响(表 23.2),在其他类别肿瘤中评判预后无需进行该项工作。组织学是一种很有

用的预后指标:预后相对好的乏间质的肿瘤的总体生存率可达 84%,而预后较差的肿瘤的总体生存率仅有4.5%[134,135]。

　　对于富于间质的神经母细胞瘤(又称为神经节细胞神经母细胞瘤),分级系统相对简单。依据残留神经母细胞瘤的成分多少将其分为两大类。由较多神经母细胞巢状排列而成的肿瘤,称为混合型;神经母细胞成分较少,则称为分化好的节细胞神经母细胞瘤(也

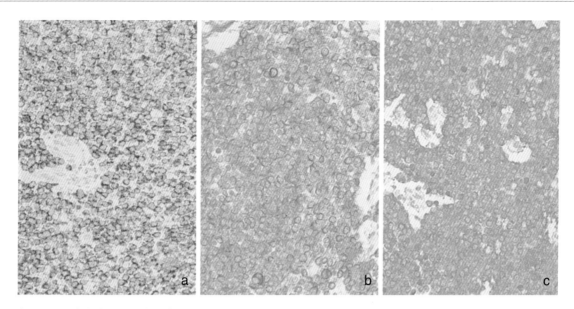

图 23.5 神经母细胞瘤免疫组化染色。神经母细胞呈弥散阳性:(a)NB84,(b)MAP2 和(c)酪氨酸羟化酶。[免疫组化过氧化物酶染色,原始放大倍数:(a~c)×200]

表 23.2 神经母细胞瘤组织学分类表

乏间质神经母细胞瘤			
>5 岁			不良
1.5~5 岁	分化	MKI > 100/5 000	不良
		MKI < 100/5 000	良好
	低分化		不良
	未分化		不良
<1.5 岁	分化	MKI > 200/5 000	不良
		MKI < 200/5 000	良好
	低分化	MKI > 200/5 000	不良
		MKI < 200/5 000	良好
	未分化		不良
富有间质神经母细胞瘤			
(节细胞神经母细胞瘤)			
	成熟		良好
	混杂型		良好
	结节型		遵从乏间质系统

称为成熟神经节细胞瘤)。混合型的整体生存率是 92%,分化好的节细胞神经母细胞瘤生存率是 100%[134,135]。节细胞神经母细胞瘤的一个预后不良的亚型是相对不常见的结节型,通常指组合性肿瘤,分化好的施万细胞间质占主要成分,伴随一个或多个肉眼可见的神经母细胞结节。近来已证实,通过采用适用于其他乏间质神经母细胞肿瘤的同一标准,依据乏间质肿瘤的组织病理学分型,可将结节型节细胞神经母细胞瘤分为预后良好和预后不良两种亚型[136,137]。按照这种方法,预后不好的结节性神经母细胞瘤的总体生存率为 40%,而

预后较好的肿瘤的总体生存率为 95%[136,137]。

免疫组化虽然反映细胞分化方向,但通常不能预测预后。编码神经营养素受体蛋白 TrkA、TrkB 和 TrkC 的 trkA、trkB 和trkC 基因是例外。TRK 基因编码神经生长因子受体蛋白,调控神经嵴细胞的分化和凋亡。TrkA 高表达与预后较好相关,TrkB 高表达则预后较差[138-140]。免疫组织化学可以很容易地检测到这些蛋白的表达情况,但通常不用于患者的风险分层及计划。虽然如此,TrkB 的抑制剂,如 Lestaurtinib 仍可以作为神经母细胞瘤的一种潜在治疗药物,目前正处于研究阶段[141]。

神经母细胞瘤的遗传学特征：概述

就组织学和临床表现而言,神经母细胞瘤的遗传学改变存在很大的变异性。虽然遗传学改变在绝大多数儿童肿瘤中常可用于辅助诊断,但在神经母细胞瘤中则不是这样。遗传学变异是很有用的肿瘤预后标记物,用于肿瘤治疗已有 20 余年历史。目前只有少数遗传学改变纳入神经母细胞瘤风险分层(见上文)。遗传学改变可分为两大类:全染色体的获得和节段性改变(获得、缺失及基因扩增)。一般而言,全染色体获得性突变的肿瘤多见于年轻患者,肿瘤分期较低,分化更好,预后更佳。另一类节段性改变往往发生于 1p、11q、17q 和(或)MYCN 原癌基因[142,143]。

基于 CGH 或者 SNP 技术,利用各种手段可以检测神经母细胞瘤的各种遗传学改变,包括流式细胞术、荧光原位杂交(FISH)或显色原位杂交(CISH)、PCR 以及 DNA 芯片技术。这些技术的优缺点已经很好地进行了综述[144,145]。

DNA含量

DNA 含量或倍体数是最早运用于神经母细胞瘤的一种遗传学预后标记物[146,147],通常运用流式细胞术加以评估。虽然新鲜肿瘤组织是最佳检测样品,如果必须的话,也可用石蜡包埋组织进行检测。与预测结果相反,二倍体(DNA 指数为 1)肿瘤预后不好,而非整倍体或三倍体肿瘤(DNA 指数>1)则有较好的预后[146-149]。这种现象反映了二倍体肿瘤通常尚有预后不良的染色体片段的改变。这种变化不足以改变总体 DNA 含量,因此通过流式细胞术来检测时仍为二倍体。DNA 含量的预后价值在<12 个月患儿中较为显著,在>2 岁的患儿则意义不大。染色体倍体分析是目前运用于风险分层的一个遗传学参数(见上文)。

MYCN原癌基因

MYCN 基因定位于 2p24,16%~25% 的神经母细胞瘤显示该基因拷贝数的增加(扩增)。高分期肿瘤中有 40%~50% 的病例发生 MYCN 基因突变 (3 期和 4 期),低分期肿瘤中则不常见(5%~10%)(1 期、2 期或 4S 期)[114,150-153]。神经母细胞瘤中罕见 MYCN 突变(突变率仅有 1.7%)[154]。30 年前人们就已经认识到,MYCN 基因的扩增与神经母细胞瘤的预后不良有关[150,151,155]。不论肿瘤是何分期,一旦存在 MYCN 基因的扩增,则患者的预后一般较差。对于 4 期/M 期肿瘤,患者 5 年总生存率下降到 25%[153,155]。MYCN 基因拷贝数是风险分层里的一项标记物(见上文)。最新的评估系统认为,不论其他预后因素如何,只要存在 MYCN 基因扩增,那么患者则被归为高风险患者[118]。

过去多使用 Southern 印迹[150]或定量 PCR[156]的方法确定 DNA 拷贝数,但这些技术只能给出一个平均值。如今这些技术已经被 FISH 或 CISH 所替代,并可以在分散的细胞核上或完整的组织切片上进行。MYCN 基因通常作为染色体外配对染色质小体(称为双微染色体)(图 23.6),可检出其扩增状态(图 23.6),但很少作为串联重复序列整合入同一染色体内形成同源染色区域(HSR)。人们普遍认为,HSR 起源于双微染色体[157,158]。基因的扩增形式(双微染色体和 HSR)没有预后意义[159]。

ISH 方法表明,FISH 和 CISH 观察到的每个细胞内双微染色体的数量存在相当大的异质性[160-165]。这是有丝分裂时双微染色体在子细胞之间进行不均等分离的结果。因双微染色体缺乏着丝点,因此不能完全受有丝分裂时纺锤体的牵引。扩增特指每二倍体细胞内出现 10 个以上的基因拷贝[148]。3~10 个基因拷贝界定为 MYCN 基因的获得,通常反映了 MYCN 基因定位的 2 号染色体拷贝数的增加。MYCN 基因的获得并非意味着预后不良,不用于风险分层。由于 50% 的转移性神经母细胞瘤缺乏 MYCN 基因的扩增,因此缺乏扩增亦并不意味着神经母细胞瘤预后良好。MYCN mRNA 和 MYCN 蛋白的水平在预后上没有帮助[166]。然而,最近的研究已经表明,某些肿瘤中,虽没有 MYCN 基因扩增,却有 MYCN 蛋白表达水平的升高,这类肿瘤往往预后不良[167]。

当在有 MYCN 扩增和无扩增的神经母细胞瘤中比较表达谱时,约有 200 种以上的基因与 MYCN 表达增加有关[168-172]。许多上调的基因是 MYCN 的靶基因,上调的基因包括转录因子、细胞增殖、耐药和血管生成的相关基因。下调的基因包括参与细胞周期调控、细胞凋亡、信号转导以及和神经分化的相关基因。所有这些变化都促进肿瘤的发生与发展。

神经母细胞瘤染色体的改变

1p突变

25%~35% 的神经母细胞瘤会发生 1p 缺失,在高分期肿瘤中,该区段 LOH 的发生率可高达 90%[148,173,174]。最不常见的缺失区段限定在 1p36.2~1p36.3,但多数情况下,缺失范围更广[175]。缺失通常可由 FISH 方法检测(图 23.7)。而检测 LOH 则需要用到 PCR 或 SNP 芯片,多数实验室没有运用这种方法。1p 缺失或 LOH 往往预后较差, 这种遗传改变通常与 *MYCN* 扩增有关,与其他负向影响因素如 4 期病变、二倍体、17q 的获得也有关联[148,173,174,176]。然而, 一些肿瘤显示 1p LOH 而无其他改变, 表明 1p LOH 是预后不良的一个独立指标[177]。尽管如此,1p 的状态亦尚未应用于当前的风险分层。

人们认为 1p36.2~1p36.3 是一或多个肿瘤抑癌基因的所在位点。对伴和不伴 1p 缺失的神经母细胞瘤的表达研究发现, 该区段含有 25 个已知基因, 包括参与神经分化、信号转导和细胞周期调控的基因[178]。作为任何一个单个基因, 完全表达缺失并不总是恒定出现。另一项表达研究认为,1p 缺失/LOH 导致的不良预后源于联合基因的表达减弱, 而非仅由单个抑癌基因所致[179]。对 1p 最少缺失区段进行测序, 发现 15 种已知基因、9 种未知基因和 6 种预测基因[180]。其中只有 *CDH5*(染色质解旋酶结合域 5)在神经组织中高表达,在神经母细胞瘤中无表达。该基因编码 VE-钙黏着蛋白(CD144), 参与染色质重构。*CDH5* 是神经母细胞瘤中的一个有吸引力的候选基因:*CDH5* 在神经母细胞瘤细胞系中失表达, 恢复其表达, 则导致成瘤性的丧失。第一等位基因通过缺失而丢失, 第二等位基因通过启动子甲基化而失活。*CDH5* 高表达与其他参数(年龄、分期、组织学、倍性、*MYCN* 状态,1p 状态)有关, 这类患儿往往预后良好[180-182]。

11q 染色体的变化

约有 21% 的神经母细胞瘤有 11q 缺失或 LOH[148]。这种改变集中于 11q23, 一个或多个重要抑癌基因的所在位点, 但至今尚未鉴定出来。与 1p 染色体改变相同,11q 染色体改变可以通过 FISH、PCR 或基因测序检测出。存在 11q 缺失/LOH 的患者预后较差, 总体生存率约为 45%[183]。11q23 的改变与 17q 染色体的获得有关, 与 *MYCN* 扩增和 1p 突变则呈负相关[184]。因此,11q 的状态对不伴 *MYCN* 扩增的患者是一项强有力预后标记物, 可用于界定神经母细胞瘤的一种预后差的独立生物学类型。11q 染色体的改变近来已被列入风险分层的一项参数[118]。

17q 染色体的变化

与神经母细胞瘤中 1p 和 11q 缺失片段不同,17q 获得(48% 的病例)是神经母细胞瘤中最常见的基因改变类型[185,148]。FISH 检测可以便捷地检测到该突变(图 23.7)。该区段有时与不对等易位有关, 但断裂点并非总是一致, 而是出现在靠近 17q22 的位置[186]。这表明 17q 的获得性突变产生的临床结局与一个或多个位于 17q 染色体远端的基因序列有关, 而非与某一特定基因的异常有关[186]。神经母细胞瘤中该区段的基因亦存在过表达的情况, 包括 *NGFR*、*nm23-H1*、*nm23-H2*[187]、*BIRC5*[188]和 *PMM1D*[189]。*BIRC5* 和 *PMM1D* 与细胞增殖和凋亡抑制有关, 这些变化会促进恶性表型的表达。有趣的是,*nm23-H1* 和 *nm23-H2* 都是 *MYCN* 的靶基因, 但它们在神经母细胞瘤中的确切作用仍然未知。发生 17q 获得的患者往往预后不良, 总体生存率仅为 31%[185]。2/3 的患者存在 1p 缺失和 *MYCN* 扩增。然而这种遗传学改变目前尚未应用于神经母细胞瘤的风险分层。

神经母细胞瘤特异性基因改变

ALK 基因

ALK 基因通常在神经系统(中枢和外周)发育中表达, 正常情况下与胚胎发生和细胞增殖、迁移过程有关(见[190])。多种恶性肿瘤中都有 *ALK* 基因的改变, 包括间变性大细胞淋巴瘤和炎性肌纤维母细胞肿瘤, 这两种肿瘤也可发生于儿童。遗传性神经母细胞瘤可有 50% 的 *ALK* 基因胚系突变[191,192]。此外也会出现中枢神经系统的先天发育异常[193]。*ALK* 基因的改变不限于家族性神经母细胞瘤;*ALK* 基因的获得见于 23% 的神经母细胞瘤(三体 2p),*ALK* 基因的扩增见于 2% 的病例。

ALK 突变较均一地分布于神经母细胞瘤的各个分期, 但尚未明确其与生存率降低之间的关系[190]。然而, 不同的预后可能与特定的突变相关; 同时出现 F1174L 突变与 *MYCN* 扩增时, 患者预后差, 差于仅有 *MYCN* 扩增的患者[194]。这表明 *ALK* 和 *MYCN* 在神经母细胞瘤中存在协同作用, 这一观念在转基因动物模型中已得到证实。过表达人类 *MYCN* 和 ALKF1174 突变的转基因动物, 其肿瘤发病率升高, 且更早发生肿瘤[195-197]。*ALK* 突变后产生的 ALK 蛋白通过激活 mTOR 通路, 这种情况下, 增加了功能性 *MYCN* 蛋白的表达[195]。ALK 点突变可以发生在无 MYCN 扩增的人类神经母细胞瘤, 表明 *ALK* 突变本身就可以致癌。该观点在动物研究中也得到了证实。实验表明, 过表达突变 *ALK* F1174 的转基因小鼠可以发展为伴有 *MYCN* 扩增和 17q 丢失的神经母细胞瘤[196]。*ALK* 激活通过多种不同的信号通路来调节细胞增殖、分化和凋亡。参与 *ALK* 突变、导致神经母细胞瘤发生的特定蛋白和通路目前尚处于研究阶段(见[190])。

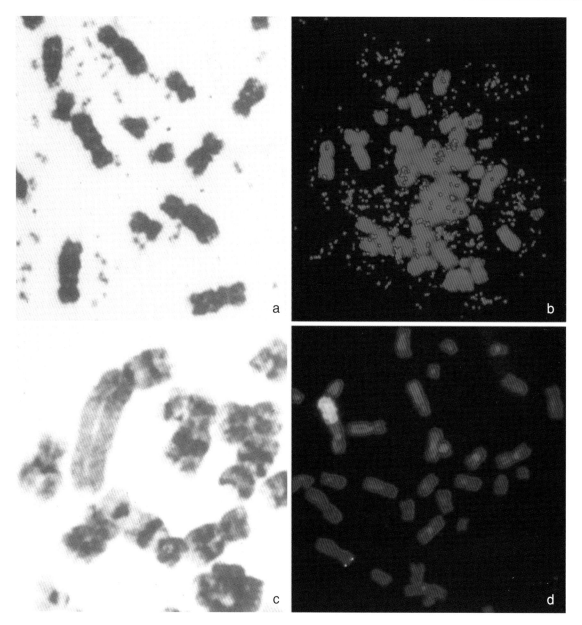

图 23.6　神经母细胞瘤中 *MYCN* 扩增。(a)分裂中期大量作为染色体外配对小体的双微染色体。(b)*MYCN* 标记为橙(红色)FISH 探针显示双微染色体上有多拷贝的 *MYCN* 基因(如 *MYCN* 扩增)。(c)分裂中期显示同源染色区段整合到一个染色体上,其他染色体上缺乏正常的条带。(d)*MYCN* 标记绿色的 FISH 探针表示同源染色区域是 *MYCN* 基因的串联拷贝序列。

ALK 突变与 ALK高表达相关, 但矛盾的是,ALK 高表达也可见于无ALK突变的肿瘤中[198,199]。通过免疫组化可以检测到 ALK 蛋白。超过 50%的肿瘤细胞 ALK免疫组化染色阳性,且预后不良[198]。相比于基因测序而言,免疫组化染色法操作简单,价格低廉,但对其预后指导意义仍不确定。在神经母细胞瘤患者中,确定 ALK状态的重要性, 主要取决于临床的潜在运用。ALK 抑制剂的相关研究为神经母细胞瘤提供了另一种治疗选择。对这些特定的突变需要有所了解,因为对 ALK 抑制剂而言,某些突变可能较其他突变更易发生耐药[190]。在克服 ALK 抑制剂耐药方面,mTOR 抑制剂可能是有用的[195]。目前还不清楚是否仅治疗伴有 *ALK* 突变的患者,或者虽无 *ALK* 突变但免疫组化染色呈阳性的患者也给予治疗。这个决定,将取决于病理实验室如何评估神经母细胞瘤患者 *ALK* 基因的状态。

其他基因

Phox2B:*Phox2B* 基因胚系突变在家族性神经母细胞瘤中已有报道[200-202]。此类患者可以有其他异常,如先天性巨结肠症和先天性低通气综合征("Ondine 的诅咒")。散发性神经母细胞瘤 *Phox2B* 突变很罕见[203]。

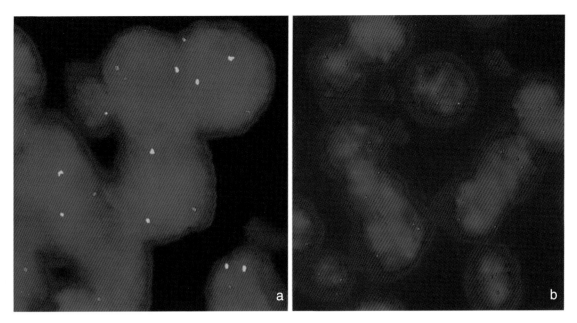

图 23.7 神经母细胞瘤染色体的获得及缺失。(a)标记 1p 的橙色(红色)FISH 探针显示每个分裂间期的 1 个拷贝,而标有绿色标记的探针则表示 1 号染色体着丝粒,显示 1 号染色体存在 2 个拷贝。该图像显示 1p 缺失。(b)17q 区域标记频谱橙色(红色)的 FISH 探针,显示分裂间期 3~4 个拷贝,表明存在 17q 的获得。

PTPN11:PTPN11 基因胚系突变与努南综合征有关, 并易患恶性肿瘤, 尤其是脑部肿瘤、RMS 及白血病, 很少发生神经母细胞瘤[204,205]。散发性神经母细胞瘤 PTPN11 基因的整体突变频率仅为 2.9%[154,204]。

ATRX:ATRX 基因参与染色质重塑、核小体装配和端粒的维持[206]。全基因组测序发现, *ATRX* 基因突变与 4 期神经母细胞瘤患者存在较强的年龄依赖性: 44% 的病例的发病年龄 >12 岁, 17% 的病例的发病年龄为 18 个月至 12 岁; 而无一例发生于 18 个月以内的患儿[206]。总体而言, *ATRX* 基因的突变频率为 9%~10%[154]。*ATRX* 突变与 *MYCN* 扩增互斥。有 *ATRX* 基因突变的患者更易患有慢性进展性疾病。

LIN28b:LIN28b 基因过表达常发生于高危神经母细胞瘤(伴或不伴 *MYCN* 扩增), 但仅有一小部分病例与 6q21 上的 *LIN28b* 基因扩增有[207]。*LIN28b* 基因高表达是独立于 *MYCN* 扩增的一个不良预后标识物。

ARID1A/ARID1B:11% 的神经母细胞瘤中可检测到 *ARID1A* 和 *ARID1B* 基因突变, 这两个基因的突变比例大致相同[208], 且与预后不良有关。*ARID1A* 和 *ARID1B* 突变导致蛋白功能失活, 而正常情况下, *ARID1A* 和 *ARID1B* 是 SWI / SNF 复合物的一部分, 该复合物参与染色质重塑, 对多能神经干细胞的自我更新发挥至关重要的作用。

TP53:抑癌基因 *TP53* 在神经母细胞瘤很少发生突变, 虽然可以出现在细胞毒药物治疗后[209,210]。然而, 在神经母细胞瘤中 p53 通路的失衡可能由其他方式介导。*MDM2* 基因通常通过降解 p53 来抑制 p53 的活性。正常情况下, *MDM2* 扩增可见于肉瘤、胶质瘤和白血病[211], 而未见于神经母细胞瘤中[212]。相反, *MDM2* 基因是 *MYCN* 的靶基因, 伴有 *MYCN* 基因扩增的神经母细胞瘤往往有 *MDM2* 的高表达[212]。反过来, 将会抑制 p53 通路。

神经母细胞瘤的筛查技术

表达谱分析

cDNA 芯片已被广泛运用于神经母细胞瘤的研究[168-170,172,178,213-226]。一些研究对神经母细胞瘤加以整体检测, 其他研究则比较了特定的亚型(例如, 有无 1p 缺失, 有无 *MYCN* 扩增, 端粒酶的低或高表达, 肿瘤分期的低与高分期)。其目的是检测在神经母细胞瘤生物学行为中发挥关键作用的特定基因。大多研究在预后不良的肿瘤中发现了 15~80 组过表达的基因, 在预后良好的肿瘤中也类似地发现了一些过表达的基因。预后良好的神经母细胞瘤表达基因包括:参与神经元分化、儿茶酚胺代谢、神经肽激素活性、细胞周期调节、细胞凋亡、信号转导、细胞黏附和细胞-细胞信号传导的各种基因。预后不良组的肿瘤表达基因包括端粒酶、转录因子、DNA 解旋酶、RNA 结合蛋白和参与细胞凋亡逃逸的基因。这些基因的过表达会导致染色体的不稳定、恶性转化、侵袭性以及肿瘤的转移扩散。

像神经母细胞瘤这样生物学复杂的肿瘤, 尚未得出一个有效预测预后的因子，一些研究获得了多组基因，这些基因的表达谱在预测预后方面将有所帮助。虽然这些基因可能会比目前的风险分层系统更准确[220,221]，但高品质的 RNA 样品需求、昂贵的芯片检测技术以及详尽的计算机分析，使得这种检测技术尚未在临床日常应用。将来这些预后或治疗相关的靶基因将可能会被作为重点关注对象加以研究。

神经母细胞瘤中的 miRNA

miRNA 是非编码小 RNA，通过抑制转录或促进 RNA 降解负性调控基因表达[227,228]。初级 miRNA 通过内切酶 Drosha 和 Dicer 加工成最终形式。据报道，高风险神经母细胞瘤中 miRNA 的下调与 DICER 和 Drosha 的低表达有关[229]。

一些 miRNA 是 *MYCN* 的靶分子[230,231]。通过比较 *MYCN* 扩增和无扩增的肿瘤，发现至少有 50 种 miRNA 由 *MYCN* 差异性调节。大部分 miRNA 功能被抑制，包括参与调控细胞胞周期、细胞凋亡、分化和信号转导的基因（例如 miR-184 和 miR-542-5p）。一些 miRNA 表达增加，这些 miRNA 通常促进细胞增殖、迁移，抑制细胞凋亡（如 miR-9 和 miR-17-92）。这样的改变将促进恶性表型的表达及肿瘤的转移扩散。已报道一小部分 (<35) 特定 miRNA 的表达有助于将神经母细胞瘤患者分成低危和高危人群[229,232,233]。这种类型的检测一般需要高质量的 RNA 样品和芯片技术，这在大多数儿科实验室很难做到。

神经母细胞瘤全基因表达谱检测

目前高通量测序技术在神经母细胞瘤中仅发现几种重现性基因突变，主要限于 *ALK*、*PTPN11*、*A-TRX*、*ARID1A* 和 *ARID1B*（见上文）[154,208]。也许通过这类技术，更激动人心的结果是，在神经母细胞瘤宿主基因组中鉴定了特异等位基因/变体，这些等位基因/变体不仅与神经母细胞瘤易感性相关，还与神经母细胞瘤的生物学行为相关。这类危险等位基因可以通过全基因组关联筛选（GWAS）检测到。GWAS 是将大量患者的基因组信息与更多病例数的对照组做比较，来获得统计学验证的一种方法。通过这种工作，已表明在 *BARD1*、*CHEK2*、*LMO1*、*LINC00340* 和 *PINK1* 等基因中发生的特定 SNP 与高风险疾病相关，而在 *DUSP12*、*DDX4*、*IL31RA* 和 *HSD17B12* 发生的特定 SNP 与高风险的疾病相关[154,234-238]。而且，携带 6~8 个风险等位基因的儿童与携带 0~3 个风险等位基因的儿童相比，发展为高危险神经母细胞瘤的风险增加了

3 倍[236]。这些基因多态性是如何影响神经母细胞瘤的肿瘤生物学，其机制研究才刚刚开始开展。例如，*BARD1* 与 *BRCA1* 相关，在乳腺癌中起作用。BARD1 的一个变体，*BARD1β*，在神经母细胞瘤中优势表达，并稳定 Aurora 家族中神经母细胞瘤的激酶活性[239]。了解这一点的临床意义，在于存在 Aurora 激酶抑制剂，就可能为神经母细胞瘤患者提供另一种治疗选择。

尚有证据表明，神经母细胞瘤的高危生物学行为可受肿瘤演化过程中基因修饰的影响，如甲基化。因甲基化通常导致基因沉默，类似于功能丢失。甲基化可以通过甲基化特异性的 PCR 法检测[240]。神经母细胞瘤中特定基因的甲基化，如 *CASP8*、*DCR2*、*HIN-1*、*HIST1H3C*、*PRPH* 和 *ACSS3* 的甲基化，已被证实与不良预后相关[240-242]。半胱天冬酶 8 参与细胞凋亡，HIN1 调控细胞迁移及细胞凋亡，PRPH 编码成熟神经元表型细胞骨架蛋白外周蛋白。因此，这些基因的功能丧失将会促进恶性表型。

新兴技术

一些最新技术有望应用于诊断实验室，如芯片技术、NanoString RNA 技术和全基因组测序技术。

CGH 芯片

CGH 芯片（mCGH）技术是使用 DNA 芯片检测肿瘤 DNA 拷贝数变化的一种技术[145,243]。基因组获得/扩增或缺失的多个区域通过芯片技术单次就可检测，与最常用的界面荧光原位杂交（FISH）相比，更省时省力。因神经母细胞瘤中某些 DNA 拷贝数的变化与预后有关（见神经母细胞瘤章节），mCGH 技术最近已被用于神经母细胞瘤。此外 mCGH 还可为将来的预后预测指标提供有用的潜在靶分子[169,244-247]。

表达芯片

表达芯片作为常规诊断工具尚未在临床实验室中应用。它需要更高的技术和资金支持，高品质和严苛的组织处理过程，产生的大量数据亦需要复杂精细的计算机程序进行有意义的数据分析[22,248]。此外，研究重复性也不稳定。基于以上原因，表达芯片分析至今未被纳入临床实验室。

尽管如此，表达芯片技术已被广泛应用于神经母细胞瘤及肉瘤的研究（见神经母细胞瘤章节）。对肉瘤的相关研究发现了与特定肿瘤亚型相关的基因表达模式，旨在转化为表达芯片数据，从而形成与诊断、分类

和预后相关的抗体标记物(见[22,248])。一个实例就是发现
TLE1 是 SS 的一个特定标记物[249,250],cKIT 的表达与胃
肠道间质瘤有关[251]。最近发现特异性标记物可用于区
分骨肉瘤[252]和滑膜肉瘤的亚型[253],从而分为更准确的
亚类。此外,尚有一些治疗相关的发现,尤其是在 ES 中
使用 IGF 通路抑制剂[254,255],SS 中使用 HER2[249]。

NanoString技术

　　NanoString 技术是一种基于条码的检测系统,会
使用到两种类型的探针[256]:报告探针和捕获探针。每
个探针具有特异性序列区, 与靶序列结合 (无论是
mRNA 或 DNA)。报告探针标记有颜色编码的标签,与
每个特定的报告探针具有独特的颜色代码识别。捕获
探针随后与靶向转录–报道区段杂交, 形成的复合物
固定到芯片表面。然后洗去过量的探针和核酸,随之
读出信号并解码[256]。该方法省略了必要的靶基因反转
录或扩增过程。该方法极其敏感(500 attomolar 的量),
并且背景干扰少。此外,NanoString 检测使用最少的
DNA 或 RNA(50~100ng)即可完成,且单次反应可以
使用多达 800 种探针[257]。

　　NanoString 技术最近已应用于儿童肉瘤[258],在成
人癌症中也可检测融合转录产物[259]。它是检测融合转
录的最理想方法[258,259]。此外,单次反应可以检测多个
不同的融合转录产物,避免了多次检测[256]。一些实验
室目前正探索性地在儿童肉瘤中使用该方法,以检测
诊断性的特定易位。

全基因组和全外显子测序

　　WG/WE 测序在肿瘤诊断中的价值有限;然而,这
种技术已经有了一些新发现。这种技术在儿童肿瘤的
运用已在神经母细胞瘤中有过讨论。

结论

　　现阶段儿童肿瘤的分子诊断技术正在快速变化。
病理新技术的发展带来了更多影响诊断、预后和个体
化治疗的分子信息。诸如 NanoString 和 CGH 芯片技术
正逐渐走进肿瘤诊断实验室,全基因组测序也已被运
用于突变检测。个体化医疗的时代已经来临,病理学
家在推进更加准确的诊断、更加个体化的治疗方案中
发挥着核心作用。

（汪星星 译　侯英勇 校）

参考文献

1. Mackall CL, Meltzer PS, Helman LJ. Focus on sarcomas. Cancer Cell. 2002;2(3):175–8.
2. Meyer WH, Spunt SL. Soft tissue sarcomas of childhood. Cancer Treat Rev. 2004;30(3):269–80.
3. Coffin CM, Dehner LP, O'Shea PA. Pediatric soft tissue sarcomas: a clinical, pathological and therapeutic approach. Baltimore, MD: Williams & Wilkins; 1997.
4. Rubin BP. Recent progress in the classification of soft tissue tumors: role of genetics and clinical implications. Curr Opin Oncol. 2001;13(4):256–60.
5. Coindre JM. Immunohistochemistry in the diagnosis of soft tissue tumours. Histopathology. 2003;43(1):1–16.
6. Ushigome S, Machinami R, Sorensen PH. Ewing sarcoma/primitive neuroectodermal tumour (PNET). In: Fletcher CDM, Unni KK, Mertens F, editors. World Health Organization classification of tumours: tumours of soft tissue and bone. Lyon: IARC Press; 2002. p. 297–300.
7. Sorensen PH, Lessnick SL, Lopez-Terrada D, Liu XF, Triche TJ, Denny CT. A second Ewing's sarcoma translocation, t(21;22), fuses the EWS gene to another ETS-family transcription factor, ERG. Nat Genet. 1994;6(2):146–51.
8. Coffin CM, Fletcher JA. Infantile fibrosarcoma. In: Fletcher CD, Unni KK, Mertens F, editors. World Health Organization classification of tumours: tumours of soft tissue and bone. Lyon: World Health Organization; 2002. p. 98–100.
9. Helman LJ, Meltzer P. Mechanisms of sarcoma development. Nat Rev Cancer. 2003;3(9):685–94.
10. Sandberg AA, Bridge JA. Updates on cytogenetics and molecular genetics of bone and soft tissue tumors: Ewing sarcoma and peripheral primitive neuroectodermal tumors. Cancer Genet Cytogenet. 2000;123(1):1–26.
11. Sandberg AA, Bridge JA. Updates on the cytogenetics and molecular genetics of bone and soft tissue tumors. Synovial sarcoma. Cancer Genet Cytogenet. 2002;133(1):1–23.
12. Sandberg AA, Bridge JA. Updates on the cytogenetics and molecular genetics of bone and soft tissue tumors. Desmoplastic small round-cell tumors. Cancer Genet Cytogenet. 2002;138(1):1–10.
13. Delattre O, Zucman J, Melot T, et al. The Ewing family of tumors—a subgroup of small-round-cell tumors defined by specific chimeric transcripts. N Engl J Med. 1994;331(5):294–9.
14. Delattre O, Zucman J, Plougastel B, et al. Gene fusion with an ETS DNA-binding domain caused by chromosome translocation in human tumours. Nature. 1992;359(6391):162–5.
15. Zucman J, Delattre O, Desmaze C, et al. Cloning and characterization of the Ewing's sarcoma and peripheral neuroepithelioma t(11;22) translocation breakpoints. Genes Chromosomes Cancer. 1992;5(4):271–7.
16. Galili N, Davis RJ, Fredericks WJ, et al. Fusion of a fork head domain gene to PAX3 in the solid tumour alveolar rhabdomyosarcoma. Nat Genet. 1993;5(3):230–5.

17. Davis RJ, D'Cruz CM, Lovell MA, Biegel JA, Barr FG. Fusion of PAX7 to FKHR by the variant t(1;13) (p36;q14) translocation in alveolar rhabdomyosarcoma. Cancer Res. 1994;54(11):2869–72.

18. Barr FG, Galili N, Holick J, Biegel JA, Rovera G, Emanuel BS. Rearrangement of the PAX3 paired box gene in the paediatric solid tumour alveolar rhabdomyosarcoma. Nat Genet. 1993;3(2):113–7.

19. Parham DM, Barr FG. Alveolar rhabdomyosarcoma. In: Fletcher CD, Unni KK, Mertens F, editors. World Health Organization classification of tumours: tumours of soft tissue and bone. Lyon: IARC Press; 2002. p. 150–2.

20. Squire JA, Pei J, Marrano P, et al. High-resolution mapping of amplifications and deletions in pediatric osteosarcoma by use of CGH analysis of cDNA microarrays. Genes Chromosomes Cancer. 2003; 38(3):215–25.

21. Mintz MB, Sowers R, Brown KM, et al. An expression signature classifies chemotherapy-resistant pediatric osteosarcoma. Cancer Res. 2005;65(5): 1748–54.

22. Nielsen TO. Microarray analysis of sarcomas. Adv Anat Pathol. 2006;13(4):166–73.

23. Selvarajah S, Yoshimoto M, Prasad M, et al. Characterization of trisomy 8 in pediatric undifferentiated sarcomas using advanced molecular cytogenetic techniques. Cancer Genet Cytogenet. 2007;174(1):35–41.

24. Tarkkanen M, Larramendy ML, Bohling T, et al. Malignant fibrous histiocytoma of bone: analysis of genomic imbalances by comparative genomic hybridisation and C-MYC expression by immunohistochemistry. Eur J Cancer. 2006;42(8):1172–80.

25. Morrison C, Radmacher M, Mohammed N, et al. MYC amplification and polysomy 8 in chondrosarcoma: array comparative genomic hybridization, fluorescent in situ hybridization, and association with outcome. J Clin Oncol. 2005;23(36): 9369–76.

26. Gatter KM, Olson S, Lawce H, Rader AE. Trisomy 8 as the sole cytogenetic abnormality in a case of extraskeletal mesenchymal chondrosarcoma. Cancer Genet Cytogenet. 2005;159(2):151–4.

27. Tsokos M, Alaggio RD, Dehner LP, Dickman PS. Ewing sarcoma/peripheral primitive neuroectodermal tumor and related tumors. Pediatr Dev Pathol. 2012;15(1 Suppl):108–26.

28. Romeo S, Dei Tos AP. Soft tissue tumors associated with EWSR1 translocation. Virchows Arch. 2010; 456(2):219–34.

29. Kempson RL, Fletcher CDM, Evans HL, Hendrickson MR, Sibley RK. Tumors of the soft tissues. 3rd ed. Washington, DC: Armed Forces Institute of Pathology; 2001.

30. Goodfellow PN, Pym B, Pritchard C, et al. MIC2: a human pseudoautosomal gene. Philos Trans R Soc Lond B Biol Sci. 1988;322(1208):145–54.

31. Fellinger EJ, Garin-Chesa P, Triche TJ, Huvos AG, Rettig WJ. Immunohistochemical analysis of Ewing's sarcoma cell surface antigen p30/32MIC2. Am J Pathol. 1991;139(2):317–25.

32. Weiss SW, Goldblum JR. Enzinger and Weiss's soft tissue tumors. 4th ed. St. Louis, MO: Mosby; 2001.

33. Ozdemirli M, Fanburg-Smith JC, Hartmann DP, et al. Precursor B-lymphoblastic lymphoma presenting as a solitary bone tumor and mimicking Ewing's sarcoma: a report of four cases and review of the literature. Am J Surg Pathol. 1998;22(7):795–804.

34. Granter SR, Renshaw AA, Fletcher CD, Bhan AK, Rosenberg AE. CD99 reactivity in mesenchymal chondrosarcoma. Hum Pathol. 1996;27(12):1273–6.

35. Pelmus M, Guillou L, Hostein I, Sierankowski G, Lussan C, Coindre JM. Monophasic fibrous and poorly differentiated synovial sarcoma: immunohistochemical reassessment of 60 t(X;18)(SYT-SSX)-positive cases. Am J Surg Pathol. 2002;26(11): 1434–40.

36. Mackintosh C, Madoz-Gurpide J, Ordonez JL, Osuna D, Herrero-Martin D. The molecular pathogenesis of Ewing's sarcoma. Cancer Biol Ther. 2010;9(9):655–67.

37. Aurias A, Rimbaut C, Buffe D, Dubousset J, Mazabraud A. Chromosomal translocations in Ewing's sarcoma. N Engl J Med. 1983;309(8):496–8.

38. Jeon IS, Davis JN, Braun BS, et al. A variant Ewing's sarcoma translocation (7;22) fuses the EWS gene to the ETS gene ETV1. Oncogene. 1995;10(6):1229–34.

39. Kaneko Y, Yoshida K, Handa M, et al. Fusion of an ETS-family gene, EIAF, to EWS by t(17;22) (q12;q12) chromosome translocation in an undifferentiated sarcoma of infancy. Genes Chromosomes Cancer. 1996;15(2):115–21.

40. Peter M, Couturier J, Pacquement H, et al. A new member of the ETS family fused to EWS in Ewing tumors. Oncogene. 1997;14(10):1159–64.

41. May WA, Gishizky ML, Lessnick SL, et al. Ewing sarcoma 11;22 translocation produces a chimeric transcription factor that requires the DNA-binding domain encoded by FLI1 for transformation. Proc Natl Acad Sci U S A. 1993;90(12):5752–6.

42. May WA, Lessnick SL, Braun BS, et al. The Ewing's sarcoma EWS/FLI-1 fusion gene encodes a more potent transcriptional activator and is a more powerful transforming gene than FLI-1. Mol Cell Biol. 1993;13(12):7393–8.

43. Zucman J, Melot T, Desmaze C, et al. Combinatorial generation of variable fusion proteins in the Ewing family of tumours. EMBO J. 1993;12(12):4481–7.

44. Sankar S, Lessnick SL. Promiscuous partnerships in Ewing's sarcoma. Cancer Genet. 2011;204(7):351–65.

45. Tanaka K, Iwakuma T, Harimaya K, Sato H, Iwamoto Y. EWS-Fli1 antisense oligodeoxynucleotide inhibits proliferation of human Ewing's sarcoma and primitive neuroectodermal tumor cells. J Clin Invest. 1997;99(2):239–47.

46. Lambert G, Bertrand JR, Fattal E, et al. EWS fli-1 antisense nanocapsules inhibits Ewing sarcoma-related tumor in mice. Biochem Biophys Res Commun. 2000;279(2):401–6.

47. Hu-Lieskovan S, Heidel JD, Bartlett DW, Davis ME, Triche TJ. Sequence-specific knockdown of EWS-FLI1 by targeted, nonviral delivery of small interfering RNA inhibits tumor growth in a murine model of metastatic Ewing's sarcoma. Cancer Res. 2005; 65(19):8984–92.

48. de Alava E, Kawai A, Healey JH, et al. EWS-Fli-1 fusion transcript structure is an independent determinant of prognosis in Ewing's sarcoma. J Clin Oncol 1998;16(4):1248–55.

49. van Doorninck JA, Ji L, Schaub B, et al. Current treatment protocols have eliminated the prognostic advantage of type 1 fusions in Ewing sarcoma: a report from the Children's Oncology Group. J Clin Oncol. 2010;28(12):1989–94.

50. Fanburg-Smith JC, Dal CP. Angiomatoid fibrous histiocytoma. In: Fletcher CD, Unni KK, Mertens F, editors. World Health Organization classification of

tumours: tumours of soft tissue and bone. Lyon: IARC Press; 2002. p. 194–5.

51. Thway K. Angiomatoid fibrous histiocytoma: a review with recent genetic findings. Arch Pathol Lab Med. 2008;132(2):273–7.

52. Kay S. Angiomatoid malignant fibrous histiocytoma. Report of two cases with ultrastructural observations of one case. Arch Pathol Lab Med. 1985;109(10):934–7.

53. Wegmann W, Heitz PU. Angiomatoid malignant fibrous histiocytoma. Evidence for the histiocytic origin of tumor cells. Virchows Arch A Pathol Anat Histopathol. 1985;406(1):59–66.

54. Shao L, Singh V, Cooley L. Angiomatoid fibrous histiocytoma with t(2;22)(q33;q12.2) and EWSR1 gene rearrangement. Pediatr Dev Pathol. 2009;12(2):143–6.

55. Law WJ, Cann KL, Hicks GG. TLS, EWS and TAF15: a model for transcriptional integration of gene expression. Brief Funct Genomic Proteomic. 2006;5(1):8–14.

56. Rossi S, Szuhai K, Ijszenga M, et al. EWSR1-CREB1 and EWSR1-ATF1 fusion genes in angiomatoid fibrous histiocytoma. Clin Cancer Res. 2007;13(24):7322–8.

57. Antonescu CR, Gerald W. Desmoplastic small round cell tumour. In: Fletcher CD, Unni KK, Mertens F, editors. Pathology and genetics: tumours of soft tissue and bone. Lyon: IARC Press; 2002. p. 216–8.

58. Syed S, Haque AK, Hawkins HK, Sorensen PH, Cowan DF. Desmoplastic small round cell tumor of the lung. Arch Pathol Lab Med. 2002;126(10):1226–8.

59. Cummings OW, Ulbright TM, Young RH, Dei Tos AP, Fletcher CD, Hull MT. Desmoplastic small round cell tumors of the paratesticular region. A report of six cases. Am J Surg Pathol. 1997;21(2):219–25.

60. Young RH, Eichhorn JH, Dickersin GR, Scully RE. Ovarian involvement by the intra-abdominal desmoplastic small round cell tumor with divergent differentiation: a report of three cases. Hum Pathol. 1992;23(4):454–64.

61. Adsay V, Cheng J, Athanasian E, Gerald W, Rosai J. Primary desmoplastic small cell tumor of soft tissues and bone of the hand. Am J Surg Pathol. 1999;23(11):1408–13.

62. Murphy A, Stallings RL, Howard J, et al. Primary desmoplastic small round cell tumor of bone: report of a case with cytogenetic confirmation. Cancer Genet Cytogenet. 2005;156(2):167–71.

63. Chang F. Desmoplastic small round cell tumors: cytologic, histologic, and immunohistochemical features. Arch Pathol Lab Med. 2006;130(5):728–32.

64. Sawyer JR, Tryka AF, Lewis JM. A novel reciprocal chromosome translocation t(11;22)(p13;q12) in an intraabdominal desmoplastic small round-cell tumor. Am J Surg Pathol. 1992;16(4):411–6.

65. Ladanyi M, Gerald W. Fusion of the EWS and WT1 genes in the desmoplastic small round cell tumor. Cancer Res. 1994;54(11):2837–40.

66. Murphy AJ, Bishop K, Pereira C, et al. A new molecular variant of desmoplastic small round cell tumor: significance of WT1 immunostaining in this entity. Hum Pathol. 2008;39(12):1763–70.

67. Lee SB, Kolquist KA, Nichols K, et al. The EWS-WT1 translocation product induces PDGFA in desmoplastic small round-cell tumour. Nat Genet. 1997;17(3):309–13.

68. Gerald WL, Haber DA. The EWS-WT1 gene fusion in desmoplastic small round cell tumor. Semin Cancer Biol. 2005;15(3):197–205.

69. Panagopoulos I, Hoglund M, Mertens F, Mandahl N, Mitelman F, Aman P. Fusion of the EWS and CHOP genes in myxoid liposarcoma. Oncogene. 1996;12(3):489–94.

70. Panagopoulos I, Mertens F, Isaksson M, et al. Molecular genetic characterization of the EWS/CHN and RBP56/CHN fusion genes in extraskeletal myxoid chondrosarcoma. Genes Chromosomes Cancer. 2002;35(4):340–52.

71. Rekhi B, Sable M, Jambhekar NA. Histopathological, immunohistochemical and molecular spectrum of myoepithelial tumours of soft tissues. Virchows Arch. 2012;461(6):687–97.

72. Antonescu CR, Zhang L, Chang NE, et al. EWSR1-POU5F1 fusion in soft tissue myoepithelial tumors. A molecular analysis of sixty-six cases, including soft tissue, bone, and visceral lesions, showing common involvement of the EWSR1 gene. Genes Chromosomes Cancer. 2010;49(12):1114–24.

73. Brandal P, Panagopoulos I, Bjerkehagen B, et al. Detection of a t(1;22)(q23;q12) translocation leading to an EWSR1-PBX1 fusion gene in a myoepithelioma. Genes Chromosomes Cancer. 2008;47(7):558–64.

74. Flucke U, Mentzel T, Verdijk MA, et al. EWSR1-ATF1 chimeric transcript in a myoepithelial tumor of soft tissue: a case report. Hum Pathol. 2012;43(5):764–8.

75. Coffin CM, Alaggio R. Fibroblastic and myofibroblastic tumors in children and adolescents. Pediatr Dev Pathol. 2012;15(1 Suppl):127–80.

76. Knezevich SR, Garnett MJ, Pysher TJ, Beckwith JB, Grundy PE, Sorensen PH. ETV6-NTRK3 gene fusions and trisomy 11 establish a histogenetic link between mesoblastic nephroma and congenital fibrosarcoma. Cancer Res. 1998;58(22):5046–8.

77. Knezevich SR, McFadden DE, Tao W, Lim JF, Sorensen PH. A novel ETV6-NTRK3 gene fusion in congenital fibrosarcoma. Nat Genet. 1998;18(2):184–7.

78. Fisher C. Soft tissue sarcomas with non-EWS translocations: molecular genetic features and pathologic and clinical correlations. Virchows Arch. 2010;456(2):153–66.

79. Lannon CL, Sorensen PH. ETV6-NTRK3: a chimeric protein tyrosine kinase with transformation activity in multiple cell lineages. Semin Cancer Biol. 2005;15(3):215–23.

80. Rubin BP, Chen CJ, Morgan TW, et al. Congenital mesoblastic nephroma t(12;15) is associated with ETV6-NTRK3 gene fusion: cytogenetic and molecular relationship to congenital (infantile) fibrosarcoma. Am J Pathol. 1998;153(5):1451–8.

81. Tognon C, Knezevich SR, Huntsman D, et al. Expression of the ETV6-NTRK3 gene fusion as a primary event in human secretory breast carcinoma. Cancer Cell. 2002;2(5):367–76.

82. Eguchi M, Eguchi-Ishimae M, Tojo A, et al. Fusion of ETV6 to neurotrophin-3 receptor TRKC in acute myeloid leukemia with t(12;15)(p13;q25). Blood. 1999;93(4):1355–63.

83. Somers GR, Shago M, Zielenska M, Chan HS, Ngan BY. Primary subcutaneous primitive neuroectodermal tumor with aggressive behavior and an unusual karyotype: case report. Pediatr Dev Pathol. 2004;7(5):538–45.

84. Yoshimoto M, Graham C, Chilton-MacNeill S, et al. Detailed cytogenetic and array analysis of pediatric primitive sarcomas reveals a recurrent CIC-DUX4 fusion gene event. Cancer Genet Cytogenet. 2009; 195(1):1–11.

85. Kawamura-Saito M, Yamazaki Y, Kaneko K, et al. Fusion between CIC and DUX4 up-regulates PEA3 family genes in Ewing-like sarcomas with t(4;19) (q35;q13) translocation. Hum Mol Genet. 2006; 15(13):2125–37.

86. Italiano A, Sung YS, Zhang L, et al. High prevalence of CIC fusion with double-homeobox (DUX4) transcription factors in EWSR1-negative undifferentiated small blue round cell sarcomas. Genes Chromosomes Cancer. 2012;51(3):207–18.

87. Graham C, Chilton-MacNeill S, Zielenska M, Somers GR. The CIC-DUX4 fusion transcript is present in a subgroup of pediatric primitive round cell sarcomas. Hum Pathol. 2012;43(2):180–9.

88. Lee CJ, Chan WI, Cheung M, et al. CIC, a member of a novel subfamily of the HMG-box superfamily, is transiently expressed in developing granule neurons. Brain Res Mol Brain Res. 2002;106(1–2): 151–6.

89. Gabriels J, Beckers MC, Ding H, et al. Nucleotide sequence of the partially deleted D4Z4 locus in a patient with FSHD identifies a putative gene within each 3.3 kb element. Gene. 1999;236(1):25–32.

90. Parham DM, Barr FG. Embryonal rhabdomyosarcoma. In: Fletcher CDM, Unni KK, Mertens F, editors. World health classification of tumours: tumours of soft tissue and bone. Lyon: IARC Press; 2002. p. 146–9.

91. Newton Jr WA, Soule EH, Hamoudi AB, et al. Histopathology of childhood sarcomas, Intergroup Rhabdomyosarcoma Studies I and II: clinicopathologic correlation. J Clin Oncol. 1988;6(1):67–75.

92. Parham DM, Alaggio R, Coffin CM. Myogenic tumors in children and adolescents. Pediatr Dev Pathol. 2012;15(1 Suppl):211–38.

93. Qualman SJ, Coffin CM, Newton WA, et al. Intergroup Rhabdomyosarcoma Study: update for pathologists. Pediatr Dev Pathol. 1998;1(6):550–61.

94. Kodet R, Newton Jr WA, Hamoudi AB, Asmar L, Jacobs DL, Maurer HM. Childhood rhabdomyosarcoma with anaplastic (pleomorphic) features. A report of the Intergroup Rhabdomyosarcoma Study. Am J Surg Pathol. 1993;17(5):443–53.

95. Mentzel T, Katenkamp D. Sclerosing, pseudovascular rhabdomyosarcoma in adults. Clinicopathological and immunohistochemical analysis of three cases. Virchows Arch. 2000;436(4):305–11.

96. Croes R, Debiec-Rychter M, Cokelaere K, De Vos R, Hagemeijer A, Sciot R. Adult sclerosing rhabdomyosarcoma: cytogenetic link with embryonal rhabdomyosarcoma. Virchows Arch. 2005; 446(1):64–7.

97. Cavazzana AO, Schmidt D, Ninfo V, et al. Spindle cell rhabdomyosarcoma. A prognostically favorable variant of rhabdomyosarcoma. Am J Surg Pathol. 1992;16(3):229–35.

98. Qualman S, Lynch J, Bridge J, et al. Prevalence and clinical impact of anaplasia in childhood rhabdomyosarcoma: a report from the Soft Tissue Sarcoma Committee of the Children's Oncology Group. Cancer. 2008;113(11):3242–7.

99. Bridge JA, Liu J, Qualman SJ, et al. Genomic gains and losses are similar in genetic and histologic subsets of rhabdomyosarcoma, whereas amplification predominates in embryonal with anaplasia and alveolar subtypes. Genes Chromosomes Cancer. 2002; 33(3):310–21.

100. Paulson V, Chandler G, Rakheja D, et al. High-resolution array CGH identifies common mechanisms that drive embryonal rhabdomyosarcoma pathogenesis. Genes Chromosomes Cancer. 2011; 50(6):397–408.

101. Koufos A, Hansen MF, Copeland NG, Jenkins NA, Lampkin BC, Cavenee WK. Loss of heterozygosity in three embryonal tumours suggests a common pathogenetic mechanism. Nature. 1985;316(6026):330–4.

102. Scrable HJ, Witte DP, Lampkin BC, Cavenee WK. Chromosomal localization of the human rhabdomyosarcoma locus by mitotic recombination mapping. Nature. 1987;329(6140):645–7.

103. Choufani S, Shuman C, Weksberg R. Beckwith-Wiedemann syndrome. Am J Med Genet C Semin Med Genet. 2010;154C(3):343–54.

104. Samani AA, Yakar S, LeRoith D, Brodt P. The role of the IGF system in cancer growth and metastasis: overview and recent insights. Endocr Rev. 2007; 28(1):20–47.

105. El-Badry OM, Minniti C, Kohn EC, Houghton PJ, Daughaday WH, Helman LJ. Insulin-like growth factor II acts as an autocrine growth and motility factor in human rhabdomyosarcoma tumors. Cell Growth Differ. 1990;1(7):325–31.

106. Makawita S, Ho M, Durbin AD, Thorner PS, Malkin D, Somers GR. Expression of insulin-like growth factor pathway proteins in rhabdomyosarcoma: IGF-2 expression is associated with translocation-negative tumors. Pediatr Dev Pathol. 2009;12(2): 127–35.

107. Xia SJ, Pressey JG, Barr FG. Molecular pathogenesis of rhabdomyosarcoma. Cancer Biol Ther. 2002;1(2):97–104.

108. Bridge JA, Cushman-Vokoun AM. Molecular diagnostics of soft tissue tumors. Arch Pathol Lab Med. 2011;135(5):588–601.

109. Igbokwe A, Lopez-Terrada DH. Molecular testing of solid tumors. Arch Pathol Lab Med. 2011;135(1): 67–82.

110. Shaffer LG, Bejjani BA. A cytogeneticist's perspective on genomic microarrays. Hum Reprod Update. 2004;10(3):221–6.

111. Imataka G, Arisaka O. Chromosome analysis using spectral karyotyping (SKY). Cell Biochem Biophys. 2012;62(1):13–7.

112. Ross J, Davies S. Screening for neuroblastoma: progress and pitfalls. Cancer Epidemiol Biomarkers Prev. 1999;8:189–94.

113. Maris J, Matthay K. Molecular biology of neuroblastoma. J Clin Oncol. 1999;17:2264–79.

114. Maris J, Hogarty M, Bagatell R, Cohn S. Neuroblastoma. Lancet. 2007;369:2106–20.

115. London WB, Castleberry RP, Matthay KK, et al. Evidence for an age cutoff greater than 365 days for neuroblastoma risk group stratification in the Children's Oncology Group. J Clin Oncol. 2005; 23(27):6459–65.

116. Riley R, Heney D, Jones D, et al. A systematic review of molecular and biological tumor markers in neuroblastoma. Clin Cancer Res. 2004;10:4–12.

117. Maris JM. Recent advances in neuroblastoma. N Engl J Med. 2010;362(23):2202–11.

118. Cohn SL, Pearson AD, London WB, et al. The International Neuroblastoma Risk Group (INRG) classification system: an INRG Task Force report.

J Clin Oncol. 2009;27(2):289–97.

119. Moroz V, Machin D, Faldum A, et al. Changes over three decades in outcome and the prognostic influence of age-at-diagnosis in young patients with neuroblastoma: a report from the International Neuroblastoma Risk Group Project. Eur J Cancer. 2011;47(4):561–71.

120. Schmidt ML, Lal A, Seeger RC, et al. Favorable prognosis for patients 12 to 18 months of age with stage 4 nonamplified MYCN neuroblastoma: a Children's Cancer Group Study. J Clin Oncol. 2005;23(27):6474–80.

121. Brodeur G, Pritchard J, Berthold F, et al. Revisions of the international criteria for neuroblastoma diagnosis, staging, and response to treatment. J Clin Oncol. 1993;11:1466–77.

122. Evans AE, Silber JH, Shpilsky A, D'Angio GJ. Successful management of low-stage neuroblastoma without adjuvant therapies: a comparison of two decades, 1972 through 1981 and 1982 through 1992, in a single institution. J Clin Oncol. 1996;14(9): 2504–10.

123. Matthay KK, Sather HN, Seeger RC, Haase GM, Hammond GD. Excellent outcome of stage II neuroblastoma is independent of residual disease and radiation therapy. J Clin Oncol. 1989;7(2):236–44.

124. Matthay KK, Perez C, Seeger RC, et al. Successful treatment of stage III neuroblastoma based on prospective biologic staging: a Children's Cancer Group study. J Clin Oncol. 1998;16(4):1256–64.

125. West DC, Shamberger RC, Macklis RM, et al. Stage III neuroblastoma over 1 year of age at diagnosis: improved survival with intensive multimodality therapy including multiple alkylating agents. J Clin Oncol. 1993;11(1):84–90.

126. Matthay K, Villablanca J, Seeger R, et al. Treatment of high-risk neuroblastoma with intensive chemotherapy, radiotherapy, autologous bone marrow transplantation, and 13-cis-retinoic acid. Children's Cancer Group. N Engl J Med. 1999;341:1165–73.

127. Zage PE, Kletzel M, Murray K, et al. Outcomes of the POG 9340/9341/9342 trials for children with high-risk neuroblastoma: a report from the Children's Oncology Group. Pediatr Blood Cancer. 2008;51(6):747–53.

128. Taggart DR, London WB, Schmidt ML, et al. Prognostic value of the stage 4S metastatic pattern and tumor biology in patients with metastatic neuroblastoma diagnosed between birth and 18 months of age. J Clin Oncol. 2011;29(33):4358–64.

129. Monclair T, Brodeur GM, Ambros PF, et al. The International Neuroblastoma Risk Group (INRG) staging system: an INRG Task Force report. J Clin Oncol. 2009;27(2):298–303.

130. Simon T, Hero B, Benz-Bohm G, von Schweinitz D, Berthold F. Review of image defined risk factors in localized neuroblastoma patients: results of the GPOH NB97 trial. Pediatr Blood Cancer. 2008; 50(5):965–9.

131. Krishnan C, Higgins JP, West RB, Natkunam Y, Heerema-McKenney A, Arber DA. Microtubule-associated protein-2 is a sensitive marker of primary and metastatic neuroblastoma. Am J Surg Pathol. 2009;33(11):1695–704.

132. Joshi V. Peripheral neuroblastic tumors: pathologic classification based on recommendations of international neuroblastoma pathology committee (modification of Shimada classification). Pediatr Dev Pathol. 2000;3:184–99.

133. Shimada H, Chatten J, Newton WJ, et al. Histopathologic prognostic factors in neuroblastic tumors: definition of subtypes of ganglioneuroblastoma and an age-linked classification of neuroblastomas. J Natl Cancer Inst. 1984;73:405–16.

134. Shimada H, Ambros IM, Dehner LP, et al. The International Neuroblastoma Pathology Classification (the Shimada system). Cancer. 1999;86(2):364–72.

135. Shimada H, Umehara S, Monobe Y, et al. International neuroblastoma pathology classification for prognostic evaluation of patients with peripheral neuroblastic tumors: a report from the Children's Cancer Group. Cancer. 2001;92(9):2451–61.

136. Peuchmaur M, d'Amore ES, Joshi VV, et al. Revision of the International Neuroblastoma Pathology Classification: confirmation of favorable and unfavorable prognostic subsets in ganglioneuroblastoma, nodular. Cancer. 2003;98(10):2274–81.

137. Umehara S, Nakagawa A, Matthay KK, et al. Histopathology defines prognostic subsets of ganglioneuroblastoma, nodular. Cancer. 2000;89(5):1150–61.

138. Brodeur GM, Minturn JE, Ho R, et al. Trk receptor expression and inhibition in neuroblastomas. Clin Cancer Res. 2009;15(10):3244–50.

139. Light JE, Koyama H, Minturn JE, et al. Clinical significance of NTRK family gene expression in neuroblastomas. Pediatr Blood Cancer. 2012;59(2):226–32.

140. Nakagawara A, Arima-Nakagawara M, Scavarda N, Azar C, Canter A, Brodeur G. Association between high levels of expression of the TRK gene and favorable outcome in human neuroblastoma. N Engl J Med. 1993;328:847–54.

141. Minturn JE, Evans AE, Villablanca JG, et al. Phase I trial of lestaurtinib for children with refractory neuroblastoma: a new approaches to neuroblastoma therapy consortium study. Cancer Chemother Pharmacol. 2011;68(4):1057–65.

142. Mosse YP, Diskin SJ, Wasserman N, et al. Neuroblastomas have distinct genomic DNA profiles that predict clinical phenotype and regional gene expression. Genes Chromosomes Cancer. 2007; 46(10):936–49.

143. Schleiermacher G, Janoueix-Lerosey I, Ribeiro A, et al. Accumulation of segmental alterations determines progression in neuroblastoma. J Clin Oncol. 2010;28(19):3122–30.

144. Li MM, Andersson HC. Clinical application of microarray-based molecular cytogenetics: an emerging new era of genomic medicine. J Pediatr. 2009;155(3): 311–7.

145. Maciejewski JP, Tiu RV, O'Keefe C. Application of array-based whole genome scanning technologies as a cytogenetic tool in haematological malignancies. Br J Haematol. 2009;146(5):479–88.

146. Look A, Hayes F, Nitschke R, McWilliams N, Green A. Cellular DNA content as a predictor of response to chemotherapy in infants with unresectable neuroblastoma. N Engl J Med. 1984;311:231–5.

147. Look A, Hayes F, Shuster J, et al. Clinical relevance of tumor cell ploidy and N-myc gene amplification in childhood neuroblastoma: a Pediatric Oncology Group study. J Clin Oncol. 1991;9:581–91.

148. Ambros PF, Ambros IM, Brodeur GM, et al. International consensus for neuroblastoma molecular diagnostics: report from the International Neuroblastoma Risk Group (INRG) Biology Committee. Br J Cancer. 2009;100(9):1471–82.

149. Schneiderman J, London W, Brodeur G, Castleberry R, Look A, Cohn S. Clinical significance of MYCN

amplification and ploidy in favorable-stage neuro-blastoma: a report from the Children's Oncology Group. J Clin Oncol. 2008;26:913–8.

150. Seeger R, Brodeur G, Sather H, et al. Association of multiple copies of the N-myc oncogene with rapid progression of neuroblastomas. N Engl J Med. 1985;313:1111–6.

151. Brodeur G, Seeger R, Schwab M, Varmus H, Bishop J. Amplification of N-myc in untreated human neu-roblastomas correlates with advanced disease stage. Science. 1984;224:1121–4.

152. Katzenstein H, Bowman L, Brodeur G, et al. The prognostic significance of age, MYCN oncogene amplification, tumor cell ploidy, and histology in 110 infants with stage D(S) neuroblastoma: The Pediatric Oncology Group experience. J Clin Oncol. 1998;16:2007–17.

153. Bagatell R, Beck-Popovic M, London WB, et al. Significance of MYCN amplification in interna-tional neuroblastoma staging system stage 1 and 2 neuroblastoma: a report from the International Neuroblastoma Risk Group database. J Clin Oncol. 2009;27(3):365–70.

154. Pugh TJ, Morozova O, Attiyeh EF, et al. The genetic landscape of high-risk neuroblastoma. Nat Genet. 2013;45(3):279–84.

155. Rubie H, Hartmann O, Michon J, et al. N-*Myc* gene amplification is a major prognostic factor in local-ized neuroblastoma: results of the French NBL 90 study. J Clin Oncol. 1997;15:1171–82.

156. Boerner S, Squire J, Thorner P, McKenna G, Zielenska M. Assessment of *MYCN* amplification in neuroblastoma biopsies by differential polymerase chain reaction. Pediatr Pathol. 1994;14:823–32.

157. Amler L, Schwab M. Amplified *N-Myc* in human neuroblastoma cells is often arranged as clustered tandem repeats of differently recombined DNA. Mol Cell Biol. 1989;9:4903–13.

158. Shimizu N, Shingaki K, Kaneko-Sasaguri Y, Hashizume T, Kanda T. When, where and how the bridge breaks: anaphase bridge breakage plays a cru-cial role in gene amplification and HSR generation. Exp Cell Res. 2005;302(2):233–43.

159. Moreau LA, McGrady P, London WB, et al. Does MYCN amplification manifested as homogeneously staining regions at diagnosis predict a worse out-come in children with neuroblastoma? A Children's Oncology Group study. Clin Cancer Res. 2006; 12(19):5693–7.

160. Shapiro D, Valentine M, Rowe S, et al. Detection of MYCN gene amplification by fluorescence in situ hybridization. Diagnostic utility for neuroblastoma. Am J Pathol. 1993;142:1339–46.

161. Cohen P, Seeger R, Triche T, Israel M. Detection of MYCN gene expression in neuroblastoma tumours by in situ hybridization. Am J Pathol. 1988;131: 391–7.

162. Taylor C, McGuckin A, Bown N, et al. Rapid detec-tion of prognostic genetic factors in neuroblastoma using fluorescence in situ hybridisation on tumour imprints and bone marrow smears. Br J Cancer. 1994;69:445–51.

163. Misra D, Dickman P, Yunis E. Fluorescence in situ hybridization (FISH) detection of MYCN oncogene amplification in neuroblastoma using paraffin-embedded tissues. Diagn Mol Pathol. 1995;4:128–35.

164. Theissen J, Boensch M, Spitz R, et al. Heterogeneity of the MYCN oncogene in neuroblastoma. Clin Cancer Res. 2009;15(6):2085–90.

165. Thorner P, Ho M, Chilton-MacNeill S, Zielenska M. Use of chromogenic in situ hybridization to identify *MYCN* gene copy number in neuroblastoma using routine tissue sections. Am J Surg Pathol. 2006; 30:635–42.

166. Cohn S, London W, Huang D, et al. *MYCN* expres-sion is not prognostic of adverse outcome in advanced-stage neuroblastoma with nonamplified *MYCN*. J Clin Oncol. 2001;18:3604–13.

167. Valentijn LJ, Koster J, Haneveld F, et al. Functional MYCN signature predicts outcome of neuroblas-toma irrespective of MYCN amplification. Proc Natl Acad Sci U S A. 2012;109(47):19190–5.

168. Alaminos M, Mora J, Cheung N-K, et al. Genome-wide analysis of gene expression associated with *MYCN* in human neuroblastoma. Cancer Res. 2003;63:4538–46.

169. Chen Q, Bilke S, Wei J, et al. CDNA array-CGH profiling identifies genomic alterations specific to stage and MYCN-amplification in neuroblastoma. BMC Genomics. 2004;5:70.

170. Hiyama E, Hiyama K, Yamaoka H, Sueda T, Reynolds C, Yokoyama T. Expression profiling of favorable and unfavorable neuroblastomas. Pediatr Surg Int. 2004;20:33–8.

171. Krasnoselsky A, Whiteford C, Wei J, et al. Altered expression of cell cycle genes distinguishes aggres-sive neuroblastoma. Oncogene. 2005;24:1533–41.

172. Ohira M, Oba S, Nakamura Y, Hirata T, Ishii S, Nakagawara A. A review of DNA microarray analysis of human neuroblastomas. Cancer Lett. 2005;228:5–11.

173. Caron H, van Sluis P, van Hoeve M, et al. Allelic loss of chromosome 1p36 in neuroblastoma is of prefer-ential maternal origin and correlates with *N-MYC* amplification. Nat Genet. 1993;4:187–90.

174. White P, Maris J, Beltinger C, et al. A region of consis-tent deletion in neuroblastoma maps to within 1p36.2-3. Proc Natl Acad Sci U S A. 1995;92:5520–4.

175. Caron H, Peter M, van Sluis P, et al. Evidence for two tumor suppressor loci on chromosomal bands 1p35-1p36 involved in neuroblastoma: one probably imprinted, another associated with N-myc amplifica-tion. Hum Mol Genet. 1995;4:535–9.

176. Fong C, Dracopoli N, White P, et al. Loss of heterozy-gosity for the short arm of chromosome 1 in human neuroblastomas: correlation with *N-myc* amplifica-tion. Proc Natl Acad Sci U S A. 1989;86:3753–7.

177. Maris J, Weiss M, Guo C, et al. Loss of heterozygos-ity at 1p36 independently predicts for disease pro-gression but not decreased overall survival probability in neuroblastoma patients: A Children's Cancer Group study. J Clin Oncol. 2000;18:1888–99.

178. Janoueix-Lerosey I, Novikov E, Monteiro M, et al. Gene expression profiling of 1p35–36 genes in neu-roblastoma. Oncogene. 2004;23:5912–22.

179. Fransson S, Martinsson T, Ejeskär K. Neuroblastoma tumors with favorable and unfavorable outcomes: significant differences in mRNA expression of genes mapped at 1p36.2. Genes Chromosomes Cancer. 2007;46:45–52.

180. Okawa ER, Gotoh T, Manne J, et al. Expression and sequence analysis of candidates for the 1p36.31 tumor suppressor gene deleted in neuroblastomas. Oncogene. 2008;27(6):803–10.

181. Fujita T, Igarashi J, Okawa E, et al. *CHD5*, a tumor suppressor gene deleted from 1p36.31 in neuroblas-tomas. J Natl Cancer Inst. 2008;100:940–9.

182. Garcia I, Mayol G, Rodriguez E, et al. Expression of

the neuron-specific protein CHD5 is an independent marker of outcome in neuroblastoma. Mol Cancer. 2010;9:277.

183. Luttikhuis M, Powell J, Rees S, et al. Neuroblastomas with chromosome 11q loss and single copy MYCN comprise a biologically distinct group of tumours with adverse prognosis. Br J Cancer. 2001;17:531–7.

184. Guo C, White P, Weiss M, et al. Allelic deletion at 11q23 is common in *MYCN* single copy neuroblastomas. Oncogene. 1999;18:4948–57.

185. Bown N, Cotterill S, Lastowksa M, et al. Gain of chromosome arm 17q and adverse outcome in patients with neuroblastoma. N Engl J Med. 1999;340:1954–61.

186. Lastowska M, Roberts P, Pearson A, Lewis I, Wolstenholme J, Bown N. Promiscuous translocations of chromosome arm 17q in human neuroblastomas. Genes Chromosomes Cancer. 1997;19:143–9.

187. Godfried MB, Veenstra M, v Sluis P, et al. The N-myc and c-myc downstream pathways include the chromosome 17q genes nm23-H1 and nm23-H2. Oncogene. 2002;21(13):2097–101.

188. Islam A, Kageyama H, Takada N, et al. High expression of *Survivin*, mapped to 17q25, is significantly associated with poor prognostic factors and promotes cell survival in human neuroblastoma. Oncogene. 2000;19:617–23.

189. Saito-Ohara F, Imoto I, Inoue J, et al. PPM1D is a potential target for 17q gain in neuroblastoma. Cancer Res. 2003;63:1876–83.

190. Azarova AM, Gautam G, George RE. Emerging importance of ALK in neuroblastoma. Semin Cancer Biol. 2011;21(4):267–75.

191. Janoueix-Lerosey I, Lequin D, Brugieres L, et al. Somatic and germline activating mutations of the ALK kinase receptor in neuroblastoma. Nature. 2008;455(7215):967–70.

192. Mosse YP. Laudenslager M, Longo L, et al. Identification of ALK as a major familial neuroblastoma predisposition gene. Nature. 2008;455(7215):930–5.

193. de Pontual L, Kettaneh D, Gordon CT, et al. Germline gain-of-function mutations of ALK disrupt central nervous system development. Hum Mutat. 2011;32(3):272–6.

194. Martinsson T, Eriksson T, Abrahamsson J, et al. Appearance of the novel activating F1174S ALK mutation in neuroblastoma correlates with aggressive tumor progression and unresponsiveness to therapy. Cancer Res. 2011;71(1):98–105.

195. Berry T, Luther W, Bhatnagar N, et al. The ALK(F1174L) mutation potentiates the oncogenic activity of MYCN in neuroblastoma. Cancer Cell. 2012;22(1):117–30.

196. Heukamp LC, Thor T, Schramm A, et al. Targeted expression of mutated ALK induces neuroblastoma in transgenic mice. Sci Transl Med. 2012;4(141):141ra91.

197. Zhu S, Lee JS, Guo F, et al. Activated ALK collaborates with MYCN in neuroblastoma pathogenesis. Cancer Cell. 2012;21(3):362–73.

198. Duijkers FA, Gaal J, Meijerink JP, et al. High anaplastic lymphoma kinase immunohistochemical staining in neuroblastoma and ganglioneuroblastoma is an independent predictor of poor outcome. Am J Pathol. 2012;180(3):1223–31.

199. Schulte JH, Bachmann HS, Brockmeyer B, et al. High ALK receptor tyrosine kinase expression supersedes ALK mutation as a determining factor of an unfavorable phenotype in primary neuroblastoma. Clin Cancer Res. 2011;17(15):5082–92.

200. Mosse YP, Laudenslager M, Khazi D, et al. Germline PHOX2B mutation in hereditary neuroblastoma. Am J Hum Genet. 2004;75(4):727–30.

201. Raabe EH, Laudenslager M, Winter C, et al. Prevalence and functional consequence of PHOX2B mutations in neuroblastoma. Oncogene. 2008;27(4):469–76.

202. Trochet D, Bourdeaut F, Janoueix-Lerosey I, et al. Germline mutations of the paired-like homeobox 2B (*PHOX2B*) gene in neuroblastoma. Am J Hum Genet. 2004;74:761–4.

203. Serra A, Haberle B, Konig IR, et al. Rare occurrence of PHOX2b mutations in sporadic neuroblastomas. J Pediatr Hematol Oncol. 2008;30(10):728–32.

204. Bentires-Alj M, Paez JG, David FS, et al. Activating mutations of the Noonan syndrome-associated SHP2/PTPN11 gene in human solid tumors and adult acute myelogenous leukemia. Cancer Res. 2004;64(24):8816–20.

205. Mutesa L, Pierquin G, Janin N, et al. Germline PTPN11 missense mutation in a case of Noonan syndrome associated with mediastinal and retroperitoneal neuroblastic tumors. Cancer Genet Cytogenet. 2008;182(1):40–2.

206. Cheung NK, Zhang J, Lu C, et al. Association of age at diagnosis and genetic mutations in patients with neuroblastoma. JAMA. 2012;307(10):1062–71.

207. Molenaar JJ, Domingo-Fernandez R, Ebus ME, et al. LIN28B induces neuroblastoma and enhances MYCN levels via let-7 suppression. Nat Genet. 2012;44(11):1199–206.

208. Sausen M, Leary RJ, Jones S, et al. Integrated genomic analyses identify ARID1A and ARID1B alterations in the childhood cancer neuroblastoma. Nat Genet. 2013;45(1):12–7.

209. Carr-Wilkinson J, O'Toole K, Wood KM, et al. High frequency of p53/MDM2/p14ARF pathway abnormalities in relapsed neuroblastoma. Clin Cancer Res. 2010;16(4):1108–18.

210. Tweddle DA, Malcolm AJ, Bown N, Pearson AD, Lunec J. Evidence for the development of p53 mutations after cytotoxic therapy in a neuroblastoma cell line. Cancer Res. 2001;61(1):8–13.

211. Onel K, Cordon-Cardo C. MDM2 and prognosis. Mol Cancer Res. 2004;2(1):1–8.

212. Slack A, Chen Z, Tonelli R, et al. The p53 regulatory gene *MDM2* is a direct transcriptional target of MYCN in neuroblastoma. Proc Natl Acad Sci. 2005;102:731–6.

213. Asgharzadeh S, Pique-Regi R, Sposto R, et al. Prognostic significance of gene expression profiles of metastatic neuroblastomas lacking MYCN gene amplification. J Natl Cancer Inst. 2006;98:1193–203.

214. Chen QR, Song YK, Yu LR, et al. Global genomic and proteomic analysis identifies biological pathways related to high-risk neuroblastoma. J Proteome Res. 2010;9(1):373–82.

215. Hiyama E, Hiyama K, Nishiyama M, Reynolds C, Shay J, Yokoyama T. Differential gene expression profiles between neuroblastomas with high telomerase activity and low telomerase activity. J Pediatr Surg. 2003;38:1730–4.

216. Krause A, Combaret V, Iacono I, et al. Genome-wide analysis of gene expression in neuroblastomas detected by mass screening. Cancer Lett. 2005;225:111–20.

217. Lastowska M, Viprey V, Santibanez-Koref M, et al. Identification of candidate genes involved in neuroblastoma progression by combining genomic and expression microarrays with survival data. Oncogene. 2007;26(53):7432–44.

218. McArdle L, McDermott M, Purcell R, et al. Oligonucleotide microarray analysis of gene expression in neuroblastoma displaying loss of chromosome 11q. Carcinogenesis. 2004;25:1599–609.

219. Nevo I, Oberthuer A, Botzer E, et al. Gene-expression-based analysis of local and metastatic neuroblastoma variants reveals a set of genes associated with tumor progression in neuroblastoma patients. Int J Cancer. 2009;126(7):1570–81.

220. Oberthuer A, Berthold F, Warnat P, et al. Customized oligonucleotide microarray gene expression-based classification of neuroblastoma patients outperforms current clinical risk stratification. J Clin Oncol. 2006;24(31):5070–8.

221. Oberthuer A, Hero B, Berthold F, et al. Prognostic impact of gene expression-based classification for neuroblastoma. J Clin Oncol. 2010;28(21): 3506–15.

222. Ohira M, Morohashi A, Inuzuka H, et al. Expression profiling and characterization of 4200 genes cloned from primary neuroblastomas: identification of 305 genes differentially expressed between favorable and unfavorable subsets. Oncogene. 2003;22:5525–36.

223. Ohira M, Oba S, Nakamura Y, et al. Expression profiling using a tumor-specific cDNA microarray predicts the prognosis of intermediate risk neuroblastomas. Cancer Cell. 2005;7:337–50.

224. Schramm A, Schulte JH, Klein-Hitpass L, et al. Prediction of clinical outcome and biological characterization of neuroblastoma by expression profiling. Oncogene. 2005;24:7902–12.

225. Takita J, Ishii M, Tsutsumi S, et al. Gene expression profiling and identification of novel prognostic marker genes in neuroblastoma. Genes Chromosomes Cancer. 2004;40:120–32.

226. Wei J, Greer B, Westermann F, et al. Prediction of clinical outcome using gene expression profiling and artificial neural networks for patients with neuroblastoma. Cancer Res. 2004;64:6883–91.

227. Bartel DP. MicroRNAs: target recognition and regulatory functions. Cell. 2009;136(2):215–33.

228. Kim VN, Han J, Siomi MC. Biogenesis of small RNAs in animals. Nat Rev Mol Cell Biol. 2009;10(2):126–39.

229. Lin RJ, Lin YC, Chen J, et al. MicroRNA signature and expression of Dicer and Drosha can predict prognosis and delineate risk groups in neuroblastoma. Cancer Res. 2010;70(20):7841–50.

230. Bray I, Bryan K, Prenter S, et al. Widespread dysregulation of MiRNAs by MYCN amplification and chromosomal imbalances in neuroblastoma: association of miRNA expression with survival. PLoS One. 2009;4(11):e7850.

231. Buechner J, Einvik C. N-myc and noncoding RNAs in neuroblastoma. Mol Cancer Res. 2012; 10(10):1243–53.

232. Chen Y, Stallings RL. Differential patterns of microRNA expression in neuroblastoma are correlated with prognosis, differentiation, and apoptosis. Cancer Res. 2007;67(3):976–83.

233. De Preter K, Mestdagh P, Vermeulen J, et al. miRNA expression profiling enables risk stratification in archived and fresh neuroblastoma tumor samples. Clin Cancer Res. 2011;17(24):7684–92.

234. Maris JM, Mosse YP, Bradfield JP, et al. Chromosome 6p22 locus associated with clinically aggressive neuroblastoma. N Engl J Med. 2008;358(24):2585–93.

235. Capasso M, Devoto M, Hou C, et al. Common variations in BARD1 influence susceptibility to high-risk neuroblastoma. Nat Genet. 2009;41(6):718–23.

236. Capasso M, Diskin SJ, Totaro F, et al. Replication of GWAS-identified neuroblastoma risk loci strengthens the role of BARD1 and affirms the cumulative effect of genetic variations on disease susceptibility. Carcinogenesis. 2012;34(3):605–11.

237. Nguyen le B, Diskin SJ, Capasso M et al. Phenotype restricted genome-wide association study using a gene-centric approach identifies three low-risk neuroblastoma susceptibility loci. PLoS Genet. 2011;7:e1002026.

238. Wang K, Diskin SJ, Zhang H, et al. Integrative genomics identifies LMO1 as a neuroblastoma oncogene. Nature. 2011;469(7329):216–20.

239. Bosse KR, Diskin SJ, Cole KA, et al. Common variation at BARD1 results in the expression of an oncogenic isoform that influences neuroblastoma susceptibility and oncogenicity. Cancer Res. 2012;72(8):2068–78.

240. Yang Q, Kiernan CM, Tian Y, et al. Methylation of CASP8, DCR2, and HIN-1 in neuroblastoma is associated with poor outcome. Clin Cancer Res. 2007;13(11):3191–7.

241. Abe M, Watanabe N, McDonell N, et al. Identification of genes targeted by CpG island methylator phenotype in neuroblastomas, and their possible integrative involvement in poor prognosis. Oncology. 2008;74(1–2):50–60.

242. Decock A, Ongenaert M, Hoebeeck J, et al. Genome-wide promoter methylation analysis in neuroblastoma identifies prognostic methylation biomarkers. Genome Biol. 2012;13(10):R95.

243. Gondek LP, Haddad AS, O'Keefe CL, et al. Detection of cryptic chromosomal lesions including acquired segmental uniparental disomy in advanced and low-risk myelodysplastic syndromes. Exp Hematol. 2007;35(11):1728–38.

244. Wolf M, Korja M, Karhu R, et al. Array-based gene expression, CGH and tissue data defines a 12q24 gain in neuroblastic tumors with prognostic implication. BMC Cancer. 2010;10:181.

245. Mosse YP, Greshock J, Weber BL, Maris JM. Measurement and relevance of neuroblastoma DNA copy number changes in the post-genome era. Cancer Lett. 2005;228(1–2):83–90.

246. Scaruffi P, Coco S, Cifuentes F, et al. Identification and characterization of DNA imbalances in neuroblastoma by high-resolution oligonucleotide array comparative genomic hybridization. Cancer Genet Cytogenet. 2007;177(1):20–9.

247. Chen QR, Bilke S, Khan J. High-resolution cDNA microarray-based comparative genomic hybridization analysis in neuroblastoma. Cancer Lett. 2005;228(1–2):71–81.

248. West RB. Expression profiling in soft tissue sarcomas with emphasis on synovial sarcoma, gastrointestinal stromal tumor, and leiomyosarcoma. Adv Anat Pathol. 2010;17(5):366–73.

249. Allander SV, Illei PB, Chen Y, et al. Expression profiling of synovial sarcoma by cDNA microarrays: association of ERBB2, IGFBP2, and ELF3 with epithelial differentiation. Am J Pathol. 2002;161(5): 1587–95.

250. Terry J, Saito T, Subramanian S, et al. TLE1 as a

diagnostic immunohistochemical marker for synovial sarcoma emerging from gene expression profiling studies. Am J Surg Pathol. 2007;31(2):240–6.

251. Nielsen TO, West RB, Linn SC, et al. Molecular characterisation of soft tissue tumours: a gene expression study. Lancet. 2002;359(9314):1301–7.

252. Kubista B, Klinglmueller F, Bilban M, et al. Microarray analysis identifies distinct gene expression profiles associated with histological subtype in human osteosarcoma. Int Orthop. 2011;35(3):401–11.

253. Nakayama R, Mitani S, Nakagawa T, et al. Gene expression profiling of synovial sarcoma: distinct signature of poorly differentiated type. Am J Surg Pathol. 2010;34(11):1599–607.

254. McKinsey EL, Parrish JK, Irwin AE, et al. A novel oncogenic mechanism in Ewing sarcoma involving IGF pathway targeting by EWS/Fli1-regulated microRNAs. Oncogene. 2011;30(49):4910–20.

255. Prieur A, Tirode F, Cohen P, Delattre O. EWS/FLI-1 silencing and gene profiling of Ewing cells reveal downstream oncogenic pathways and a crucial role for repression of insulin-like growth factor binding protein 3. Mol Cell Biol. 2004;24(16):7275–83.

256. Geiss GK, Bumgarner RE, Birditt B, et al. Direct multiplexed measurement of gene expression with color-coded probe pairs. Nat Biotechnol. 2008;26(3):317–25.

257. Fortina P, Surrey S. Digital mRNA profiling. Nat Biotechnol. 2008;26(3):293–4.

258. Luina-Contreras A, Jackson S, Ladanyi M. Highly multiplexed detection of translocation fusion transcripts without amplification using the NanoString platform. In: [1901] United States and Canadian Association of Pathologists, 2010, Washington, DC; 2010.

259. Lira ME, Kim TM, Huang D, et al. Multiplexed gene expression and fusion transcript analysis to detect ALK fusions in lung cancer. J Mol Diagn. 2013;15(1):51–61.

第 24 章

分子肿瘤学中的药物基因组学

Soya S. Sam, Gregory J. Tsongalis

引言

过去的十年中,遗传学与基因组学技术的发展迅速,药物基因组学领域(pharmacogenomics,PGx)随之迎来了革命性的变化, 通过个体化医学和疗效预测,我们评估预后、筛查、诊断、靶向治疗的措施。这样的变革不仅明确了当今临床实践发展的方式,而且也预示了它在未来被付诸行动的形式。

药物遗传学仅涉及药物应答和单个基因之间的关系,而 PGx 则囊括各种基因对药物作用或对全基因组的影响,包括胚系变异[单核苷酸多态性(SNP),基因拷贝数变异] 以及与药物应答、药物不良反应(adverse drug reactions,ADR)或毒性相关的获得性改变(肿瘤基因突变)[1,2]。与疾病遗传学不同的是,PGx尤其重视个体化治疗或者疗效预测,涉及观测遗传学生物标记物,同时考量药物干预后的疗效和 ADR。然而,在描述和理解药物–基因组关系的时候,药物遗传学和药物基因组学有时均会被使用。

"药物遗传学"一词由 Friedrich Vogel 于 1959 年首次提出,用来描述改变药代学和药效学机制的基因遗传条件的研究;而"药物基因组学"的概念在 20 世纪 90 年代被提出, 用于传播这样的理念——随着新的基因组技术出现, 使用更多的药物遗传学方法,能

够反映一个个体或群体中的一组变化对药物疗效的影响[3]。P4 医学是生物学家勒 Leroy Hood 近年来提出的概念,即"预测性(predictive)、预防性(preventive)、个体化(personalized)和参与性(participatory)"的缩写,昭示着一场医学革命正在进行,把被动转向主动,以最大化地提高每位患者的健康状态而不仅仅是治疗他们[4,5]。

肿瘤学中的药物基因组学

通过与多种个体化医学策略整合,肿瘤学领域正在发生革命性的变化,尤其在 PGx 的研究范畴中。它在肿瘤药物治疗中起着重要作用,因为大多数临床使用的抗癌药物治疗谱狭窄、有效率不定、全身毒性出现迅猛、疗效难以预知——这些现象正是目前肿瘤治疗的特点,并且最终导致大量个体间药代学和药效学的差异产生[6]。PGx 在肿瘤治疗中的运用赋予了临床医生一种可能性,以更好地预测患者在化疗和靶向治疗时药物的反应性、耐药性、有效效以及毒性的差异,并且根据这些差异来优化治疗方案。

不同肿瘤患者对某一种药物疗效及药物毒性存在相当大的差异,这是肿瘤学家长期公认的。通过个体化医疗,可能取得一个实际的目标——使用 PGx 的分子生物学概念,通过分析患者的遗传架构,从而革命性地改变肿瘤治疗方案。PGx 对肿瘤学尤其重要,因为 PGx 关注严重的全身毒性以及不可预测的疗效等肿瘤治疗方案的关键问题[6,7]。在肿瘤医学实践中,肿瘤治疗中的 ADR 已经几乎成为治疗本身的代名词。ADR 是全世界严峻的医疗负担。

ADR 位列美国第五大死亡原因,引起超过 200 万次严重反应,每年导致 100 000~218 000 人死亡,花费

S.S. Sam, Ph.D.
Dartmouth Hitchcock Medical Center, One Medical Center Drive, Lebanon, NH 03756, USA

G.J. Tsongalis, Ph.D. (✉)
Department of Pathology, Geisel School of Medicine at Dartmouth and the Dartmouth Hitchcock Medical Center, One Medical Center Drive, Lebanon, NH, USA
e-mail: Gregory.J.Tsongalis@Hitchcock.org

超过 1 亿美金[8]。这也是癌症患者发病和死亡的重要原因之一。PGx 已体现出能强有力地预测 ADR 的能力，并有可能防止 ADR 倾向的患者出现医源性不良预后反应。

尽管很多因素会影响药物治疗的效果，遗传因素占据个体药物反应差异中的很大比重[9]。在肿瘤医学中，对肿瘤细胞变化中的分子机制的日益理解持续推进着对临床分子诊断和生物标记物的发现。最终，有可能为每位患者制订不同的治疗药物、治疗剂量方案，从而使治疗变得更为安全有效。

肿瘤生物标记物可以分为预后标记物和预测标记物。预后标记物与临床预后相关，如总生存率或者无复发生存率，与治疗无关；预测标记物则与药物应答相关，用于预测临床决策的结果[10]。如今，基因组分析的新分子技术的迅速发展使肿瘤基因组突变的综合分析有法可行。在本章中，我们对临床分子肿瘤检测中最常用的预后和预测生物标记物进行了讨论（表 24.1）。

乳腺癌

乳腺癌是全球女性患者中最常见的恶性肿瘤，也是第二大女性患者肿瘤相关死亡原因，占肿瘤死亡的 14%[10]。据美国国家癌症研究所的数据披露，2013 年美国约有 232 340 例妇女被诊断出乳腺癌，其中 39 620 例患者将死于该病[11]。5%~10% 的乳腺癌为家族遗传[12]。抑癌基因 BRCA1、BRCA2 和其他多种基因，如 TP53、PTEN、CHEK2、MLH1 和 MSH2 的遗传性功能缺失性突变，增加了乳腺癌和（或）卵巢癌的发病风险。在美国乳腺癌患病的白人妇女中，BRCA1 及 BRCA2 突变占 5%~10%[10]。

55%~75% 的乳腺癌是雌激素受体（ER）阳性，而肿瘤的激素受体状态能够预测使用他莫昔芬或者雷洛昔芬抑制性治疗的疗效[13,14]。在表现 ER 的乳腺癌中，一半以上的肿瘤也表达了孕激素受体（PR）。他莫昔芬是雌激素受体拮抗剂，通过它的活性代谢产物——羟基他莫昔芬——与雌激素竞争性结合 ER，并作为一线药物使用多年。对于绝经前妇女，他莫昔芬通常用于治疗激素受体阳性的乳腺癌患者，也可作为绝经后妇女的治疗标准，尽管芳香化酶抑制剂更常用于该组人群[15]。如果肿瘤是激素受体阴性，v-erb-b2 红白血病病毒致癌基因同源体 2 及神经/胶质母细胞源癌基因同源受体 2（c-ERBB2 或 HER2/neu）状态可以预示曲妥珠单抗的疗效[16]。20%~30% 的乳腺癌发生 HER2 基因的扩增或者过量表达。曲妥珠单抗（赫赛汀；基因科技，南旧金山）是一种重组、人源化抗 HER2 的单克隆抗体，也是首个被开发并临床应用于针对 HER2 过表达肿瘤的有效抗 HER2 靶向药物。曲妥珠单抗由两个结合于 HER2 受体胞外近膜部分的抗原特异性位点组成，防止细胞内酪氨酸激酶的活化。曲妥珠单抗降低信号的其他可能机制包括预防 HER2 受体二聚化、内吞作用对受体的加剧破坏、抑制细胞外结构域的脱落以及免疫激活[16]。另一种单克隆抗体

表 24.1　常见肿瘤的药物基因组学生物标记物和治疗靶点

肿瘤类型	分子标记物	频率（%）	临床应用
乳腺癌	ER/PR	55~75	对激素治疗敏感
	ERBB2 (HER2)	20~30	对曲妥珠单抗、帕妥珠单抗敏感
结直肠癌	KRAS	35~40	预测对西妥昔单抗、帕尼单抗的敏感性
	MSI	15	对 5-氟尿嘧啶有抗药性
	UGT1A1×28	39	对伊立替康产生副反应
胃肠道间质瘤	KIT	~85	对伊马替尼、舒尼替尼敏感
白血病（慢性髓细胞性白血病）	BCR-ABL	>95	对伊马替尼、达沙替尼、尼洛替尼、伯舒替尼、帕纳替尼敏感
白血病（急性早幼粒细胞白血病）	PML-RAR-α 易位	100	对全反式维甲酸、三氧化二砷敏感
白血病（急性髓性白血病）	FLT3	40	与预后相关
	NPM1	55	
	CEBPA	17	
白血病（急性淋巴细胞性白血病）	TPMT	10	增加发生 6-巯基嘌呤诱导性中性粒细胞减少的风险
黑色素瘤	BRAF V600E	40~60	对维罗非尼敏感
非小细胞性肺癌	EML4-ALK	5~7	对克唑替尼敏感
	EGFR	15	对厄罗替尼、吉非替尼敏感

是帕妥珠单抗，它可抑制 HER2 受体的二聚化，推测可延缓肿瘤生长，已于 2012 年 6 月被 FDA 批准与曲妥珠单抗联用。Ado-trastuzumab emtansine（Kadcyla）于 2013 年 2 月被 FDA 批准，是第一种治疗 HER2 阳性转移性乳腺癌的抗体–药物耦合剂[17]。HER2 状态的准确判断对临床决策的制订至关重要。尽管现已有多种检测 HER2 状态的方法，荧光原位杂交（fluorescence in situ hybridization，FISH）和免疫组织化学（immuno-histochemistry，IHC）是其中最常用的两种。

结直肠癌

结直肠癌是全球肿瘤相关死亡的主要原因之一。据估计，2013 年美国将约有 102 480 例患者被诊断为结肠癌，40 000 例患者被诊断为直肠癌[18]。通过一系列分子事件，结直肠癌得以发展，导致正常黏膜转变为腺瘤，再转变为癌，基因组不稳定在转变过程中起重要作用。已确定在结直肠癌中有三种不同的分子通路，分别是染色体不稳定通路、微卫星不稳定通路，以及 CpG 岛甲基化表型通路[19]。

原癌基因 KRAS 突变在结直肠癌中过量表达，也常见于其他类型肿瘤如胰腺癌、肺癌及卵巢癌[20]。KRAS 是表皮生长因子受体（EGFR）下游信号分子，是细胞外信号的跨膜受体，同时是 RAS/RAF/MAPK 信号通路 RAF 中的上游分子。野生型 KRAS 基因的信号传导借助于 GTP 酶的活化作用进行，将 GDP 结合的无活性形式转换为 GTP 结合的活性形式[20,21]。

据报道，35%~40% 的结直肠肿瘤中发现了 KRAS 基因突变[22]。KRAS 的激活突变是人类癌症中最常见的突变之一[23]。KRAS 2 号外显子 12、13 密码子的错义突变是最常见的，它导致氨基酸替换，占所有突变类型的 95%，位于 12 密码子的突变最常见且具有致瘤性，接近 80% 的突变发生于该密码子[24-26]。常见的 12、13 密码子氨基酸替换为由甘氨酸替换为天门冬氨酸残基。另外，位于密码子 61、146 和 154 的突变也曾被记载，但是非常罕见[24]。KRAS 是一种膜锚定的三磷酸鸟苷/二磷酸鸟苷（GTP/GDP）结合蛋白，在大多数人类细胞中被广泛表达。所有的 KRAS 突变通过破坏 KRAS 固有的 GTP 酶活性并且防止 GTP 酶激活蛋白（GAP）与 KRAS 结合，增强 KRAS 的致瘤潜能[27]。在正常生理条件下，上游信号激活野生型 KRAS 通过结合 GDP 转换为 GTP，而且由于 GAP 介导的 GTP 水解作用，这个过程转瞬即逝。然而，当 KRAS 基因发生突变，这个过程也被转换了[28]。

作为 EGFR 信号通路下游最常见的突变因素，KRAS 被认为是抗 EGFR 治疗的一个候选分子标记物。靶向治疗，如抗 EGFR 的西妥昔单抗及帕尼单抗，能够改善对传统化疗无反应的结直肠癌患者的无进展生存期[21]。尽管如此，具有 KRAS 突变的转移性结直肠癌患者并不能从抗 EGFR 治疗中获益[29]。因此，推荐检测 KRAS 突变状态，筛选适合于这种治疗的患者。有多种检测方法适用于这些突变的分子，包括实时荧光定量 PCR、Sanger 测序、焦磷酸测序以及微珠阵列。

微卫星不稳定性（microsatellite instability，MSI）是错配修复系统缺陷的分子指纹，约 15% 的结直肠肿瘤有此特征。这些具有 MSI 的肿瘤各具特征，包括倾向于出现在近端结肠、间质淋巴浸润、低分化、黏液性或者印戒细胞形态[30]。与微卫星稳定的结直肠肿瘤相比，MSI 肿瘤预后显然较好，但大多数 MSI 肿瘤对用于微卫星稳定肿瘤的化疗药物没有反应。MSI 肿瘤，尤其是 Ⅱ 期 MSI 肿瘤，可能无法从以 5-氟尿嘧啶为基础的辅助化疗中获益[30]。MSI 检测一般基于 PCR 方法和（或）免疫组织化学染色法检测 MMR 蛋白表达。

伊立替康是拓扑构酶–I 抑制剂，在全球范围内被批准应用于治疗转移性结直肠癌。UGT1A1 基因变异增加了伊立替康所致毒性的风险。通过糖基化作用，UGT1A1 基因变异造成伊立替康的活性代谢产物，SN-38，结合为一种葡萄糖醛酸苷失活代谢产物，SN-38G。UGT1A1 突变导致糖基化作用显著降低，SN-38 的作用增强，严重中性粒细胞减少症的发生风险随之增加[31]。UGT1A1×28 等位基因纯合的患者发生严重毒性反应的风险最高，而杂合患者似乎存在中等风险。与野生型 UGT1A1×1 相比，UGT1A1×28 等位基因似乎可以降低 UGT1A1 基因的表达，从而使患者被暴露在毒性代谢产物 SN-38 中的程度提高。2005 年 6 月，越来越多的证据促使美国 FDA 与药物公司修改伊立替康标签。标签包括 UGT1A1×28 基因型纯合子为严重中性粒细胞减少症的一个危险因素[32,33]。一种美国 FDA 批准的 UGT1A1×28 基因分型检测也已经商品化[34]。

胃肠道间质瘤

胃肠道间质瘤（gastrointestinal stromal tumor，GIST）是胃肠道最常见的间叶源性肿瘤。在美国，每年有 3300~6000 例新发病例，大多数为成年人[35]。1983 年，GIST 的病理学特征被首次描述，后被证实原癌基因 KIT 的激活突变不仅促进肿瘤细胞生长，并且也代表了 GIST 的典型分子事件[36]。在健康个体中，KIT 的作用通常是为细胞生长和分裂提供信号,而这个信号又限制了细胞的分裂和生长。然而,对于 GIST 患者,KIT 信号的功能异常导致细胞持续生长并且分裂失控,继而发生恶变[37]。

以小分子酪氨酸激酶抑制剂的形式开发的靶向药物,如伊马替尼和舒尼替尼,它们靶向于 KIT 信号,通过结合三磷酸腺苷(ATP)结合区,阻断受体的磷酸化和活化,从而抑制肿瘤生长[38]。与 KIT 野生型或者 9 号外显子突变的患者相比,携带 KIT 11 号外显子突变(缺失或替换)的 GIST 患者往往有相对较高的反应率、较低的疾病进展风险以及较长的中位生存期[39]。对 KIT 进行免疫组织化学染色能够确诊大多数的 GIST。2013 年 2 月,美国 FDA 批准瑞戈非尼(Stivarga)用于局部晚期、不可切除、对伊马替尼或舒尼替尼无反应的 GIST。一项关键的 Ⅲ 期 GRID 临床研究中,199 例转移或不可切除的 GIST 患者已证实瑞戈非尼联合最佳支持治疗(BSC)的前提下,相较于安慰剂组,显著改善无进展生存率[40]。

慢性髓细胞性白血病

慢性髓细胞性白血病(chronic myelogenous leukemia,CML)或者慢性粒细胞性白血病是一类以骨髓髓系细胞增生为特点的骨髓增生性疾病[41]。CML 约占所有成人型白血病的 20%,主要累及中年人,不常见于儿童。根据 2013 年癌症统计数据,2000~2009 年,CML 的致死率以 8.4% 的比例逐年递减[18]。

骨髓增生性疾病的诊断相对容易,因为 95% 以上患者的白血病细胞具有明显的细胞遗传学异常——费城染色体(Ph1)[42,43]。Ph1 是 9 号和 22 号染色体长臂相互易位的结果,易位包括 9 号染色体癌基因区上的 ABL 基因转移到 22 号染色体断裂簇区域(BCR),从而形成的 BCR-ABL 融合基因[44](图 24.1)。该融合基因形成一种蛋白,p210 [b2a2 (e13a2) 和 b3a2 (e14a2)]——一种异常酪氨酸激酶,在 CML 的发展中起着关键作用[45]。它导致细胞增殖失调,对骨髓基质黏附性下降以及对诱变刺激凋亡反应受损[46]。p190 BCR-ABL 和 p230 BCR-ABL 的 CML 相对不常见[45]。

一般情况下,CML 呈一个慢性期表现,但是会进展为加速期和最终的急变期[47]。基于对 CML 细胞中异常信号通路的认识,研究者设计并开发了靶向 BCR-ABL 酪氨酸激酶活性的小分子药物,其中甲磺酸伊马替尼(格列卫)是首个被使用的药物,能够显著改善 Ph1 阳性 CML 患者的预后[48]。酪氨酸残基抑制剂伊马替尼与 ATP 竞争结合 BCR-ABL 激酶结构域,从而阻止酪氨酸残基的磷酸化。干扰该致癌信号对控制疾病至关重要,在该疾病的初始慢性期尤其如此。然而,在白血病细胞中部分克隆细胞出现 BCR-ABL 的 ABL 激酶结构域编码区点突变,阻止抑制剂结合到激酶结构域,从而导致伊马替尼耐药[49]。更强大的第二代 BCR-ABL 抑制剂达沙替尼(Sprycel)和尼洛替尼(Tasigna),以及伯舒替尼(Bosulif)和帕纳替尼(Iclusig),最近已经批准上市,能够克服大多数的伊马替尼耐药相关的激酶结构域突变导致的治疗失败[49,50]。在 BCR-ABL 中有超过 50 种不同氨基酸残基与耐药相关[51]。在体外实验中,除了 T315I,达沙替尼和尼洛

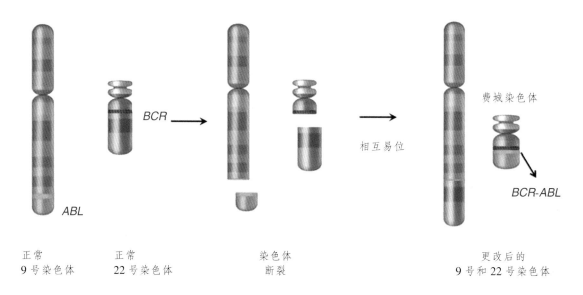

| 正常 | 正常 | 染色体 | | 更改后的 |
| 9 号染色体 | 22 号染色体 | 断裂 | | 9 号和 22 号染色体 |

图 24.1 易位的 abl 基因插入 bcr 基因中形成费城染色体。(http://www.cancer.gov/cancertopics/pdq/treatment/CML/Patient/page1)

替尼能够有效对抗所有已检测到的伊马替尼耐药 *BCR-ABL* 突变。然而,与未突变的 *BCR-ABL* 相比,每种抑制剂对某些特异突变的作用是下降的:达沙替尼对 F317L 及 E255V,尼洛替尼对 Y253F/H、E255K/V 及 F359V,而伯舒替尼对 V299L 及 E255K/V 突变携带者中缺乏活性,对 T315I 无活性[52,53]。相对于伊马替尼对抗 *BCR-ABL1* 激酶的活性,达沙替尼、尼洛替尼和伯舒替尼分别增效 325 倍、10~50 倍和 25 倍[54]。因此,除了监控 *BCR-ABL1* 的水平,检测伊马替尼耐药 CML 病例融合基因的突变情况也很重要。

重要的预后指标是在血液学、细胞遗传学和分子水平上对治疗的反应[55,56]。目前,伊马替尼细胞遗传学完全反应率为 70%~90%,5 年无进展生存率及总生存率为 80%~95%[57]。大多数患者经伊马替尼治疗后,通过定量 RT-PCR 仍能够检测到 *BCR-ABL* 转录[58]。因此,患者需要不断检测,从而监测到 *BCR-ABL* 转录本的水平。由于定量 RT-PCR 与其他细胞遗传学或 FISH 检测相比,有比较高的灵敏性,因此,使用定量 RT-PCR 检测微小残留病灶,已经成为评估治疗反应的金标准[59]。

急性早幼粒细胞白血病

急性早幼粒细胞白血病 (acute promyelocytic leukemia,APL)是 AML 的一种特殊亚型,占 AML 病例的 5%~8%[60],在血液和骨髓中存在不成熟早幼粒细胞的异常聚集。由于 APL 与致命性弥散性血管内凝血相关,APL 的早期诊断非常必要[61]。APL 以(15;17)(q22;q12)染色体易位为特点,导致 15 号染色体上的早幼粒细胞基因(PML)与 17 号染色体上的维甲酸受体基因(RARα)融合,这是 APL 的诊断标志。该易位产生一种融合蛋白,将髓系分化阻断在早幼粒细胞阶段分化,从而导致早幼粒细胞的增生[62]。

APL 患者的幼稚细胞对蒽环类药物为基础的化疗高度敏感。在过去的几十年中,有两种药物的问世显著提高了 APL 的治疗效果。首个发现的药物——全反式维甲酸(ATRA)是维生素 A 衍生物,能够靶向融合蛋白 RARα,急剧增加临床缓解率,并且将 5 年无病生存率从 40% 以下提高到 80%[63]。第二种药物是三氧化二砷(ATO),靶向作用于 PML,单药治疗 APL 时效果也很显著[64]。目前,ATRA 联合化疗作为一线治疗方案,而 ATO 用于治疗难治或复发患者。研究显示,这些药物具有协同作用,表明在未来新发患者治疗中可能涉及两种药物的联用[65-68]。

以多种诊断工具如细胞遗传学、FISH、PML 单克隆抗体或者 RT-PCR 确定异常 *PML-RARα* 融合基因是必要的。唯一可以鉴定 *PML-RARα* 亚型从而有助于检测 MRD 的技术是 RT-PCR[69,70],而定量 RT-PCR 更提高了 MRD 监测的预测价值。采用定量 RT-PCR,能够评估对治疗的反应,预测疾病预后,从而指导治疗,降低复发率[71]。APL 曾一度被认为是预后最差、恶性程度最高的人类白血病,在过去的几十年,APL 已经转变成了最易治愈的白血病,通过先进的分子诊断技术,通过 PCR 技术对 MRD 进行监测,预测复发风险,依据复发风险采取治疗策略[72]。

急性髓性白血病

人们早已认识到急性髓性白血病 (acute myeloid leukemia,AML)是一组异质性肿瘤,在治疗反应和总体生存率方面均存在显著差异。异质性表现在临床特征、形态学和免疫表型、染色体核型和基因异常,以及

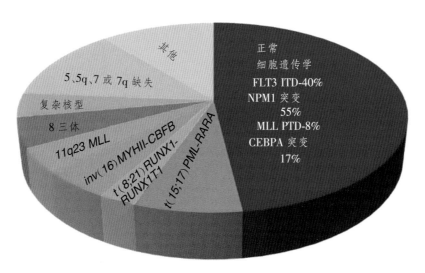

图 24.2　AML 中常见重现性基因异常相对频率[76]。

在遗传和分子病理基础方面。

在 AML 中，髓系祖细胞获得性基因变异的积累使细胞正常生长、增殖、分化发生了改变。然而，标准细胞遗传学分析仅 55% 的 AML 显示染色体异常[73,74]。细胞遗传学正常核型(CN)约占 45%，属于分子水平上的异质性疾病，某些基因的突变与预后意义相关。在 fms 样酪氨酸激酶 3(FLT3)基因的内部串联重复序列(ITD)的突变和在 NPM1 以及 CEBPA 基因中的突变是最常用的预后标记物[75,76](图 24.2)。

核仁磷酸蛋白基因(NPM1)，又称为核仁磷酸蛋白 B23 或 numatrin，位于 5q35.1，是一种广泛表达的磷蛋白，属于核伴侣核蛋白家族。该基因不断在细胞核与细胞质之间穿梭，主要定位在核仁，伴有正常核型 AML 的特征[77]。它涉及重要的细胞功能，如控制核糖体的合成和输出，稳定抑癌蛋白 p14^arf 在细胞核以及调节中心体的复制[78]。在 AML 突变中，NPM1 基因突变是成人原发性 AML 中最常见的基因变异。这些基因突变占所有病例的 35%，其中 50%~60% 病例在细胞遗传学上表现为正常核型[79]。NPM1 突变发生在 12 号外显子，以 4 碱基插入为最频发的特征，导致移码突变并合成一种保留于胞质中的延长蛋白。第 960 位点 TCTG 的重复为突变 A，占所有成人病例的 70%~80%，突变 B 和突变 D 占所有突变的 15%~20%。迄今已确定大约 50 个其他类型突变[80]。因此，一个可靠的分子生物学方法对于准确鉴别 NPM1 突变是很有必要的。使用 Luminex®100 IS™ 或者 200™ 系统，应用多重 RT-PCR 进行多重检测 12 号外显子(A、B、D 和 J)，可以发现最常见的 NPM1 突变。另外，片段分析也是检测这些突变的另一种分子诊断方法。

FLT3 基因的激活突变是 AML 中最常见的突变类型，与较高的复发风险及预后差相关[81]。FLT3 基因位于 13q12，编码膜结合受体酪氨酸激酶(RTK)，属于 Ⅲ型 RTK 家族成员，其结构特点为 5 个免疫球蛋白样的胞外结构域，一个单独跨膜结构域，一个近膜结构域(JMD)，以及由激酶插入域连接的两个酪氨酸激酶结构域组成的胞内结构域[81]。

FLT3 的突变在 AML 中具有重要临床相关性，因为它们能够作为预后差的独立指标指导临床治疗决策[75,82]。在 AML 中，FLT3 最常见的突变是内部串联重复(FLT3-ITD)。FLT3-ITD 是由于 FLT3 近膜结构域编码区(由 14、15 号外显子编码)内的一个片段的重复而形成的。基于大样本 AML 的病例研究[83]，Nakao 等人首次描述了这样的特征，FLT3-ITD 在 15%~35% 的 AML 患者中存在[83]。在婴儿 AML 中，FLT3-ITD 突变非常罕见，但是在 5~10 岁年龄组该突变发生率增至 5%~10%，青年组 20%，而在大于 55 岁的 AML 患者中该突变发生率>35%[84]。突变增强了受体的自身二聚化和自身磷酸化，导致持续的 AKT 磷酸化，而 AKT 是磷脂酰肌醇-3-激酶通路中的关键丝氨酸-苏氨酸激酶[85-87]。

FLT3 基因突变的第二种最常见类型为 FLT3-TKD，发生于 5%~10% 的 AML 患者，罕见与 FLT3-ITD 共存。突变发生在密码子 835，导致天冬氨酸变为酪氨酸(D835Y 或 Asp835Tyr)。与 FLT3-ITD 相似，FLT3-TKD 通过自身磷酸化和构象激活促进不依赖配体的增殖。它们促进下游不同效应分子的激活，引发不同的生物学反应[88,89]。FLT3-ITD 的出现是 AML 预后不良的独立预后因素。索拉菲尼，是作用于包括 FLT3 在内的多种激酶抑制剂，在 FLT3-ITD 阳性的 AML 中已显示出很有前景的疗效[90]。然而，对于异基因造血干细胞移植复发 FLT3-ITD 阳性 AML 患者，索拉菲尼无效[90]。可以通过多重荧光 PCR 片段分析受体酪氨酸激酶 FLT3 的激活突变。该检测能够帮助筛选适合靶向治疗的 AML 患者。

CEBPA 基因位于染色体 19q13.1，编码碱性亮氨酸拉链(bZIP)结构域转录因子家族的一员，是粒细胞生成的关键调控子[91]。CEBPA 突变大致分为两类：氨基端移码突变和羧基端 bZIP 结构域内突变。氨基端的突变特异性破坏 CEBPA 蛋白全长(42-kDa)，导致一种 30kDa 显性失活的短的 CEBPA 同源异构体过表达(图 24.3)。羧基端的突变导致蛋白同源性或异源性二聚化结构域破坏，最终导致 DNA 结合力受

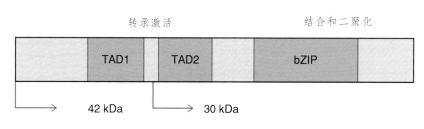

图 24.3　反式激活原理图和亮氨酸拉链基本结构域。

损[92,93]。具有 *CEBPA* 突变的大多数 AML 患者两个域均含突变(CEBPA 双突变),这些突变位于不同的等位基因,导致这些患者野生型 C/EBPα p42 表达下降。然而,这两种类型可以发生在单一 *CEBPA* 突变,野生型产物的表达保留在低水平[94,95]。多重荧光 PCR 片段分析和直接测序技术常规用于 AML 患者中检测 *CEBPA* 突变。

急性淋巴母细胞性白血病

急性淋巴母细胞性白血病,又称为急性淋巴细胞性白血病(Acute Lymphocytic Leukemia,ALL),是儿童最常见的癌症,在 15 岁以下的儿童中,ALL 占 23%。ALL 占所有白血病病例的 12%,全球发病率预计每 100 000 人中有 1~4.75 人发病[96]。在美国,年发病率约为每百万人口 30~40 例[97]。巯基嘌呤 S-甲基转移酶(TPMT)是一种胞质酶,广泛表达于人体,催化巯基嘌呤类药物(如 6-巯基嘌呤是 ALL 的常规治疗药物)与甲基化。*TPMT* 为杂合型的人(占白种人的 6%~11%)具有中度 TPMT 活性,TPMT 纯合突变的人(占白种人0.2%~0.6%)的 TPMT 活性非常低。目前已经发现大约 20 种等位基因突变体(*TPMT*×2-×18),与 *TPMT*×1 野生型等位基因相比,突变体活性下降。通过分子分析,最常见的突变等位基因为 *TPMT*×2 和 *TPMT*×3(A-D),与超过 95% 的 *TPMT* 活性缺陷有关[98-101]。TPMT 基因变异与 6-MP 治疗后的骨髓抑制相关。患者可能出现中至重度骨髓抑制,因此需要减少药物剂量。由于过多的药物能够转变为 6-巯鸟嘌呤核苷酸(6TGN),这种具有细胞毒性的活性代谢产物将整合到 DNA,因此低 TPMT 活性水平使患者产生药物毒性的风险大为增加。然而,具有高 TPMT 活性水平的患者需要更高剂量的巯基嘌呤类药物才能达到良好的治疗效果,因为在转变为 6-TGN 之前,大量的药物被灭活。另外,对于儿童型 ALL 的病程早期,*TPMT* 基因检测不仅可用于确定 *TPMT* 相关的 6-MP 毒性,也可通过对微小残留病灶(MRD)的检测确定患者对 6-MP 的反应。因此,FDA 推荐根据 *TPMT* 基因检测结果进行药物剂量的调整[98,99]。RT-PCR 技术是用来进行分子检测的一种常规技术。

黑色素瘤

黑色素瘤是皮肤疾病致死的主要原因,占肿瘤发病的 4%,而其死亡率持续升高[102]。尽管通过手术切除和辅助治疗,早期病例预后良好,但是很多病例会发生播散[103]。黑色素瘤是一种遗传机制复杂的疾病,多种基因变异在疾病进展机制中起着重要作用。最近,临床前的发现加深了人们对黑色素瘤分子发病机制和关键分子信号的理解。BRAF 是一种丝氨酸/苏氨酸蛋白激酶,导致 MAP 激酶/ERK 信号通路下游信号的激活,40%~60% 的黑色素瘤具有 BRAF 激活突变(图24.4)[104]。在 80%~90%病例中,激活的突变包含一个单碱基错义突变(核苷酸 1 799T 变为 A),导致 15 号外显子第 600 位点缬氨酸由谷氨酸取代(V600E)。其他不常见的 *BRAF* 突变也有报道。在 *BRAF* 突变的黑色素瘤中,5%~12% 是 V600K(缬氨酸变为赖氨酸),5%或以下为 V600R(缬氨酸变为精氨酸)或者 V600D(缬氨酸变为天冬氨酸)[105]。这些少见类型的突变与 *BRAF* V600E 的作用类似,均可导致 BRAF 激酶活性增加,促进 MEK 和 ERK 的磷酸化[106]。

在黑色素瘤中,*BRAF* V600E 突变的发生较普遍,使其成为药物开发的主要靶点。索拉菲尼是第一代多激酶抑制剂,可作用于 BRAF,但是对其选择性和亲和力不足。此外,它是一种强效 VEGFR2、VEGFR3 及其他几种与肿瘤发展相关关键激酶的抑制剂[107,108]。后来,开发了一种新的 BRAF 抑制剂维罗非尼,它对 *BRAF* V600E 突变比对野生型蛋白有更高的特异性。维罗非尼是一种可口服的选择性 BRAF 抑制剂,在体内和体外对黑色素瘤细胞均具有很强的细胞毒性,临床上能够提高黑色素瘤患者的生存率[109,110]。在临床前试验中,维罗非尼在其他的 *BRAF* 突变如 *BRAF* V600D、*BRAF* V600K 以及 *BRAF* V600R 中同样发挥抑制作用[111,112]。与 *BRAF* 野生型黑色素瘤相比,*BRAF* V600K 和 *BRAF* V600E 均对 MEK 抑制剂曲美替尼(GSK1120212)具有更好的反应[113,114]。

非小细胞肺癌

非小细胞肺癌(non-small cell lung cancer,NSCLC)是肺癌中最常见的类型,约占所有肺癌的 85%[115]。全基因组分析方法极大地扩展了我们在 NSCLC 分子领域的视野。大量的分子改变已在 NSCLCA 中发现,包括 *EML4-ALK* 易位融合,*EGFR* 突变和扩增,*KRAS* 突变,*PIK3CA* 突变,*MET* 突变、选择性剪接、扩增及过表达等[116]。

三种 NSCLC 常见类型中,腺癌是美国最常见的类型,约占总病例数的 50%,而鳞状细胞癌占 30%,大细胞癌占 10%[117]。腺癌是非吸烟者最常见的类型。运用 DNA 芯片进行基因表达谱分析,已经发现与分期特异性生存率和转移模式相关的肺腺癌亚型(如细支气管腺癌、鳞状癌、magnoid 腺癌)。重要的是,早期细支气管腺癌与生存率提高相关,而鳞状细胞癌与进展期生存

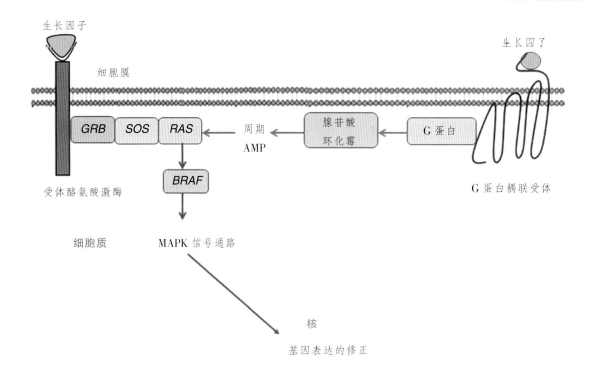

图 24.4 *BRAF* 基因及信号转导：RAS-RAF-MAPK(丝裂原活化蛋白激酶)信号通路是一系列关键分子级联,通过该通路细胞外信号传导入细胞核,通过改变基因的表达控制细胞的增殖或分化。细胞外信号(生长因子)激活两种受体(受体酪氨酸激酶和 G 蛋白耦联受体)中的一种,能够导致 RAS 的激活,从而引起 BRAF 的激活及下游级联反应的发生[104]。

率提升相关[118]。

NSCLC 患者中,表皮生长因子受体(*EGFR*)的突变与间变性淋巴瘤激酶(*ALK*)的突变相互排斥,出现其中任何一种突变能够影响靶向治疗的反应。因此,对这些突变进行分子检测,根据检测结果相应调整治疗方案已成为广泛接受临床实践。

分子诊断和临床肿瘤学的一个重要进展是发现了 *EML-ALK* 融合基因,*EML-ALK* 于 2007 年首次发现于少部分的 NSCLC 病例中。该融合基因是由 2 号染色体短臂倒位 inv(2)(p21p23),使得 *EML4* 的 1~13 号外显子连接到 ALK 20~29 号外显子[119,120]。由此产生的融合蛋白 EML4-ALK,包含一个来源于 EML4 的氨基端和 ALK 完整的细胞内酪氨酸激酶结构域的羧基端。已报道 *EML-ALK* 的多种异形,但所有这些类型均含编码相同的 ALK 胞质部分,但是包含不同的 EML4 断端。该融合蛋白异常表达,激活经典信号通路,包括 Ras/Mek/Erk 和 PI3K/Akt 通路(图 24.5)。此外,与 *ALK* 结合的其他基因,包括 TRK-融合基因 *TFG* 和 *KIF5B*,也在肺癌患者中有描述,但比 *EML4-ALK* 更少见[121]。克唑替尼是一种口服酪氨酸激酶抑制剂,能够沉默 *ALK* 融合基因的蛋白产物,2011 年批准用于 NSCLC 的治疗[122]。*ALK* 基因重排或产生的融合蛋白可以使用 FISH、IHC 和 RT-PCR 的方法进行检测。*ALK*-阳性 NSCLC 诊断的金标准是 FISH。

在 FISH 分析中,分离探针标记了两种不同颜色(红色和绿色),设计在 ALK 内高度保守的易位断点两侧。在 ALK 重排的情况下,红色和绿色探针分离,从而观察到分离的红色和绿色信号,在未重排的细胞或者野生型细胞,重叠的红色和绿色探针表现为黄色融合信号。细胞重排的非典型模式也有发现,这些重排也对 ALK 抑制剂克唑替尼有反应(图 24.6)。

在美国,约 15%NSCLC 腺癌患者有 EGFR 酪氨酸激酶的突变,且在非吸烟患者中发生率更高[123]。NSCLC 患者中最常见的 *EGFR* 突变是 19 号外显子的缺失(E19del 发生于 45% 的患者)以及 21 号外显子的突变(L858R 发生于 40% 的患者)。在晚期 NSCLC 中,*EGFR* 突变的出现代表预后较好,能够预测 EGFR 酪氨酸激酶抑制剂如厄罗替尼和吉非替尼的敏感性[117]。

结论

肿瘤患者往往需要综合、协调、持续性的医疗关注和多种药物的长期治疗来防止疾病复发、控制疾病

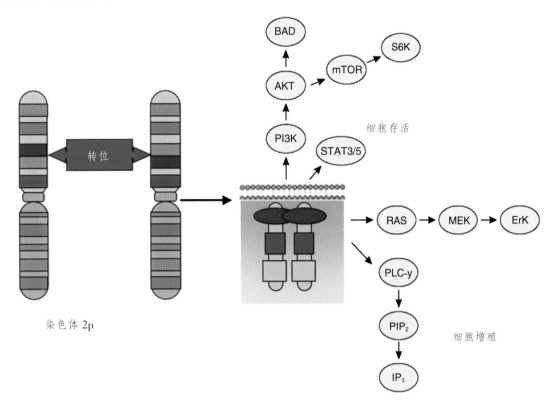

图 24.5　*ALK* 融合基因及下游重要信号通路原理图[121]。

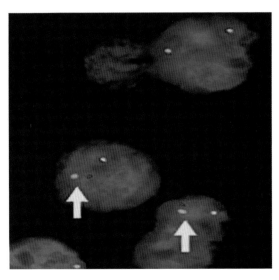

图 24.6　荧光显微镜图像为使用 *ALK* 分离探针检测 NSCLC 肿瘤细胞，证实了 *ALK* 基因重排。红色和绿色探针杂交于 *ALK* 基因内高度保守易位断点侧面区域。箭头：*ALK* 发生重排时，两种探针分离，从而分别检测到红色和绿色信号。在野生型完整 *ALK* 基因中，紧邻的红色和绿色探针融合为黄色信号（源于 Up-ToDate）。

症状或者治疗长期所致的毒性反应。因此，对于肿瘤患者来说，实现个体化治疗越发重要。新的基因组分析分子技术的快速发展，为肿瘤基因组突变的综合分

析提供了方法。基于我们对肿瘤异质性的理解以及对肿瘤耐药机制研究的发展，更加合理的治疗及联合治疗更受瞩目。药物基因组学通过个体化治疗，为研究和治疗某个肿瘤患者提供了一个独特的方法。通过使用从药物基因组学和分子检测中收集的信息，预期肿瘤化疗可以对单个患者或某种肿瘤表型实现个性化，使肿瘤患者的治疗更安全、更有效。

（宋琦　译　周宇红　校）

参考文献

1. Wang L, McLeod HL, Weinshilboum RM. Genomics and drug response. N Engl J Med. 2011;364: 1144–53.
2. Watson RG, McLeod HL. Pharmacogenomic contribution to drug response. Cancer J. 2011;17:80–8.
3. Motulsky A. From pharmacogenetics and ecogenetics to pharmacogenomics. Med Secoli. 2002;14:683–705.
4. Hood L, Balling R, Auffray C. Revolutionizing medicine in the 21st century through systems approaches. Biotechnol J. 2012;7:92–1001.
5. Hood L, Friend SH. Predictive, personalized, preventive, participatory (P4) cancer medicine. Nat Rev Clin Oncol. 2011;8:184–7.
6. Feng X, Brazill B, Pearson D. Therapeutic application of pharmacogenomics in oncology: selective

biomarkers for cancer treatment. US Pharm. 2011;36(Oncology Suppl):5–12.

7. Wheeler HE, Maitland ML, Dolan ME, Cox NJ, Ratain MJ. Cancer pharmacogenomics: strategies and challenges. Nat Rev Genet. 2013;14:23–34.

8. Ross CJ, Visscher H, Rassekh SR, Castro-Pastrana LI, Shereck E, Carleton B, et al. Pharmacogenomics of serious adverse drug reactions in pediatric oncology. J Popul Ther Clin Pharmacol. 2011;18:e134–51.

9. Kalow W, Tang BK, Endrenyi L. Hypothesis: comparisons of inter- and intra-individual variations can substitute for twin studies in drug research. Pharmacogenetics. 1998;8:283–9.

10. Ong FS, Das K, Wang J, Vakil H, Kuo JZ, Blackwell WL, et al. Personalized medicine and pharmacogenetic biomarkers: progress in molecular oncology testing. Expert Rev Mol Diagn. 2012;12:593–602.

11. http://www.cancer.gov/cancertopics/types/breast

12. http://www.breastcancer.org/risk/factors/genetics

13. Barnadas A, Estévez LG, Lluch-Hernández A, Rodriguez-Lescure A, Rodriguez-Sanchez C, Sanchez-Rovira P. An overview of letrozole in postmenopausal women with hormone-responsive breast cancer. Adv Ther. 2011;28:1045–58.

14. Tiwary R, Yu W, de Graffenried LA, Sanders BG, Kline K. Targeting cholesterol-rich microdomains to circumvent tamoxifen-resistant breast cancer. Breast Cancer Res. 2011;13:R120.

15. BIG 1–98 Collaborative Group, Mouridsen H, Giobbie-Hurder A, Goldhirsch A, Thürlimann B, Paridaens R, et al. Letrozole therapy alone or in sequence with tamoxifen in women with breast cancer. N Engl J Med. 2009;361:766–76.

16. Hortobagyi GN. Trastuzumab in the treatment of breast cancer. N Engl J Med. 2005;353:1734–6.

17. Traynor K. Ado-trastuzumab emtansine approved for advanced breast cancer. Am J Health Syst Pharm. 2013;70:562.

18. Siegel R, Naishadham D, Jemal A. Cancer statistics, 2013. CA Cancer J Clin. 2013;63:11.

19. Goel A, Arnold CN, Niedzwiecki D, Chang DK, Ricciardiello L, Carethers JM, et al. Characterization of sporadic colon cancer by patterns of genomic instability. CancerRes. 2003;63:1608–14.

20. Jančík S, Drábek J, Radzioch D, Hajdúch M. Clinical relevance of KRAS in human cancers. J Biomed Biotechnol. 2010;2010. Article ID 150960. doi:10.1155/2010/150960.ci

21. El Zouhairi M, Charabaty A, Pishvaian MJ. Molecularly targeted therapy for metastatic colon cancer: proven treatments and promising new agents. Gastrointest Cancer Res. 2011;4:15–21.

22. Phipps AI, Buchanan DD, Makar KW, Win AK, Baron JA, Lindor NM, Potter JD, Newcomb PA. Br J Cancer. 2013;108(8):1757–64.

23. Ikediobi ON, Davies H, Bignell G, Edkins S, Stevens C, O'Meara S, et al. Mutation analysis of 24 known cancer genes in the NCI-60 cell line set. Mol Cancer Ther. 2006;5:2606–12.

24. Normanno N, Tejpar S, Morgillo F, De Luca A, Van Cutsem E, Ciardiello F. Implications for KRAS status and EGFR-targeted therapies in metastatic CRC. Nat Rev Clin Oncol. 2009;6:519–27.

25. Guerrero S, Casanova I, Farré L, Mazo A, Capellà G, Mangues R. K-ras codon 12 mutation induces higher level of resistance to apoptosis and predisposition to anchorage-independent growth than codon 13 mutation or proto-oncogene overexpression. Cancer Res. 2000;60:6750–6.

26. Forbes S, Clements J, Dawson E, Bamford S, Webb T, Dogan A, et al. COSMIC 2005. Br J Cancer. 2006;94:318–22.

27. Di Fiore F, Sesboüé R, Michel P, Sabourin JC, Frebourg T. Molecular determinants of anti-EGFR sensitivity and resistance in metastatic colorectal cancer. Br J Cancer. 2010;103:1765–72.

28. Tan C, Du X. KRAS mutation testing in metastatic colorectal cancer. World J Gastroenterol. 2012;18:5171–80.

29. Behl AS, Goddard KA, Flottemesch TJ, Veenstra D, Meenan RT, Lin JS, et al. Cost-effectiveness analysis of screening for KRAS and BRAF mutations in metastatic colorectal cancer. J Natl Cancer Inst. 2012;104:1785–95.

30. Boland CR, Goel A. Microsatellite instability in colorectal cancer. Gastroenterology. 2010;138:2073–87.

31. Innocenti F, Kroetz DL, Schuetz E, Dolan ME, Ramírez J, Relling M, et al. Comprehensive pharmacogenetic analysis of irinotecan neutropenia and pharmacokinetics. J Clin Oncol. 2009;27:2604–14.

32. O'Dwyer PJ, Catalano RB. Uridine diphosphate glucuronosyltransferase (UGT) 1A1 and irinotecan: practical pharmacogenomics arrives in cancer therapy. J Clin Oncol. 2006;24:4534–8.

33. Innocenti F, Ratain MJ. Pharmacogenetics of irinotecan: clinical perspectives on the utility of genotyping. Pharmacogenomics. 2006;7:1211–21.

34. US Food and Drug Administration. FDA clears genetic test that advances personalized medicine test helps determine safety of drug therapy. http://www.fda.gov/bbs/topics/NEWS/2005/NEW01220.htm

35. Corless CL, Heinrich MC. Molecular pathobiology of gastrointestinal stromal sarcomas. Annu Rev Pathol. 2008;3:557–86.

36. Siehl J, Thiel E. C-kit, GIST, and imatinib. Recent Results Cancer Res. 2007;176:145–51.

37. Licence for imatinib in UK for patients with GIST. Oncology Times UK: June 2009;6:18.

38. Blanke CD, Demetri GD, von Mehren M, Heinrich MC, Eisenberg B, Fletcher JA, et al. Long-term results from a randomized phase II trial of standard- versus higher-dose imatinib mesylate for patients with unresectable or metastatic gastrointestinal stromal tumors expressing KIT. J Clin Oncol. 2008;26:620–5.

39. Quek R, George S. Gastrointestinal stromal tumor: a clinical overview. Hematol Oncol Clin North Am. 2009;23:69–78.

40. http://www.fda.gov/NewsEvents/Newsroom/Press Announcements/ucm340958.htm

41. Kantarjian HM, Deisseroth A, Kurzrock R, Estrov Z, Talpaz M. Chronic myelogenous leukemia: a concise update. Blood. 1993;82:691–703.

42. Kurzrock R, Kantarjian HM, Druker BJ, Talpaz M. Philadelphia chromosome-positive leukemias: from basic mechanisms to molecular therapeutics. Ann Intern Med. 2003;138:819–30.

43. Goldman JM, Melo JV. Chronic myeloid leukemia—advances in biology and new approaches to treatment. N Engl J Med. 2003;349:1451–64.

44. Faderl S, Talpaz M, Estrov Z, Kantarjian HM. Chronic myelogenous leukemia: biology and therapy. Ann Intern Med. 1999;131:207–19.

45. Ritchie DS, McBean M, Westerman DA, Kovalenko S, Seymour JF, Dobrovic A. Complete molecular response of e6a2 BCR-ABL-positive acute myeloid

leukemia to imatinib then Dasatinib. Blood. 2008; 111:2896–8.

46. Deininger MW, Goldman JM, Melo JV. The molecular biology of chronic myeloid leukemia. Blood. 2000;96:3343–56.

47. Sawyers CL. Chronic myeloid leukemia. N Engl J Med. 1999;340:1330–40.

48. Kantarjian H, Sawyers C, Hochhaus A, Guilhot F, Schiffer C, Gambacorti-Passerini C, et al. Hematologic and cytogenetic responses to imatinib mesylate in chronic myelogenous leukemia. N Engl J Med. 2002;346:645–52.

49. Guilhot F, Roy L, Tomowiak C. Current treatment strategies in chronic myeloid leukemia. Curr Opin Hematol. 2012;19:102–9.

50. Simoneau CA. Treating chronic myeloid leukemia: improving management through understanding of the patient experience. Clin J Oncol Nurs. 2013;17: E13–20.

51. Apperley JF. Part I: mechanisms of resistance to imatinib in chronic myeloid leukaemia. Lancet Oncol. 2007;8:1018–29.

52. O'Hare T, Walters DK, Stoffregen EP, Jia T, Manley PW, Mestan J, et al. In vitro activity of Bcr-Abl inhibitors AMN107 and BMS-354825 against clinically relevant imatinib-resistant Abl kinase domain mutants. Cancer Res. 2005;65:4500–5.

53. Redaelli S, Piazza R, Rostagno R, Magistroni V, Perini P, Marega M, et al. Activity of bosutinib, dasatinib, and nilotinib against 18 imatinib-resistant BCR/ABL mutants. J Clin Oncol. 2009;27:469–71.

54. Shami PJ, Deininger M. Evolving treatment strategies for patients newly diagnosed with chronic myeloid leukemia: the role of second-generation BCR-ABL inhibitors as first-line therapy. Leukemia. 2012;26:214–24.

55. Marin D, Ibrahim AR, Lucas C, Gerrard G, Wang L, Szydlo RM, et al. Assessment of BCR-ABL1 transcript levels at 3 months is the only requirement for predicting outcome for patients with chronic myeloid leukemia treated with tyrosine kinase inhibitors. J Clin Oncol. 2012;30:232–8.

56. Baccarani M, Saglio G, Goldman J, Hochhaus A, Simonsson B, Appelbaum F, et al. Evolving concepts in the management of chronic myeloid leukemia: recommendations from an expert panel on behalf of the European LeukemiaNet. Blood. 2006; 108:1809–20.

57. Swerdlow SH. WHO classification of tumours of haematopoietic and lymphoid tissues. Lyon, France: International Agency for Research on Cancer; 2008.

58. Quintás-Cardama A, Kantarjian HM, Cortes JE. Mechanisms of primary and secondary resistance to imatinib in chronic myeloid leukemia. Cancer Control. 2009;16(2):122–31.

59. Foroni L, Gerrard G, Nna E, Khorashad JS, Stevens D, Swale B, et al. Technical aspects and clinical applications of measuring BCR-ABL1 transcripts number in chronic myeloid leukemia. Am J Hematol. 2009;84:517–22.

60. Jing Y. The PML-RARalpha fusion protein and targeted therapy for acute promyelocytic leukemia. Leuk Lymphoma. 2004;45:639–48.

61. Miller Jr WH, Kakizuka A, Frankel SR, Warrell Jr RP, DeBlasio A, Levine K, et al. Reverse transcription polymerase chain reaction for the rearranged retinoic acid receptor alpha clarifies diagnosis and detects minimal residual disease in acute promyelocytic leukemia. Proc Natl Acad Sci U S A. 1992;

89:2694–8.

62. Wang ZY, Chen Z. Acute promyelocytic leukemia: from highly fatal to highly curable. Blood. 2008;111:2505–15.

63. Huang ME, Ye YC, Chen SR, Chai JR, Lu JX, Zhoa L, et al. Use of all-trans retinoic acid in the treatment of acute promyelocytic leukemia. Blood. 1988;72: 567–72.

64. Sun HD, Ma L, Hu XC, Zhang TD. Ai-Lin 1 treated 32 cases of acute promyelocytic leukemia. Chin J Integrat Chin West Med. 1992;12:170–2.

65. Estey E, Garcia-Manero G, Ferrajoli A, Faderl S, Verstovsek S, Jones D, et al. Use of all-trans retinoic acid plus arsenic trioxide as an alternative to chemotherapy in untreated acute promyelocytic leukemia. Blood. 2006;107:3469–73.

66. Hu J, Liu YF, Wu CF, Xu F, Shen ZX, Zhu YM, et al. Long-term efficacy and safety of all-trans retinoic acid/arsenic trioxide-based therapy in newly diagnosed acute promyelocytic leukemia. Proc Natl Acad Sci U S A. 2009;106:3342–7.

67. Shen ZX, Shi ZZ, Fang J, Gu BW, Li JM, Zhu YM, et al. All-trans retinoic acid/As2O3 combination yields a high quality remission and survival in newly diagnosed acute promyelocytic leukemia. Proc Natl Acad Sci U S A. 2004;101:5328–35.

68. Wang G, Li W, Cui J, Gao S, Yao C, Jiang Z, et al. An efficient therapeutic approach to patients with acute promyelocytic leukemia using a combination of arsenic trioxide with low-dose all-trans retinoic acid. J Hematol Oncol. 2004;22:63–71.

69. Grimwade D, Jovanovic JV, Hills RK, Nugent EA, Patel Y, Flora R, et al. Prospective minimal residual disease monitoring to predict relapse of acute promyelocytic leukemia and to direct pre-emptive arsenic trioxide therapy. J Clin Oncol. 2009;27:3650–8.

70. Lewis C, Patel V, Abhyankar S, Zhang D, Ketterling RP, McClure RF, et al. Microgranular variant of acute promyelocytic leukemia with normal conventional cytogenetics, negative PML/RARA FISH and positive PML/RARA transcripts by RT-PCR. Cancer Genet. 2011;204:522–3.

71. Reiter A, Lengfelder E, Grimwade D. Pathogenesis, diagnosis and monitoring of residual disease in acute promyelocytic leukaemia. Acta Haematol. 2004;112: 55–67.

72. Lo-Coco F, Cicconi L. History of acute promyelocytic leukemia: a tale of endless revolution. Mediterr J Hematol Infect Dis. 2011;3:e2011067.

73. Grimwade D, Walker H, Harrison G, Oliver F, Chatters S, Harrison CJ, et al. The predictive value of hierarchical cytogenetic classification in older adults with acute myeloid leukemia (AML): analysis of 1065 patients entered into the United Kingdom Medical Research Council AML11 trial. Blood. 2001;98:1312–20.

74. Slovak ML, Kopecky KJ, Cassileth PA, Harrington DH, Theil KS, Mohamed A, et al. Karyotypic analysis predicts outcome of preremission and postremission therapy in adult acute myeloid leukemia: a Southwest Oncology Group/Eastern Cooperative Oncology Group Study. Blood. 2000; 96:4075–83.

75. Schlenk RF, Döhner K, Krauter J, Fröhling S, Corbacioglu A, Bullinger L, et al. Mutations and treatment outcome in cytogenetically normal acute myeloid leukemia. N Engl J Med. 2008;358:1909–18.

76. Gulley ML, Shea TC, Fedoriw Y. Genetic tests to evaluate prognosis and predict therapeutic response

in acute myeloid leukemia. J Mol Diagn. 2010;12: 3–16.

77. Borer RA, Lehner CF, Eppenberger HM, Nigg EA. Major nucleolar proteins shuttle between nucleus and cytoplasm. Cell. 1989;56:379–90.

78. Grisendi S, Mecucci C, Falini B, Pandolfi PP. Nucleophosmin and cancer. Nat Rev Cancer. 2006;6: 493–505.

79. Dohner K, Döhner H. Molecular characterization of acute myeloid leukemia. Haematologica. 2008;93: 976–82.

80. Falini B, Nicoletti I, Martelli MF, Mecucci C. Acute myeloid leukemia carrying cytoplasmic/mutated nucleophosmin (NPMc+AML): biologic and clinical features. Blood. 2007;109:874–85.

81. Gregory TK, Wald D, Chen Y, Vermaat JM, Xiong Y, Tse W. Molecular prognostic markers for adult acute myeloid leukemia with normal cytogenetics. J Hematol Oncol. 2009;2:23.

82. Patel JP, Gönen M, Figueroa ME, Fernandez H, Sun Z, Racevskis J, et al. Prognostic relevance of integrated genetic profiling in acute myeloid leukemia. N Engl J Med. 2012;366:1079–89.

83. Nakao M, Yokota S, Iwai T, Kaneko H, Horiike S, Kashima K, et al. Internal tandem duplication of the flt3 gene found in acute myeloid leukemia. Leukemia. 1996;10:1911–8.

84. Meshinchi S, Alonzo TA, Stirewalt DL, Zwaan M, Zimmerman M, Reinhardt D, et al. Clinical implications of FLT3 mutations in pediatric AML. Blood. 2006;108:3654–61.

85. Kiyoi H, Ohno R, Ueda R, Saito H, Naoe T. Mechanism of constitutive activation of FLT3 with internal tandem duplication in the juxtamembrane domain. Oncogene. 2002;21:2555–63.

86. Griffith J, Black J, Faerman C, Swenson L, Wynn M, Lu F, et al. The structural basis for autoinhibition of FLT3 by the juxtamembrane domain. Mol Cell. 2004;13:169–78.

87. Brandts CH, Sargin B, Rode M, Biermann C, Lindtner B, Schwäble J, et al. Constitutive activation of Akt by Flt3 internal tandem duplications is necessary for increased survival, proliferation, and myeloid transformation. Cancer Res. 2005;65:9643–50.

88. Schnittger S, Schoch C, Dugas M, Kern W, Staib P, Wuchter C, et al. Analysis of FLT3 length mutations in 1003 patients with acute myeloid leukemia: correlation to cytogenetics, FAB subtype, and prognosis in the AMLCG study and usefulness as a marker for the detection of minimal residual disease. Blood. 2002;100:59–66.

89. Grundler R, Miething C, Thiede C, Peschel C, Duyster J. FLT3-ITD and tyrosine kinase domain mutants induce 2 distinct phenotypes in a murine bone marrow transplantation model. Blood. 2005;105:4792–9.

90. Sharma M, Ravandi F, Bayraktar UD, Chiattone A, Bashir Q, Giralt S, et al. Treatment of FLT3-ITD-positive acute myeloid leukemia relapsing after allogeneic stem cell transplantation with sorafenib. Biol Blood Marrow Transplant. 2011;17:1874–7.

91. Antonson P, Xanthopoulos KG. Molecular cloning, sequence, and expression patterns of the human gene encoding CCAAT/enhancer binding protein alpha (C/EBP alpha). Biochem Biophys Res Commun. 1995;215:106–13.

92. Gombart AF, Hofmann WK, Kawano S, Takeuchi S, Krug U, Kwok SH, et al. Mutations in the gene encoding the transcription factor CCAAT/enhancer binding protein alpha in myelodysplastic syndromes and acute

myeloid leukemias. Blood. 2002;99:1332–40.

93. Asou H, Gombart AF, Takeuchi S, Tanaka H, Tanioka M, Matsui H, et al. Establishment of the acute myeloid leukemia cell line Kasumi-6 from a patient with a dominant-negative mutation in the DNA-binding region of the C/EBPalpha gene. Genes Chromosom Cancer. 2003;36:167–74.

94. Lin LI, Chen CY, Lin DT, Tsay W, Tang JL, Yeh YC, et al. Characterization of CEBPA mutations in acute myeloid leukemia: most patients with CEBPA mutations have biallelic mutations and show a distinct immunophenotype of the leukemic cells. Clin Cancer Res. 2005;11:1372–9.

95. Barjesteh van Waalwijk van Doorn-Khosrovani S, Erpelinck C, Meijer J, van Oosterhoud S, van Putten WL, Valk PJ, Berna Beverloo H, et al. Biallelic mutations in the CEBPA gene and low CEBPA expression levels as prognostic markers in intermediate-risk AML. Hematol J. 2003;4:31–40.

96. Redaelli A, Laskin BL, Stephens JM, Botteman MF, Pashos CL. A systematic literature review of the clinical and epidemiological burden of acute lymphoblastic leukaemia (ALL). Eur J Cancer Care (Engl). 2005;14:53–62.

97. http://www.cancer.gov/cancertopics/pdq/treatment/childALL/HealthProfessional/page1

98. McLeod HL, Krynetski EY, Relling MV, Evans WE. Genetic polymorphism of thiopurine methyltransferase and its clinical relevance for childhood acute lymphoblastic leukemia. Leukemia. 2000;14:567–72.

99. Schaeffeler E, Fischer C, Brockmeier D, Wernet D, Moerike K, Eichelbaum M, et al. Comprehensive analysis of thiopurine S-methyltransferase phenotype-genotype correlation in a large population of German-Caucasians and identification of novel TPMT variants. Pharmacogenetics. 2004;14:407–17.

100. Indjova D, Atanasova S, Shipkova M, Armstrong VW, Oellerich M, Svinarov D. Phenotypic and genotypic analysis of thiopurine s-methyltransferase polymorphism in the Bulgarian population. Ther Drug Monit. 2003;25:631–6.

101. Ganiere-Monteil C, Medard Y, Lejus C, Bruneau B, Pineau A, Fenneteau O, et al. Phenotype and genotype for thiopurine methyltransferase activity in the French Caucasian population: impact of age. Eur J Clin Pharmacol. 2004;60:89–96.

102. Jemal A, Siegel R, Xu J, Ward E. Cancer statistics, 2010. CA Cancer J Clin. 2010;60:277–300.

103. Sullivan RJ, Flaherty KT. BRAF in melanoma: pathogenesis, diagnosis, inhibition, and resistance. J Skin Cancer. 2011;2011. Article ID 423239. doi:10.1155/2011/423239.

104. Pollock PM, Meltzer PS. Lucky draw in the gene raffle. Nature. 2002;417:906–7.

105. Lovly CM, Dahlman KB, Fohn LE, Su Z, Dias-Santagata D, Hicks DJ, et al. Routine multiplex mutational profiling of melanomas enables enrollment in genotype-driven therapeutic trials. PLoS One. 2012;7:e35309.

106. Wan PT, Garnett MJ, Roe SM, Lee S, Niculescu-Duvaz D, Good VM, et al. Cancer genome project. Mechanism of activation of the RAF-ERK signaling pathway by oncogenic mutations of B-RAF. Cell. 2004;116:855–67.

107. Wilhelm SM, Carter C, Tang L, Wilkie D, McNabola A, Rong H, et al. BAY 43–9006 exhibits broad spectrum oral antitumor activity and targets the RAF/MEK/ERK pathway and receptor tyrosine kinases involved in tumor progression and angiogenesis.

Cancer Res. 2004;64:7099–109.

108. Chang YS, Adnane J, Trail PA, Levy J, Henderson A, Xue D, et al. Sorafenib (BAY 43–9006) inhibits tumor growth and vascularization and induces tumor apoptosis and hypoxia in RCC xenograft models. Cancer Chemother Pharmacol. 2007;59:561–74.

109. Chapman PB, Hauschild A, Robert C, Haanen JB, Ascierto P, Larkin J, et al. BRIM-3 Study Group. Improved survival with vemurafenib in melanoma with BRAF V600E mutation. N Engl J Med. 2011;364:2507–16.

110. Young K, Minchom A, Larkin J. BRIM-1, -2 and −3 trials: improved survival with vemurafenib in metastatic melanoma patients with a BRAF(V600E) mutation. Future Oncol. 2012;8:499–507.

111. Rubinstein JC, Sznol M, Pavlick AC, Ariyan S, Cheng E, Bacchiocchi A, et al. Incidence of the V600K mutation among melanoma patients with BRAF mutations, and potential therapeutic response to the specific BRAF inhibitor PLX4032. J Transl Med. 2010;8:67.

112. Yang H, Higgins B, Kolinsky K, Packman K, Go Z, Iyer R, et al. RG7204 (PLX4032), a selective BRAFV600E inhibitor, displays potent antitumor activity in preclinical melanoma models. Cancer Res. 2010;70:5518–27.

113. Flaherty KT, Robert C, Hersey P, Nathan P, Garbe C, Milhem M, et al. Improved survival with MEK inhibition in BRAF-mutated melanoma. N Engl J Med. 2012;367:107–14.

114. Salama AK, Kim KB. Trametinib (GSK1120212) in the treatment of melanoma. Expert Opin Pharmacother. 2013;14:619–27.

115. Molina JR, Yang P, Cassivi SD, Schild SE, Adjei AA. Non-small cell lung cancer: epidemiology, risk factors, treatment, and survivorship. Mayo Clin Proc. 2008;83:584–94.

116. Ma PC. Personalized targeted therapy in advanced non–small cell lung cancer. Cleve Clin J Med. 2012;79:e-S56–60.

117. Ettinger DS, Akerley W, Borghaei H, Chang AC, Cheney RT, Chirieac LR, et al. J Natl Compr Canc Netw. 2012;10:1236–71.

118. Hayes DN, Monti S, Parmigiani G, Gilks CB, Naoki K, Bhattacharjee A, et al. Gene expression profiling reveals reproducible human lung adenocarcinoma subtypes in multiple independent patient cohorts. J Clin Oncol. 2006;24:5079–90.

119. Soda M, Choi YL, Enomoto M, Takada S, Yamashita Y, Ishikawa S, et al. Identification of the transforming EML4-ALK fusion gene in non-small-cell lung cancer. Nature. 2007;448:561–6.

120. Sasaki T, Rodig SJ, Chirieac LR, Jänne PA. The biology and treatment of EML4-ALK non-small cell lung cancer. Eur J Cancer. 2010;46:1773–80.

121. Shaw AT, Solomon B. Targeting anaplastic lymphoma kinase in lung cancer. Clin Cancer Res. 2011;17:2081–6.

122. Ou SH. Crizotinib: a novel and first-in-class multi-targeted tyrosine kinase inhibitor for the treatment of anaplastic lymphoma kinase rearranged non-small cell lung cancer and beyond. Drug Des Devel Ther. 2011;5:471–85.

123. Zhang Z, Stiegler AL, Boggon TJ, Kobayashi S, Halmos B. EGFR-mutated lung cancer: a paradigm of molecular oncology. Oncotarget. 2010;1:497–514.

第 25 章

癌症分子检测的质量保证

Sylviane Olschwang, Simon Patton, Etienne Rouleau, Elisabeth Dequeker

引言

在过去的 20 年里，分子遗传学检测的需求有了极大的增长。临床实验室科学由于分子遗传学技术的出现已经发生转化，转化为介于传统的和各种专业的实验学科之间的学科，包括遗传学、血液学、临床化学与微生物学。而且，很多这样的实验室提供常规分子遗传学检测报告，而这些实验室原本是基于科研的背景。将这些新的技术纳入诊断实践，其质量问题却没有得到足够的重视。

随着技术方法的进步，临床分子遗传学诊断实验室的数量呈指数级增长，实验室重组以及方法和步骤的标准化，从而使实验数据管理更加有效率，这对确定临床诊断十分重要。DNA 检测结果对临床决策非常重要，因此，整个实验过程的质量控制应该进行系统化的管理，包括从样品接收到发出报告，从设备校准到人员培训，从文献资料到方法验证等。实验室要确保所有的过程在质量方面可控，要使用参考材料。外

部质量评估(external quality assessment，EQA)方案是验证和改进这种质量的方法之一。已经建立多个 EQA 体系，以帮助实验室与其他检测中心或与固定的标准进行衡量。

现在已知癌症是一种分子水平异质性的疾病，其病因与遗传和基因组因素有关。了解这些因素如何对散发性和遗传性癌症的发展起作用，如何通过这些因素改善治疗，在癌症风险评估、预防、诊断、治疗以及长期管理和监督方面都是重要的。如今，一组分子分析较好地被纳入常规实验室检测范围，并涵盖了这些方面的内容。现在的分子结果可以在患者或癌症临床决策的早期即被整合。

在医学遗传学方面，它被用来评估癌症易感性，并进一步建立无症状亲属癌症发病风险评估。之后，突变携带者进入特定疾病早期检测程序和预防，并推荐个性化随访方案。

最近，药理遗传学和药物基因组学进展已经逐渐揭示了个体差异对药物应答的遗传学基础。分子检测用来描述肿瘤特征和对肿瘤进行分类，检测与预后相关的基因变化，以及检测预测疗效和预测副作用的分子靶标。这些检测直接影响到单个患者的临床处理方案，即所谓的个体化治疗。鉴于遗传信息的复杂性(肿瘤突变、基因过表达、染色体易位和胚系改变)和科学证据参考不齐，无论是对于治疗或诊断，这些检测现在推荐作为一种标准的可选择性的补充。这就是为什么检测结果的质量非常关键，因为任何假阳性或假阴性将会使临床决策发生偏移，导致减少患者正确处理和治疗的机会。

在下文中，我们将通过实例讨论遗传检测的最佳实践推荐方案，即病理医生在肿瘤学上最常遇见的疾病—结直肠癌。结直肠癌的管理实际上利用了以上提

S. Olschwang, Ph.D. (✉)
UMR_S910, INSERM, Marseille, France

Department of Gastroenterology, Ambroise Paré
Hospital, Marseille, France
e-mail: sylviane.olschwang@inserm.fr

S. Patton, Ph.D.
European Molecular Genetics Quality Network
(EMQN) Genetic Medicine, St. Mary's Hospital,
Manchester, UK

E. Rouleau, Ph.D.
Department of Genetics, Institut Curie, Paris, France

E. Dequeker, Ph.D.
Department of Public Health, Research Unit,
University of Leuven, Leuven, Belgium

到的所有方法。大约10%的结直肠癌有遗传性,包括息肉病性综合征和林奇综合征,分别与 *APC*、*MYH*、*Smad4*、*BMPR1A* 和 *STK11* 基因的胚系突变有关,以及错配修复基因(Mismatch Repair,MMR,即 *MLH1*、*MSH2*、*MSH6*、*PMS2*)有关。最近开发的一些药物,靶向癌细胞中变化了的分子通路,仅在部分患者中有效,这些患者携带的分子改变可以被特定的药物靶向作用。由于有这样的分子变化存在,"预测分子病理学"这一名词流行起来。个体化治疗的一个例子是利用 *KRAS* 基因分析结果,限制对转移性结直肠癌患者开具针对 EGFR 靶点的药物[1]。微卫星不稳定性(microsatellite instability,MSI)对 Ⅱ 期结直肠癌的辅助治疗也是一个强有力预测因素,系统性检测 MSI 一直作为标准保留,但不限于检测先于治疗决策。相反地,虽然 ColoPrint(®)和 OncotypeDX(®)基因表达标签已显示有预后价值,但目前还没有达成在临床实践中应用的共识[2,3]。由于辅助化疗的总体反应率低,以及化疗的毒性发生率高,药物基因组的目的就是预测患者个体的副作用[4,5]。其中一个例子就是 *UGT1A1×28*,*UGT1A1×28* 基因型导致伊立替康活性代谢产物的结合力降低,副反应升高,尤其嗜中性白细胞减少的风险增高。尽管已经知道其他多态性也影响药物疗效,而且在治疗前根据检测结果评估疗效是一种非常有前景的方式,但药理基因组检测的结果也很复杂。

质量管理

整体质量关注模式已逐步发展,基于最初由 Demming 提出的质量持续改进环形模式,分为四个重要阶段:计划—做—检查—行动。这些模型共同提高了质量的概念,将一个组织机构内,包括它的管理者生产高质量产品的基本过程,提升到更高的水平[6]。

首先,制订一个质量方针是管理的责任,但质量的获得要求一个组织机构的所有成员参与,这被纳入国际标准组织(International Standards Organisation,ISO)标准 ISO 9000 的规则中。作为组织实施质量管理流程会被依法追究责任,因此,规划实验室组织结构和管理层次是一项重要工作。这个组织的管理和技术人员必须有正确履行职责所需要的权利和资源。工作记录必须定期更新,明晰实验室工作人员责任和义务,并记录在案,培训程序必须到位。分子遗传实验室产生大量的检测数据,进行这些检测的科学家或技术人员往往是对结果进行解释的第一人。多数实验室的普遍做法是,对结果的解释由适合的、有资质的其他个人负责,独立于执行检测的科学家或技术人员。完整的解释报告通常由科研人员转交给临床医生参考。为配合技术和研究上的新进展,这种实验室的工作量正在逐步增加,并因此需要不断增加额外训练有素的人员。实验室管理还需要确保有明确的标准决定谁是具有独立检查数据能力的第二人。要确保实施质量管理体系,实验室管理者要任命一位实验室质量管理经理,负责相应的职责和行使相关权利。

其次,标准是质量管理的重要内容。认证是一个实验室获得外部机构认可的过程,实验室的操作和试剂产品必须保证高质量,并且符合设定的标准。认证涉及从外部评判实验室提供高质量服务的能力。通过申报明确的实践标准并能独立地实施,通过认证的实验室达到明确的操作标准,并对其提供的服务做出保证。医学实验室遵循国际标准 ISO 15189,而测试和校准实验室遵循国际标准 ISO 17025,这在全球有呈日益增长的趋势。在平行质量管理中,这些标准限制技术专家的操作过程。任何方法在实施前都需要有进行验证。实施时需要使用内部和外部质量控制。所有参与操作的人员必须定期得到授权。分子遗传学检测报告必须"有适用目的",并能应答用户的需求(http://www.eurogentest.org/laboratories/)。

在日常实践中,保证结果的再现性(不同环境下即技术人员、设备、时间不同,用相同的方法和相同的样品进行检测)和重复性(在相同环境下,用相同的方法和相同的样品进行检测)是最重要的。必须建立三条线的管控制度,以确保实现这些目标。

第一条控制线:日常的验证检测。PCR 空白管(无 DNA 模板添加到 PCR 反应体系中)用于检查有无污染,分子标尺用于检测 PCR 产物的正确长度,肉眼检查(如 96 孔板中同样的反应容积)以及正常对照(无基因突变的 DNA 样本)用于检验检测方法的质量。对阳性对照样品的重复检测(存在已知突变基因的 DNA 样本)。在癌症的分子检测中,参考材料是一个问题。

为了说明测试的有效性,实验室应该在可能的情况下,最少在每一个检测的区域设立一个阳性对照。但实际上实验室不能做到对每一个检测的区域都设有阳性对照。目前,欧洲机构已经开始收集突变生物样本,建立相应的淋巴母细胞样细胞系样本库,能够为医学实验室提供相关的 DNA,用作他们实验室的质量控制。

第二条控制线:验证内部结果的一致性。分析两批同一血液样本中不同批次提取分离的 DNA(这是一项对 DNA 分离方法和样本转换的再现性检查)。在易感人群中，一致性也可以通过临床信息进行检验，如正确分离家族中的单倍体。在分子病理学中，一些情况是非常罕见的，如大肠癌中同时出现 BRAF 和 KRAS 基因激活突变，或肺癌中同时出现 EGFR 和 KRAS 基因激活突变。在日常实践中考虑这些信息对于保证结果的一致性是很重要的。

这些双线质控的使用根据参考因素的不同可能会有所不同。例如，家族已知突变的分析中应该包括阳性对照和正常对照。用于检测突变的方法应该是一种直接的方法，如序列分析或突变特异性 PCR。然而，对于一个家族中不确定的突变检测，可以有几种方法选择，即所谓的突变扫描分析。全基因扫描检测对于大批量高通量样本尤为适合。对于没有突变热点的基因使用直接测序法进行基因扫描，至少需要 2 个样本才足以获取正常模式并作为检测突变模式的对照。因此不需要额外准备正常对照以降低检测成本。

第三条控制线：实验室可以通过参与有组织的分子遗传学外部客观质量评估（external quality assessment，EQA）计划来评估实验室的表现、结果的发布、质量控制和操作程序。例如，由欧洲分子遗传学质量网络（European Molecular Genetic Quality Network，EMQN）和英国国家外部质量评估计划（United Kingdom National External Quality Assessment Scheme，UKNEQAS）组织的肿瘤分子遗传学的评估，另外还有在意大利和法国的其他评估组织。实验室能力评估的依据是通过其在模拟临床实境的环境中，能否正确检测 DNA 基因型，并对检测结果给出一个完整的解释。EQA 计划还评估报告记录的准确性。EQA 计划对结果的评估通常是由最佳实践指南来指导，指南是分子诊断遗传学界对疾病分子诊断最佳实践的共识[7,8]。

总之，实验室质量管理系统的完善是一次重要的时间节点并对参考结果的临床医生的工作有显著的影响，即预分析阶段。例如，接受血液样本的标准往往很严格，实验室更倾向于始终如一地坚持这些标准。质量系统的完善往往是一个更严格、更正式的标本接收方案的开始。送检的临床医生将被要求完整地填写表格并正确地标记取样管。EMQN 已经制订了最佳实验室内部质控实践指南（http://www.emqn.org/emqn/Best+Practice）。表格不完整和标记管不正确往往导致样本不能进行检测。

癌症遗传学：癌症的胚系变异

癌症的遗传易感性指癌症是遗传倾向性疾病，胚系突变的个体发生各种类型癌症的风险将会增高。特定的综合征是在肿瘤谱系的基础上定义的，但临床上其表型往往仍很复杂。例如，*BRCA 1/2* 突变携带者患乳腺癌、卵巢腺癌的风险较高，但仍有患胰腺、前列腺和结直肠癌的风险。林奇综合征的主要特点是结直肠癌和子宫内膜癌的风险较高，但其肿瘤谱其实大得多，包括胃癌、卵巢癌、胆管癌、泌尿道癌及小肠癌。胶质母细胞瘤（如 Turcot 综合征）或皮肤癌（如 Muir-Torre 综合征）也是林奇综合征的一部分。胰腺癌风险是否增加仍有争议。与普通人群相比，这些癌症易感性的共同特征是癌症发病早。

由于携带突变的人群在遗传诊断时往往无症状，如要求做预测性诊断，患者因此进入特定的，有时是复杂的监控程序。这些共识保证能够在早期检测肿瘤，以便能治愈几乎所有的病例。必须在很小的年纪就开始，根据突变基因的不同，通常在 20~30 岁，有时在儿童时期，之后必须终身检测。在家族中不携带突变基因的个体，患癌症的风险并没有增加，因此不用进入监测计划。由于有或无致病突变，对患者管理决策的制订很关键，所以不清楚或误导的实验室检测报告有重要的临床影响。因此，对于先证病例，严格地描述出在筛选过程中发现的所有基因改变是非常重要的，以便证实到底是什么基因改变导致了其所诱发的疾病。

10 多年以来，EMQN 或 UKNEQAS 等认可的机构，每年都会为所有常见和一些罕见的癌症易感基因检测提供外部客观质量评定标准。我们经历过某些疾病的实验室能力检测，包括林奇综合征，它是最常见的癌症易感疾病[9]。自从 2003 年的第一个实验计划以来，每年的 EQA 对所参与的实验室遇到的常见困难进行鉴定，解决疾病/基因特异的关键问题，以改进检测策略。在全球范围内，随着参与实验室的数量逐年增多，实验室的能力也逐年增长，随着自制试剂和手工程序的减少，基因分型已经达到一个高的技术标准。这个结果是非常令人鼓舞的，因为这些实验室旨在成为拥有长期合作协议的参考实验室。实验室得到的反馈，整合入基因分型评估的和关键点以使得报告的质量更好。例如，在 2009，针对一个模拟的临床问题，要求各实验室出具 2 份独立的报告——一份针对先证病例（证实筛选分析）和一个预测性测试：11 个实验室没有重复分析出先证病例，16 个实验室在一个报告中混淆了两个病例的信息，即 25% 的参与者没有出具可信的报告。报告的最佳实践指南对于出具适当报告的程序提供了明确的指导（http://www.sgmg.ch/

view_page_professional.php?view=page&page_id = 19)。特别对于癌症易感性研究来说,结论应该结合患者临床的主要风险(相关的癌症,遗传模式)来讨论患者的基因状态和适当的前瞻性分析。在报告的结尾,读者应该深信基因分型的生物学结果。在 2008 年计划中,因为没有错义变异案例参考,80%的参与者提供了一致的信息。相比之下,2005、2009 年计划则包括了这样的情况,只有 25%的人达到最高分数。这一观察指出困难在于解释错义突变本身,而不是缺乏质量控制的经验。通过 EMQN 计划,对复杂疾病的检测,强调对于被检测基因要有好的背景知识,以保证基因检测在医学评估中的可信度,特别是目前相关及有效的信息已经可以从国际与国内的突变数据库中免费获得。

分子病理学:癌症体细胞变异

对分子病理可靠性的要求很高,因为结果一般超出了对组织学亚型的认识,其结果被用来判断患者是否能用特定的治疗,不可靠的结果可能导致对患者过度治疗或治疗不足。由于这些药物价格昂贵,提供可靠的检测也将显著提高这些新治疗模式的成本效益。鉴于其在临床实践中的广泛应用,分子检测需要准确并且容易进行。在美国,体外诊断(in vitro diagnostic,IVD)产品标准已经形成并与药物直接相关,相反,在

欧洲没有检测能够作为药物反应指标的监管框架:个性化药物在欧洲与生物标记物相关,而在美国则与特定的体外诊断产品有关。然而,由于分子检测可以使用几种不同的技术方法得到一个唯一的结果,适当的实验室和专业条件可能能够提供可靠的结果。尽管如此,等价的结果只能通过实验室间的比对而建立。为实现这一目标,EQA 计划是必不可少的。

绝大多数的分子病理学检测是用甲醛固定、石蜡包埋的肿瘤组织进行的。考虑到肿瘤组织的多样性与异质性,病理学复片以及对切片质量的评估是强制性的。例如,由于常规使用技术的局限性,判断肿瘤细胞在所检测组织中的百分比是重要的步骤。分子检测本身包括 DNA 的提取、检测方法的验证和检测结果的准确性。最后,检测报告必须反映所有不同方面的可靠性:分析样本的鉴定、检测类型的信息、所要求的检验采用的样本是否足够,以及对检测结果临床意义的准确评估。

最好的实践是病理学评估、分子检测和结果报告,因此建议报告应该分为几个独立的部分[10]。

"预分析"阶段包括病理学家对样本的评估、样本是否足够、肿瘤细胞所占的百分比以及是否需要对样本进行切割(图 25.1)。这种"预分析"会对方法的有效性产生影响。这个阶段还可以包括与样本的组织学评价相关的其他参数。然而,标本的病理诊断质量保证

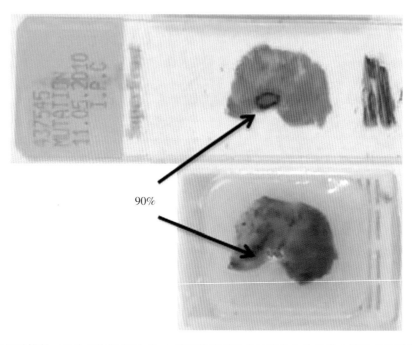

90%

图 25.1 肿瘤样本的组织学控制。在分析肿瘤 DNA 前,由病理学家在染色的切片上选择样本最准确的部分,在选定的区域和整张切片上指出肿瘤细胞的比例。在由很小的碎片构成的病例中,当肿瘤细胞混合物超过 50%时可以不用进行切割。如下图所示,切割可以直接在石蜡包埋组织上进行。

不属于这个范围之内。

　　"分析"阶段对应于 DNA 分离和基因分型。基因分型是目前分子遗传学检测的核心(图 25.2)。对任何基因检测的分子病理学无特异性。一些基于实时定量 PCR 的方法不能区分相同密码子的不同突变。同样，对于一些商品化试剂盒，验证研究限制了对样本是否有突变的解读。当需要确保基因分型完全正确并且避免任何假阳性时，这种方法不是首选的。然而，一些筛选方法不能够检测出一些突变，例如在 *BRAF* 基因的

p.Val600Lys。

　　"后分析"阶段包括解释和报告分析结果，并将其与临床背景相结合。因为报告将被转交给临床医生，并直接参与决策过程，有标准化和易于解读的简化解读条款是非常重要的。本报告也是实验室质量的外部反映。最后，随着每个肿瘤样本产生数据的逐步增加，对结果的解释成为一个主要问题。数据库和指南在帮助生物学家解释变异的影响时是非常有用的，尤其是当变异位于众所周知的热突变位点之外。

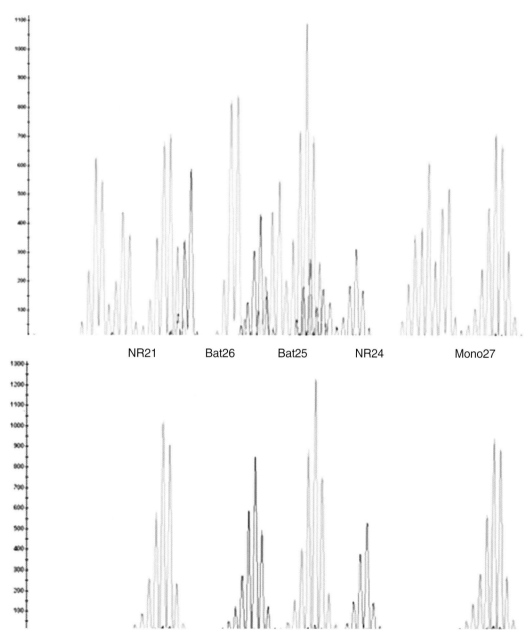

图 25.2　利用基因分型对肿瘤细胞错配修复基因(*MMR*)功能进行检测。使用微卫星不稳定(MSI)分析系统 V1.2(Promega 公司，charbonnièRES，法国)进行多重 PCR 反应。电泳后正常情况下的五个位点明确，如上图所示。下图中，五个位点中观察到异常的 PCR 产物，说明肿瘤 DNA 存在 MSI 基因型。结果很容易获得，但是不同的分析条件得到的结论可能完全不同：在局部进展期的结直肠癌伴有预后差的因素时，是否使用以 5-FU 为基础的辅助治疗，取决于癌细胞的 MMR 功能；在早发型结直肠癌或家族史提示林奇综合征的背景下，这一分析有助于进行进一步的胚系细胞分析。

未来的发展

在某种临床背景下，二代测序法（next-generation sequencing, NGS）在肿瘤学上对DNA靶片段需要富集和重测序的情况时，将逐步替代现有的分子技术。在癌症遗传易感性检测中，NGS工作流程对*BRCA1/2*基因的突变检测最近被评估，并且能容易地整合入传统的工作流程中[11,12]。如果NGS项目在常规检测中有相同表现，多靶点检测的完成将会改变其整合和处理结果的方式。在肿瘤分析中，尽管许多肿瘤的详细分析显示了其复杂性，但是目前测序似乎找到了自己的位置。列出肿瘤细胞DNA中存在的所有变异对于研究型实验室是一种有趣的方式，但将目标集中在一组已知的、与特定治疗相关的（或将来可能会有效）且与肿瘤发生相关的100~200个基因，将在临床实践中发挥重要作用。与有针对性的检测相反，因为其不需要使用针对每种肿瘤类型的特异组合试剂盒，这是一种有趣的方法。两种检测目前正在验证中，它们分别检测176个和128个基因[13,14]。测序可以在高端机型（IlluminaHiSeq）上进行多通路检测或在紧急情况下，在新的产生结果更快的临床系统（Life Technologies的Ion Torrent或者Illumina的MiSeq）上检测，但其成本也更昂贵。初步研究结果是令人鼓舞的，在一个月的时间内，所有病例的常见突变已经被检测出来，并提供了靶向治疗的可能性。事情进展得很快，并且在英国，国家卫生服务机构已经启动了相关检测的运行，每一个测试的最高成本为350欧元。对于那些已成为临床处理的检测，实验室应遵循分子检测的标准规则，从DNA的提取到发出报告。这些新技术的质量管理没有特异性。内对照的使用有助于在检测过程中准确跟踪任何变化以及对结果的潜在影响。对于外部质量评估，其中一种是从位点特异性EQA到基因组特异性EQA的转换。在这个阶段三个重要方面必须提及：临床可以使用的测序所符合的质量标准；序列解释的问题；以及最后，在这种情况下关于知情同意的伦理问题。

结论

总之，癌症的分子检测需要在测试过程中完成多个质量控制。EQA已经被证明是提醒实验室可能出现问题和缺陷的一个主要工具，并在整体上能及时提高实验室的服务质量。定期参与EQA有助于实验室实现和维护熟练的检测。此外，重要的是对于内部和外部的质量跟踪提供有认证的参考材料。关于其不足的挑战是二代测序技术在日常工作中的实施。一种新技术的质量管理被新方法阻碍，但是提出了新的问题。为了这个目的，在分子遗传学检测上进行合作的EMQN和UKNEQAS提议了一项计划。该计划不依赖于平台设计，因此实验室可以"插入"EQA的样品到他们的普通实验室检测过程中，而没有增加过多的附加工作。

（徐一凡 译 葛晓雯 校）

参考文献

1. García-Alfonso P, Salazar R, García-Foncillas J, Musulén E, García-Carbonero R, Payá A, et al.; Spanish Society of Medical Oncology (SEOM); Spanish Society of Pathology (SEAP). Guidelines for biomarker testing in colorectal carcinoma (CRC): a national consensus of the Spanish Society of Pathology (SEAP) and the Spanish Society of Medical Oncology (SEOM). Clin Transl Oncol. 2012;14:726–39.
2. Maak M, Simon I, Nitsche U, Roepman P, Snel M, Glas AM, et al. Independent validation of a prognostic genomic signature (ColoPrint) for patients with stage II colon cancer. Ann Surg. 2013;257:1053–8.
3. Kelley RK, Venook AP. Prognostic and predictive markers in stage II colon cancer: is there a role for gene expression profiling? Clin Colorectal Cancer. 2011;10:73–80.
4. Aiello M, Vella N, Cannavò C, Scalisi A, Spandidos DA, Toffoli G, et al. Role of genetic polymorphisms and mutations in colorectal cancer therapy. Mol Med Rep. 2011;4:203–8.
5. Henriette Tanja L, Guchelaar HJ, Gelderblom H. Pharmacogenetics in chemotherapy of colorectal cancer. Best Pract Res Clin Gastroenterol. 2009;23:257–73.
6. Voorhoeve E, Kneppers AL, Patton S. Quality management in molecular genetics molecular diagnosis of genetic diseases. Methods Mol Med. 2004;92:359–68.
7. Hastings RJ, Howell RT. The importance and value of EQA for diagnostic genetic laboratories. J Community Genet. 2010;1:11–7.
8. Losekoot M, van Belzen MJ, Seneca S, Bauer P, Stenhouse SA, Barton DE. EMQN/CMGS best practice guidelines for the molecular genetic testing of Huntington disease. Eur J Hum Genet. 2013;21:480–6.
9. Qiu J, Hutter P, Rahner N, Patton S, Olschwang S. The educational role of external quality assessment in genetic testing: a 7-year experience of the European Molecular Genetics Quality Network (EMQN) in Lynch syndrome. Hum Mutat. 2011;32:696–7.
10. van Krieken JH, Normanno N, Blackhall F, Boone E, Botti G, Carneiro F, et al. Guideline on the requirements of external quality assessment programs in molecular pathology. Virchows Arch. 2013;462:27–37.
11. Feliubadaló L, Lopez-Doriga A, Castellsagué E, Del Valle J, Menéndez M, Tornero E, et al. Next-

generation sequencing meets genetic diagnostics: development of a comprehensive workflow for the analysis of BRCA1 and BRCA2 genes. Eur J Hum Genet. 2012;19. doi:10.1038/ejhg.2012.270.

12. Chan M, Ji SM, Yeo ZX, Gan L, Yap E, Yap YS, et al. Development of a next-generation sequencing method for BRCA mutation screening: a comparison between a high-throughput and a benchtop platform. J Mol Diagn. 2012;14:602–12.

13. Ross J, Lipson D, Yelensky R, et al. Comprehensive next-generation sequencing for clinically actionable mutations from formalin-fixed cancer tissues. Chicago: ASCO; June 2011. http://www.foundationmedicine.com/pdf/posters-abstracts/2011-06_ASCO_Poster.pdf.

14. Wagle N, Berger MF, Davis MJ, Blumenstiel B, Defelice M, Pochanard P, et al. High-throughput detection of actionable genomic alterations in clinical tumor samples by targeted, massively parallel sequencing. Cancer Discov. 2012;2:82–93.

索　引

A

埃罗替尼　6,163
癌睾丸抗原　279
癌前病变　177
癌症靶向治疗　9
癌症基因分型　4
癌症基因列表　64
癌症基因组图谱　167,197
癌症基因组项目　196
癌症体细胞突变组合　4
癌症易感性　325

B

靶点－缺氧诱导因子　195
靶向治疗　162
白细胞介素－6　232
半导体芯片技术　58
半胱天冬酶8　300
伴有广泛结节的髓母细胞瘤　190
伴有环状小管的性索间质肿瘤（sex cord tumor with annuler tubules，SCTAT）　151
膀胱癌　229
膀胱镜检查　233
膀胱肿瘤相关抗原　234
包涵体　244
胞嘧啶脱氨酶（AID）　114
贝伐单抗　237
鼻咽癌　253
比较基因组杂交技术　187
比较基因组杂交芯片（array comparative genomic hybridization，aCGH）　21
变性高效液相色谱法（DHPLC）　50
变异－稳态模型　71
标准规则　330
表达谱　199
表达芯片技术　300
表达序列标签（EST）分析　73

表观遗传变化　252

表观遗传学图谱　67
表皮生长因子受体2（HER2）　16
表型异质性　97
病毒相关性鳞状细胞癌　253
病毒衣壳蛋白　176
病毒整合　73
玻璃样变透明细胞癌　255
播散肿瘤细胞（disseminated tumor cells，DTC）　93
伯基特淋巴瘤　15
捕获探针　51
哺乳动物西罗莫司靶蛋白　195
不典型增生　167,231

C

肠道外 GIST　149
成纤维细胞生长因子受体3　231
传统的（非病毒性）鳞状细胞癌　251
传统细胞遗传学　11
串级物标记（tandem mass tag，TMT）　86
串联质谱（MS/MS）分析　86
串联重复/融合　188
纯合子缺失　189
磁珠分离技术　13
雌激素受体　312
促结缔组织增生性小圆细胞肉瘤　288
促纤维增生性小圆细胞瘤　270
促纤维组织增生性髓母细胞瘤　190
醋酸阿比特龙（abiraterone acetate，AA）　97
存活蛋白　237
错配修复酶　180
错义突变　211

D

达沙替尼　167,314
大鼠肉瘤基因　241
大细胞癌　161
单分子测序系统　58